全国中医药行业高等教育"十四五"规划教材

全国高等中医药院校规划教材（第十一版）

解剖生理学

（新世纪第四版）

（供中药学、药学、护理学、康复治疗学、

生物工程等专业用）

主　编　李新华　于远望

中国中医药出版社

·北　京·

图书在版编目（CIP）数据

解剖生理学 / 李新华，于远望主编 . —4 版 . —北京：
中国中医药出版社，2023.8
全国中医药行业高等教育"十四五"规划教材
ISBN 978-7-5132-8196-6

Ⅰ.①解…　Ⅱ.①李…　②于…　Ⅲ.①人体解剖学—
人体生理学—中医学院—教材　Ⅳ.① R324

中国国家版本馆 CIP 数据核字（2023）第 097189 号

融合出版数字化资源服务说明

全国中医药行业高等教育"十四五"规划教材为融合教材，各教材相关数字化资源（电子教材、PPT 课件、视频、复习思考题等）在全国中医药行业教育云平台"医开讲"发布。

资源访问说明

扫描右方二维码下载"医开讲 APP"或到"医开讲网站"（网址：www.e-lesson.cn）注册登录，输入封底"序列号"进行账号绑定后即可访问相关数字化资源（注意：序列号只可绑定一个账号，为避免不必要的损失，请您刮开序列号立即进行账号绑定激活）。

资源下载说明

本书有配套 PPT 课件，供教师下载使用，请到"医开讲网站"（网址：www.e-lesson.cn）认证教师身份后，搜索书名进入具体图书页面实现下载。

中国中医药出版社出版

北京经济技术开发区科创十三街 31 号院二区 8 号楼
邮政编码　100176
传真　010-64405721
万卷书坊印刷（天津）有限公司印刷
各地新华书店经销

开本 889×1194　1/16　印张 25.75　字数 675 千字
2023 年 8 月第 4 版　2023 年 8 月第 1 次印刷
书号　ISBN 978-7-5132-8196-6

定价　105.00 元
网址　www.cptcm.com

服 务 热 线　010-64405510　　微信服务号　zgzyycbs
购 书 热 线　010-89535836　　微商城网址　https://kdt.im/LIdUGr
维 权 打 假　010-64405753　　天猫旗舰店网址　https://zgzyycbs.tmall.com

如有印装质量问题请与本社出版部联系（010-64405510）
版权专有　侵权必究

全国中医药行业高等教育"十四五"规划教材
全国高等中医药院校规划教材（第十一版）

《解剖生理学》
编 委 会

主 编
李新华（湖南中医药大学）　　　　　　于远望（陕西中医药大学）

副主编
姜国华（黑龙江中医药大学）　　　　　郭　健（北京中医药大学）
游言文（河南中医药大学）　　　　　　明海霞（甘肃中医药大学）
楼航芳（浙江中医药大学）　　　　　　李　育（南京中医药大学）
欧阳厚淦（江西中医药大学）　　　　　包怡敏（上海中医药大学）

编　委（以姓氏笔画为序）
马　莉（陕西中医药大学）　　　　　　王怀福（河北中医药大学）
王媛媛（北京中医药大学）　　　　　　韦燕飞（广西中医药大学）
方　燕（浙江中医药大学）　　　　　　甘贤兵（安徽中医药大学）
付抚东（江西中医药高等专科学校）　　丛树园（云南中医药大学）
朱敏侠（西藏民族大学）　　　　　　　伍庆华（江西中医药大学）
刘海兴（辽宁中医药大学）　　　　　　刘海梅（广州中医药大学）
汝　晶（云南中医药大学）　　　　　　许蓬娟（天津中医药大学）
孙　琪（黑龙江中医药大学佳木斯学院）　牟芳芳（上海中医药大学）
李　亮（湖南中医药大学）　　　　　　李海涛（首都医科大学）
李良文（成都中医药大学）　　　　　　李秋元（黑龙江中医药大学）
杨爱红（南京中医药大学）　　　　　　吴　江（山东中医药大学）
张义伟（宁夏医科大学）　　　　　　　陆　莹（贵州中医药大学）
陈彦文（甘肃中医药大学）　　　　　　武　鑫（河南中医药大学）
赵　伟（天津中医药大学）　　　　　　赵冬梅（滨州医学院）
赵学纲（山东中医药大学）　　　　　　胡光民（安徽中医药大学）
洪小平（湖北中医药大学）　　　　　　殷　坚（湖南中医药大学湘杏学院）
郭文平（广州中医药大学）　　　　　　彭　涛（宁夏医科大学）
彭　圆（湖北中医药大学）　　　　　　蒋　葵（广西中医药大学）
韩　曼（陕西中医药大学）　　　　　　储开博（山西中医药大学）
曾　辉（湖南中医药大学）　　　　　　曾　群（山西中医药大学）

学术秘书
罗　宁（湖南中医药大学）　　　　　　鞠　迪（陕西中医药大学）

《解剖生理学》
融合出版数字化资源编创委员会

全国中医药行业高等教育"十四五"规划教材
全国高等中医药院校规划教材（第十一版）

主　编

李新华（湖南中医药大学）　　　　　　　于远望（陕西中医药大学）

副主编

楼航芳（浙江中医药大学）　　　　　　　郭　健（北京中医药大学）

王媛媛（北京中医药大学）　　　　　　　明海霞（甘肃中医药大学）

蒋　葵（广西中医药大学）　　　　　　　韩　曼（陕西中医药大学）

欧阳厚淦（江西中医药大学）　　　　　　包怡敏（上海中医药大学）

郭文平（广州中医药大学）

编　委（以姓氏笔画为序）

马　莉（陕西中医药大学）　　　　　　　王怀福（河北中医药大学）

王媛媛（北京中医药大学）　　　　　　　韦燕飞（广西中医药大学）

方　燕（浙江中医药大学）　　　　　　　甘贤兵（安徽中医药大学）

付抚东（江西中医药高等专科学校）　　　丛树园（云南中医药大学）

朱敏侠（西藏民族大学）　　　　　　　　伍庆华（江西中医药大学）

刘海兴（辽宁中医药大学）　　　　　　　刘海梅（广州中医药大学）

汝　晶（云南中医药大学）　　　　　　　许蓬娟（天津中医药大学）

孙　琪（黑龙江中医药大学佳木斯学院）　牟芳芳（上海中医药大学）

李　育（南京中医药大学）　　　　　　　李　亮（湖南中医药大学）

李良文（成都中医药大学）　　　　　　　李秋元（黑龙江中医药大学）

李海涛（首都医科大学）　　　　　　　　杨爱红（南京中医药大学）

吴　江（山东中医药大学）　　　　　　　张义伟（宁夏医科大学）

陆　莹（贵州中医药大学）　　　　　　　陈彦文（甘肃中医药大学）

武　鑫（河南中医药大学）　　　　　　　罗　宁（湖南中医药大学）

赵　伟（天津中医药大学）　　　　　　　赵冬梅（滨州医学院）

赵学纲（山东中医药大学）　　　　　　　胡光民（安徽中医药大学）

姜国华（黑龙江中医药大学）　　　　　　洪小平（湖北中医药大学）

殷　坚（湖南中医药大学湘杏学院）　　　彭　圆（湖北中医药大学）

彭　涛（宁夏医科大学）　　　　　　　　储开博（山西中医药大学）

曾　辉（湖南中医药大学）　　　　　　　曾　群（山西中医药大学）

游言文（河南中医药大学）　　　　　　　鞠　迪（陕西中医药大学）

学术秘书

罗　宁（湖南中医药大学）　　　　　　　鞠　迪（陕西中医药大学）

全国中医药行业高等教育"十四五"规划教材
全国高等中医药院校规划教材（第十一版）

专家指导委员会

名誉主任委员
余艳红（国家卫生健康委员会党组成员，国家中医药管理局党组书记、局长）

主任委员
张伯礼（天津中医药大学教授、中国工程院院士、国医大师）
秦怀金（国家中医药管理局党组成员、副局长）

副主任委员
王永炎（中国中医科学院名誉院长、中国工程院院士）
陈可冀（中国中医科学院研究员、中国科学院院士、国医大师）
严世芸（上海中医药大学教授、国医大师）
黄璐琦（中国中医科学院院长、中国工程院院士）
陆建伟（国家中医药管理局人事教育司司长）

委　员（以姓氏笔画为序）
丁中涛（云南中医药大学校长）
王　伟（广州中医药大学校长）
王　琦（北京中医药大学教授、中国工程院院士、国医大师）
王耀献（河南中医药大学校长）
石学敏（天津中医药大学教授、中国工程院院士）
田金洲（北京中医药大学教授、中国工程院院士）
仝小林（中国中医科学院教授、中国科学院院士）
匡海学（教育部高等学校中药学类专业教学指导委员会主任委员、黑龙江中医药大学教授）
吕晓东（辽宁中医药大学党委书记）
朱卫丰（江西中医药大学校长）
刘松林（湖北中医药大学校长）
孙振霖（陕西中医药大学校长）
李可建（山东中医药大学校长）

李灿东（福建中医药大学校长）

杨　柱（贵州中医药大学党委书记）

余曙光（成都中医药大学校长）

谷晓红（教育部高等学校中医学类专业教学指导委员会主任委员、北京中医药大学教授）

冷向阳（长春中医药大学校长）

宋春生（中国中医药出版社有限公司董事长）

陈　忠（浙江中医药大学校长）

季　光（上海中医药大学校长）

赵继荣（甘肃中医药大学校长）

郝慧琴（山西中医药大学党委书记）

胡　刚（南京中医药大学校长）

姚　春（广西中医药大学校长）

徐安龙（教育部高等学校中西医结合类专业教学指导委员会主任委员、北京中医药大学校长）

高秀梅（天津中医药大学校长）

高维娟（河北中医药大学校长）

郭宏伟（黑龙江中医药大学校长）

彭代银（安徽中医药大学校长）

戴爱国（湖南中医药大学党委书记）

秘书长（兼）

陆建伟（国家中医药管理局人事教育司司长）

宋春生（中国中医药出版社有限公司董事长）

办公室主任

张欣霞（国家中医药管理局人事教育司副司长）

张峘宇（中国中医药出版社有限公司副总经理）

办公室成员

陈令轩（国家中医药管理局人事教育司综合协调处副处长）

李秀明（中国中医药出版社有限公司总编辑）

李占永（中国中医药出版社有限公司副总编辑）

芮立新（中国中医药出版社有限公司副总编辑）

沈承玲（中国中医药出版社有限公司教材中心主任）

全国中医药行业高等教育"十四五"规划教材
全国高等中医药院校规划教材（第十一版）

编审专家组

组　长

余艳红（国家卫生健康委员会党组成员，国家中医药管理局党组书记、局长）

副组长

张伯礼（天津中医药大学教授、中国工程院院士、国医大师）

秦怀金（国家中医药管理局党组成员、副局长）

组　员

陆建伟（国家中医药管理局人事教育司司长）

严世芸（上海中医药大学教授、国医大师）

吴勉华（南京中医药大学教授）

匡海学（黑龙江中医药大学教授）

刘红宁（江西中医药大学教授）

翟双庆（北京中医药大学教授）

胡鸿毅（上海中医药大学教授）

余曙光（成都中医药大学教授）

周桂桐（天津中医药大学教授）

石　岩（辽宁中医药大学教授）

黄必胜（湖北中医药大学教授）

前 言

为全面贯彻《中共中央 国务院关于促进中医药传承创新发展的意见》和全国中医药大会精神,落实《国务院办公厅关于加快医学教育创新发展的指导意见》《教育部 国家卫生健康委 国家中医药管理局关于深化医教协同进一步推动中医药教育改革与高质量发展的实施意见》,紧密对接新医科建设对中医药教育改革的新要求和中医药传承创新发展对人才培养的新需求,国家中医药管理局教材办公室(以下简称"教材办")、中国中医药出版社在国家中医药管理局领导下,在教育部高等学校中医学类、中药学类、中西医结合类专业教学指导委员会及全国中医药行业高等教育规划教材专家指导委员会指导下,对全国中医药行业高等教育"十三五"规划教材进行综合评价,研究制定《全国中医药行业高等教育"十四五"规划教材建设方案》,并全面组织实施。鉴于全国中医药行业主管部门主持编写的全国高等中医药院校规划教材目前已出版十版,为体现其系统性和传承性,本套教材称为第十一版。

本套教材建设,坚持问题导向、目标导向、需求导向,结合"十三五"规划教材综合评价中发现的问题和收集的意见建议,对教材建设知识体系、结构安排等进行系统整体优化,进一步加强顶层设计和组织管理,坚持立德树人根本任务,力求构建适应中医药教育教学改革需求的教材体系,更好地服务院校人才培养和学科专业建设,促进中医药教育创新发展。

本套教材建设过程中,教材办聘请中医学、中药学、针灸推拿学三个专业的权威专家组成编审专家组,参与主编确定,提出指导意见,审查编写质量。特别是对核心示范教材建设加强了组织管理,成立了专门评价专家组,全程指导教材建设,确保教材质量。

本套教材具有以下特点:

1.坚持立德树人,融入课程思政内容

将党的二十大精神进教材,把立德树人贯穿教材建设全过程、各方面,体现课程思政建设新要求,发挥中医药文化育人优势,促进中医药人文教育与专业教育有机融合,指导学生树立正确世界观、人生观、价值观,帮助学生立大志、明大德、成大才、担大任,坚定信念信心,努力成为堪当民族复兴重任的时代新人。

2.优化知识结构,强化中医思维培养

在"十三五"规划教材知识架构基础上,进一步整合优化学科知识结构体系,减少不同学科教材间相同知识内容交叉重复,增强教材知识结构的系统性、完整性。强化中医思维培养,突出中医思维在教材编写中的主导作用,注重中医经典内容编写,在《内经》《伤寒论》等经典课程中更加突出重点,同时更加强化经典与临床的融合,增强中医经典的临床运用,帮助学生筑牢中医经典基础,逐步形成中医思维。

3.突出"三基五性",注重内容严谨准确

坚持"以本为本",更加突出教材的"三基五性",即基本知识、基本理论、基本技能,思想性、科学性、先进性、启发性、适用性。注重名词术语统一,概念准确,表述科学严谨,知识点结合完备,内容精炼完整。教材编写综合考虑学科的分化、交叉,既充分体现不同学科自身特点,又注意各学科之间的有机衔接;注重理论与临床实践结合,与医师规范化培训、医师资格考试接轨。

4.强化精品意识,建设行业示范教材

遴选行业权威专家,吸纳一线优秀教师,组建经验丰富、专业精湛、治学严谨、作风扎实的高水平编写团队,将精品意识和质量意识贯穿教材建设始终,严格编审把关,确保教材编写质量。特别是对32门核心示范教材建设,更加强调知识体系架构建设,紧密结合国家精品课程、一流学科、一流专业建设,提高编写标准和要求,着力推出一批高质量的核心示范教材。

5.加强数字化建设,丰富拓展教材内容

为适应新型出版业态,充分借助现代信息技术,在纸质教材基础上,强化数字化教材开发建设,对全国中医药行业教育云平台"医开讲"进行了升级改造,融入了更多更实用的数字化教学素材,如精品视频、复习思考题、AR/VR等,对纸质教材内容进行拓展和延伸,更好地服务教师线上教学和学生线下自主学习,满足中医药教育教学需要。

本套教材的建设,凝聚了全国中医药行业高等教育工作者的集体智慧,体现了中医药行业齐心协力、求真务实、精益求精的工作作风,谨此向有关单位和个人致以衷心的感谢!

尽管所有组织者与编写者竭尽心智,精益求精,本套教材仍有进一步提升空间,敬请广大师生提出宝贵意见和建议,以便不断修订完善。

国家中医药管理局教材办公室

中国中医药出版社有限公司

2023 年 6 月

编写说明

　　解剖生理学是以机体各个组成部分的形态结构及生理功能为研究对象的一门科学，是医学教育必修的基础课。本教材是全国中医药行业高等教育"十四五"规划教材之一，主要供全国高等中医药院校中药学、药学、护理学、康复治疗学、生物工程等专业使用。

　　本教材在编写思路上，围绕全国中医药行业高等教育"十三五"规划教材评价报告，结合评价报告指出的问题，以问题为导向，有针对性地对上一版教材内容进行修订完善，力求打造一套适应中医药人才培养需求的精品教材；在教材中融入课程思政内容，推进思政课程、课程思政与中医药人文的融合，体现教材服务教育"立德树人"的根本任务；立足专业需求，强调基本理论、基本知识和基本技能的学习与训练，充分体现科学性、先进性、适用性的基本原则，突出中医院校的特点，贴近教学实际，注重学生能力、素质的培养。编写过程中，删繁就简，力求突出重点，全书前后呼应；概念规范，文句流畅精练；图文并茂，文字、图表合理衔接。

　　本教材由解剖篇和生理篇两部分组成。解剖篇共10章，阐述了人体各系统器官的位置与形态结构特征；为适应生理篇需要，还适度加入了组织学内容（基本组织和肝、肺、肾的组织结构等）。生理篇共10章，阐述了正常人体生命活动及其规律。每章后面列出了思考题，便于课后复习与测试。

　　本教材由全国28所高等医学院校专家、教授共同编写。解剖篇第一章绪论由李新华、陈彦文编写，第二章运动系统由游言文、蒋蔡、王怀福、赵冬梅、储开博编写，第三章消化系统、第四章呼吸系统、第五章泌尿系统、第六章生殖系统由楼航芳、李亮、洪小平、付抚东、孙琪、王媛媛、李良文、陆莹编写，第七章循环系统、第八章内分泌系统、第九章感觉器由欧阳厚淦、赵学钢、马莉、丛树园、刘海兴、杨爱红、胡光民编写，第十章神经系统由姜国华、牟芳芳、郭文平、张义伟、赵伟、殷坚编写。生理篇第十一章绪论由于远望、韩曼编写，第十二章细胞的基本功能由甘贤兵、彭涛编写，第十三章血液由曾辉、包怡敏编写，第十四章血液循环由方燕、韩曼、李育编写，第十五章呼吸由刘海梅、彭圆编写，第十六章消化和吸收由伍庆华、吴江编写，第十七章能量代谢与体温由曾群编写，第十八章尿的生成与排出由汝晶、明海霞、鞠迪编写，第十九章内分泌由武鑫、韦燕飞、郭健、李秋元编写，第二十章神经系统由许蓬娟、李海涛、朱敏侠编写。最后由主编、副主编统稿定稿。

　　本教材的数字化工作主要包括课程介绍、教学大纲、PPT课件、视频、复习思考题、AR素材等，由李新华、于远望教授负责，全体编委共同参与。

　　本教材历经编写会、审稿会、定稿会议及线上教材群讨论而定稿。衷心感谢各参编人员所付出的辛勤劳动，感谢中国中医药出版社编辑老师对编写工作的大力支持和帮助，感谢陈彦文、殷坚两位编委为解剖篇部分插图修改所做的大量工作。本教材的 AR 增强现实教学资源由厦门科睿通教育科技有限公司提供技术支持。

由于编者的水平有限，书中不足之处在所难免，恳请广大师生批评指正、提出建议，使本教材在使用中不断完善，共同打造精品教材。

《解剖生理学》编委会

2023 年 5 月

目 录

扫一扫，查阅
本书数字资源

上篇 解剖篇

第一章

绪 论

扫一扫，查阅本章数字资源，含PPT、音视频、图片等

一、人体解剖学的定位

人体解剖学（human anatomy）是研究正常人体形态结构的科学，属于生物医学中形态学的范畴。学习人体解剖学的目的，在于理解和掌握人体各器官的正常形态结构和位置，为进一步学习和研究中西医药学其他基础和专业课程奠定必要的基础。

二、人体的组成

人体结构和功能的基本单位是**细胞**。细胞之间存在一些不具细胞形态的物质，称为**外基质**。许多形态和功能相似的细胞与细胞间质共同构成**组织**。人体组织分为上皮组织、结缔组织、肌组织和神经组织，它们是构成人体各器官和系统的基础，故称为**基本组织**。由几种组织互相结合，成为具有一定形态和功能的结构，称为**器官**，如心、肝、脾、肺、肾、胃、大肠、小肠等。在结构和功能上密切相关的一系列器官，构成一个**系统**，共同执行某种生理活动。各系统在神经系统的支配和调节下，既分工又合作，实现各种复杂的生命活动，使人体成为一个完整统一的有机体。人体可分为**运动**、**消化**、**呼吸**、**泌尿**、**生殖**、**循环**、**内分泌**、**神经系统**及**感觉器**。

人体按部位可分为头部、颈部、胸部、腹部、盆部、会阴部、背部、上肢和下肢等局部。

三、解剖学姿势和常用方位、切面术语

（一）解剖学姿势

为了便于描述人体各器官结构的位置关系，人体解剖学规定了一个统一的标准姿势，称为解剖学姿势。解剖学姿势：身体直立，两眼向前平视，两足并拢，足尖向前，两上肢自然下垂于躯干两侧，掌心向前（图1-1）。在观察和描述人体各部的位置及其相互关系时，无论被观察的对象处于哪种姿势，人体标本或模型如何摆放，都应按解剖学姿势进行描述。

（二）常用方位术语

按照解剖学姿势，人体解剖学规定了一些表示方位的名词术语。这些术语都是成对的，主要有（图1-1）：

1. 上（superior）、**下**（inferior） 是描述器官或结构距颅顶或足底的相对远近关系的术语。近头者为上，近足者为下。

2. 前（anterior）、**后**（posterior） 是描述器官或结构距身体前、后面相对远近关系的术语。

近腹者为前，也称腹侧（ventral）；近背者为后，也称背侧（dorsal）。

3. 内侧（medial）、外侧（lateral） 是描述器官或结构距身体正中矢状面相对远近关系的术语。近正中矢状面者为内侧，远离正中矢状面者为外侧。前臂的内侧又称尺侧（ulnar），外侧又称桡侧（radial）；小腿的内侧又称胫侧（tibial），外侧又称腓侧（fibular）。

4. 内（internal）、外（external） 是描述空腔器官各结构相互位置关系的术语。近内腔者为内，远离内腔者为外。

5. 浅（superficial）、深（deep） 是描述与皮肤表面相对距离关系的术语。近皮肤者为浅，远离皮肤者为深。

6. 近侧（proximal）、远侧（distal） 是描述四肢各结构位置关系的术语。距肢体根部较近者为近侧，距肢体根部较远者称远侧。

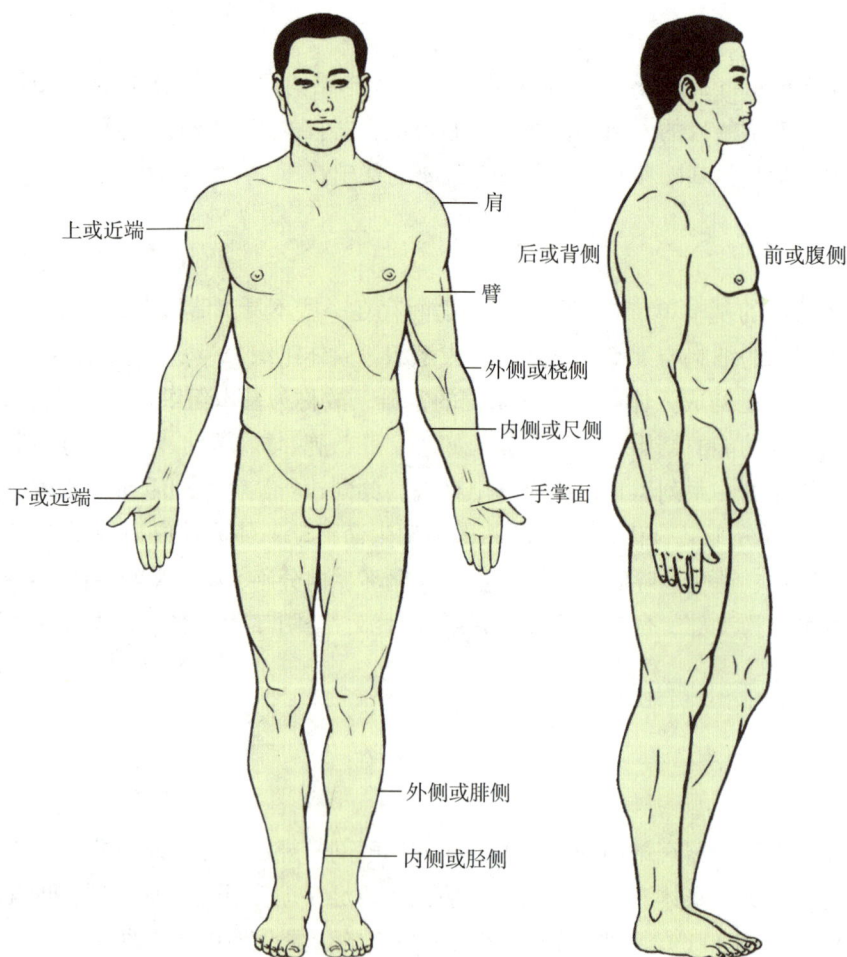

图 1-1　常用方位术语

（三）切面术语

常用的切面有矢状面、冠状面与水平面 3 种，且互相垂直（图 1-2）。

1. 矢状面（sagittal plane） 即从前后方向，将人体纵切为左、右两部分的切面。将人体沿正中线分为左、右对称的两半的切面称为正中矢状面（midsagittal plane）。

2.冠状面（coronal plane） 又称额状面，即从左右方向，将人体纵切为前、后两部分的切面。

3.水平面（horizontal plane） 又称横切面，即与人体长轴垂直，将人体横切为上、下两部分的切面。

器官的切面则以器官长轴为准，即与其长轴平行的切面为纵切面，而与其长轴垂直的切面为横切面。

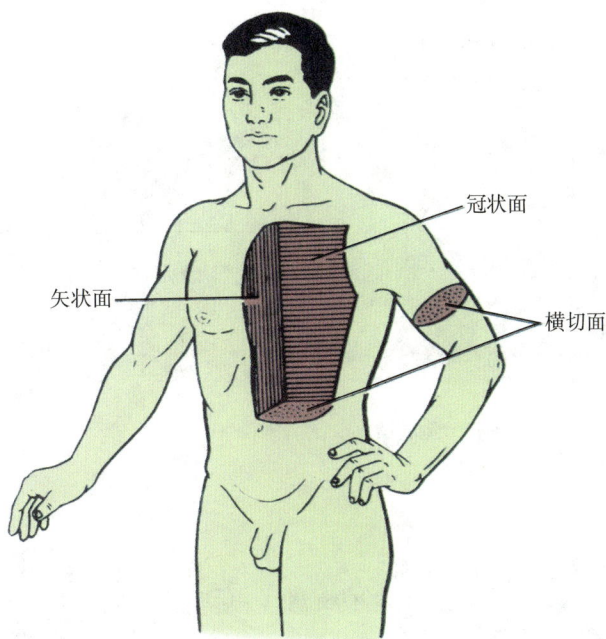

图 1-2 人体切面术语

四、基本组织

构成人体器官和系统的基本组织有4种，即上皮组织、结缔组织、肌组织和神经组织。

（一）上皮组织

上皮组织（epithelial tissue）简称**上皮**，由大量密集排列的上皮细胞和少量的细胞外基质组成。其细胞排列紧密，细胞外基质少；主要分布于身体表面或体内管、腔及囊的内表面；无血管，神经末梢多；细胞有极性。上皮细胞朝向体表或管腔的表面称**游离面**，深面附着在结缔组织上称为**基底面**。上皮组织大多无血管，营养物质来自结缔组织中的组织液。上皮组织中有丰富的神经末梢。具有保护、吸收、分泌、排泄和感觉功能。一般可分为被覆上皮和腺上皮。

1.被覆上皮（covering epithelium） 覆盖于体表及体腔和有腔器官内表面，主要功能是保护机体、吸收营养等。根据构成上皮的细胞层数和表层细胞的形态，被覆上皮主要有以下6种（图1-3）。

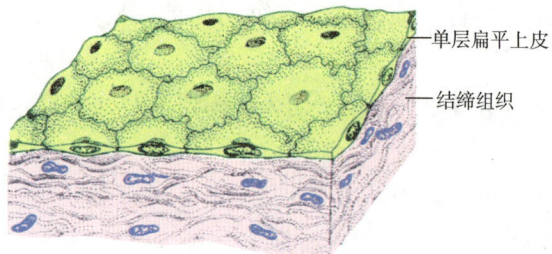

单层扁平上皮——

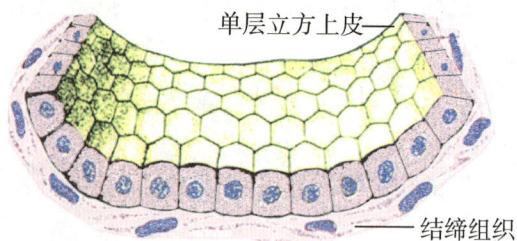

结缔组织——

单层扁平上皮

单层立方上皮——

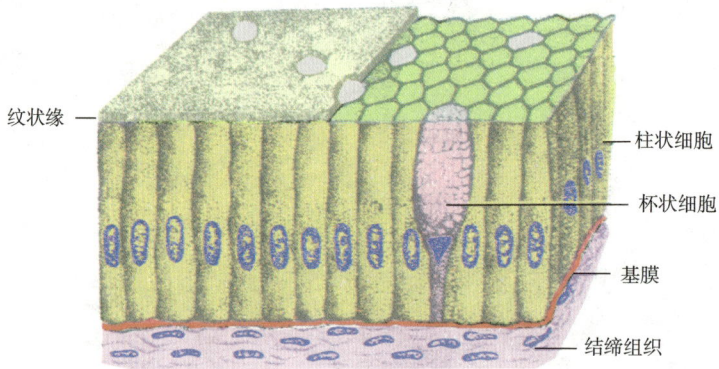

——结缔组织

单层立方上皮

纹状缘——

——柱状细胞

——杯状细胞

——基膜

——结缔组织

单层柱状上皮

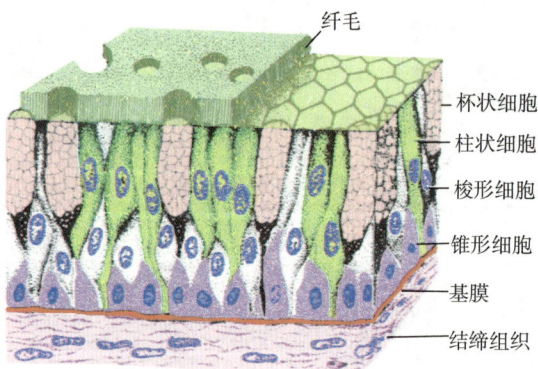

纤毛

——杯状细胞

——柱状细胞

——梭形细胞

——锥形细胞

——基膜

——结缔组织

假复层纤毛柱状上皮

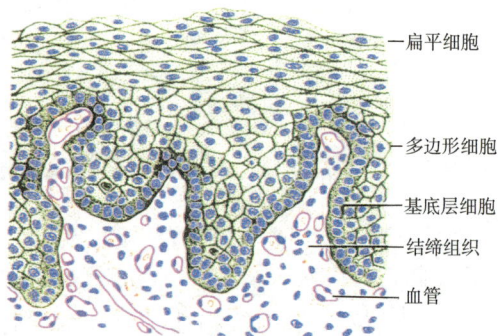

——扁平细胞

——多边形细胞

——基底层细胞

——结缔组织

——血管

复层扁平上皮

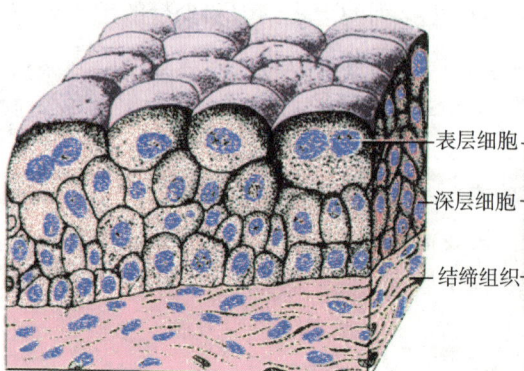

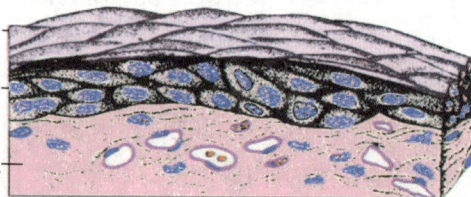

——表层细胞

——深层细胞

——结缔组织

变皮上移
左：膀胱空虚时 右：膀胱充盈时

图 1-3 被覆上皮模式图

（1）单层扁平上皮（simple squamous epithelium） 由一层扁平细胞组成。细胞薄而表面光滑，表面观呈多边形，边缘呈锯齿状，核扁圆，位于细胞中央。侧面观呈扁平形，细胞核处稍厚。分布于心、血管、淋巴管腔面的单层扁平上皮称为**内皮**；内皮薄而光滑，可减少血液或淋巴流动的阻力，且有利于内皮细胞进行物质交换。分布于胸膜、腹膜和心包膜表面的单层扁平上皮称**间皮**；间皮表面光滑，减少摩擦，便于脏器活动。

（2）单层立方上皮（simple cuboidal epithelium） 由一层立方形细胞组成。表面观细胞呈多边形；侧面观呈立方形，核圆，位于细胞中央。分布于肾小管和甲状腺滤泡等处，具有吸收和分泌功能。

（3）单层柱状上皮（simple columnar epithelium） 由一层柱状细胞组成。表面观细胞呈多边形；侧面观呈柱状，核椭圆，与细胞长轴平行，近细胞基底部。分布于胃、肠、胆囊、子宫、输卵管等器官，具有分泌和吸收功能。在肠道的单层柱状上皮细胞之间，散在分布有一种高脚酒杯样的细胞，称**杯状细胞**。

（4）假复层纤毛柱状上皮（pseudostratified ciliated columnar epithelium） 由柱状细胞、梭形细胞、锥形细胞和杯状细胞组成，以游离面有大量纤毛的柱状细胞为主。这些细胞形态不同、高矮不一，在垂直切面上，细胞核的位置不在同一平面，但所有细胞的基底面均附着于基膜，貌似多层，实为单层。主要分布于呼吸道管腔面。

（5）复层扁平上皮（stratified squamous epithelium） 由多层细胞组成，细胞形状多样，其表层细胞呈扁平形，其基底部与结缔组织的界面呈波浪形。有些部位的复层扁平上皮很厚，表层细胞角化，称角化的复层扁平上皮，如皮肤的表皮；有些部位的复层扁平上皮较薄，表层细胞不角化，称未角化的复层扁平上皮，如口腔和食管腔面的上皮。这类上皮的主要功能是保护和修复。

（6）变移上皮（transitional epithelium） 多分布在泌尿管道的内表面，细胞的层数和形状可随其所在器官的功能状态不同而变化。如膀胱在空虚时，上皮细胞层数为 5～6 层，表层细胞呈较大的立方形；而充盈时细胞层数为 2～3 层，表层细胞呈扁平形。

2. 腺上皮（glandular epithelium） 是由腺细胞组成的以分泌功能为主的上皮。以腺上皮为主构成的器官称为**腺**或**腺体**。根据其形态结构、分泌物排出方式不同，分为外分泌腺和内分泌腺两类。**外分泌腺**（exocrine gland）分泌物经其导管排至体表或器官腔内，如汗腺、唾液腺等；**内分泌腺**（endocrine gland）为无导管，分泌物释入血液或淋巴，如甲状腺、肾上腺等。

（二）结缔组织

结缔组织（connective tissue）由细胞和细胞外基质构成，分布广泛，具有连接、支持、防御、保护、运输和营养等功能。其特点是细胞外基质多，由无定形基质、细丝状纤维和循环流动的组织液组成；细胞无极性、数量少、种类多，形态多样，散在分布于细胞外基质中。结缔组织由胚胎时期的间充质演变而来。

根据结缔组织中细胞和纤维的种类以及基质的物理性状不同，可分为固有结缔组织、血液和淋巴、软骨和骨。固有结缔组织又分为疏松结缔组织、致密结缔组织、脂肪组织和网状组织。

1. 疏松结缔组织（loose connective tissue） 又称蜂窝组织，广泛分布于人体器官、组织和细胞之间，由少量的细胞和大量的细胞外基质组成（图 1-4）。

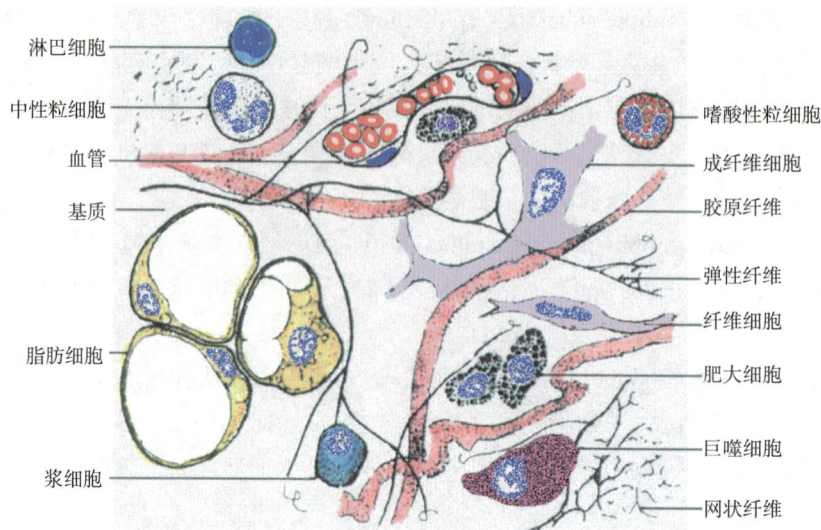

图 1-4 疏松结缔组织辅片模式图

（1）细胞

1）成纤维细胞（fibroblast） 是疏松结缔组织的主要细胞。细胞扁平多突起，胞核较大、扁卵圆形，染色浅。胞质丰富，显弱嗜碱性。电镜下胞质内有丰富的粗面内质网、核糖体和发达的高尔基复合体。成纤维细胞能合成和分泌蛋白质，形成纤维和基质。

2）浆细胞（plasma cell） 呈卵圆形，核圆，偏于细胞一侧，染色质粗大，在核膜边缘呈辐射状排列；胞质呈嗜碱性，内含大量粗面内质网、核糖体和发达的高尔基复合体。浆细胞由 B 淋巴细胞转化而来，可合成和分泌免疫球蛋白（即抗体）和多种细胞因子，参与机体的体液免疫。

3）巨噬细胞（macrophage） 来源于血液的单核细胞，其形态多样，功能活跃时常伸出伪足而形状不规则。胞核小，染色深。胞质多呈嗜酸性，内含大量溶酶体、吞噬体、吞饮小泡。巨噬细胞能吞噬异物和自身衰老死亡的细胞，并参与免疫反应。

4）肥大细胞（mast cell） 肥大细胞分布很广，常沿小血管分布，形态为圆形或卵圆形。胞核小，多居细胞中央。胞质中充满粗大的异染性嗜碱性颗粒，内含组胺、肝素等，胞质内含有白三烯等。肝素有抗凝血的作用，组胺、白三烯与过敏反应有关。

5）脂肪细胞（fat cell） 呈圆形或多边形，胞质含一大脂滴，核扁圆，偏于一侧。其功能为合成和贮存脂肪，参与脂类代谢。

6）未分化的间充质细胞（undifferentiated mesenchymal cell） 是保留在结缔组织中的一些原始细胞，形态与成纤维细胞相似。具有多向分化的潜能，在炎症和创伤修复时，可分化为成纤维细胞、脂肪细胞和新生血管的平滑肌细胞、内皮细胞。

（2）纤维 由成纤维细胞产生，分布于基质中，有以下 3 种：

1）胶原纤维（collagenous fiber） 是结缔组织中的主要纤维成分，新鲜时呈白色，又称**白纤维**。纤维粗细不等，呈波浪状，有分支并相互交织成网，HE 染色呈红色。胶原纤维的主要化学成分是 Ⅰ 型胶原蛋白。胶原纤维韧性很大，抗拉力强。

2）弹性纤维（elastic fiber） 新鲜时呈黄色，又称**黄纤维**。数量少，较细且粗细不等，断端常卷曲，有分支并交织成网，易被醛复红或依地红染成紫色或褐色。弹性纤维主要由弹性蛋白构成，富有弹性。

3）网状纤维（reticular fiber） 网状纤维较细，分支多，亦交织成网。网状纤维主要由Ⅲ型胶原蛋白构成，表面覆盖有糖蛋白和蛋白多糖，故用银染法染成黑色，又称**嗜银纤维**。网状纤维在疏松结缔组织中的数量较少，主要分布于淋巴器官、造血器官等，起支持作用。

（3）基质 基质是由生物大分子构成的有黏性的胶状物质，包括蛋白多糖、糖蛋白和组织液。大量的蛋白多糖聚合体形成具有防御屏障作用的分子筛，限制细菌等有害物质扩散。从毛细血管动脉端渗入基质中的液体为**组织液**，组织中的细胞借此与血液进行物质交换。

2. 致密结缔组织（dense connective tissue） 是以纤维为主要成分的固有结缔组织，且纤维粗大，排列紧密。分为规则致密结缔组织（如肌腱和腱膜等）、不规则致密结缔组织（如真皮、硬脑膜、巩膜等）和弹性组织（如项韧带等）。

3. 网状组织（reticular tissue） 是淋巴器官和造血器官的基本成分，由网状细胞和网状纤维构成（图1-5），为淋巴细胞发育和血细胞发生提供适宜的微环境。网状细胞可产生网状纤维。

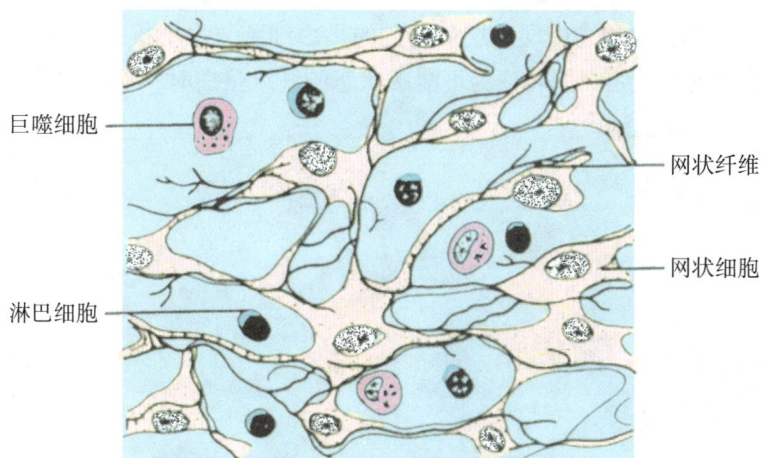

图1-5 网状组织

4. 脂肪组织（adipose tissue） 主要由大量的脂肪细胞构成，聚集成团的脂肪细胞由薄层疏松结缔组织分隔成小叶（图1-6）。根据脂肪细胞结构和功能的不同，脂肪组织分为黄色脂肪组织和棕色脂肪组织两类。脂肪组织具有贮存脂肪、支持、缓冲保护、维持体温和参与脂肪代谢的功能。

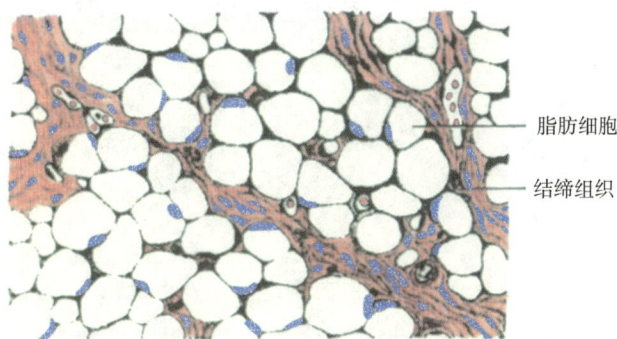

图1-6 脂肪组织

5. 软骨组织（cartilage tissue） 是由软骨组织及周围的软骨膜构成。软骨组织则由软骨基质和软骨细胞构成。根据软骨基质所含纤维的不同，可将软骨分为透明软骨、纤维软骨和弹性软骨

3种。

（1）透明软骨　分布较广，如肋软骨、关节软骨、气管与支气管软骨等，其基质中含有胶原纤维和大量水分，新鲜时呈半透明状。

（2）纤维软骨　分布于椎间盘、关节盘、耻骨联合等部位，其基质中含有大量平行或交织排列的胶原纤维束。

（3）弹性软骨　分布于耳郭、会厌等处，其基质中含大量交织的弹性纤维。

6. 骨组织（osseous tissue）　由细胞和钙化的细胞外基质（又称骨基质）构成。

（1）细胞　细胞包括骨原细胞、成骨细胞、骨细胞和破骨细胞4种。骨细胞最多，位于骨基质内，其他3种均位于骨组织的边缘。

（2）骨基质　由有机质和无机质构成。有机质包括大量骨胶纤维和少量的基质；无机质又称骨盐，主要为羟基磷灰石结晶。有机质和无机质的紧密结合，使骨既坚硬又有韧性。

7. 血液　由血细胞和血浆组成（图1-7）。抽取适量血液加入抗凝剂经沉淀后，血液分为3层：上层淡黄色的液体为**血浆**；中层薄层灰白色的是白细胞与血小板；下层猩红色的是红细胞。若血液中呈溶解状态的纤维蛋白原转变为不溶解状态的纤维蛋白时，液态的血液凝固成血块，并析出淡黄色透明液体，称**血清**。

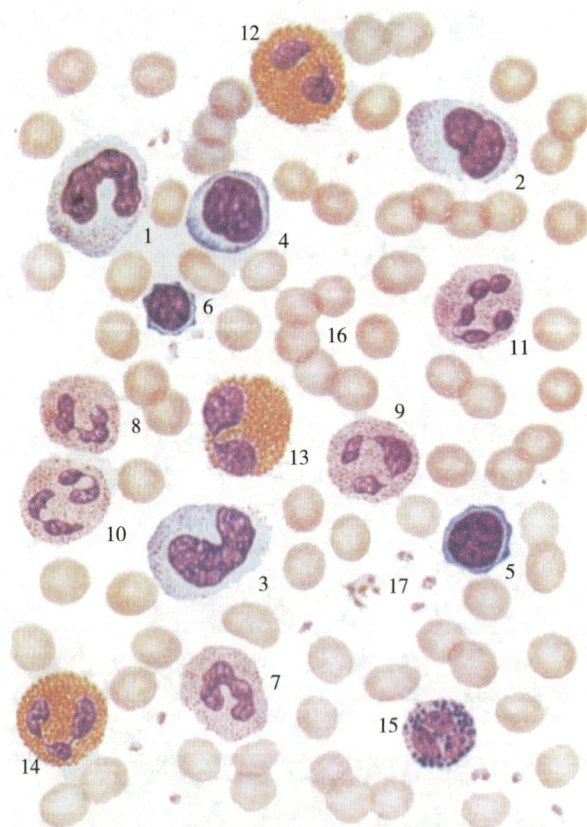

1～3单核细胞；4～6淋巴细胞；7～11中性粒细胞；

12～14嗜酸性粒细胞；15嗜碱性粒细胞；16红细胞；17血小板

图1-7　各种血细胞

（1）红细胞（red blood cell，RBC）　红细胞直径6～8μm，呈双凹圆盘状，血涂片中显示中央染色较浅、周边较深。这种形态特点可增加红细胞的表面积。成熟红细胞无细胞核，也无细胞器。细胞质内主要成分是血红蛋白，有结合与运输 O_2 和 CO_2 的功能。

（2）白细胞（white blood cell，WBC）　白细胞为无色有核的球形细胞，在光镜下，根据白细胞质内有无特殊颗粒，可分为有粒白细胞和无粒白细胞两类。粒细胞根据其特殊颗粒的嗜色性，分为中性粒细胞、嗜酸性粒细胞和嗜碱性粒细胞 3 种。无粒细胞可分为单核细胞和淋巴细胞两种。

（3）血小板（blood platelets）　是骨髓巨核细胞脱落的小片胞质，直径 2～4 μm。血小板呈双凸圆盘状，当受到刺激时，呈不规则形。在血涂片中，血小板中央部分有紫蓝色的颗粒，称颗粒区；周边呈浅蓝色，称透明区。血小板参与止血和凝血过程。

（三）肌组织

肌组织（muscle tissue）的主要成分是肌细胞，肌细胞呈细长纤维状，又称**肌纤维**，肌细胞膜称**肌膜**，肌细胞质称**肌浆**，滑面内质网称**肌浆网**。肌组织根据结构和功能特点分为骨骼肌、心肌、平滑肌 3 种。骨骼肌、心肌都有明显横纹，属横纹肌。骨骼肌受躯体神经支配，属随意肌；心肌和平滑肌受自主神经支配，为不随意肌。

1. 骨骼肌（skeletal muscle）　肌纤维呈细长圆柱形，细胞核数量多，一条肌纤维内含有几十个甚至几百个核，核呈扁椭圆形，位于肌膜下方。肌浆中含有丰富的呈细丝状的肌原纤维，沿肌纤维长轴平行排列（图 1-8）。每条肌原纤维上都有明暗相间的带，即周期性横纹。由于每条肌原纤维的明暗带都相应排列在同一平面上，故骨骼肌纤维呈现出明暗相间的周期性横纹。明带又称 I 带，暗带又称 A 带；暗带中央有一条浅色窄带称 H 带，H 带中央有一条深色的 M 线；明带中央有一条深色的 Z 线。相邻两条 Z 线之间的一段肌原纤维称**肌节**，每个肌节由 1/2I 带＋A 带＋1/2I 带构成（图 1-9）。肌节是骨骼肌纤维结构和功能的基本单位。

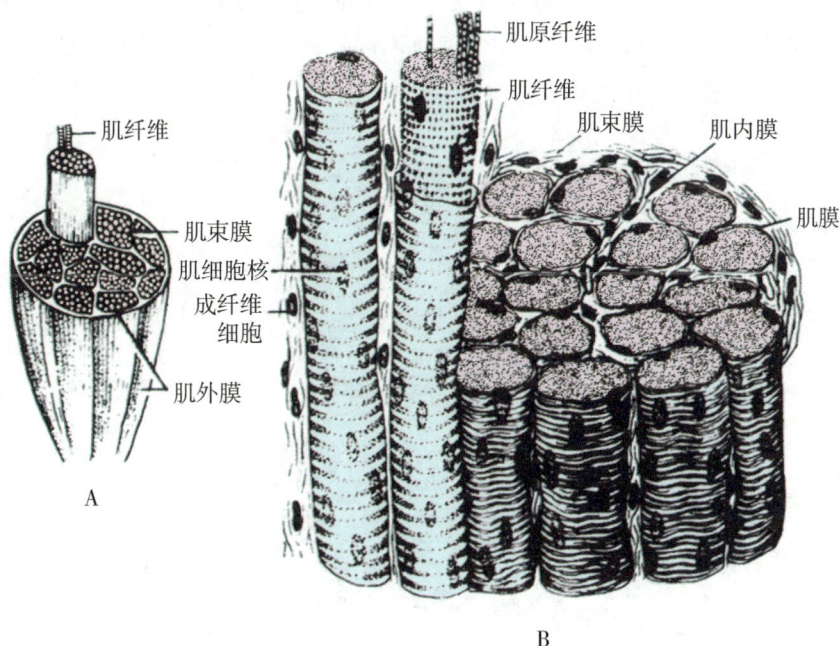

图 1-8　骨骼肌纤维

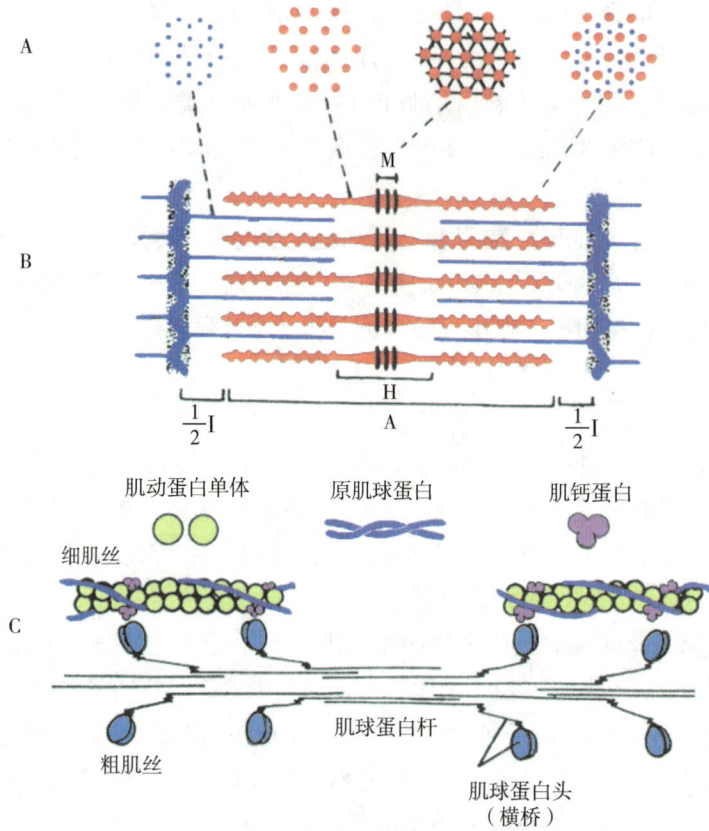

图 1-9 骨骼肌肌原纤维模式图

2. 心肌（cardiac muscle） 肌纤维呈短柱状，常有分支，彼此吻合成网。多数心肌纤维有一个核，呈卵圆形，位于细胞中央，少数为双核。心肌纤维连接处，有一染色呈深色的阶梯状或横线状结构，称**闰盘**（图 1-10）。心肌纤维的横纹不如骨骼肌纤维明显。心肌纤维构成心壁的心肌层。

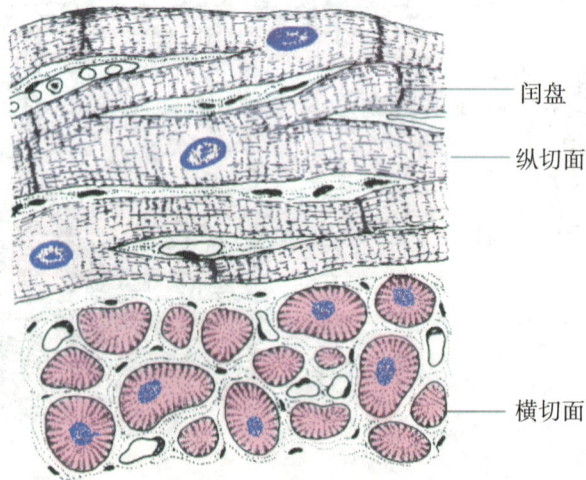

图 1-10 心肌纤维

3. 平滑肌（smooth muscle） 肌纤维呈长梭形，无横纹，细胞核只有一个，椭圆形或杆状，位于细胞中央（图 1-11）。平滑肌纤维分布于内脏器官和血管壁。

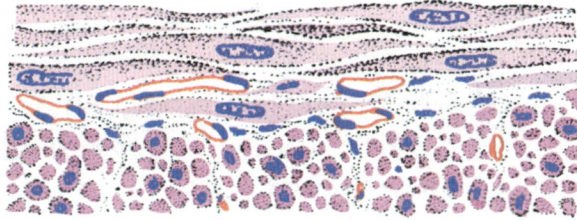

图 1-11 平滑肌纤维

（四）神经组织

神经组织（nervous tissue）由神经细胞和神经胶质细胞组成。神经细胞又叫神经元，是神经系统的结构和功能单位，具有接受刺激、整合信息和传导冲动的能力。神经胶质细胞对神经元起支持、保护、营养和绝缘等作用。

1. 神经元

（1）神经元的结构 神经元（neuron）包括胞体和突起两部分，突起又分为树突和轴突（图 1-12）。

1）胞体（soma） 胞体表面有细胞膜，有接受刺激和传导神经冲动的功能；细胞核大而圆，位于细胞中央，着色浅，核仁大而明显；细胞质内的特征性结构为丰富的尼氏体和神经原纤维。光镜下 HE 染色切片中，尼氏体呈嗜碱性颗粒状或斑块状；电镜下尼氏体由粗面内质网和游离核糖体构成。神经原纤维在光镜下银染切片中由很多棕黑色的细长纤维交错成网，并伸入树突和轴突；电镜下神经原纤维由神经丝、微管和微丝构成；神经原纤维构成神经元的细胞骨架，参与物质的运输。

2）树突（dendrite） 每个神经元有一至多条树突，形如树枝状。树突的功能主要是接受刺激。

3）轴突（axon） 每个神经元只有一个轴突，较树突细长，分支少。轴突的主要功能是将神经冲动由胞体传给其他神经元。

（2）神经元的分类 根据突起的多少可分为多极神经元、双极神经元和假单极神经元（图 1-13）；根据神经元的功能可分为感觉神经元、运动神经元和中间神经元；根据神经元释放的神经递质可分为胆碱能神经元、胺能神经元、肽能神经元和氨基酸能神经元等。

2. 神经胶质细胞（neuroglial cell） 广泛分布于神经元之间，无传导神经冲动的功能。

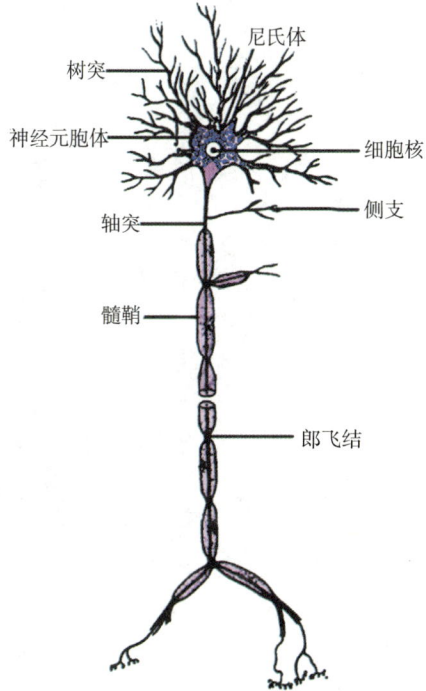

图 1-12 神经元模式图

尼氏体
树突
神经元胞体
细胞核
轴突
侧支
髓鞘
郎飞结

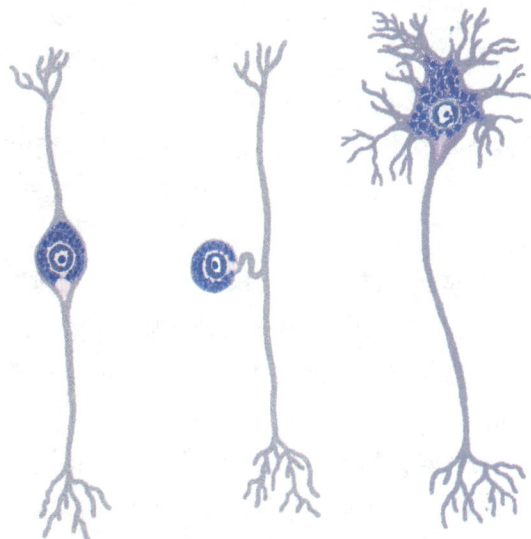

图 1-13 神经元的分类

（1）中枢神经系统的神经胶质细胞　包括星形胶质细胞、少突胶质细胞、小胶质细胞和室管膜细胞（图1-14）。

星形胶质细胞是最大的一种神经胶质细胞，可分为纤维性星形胶质细胞和原浆性星形胶质细胞。其从胞体发出的突起充填在神经元胞体及其突起之间，起支持和绝缘作用，构成血-脑屏障的神经胶质膜。少突胶质细胞是中枢神经系统有髓神经纤维的髓鞘形成细胞。小胶质细胞是最小的胶质细胞，具有吞噬作用。室管膜细胞呈立方形或柱形，分布在脑室及脊髓中央管的腔面，参与产生脑脊液。

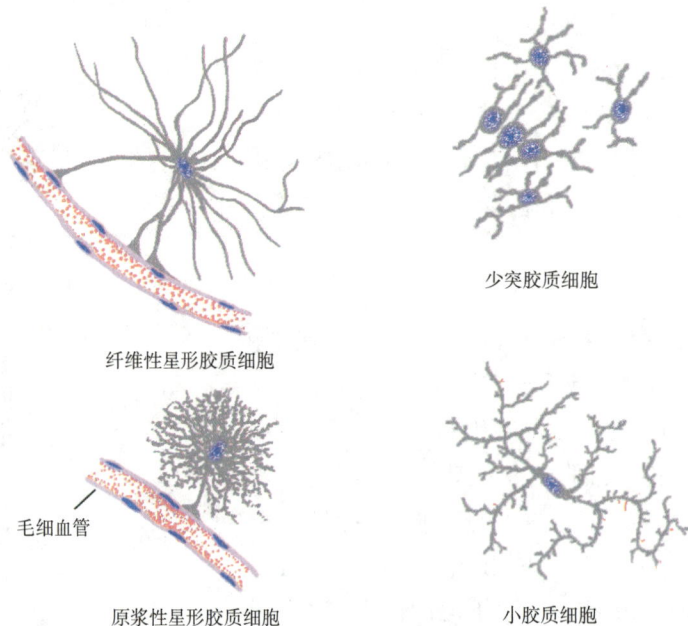

少突胶质细胞

纤维性星形胶质细胞

毛细血管

原浆性星形胶质细胞

小胶质细胞

图1-14　中枢神经系统的胶质细胞

（2）周围神经系统的神经胶质细胞　有两种，即Schwann细胞和卫星细胞。Schwann细胞包绕在周围神经纤维的轴突表面，形成神经纤维髓鞘和神经膜，并可促进受损伤的神经元存活及其轴突再生。

3. 突触（synapse）　是神经元与神经元之间或神经元与非神经细胞之间传递信息的一种特化的细胞连接，分为化学性突触和电突触两类。化学性突触的结构可分为突触前成分、突触间隙和突触后成分3部分，突触前后成分彼此相对的细胞膜分别称为突触前膜和突触后膜，两者之间的狭窄间隙称突触间隙。在银染标本中，突触前成分为棕黑色的环扣状，附着在另一神经元的胞体或树突上，称突触小体；电镜下突触扣结内含许多突触小泡。突触小泡内含神经递质或神经调质。

4. 神经纤维（nerve fiber）　由神经元的长突起外包神经胶质细胞组成。包裹中枢神经纤维轴突的神经胶质细胞是少突胶质细胞，包裹周围神经纤维轴突的是Schwann细胞。根据包裹轴突的胶质细胞是否形成髓鞘，神经纤维可分有髓神经纤维和无髓神经纤维。神经纤维的功能是传导冲动。

5. 神经末梢（nerve ending）　按功能分感觉神经末梢和运动神经末梢两大类。

感觉神经末梢是感觉神经元（假单极神经元）周围突的终末部分，该终末与其他结构共同组成感受器。感觉神经末梢按其结构可分游离神经末梢和有被囊神经末梢。游离神经末梢由较细的有髓或无髓神经纤维的终末反复分支而成，感受冷、热、轻触、痛等感觉。有被囊神经末梢常见的有触觉小体、环层小体和肌梭。触觉小体分布在皮肤真皮乳头内，可感受触觉。环层小体广泛分布在皮下组织、肠系膜、韧带和关节囊等处，感受压觉和振动觉。肌梭为梭形小体，是一种本体觉感受器。

运动神经末梢是运动神经元的轴突在肌组织和腺体的终末结构，分为躯体运动神经末梢和内脏运动神经末梢两类。躯体运动神经末梢分布于骨骼肌，当有髓神经纤维抵达骨骼肌时，髓鞘消失，其轴突反复分支，每一分支形成纽扣状膨大与骨骼肌纤维建立突触连接，此连接区域呈椭圆形板状隆起，称**运动终板**。内脏运动神经末梢分布于心肌、内脏及血管的平滑肌。

思考题

1. 简述解剖学标准姿势及切面术语。
2. 试述被覆上皮组织的分类及主要分布。
3. 试述神经原纤维、神经纤维和神经的关系。

第二章

运动系统

扫一扫，查阅本章数字资源，含PPT、音视频、图片等

运动系统（locomotor system）包括骨、骨连结和骨骼肌 3 部分。它们共同构成人体的基本轮廓，在神经系统的支配和调节下，对人体起着运动、支持和保护作用。在运动中，骨起杠杆作用，骨连结是运动的枢纽，骨骼肌是动力器官。

第一节 骨 学

成人骨为 206 块，可分为躯干骨、颅骨、上肢骨和下肢骨 4 部分（图 2-1）。

骨质中的钙和磷，参与体内钙、磷代谢而处于不断变化状态。所以，骨还是体内钙和磷的贮备仓库。

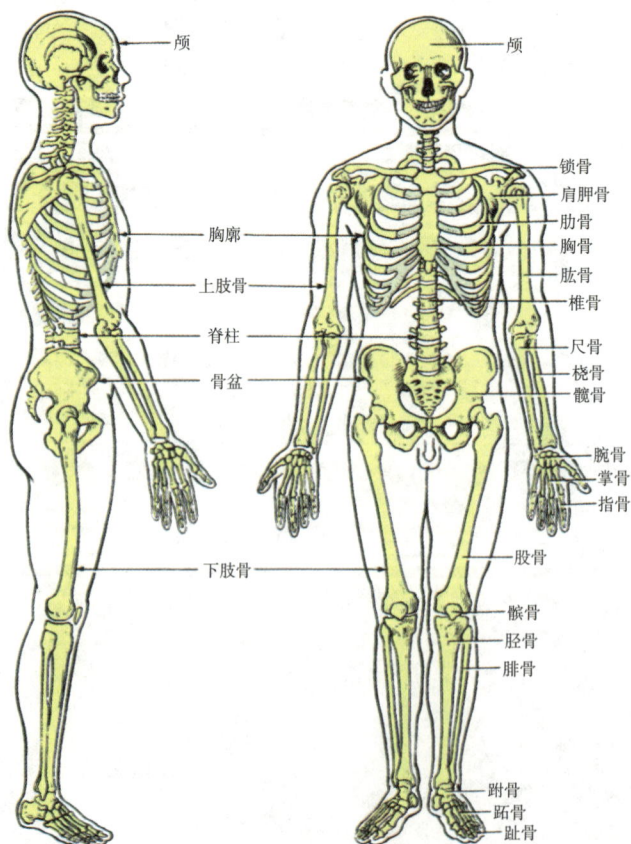

图 2-1 人体骨骼

一、总论

（一）骨的形态

骨的形态可分为4类：即长骨、短骨、扁骨和不规则骨（图2-2）。

1. 长骨（long bone） 分布于四肢。呈长管状，有一体和两端：体又称**骨干**，骨质致密，内有**骨髓腔**，容纳骨髓；两端的膨大称**骺**，具有光滑的关节面，有关节软骨覆盖。

小儿长骨的骨干与骺之间有一层软骨，称**骺软骨**。骺软骨不断增生和骨化，使骨的长度增长。成年后骺软骨骨化，形成一线状痕迹，称**骺线**。

2. 短骨（short bone） 一般呈立方形，分布于既承受重量又运动复杂的部位，如腕骨和跗骨。

3. 扁骨（flat bone） 呈板状，分布于头、胸等处，构成骨性腔的壁，对腔内器官有保护作用。

4. 不规则骨（irregular bone） 形态不规则，如椎骨。有些不规则骨，内有含气的腔，称**含气骨**，如位于鼻腔周围的上颌骨等。

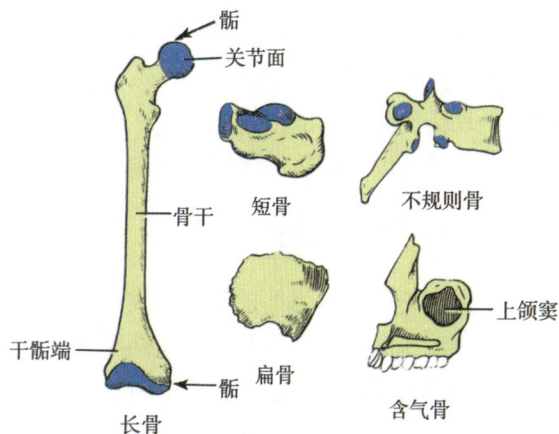

图 2-2　骨的形态

（二）骨的构造

每块骨都由骨质、骨髓和骨膜等构成，并有神经和血管分布（图2-3）。

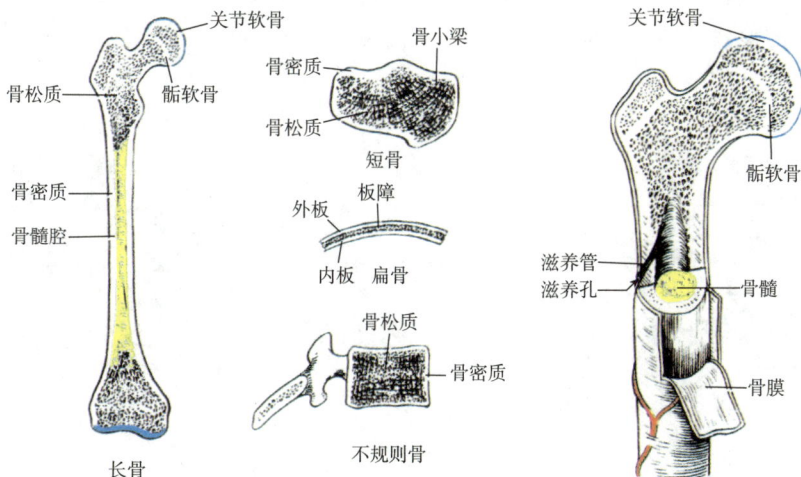

图 2-3　骨的构造

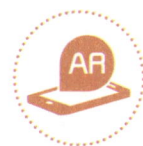

1. 骨质（bone substance） 分为骨密质和骨松质。**骨密质**致密坚硬，构成长骨干以及长骨骺和其他类型骨的表层。**骨松质**由许多片状的**骨小梁**交织成网，呈海绵状。骨松质分布于长骨骺和其他类型骨的内部。

2. 骨膜（periosteum） 是由致密结缔组织构成的一层薄膜，包裹除关节面以外的整个骨面。骨膜内含有丰富的神经和血管，对骨有营养、保护、感觉、生长和再生的作用。

3. 骨髓（bone marrow） 充填于骨髓腔及骨松质网眼内，分为红骨髓和黄骨髓。**红骨髓**内含大量不同发育阶段的血细胞，具有造血功能；**黄骨髓**含大量脂肪组织，无造血功能。胎儿及幼儿的骨髓均为红骨髓，6 岁前后，长骨骨髓腔内的红骨髓逐渐转化为黄骨髓，红骨髓仅保留于各类型骨的骨松质内，始终保持造血功能。当大量失血或贫血时，黄骨髓可转化为红骨髓。

（三）骨的理化特性

骨由有机质（主要是骨胶原纤维）和无机质（主要是碱性磷酸钙）组成。有机质赋予骨韧性和弹性，无机质使骨具有硬度和脆性。有机质和无机质的结合，使骨既有弹性又很坚硬。幼年时期，有机质与无机质的比例约为 1:1，因而骨的弹性和柔韧性大，易发生变形，在外力作用下不易骨折，或折而不断，称为青枝骨折。成年人骨有机质约占 1/3，无机质约占 2/3，因此骨具有较大的硬度和一定的弹性。老年人的骨含有机质较少，无机质相对较多，而且因为与钙、磷的吸收和沉积相关的激素水平下降，骨组织总量减少，表现为骨质疏松，此时骨的脆性较大，易发生骨折。

二、躯干骨

躯干骨包括椎骨、肋和胸骨 3 部分。它们借骨连结构成脊柱和胸廓。

（一）椎骨

幼儿时期，**椎骨**（vertebrae）总数为 33～34 块，根据其所在部位，由上而下依次为颈椎 7 块、胸椎 12 块、腰椎 5 块、骶椎 5 块和尾椎 4～5 块。至成年，5 块骶椎愈合成 1 块骶骨，4～5 块尾椎愈合成 1 块尾骨。因此，成人的椎骨总数一般为 26 块。

1. 椎骨的一般形态 椎骨一般由椎体、椎弓构成（图 2-4）。

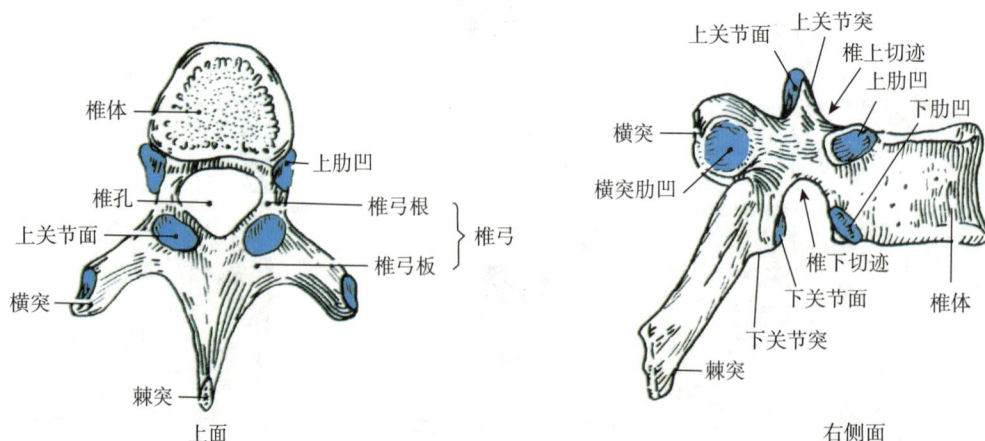

图 2-4 胸椎

（1）椎体（vertebral body） 位于椎骨的前部，呈短圆柱状，是支持体重的主要部分。

（2）椎弓（vertebral arch） 是连于椎体后方的弓形骨板。椎弓与椎体连结的部分较细，称椎弓根，其上、下缘各有一切迹，分别称椎上切迹和椎下切迹。椎骨叠连时，上位椎骨的椎下切迹和下位椎骨的椎上切迹围成一孔，称椎间孔，有脊神经及血管通过。两侧椎弓根向后内扩展成较宽阔的骨板，称椎弓板。每个椎弓上有 7 个突起，即向两侧伸出 1 对横突，向上伸出 1 对上关节突，向下伸出 1 对下关节突，向后伸出 1 个棘突。椎体与椎弓围成一孔，称椎孔。全部椎骨的椎孔叠连一起，形成纵行管道，称椎管，容纳脊髓和脊神经根等。

2. 各部椎骨的主要特征

（1）颈椎（cervical vertebrae）（图 2-5） 共 7 块。其主要特征是横突上有一圆孔，称横突孔。第 3 ～ 6 颈椎属一般颈椎。第 1 颈椎又称**寰椎**（atlas）（图 2-6），形似环形，由前弓、后弓及两个侧块构成。第 2 颈椎又称**枢椎**（axis）（图 2-7），其特点为椎体向上伸出一指状突起，称齿突，与寰椎前弓后面的关节面相关节。第 7 颈椎又称**隆椎**（vertebra prominens）（图 2-8），棘突较长，末端变厚且不分叉，当头前屈时，皮下易于触及，是临床计数椎骨数目和针灸取穴的标志。

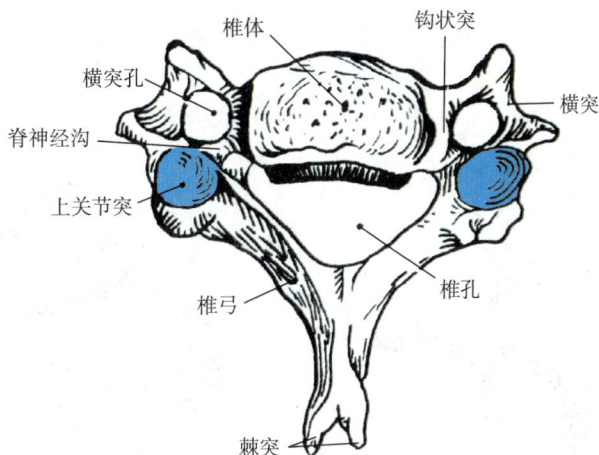

图 2-5 颈椎（上面）

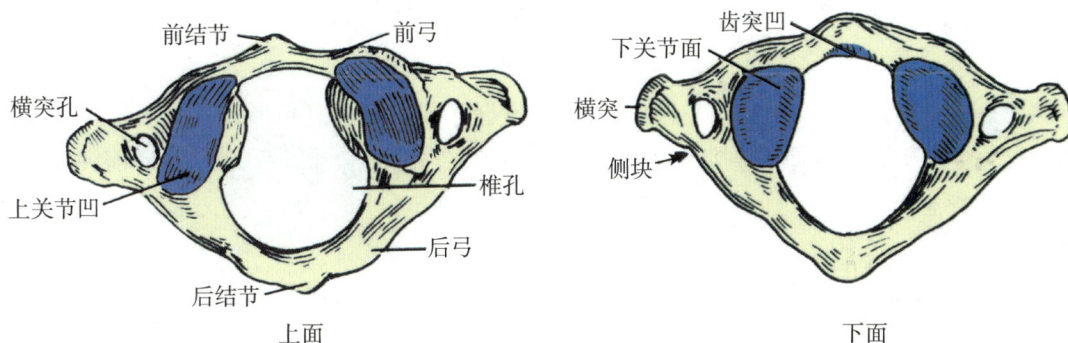

图 2-6 寰椎

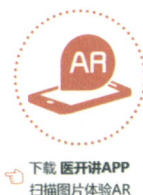

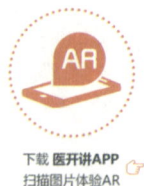

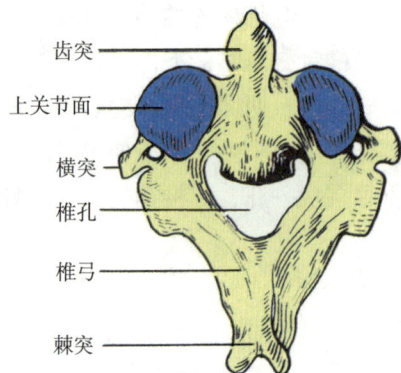

图 2-7 枢椎（上面）

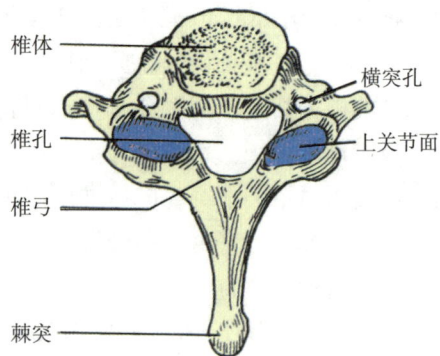

图 2-8 隆椎（上面）

（2）胸椎（thoracic vertebrae）（图 2-4） 共 12 块。在椎体侧面和横突末端的前面，都有与肋骨相关节的肋凹，分别称椎体肋凹和横突肋凹。胸椎棘突较长，伸向后下方，互相掩盖，呈叠瓦状。

（3）腰椎（lumbar vertebrae）（图 2-9） 共 5 块。由于承受体重压力较大，故椎体肥厚。棘突呈板状，直伸向后，棘突间空隙较大，临床上常在此做腰椎穿刺。

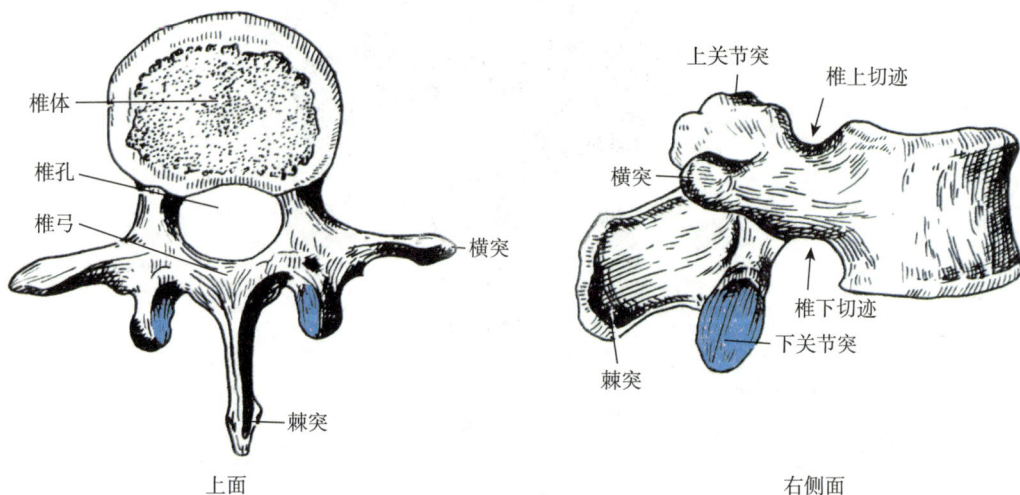

上面

右侧面

图 2-9 腰椎

（4）骶骨（sacrum）（图 2-10） 由 5 块骶椎融合而成。略呈三角形，其底向上，与第 5 腰椎体相接；尖向下，与尾骨相连接；两侧有耳状面与髋骨相连结。骶骨底的前缘向前突出，称为岬，为女性骨盆测量的重要标志。前、后面各有 4 对小孔，分别称为骶前孔、骶后孔，有脊神经及血管通过。

（5）尾骨（coccyx）（图 2-10） 由 4～5 块退化的尾椎融合而成。

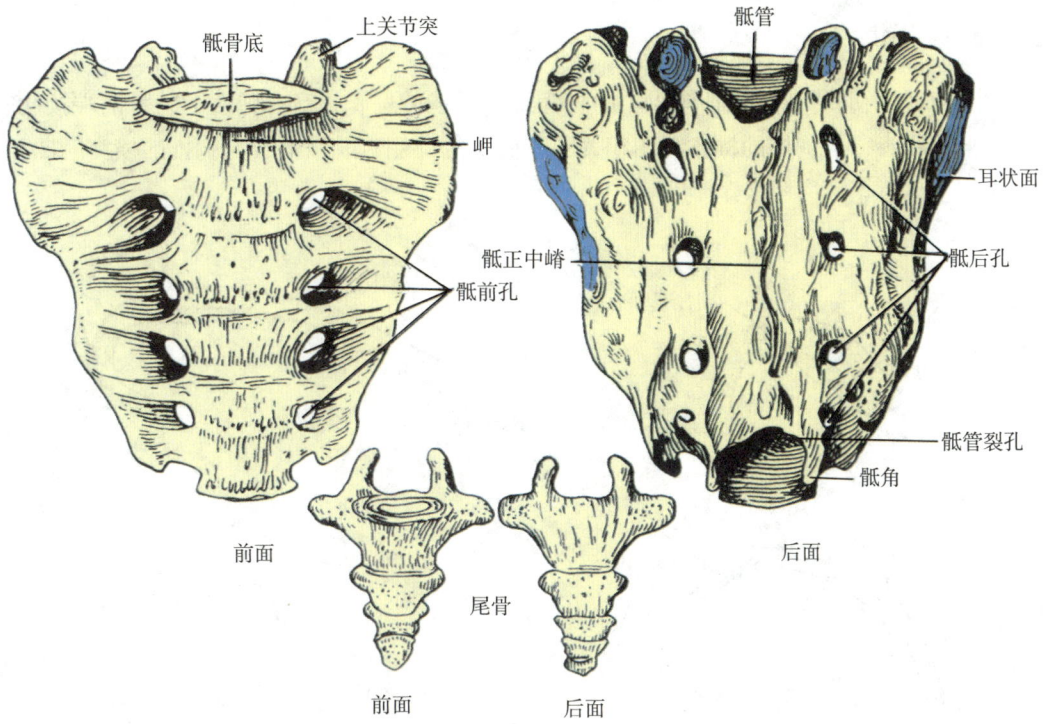

图 2-10 骶骨及尾骨

（二）胸骨（sternum）

胸骨位于胸前部正中，由上而下分为胸骨柄、胸骨体和剑突 3 部分（图 2-11）。胸骨体与胸骨柄相接处形成突向前方的横行隆起，称胸骨角，可在体表触及，平对第 2 肋软骨，为计数肋的重要标志。

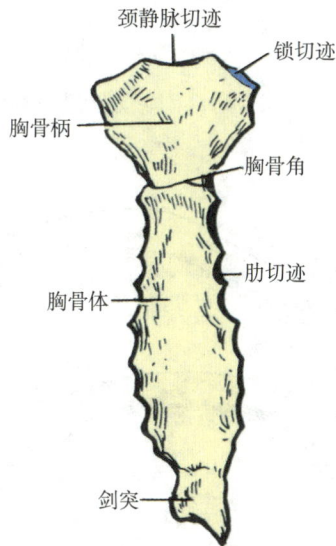

图 2-11 胸骨（前面）

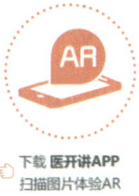

（三）肋（ribs）

肋共 12 对，由肋骨和肋软骨构成。肋骨为细长弓状的扁骨，富有弹性。肋骨前端接肋软骨。后端膨大，称肋头，与胸椎的椎体肋凹相关节。肋头的外侧有肋结节，与胸椎的横突肋凹相关节（图 2-12）。

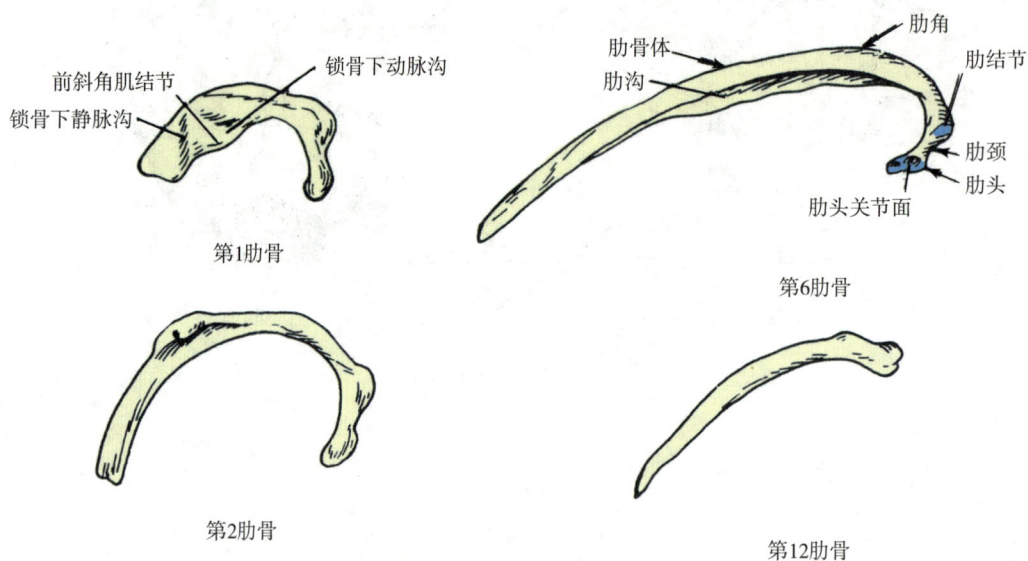

图 2-12　肋骨

三、上肢骨

上肢骨包括上肢带骨和自由上肢骨，自由上肢骨借上肢带骨连于躯干骨。

（一）上肢带骨

上肢带骨包括锁骨和肩胛骨。

1. 锁骨（clavicle）　位于胸廓前上部两侧，内侧端与胸骨相连，外侧端与肩胛骨的肩峰相连，锁骨全长可在皮下摸到（图 2-13）。

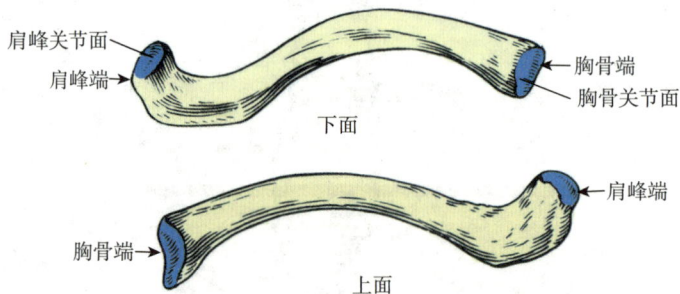

图 2-13　锁骨

2. 肩胛骨（scapula）　呈三角形，位于胸廓后外上方，介于第 2～7 肋之间，有 3 缘、3 角和两面。肩胛骨的外侧角有**关节盂**与肱骨头形成肩关节。后面被一横列的**肩胛冈**分成上方的**冈上窝**和下方的**冈下窝**，肩胛冈的外侧端向前外伸展，高耸在关节盂上方称为**肩峰**，与锁骨相关节

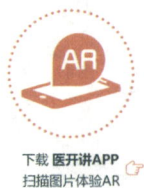

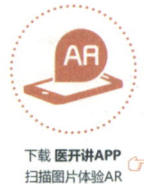

（图 2-14、图 2-15）。

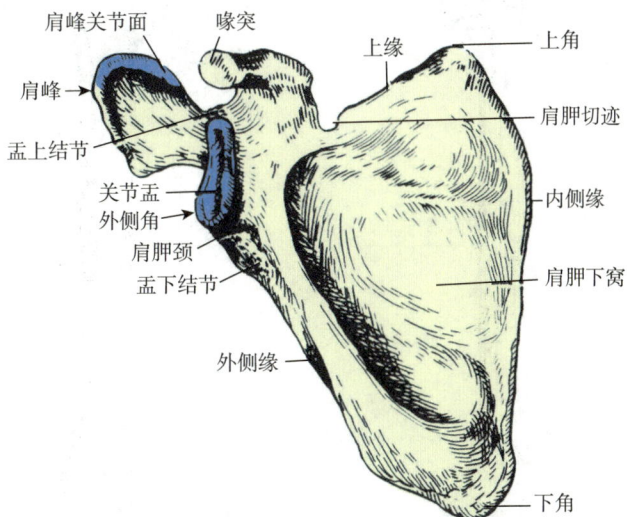

图 2-14　肩胛骨（前面）

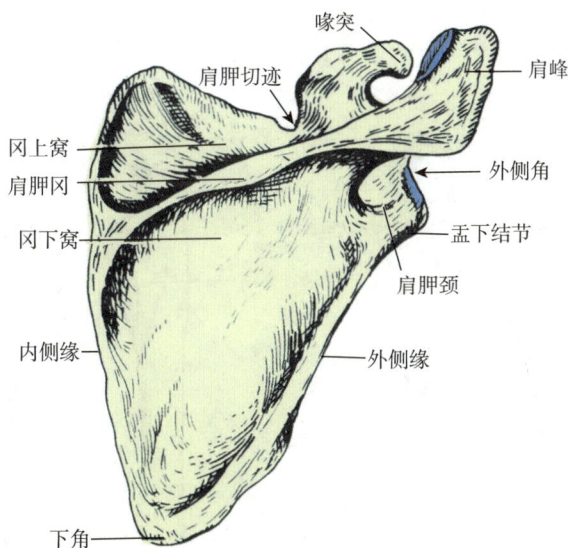

图 2-15　肩胛骨（后面）

（二）自由上肢骨

自由上肢骨包括肱骨、桡骨、尺骨和手骨。

1. 肱骨（humerus）　位于臂部，分为一体和两端。上端有半球形的**肱骨头**，与肩胛骨的关节盂相关节。肱骨体的中部外侧面有一粗糙呈"V"形的**三角肌粗隆**，是三角肌的附着处。体的后面有由内上斜向外下的浅沟，称**桡神经沟**，有桡神经紧贴其表面走行。肱骨下端外侧有**肱骨小头**，与桡骨形成关节；肱骨下端内侧有**肱骨滑车**，与尺骨形成关节（图 2-16）。

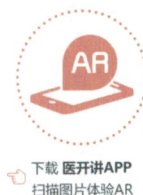

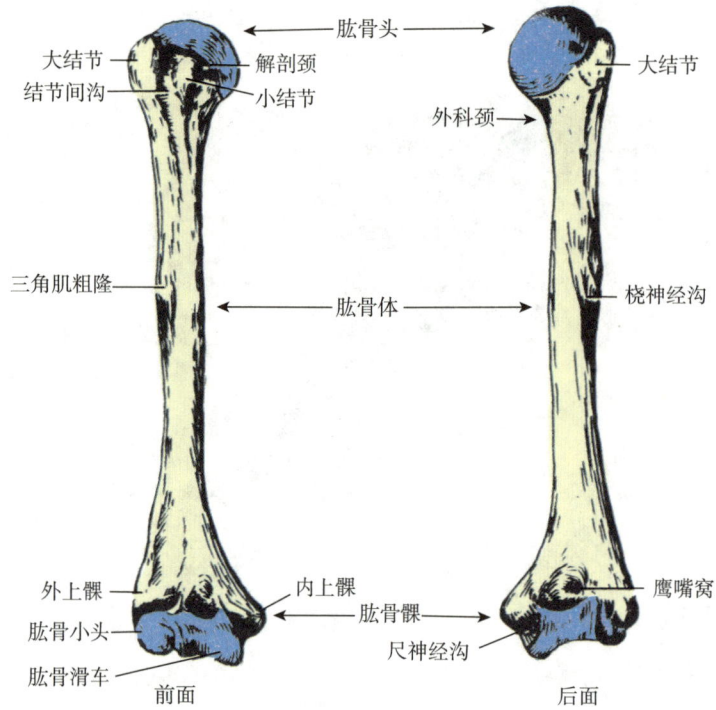

大结节　解剖颈　肱骨头　大结节
结节间沟　小结节　外科颈
三角肌粗隆　肱骨体　桡神经沟
外上髁　内上髁　鹰嘴窝
肱骨小头　肱骨髁
肱骨滑车　尺神经沟
前面　后面

图 2-16　肱骨

鹰嘴
滑车切迹
桡骨头　冠突　桡切迹　环状关节面
桡骨颈　尺骨粗隆
桡骨粗隆　桡骨粗隆
尺骨头
桡骨茎突　尺骨茎突
桡骨茎突
桡骨前面　尺骨前面　尺骨外侧面　桡骨后面

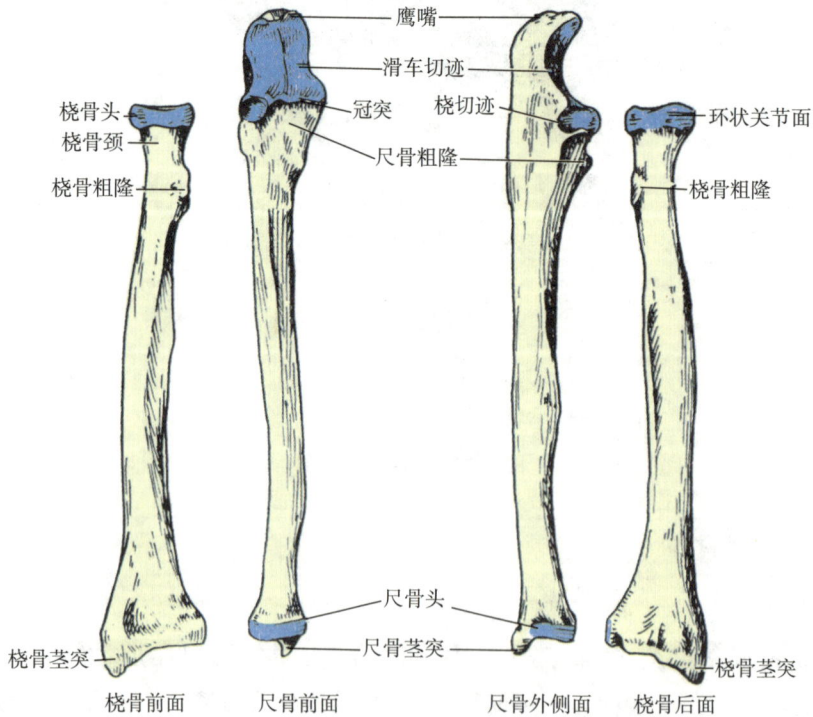

图 2-17　桡骨和尺骨

　　2. 桡骨（radius）　位于前臂外侧，分为一体和两端。上端有**桡骨头**，桡骨头上方有关节凹与肱骨小头相关节。桡骨头下方内侧的隆起，称**桡骨粗隆**。桡骨下端的下面为**腕关节面**，与腕骨相关节（图 2-17）。

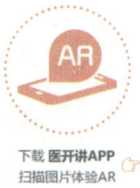

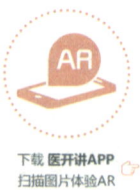

3. 尺骨（ulna） 位于前臂内侧，分为一体两端。上端较为粗大，前面有大的凹陷的关节面称**滑车切迹**，与肱骨滑车相关节。在切迹的上、下方各有一突起，分别称**尺骨鹰嘴**和**冠突**，冠突外侧面的关节面是**桡切迹**，与桡骨头相关节。尺骨下端称为**尺骨头**，与桡骨的尺切迹相关节（图2-17）。

4. 手骨（bones of hand） 分为腕骨、掌骨及指骨（图2-18）。

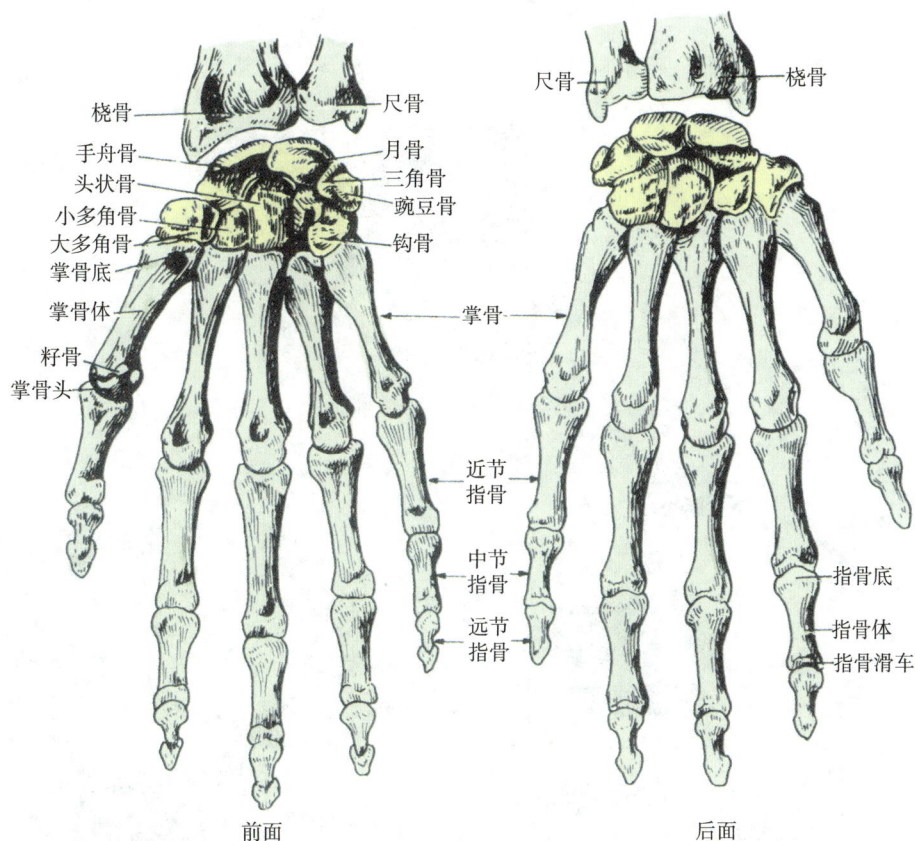

图2-18　手骨

（1）腕骨（carpal bones） 由8块小的短骨组成，排成两列，每列各有4块。由桡侧向尺侧，近侧列依次为手舟骨、月骨、三角骨和豌豆骨；远侧列依次为大多角骨、小多角骨、头状骨和钩骨。

（2）掌骨（metacarpal bones） 属于长骨，共5块。

（3）指骨（phalanges of fingers） 属于长骨，共14节。拇指有两节指骨，其余各指均有3节。

四、下肢骨

下肢骨分为下肢带骨和自由下肢骨，自由下肢骨借下肢带骨连于躯干骨。

（一）下肢带骨

下肢带骨每侧各有1块髋骨（hip bone）。

髋骨是形状不规则的扁骨，由上方的**髂骨**（ilium）、后下方的**坐骨**（ischium）和前下方的**耻骨**（pubis）组成。髋骨的外侧面有一深窝，称**髋臼**，其关节面与股骨头相关节。髋臼上方扁阔的扇形骨板为**髂骨翼**，其上缘增厚称**髂嵴**，两侧髂嵴最高点的连线约平第4腰椎棘突，可作为

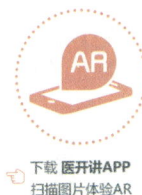

腰椎穿刺的定位标志。髂骨翼内面后部有**耳状面**，与骶骨相关节。髋骨的前下部有一大孔，称**闭孔**。髋骨的后下部有肥厚粗糙的**坐骨结节**（图2-19、图2-20）。

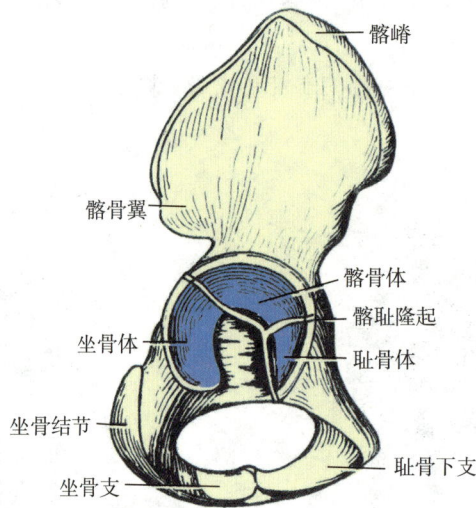

图2-19　6岁幼儿髋骨

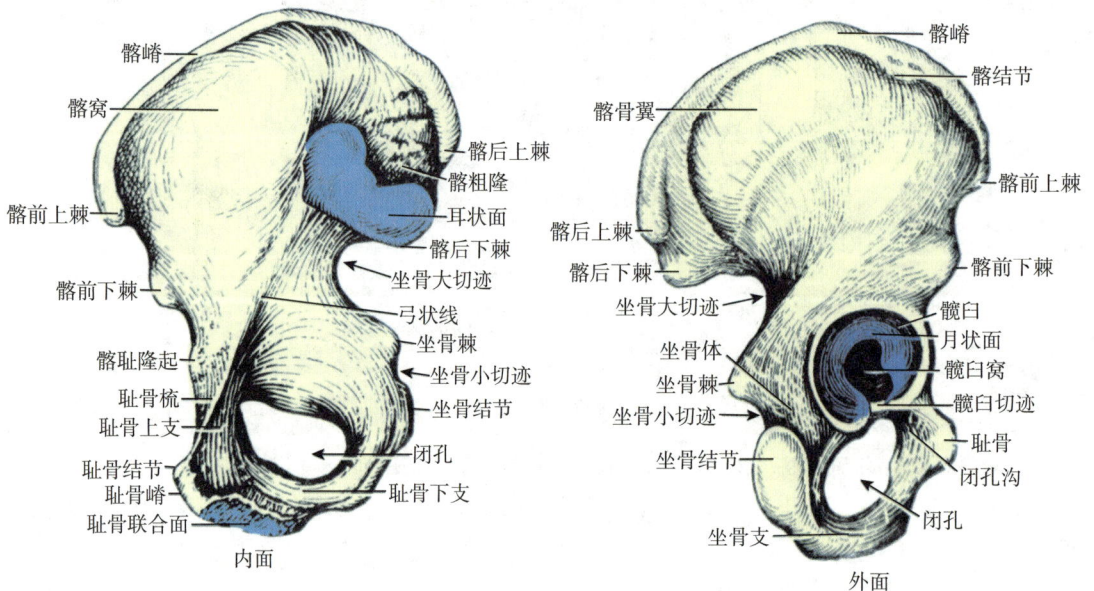

图2-20　髋骨

（二）自由下肢骨

自由下肢骨包括股骨、髌骨、胫骨、腓骨和足骨。

1. 股骨（femur）　位于大腿部，为人体最长的骨，其长度约占身高的1/4，分为一体和两端。上端有球形的**股骨头**，与髋臼构成髋关节。股骨头外下方狭细部分，称**股骨颈**，颈与体交界处有两个隆起，上外侧者为**大转子**，下内侧者为**小转子**。股骨体后面的纵行隆起为**粗线**。股骨下端膨大，形成**内侧髁**和**外侧髁**，与髌骨和胫骨相关节（图2-21）。

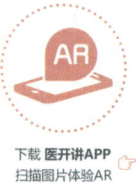

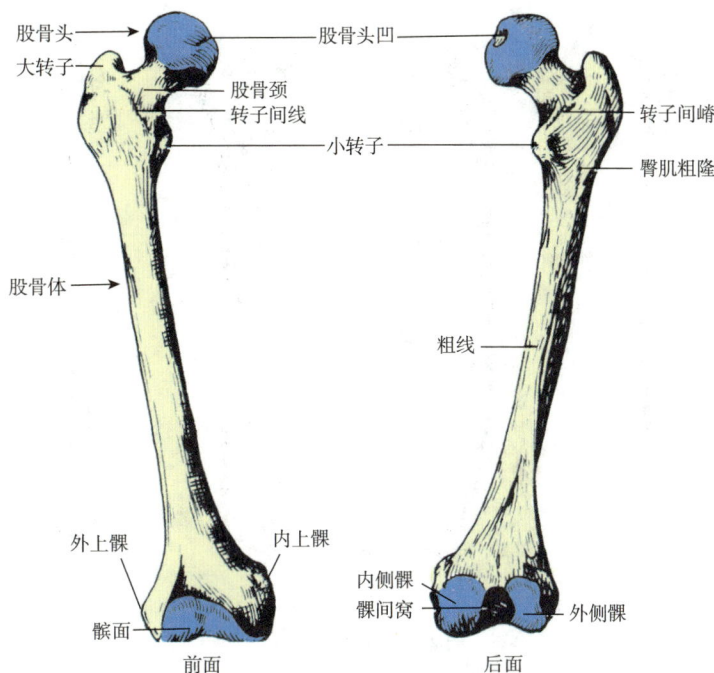

图 2-21　股骨

2. 髌骨（patella）　略呈三角形，位于股四头肌腱内，参与膝关节的构成（图 2-22）。

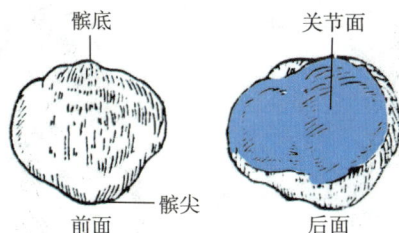

图 2-22　髌骨

3. 胫骨（tibia）　位于小腿内侧部，是小腿主要负重的骨，较粗壮，可分为一体及两端。上端形成**内侧髁**和**外侧髁**，与股骨相关节。在胫骨上端前面，有**胫骨粗隆**。胫骨体呈三棱柱形，其前缘和内侧面紧贴皮下，体表都可摸到。胫骨下端内侧面伸向下方的扁突，称为**内踝**；下端外侧面有一三角形的**腓切迹**，与腓骨相关节；下端的下面及内踝的外侧面均有关节面，与距骨相关节（图 2-23）。

4. 腓骨（fibula）　位于小腿外侧部，可分为一体及两端。上端略膨大，称为**腓骨头**，与胫骨相关节。下端膨大为**外踝**，其内侧的关节面，与距骨形成关节（图 2-23）。

5. 足骨（bones of foot）　可分为跗骨、跖骨及趾骨（图 2-24）。

（1）**跗骨**（tarsal bones）　属于短骨，共 7 块，即距骨、跟骨、骰骨、足舟骨及 3 块楔骨（内侧楔骨、中间楔骨和外侧楔骨）。

（2）**跖骨**（metatarsal bones）　属于长骨，共 5 块。

（3）**趾骨**（phalanges of toes）　属于长骨，共 14 块。踇趾为两节，其余各趾均为 3 节。

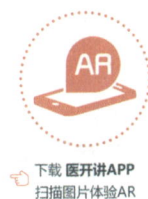

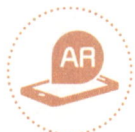

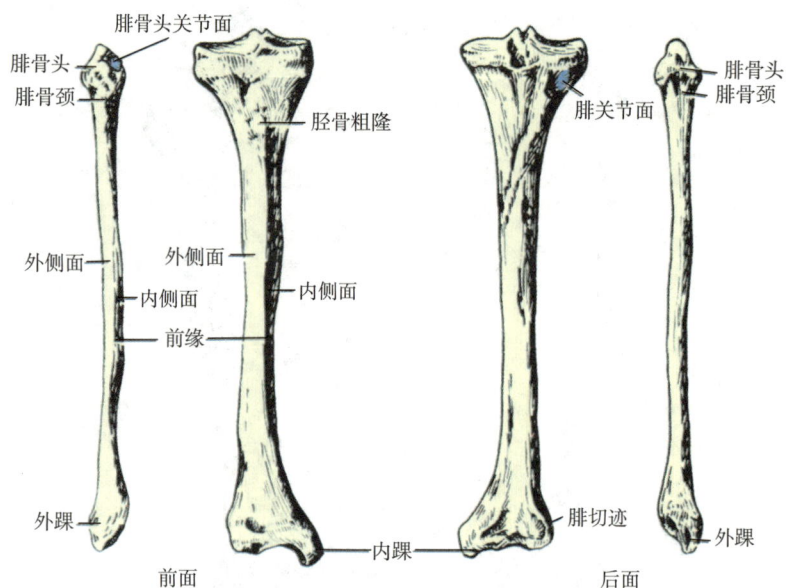

图 2-23　胫骨和腓骨

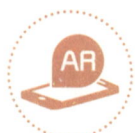

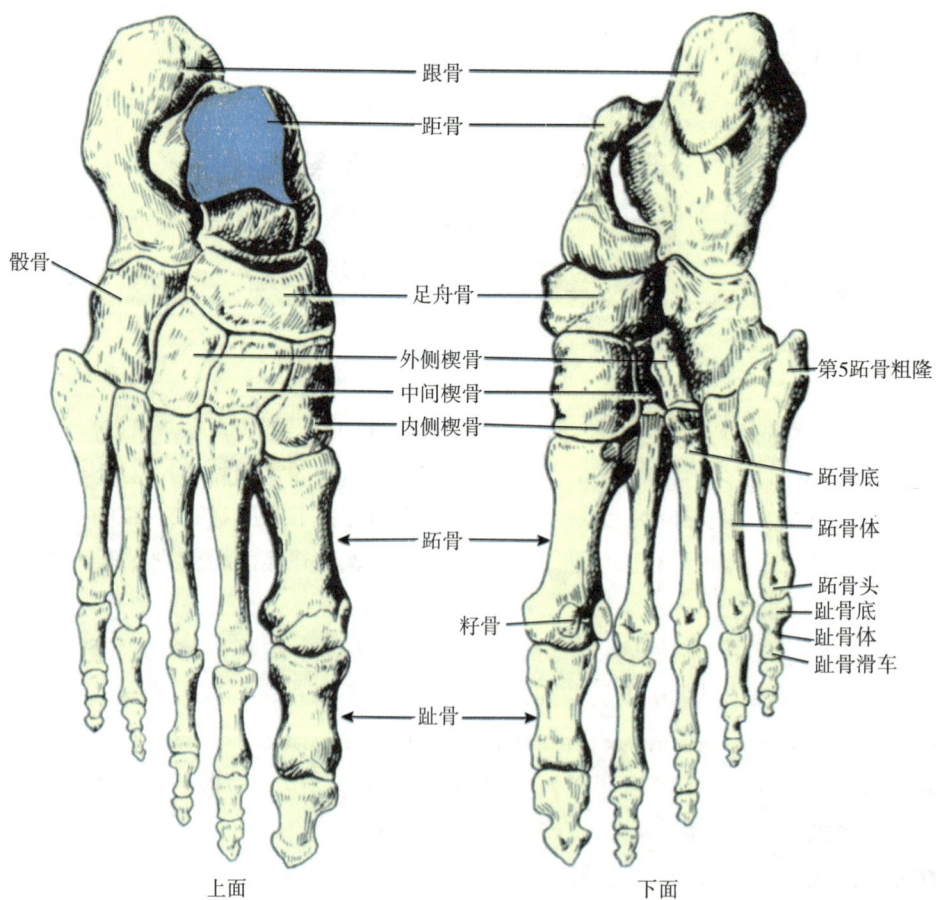

图 2-24　足骨

五、颅骨

颅骨（bones of skull）共 23 块（另有 6 块听小骨），除下颌骨和舌骨外，都借缝或软骨牢固地结合在一起，彼此间不能活动。颅骨分为脑颅和面颅两部分。**脑颅**位于颅的后上部，围成颅腔，容纳脑。**面颅**位于颅的前下部，形成颜面的基本轮廓，并参与构成口腔、鼻腔和眶。

（一）脑颅骨（cranial bones）

共 8 块，包括额骨、枕骨、蝶骨和筛骨各 1 块，顶骨和颞骨各两块（图 2-25、图 2-26）。

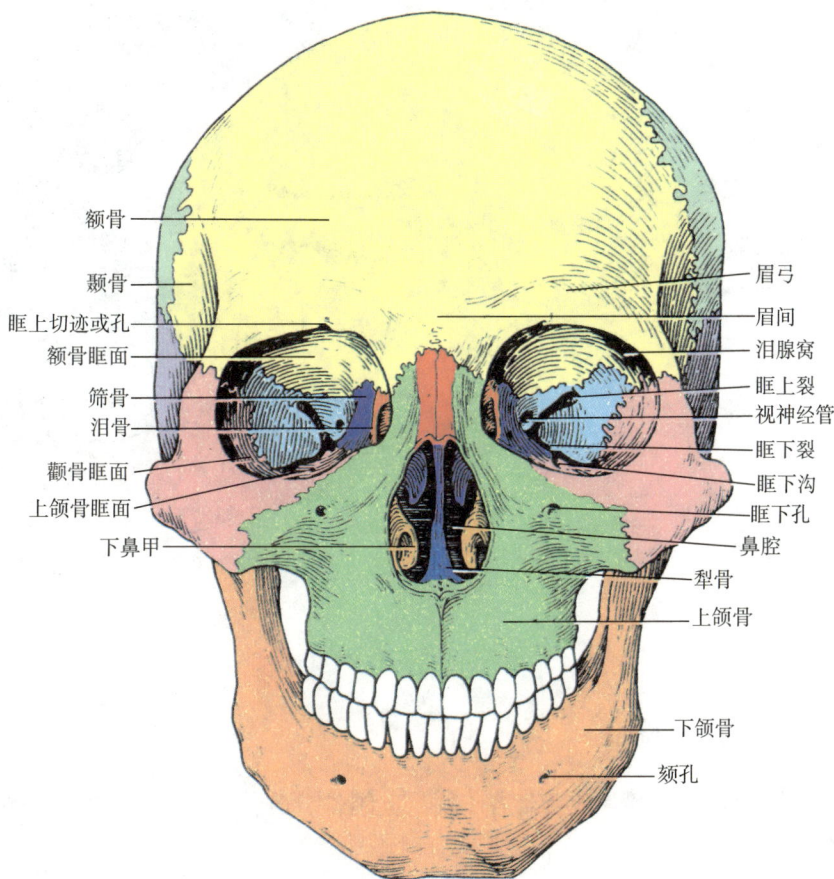

额骨
颞骨
眶上切迹或孔
额骨眶面
筛骨
泪骨
颧骨眶面
上颌骨眶面
下鼻甲

眉弓
眉间
泪腺窝
眶上裂
视神经管
眶下裂
眶下沟
眶下孔
鼻腔
犁骨
上颌骨
下颌骨
颏孔

图 2-25　颅的前面观

1.额骨（frontal bone）　1 块，位于颅的前上部，骨内含有空腔，称**额窦**。

2.顶骨（parietal bone）　成对，位于颅盖部中线的两侧，介于额骨与枕骨之间。

3.枕骨（occipital bone）　1 块，位于颅的后下部。

4.蝶骨（sphenoid bone）　1 块，位于颅底中部，枕骨的前方，形似蝴蝶。其中央部称**蝶骨体**，体内的含气空腔，称**蝶窦**。

5.筛骨（ethmoid bone）　1 块，位于颅底，在蝶骨的前方及左右两眶之间。骨内含有若干含气的空腔，称**筛窦**，又称**筛小房**。

6.颞骨（temporal bone）　成对，位于颅的两侧，参与颅底和颅腔侧壁的构成。它参与构成颅底的部分，称**颞骨岩部**，其内有前庭蜗器。

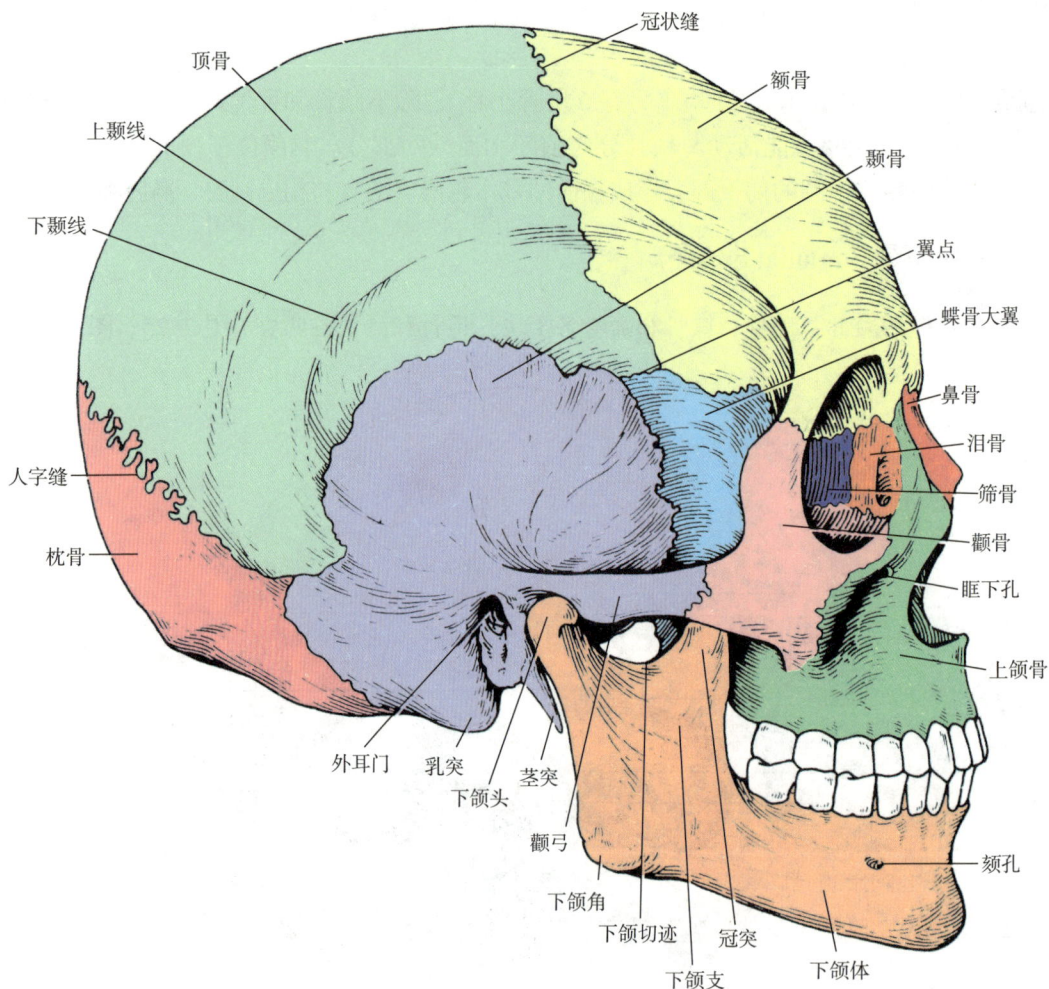

图 2-26　颅的侧面观

（二）面颅骨（facial bone）

共 15 块，包括犁骨、下颌骨和舌骨各 1 块，上颌骨、鼻骨、泪骨、颧骨、下鼻甲及腭骨各 2 块（图 2-25、图 2-26）。

1. 上颌骨（maxilla） 成对，位于面颅中央。骨内有一大的含气腔，称**上颌窦**。上颌骨下缘游离，有容纳上颌牙根的**牙槽**。

2. 鼻骨（nasal bone） 成对，在额骨的下方，构成外鼻的骨性基础。

3. 颧骨（zygomatic bone） 成对，位于上颌骨的外上方，形成面颊部的骨性隆凸。

4. 泪骨（lacrimal bone） 成对，位于眶内侧壁的前部，为一小而薄的骨片。

5. 下鼻甲（inferior nasal concha） 成对，位于鼻腔的外侧壁，薄而卷曲，贴附于上颌骨的内侧面。

6. 腭骨（palatine bone） 成对，位于上颌骨的后方，参与构成硬腭的后部。

7. 犁骨（vomer） 1 块，为垂直位呈斜方形的骨板，构成骨性鼻中隔的后下部。

8. 下颌骨（mandible） 1 块，可分为一体两支。**下颌体**上缘有容纳下颌牙根的牙槽。**下颌支**上缘有两个凸起，前突称**冠突**，后突称**髁突**，髁突的上端膨大称**下颌头**，与颞骨的下颌窝相关节（图 2-27）。

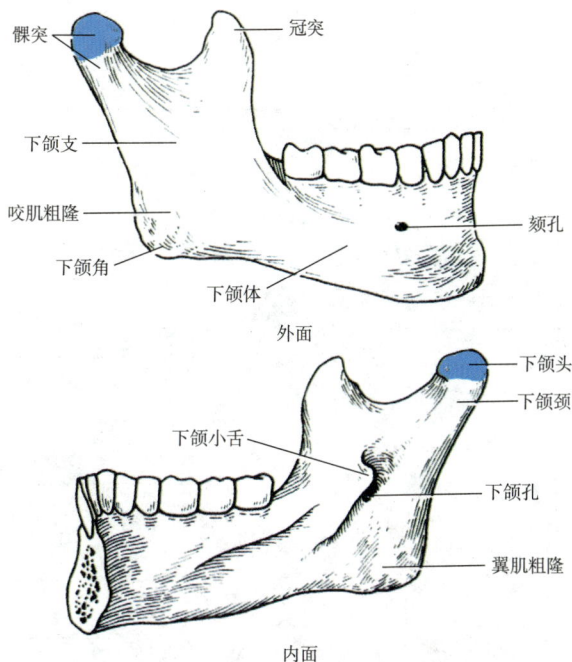

图 2-27　下颌骨

9. 舌骨（hyoid bone）　1 块，位于下颌骨的下后方，与其他颅骨之间仅借韧带和肌肉相连（图 2-28）。

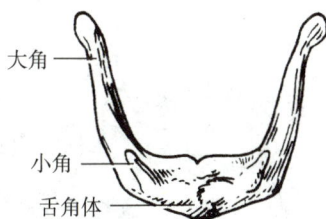

图 2-28　舌骨

（三）颅的整体观

1. 颅盖（calvaria）　颅盖各骨之间借缝相连，在额骨与顶骨之间有**冠状缝**，左、右顶骨之间有**矢状缝**，顶骨与枕骨之间有**人字缝**。

2. 颅底（base of skull）　可分为内面与外面。

（1）**颅底内面**（图 2-29）　由前向后呈阶梯状排列着颅前窝、颅中窝和颅后窝。各窝内有许多孔、裂和管，为血管、神经通过之处。

颅前窝（anterior cranial fossa）：中央有许多筛孔，内有嗅神经通过。

颅中窝（middle cranial fossa）：中央为蝶骨体，体中央的凹陷为**垂体窝**。窝前方两侧有**视神经管**，管外侧有**眶上裂**，它们都通入眶。颅中窝两侧，从前向后依次有**圆孔、卵圆孔**和**棘孔**。

颅后窝（posterior cranial fossa）：中央有**枕骨大孔**。该孔外侧有**颈静脉孔**。颞骨岩部后面有内耳门，由此通入**内耳道**。

（2）**颅底外面**（图 2-30）　前部有上颌骨的牙槽和硬腭的骨板。颅底后部的中央有**枕骨大孔**，它的两侧有椭圆形隆起的**枕髁**与寰椎形成寰枕关节。

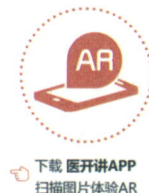

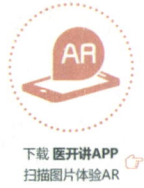

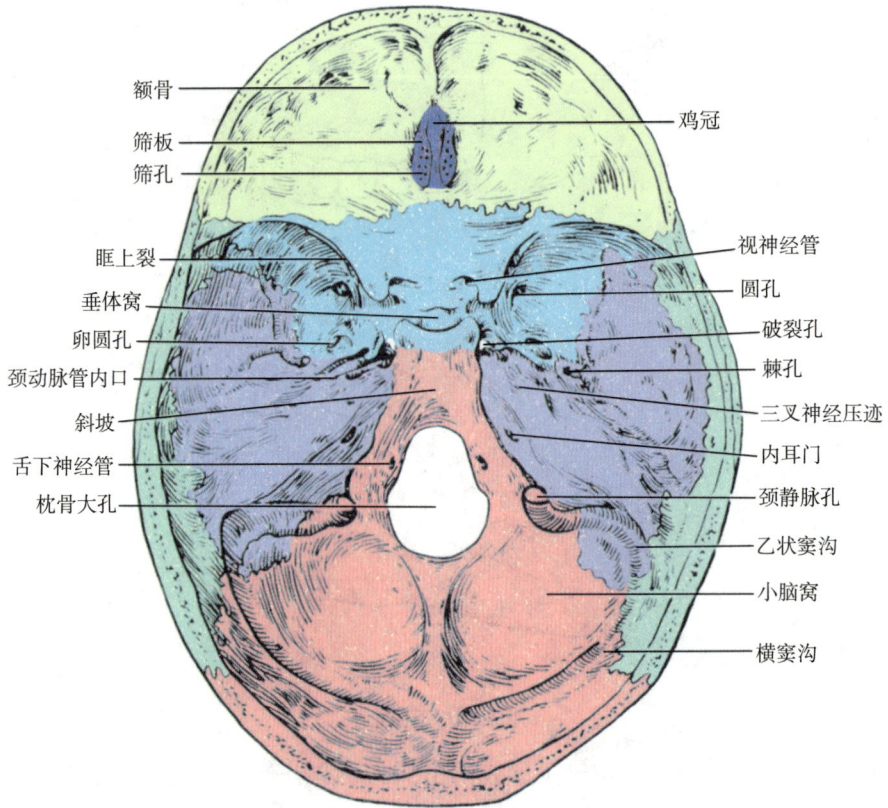

图 2-29 颅底内面

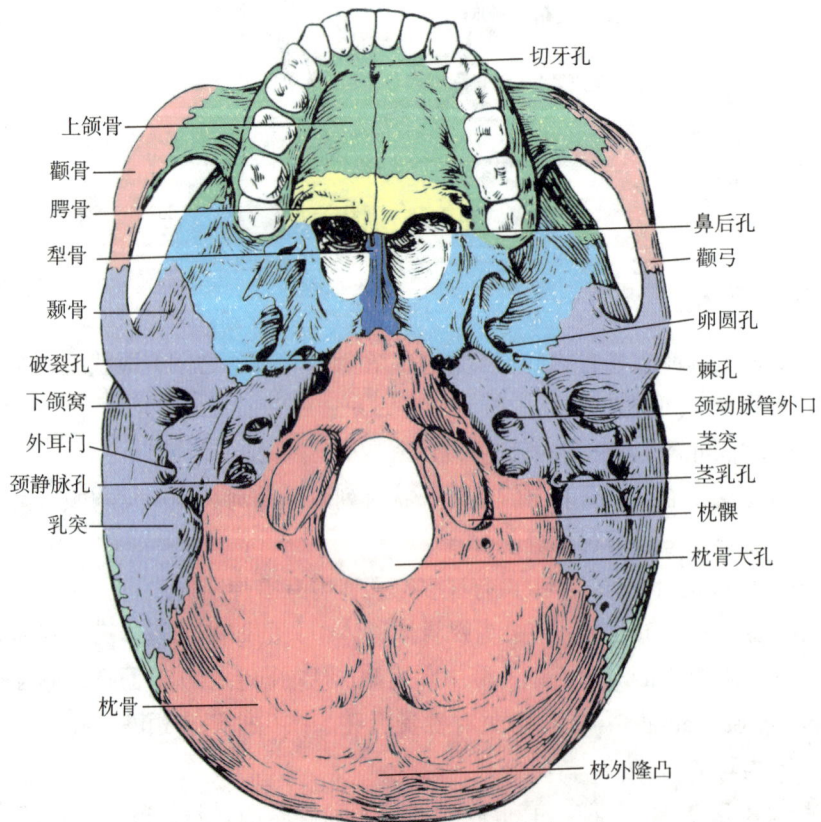

图 2-30 颅底外面

3. 颅的前面（图 2-25）　由大部分面颅和部分脑颅构成，并共同围成眶和骨性鼻腔。

（1）眶（orbit）　容纳眼球及其附属结构，呈四面锥体形，尖向后内方，经视神经管通入颅腔。

（2）骨性鼻腔（bony nasal cavity）　位于面颅的中央，上方以筛板与颅腔相隔，下方以硬腭骨板与口腔分界，两侧邻接筛窦、眶和上颌窦。骨性鼻腔被**骨性鼻中隔**分为左右两部分。骨性鼻中隔由筛骨垂直板和犁骨组成。鼻腔外侧壁有 3 个卷曲的骨片，分别称**上鼻甲、中鼻甲**和**下鼻甲**（图 2-31、图 2-32）。

（3）鼻旁窦（paranasal sinuses）　鼻腔周围的颅骨，有些含气的空腔，称鼻旁窦。共 4 对，包括额窦、上颌窦、筛窦和蝶窦，皆与鼻腔相通（图 2-30、图 2-31）。

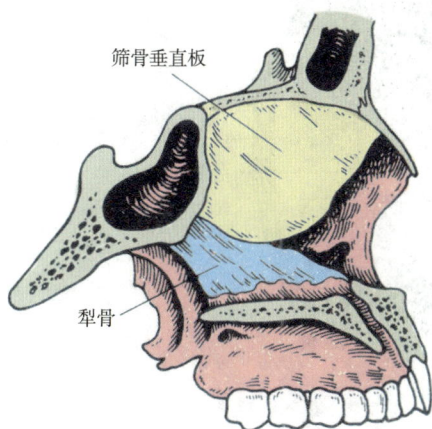

图 2-31　鼻腔内侧壁（骨性鼻中隔）　　图 2-32　鼻腔外侧壁

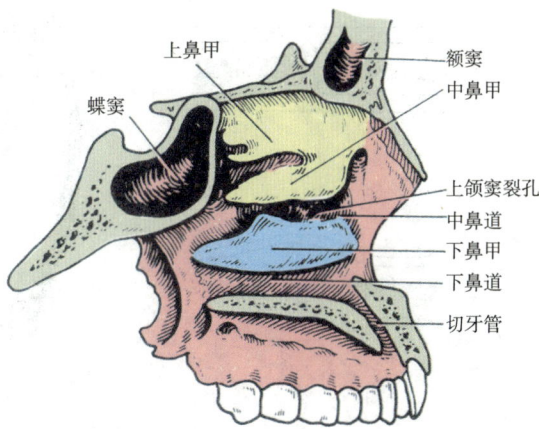

4. 颅的侧面（图 2-26）　在乳突的前上方有**外耳门**，向内入**外耳道**。外耳门前方，有一弓状的骨梁，称**颧弓**，可在体表摸到。颧弓上方的凹陷，称**颞窝**。在颞窝区内，额、顶、颞、蝶四骨的会合处，称**翼点**。

（四）新生儿颅骨

新生儿颅没有发育完全，其颅顶各骨之间留有间隙，由结缔组织膜封闭，称颅囟。最大的颅囟在矢状缝与冠状缝相交处，呈菱形，称前囟（额囟），在 1 岁半左右前囟逐渐骨化闭合（图 2-33）。

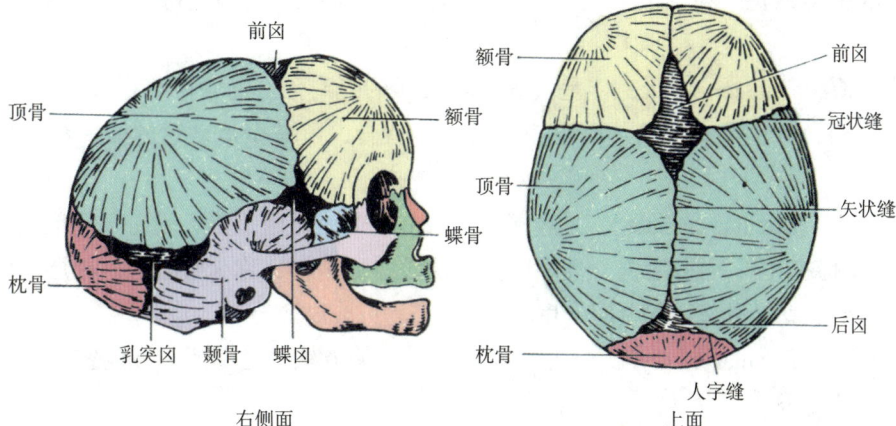

图 2-33　新生儿颅

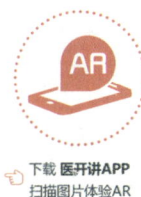

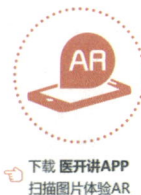

第二节 关节学

一、总论

骨与骨之间的连接装置称为骨连结。按照骨连结的方式不同，可分为直接连结和间接连结两大类（图2-34）。

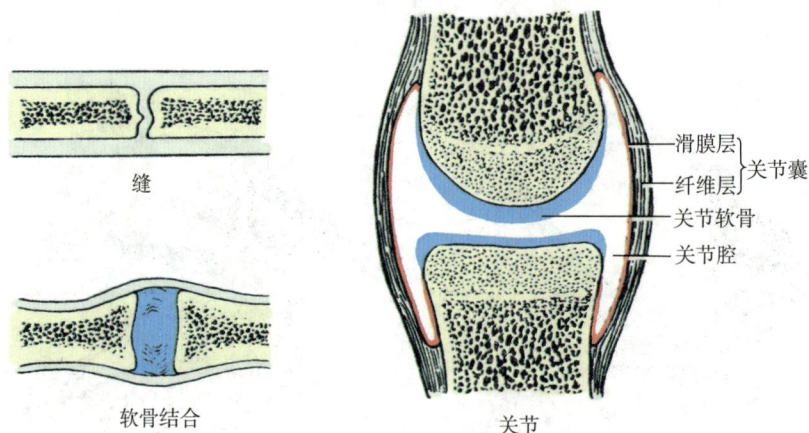

图 2-34 骨连结

（一）直接连结

直接连结是指骨与骨之间借纤维结缔组织、软骨或骨相连接，其间无间隙，不能活动或仅有少许活动，如颅骨的缝连接、椎骨之间的椎间盘等。

（二）间接连结

间接连结又称**关节**（joint），是指骨与骨之间借膜性囊互相连结，其间有腔隙及滑液，有较大的活动性。关节的结构可分为主要结构和辅助结构两部分。

1.关节的主要结构 包括关节面、关节囊和关节腔。这些结构是每个关节必有的基本结构（图2-34）。

（1）关节面（articular surface） 是两骨互相接触的光滑面。通常一骨形成凸面，称关节头；另一骨形成凹面，称关节窝。关节面覆盖一层关节软骨，可减少运动时的摩擦和缓冲运动时的冲击。

（2）关节囊（articular capsule） 是连接在两骨之间的结缔组织囊，附着于关节面周缘及附近的骨面上，封闭关节腔，可分为内、外两层。外层较厚而坚韧，称为纤维层；内层薄而光滑，称为滑膜层，能产生少量滑液，起滑润作用。

（3）关节腔（articular cavity） 为关节囊滑膜层与关节软骨之间所围成的密闭窄隙，内含少量滑液，腔内呈负压。

2.关节的辅助结构 除上述基本结构外，有些关节为适应其特殊功能，需要一些辅助结构，包括韧带、关节盘、关节半月板和关节唇。

（1）韧带（ligament） 呈束状或膜状，由致密纤维结缔组织构成，有增加关节的稳固性和限制关节运动的作用。

（2）关节盘（articular disc）和关节半月板（articular meniscus） 关节盘是位于两骨关节面之间的纤维软骨板，其周缘附着于关节囊，多呈圆形。膝关节内的纤维软骨板呈半月形，称关节半月板。关节盘和关节半月板能增加关节的运动范围，并有缓冲震荡的作用。

（3）关节唇（articular labrum） 为附着于关节窝周缘的纤维软骨环，它加深关节窝，扩大关节面，使关节更加稳固，如盂唇和髋臼唇等。

3. 关节的运动 关节的运动主要有以下形式：

（1）屈和伸 指关节绕冠状轴进行的运动。运动时两骨互相靠拢，角度缩小的称屈；反之，角度加大的则称伸。

（2）内收和外展 通常是关节绕矢状轴的运动。运动时骨向躯干或正中矢状面靠拢者，称内收（或收）；反之，离开躯干或正中矢状面者称外展（或展）。

（3）旋内和旋外 骨环绕垂直轴进行运动，称为**旋转**。骨的前面转向内侧的称旋内；反之，转向外侧的称旋外。在前臂，桡骨是围绕通过桡骨头和尺骨头的轴线旋转的，其"旋内"即将手掌向内侧转、手背转向前方，使桡骨、尺骨交叉的运动，又称**旋前**；其"旋外"即将手掌恢复到向前、手背转向后方，使桡骨、尺骨并列的运动，又称**旋后**。

（4）环转运动 关节头原位转动，骨的远端可做圆周运动，运动时全骨描绘成一圆锥形的轨迹。

二、躯干骨的连结

（一）椎骨间的连结

1. 椎间盘（intervertebral disc）**（图 2-35）** 是连结相邻两个椎体之间的纤维软骨盘，由周围的纤维环和中央胶状的**髓核**组成。椎间盘坚韧而有弹性，除连接椎体外，可承受压力、缓冲震荡以保护脑。

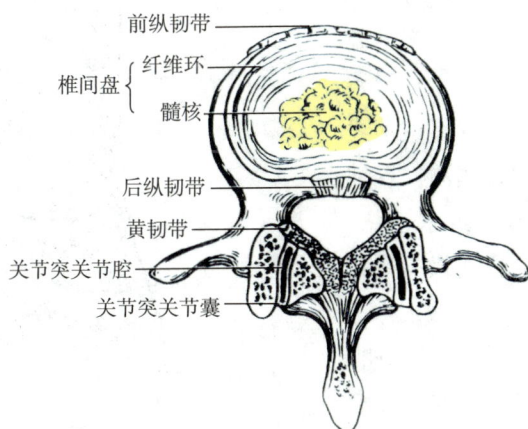

前纵韧带
纤维环
椎间盘{
髓核
后纵韧带
黄韧带
关节突关节腔
关节突关节囊

图 2-35 椎间盘和关节突关节

2. 韧带（图 2-36）

（1）前纵韧带（anterior longitudinal ligament） 为全身最长的韧带，很坚韧，位于椎体和椎间盘的前面，有限制脊柱过度后伸和防止椎间盘向前脱出的作用。

（2）后纵韧带（posterior longitudinal ligament） 位于椎体和椎间盘的后面（椎管前壁），有

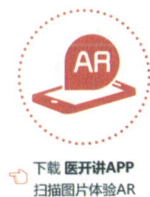

限制脊柱过度前屈和防止椎间盘向后脱出的
作用。

（3）黄韧带（ligamenta flava）　又称弓间
韧带，是连结相邻椎弓板的韧带，坚韧而富
有弹性。黄韧带协助围成椎管，并有限制脊
柱过度前屈的作用。

（4）棘上韧带（supraspinal ligament）　是
连结胸、腰、骶椎各棘突尖的纵行韧带，有
限制脊柱过度前屈的作用。

（5）棘间韧带（interspinal ligament）　连
接于各棘突之间，后接棘上韧带或项韧带。

（6）项韧带（ligamentum nuchae）（图
2-37）　为在项中线、呈矢状位的板状韧带，
有限制头部过度前屈的作用。

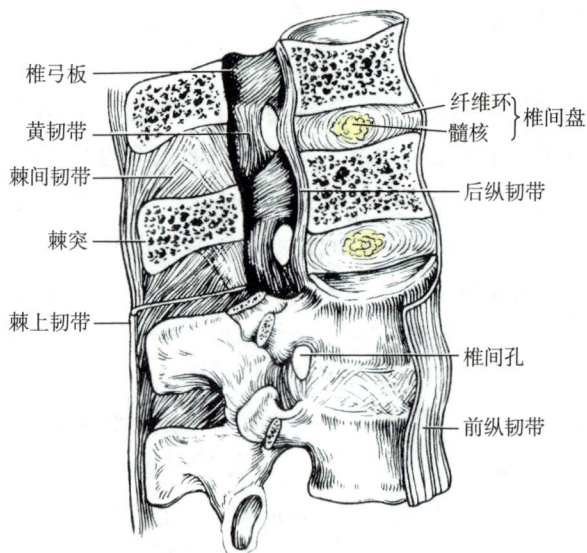

图 2-36　脊柱的韧带

3. 关节　主要有关节突关节、腰骶关节等。

（1）关节突关节（zygapophysial joints）　由相邻椎骨的上、下关节突构成（图 2-35）。

（2）腰骶关节（lumbosacral joint）　由第 5 腰椎的下关节突与骶骨的上关节突构成。

（二）脊柱

1. 脊柱的组成　脊柱（vertebral column）
由 24 块分离椎骨、1 块骶骨和 1 块尾骨借
椎间盘、韧带和关节连结而成。

2. 脊柱的整体观　从前面观察脊柱，
椎体从上向下逐渐增大，到骶骨上部最为
宽阔，因人体直立，脊柱下部负重较上部
大。耳状面以下的骶骨和尾骨，承重骤
减，体积也迅速变小。

从后面观察脊柱，棘突在背部正中线
形成纵嵴，其两侧有纵行的背侧沟，容纳
背部的深层肌。颈部棘突短，近水平位；
胸部棘突向后下方倾斜，呈叠瓦状；腰部
棘突呈矢状位，板状。

从侧面观察脊柱，有 4 个生理弯曲，
即：**颈曲、胸曲、腰曲及骶曲**。颈曲和腰
曲向前凸出，而胸曲和骶曲向后凸出。脊

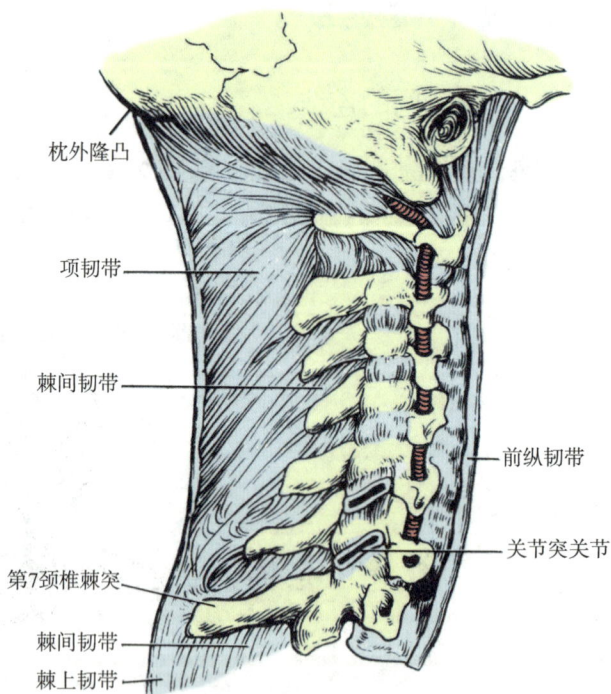

图 2-37　项韧带

柱的弯曲使脊柱更具有弹性，可减轻震荡，维持人体的重心，且扩大了胸腔和盆腔的容积，使之
能容纳众多的脏器（图 2-38）。

3. 脊柱的功能　有支持体重、保护脊髓和运动的功能。

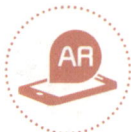
下载 医开讲APP
扫描图片体验AR

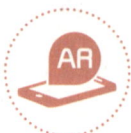
下载 医开讲APP
扫描图片体验AR

（二）自由上肢连结

1. 肩关节（shoulder joint）

组成：由肱骨头与肩胛骨的关节盂构成（图 2–41）。

特点：肱骨头大，关节盂浅而小，关节盂周缘有纤维软骨构成的**盂唇**加深；关节囊薄而松弛。

运动：肩关节为全身最灵活、活动范围最大的关节。它可做屈、伸、内收、外展、旋内、旋外及环转运动。

2. 肘关节（elbow joint）

组成：由肱骨下端和桡、尺骨上端构成（图 2–42）。

特点：关节囊的前、后壁薄弱而松弛，两侧分别有**桡侧副韧带**和**尺侧副韧带**加强。

运动：肘关节可做屈、伸运动；桡、尺骨间关节还可做前臂旋前和旋后运动。

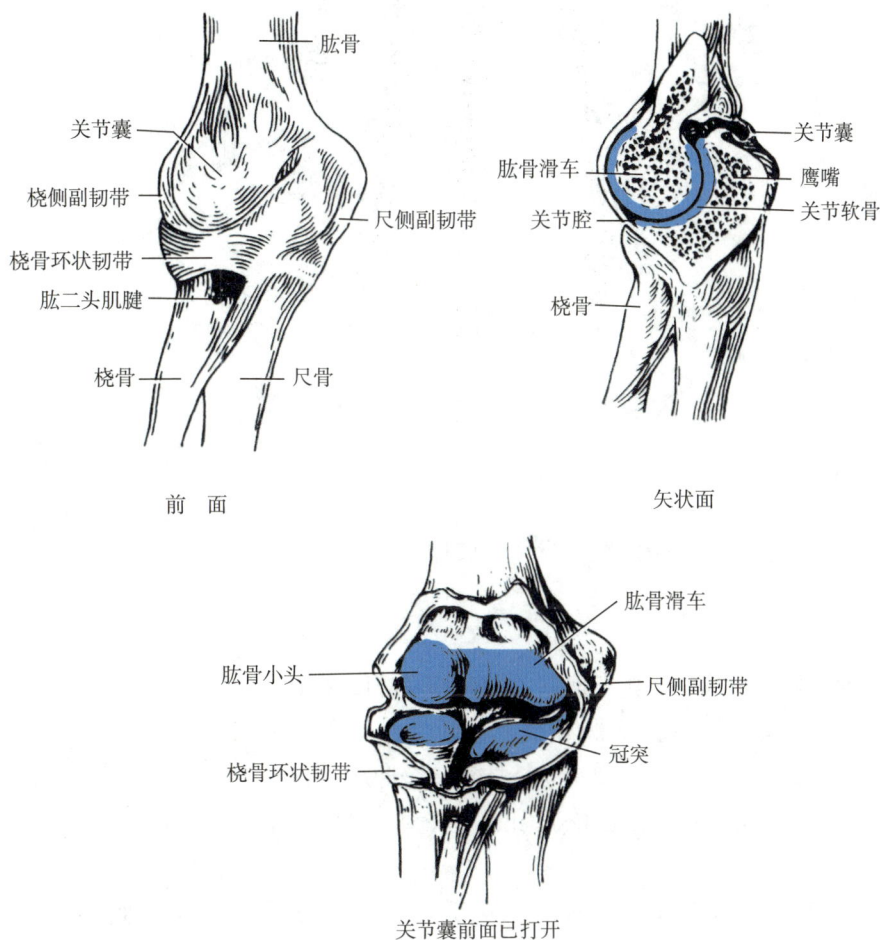

前　面　　　　　　　　　　　　　　矢状面

图 2–42　肘关节

3. 桡腕关节（radiocarpal joint）　又称**腕关节**（wrist joint）。

组成：由桡骨下端的腕关节面和尺骨头下方的关节盘形成的关节窝，与手舟骨、月骨、三角骨的近侧面组成的关节头共同构成（图 2–43）。

特点：关节囊松弛，关节腔宽广，囊外有韧带加强。

运动：桡腕关节可做屈、伸、内收、外展和环转运动。

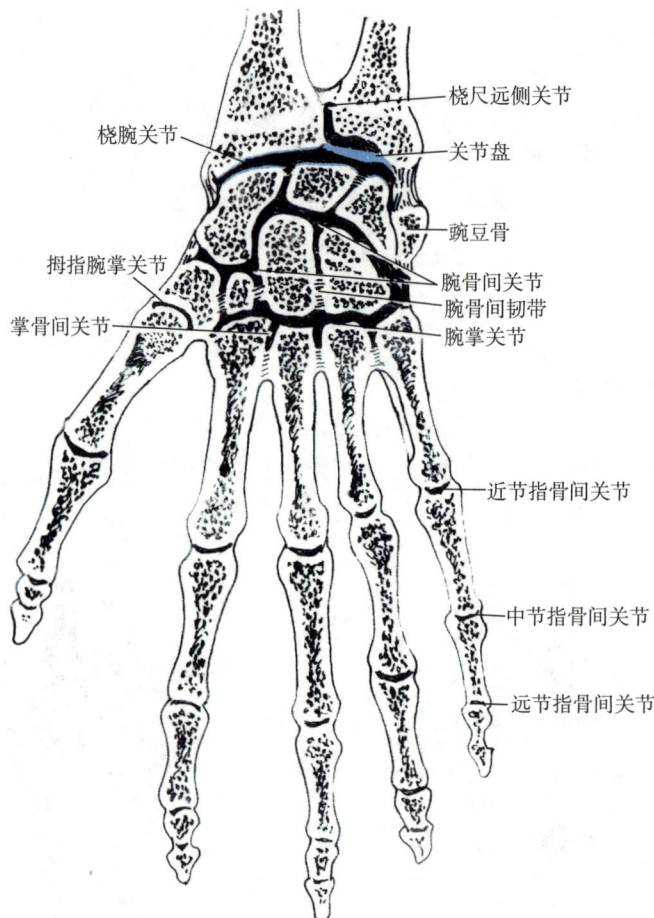

图 2-43　桡腕关节和手关节（冠状切面）

四、下肢骨的连结

下肢骨的连结可分为下肢带连结和自由下肢连结。

（一）下肢带连结

1. 髋骨与骶、尾骨的连结　包括骶髂关节和韧带（图 2-44）。

（1）骶髂关节（sacroiliac joint）　由骶、髋两骨的耳状关节面构成。关节囊紧张，并有韧带加强其稳固性，运动范围极小，主要是支持体重和缓冲从下肢或骨盆传来的冲击和震动。

（2）骶结节韧带（sacrotuberous ligament）　从骶、尾骨的外侧缘连至坐骨结节，是宽阔而坚韧的韧带。

（3）骶棘韧带（sacrospinous ligament）　起于骶、尾骨的外侧缘，集中地附着于坐骨棘。

上述两条韧带与坐骨大、小切迹分别围成**坐骨大孔**和**坐骨小孔**，两孔内有神经、血管和肌肉通过。

2. 髋骨间的连结　即**耻骨联合**（pubic symphysis），由左、右两侧耻骨的耻骨联合面，借纤维软骨构成的**耻骨间盘**相连而成（图 2-45）。两侧耻骨相连形成骨性弓，称**耻骨弓**。

3. 骨盆（pelvis）　由骶骨、尾骨及左右髋骨借关节和韧带等连结而成（图 2-46）。其主要功能是支持体重、保护盆腔脏器，在女性还是胎儿娩出的产道。骨盆以骶骨岬至耻骨联合上缘的两侧连线为**界线**，可分为上方的**大骨盆**和下方的**小骨盆**。

由于女性骨盆要适应孕育胎儿和分娩的功能，所以男、女骨盆有明显的性别差异。男性骨盆外形窄而长，骨盆上口较小，近似桃形，骨盆腔的形态似漏斗，耻骨弓的角度为70°～75°。女性骨盆外形宽而短，骨盆上口较大，近似圆形，骨盆腔的形态呈圆桶状，耻骨弓的角度为90°～100°。

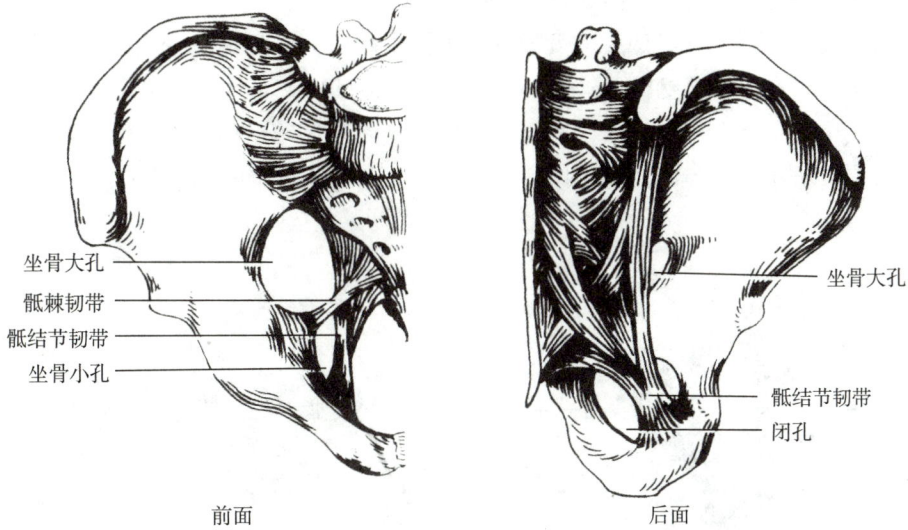

坐骨大孔
骶棘韧带
骶结节韧带
坐骨小孔

坐骨大孔

骶结节韧带
闭孔

前面　　　　　　　　　　　　　　　　后面

图 2-44　骨盆的韧带

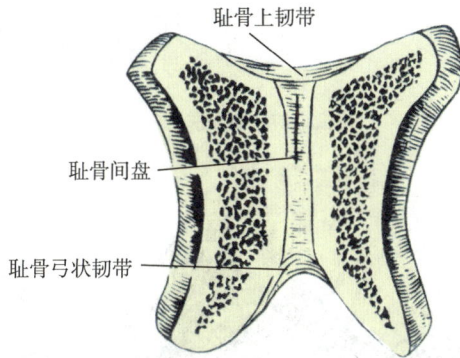

耻骨上韧带

耻骨间盘

耻骨弓状韧带

图 2-45　耻骨联合（冠状切面）

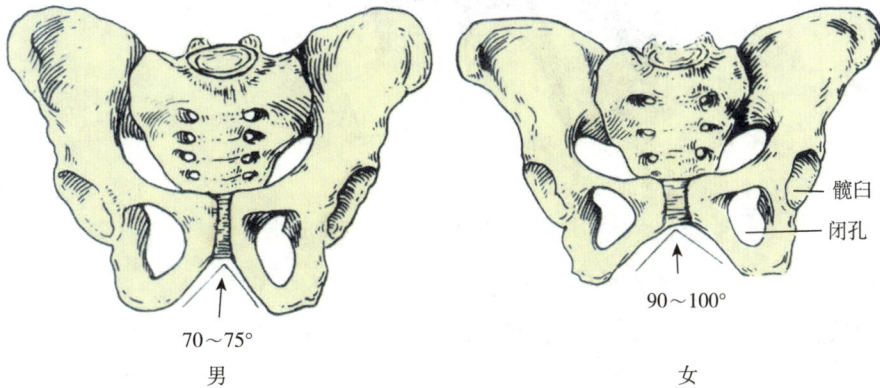

髋臼
闭孔

70～75°
男

90～100°
女

图 2-46　骨盆

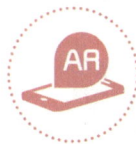

下载 医开讲APP
扫描图片体验AR

（二）自由下肢连结

1. 髋关节（hip joint）

组成：由股骨头与髋臼构成（图 2-47、图 2-48）。

特点：髋臼周缘有纤维软骨构成的**髋臼唇**，加深了髋臼，可容纳股骨头的大部分；关节囊紧张而坚韧；关节囊内有**股骨头韧带**，连于髋臼与股骨头之间，韧带中含有滋养股骨头的血管。

运动：髋关节能做屈、伸、内收、外展、旋内、旋外和环转运动。因受髋臼的限制，髋关节的运动范围较肩关节小，但稳固性强，以适应其支持、负重和行走的功能。

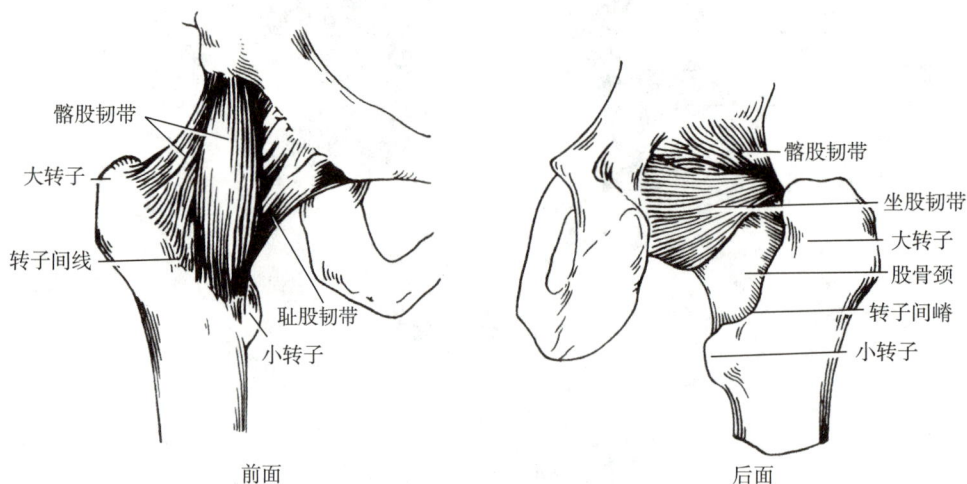

前面　　　　　　　　　　　　后面

图 2-47　右髋关节

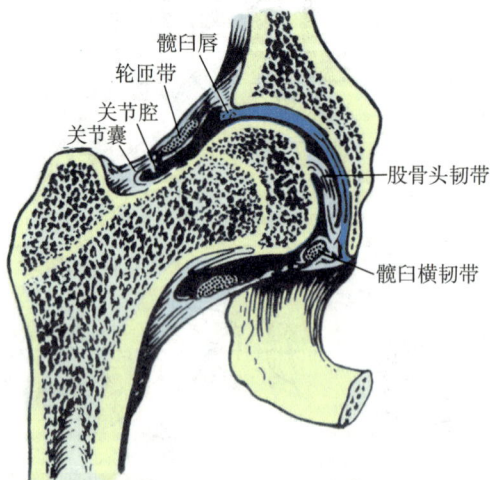

图 2-48　髋关节（冠状切面）

2. 膝关节（knee joint）　膝关节是人体内最大、最复杂的关节。

组成：由股骨下端、胫骨上端与髌骨共同构成（图 2-49）。

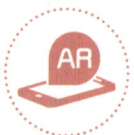

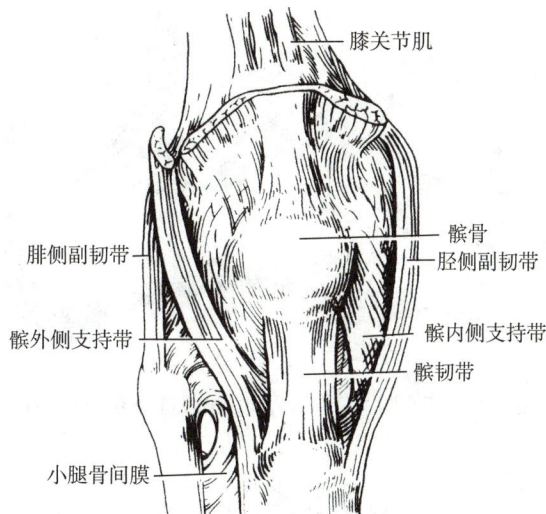

图 2-49　膝关节

特点：关节囊广阔而松弛，各部厚薄不一。囊外有韧带加强，前方为**髌韧带**，两侧分别为**胫侧副韧带**和**腓侧副韧带**。囊内有连接股骨和胫骨的**前交叉韧带**和**后交叉韧带**。在股骨与胫骨之间有**内侧半月板**和**外侧半月板**，半月板加深了关节窝，从而使关节更加稳固，并可缓冲跳跃和剧烈运动时的震荡。在膝关节的周围，有许多滑膜囊，囊内充满滑液，可减少肌腱运动时与骨面的摩擦。

运动：膝关节能做屈、伸运动；在半屈膝状态下，还可做轻微的旋内、旋外运动。

3. 踝关节（ankle joint）　又称**距小腿关节**。

组成：由胫、腓骨下端和距骨构成（图 2-50 ～图 2-52）。

特点：关节囊前、后壁薄而松弛，内侧有坚韧的**内侧韧带**加强，外侧有 3 条独立的韧带。外侧韧带相对较薄弱，常因足内翻过度，造成韧带损伤。

运动：踝关节可做背屈（伸，足尖向上）和跖屈（屈，足尖向下）运动。当跖屈时，可做轻微的内收、外展运动。

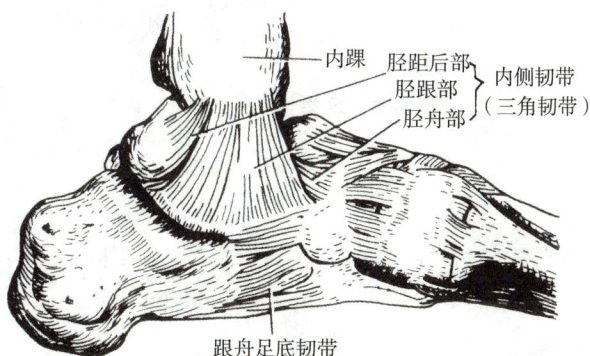

图 2-50　距小腿关节和跗骨间关节及其韧带（内侧面）

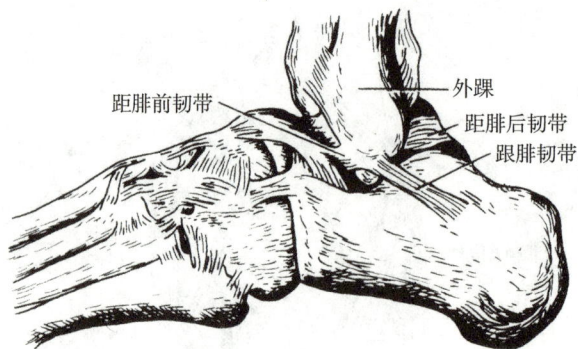

图 2-51　距小腿关节和跗骨间关节及其韧带（外侧面）

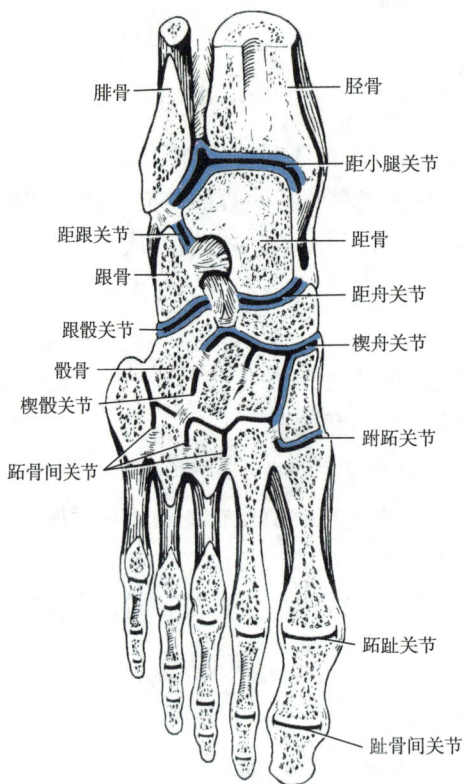

图 2-52　足关节（水平切面）

五、颅骨的连结

各颅骨之间，大多是借缝或软骨相互连结，彼此结合得很牢固。舌骨借韧带和肌肉与颅底相连，只有下颌骨与颞骨之间构成**颞下颌关节**（temporomandibular joint）。

第三节　肌学

一、总论

运动系统中的肌均为骨骼肌，是运动系统的动力部分。骨骼肌通常附着于骨，具有收缩迅速、有力、容易疲劳等特点，可随人的意志舒缩，又称**随意肌**。骨骼肌在显微镜下观察呈横纹状，属**横纹肌**（图 2-53、图 2-54）。

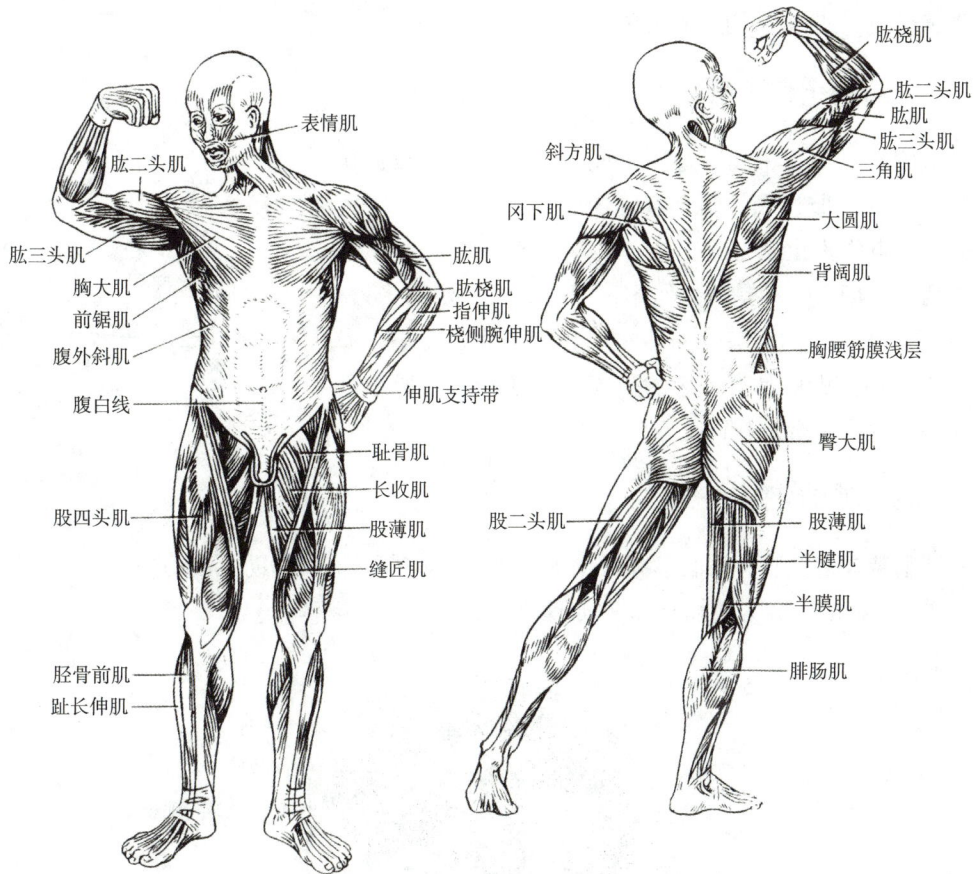

图 2-53　全身肌的配布（前面）　　　图 2-54　全身肌的配布（后面）

（一）肌的形态和构造

肌按形态分为长肌、短肌、阔肌和轮匝肌 4 种（图 2-55）。长肌多分布于四肢；短肌多分布于躯干的深层；阔肌扁而薄，多分布于胸、腹壁；轮匝肌多呈环形，位于孔、裂的周围，收缩时使孔裂关闭。

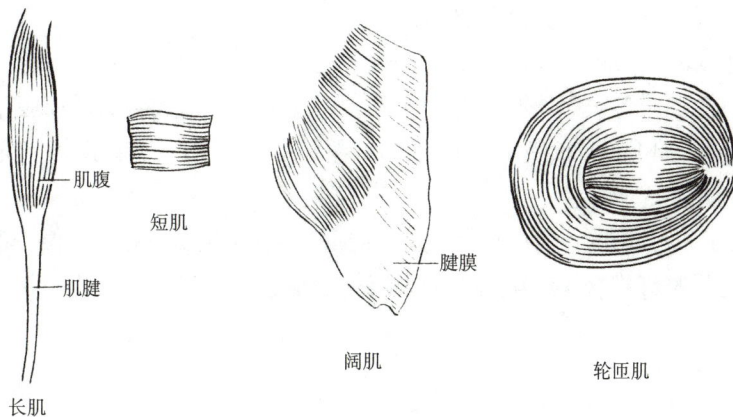

图 2-55　肌的形态

每块骨骼肌都由肌腹和肌腱两部分构成。

1. 肌腹（muscle belly） 主要由大量的肌纤维构成，色红、柔软而有收缩能力。

2. 肌腱（tendon） 主要由腱纤维构成，色白、坚韧而无收缩能力，位于肌腹的两端，能抵抗很大的牵引力。肌腹多以肌腱附着于骨。

（二）肌的起止和作用

肌两端附着于骨，中间跨过一个或几个关节。一般把靠近身体正中线或四肢近端的附着点称为**起点**，另一端（多为远端）的附着点称为**止点**（图 2-56）。

肌有两种作用：一种是静力作用，即肌具有一定的张力，使身体各部保持一定的姿势，如站立、坐位等静止姿态；另一种是动力作用，即肌具有一定的收缩力，使身体完成各种动作，如伸手取物、行走和跑跳等。

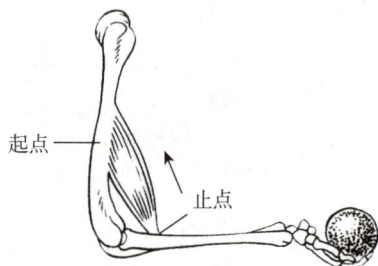

图 2-56 肌的起止点

（三）肌的辅助装置

肌的辅助装置有筋膜、滑膜囊和腱鞘等，这些结构有保护和辅助肌活动的作用。

1. 筋膜（fascia） 分为浅筋膜和深筋膜（图 2-57）。

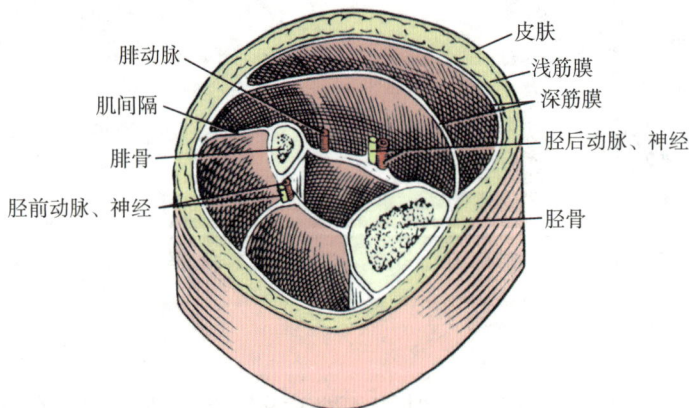

图 2-57 右侧小腿中部横切面（示筋膜）

（1）浅筋膜（superficial fascia） 位于皮下，又称皮下筋膜，由疏松结缔组织构成，内含脂肪、浅静脉、皮神经、浅淋巴结和淋巴管等。

（2）深筋膜（deep fascia） 位于浅筋膜深面，由致密结缔组织构成，又称固有筋膜，遍布于全身且互相连续。深筋膜包被每块肌，并深入到各肌层之间，形成各肌的筋膜鞘和筋膜间隙。

2. 滑膜囊（synovial bursa） 为一密闭的结缔组织扁囊，内有少量滑液。多位于肌腱与骨面之间，可减少两者之间的摩擦。

3. 腱鞘（tendinous sheath） 为套在长肌腱周围的鞘管（图 2-58），多位于手、足摩擦较大的部位。腱鞘由外层的**腱纤维鞘**（纤维层）和内层的**腱滑膜鞘**（滑膜层）构成，起到约束肌腱、减少摩擦的作用。

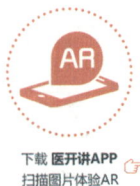

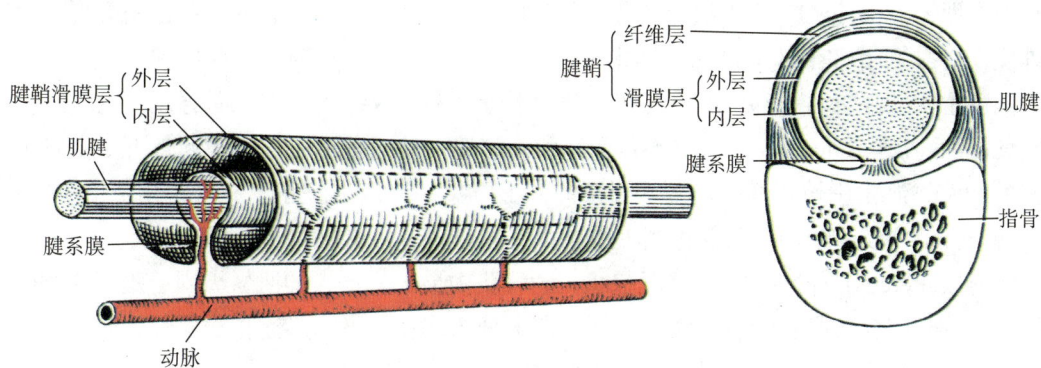

图 2-58　腱鞘示意图

二、躯干肌

躯干肌可分为背肌、胸肌、膈和腹肌等。

（一）背肌

背肌为位于躯干后面的肌群，可分为浅、深两层。浅层主要有斜方肌、背阔肌，深层主要有竖脊肌（图 2-59）。

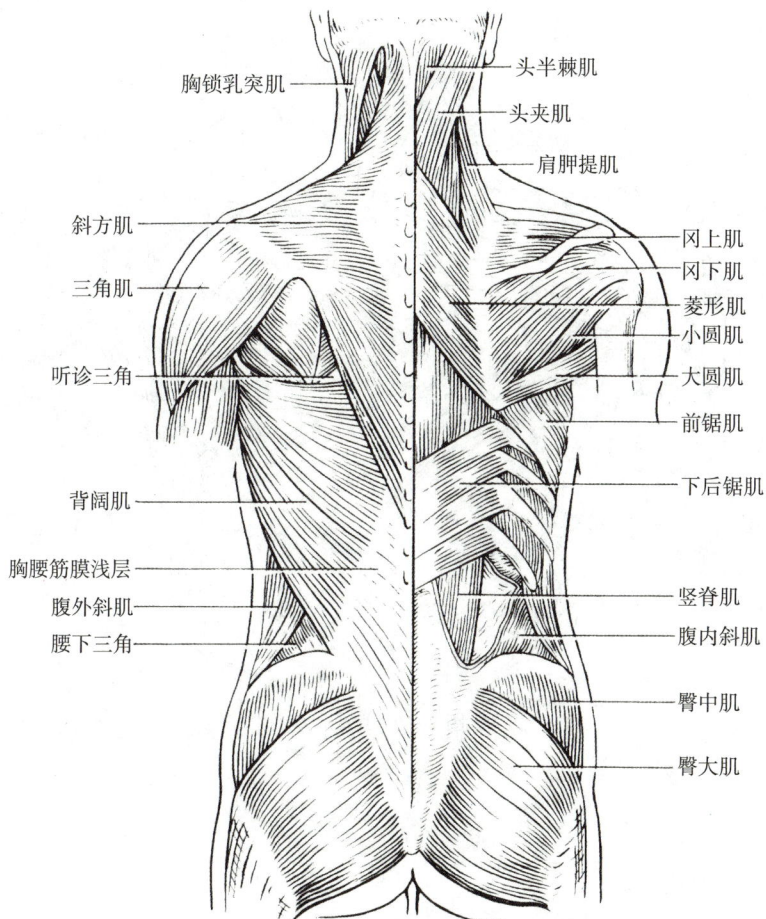

图 2-59　背肌（右侧斜方肌、背阔肌已切除）

1. 斜方肌（trapezius） 位于项部及背上部浅层，呈三角形，两侧合在一起呈斜方形。该肌起自枕外隆凸、项韧带和全部胸椎棘突，止于锁骨外侧 1/3、肩胛骨的肩峰和肩胛冈。作用：上部肌束收缩可上提肩胛骨，下部肌束收缩使肩胛骨下降，全肌收缩使肩胛骨向脊柱靠拢。

2. 背阔肌（latissimus dorsi） 位于背下部和胸侧部，呈三角形。以腱膜起自下 6 个胸椎和全部腰椎的棘突、骶正中嵴及髂嵴后部。肌束向外上方集中，以扁腱止于肱骨小结节下方的骨嵴。作用：使肩关节内收、旋内和后伸；当上肢上举并固定时，可上提躯干。

3. 竖脊肌（erector spinae） 又称**骶棘肌**，为背肌中最长、最大的肌，纵列于躯干的背面、脊柱两侧的沟内。起自骶骨背面及髂嵴的后部，向上分出许多肌齿，沿途止于椎骨、肋骨和颞骨乳突。作用：使脊柱后伸和仰头，对维持人体直立姿势有重要作用。

（二）胸肌

胸肌主要有胸大肌、肋间外肌和肋间内肌等（图 2-60、图 2-61）。

1. 胸大肌（pectoralis major） 位于胸廓前壁的上部，呈扇形。起自锁骨的内侧半、胸骨和第 1～6 肋软骨等处，以扁腱止于肱骨大结节下方的骨嵴。作用：使肱骨内收和旋内；当上肢上举固定时，可上提躯干。

2. 肋间外肌（intercostales externi） 位于各肋间隙的浅层，能提肋，助吸气。

3. 肋间内肌（intercostales interni） 位于肋间外肌的深面，肌束方向与肋间外肌相反，能降肋，助呼气。

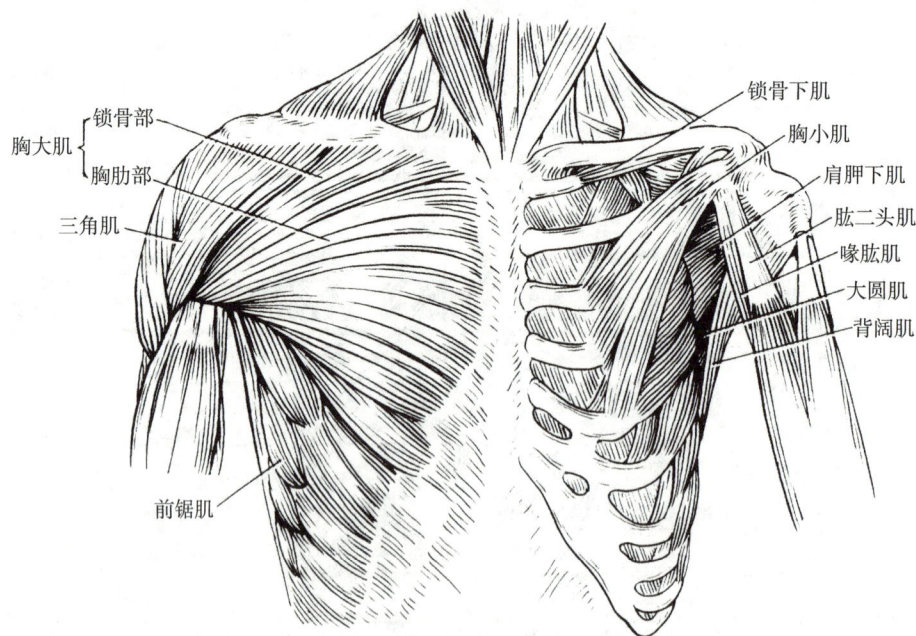

图 2-60 胸肌

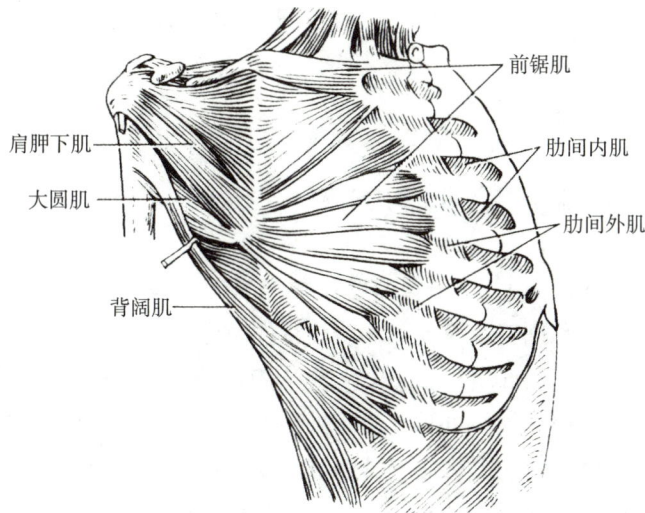

图 2-61 肋间肌

（三）膈

膈（diaphragm）位于胸、腹腔之间，封闭胸廓下口，为向上膨隆呈穹隆状的扁薄阔肌。其周围部为肌性部，起自胸廓下口内面及腰椎前面，各部肌束向中央集中移行于腱性部，称**中心腱**（图 2-62）。

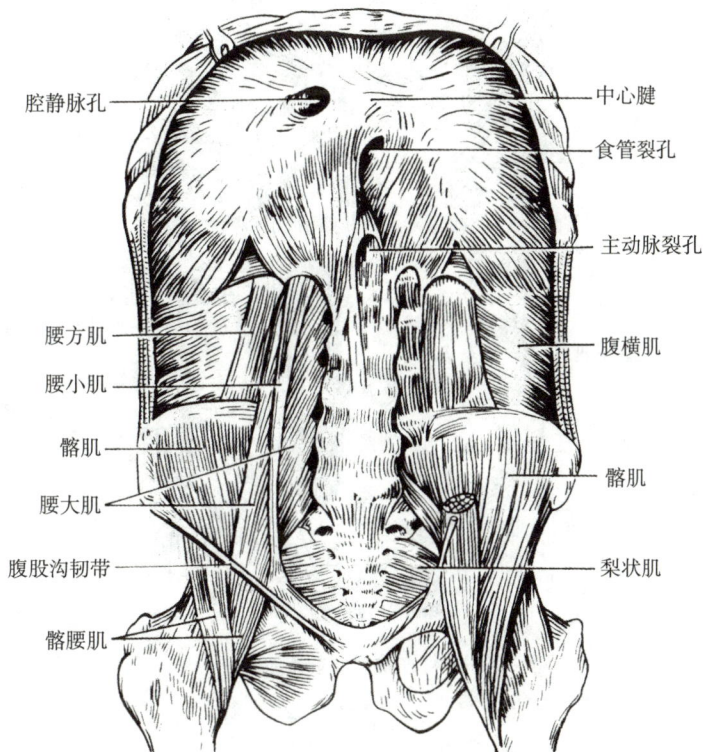

图 2-62 膈和腹后壁肌

膈上有 3 个孔裂：①**主动脉裂孔**，有主动脉及胸导管通过。②**食管裂孔**，有食管和左、右迷走神经通过。③**腔静脉孔**，有下腔静脉通过。

膈是主要的呼吸肌。收缩时，膈的穹隆下降，胸腔容积扩大，引起吸气；舒张时，膈的穹隆上升，胸腔容积减小，引起呼气。膈与腹肌同时收缩，则能增加腹压，可协助排便、呕吐、咳嗽及分娩等活动。

（四）腹肌

腹肌位于胸廓下口与骨盆上缘之间，构成腹壁。主要有腹直肌、腹外斜肌、腹内斜肌和腹横肌等（图2-62、图2-63）。

1. 腹直肌（rectus abdominis）　位于腹前壁正中线两旁，为上宽下窄的带形肌，起自耻骨联合与耻骨结节之间，止于胸骨剑突及第5～7肋软骨的前面。

2. 腹外斜肌（obliquus externus abdominis）　位于腹前外侧壁浅层，起自下8肋外面，一部分止于髂嵴，而大部分在腹直肌外侧缘处移行为腹外斜肌腱膜。腱膜向内侧参与腹直肌鞘前层的构成，腱膜的下缘卷曲增厚连于髂前上棘与耻骨结节之间，形成**腹股沟韧带**。

3. 腹内斜肌（obliquus internus abdominis）　位于腹外斜肌深面，起自胸腰筋膜、髂嵴和腹股沟韧带外侧半，在腹直肌外侧缘移行为腹内斜肌腱膜。该腱膜参与腹直肌鞘前、后层的构成。

4. 腹横肌（transversus abdominis）　位于腹内斜肌深面，起自下6肋内面、胸腰筋膜、髂嵴和腹股沟韧带外侧部，在腹直肌外侧缘移行为腹横肌腱膜，参与构成腹直肌鞘后层。

腹肌的主要作用：保护和支持腹腔脏器，增加腹压，以协助呼气、排便、分娩等活动。该肌群还可使脊柱做前屈、侧屈及旋转等运动。

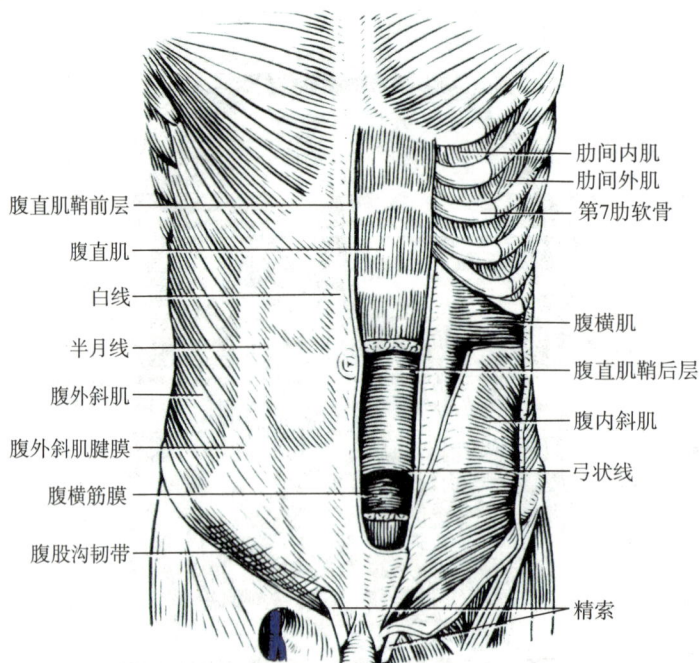

图2-63　腹前壁肌

三、上肢肌

上肢肌按部位分为肩肌、臂肌、前臂肌和手肌。

（一）肩肌

　　肩肌配布于肩关节周围，均起自上肢带骨，跨越肩关节，止于肱骨上端，有稳定和运动肩关节的作用（图 2-64）。最重要者为三角肌。

　　三角肌（deltoid）位于肩部，呈三角形。起自锁骨的外侧段、肩峰和肩胛冈，止于肱骨体上的三角肌粗隆。肱骨上端由于三角肌的覆盖，使肩关节呈圆隆状。主要作用：使肩关节外展。其前部肌束收缩可使肩关节前屈并略旋内；后部肌束收缩可使肩关节后伸并略旋外。

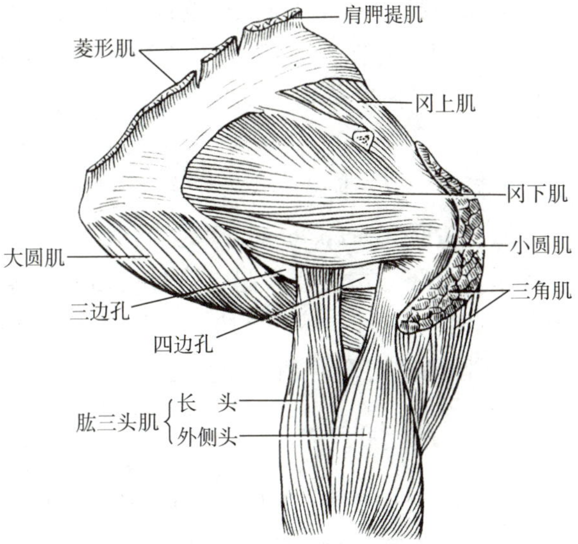

图 2-64　肩肌（后面）

（二）臂肌

　　臂肌位于肱骨周围，分为前群和后群。前群为屈肌，后群为伸肌（图 2-65、图 2-66、图 2-67）。

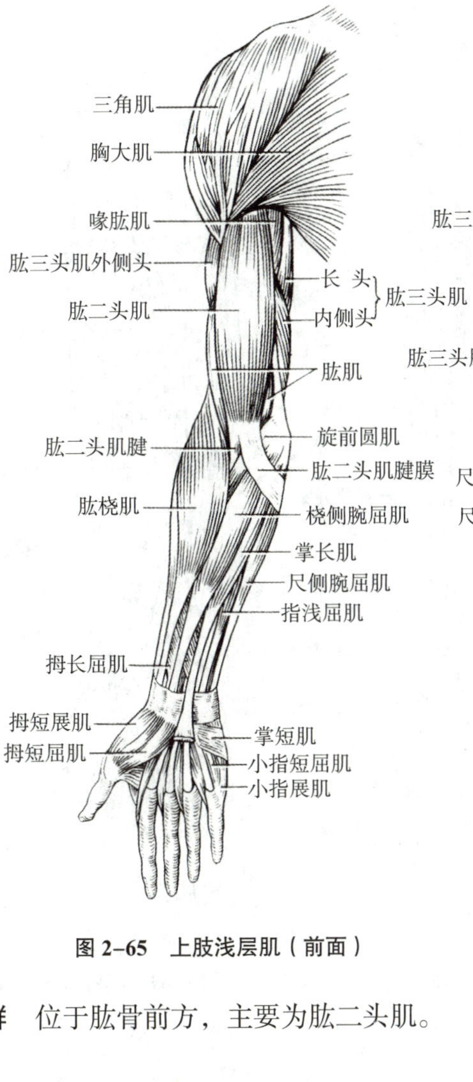

图 2-65　上肢浅层肌（前面）

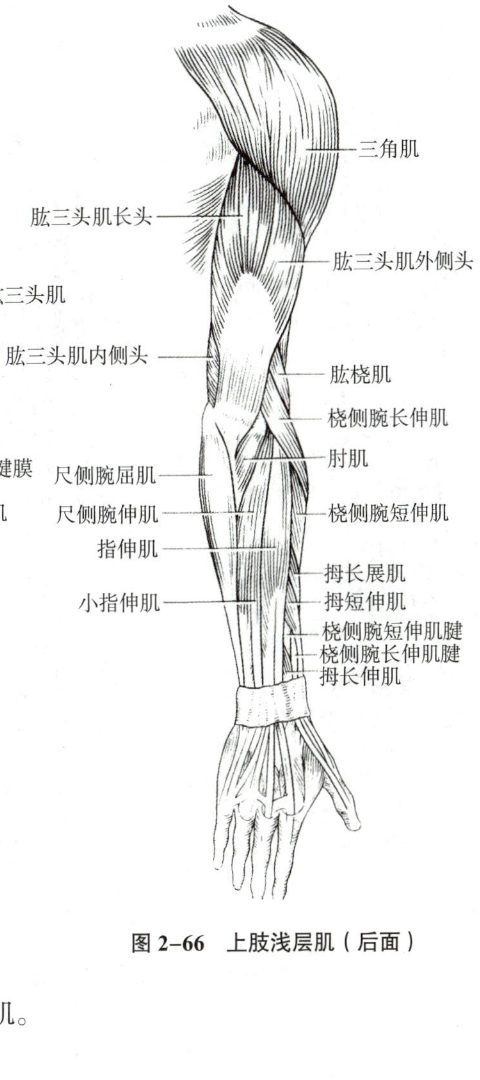

图 2-66　上肢浅层肌（后面）

　　1. 前群　位于肱骨前方，主要为肱二头肌。

肱二头肌（biceps brachii）起端有长、短两头，长头以长腱起自肩胛骨关节盂的上方，短头起自肩胛骨喙突，两头在臂中部会合，向下经肘关节前方，止于桡骨粗隆。主要作用：屈肘关节。

2. 后群 位于肱骨后方，为肱三头肌。

肱三头肌（triceps brachii）起端有 3 个头，长头起自肩胛骨关节盂的下方，外侧头起自肱骨后面桡神经沟的外上方，内侧头起自桡神经沟的内下方，三头合为一个肌腹，以扁腱止于尺骨鹰嘴。主要作用：伸肘关节。

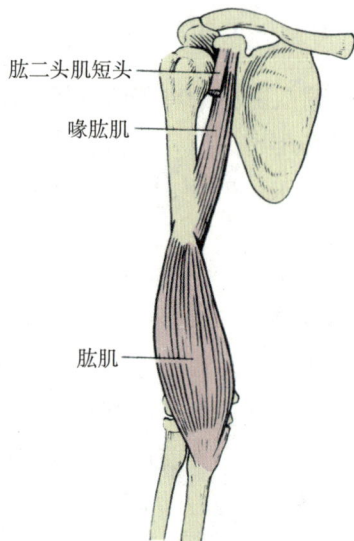

（三）前臂肌

前臂肌位于尺、桡骨周围，分为前、后两群。

1. 前群（图 2-65、图 2-68） 位于前臂的前面，为屈肌群，主要作用是屈腕、屈指和使前臂旋前。

2. 后群（图 2-66、图 2-69） 位于前臂的后面，为伸肌群，主要作用是伸腕、伸指和使前臂旋后。

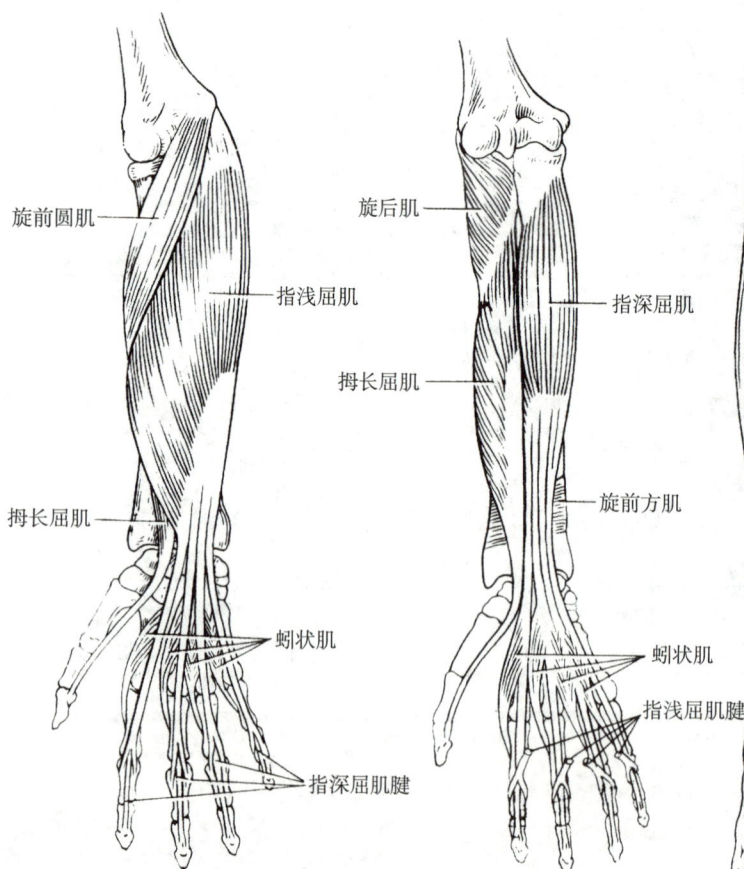

图 2-67 喙肱肌和肱肌

图 2-68 前臂前群深层肌

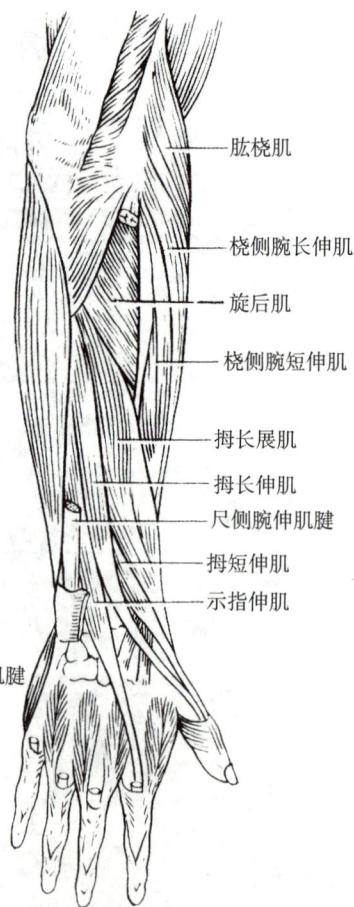

图 2-69 前臂后群深层肌

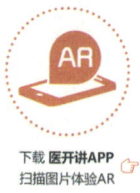

（四）手肌

手肌位于手掌面，分为外侧群、中间群和内侧群（图 2-70）。手肌与前臂的部分肌相互配合，共同控制手指的运动。

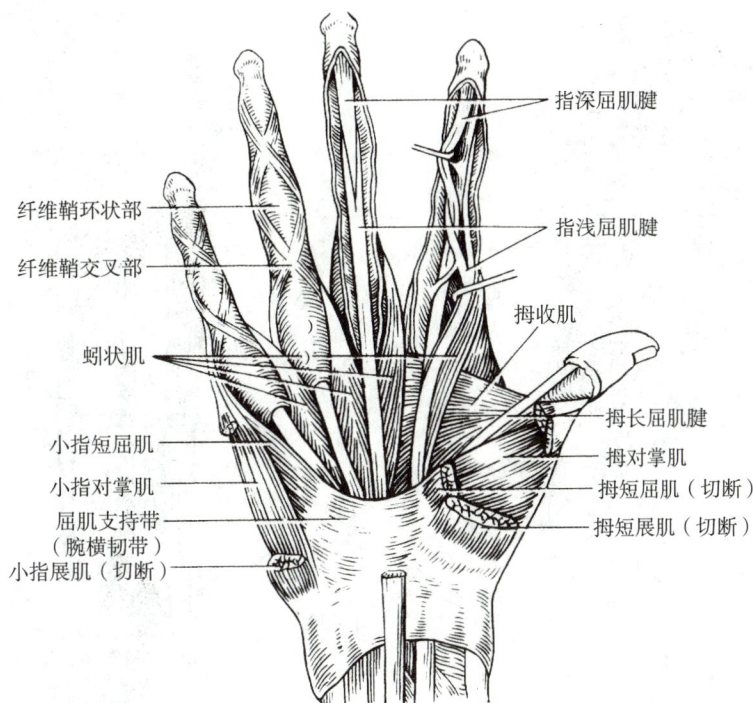

纤维鞘环状部
纤维鞘交叉部
蚓状肌
小指短屈肌
小指对掌肌
屈肌支持带
（腕横韧带）
小指展肌（切断）

指深屈肌腱
指浅屈肌腱
拇收肌
拇长屈肌腱
拇对掌肌
拇短屈肌（切断）
拇短展肌（切断）

图 2-70 手肌（前面）

四、下肢肌

下肢肌按部位分为髋肌、大腿肌、小腿肌和足肌。下肢肌比上肢肌粗壮强大，这与维持人体直立姿势、支持体重和行走有关。

（一）髋肌

髋肌主要起自骨盆的内面或外面，跨过髋关节，止于股骨，能运动髋关节。按其所在部位分为前、后两群。

1. 前群 主要为**髂腰肌**（iliopsoas）。髂腰肌由**腰大肌**（psoas major）和**髂肌**（iliacus）组成。腰大肌起自腰椎体侧面和横突，髂肌起自髂窝，两肌向下互相会合，经腹股沟韧带深面和髋关节的前内侧，止于股骨小转子（图 2-71）。主要作用：使髋关节前屈和旋外；下肢固定时，可使躯干和骨盆前屈。

2. 后群 主要有臀大肌、臀中肌和臀小肌（图 2-72、图 2-73）。

（1）臀大肌（gluteus maximus） 位于臀部皮下，起自髂骨外面和骶、尾骨的后面，肌束斜向下外，止于股骨的臀肌粗隆和髂胫束。臀大肌肌束肥厚，其外上部深面无重要血管和神经，故为肌肉注射的常用部位。主要作用：伸髋关节，使髋关节旋外。下肢固定时，能伸直躯干，防止躯干前倾，是维持人体直立的重要肌肉。

（2）臀中肌（gluteus medius）和臀小肌（gluteus minimus）　臀中肌掩盖臀小肌。两肌均起自髂骨外面，向下止于股骨大转子。主要作用：可外展髋关节。

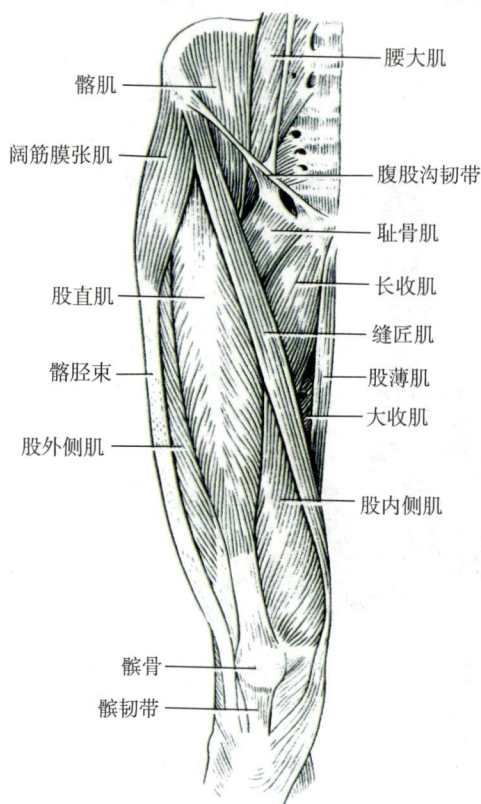

图 2-71　髋肌和大腿肌前群

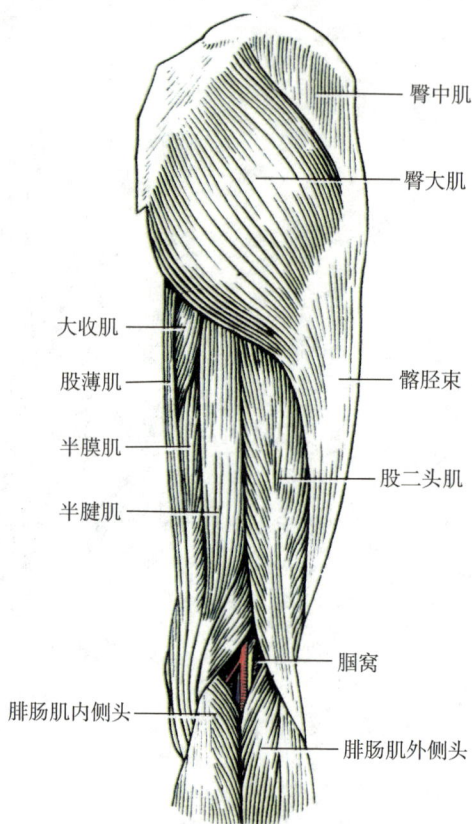

图 2-72　髋肌和大腿肌后群（浅层）

（二）大腿肌

大腿肌位于股骨周围，可分为前群、后群和内侧群。

1. 前群　位于大腿前面，主要有缝匠肌和股四头肌（图 2-71）。

（1）缝匠肌（sartorius）　是全身中最长的肌，呈扁带状。起自髂前上棘，经大腿前面，转向内下侧，止于胫骨上端的内侧面。主要作用：屈髋关节和膝关节，并使小腿旋内。

（2）股四头肌（quadriceps femoris）　是全身中体积最大的肌。起端有 4 个头，分别称为股直肌、股内侧肌、股外侧肌和股中间肌。股直肌位于大腿前面，起自髂前下棘；股内、外侧肌分别位于股直肌的内、外侧，起自股骨粗线的内、外侧唇；股中间肌位于股直肌的深面，起自股骨体前面。4 个头向下形成一肌腱，包绕髌骨的前面和两侧缘，并向下延续为**髌韧带**，止于胫骨粗隆。主要作用：伸膝关节，股直肌还可屈髋关节。

2. 内侧群　有 5 块肌，合称内收肌群。包括**耻骨肌、长收肌、股薄肌、短收肌**和**大收肌**（图 2-71、图 2-74）。上述肌均起自闭孔周围骨面和坐骨结节的前面，除股薄肌止于胫骨上端的内侧面外，其他各肌都止于股骨粗线。主要作用：使大腿内收。

3. 后群　位于大腿后面，有**股二头肌**（biceps femoris）、**半腱肌**（semitendinosus）和**半膜肌**（semimembranosus）（图 2-72、图 2-73）。主要作用：3 块肌均可屈膝关节、伸髋关节。股二头肌还可使小腿旋外，半腱肌和半膜肌还可使小腿旋内。

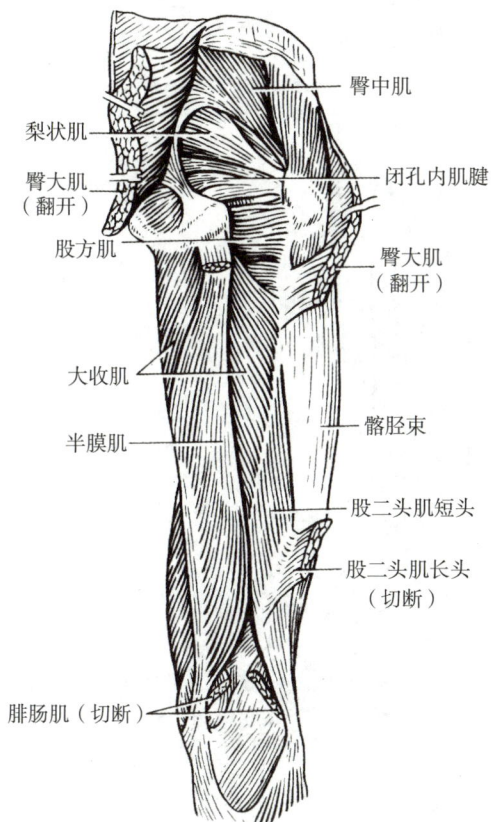

图 2-73 髋肌和大腿肌后群（深层）

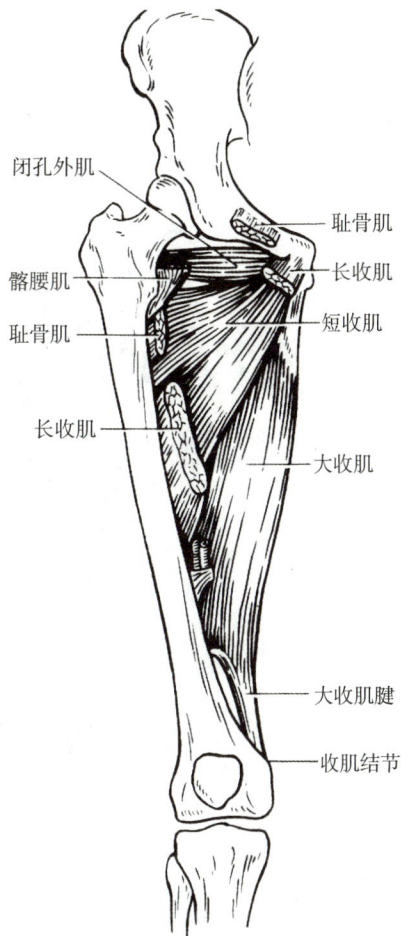

图 2-74 大腿肌内侧群（深层）

（三）小腿肌

小腿肌分为前群、外侧群和后群。

1. 前群 位于小腿骨前方，包括**胫骨前肌**（tibialis anterior）、**姆长伸肌**（extensor hallucis longus）和**趾长伸肌**（extensor digitorum longus）。上述肌腱经踝关节前方，止于足骨（图 2-75）。主要作用：伸足趾，使足背屈和内翻。

2. 外侧群 有**腓骨长肌**（peroneus longus）和**腓骨短肌**（peroneus brevis），位于腓骨的外侧（图 2-75）。两肌腱向下经外踝后方，止于足骨。主要作用：使足外翻。

3. 后群 位于小腿后方，为屈肌群，可分为浅、深两层（图 2-76）。

（1）浅层 为**小腿三头肌**（triceps surae），由腓肠肌和比目鱼肌构成。**腓肠肌**（gastrocnemius）有内、外侧两个头，分别起自股骨下端后面的两侧。**比目鱼肌**（soleus）位于腓肠肌的深面，起自胫、腓骨上端的后面。两肌向下合成粗大的**跟腱**（tendo calcaneus），止于跟骨。主要作用：屈膝关节和使足跖屈。

（2）深层 主要有 3 块肌，为**趾长屈肌**（flexor digitorum longus）、**胫骨后肌**（tibialis posterior）和**姆长屈肌**（flexor hallucis longus）。起于胫骨、腓骨和小腿骨间膜的后面，肌腱经内踝后方至足底，止于足骨。主要作用：使足跖屈和内翻。

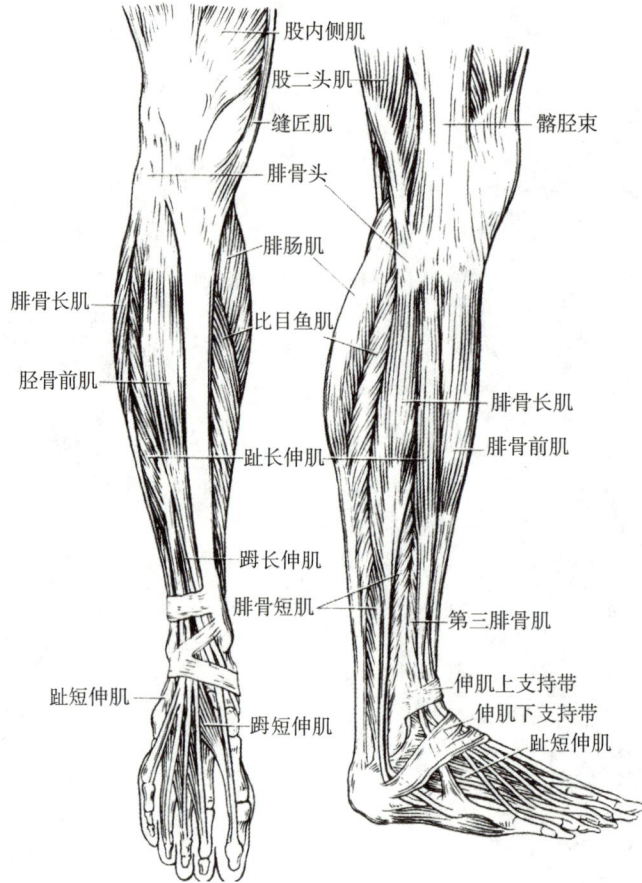

图 2-75　小腿肌前群和外侧群

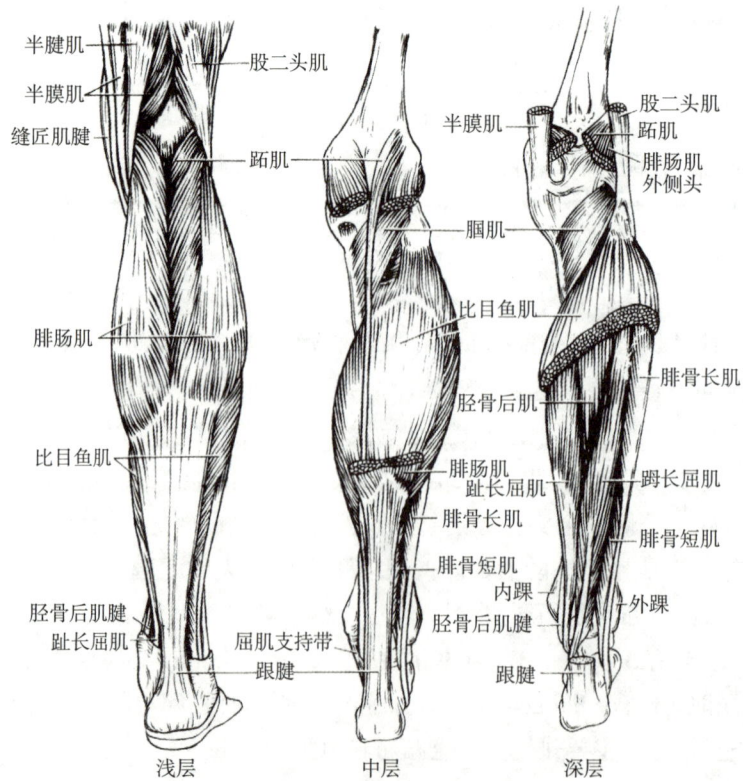

浅层　　　　　　中层　　　　　　深层

图 2-76　小腿肌后群

（四）足肌

足肌可分足背肌和足底肌（图 2-77、图 2-78）。足背肌较弱小，为伸蹞趾和伸第 2～4 趾的小肌。足底肌数量较多，它的配布情况和作用与手掌肌近似。

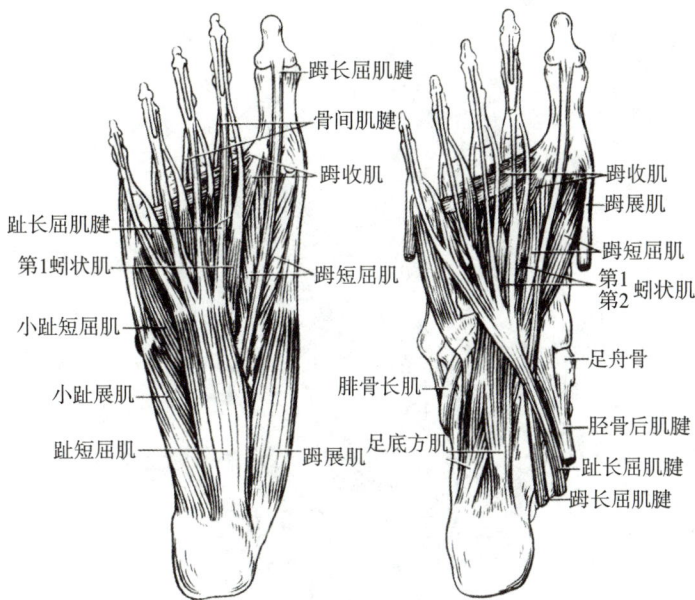

图 2-77　足底肌（浅、中层）

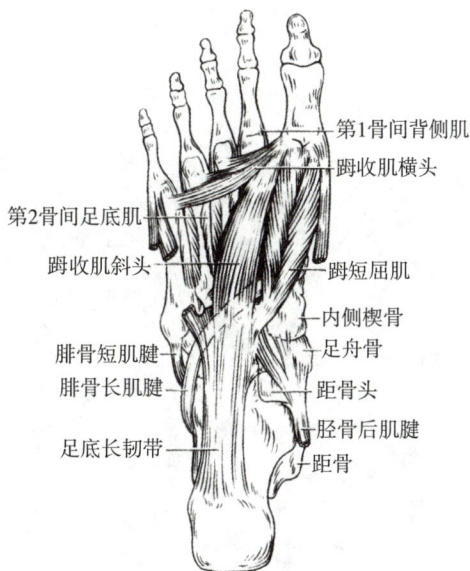

图 2-78　足底肌（深层）

五、头颈肌

头颈肌包括头肌和颈肌。

（一）头肌

头肌可分为面肌和咀嚼肌两部分（图 2-79、图 2-80）。

1.面肌（facial muscles）　又称**表情肌**，起自颅骨，止于面部皮肤，主要在口裂、眼裂和鼻孔的周围，分为环形肌和辐射状肌两种，可闭合或开大上述孔裂，同时牵动面部皮肤显出喜、怒、哀、乐等各种表情，如**眼轮匝肌**、**口轮匝肌**等。

2.咀嚼肌（masticatory muscles）　这些肌的作用均与咀嚼动作有关，即运动颞下颌关节，故都止于下颌骨。主要包括**咬肌**、**颞肌**等。

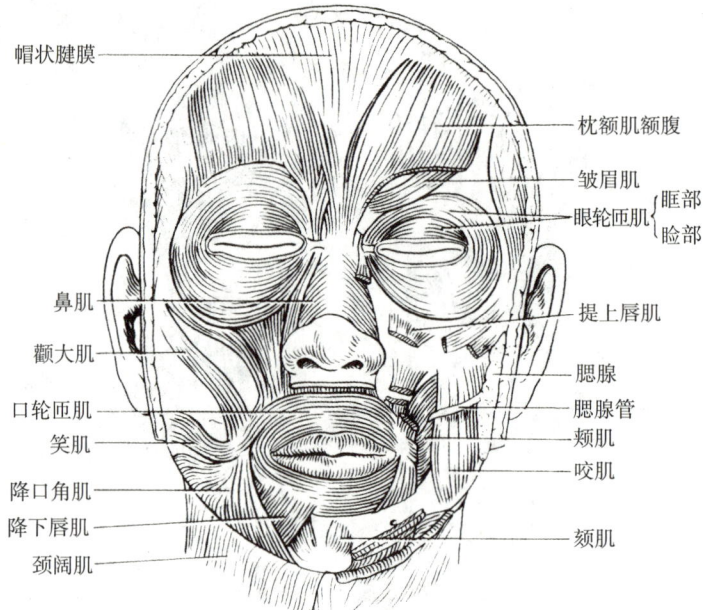

图 2-79　头肌（前面）

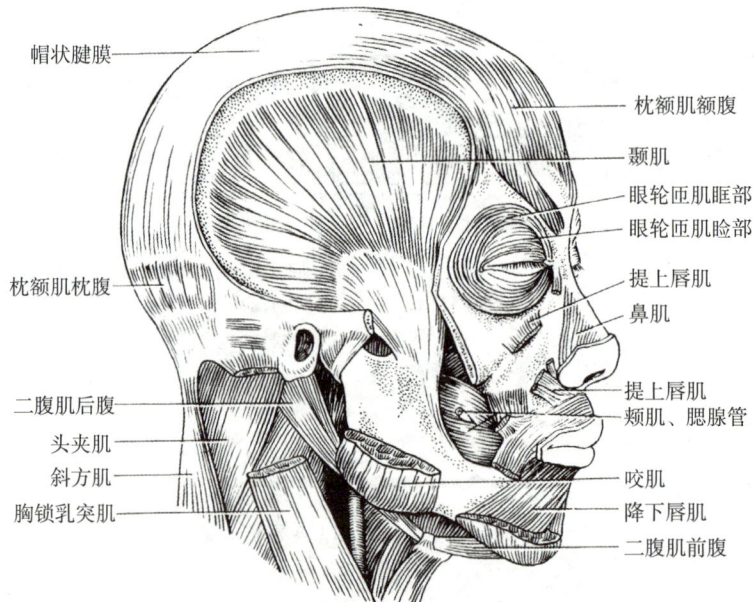

图 2-80　头肌（侧面）

（二）颈肌

颈肌主要有胸锁乳突肌（图 2-81）。

　　胸锁乳突肌（sternocleidomastoid）斜列于颈部两侧，为颈部一对强有力的肌肉，起自胸骨柄前面和锁骨的内侧端，肌束斜向后上方，止于颞骨的乳突。作用：两侧同时收缩，使头向后仰；单侧收缩，使头屈向同侧，面转向对侧。

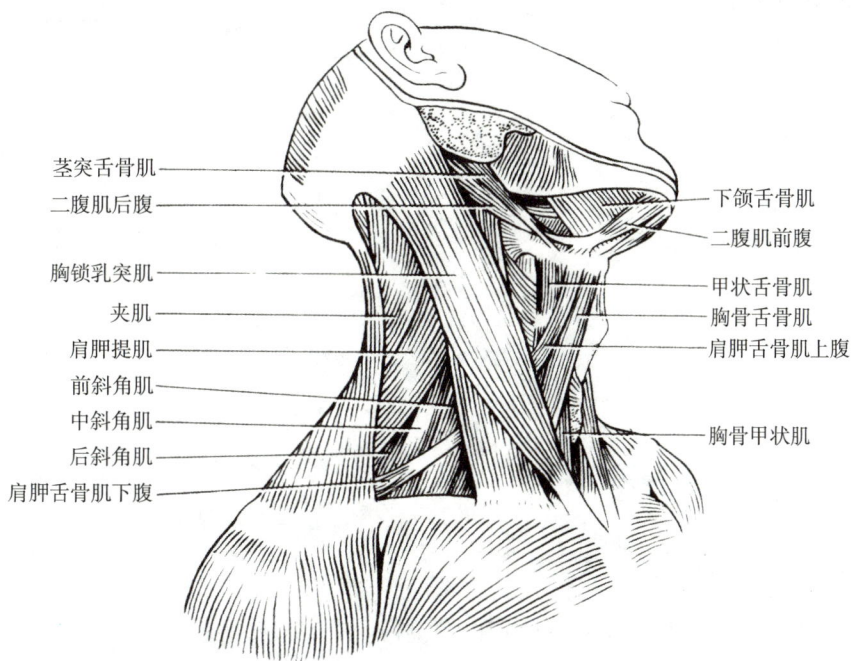

图 2-81　颈肌（侧面）

思考题

1. 试述骨的构造。
2. 试述脊柱、胸廓、骨盆的组成及其形态。
3. 简述关节的主要结构。
4. 试述肩关节的组成、结构特点及运动方式。
5. 主要的呼吸肌有哪些？各有何作用？
6. 膝关节可做什么运动？有哪些主要的肌参与？

第三章

消化系统

扫一扫，查阅本章数字资源，含PPT、音视频、图片等

第一节　概述

一、消化系统的组成和功能

（一）消化系统的组成

消化系统（digestive system）由消化管和消化腺两部分组成（图 3-1）。

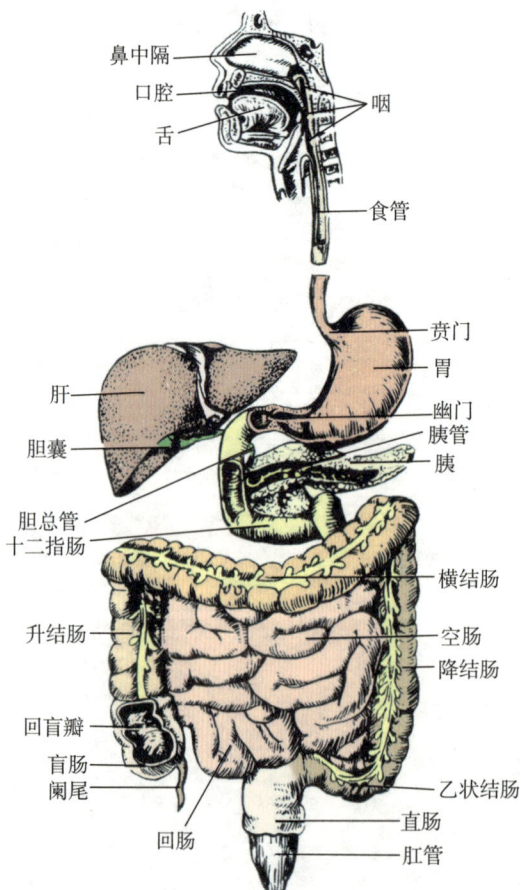

图 3-1　消化系统模式图

消化管（digestive canal）是从口腔至肛门，粗细不等而弯曲的管道，全长约9米，包括口腔、咽、食管、胃、小肠（分为十二指肠、空肠及回肠）和大肠（分为盲肠、阑尾、结肠、直肠及肛管）等部分。临床上通常把从口腔到十二指肠的一段称为**上消化道**，空肠到肛门的一段称为**下消化道**。

消化腺（digestive gland）是分泌消化液的腺体，包括大消化腺和小消化腺两种。其中大消化腺是肉眼可见、独立存在的器官，如大唾液腺、肝和胰等。小消化腺则分布于消化管壁内，如食管腺、胃腺和肠腺等。

（二）消化系统的功能

消化系统的主要功能是从外界摄取食物，在消化管内进行消化（包括物理性及化学性消化），吸收其中的营养物质，并将剩余的糟粕排出体外。

二、消化管的一般结构

消化管各段的形态和功能不尽相同，其构造也各有特点，但从整体上看，消化管的大部分管壁由内向外由黏膜、黏膜下层、肌层和外膜4层结构组成（图3-2）。

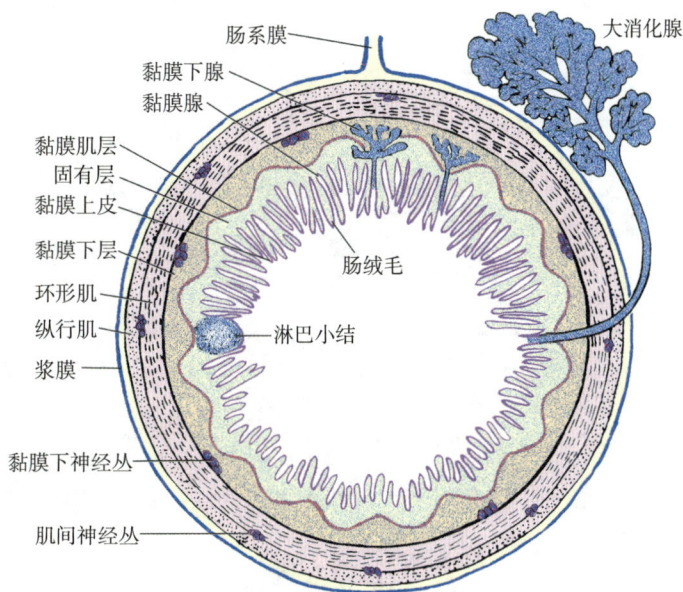

图3-2 消化管模式图（十二指肠横切面）

1. 黏膜 位于最内层，由上皮、固有层和黏膜肌层构成，具有保护、吸收和分泌等功能。

2. 黏膜下层 由疏松结缔组织构成，内含丰富的血管、淋巴管和神经丛等。

3. 肌层 大部分消化管的肌层由平滑肌构成，分内环、外纵2层。两层平滑肌交替收缩，引起消化管有节律的蠕动，促进消化，推送内容物逐渐下移。但口腔、咽、食管上部的肌层由骨骼肌构成。

4. 外膜 位于最外层。腹腔内大部分消化管外膜为浆膜（即脏腹膜）。浆膜主要由薄层结缔组织和表面的一层间皮构成，薄而光滑；可分泌浆液，减少器官之间的摩擦。

三、胸腹部标志线和腹部分区

消化、呼吸、泌尿和生殖 4 个系统的器官大部分位于胸腔、腹腔和盆腔内，合称**内脏**，功能主要是进行物质代谢和繁殖后代。内脏各器官在胸、腹、盆腔内占据相对固定的位置，掌握内脏器官的正常位置，对于临床诊断检查有重要的实用意义。为了描述这些器官的位置及其体表投影，通常在胸、腹部体表确定一些标志线和分区（图 3-3）。

（一）胸部标志线

1. 前正中线　沿身体前面正中作的垂直线。

2. 锁骨中线　经锁骨中点向下作的垂直线。

3. 腋前线　沿腋前襞向下作的垂直线。

4. 腋后线　沿腋后襞向下作的垂直线。

5. 腋中线　沿腋前、后线之间中点作的垂直线。

6. 肩胛线　经肩胛骨下角作的垂直线。

7. 后正中线　沿身体后面正中作的垂直线。

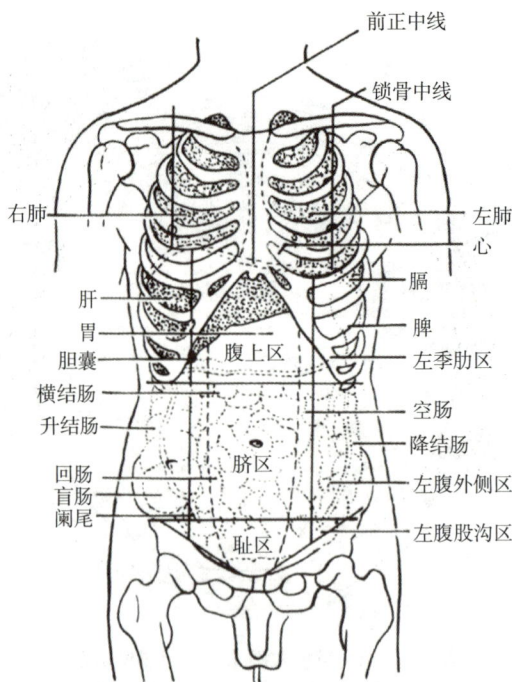

图 3-3　胸腹部标志线和腹部分区

（二）腹部分区

为了便于描述腹腔脏器的位置，一般用两条水平线和两条垂直线将腹部划分为若干区域。两条水平线，一是通过左、右肋弓最低点（第 10 肋最低点）的连线；二是通过左、右髂结节之间的连线。两条垂直线是通过左、右腹股沟韧带中点向上所作的垂直线。由以上四条线可将腹部分为三部九区。其中两条水平线将腹部分为上、中、下腹部；两条垂直线与上述两条水平线相交，则把腹部分为九区，即上腹部分成中间的腹上区和左、右季肋区，中腹部分成中间的脐区和左、右腹外侧区（腰区），下腹部分成中间的耻区（腹下区）和左、右腹股沟区（髂区）。

第二节 消化管

一、口腔

口腔（oral cavity）为消化管的起始部，具有咀嚼食物、辅助发音、感受味觉和初步消化食物等功能。

以上、下牙弓为界，口腔可分为口腔前庭和固有口腔两部，牙弓与口唇、颊之间的腔隙称为**口腔前庭**；牙弓以内的腔隙称为**固有口腔**。

（一）口腔壁

口腔前壁为口唇，侧壁为颊，上壁为腭，下壁为口腔底。口腔向前以口裂通体外，向后经咽峡通咽。

1. 口唇（lip） 由皮肤、口轮匝肌及黏膜构成，分上唇和下唇。

2. 颊（cheek） 由皮肤、颊肌和黏膜等构成。

3. 腭（palate） 分为硬腭和软腭两部分。腭的前 2/3 以骨质为基础，表面覆以黏膜，称为**硬腭**；腭的后 1/3 由骨骼肌和黏膜构成，称为**软腭**。软腭后缘游离，中央有一下垂的突起，称**腭垂**。由腭垂向两侧有两对弓形的黏膜皱襞，前方的一对向下连于舌根，称**腭舌弓**；后方的一对向下连于咽侧壁，称**腭咽弓**（图 3-4）。

4. 咽峡（isthmus of fauces） 是口腔通咽的门户，由腭垂、左右腭舌弓和舌根共同围成（图 3-4）。

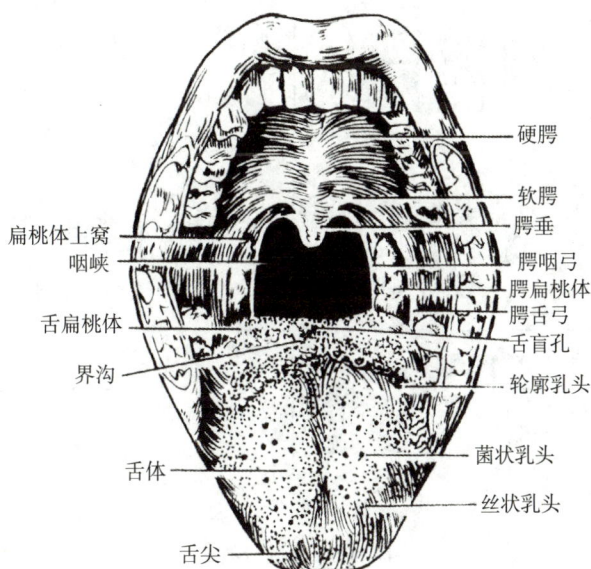

图 3-4 口腔

（二）牙

牙（teeth）是人体最坚硬的器官，嵌入上、下颌骨牙槽内，分别排列成上牙弓和下牙弓，可咬切和磨碎食物，并对发音有辅助功能。

1. 牙的形态和构造　每个牙都分为牙冠、牙颈和牙根 3 部分（图 3-5）。**牙冠**是露于口腔的部分；**牙根**是嵌入牙槽内的部分；**牙颈**为牙冠与牙根之间稍细的部分，外包有牙龈。

牙主要由牙质构成。在牙冠部牙质表面包有一层白色、光亮的**牙釉质**，是人体中钙化程度最高、最坚硬的组织。在牙根部牙质的表面包有一层**牙骨质**。牙的内部有空腔，称为**牙腔**；牙腔内的血管、神经和结缔组织等构成**牙髓**（图 3-5）。

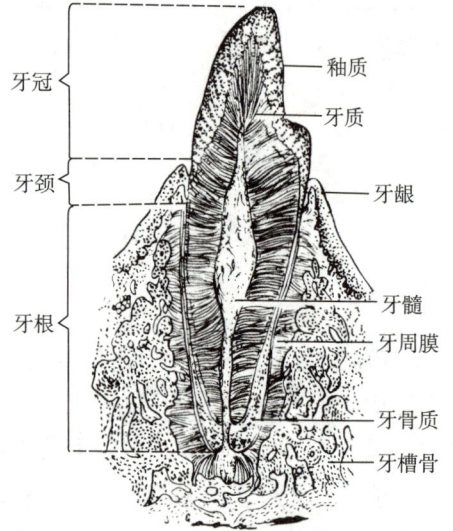

图 3-5　牙的形态和构造

2. 出牙和牙式　人的一生中出两次牙。第 1 次出的牙为**乳牙**，在生后 6 ～ 7 个月开始萌出，至 2 ～ 3 岁出齐；乳牙共 20 个，包括 10 个上颌乳牙和 10 个下颌乳牙，上、下颌乳牙左、右各 5 个，由前向后依次为**乳切牙** 2 个，**乳尖牙** 1 个，**乳磨牙** 2 个。第 2 次出的牙为**恒牙**，自 6 ～ 7 岁开始，乳牙先后脱落，至 12 岁左右除第 3 磨牙外共出恒牙 28 个，包括 14 个上颌恒牙和 14 个下颌恒牙。上、下颌恒牙左右各 7 个，由前向后依次为**切牙** 2 个，**尖牙** 1 个，**前磨牙** 2 个，**磨牙** 2 个；第 3 磨牙萌出较晚，在 18 ～ 30 岁萌出，有的人可终生不出，因此恒牙 28 ～ 32 个均属正常（图 3-6）。

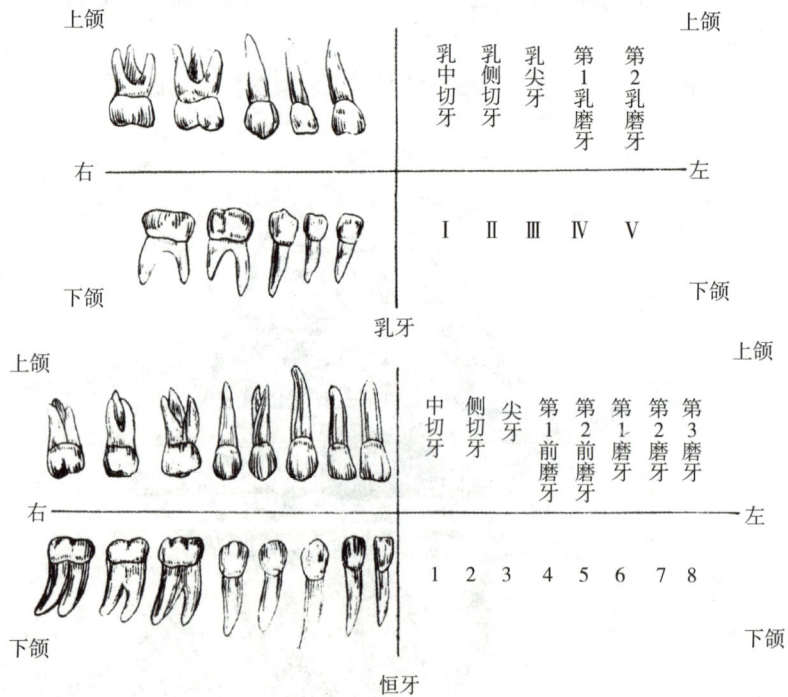

图 3-6　牙的分类

临床上为了迅速、准确而简便地记录牙的位置，以被检查者的方位为准，以"十"记号划分成 4 区，横线表示上、下牙的分界，纵线表示左、右侧的分界；以罗马数字 I ～ V 标示乳牙，用阿拉伯数字 1～8 标示恒牙，这种记录方式称**牙式**。如"$\overline{IV}$"表示左下颌第 1 乳磨牙，如"$\underline{6}$"表示右上颌第 1 磨牙。

（三）舌

舌（tongue）是口腔中随意运动的器官，位于口腔底，以骨骼肌为基础，表面覆以黏膜构成。舌具有感受味觉、协助咀嚼、吞咽食物和辅助发音等功能。

1. 舌的形态 舌上面有一条"人"字形界沟，将舌分为后 1/3 的**舌根**和前 2/3 的**舌体**，舌体的前端称为**舌尖**（图 3-4）。舌下面正中有一纵行的黏膜皱襞，称为**舌系带**；在舌系带根部的两侧各有一小的黏膜隆起，称为**舌下阜**，阜的顶端有下颌下腺管和舌下腺管的共同开口；由舌下阜向后外侧延伸的黏膜隆起，称为**舌下襞**，其深面有舌下腺（图 3-7）。

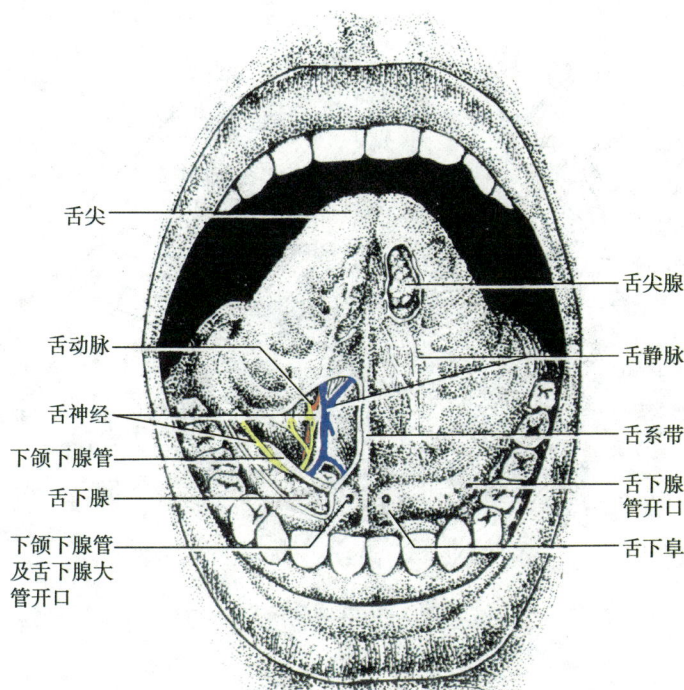

图 3-7 舌下面

2. 舌黏膜 舌上面的黏膜表面有许多小突起，称为**舌乳头**。按其形态可分为丝状乳头、菌状乳头和轮廓乳头等（图 3-4）。**丝状乳头**数量最多，体积最小，呈白色丝绒状，具有一般感觉功能。**菌状乳头**数量较少，为红色圆形的小突起，散布于丝状乳头之间，内含味蕾，司味觉。**轮廓乳头**最大，有 7～11 个，排列于界沟前方，乳头中部隆起，周围有环形浅沟，沟壁内含有味蕾，亦司味觉。

3. 舌肌 为骨骼肌，分为舌内肌和舌外肌。舌内肌起止均在舌内，收缩时改变舌的形状。舌外肌起于舌外、止于舌内，收缩时改变舌的位置。舌外肌中最主要的一对是**颏舌肌**，该肌起自下颌体后面的颏棘，肌束呈扇形向后上方分散，止于舌正中线两侧；两侧颏舌肌同时收缩，拉舌向前下方，即伸舌；单侧收缩可使舌尖伸向对侧；如一侧颏舌肌瘫痪，当让患者伸舌时，舌尖偏向瘫痪侧。

（四）大唾液腺

在口腔周围有 3 对大唾液腺，即腮腺、下颌下腺和舌下腺（图 3-7、图 3-8）。其分泌物有湿润口腔黏膜、调和食物及分解淀粉酶等作用。

1. 腮腺（parotid gland） 为最大的一对，略呈三角形，位于耳郭的前下方。从腮腺前缘发出**腮腺管**，紧贴咬肌表面前行，至咬肌前缘处转向内侧，穿过颊肌，开口于平对上颌第 2 磨牙的颊黏膜上。

2. 下颌下腺（submandibular gland） 呈卵圆形，位于下颌骨体的内侧，其腺管开口于舌下阜。

3. 舌下腺（sublingual gland） 呈杏核状，位于口腔底舌下襞的深面，该腺大管常与下颌下腺管汇合开口于舌下阜；另一些舌下腺小管直接开口于舌下襞。

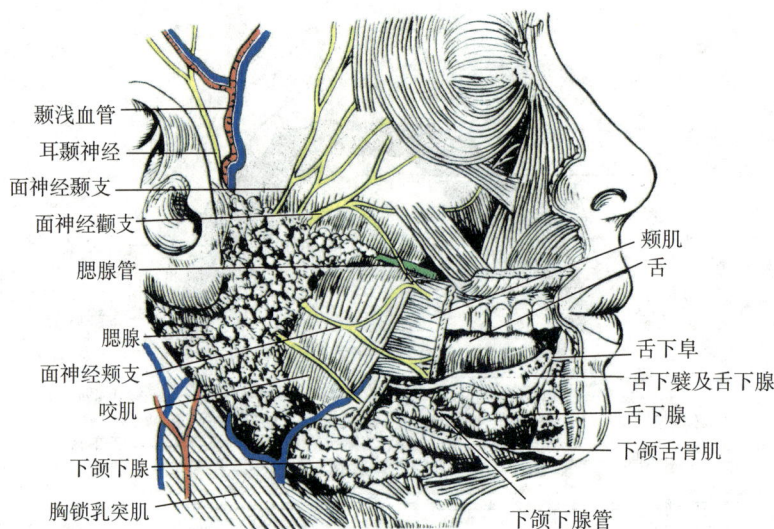

图 3-8　大唾液腺

二、咽

（一）咽的形态和位置

咽（pharynx）为上宽下窄、前后略扁的漏斗形肌性管道，是消化和呼吸的共同通道。咽上起自颅底，下至第 6 颈椎下缘水平与食管相连，咽的前方与鼻腔、口腔和喉腔相通，后方与上 6 个颈椎相邻。

（二）咽的分部和结构

咽自上而下可分为鼻咽、口咽和喉咽 3 部分（图 3-9）。

1. 鼻咽（nasopharynx） 位于鼻腔的后方，向前借鼻后孔与鼻腔相通。在其两侧壁上各有一**咽鼓管咽口**，空气可经此口进入中耳的鼓室。该口的后上方有一半环形的隆起，称**咽鼓管圆枕**，在圆枕的后方有一深窝，称**咽隐窝**，为鼻咽癌的好发部位。

2. 口咽（oropharynx） 位于口腔的后方，向前借咽峡与口腔相通。在其侧壁上，腭舌弓和腭咽弓之间的凹陷，称**扁桃体窝**，窝内容纳腭扁桃体。**腭扁桃体**是淋巴器官，具有防御功能。

　　3. 喉咽（laryngopharynx）　位于喉的后方，向前借喉口与喉腔相通，向下续为食管。

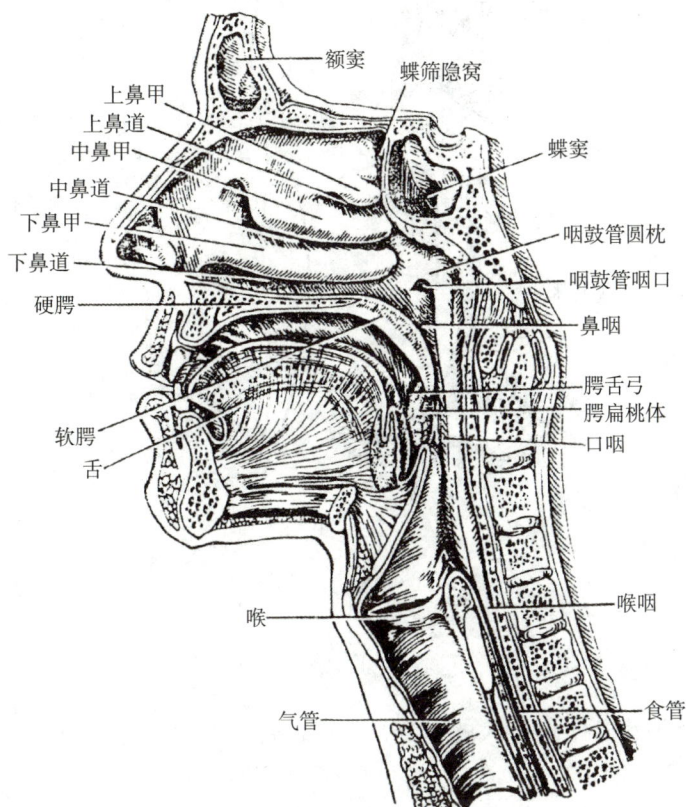

图 3-9　头、颈部正中矢状切面

三、食管

（一）食管的位置

　　食管（esophagus）是一前后略扁的肌性管道，长约 25cm，上端在平第 6 颈椎椎体下缘处续于咽，下端至第 11 胸椎左侧连于胃。食管在颈部沿脊柱的前方和气管的后方下行入胸腔，在胸部先行于气管与脊柱之间（稍偏左），再经左主支气管之后，沿胸主动脉右侧下行，至第 9 胸椎平面斜跨胸主动脉的前方至其左侧，然后穿膈的食管裂孔至腹腔，续于胃的贲门（图 3-10）。

（二）食管的狭窄

　　食管全长有 3 个生理性狭窄（图 3-10）。

　　1. 第一狭窄　位于咽与食管相续处，距中切牙约 15cm。

　　2. 第二狭窄　位于食管与左主支气管交叉处，距中切牙约 25cm。

　　3. 第三狭窄　位于食管穿过膈的食管裂孔处，距中切牙约 40cm。

这些狭窄是食管异物易滞留的部位，也是肿瘤的好发部位。

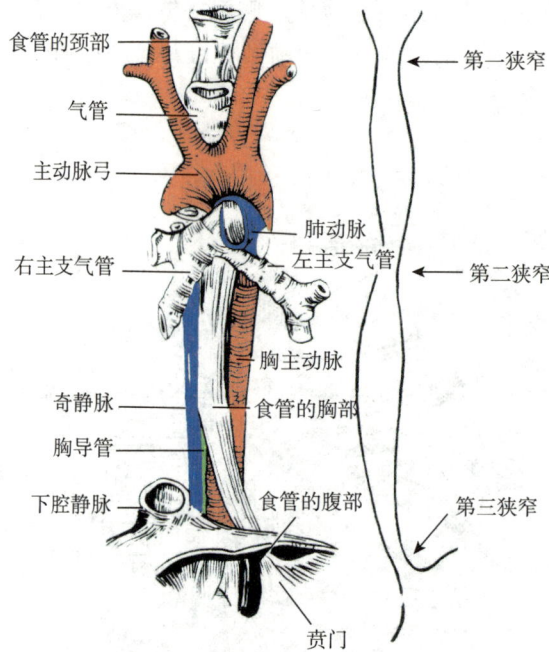

图 3-10　食管的位置及狭窄

四、胃

胃（stomach）是消化管中最膨大的部分，上连食管，下续十二指肠。具有受纳食物、分泌胃液和进行初步消化等功能。

（一）胃的形态和分部

胃的形态和大小随内容物的多少而不同，还可因年龄、性别、体型的不同而有差异。胃有两口、两壁、两缘，可分为 4 部（图 3-11）。两口：入口为食管与胃相连处，称为**贲门**；出口为胃与十二指肠相续处，称为**幽门**。两壁：胃前壁朝向前上方，胃后壁朝向后下方。两缘：右上缘

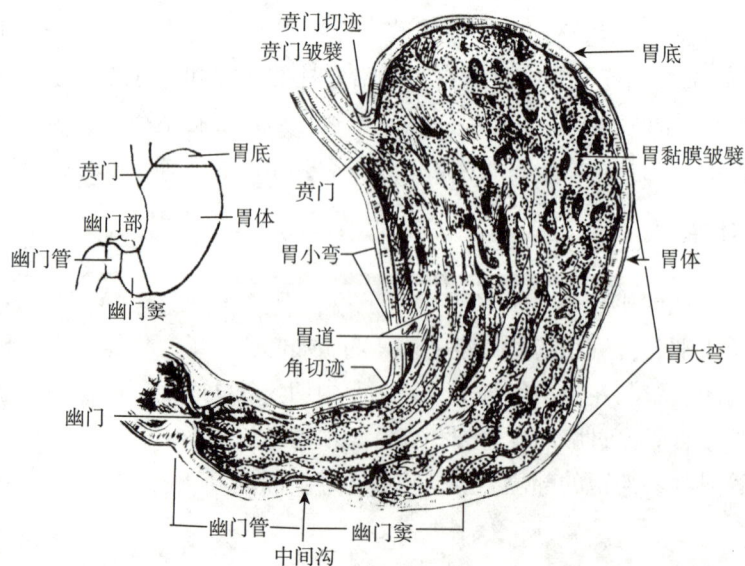

图 3-11　胃的形态、分部和黏膜

称为**胃小弯**，左下缘称为**胃大弯**。4部：胃近贲门的部分，称**贲门部**；自贲门向左上方膨出的部分，称为**胃底**；胃的中间大部分为**胃体**；近于幽门的部分，称为**幽门部**。幽门部中紧接幽门呈管状的部分，称为**幽门管**；幽门管左侧稍膨大部分，称为**幽门窦**。胃小弯和幽门部是胃溃疡的好发部位。

（二）胃的位置

胃在中等充盈时，其大部分位于左季肋区，小部分位于腹上区。贲门位于第11胸椎左侧，幽门位于第1腰椎右侧。当胃高度充盈时，胃大弯可降至脐以下。

（三）胃壁的组织结构

胃壁由内向外由黏膜、黏膜下层、肌层和外膜4层结构组成（图3-12）。

黏膜呈淡红色，在幽门处形成的环形皱襞称**幽门瓣**。黏膜由上皮、固有层和黏膜肌层构成。上皮为单层柱状上皮，主要由黏液细胞构成；固有层由疏松结缔组织构成，在胃底和胃体处有大量胃底腺；黏膜肌层由内环、外纵两层平滑肌构成。胃底腺为单管腺，有分支，主要由主细胞、壁细胞、颈黏液细胞、内分泌细胞和干细胞组成。

黏膜下层由疏松结缔组织和干细胞构成，有较粗大的血管、淋巴管和神经。

肌层发达，由内斜、中环、外纵3层平滑肌构成；环形平滑肌在幽门处增厚形成**幽门括约肌**。

外膜为浆膜，即被覆于胃表面的脏腹膜。

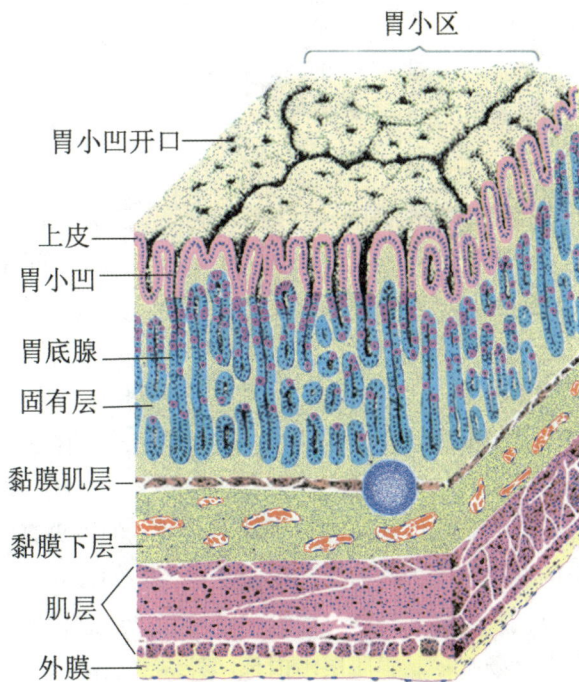

图3-12　胃壁立体结构模式图

五、小肠

小肠（small intestine）是消化管中最长的一段，也是食物消化吸收最重要的场所。上端起于幽门，下端与盲肠相连，全长为5～7米，由上而下可分为十二指肠、空肠和回肠3部分（图3-1）。

（一）十二指肠

十二指肠（duodenum）为小肠的起始段，约相当于12个横指并列的长度。位于腹后壁第1～3腰椎的高度，呈"C"形包绕胰头，可分为**上部**、**降部**、**水平部**和**升部**（图3-13）。上部左侧与幽门相连接的一段肠壁较薄，黏膜面光滑无环状皱襞，称为**十二指肠球**，是十二指肠溃疡的好发部位。在降部的左后壁上有一纵行的黏膜皱襞，其下端为**十二指肠大乳头**，有胆总管和胰管的共同开口，胆汁和胰液由此流入十二指肠内。

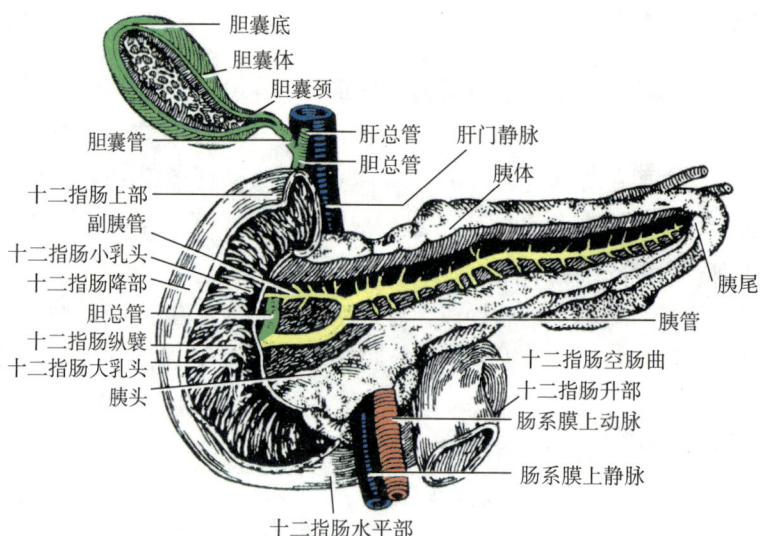

图3-13 十二指肠和胰

（二）空肠和回肠

空肠和回肠位于腹腔的中部和下部，周围为大肠所环抱。**空肠**（jejunum）上端起于十二指肠升部末端，**回肠**（ileum）下端借回盲口与盲肠连通。空肠与回肠之间无明显界限，空肠约占空、回肠全长的上2/5，回肠约占全长的下3/5。

（三）小肠壁的组织结构

小肠壁由内向外由黏膜、黏膜下层、肌层和外膜4层结构组成（图3-14）。

黏膜由上皮、固有层和黏膜肌层构成。黏膜表面有环形皱襞和绒毛，增大了消化和吸收营养物质的面积。小肠黏膜的上皮和固有层突入肠腔形成绒毛。绒毛的中央有中央乳糜管，其周围有毛细血管网。上皮细胞吸收的氨基酸、葡萄糖、无机盐等进入毛细血管，吸收的脂类物质则进入中央乳糜管。上皮主要由吸收细胞、杯状细胞、内分泌细胞和干细胞构成；固有层由疏松结缔组织构成，在空肠和回肠上含大量肠腺；黏膜肌层由内环、外纵2层平滑肌构成。**肠腺**由上皮向固有层下陷形成，主要由吸收细胞、杯状细胞、潘氏细胞、内分泌细胞和干细胞组成。

黏膜下层由疏松结缔组织构成，有较粗大的血管、淋巴管和神经丛。十二指肠的黏膜下层内有**十二指肠腺**，为黏液性腺。

肌层由内环、外纵两层平滑肌构成。

外膜大部分为浆膜，即被覆于小肠表面的脏腹膜；十二指肠后壁为纤维膜。

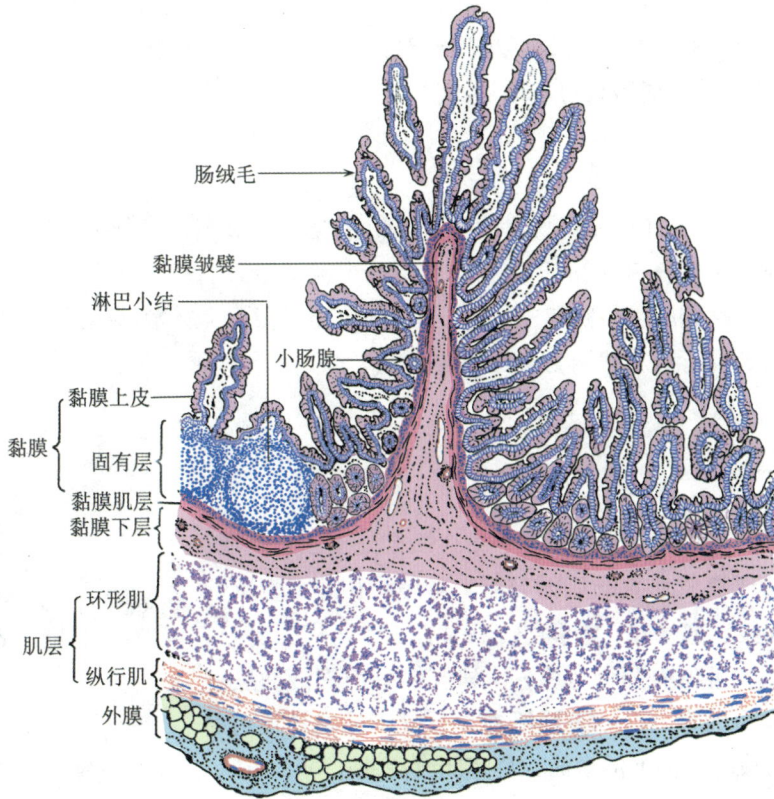

图 3-14　空肠纵切面

六、大肠

大肠（large intestine）在右髂窝内起自回肠末端，终于肛门，全长约 1.5 米，略呈方框形，围绕在空、回肠的周围。根据大肠的位置和特点，可分为盲肠、阑尾、结肠、直肠和肛管（图 3-1）。大肠的主要功能为吸收水分、维生素和无机盐，并将食物残渣形成粪便，排出体外。

（一）盲肠和阑尾

1. 盲肠（cecum）　是大肠的起始部，位于右髂窝内，长为 6～8cm，下端为膨大的盲端，上续升结肠。在其左后上方有回肠末端的开口，此口称为**回盲口**。回盲口处有**回盲瓣**。在回盲口的下方约 2cm 处，有阑尾的开口（图 3-15）。

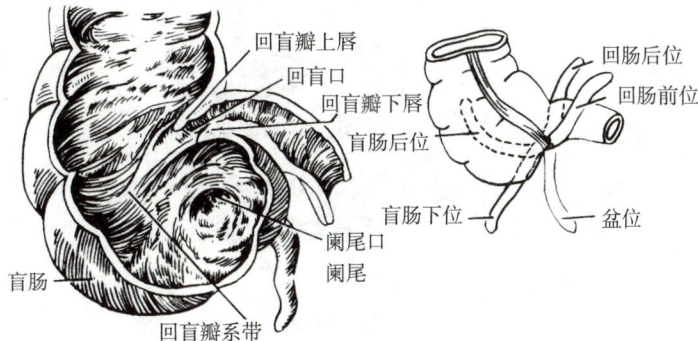

图 3-15　盲肠和阑尾

2. 阑尾（vermiform appendix）　形似蚯蚓，又称蚓突。上端连通盲肠，下端则以盲端游离，长约 7～9cm。阑尾根部的体表投影位置相对比较恒定，通常在脐与右髂前上棘连线的中、外 1/3 交界处，急性阑尾炎时该处可有压痛。

（二）结肠

结肠（colon）介于盲肠和直肠之间，按其所在位置和形态，可分为升结肠、横结肠、降结肠和乙状结肠 4 部分（图 3-1）。**升结肠**起自盲肠上端，沿腹后壁右侧上升，至肝右叶下面转向左移行为横结肠。**横结肠**呈弓状向左行，至脾下端转折向下，移行为降结肠。**降结肠**沿腹后壁左侧下降，至髂嵴处移行为乙状结肠。**乙状结肠**呈"乙"字形弯曲，向下进入盆腔，至第 3 骶椎水平续于直肠。

（三）直肠

直肠（rectum）位于盆腔，上端平第 3 骶椎处接乙状结肠，下端至盆膈处续于肛管。直肠后面与骶骨和尾骨相邻；直肠前面，在男性邻膀胱、前列腺、精囊等，在女性邻子宫和阴道。

直肠侧面观，可见有两个弯曲，上段与骶骨前面的曲度一致，形成一凸向后的弯曲，称**直肠骶曲**；下段绕过尾骨尖前面转向后下方，形成一凸向前的弯曲，称**直肠会阴曲**（图 3-16）。

（四）肛管

肛管（anal canal）为大肠的末段，长为 3～4cm，上端于盆膈处与直肠相连，下端开口于**肛门**。肛管处的环形平滑肌特别增厚，形成**肛门内括约肌**；肛门内括约肌的周围有环形的骨骼肌，称**肛门外括约肌**，可随意括约肛门（图 3-16、图 3-17）。

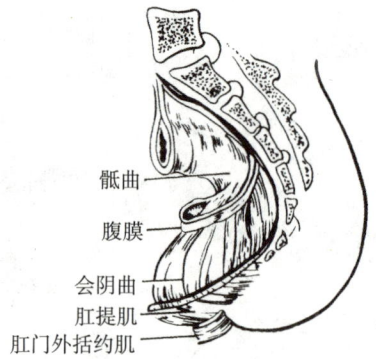

骶曲
腹膜
会阴曲
肛提肌
肛门外括约肌

图 3-16　直肠的位置和弯曲

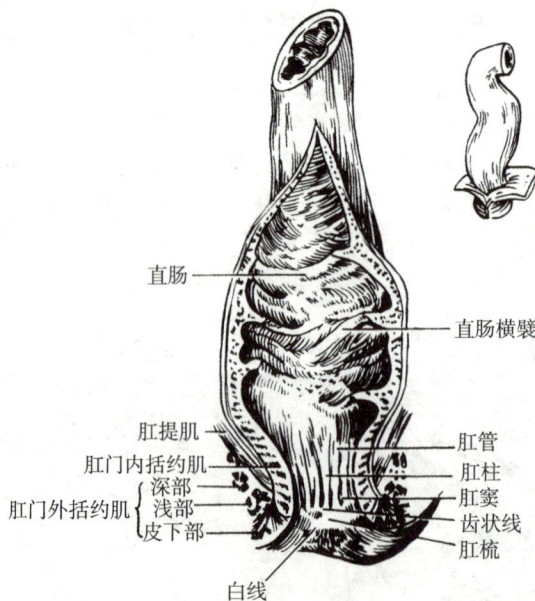

直肠
直肠横襞
肛提肌
肛门内括约肌
肛管
肛柱
肛门外括约肌 { 深部　浅部　皮下部 }
肛窦
齿状线
肛梳
白线

图 3-17　直肠和肛管的构造

第三节　消化腺

一、肝

肝（liver）是人体中最大的腺体，也是最大的消化腺，重约 1350g，相当于体重的 1/50。呈棕红色，质软而脆，受暴力打击易破裂出血。

（一）肝的形态

肝呈楔形，可分为上、下两面，前、后两缘，左、右两叶（图 3-18、图 3-19）。肝的上面隆凸，与膈相贴，肝的下面凹凸不平，与许多内脏相邻。肝的前缘（也称下缘）锐利，后缘钝圆。在肝的上面，以**镰状韧带**为界，将肝分为**肝左叶**和**肝右叶**。肝右叶大而厚，左叶小而薄。肝下面中间部位为**肝门**，有肝门静脉、肝固有动脉、肝左管、肝右管、淋巴管和神经等出入。

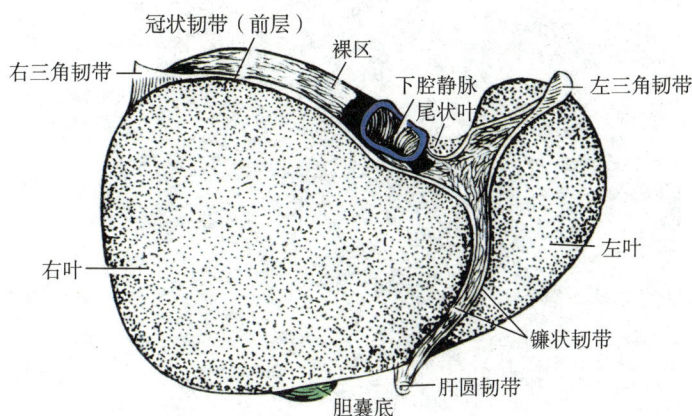

图 3-18　肝的上面

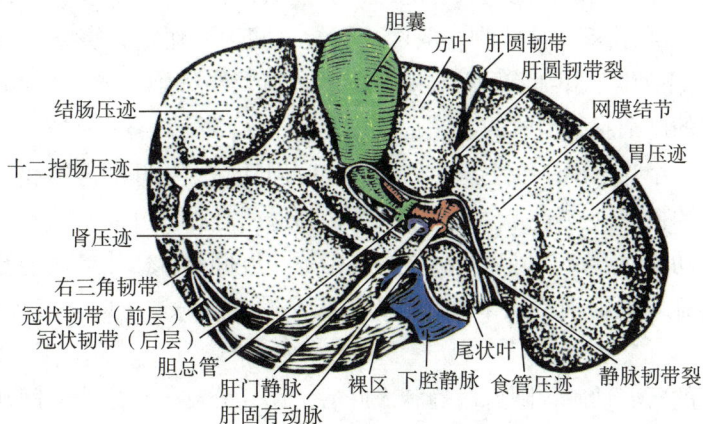

图 3-19　肝的下面

（二）肝的位置

肝的大部分位于右季肋区和腹上区，小部分可达左季肋区。在成年人，右肋弓下缘一般不应触及肝脏，否则认为肝肿大。但在腹上区，剑突下 3 ～ 5cm 范围内，触及肝下缘尚属正常。由于小儿的肝脏体积相对较大，所以肝的下缘可低于右肋弓下 2 ～ 3cm。

（三）肝的组织结构

肝表面大部分覆盖着浆膜。肝门处结缔组织随血管深入肝实质，将肝脏分隔成许多肝小叶（hepatic lobule）。人肝小叶周围的结缔组织少，故肝小叶界限不明显。

1. 肝小叶　是肝的基本结构和功能单位，为多角形棱柱体，横切面成多边形，长约 2mm，宽约 1mm。每个肝小叶都由中央静脉、肝板、肝血窦、窦周隙和胆小管等构成。

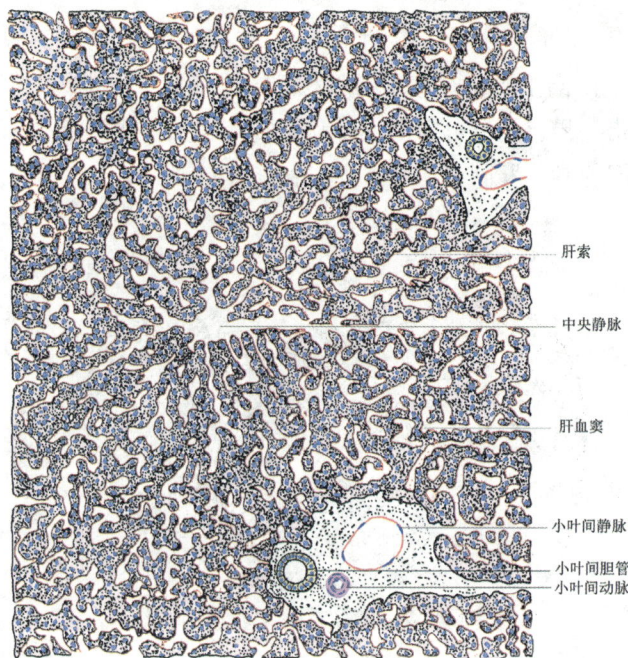

图 3-20　肝切面

肝小叶中央有一条沿长轴走行的中央静脉，其管壁上有肝血窦的开口。肝细胞以中央静脉为中心呈放射状排列，形成肝板，彼此吻合成网。肝板之间为肝血窦，窦壁由内皮细胞构成，外被网状纤维包绕。窦周隙位于肝细胞和肝血窦之间，内有贮脂细胞，能贮存脂肪和维生素 A 等。胆小管是由两个相邻的肝细胞膜围成的微细管道。

2. 门管区　位于肝小叶之间结缔组织内，内有小叶间动脉、小叶间静脉和小叶间胆管。

3. 肝的血管　肝的血液供应丰富，有两个来源，即肝门静脉和肝固有动脉。

肝门静脉是肝的功能血管，入肝后经多次分支形成小叶间静脉。小叶间静脉又不断分支，将血液输入肝血窦。肝血窦的血液流入中央静脉，汇入小叶下静脉。小叶下静脉再汇合成肝静脉，最后注入下腔静脉。

肝固有动脉是肝的营养动脉，随肝门静脉入肝后，反复分支，形成小叶间动脉。小叶间动脉的血液一部分供应小叶间组织的营养，另一部分则与肝门静脉血液共同进入肝血窦，故肝血窦的血液是混合性的。

（四）胆囊和输胆管道

1. 胆囊（gallbladder）　位于肝右叶下面，略呈鸭梨形，可分为**底、体、颈、管** 4 部分（图

3-21）。**胆囊底**为凸向前下方的盲端，其体表投影相当于右侧腹直肌外侧缘与右肋弓相交处深面。当胆囊发炎时，此处可有压痛。胆囊有贮存和浓缩胆汁的功能。

2. 输胆管道 包括肝左管、肝右管、肝总管、胆囊管及胆总管。

肝内小叶间胆管逐渐汇合成**肝左管**和**肝右管**，两管出肝门后汇合成**肝总管**。肝总管末端与位于其右侧的胆囊管汇合，共同形成**胆总管**（图 3-22）。胆总管向下经十二指肠上部的后方，至胰头与十二指肠降部之间，进入十二指肠降部的左后壁，在此与胰管汇合，形成略膨大的**肝胰壶腹**，开口于十二指肠大乳头。在肝胰壶腹的壁内有环形平滑肌，称**肝胰壶腹括约肌**，可控制胆汁排出，防止十二指肠内容物返流入胆总管和胰管。

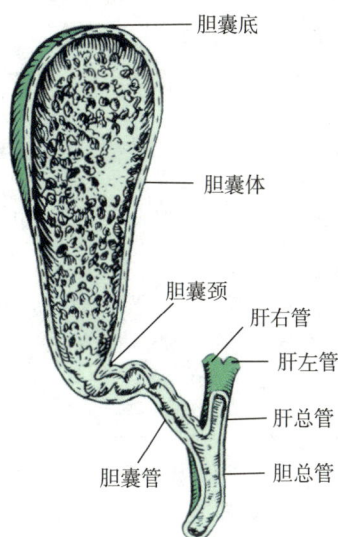

图 3-21 胆囊

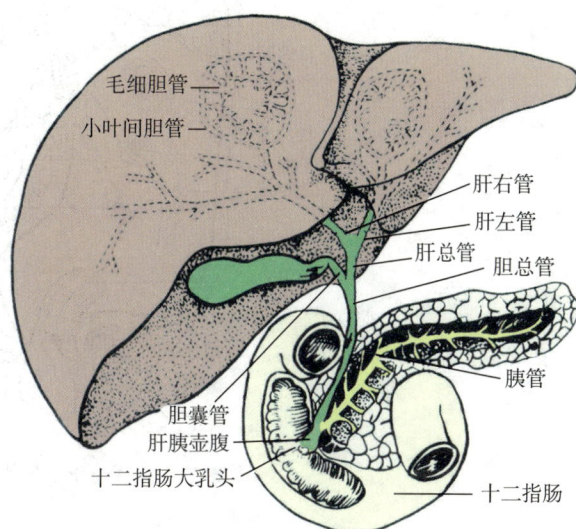

图 3-22 输胆管道模式图

二、胰

（一）胰的形态

胰（pancreas）为长棱柱状，可分为头、体、尾 3 部分（图 3-13）。**胰头**较宽大，被十二指肠所环抱；**胰体**是胰的中间大部分，横跨下腔静脉、腹主动脉、左肾及左肾上腺前面；**胰尾**是左端狭细部，抵达脾门后下方。

在胰的实质内有与长轴平行的**胰管**。胰管起自胰尾部，沿途汇集各小叶导管，最后与胆总管合并，共同开口于十二指肠大乳头。

（二）胰的位置

胰位于胃的后方，在第 1、2 腰椎水平横贴于腹后壁，前面有腹膜覆盖。

第四节 腹 膜

腹膜（peritoneum）是一层浆膜，由间皮和结缔组织构成。薄而光滑，呈半透明状。衬于腹、盆壁的内面和腹、盆腔脏器的表面。衬于腹、盆壁内面的部分，称**壁腹膜**；贴覆于脏器表面的部分，称**脏腹膜**。脏、壁腹膜两层互相移行，共同围成一个潜在性腔隙，称**腹膜腔**（图 3-23）。男性腹膜腔是一个完全封闭的囊，与外界不通。而女性腹膜腔则借输卵管、子宫和阴道与外界相通。

腹膜可分泌少量浆液，润滑脏器表面，减少脏器间的摩擦。另外，腹膜还具有吸收、支持、保护、修复及防御等功能。

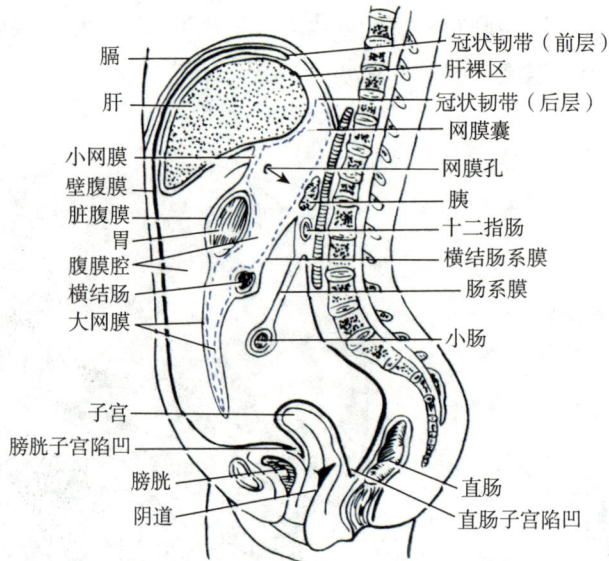

膈
肝
小网膜
壁腹膜
脏腹膜
胃
腹膜腔
横结肠
大网膜
子宫
膀胱子宫陷凹
膀胱
阴道

冠状韧带（前层）
肝裸区
冠状韧带（后层）
网膜囊
网膜孔
胰
十二指肠
横结肠系膜
肠系膜
小肠
直肠
直肠子宫陷凹

图 3-23   腹膜（正中矢状切面，女）

思考题

1. 简述大唾液腺的名称及腺管的开口部位。
2. 简述咽的位置、分部及交通。
3. 简述食管生理性狭窄的位置、距中切牙的距离及临床意义。
4. 简述胆汁的产生及排出途径。

扫一扫，查阅本章数字资源，含PPT、音视频、图片等

　　呼吸系统（respiratory system）由肺外呼吸道和肺组成。肺外呼吸道包括鼻、咽、喉、气管和主支气管，临床上通常把鼻、咽、喉称为**上呼吸道**，气管和各级支气管为**下呼吸道**。肺主要由主支气管在肺内的各级分支和肺泡构成。肺泡是气体交换的场所（图4-1）。

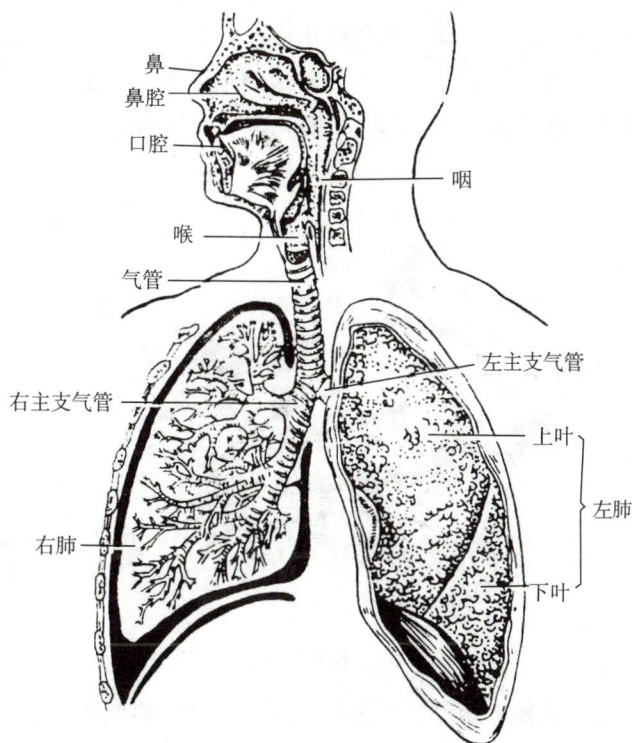

图4-1　呼吸系统模式图

　　呼吸系统的主要功能是进行气体交换，即从体外吸入氧气，同时将体内的二氧化碳排出体外。

第一节　肺外呼吸道

一、鼻

　　鼻（nose）是呼吸道的起始部，也是嗅觉器官，由外鼻、鼻腔和鼻旁窦3部分组成。

（一）外鼻

外鼻（external nose）以骨和软骨为支架，表面被覆皮肤。软骨部表面的皮肤较厚，富含皮脂腺和汗腺，痤疮和"酒糟鼻"可发生于此。

外鼻的上端为**鼻根**，下延为**鼻背**，末端隆起为**鼻尖**。鼻尖两侧扩大为**鼻翼**。在呼吸困难时可出现鼻翼扇动。

（二）鼻腔

鼻腔（nasal cavity）以骨和软骨为基础，内衬黏膜和皮肤。鼻中隔将鼻腔分为左、右两腔，向前经鼻孔通外界，向后经鼻后孔通鼻咽部。鼻腔分为鼻前庭和固有鼻腔两部分。

1. 鼻前庭 为鼻腔的前下部，由鼻翼和鼻中隔的前下部围成，内衬皮肤，生有鼻毛，借以过滤、净化空气。由于该处缺少皮下组织，皮肤直接与软骨膜紧密相连，故发生疖肿时疼痛明显。

2. 固有鼻腔 为鼻腔的后上部，由上、下、内侧和外侧壁围成。上壁为筛板，邻颅前窝。下壁为腭，即口腔的顶。内侧壁为鼻中隔，主要由筛骨垂直板、犁骨和鼻中隔软骨覆以黏膜构成。鼻中隔居中者少见，多偏向一侧，其前下部是鼻出血的好发部位，称**易出血区**，此区黏膜下毛细血管丰富，易破裂出血。外侧壁自上而下有突向腔内的**上鼻甲、中鼻甲**和**下鼻甲**。各鼻甲下方相应的裂隙，分别称**上鼻道、中鼻道**和**下鼻道**。上鼻道和中鼻道有鼻旁窦的开口，下鼻道的前部有鼻泪管的开口（图 4-2）。

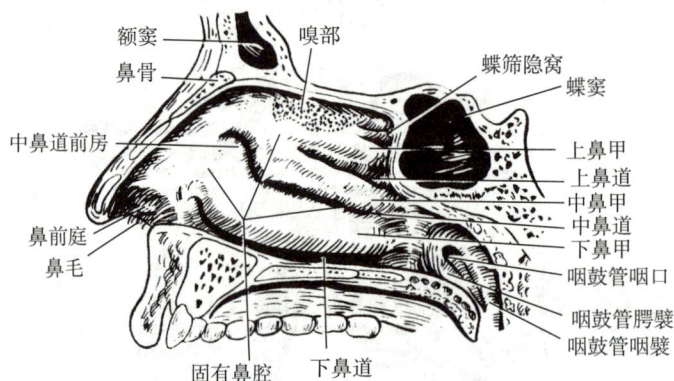

图 4-2 （右侧）鼻腔外侧壁

固有鼻腔的黏膜根据其结构和功能，分为嗅部和呼吸部。嗅部位于上鼻甲的表面及与其相对应的鼻中隔部分，此部黏膜内含有感受嗅觉刺激的嗅细胞；呼吸部占鼻黏膜的大部分，为嗅部以外的部分，黏膜内有丰富的血管和黏液腺，黏膜上皮有纤毛，对吸入的空气起加温、湿润及净化作用。

（三）鼻旁窦

鼻旁窦是鼻腔周围颅骨内的一些与鼻腔相通的含气空腔，包括上颌窦、额窦、筛窦和蝶窦 4 对（图 4-3），其内衬黏膜，与鼻黏膜相续，故鼻腔的炎症，可蔓延至鼻旁窦而引起鼻窦炎。

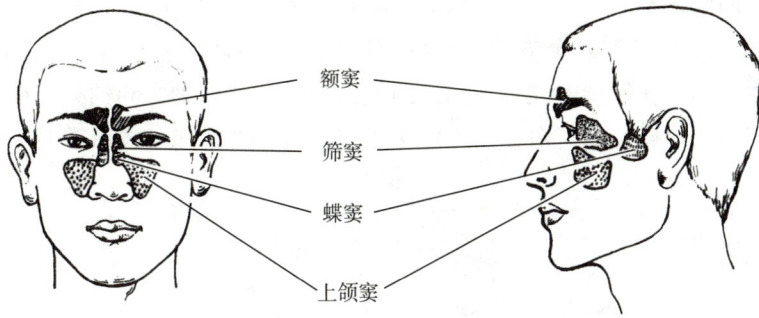

图 4-3 鼻旁窦的投影

二、咽

（见消化系统）。

三、喉

喉（larynx）既是呼吸道，又是发音器官。

（一）喉的位置

喉位于颈前部正中，舌骨的下方，平对第 4 ～ 6 颈椎体，女性和小儿略高。喉前方被皮肤、浅筋膜、深筋膜和舌骨下肌群覆盖，后方与喉咽相邻，两侧为颈部大血管、神经和甲状腺侧叶。喉可随吞咽或发音而上下移动。

（二）喉的构造

喉由喉软骨、软骨的连结、喉肌和黏膜构成。

1. 喉软骨 喉软骨是喉的支架，主要有不成对的**甲状软骨、会厌软骨、环状软骨**和成对的**杓状软骨**（图 4-4）。

2. 喉肌 属骨骼肌，其作用是通过运动喉软骨和关节，紧张或松弛声带，使声门裂开大或缩小，以调节音调的高低和声音的强弱（图 4-4）。

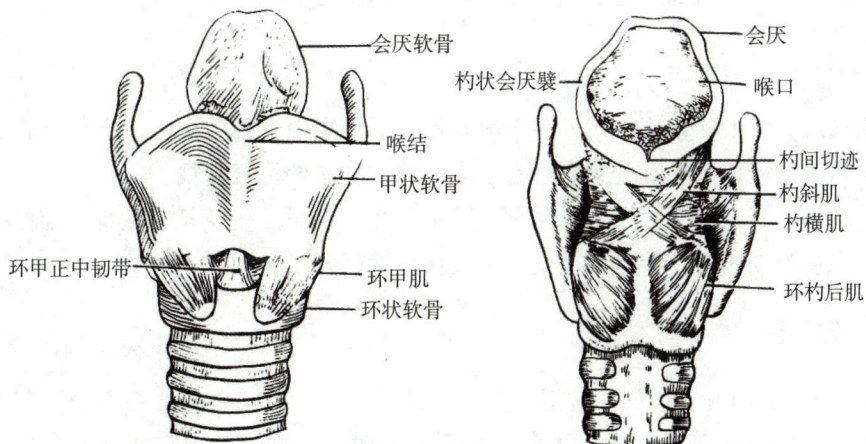

图 4-4 喉软骨和喉肌

3.喉腔　喉的内腔称**喉腔**，向上经喉口通喉咽，向下通气管。喉腔内衬黏膜，其两侧壁的中部有两对呈矢状位的黏膜皱襞：上方的一对称**前庭襞**，在活体时呈粉红色，其间的裂隙称**前庭裂**；下方的一对称**声襞**，在活体时颜色较白，两侧声襞及杓状软骨之间的裂隙称**声门裂**。声门裂是喉腔最狭窄的部位。声襞及其所覆盖的声韧带和声带肌三者共同组成**声带**（图4-5）。

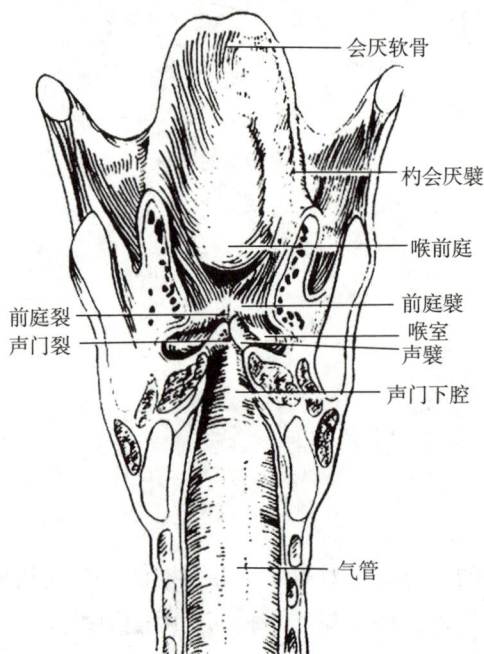

会厌软骨
杓会厌襞
喉前庭
前庭襞
喉室
声襞
声门下腔
气管

前庭裂
声门裂

图4-5　喉的冠状切面

喉腔借前庭襞和声襞分为3部分。前庭襞以上的部分称**喉前庭**；前庭襞和声襞之间的部分称**喉中间腔**，其向两侧突出的隐窝称**喉室**；声襞以下的部分称**声门下腔**，其黏膜下组织较疏松，炎症时易水肿。婴儿的喉腔狭小，喉水肿容易引起喉阻塞，造成呼吸困难。

四、气管和主支气管

气管和主支气管是连于喉和肺之间的管道，由"C"形的气管软骨为支架以保持其开张状态，其缺口向后，由平滑肌和结缔组织构成的膜壁封闭。

（一）气管

气管（trachea）位于食管前方，上端于第6颈椎下缘平面接环状软骨，下行入胸腔，至胸骨角平面（平对第4胸椎体下缘）分为左、右主支气管，分叉处称**气管杈**。

气管据行程和位置，可分为颈、胸两部。颈部较短，在第2～4气管软骨环前面有甲状腺峡部，故临床上常在第3～5气管软骨环处沿中线行气管切开术。

（二）主支气管

主支气管（principal bronchus）是指气管杈至肺门之间的管道，左、右各一。左主支气管细长，走向较水平。右主支气管粗短，走向较垂直，故误吸入气管的异物多坠入右主支气管（图4-6）。

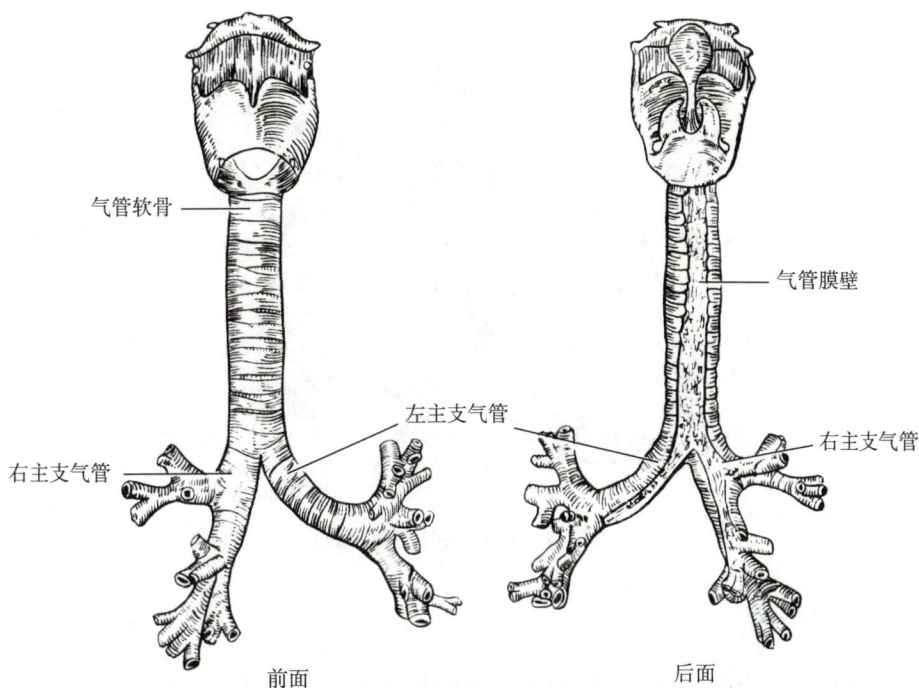

气管软骨

气管膜壁

左主支气管

右主支气管

右主支气管

前面　　　　　　　　　　　后面

图 4-6　气管和主支气管

第二节　肺

　　肺（lung）为气体交换的场所，表面有脏胸膜被覆，光滑而润泽，质软呈海绵状，富有弹性。幼儿的肺呈淡红色，成人的肺因吸入的尘埃沉积而呈暗红色或深灰色，老年人的肺可变为蓝黑色。吸入空气的肺，能浮于水面，而未吸入空气的肺，入水则下沉。法医可借此鉴别新生儿的死亡时间。

一、肺的位置

　　肺位于胸腔内，纵隔的两侧，膈的上方，左、右各一。

二、肺的形态

　　肺近似半圆锥形，有一尖、一底、两面和三缘。**肺尖**圆钝，经胸廓上口突入颈根部。**肺底**邻膈，向上凹。**肋面**邻肋和肋间肌；内侧面朝向纵隔，亦称**纵隔面**，其中部有一凹陷，称肺门，为主支气管、肺动脉、肺静脉、淋巴管和神经等出入的部位。出入肺门的诸结构被结缔组织和胸膜包绕成束，称为**肺根**。肺的前缘和下缘锐薄，后缘钝圆。左肺前缘下部有**心切迹**，其下方的突起称**左肺小舌**。

　　右肺因肝的影响，位置相对较高，故较宽短；左肺因心偏左，故较狭长（图 4-7）。

　　左肺由**斜裂**分为上、下两叶；右肺除有斜裂外，尚有一**水平裂**，因此分为上、中、下 3 叶。

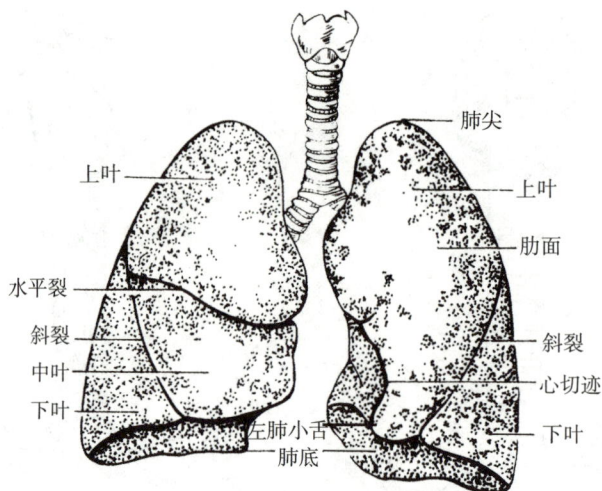

图 4-7　气管、主支气管和肺

三、肺的组织结构

肺组织分为实质和间质两部分。实质即肺内的各级支气管和肺泡，间质为肺内的结缔组织、血管、淋巴管和神经等。主支气管从肺门入肺内，依次分支为叶支气管、段支气管、小支气管、细支气管、终末细支气管、呼吸性细支气管、肺泡管、肺泡囊和肺泡。主支气管入肺后反复分支呈树枝状，称为**支气管树**。从叶支气管到终末细支气管为肺的**导气部**，呼吸性细支气管及以下的分支为肺的**呼吸部**。每一个细支气管连同其分支和肺泡组成一个**肺小叶**，为肺的结构和功能单位。肺小叶呈锥形，尖朝向肺门，底朝向肺表面（图 4-8）。

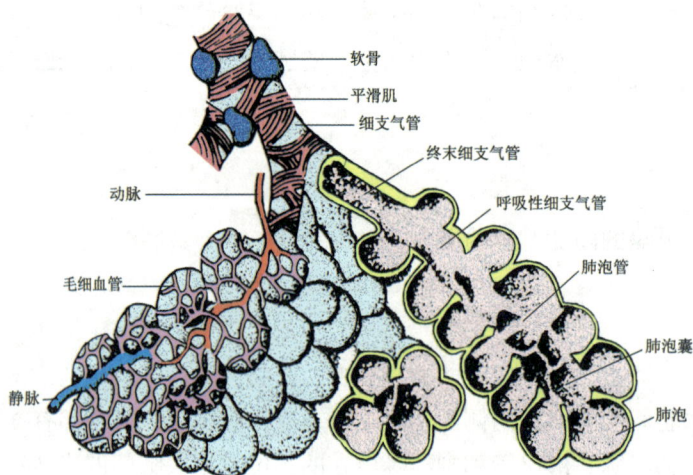

图 4-8　肺小叶模式图

（一）肺的导气部

肺的导气部随着管道的不断分支，管径渐细，管壁渐薄，结构渐趋简单，管壁结构的变化规律：上皮由假复层纤毛柱状逐渐变为单层柱状；杯状细胞、腺体和软骨逐渐减少至完全消失；平滑肌逐渐增多至完整的环形肌束。

细支气管和终末细支气管的环形平滑肌在内脏神经支配下收缩或舒张，调节进出肺泡的气流量（图 4-8）。

（二）肺的呼吸部

肺的呼吸部的共同特点是管壁有肺泡开口，因此肺的呼吸部是肺组织执行气体交换功能的结构基础（图 4-8）。

1. 呼吸性细支气管 管壁上有少量肺泡开口。

2. 肺泡管 每个呼吸性细支气管分支成 2～3 个肺泡管，它是由许多肺泡围成的管道，且相邻肺泡间有结节状膨大。

3. 肺泡囊 与肺泡管相连续，为若干肺泡的共同开口。

4. 肺泡 肺泡是气体交换的场所。成人每个肺有 3 亿～4 亿个肺泡。肺泡壁很薄，由单层肺泡上皮和基膜组成。相邻肺泡之间的结构称肺泡隔（图 4-9）。

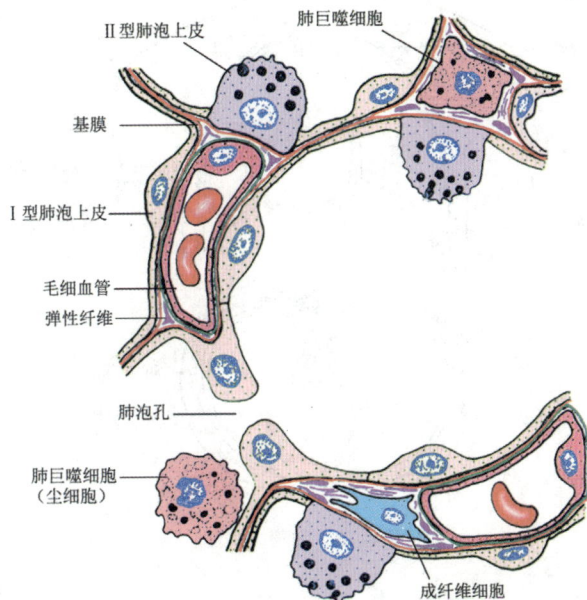

图 4-9 肺泡与肺泡隔结构模式图

（1）肺泡上皮 由 I 型和 II 型肺泡上皮细胞组成。

I 型肺泡上皮细胞：细胞除含核部分略厚外，其余部分薄而扁平，覆盖肺泡内表面大部分，是进行气体交换的部位。

II 型肺泡上皮细胞：细胞呈立方体或圆形，镶嵌于 I 型肺泡上皮之间。II 型肺泡上皮细胞实际上是一种分泌细胞，其分泌物为**表面活性物质**，在肺泡上皮的表面铺展成一层薄膜，有降低肺泡的表面张力及稳定肺泡形态的作用。

（2）肺泡隔 相邻肺泡间的薄层结缔组织构成肺泡隔。其内丰富的毛细血管有利于气体交换，而较多的弹性纤维起回缩肺泡的作用。

（3）肺泡孔 是相邻肺泡间气体流通的小孔，可均衡肺泡间的气体量。当某个终末细支气管或呼吸性细支气管阻塞时，可通过肺泡孔建立侧支通气。

（4）气-血屏障 是肺泡与血液间气体交换所通过的结构，主要由下列结构组成：①肺泡表面的液体层。②I 型肺泡上皮及其基膜。③薄层结缔组织。④毛细血管基膜与内皮。气-血屏障相当薄，总厚度为 0.2～0.5μm，有利于气体交换；间质性肺炎时，肺泡隔变厚，导致气体交换障碍。

第三节 胸膜和纵隔

一、胸膜

胸膜（pleura）为被覆于胸廓内面及肺表面的浆膜，分为脏、壁两层。**脏胸膜**被覆于肺的表面，与肺实质紧密结合，并伸入到肺裂中；**壁胸膜**覆于胸廓内面，可分为**胸膜顶、肋胸膜、膈胸膜、纵隔胸膜** 4 部。胸膜的脏、壁两层在肺根处相互移行，在左、右肺周围各形成一个完全封闭的**胸膜腔**（图 4-10）。腔内为负压，并有少量浆液，可减少呼吸时胸膜间的摩擦。

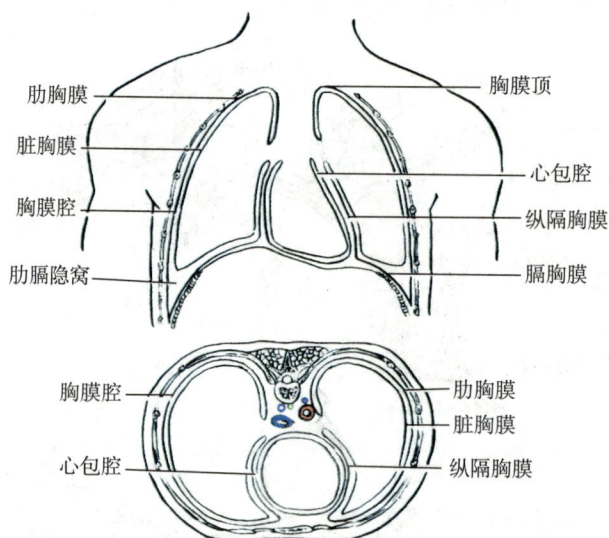

图 4-10 胸膜模式图

二、纵隔

纵隔（mediastinum）是左、右纵隔胸膜之间所有器官和组织结构的总称。纵隔呈矢状位，上窄下宽。其前界为胸骨，后界为脊柱胸段，两侧界为纵隔胸膜，上界至胸廓上口，下界为膈。通过胸骨角平面将纵隔分为**上纵隔**和**下纵隔**。下纵隔又以心包为界，分为**前纵隔、中纵隔**和**后纵隔**（图 4-11）。

上纵隔内主要有胸腺、出入心的大血管、迷走神经、膈神经、气管、食管及胸导管等；前纵隔位于胸骨与心包之间，内有疏松结缔组织、淋巴结等；中纵隔位于前后纵隔之间，被心、心包、连心的大血管及主支气管的起始部所占据；后纵隔位于心包的后方，内有食管、胸主动脉、奇静脉、迷走神经、交感干、胸导管及淋巴结等。

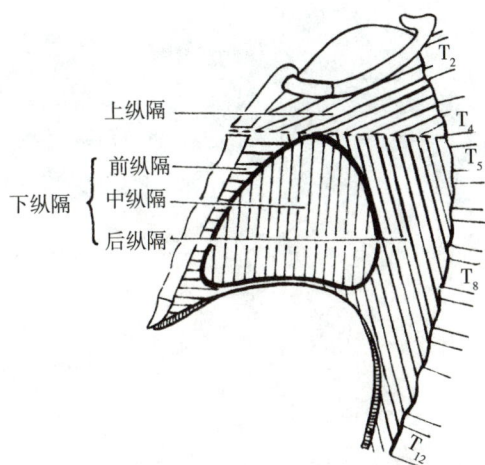

图 4-11　纵隔分部示意图

思考题

1. 用鼻腔内窥镜可观察到哪些结构?
2. 试述肺泡内的二氧化碳排出体外的途径。
3. 简述肺的形态。

第五章
泌尿系统

扫一扫，查阅本章数字资源，含PPT、音视频、图片等

泌尿系统（urinary system）由肾、输尿管、膀胱和尿道4部分组成（图5-1），主要功能是排出机体内溶于水的代谢产物。机体在代谢过程中产生的废物及多余的无机盐、水分等，经循环系统运送到肾，在肾内形成尿液，经输尿管道排出体外。肾的调节使尿的质和量随机体内环境的改变而发生一定的变化，这对保持内环境的相对稳定和电解质的平衡起着重要作用，如肾功能发生障碍，代谢产物蓄积于体内，改变了内环境的稳定状态，则产生相应的病变，严重时可出现尿毒症，甚至危及生命。

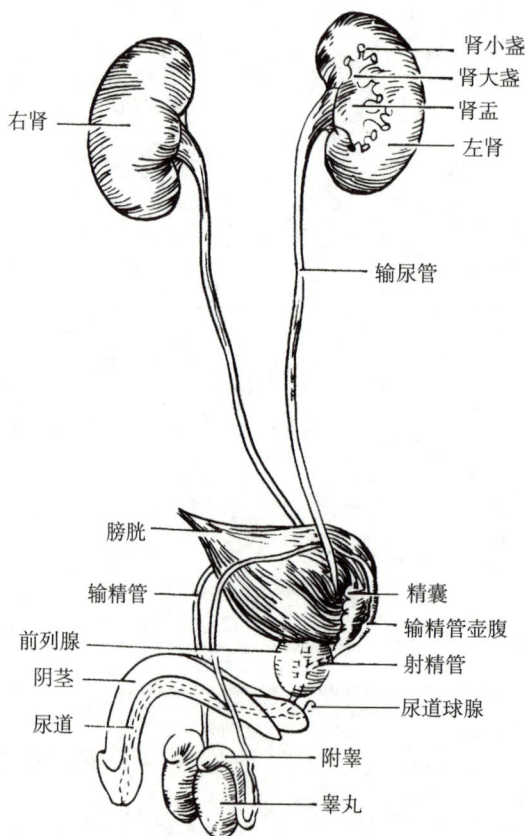

图 5-1　男性泌尿生殖器模式图

第一节 肾

一、肾的形态

肾（kidney）为实质性器官，左、右各一，形似蚕豆，前后略扁。新鲜肾呈红褐色。肾分为上、下两端，前、后两面，内侧、外侧两缘。上端宽而薄，下端窄而厚。前面较凸，后面较平。外侧缘隆凸；内侧缘中部凹陷处为**肾门**，是肾的血管、淋巴管、神经和肾盂等出入肾的部位。进出肾门的结构被结缔组织包裹后称**肾蒂**。肾门向肾内续于**肾窦**，肾窦是肾实质围成的腔隙，内有肾血管、肾小盏、肾大盏、肾盂和脂肪组织等。

二、肾的大体结构

肾实质分为肾皮质和肾髓质。在肾的切面上，可见**肾皮质**（renal cortex）位于浅部，新鲜标本上为红褐色，主要由肾小体和肾小管构成。部分肾皮质还伸入深部**肾髓质**的肾锥体之间，称为**肾柱**。肾髓质（renal medulla）位于深部，约占实质的2/3，血管较少，色淡。肾髓质被肾柱分隔成15～20个**肾锥体**，肾锥体的基底朝向肾皮质，尖端称为**肾乳头**，朝向肾窦。每个肾乳头顶端有许多小孔称为**乳头孔**。肾乳头被漏斗形的膜性管即**肾小盏**包绕。2～3个肾小盏汇合形成一个较大的**肾大盏**。2～3个肾大盏再汇合成一个**肾盂**。肾盂扁平漏斗状，出肾门后，在下行过程中，逐渐变细移行为输尿管（图5-2）。

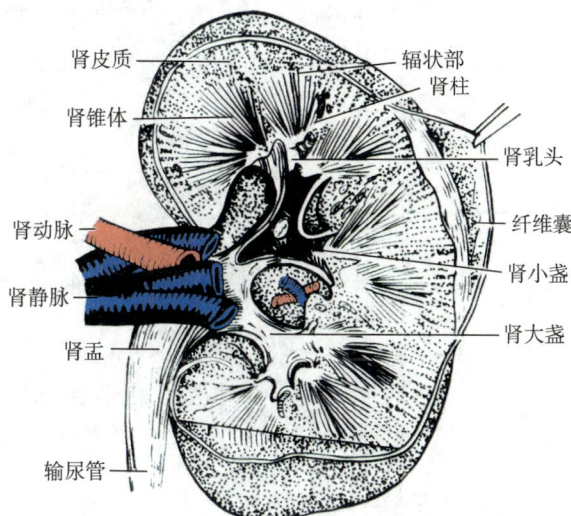

图5-2 肾的冠状切面

三、肾的组织结构

肾实质由大量肾单位和集合小管组成，其间有少量结缔组织、血管和神经等构成肾间质。

（一）肾单位

肾单位（nephron）由肾小体和肾小管构成，是肾的结构和功能的基本单位，每个肾有100

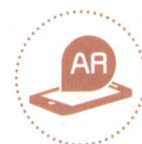

万～200万个肾单位。根据肾小体在皮质中的深浅不同，分为浅表肾单位和髓旁肾单位两种。前者位于皮质浅部，约占总数的85%；后者位于皮质的深部，靠近髓质，约占15%（图5-3）。

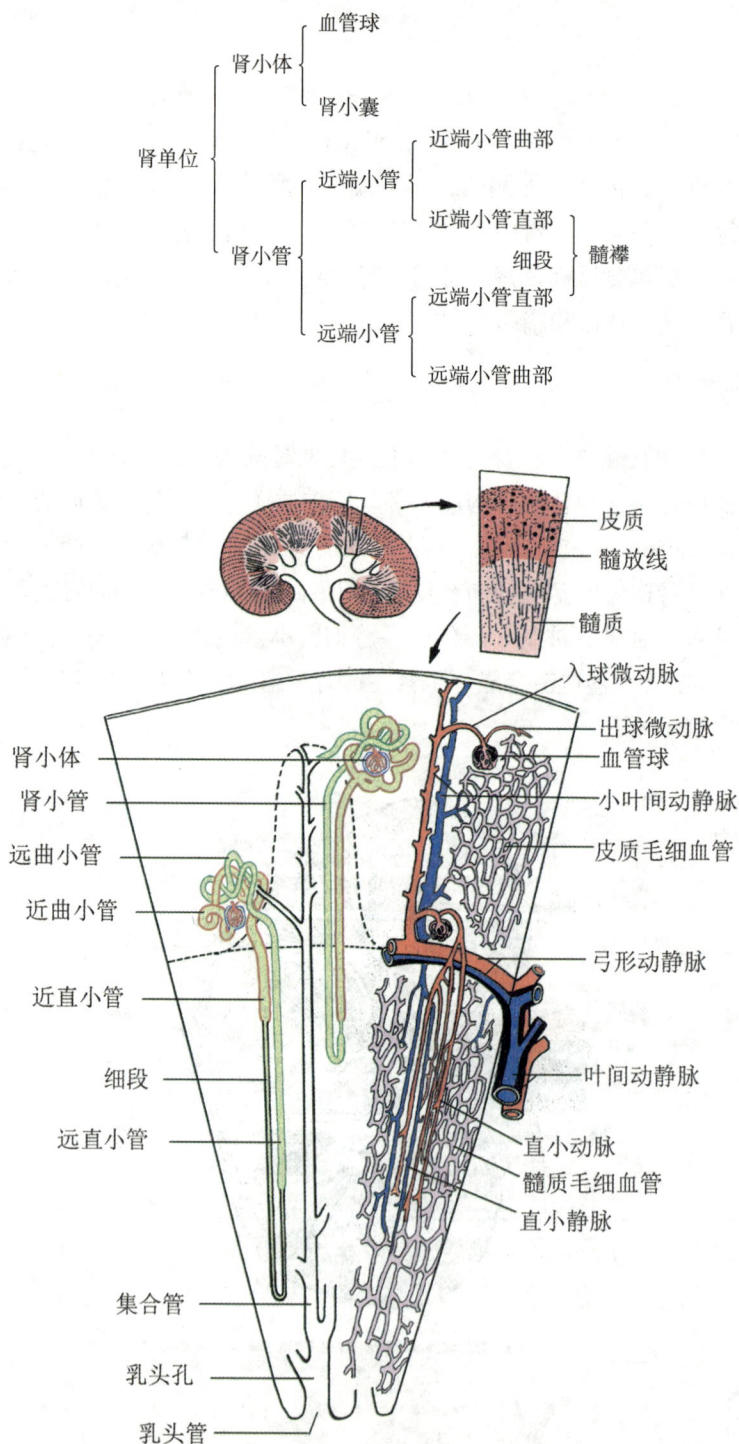

图 5-3　肾单位和集合小管模式图

1. 肾小体（renal corpuscle）　由血管球和肾小囊构成，又称肾小球（图5-4、图5-5），可分为血管极（有入球、出球微动脉出入）和尿极（与肾近端小管曲部相连）。

（1）**血管球**（glomerulus）　是一团盘曲的有孔毛细血管组成的血管球，包裹在肾小囊内，毛细血管内皮基底面有基膜。血管球位于入球微动脉和出球微动脉之间，入球微动脉的管径比出球微动脉粗，使毛细血管球内的血压较高，有利于物质滤过。

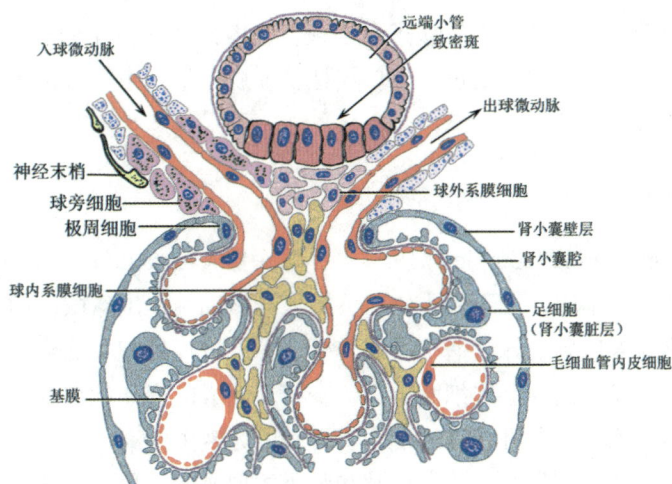

图5-4 肾小体和球旁复合体模式图

（2）肾小囊（renal capsule） 是肾小管起始部膨大凹陷而成的双层盲囊，呈杯状，内装血管球。肾小囊壁分脏、壁两层。脏层（内层）由足细胞构成，壁层（外层）为单层扁平上皮，脏、壁两层间的腔隙称肾小囊腔，与近曲小管管腔相通。

当血液流经血管球时，血浆内物质经过有孔内皮、毛细血管基膜、足细胞裂孔膜滤出，进入肾小囊腔内，这三层结构称为**滤过膜**或**滤过屏障**（filtration barrier）。血液经滤过膜滤入肾小囊腔内的滤液称**原尿**。原尿经肾小管、集合小管的重吸收和分泌等，最终经肾锥体的乳头孔排出肾小盏时称**终尿**，正常成人一天尿量为 1000 ～ 2000mL。

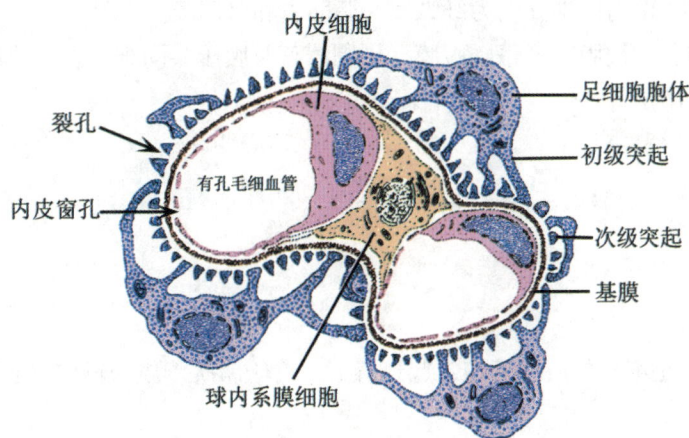

图5-5 足细胞与滤过屏障

2. 肾小管（renal tubule） 管壁由单层上皮细胞组成，分为近端小管、细段和远端小管 3 部分。肾小管具有重吸收、分泌和排泄等功能。与肾小囊相连并盘曲在肾小体周围的为**近端小管曲部**（近曲小管），沿髓放线由皮质走向髓质的部分称**近端小管直部**（近直小管）。近端小管直部管径突然变细移行为**细段**。细段从髓质又折返回皮质，管径又重新变粗称**远端小管直部**（远直小管），盘曲在肾小体周围，其末端汇入集合小管的部分称**远端小管曲部**（远曲小管）。近端小管直部、细段和远端小管直部形成一个"U"形袢称髓袢。

（二）集合小管

集合小管（collecting duct）可分为弓形集合小管、直集合小管和乳头管 3 段。乳头管开口于乳头孔。集合小管管壁由单层立方上皮过渡到单层柱状上皮。集合小管有重吸收水、Na^+ 与排 K^+ 的功能，使原尿进一步浓缩。

（三）球旁复合体

球旁复合体（juxtaglomerular complex）又称肾小球旁器（juxtaglomelular apparatus），包括球旁细胞、致密斑和球外系膜细胞，位于肾小体血管极入球微动脉、出球微动脉和肾远端小管围成的三角区内。球旁细胞为入球微动脉管壁平滑肌转变成的上皮样细胞，能合成和分泌肾素。致密斑是远端小管在靠近血管球一侧的上皮细胞增高、变窄，变成的高柱状细胞，排列成椭圆形盘状斑块；致密斑是一种离子感受器，可感受远端小管管腔内尿液中钠离子浓度的变化来调节肾素的分泌。球外系膜细胞为入球微动脉、出球微动脉和肾小体形成的三角区内的形态不规则有突起的细胞，可能起着信息传递的作用。

四、肾的位置和被膜

正常成年人的肾位于脊柱两侧，腹后壁上部，腹膜后方。两肾上端距离较近，下端稍远，呈"八"字形排列。左肾上端平第 11 胸椎下缘，下端平第 2 腰椎下缘。右肾的位置约低于左肾半个椎体。

左侧第 12 肋斜越左肾后面的中部，右侧第 12 肋斜越右肾后面的上部。肾门约平第 1 腰椎平面。在竖脊肌的外侧缘与第 12 肋之间的部位称为肾区（脊肋角）。肾患某些疾病时，叩击或触压此区可引起疼痛。

肾共有 3 层被膜，由内向外分别为纤维囊、脂肪囊和肾筋膜。

肾的正常位置靠肾的被膜、肾蒂、腹膜、周围器官及腹压共同维持。当肾的固定装置不健全时，可形成肾下垂或游走肾。

第二节　输尿管、膀胱和尿道

一、输尿管

输尿管（ureter）是细长的肌性管道，起自肾盂，终于膀胱。成人输尿管长为 25 ～ 30cm（图 5-1）。

输尿管位于腹膜的后方，沿腹后壁向内下方斜行，越过小骨盆上缘。在此处，右侧输尿管跨过右髂外动脉起始部的前方；左侧输尿管跨过左髂总动脉末端的前方。两者向下进入骨盆腔，再向前内侧，斜穿膀胱壁，开口于膀胱。

输尿管有 3 个生理性狭窄部位：第一个狭窄位于输尿管起始处，第二个狭窄为越过髂血管处，第三个狭窄为斜穿膀胱壁处。尿路结石常被阻塞于这些狭窄部位，引起梗阻，诱发绞痛、恶心、呕吐等症状。

二、膀胱

膀胱（urinary bladder）位于骨盆腔内（图 5-1、图 5-6），是储尿的囊状器官，成人的膀胱容量为 300 ～ 500mL。空虚的膀胱近似锥体形，顶端尖细，朝向前上方，底部呈三角形，朝向后下方。膀胱底部内面有左、右输尿管口和尿道内口，此 3 个结构所连成的三角形区域在临床上称为**膀胱三角**，无论膀胱空虚还是充盈，此处黏膜均保持平滑状态，是膀胱肿瘤、结核等的好发部位。

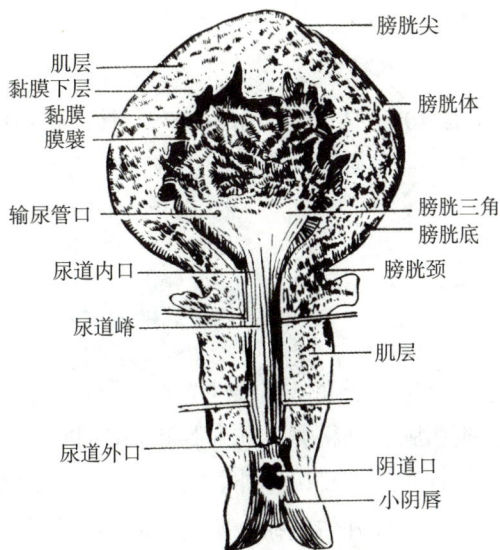

图 5-6 女性膀胱及尿道冠状切面（前面观）

三、尿道

男、女尿道（urethra）的构造和功能不完全相同。男尿道除有排尿功能外，还兼有排精功能，故在生殖系统叙述。女尿道（图 5-6）长为 3 ～ 5cm，直径约 0.8cm。上端起自膀胱的尿道内口，沿阴道的前方向下行，尿道中段和阴道周围有尿道阴道括约肌环绕。该肌为骨骼肌，受意识支配。下端开口于阴道前庭的尿道外口。由于女尿道宽短而直，故女性泌尿系统逆行性感染较为常见。

思考题

1. 简述肾的位置和形态。
2. 试述尿液产生、排出的途径。
3. 输尿管结石常嵌顿在哪些部位？
4. 肾患某些疾病时，叩击或触压何部位会感知疼痛？此部位具体位置在何处？
5. 女性尿道有何特点？在日常生活中需注意什么？

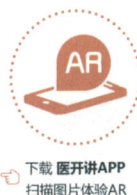

第六章

生殖系统

扫一扫，查阅本章数字资源，含PPT、音视频、图片等

生殖系统（reproductive system）包括男性生殖系统和女性生殖系统，它们都可分为内、外生殖器两部分。内生殖器由生殖腺、生殖管道和附属腺组成。生殖系统的功能是繁衍后代、形成并维持第二性征。

第一节　男性生殖系统

男性的生殖腺是睾丸，它是产生精子和分泌雄性激素的器官；生殖管道（输精管道）包括附睾、输精管、射精管和尿道；附属腺包括精囊、前列腺和尿道球腺。睾丸产生的精子先贮存于附睾内，当射精时经输精管、射精管和尿道排出体外。附属腺的分泌液与精子共同组成精液，并供给精子营养和有利于精子的活动。男性外生殖器为阴囊和阴茎，前者容纳睾丸和附睾，后者是男性交接的器官（图 6-1）。

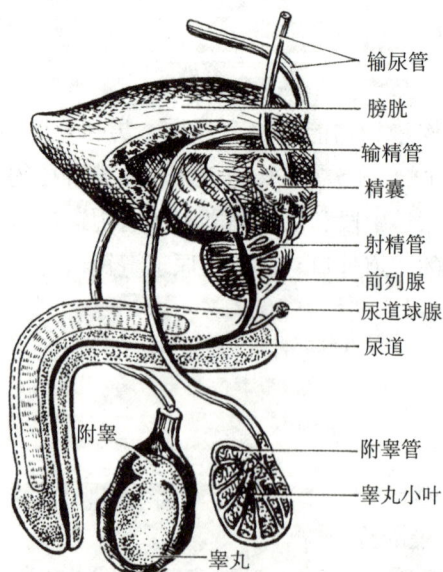

图 6-1　男性生殖器

一、内生殖器

（一）睾丸

1. 睾丸的位置和形态 睾丸（testis）位于阴囊内，左、右各一，是产生精子和分泌雄性激素的器官。外形呈微扁的椭圆形，表面光滑，分内侧、外侧两面，前、后两缘和上、下两端。睾丸在性成熟期以前生长较慢，随着性成熟而迅速生长，至老年期萎缩变小（图6-1、图6-2）。

2. 睾丸的结构 睾丸表面有一层由致密结缔组织构成的**白膜**。白膜在睾丸后缘增厚并进入睾丸，形成**睾丸纵隔**。从纵隔发出许多**睾丸小隔**，呈扇形伸入睾丸实质内并与白膜相连，将睾丸分隔为100～200个**睾丸小叶**。每个小叶内含有2～4条盘曲的**精曲小管**，也称**生精小管**。精曲小管在近睾丸纵隔处变成短而直的**精直小管**，精直小管进入睾丸纵隔互相交织成**睾丸网**。从睾丸网发出15～20条**睾丸输出小管**，穿出睾丸后缘的上部，进入附睾头部（图6-3）。

精曲小管上皮是产生精子的部位，小管之间富含血管、淋巴管及疏松结缔组织，称睾丸间质。睾丸间质中有单个或成群分布的间质细胞，能分泌雄性激素，以启动、维持精子发生和男性生殖器官发育，以及维持第二性征和性功能。

（二）附睾

附睾（epididymis）呈新月形，紧贴睾丸的上端和后缘。附睾主要由**附睾管**构成，由上至下可分为头、体和尾3部分。附睾尾弯向后上移行为输精管（图6-2、图6-3）。附睾有暂时贮存精子的作用，并分泌附睾液供给精子营养，促进精子进一步成熟。

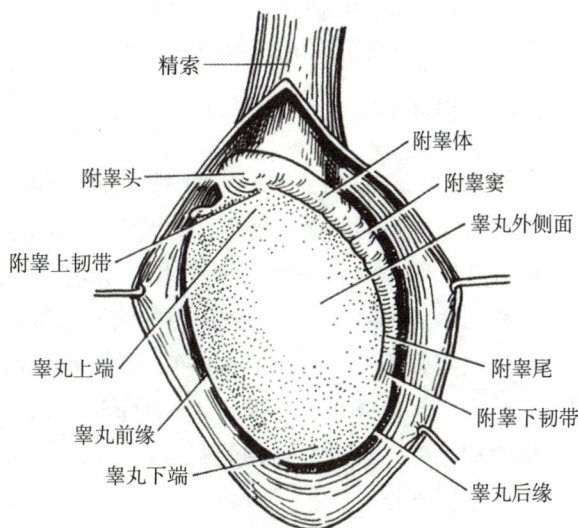

图6-2 左侧睾丸与附睾

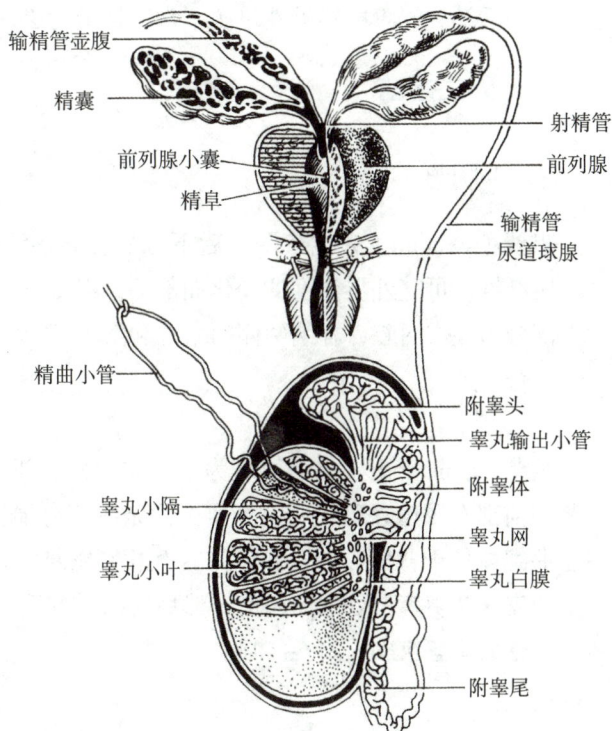

图6-3 睾丸、附睾的结构及排精途径模式图

（三）输精管和射精管

1. 输精管（ductus deferens）　是附睾管的直接延续，管壁较厚，肌层发达而管腔细小，活体触摸时呈坚实的圆索状。起于附睾下端，出阴囊，经阴茎根部两侧的皮下上行，穿腹下壁进入腹腔，再弯向内下至膀胱底后面，与精囊的排泄管汇合成射精管（图6-1、图6-3）。

2. 射精管（ejaculatory duct）　由输精管末端与精囊的排泄管汇合而成，很短，向前下穿经前列腺实质，开口于尿道的前列腺部（图6-1、图6-3）。

（四）附属腺

1. 精囊（seminal vesicle）　又称**精囊腺**，位于膀胱底后方，直肠的前方，输精管末端的下外侧，是一对长椭圆形的囊状器官，主要由迂曲的小管构成。其排泄管与输精管的末端汇合成射精管（图6-3）。精囊分泌黄色黏稠液体，构成精液的一部分。

2. 前列腺（prostate）　为不成对的实质性器官，质地坚实，有弹性。位于膀胱下方，直肠的前方，形似前后稍扁的栗子（图6-3、图6-6）。前列腺后面紧贴直肠，活体经直肠指诊可触及前列腺的后面。前列腺实质有尿道自上而下贯穿，中老年男性，前列腺组织常逐渐萎缩退化，伴腺内结缔组织增生，常形成前列腺肥大，可压迫尿道，引起排尿困难。前列腺分泌乳白色的液体，是精液的主要成分。

3. 尿道球腺（bulbourethral gland）　是一对豌豆大的球形腺体，包藏在会阴深部肌层内（图6-1、图6-3）。尿道球腺的分泌物参与组成精液，可润滑尿道并刺激精子活动。

精液由输精管道各部分及附属腺的分泌物组成，内含精子。精液呈乳白色，弱碱性，适合精子生存和活动。健康成年男性一次正常射精量为2～5mL，含有精子3亿～5亿个。

二、外生殖器

（一）阴囊

阴囊（scrotum）是位于阴茎后下方的囊袋状结构，由皮肤和肉膜组成。**肉膜**属浅筋膜，含平滑肌纤维，可随外界温度的变化而舒缩，以调节阴囊内的温度，有利于精子的生存与发育。阴囊内部分为左右两腔，容纳两侧的睾丸和附睾等。

（二）阴茎

阴茎（penis）由前向后可分为头、体和根3部分。**阴茎头**与体交界处有一环状沟称**阴茎颈**，阴茎头前部有**尿道外口**。阴茎主要由两条阴茎海绵体和1条尿道海绵体构成，外包筋膜和皮肤。**阴茎海绵体**位于背侧，左、右各一，互相紧密结合；**尿道海绵体**位于腹侧，有尿道贯穿其全长。阴茎的皮肤在阴茎颈处游离向前，然后向内后方反折再附于阴茎颈，形成双层环形皱襞，包绕阴茎头，称为**阴茎包皮**（图6-4）。

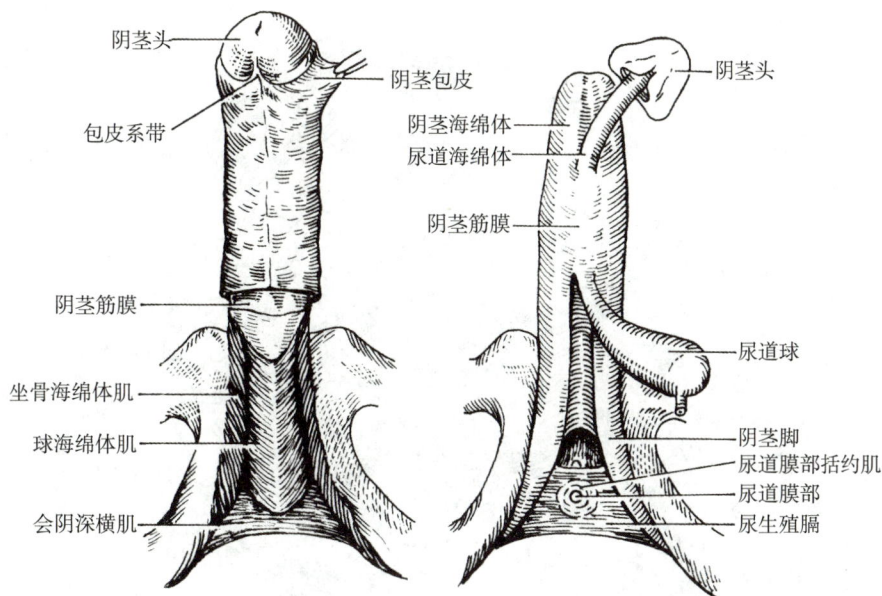

图 6-4 阴茎的外形和结构

三、男性尿道

男性尿道兼具排尿和排精的功能，起于膀胱的尿道内口，终于阴茎头的尿道外口。成人男性尿道长为 16～22cm，管径平均为 5～7mm，全长可分为前列腺部、膜部和海绵体部 3 部分（图 6-5、图 6-6）。

1. 前列腺部 为尿道穿过前列腺的部分，是管腔最宽的一段。此部后壁上有射精管和前列腺排泄管的开口。

2. 膜部 为尿道穿过盆底的部分，是最短、管腔最窄的一段。其周围有尿道外括约肌环绕，该肌属横纹肌，能受意识支配。

3. 海绵体部 为尿道通过尿道海绵体的部分，是最长的一段。

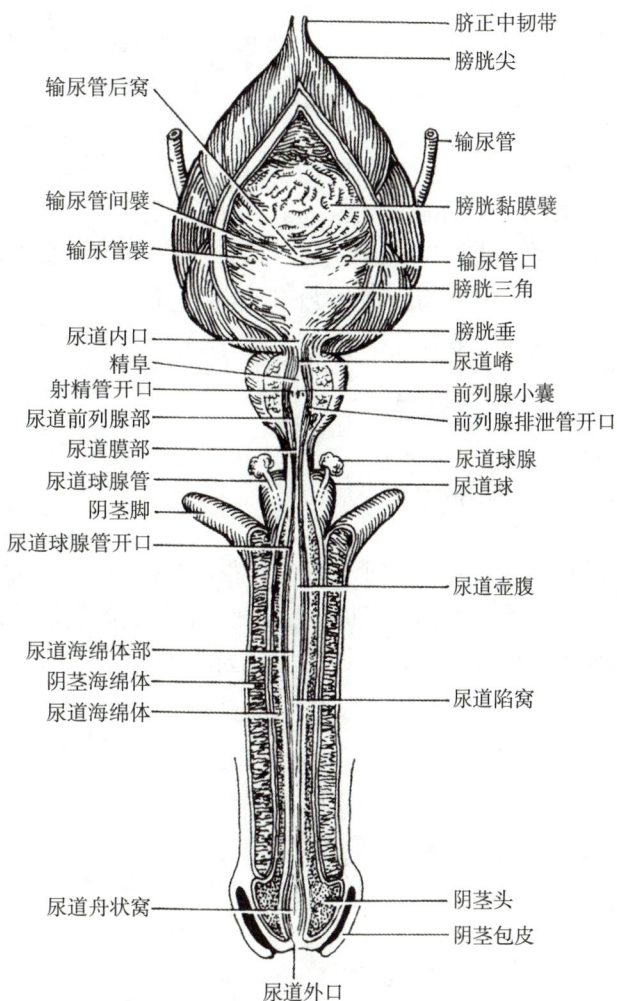

图 6-5 膀胱与男性尿道冠状切面（前面观）

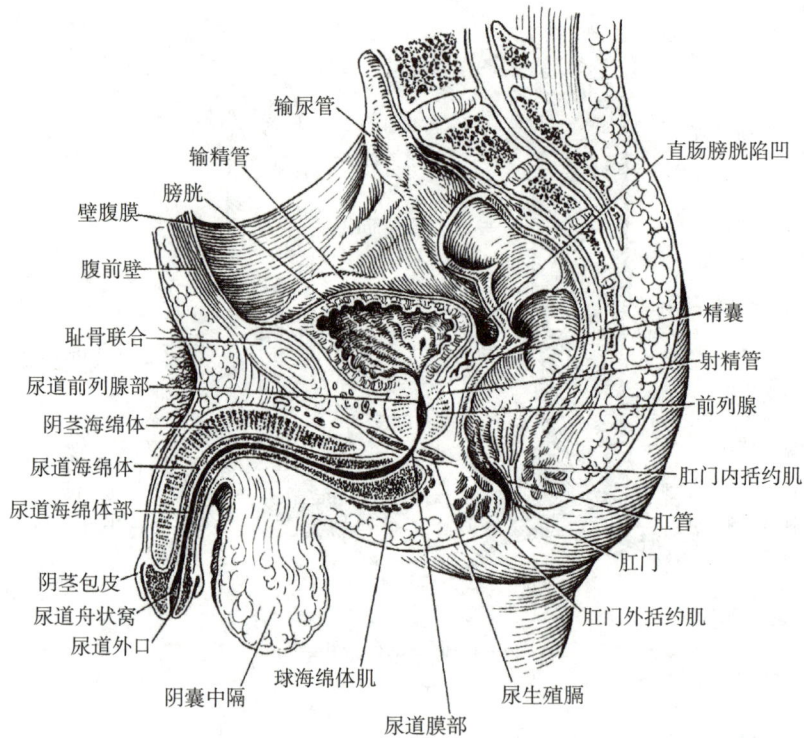

图 6-6 男性盆腔 正中矢状切面

第二节 女性生殖系统

女性的生殖腺是卵巢，它产生卵子并分泌女性激素；生殖管道包括输卵管、子宫和阴道；附属腺为前庭大腺。卵泡发育成熟后，卵子突破卵巢表面至腹膜腔，在输卵管外侧端的引导下进入输卵管，卵子在输卵管内受精后游移至子宫，植入子宫内膜发育成胎儿。分娩时，胎儿出子宫口经阴道娩出。女性外生殖器即女阴。

一、内生殖器

（一）卵巢

卵巢（ovary）位于盆腔内，左、右各一，紧贴盆腔侧壁，在髂内、外动脉起始部的夹角处，呈扁卵圆形。大小、形状随年龄而异，性成熟期最大，以后由于多次排卵，表面留有瘢痕，故凹凸不平。50 岁左右随月经停止而逐渐萎缩（图 6-7、图 6-8）。

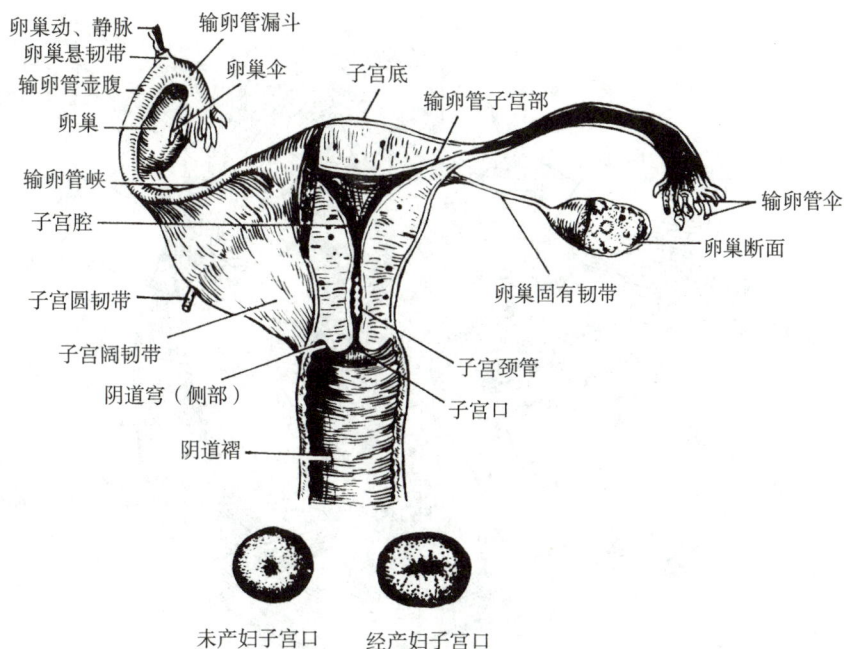

图 6-7 女性内生殖器（前面）

卵巢表面由一层上皮覆盖，上皮深面为白膜，由薄层致密结缔组织构成。卵巢实质分为浅层的皮质和深层的髓质。皮质由卵泡、黄体及结缔组织等构成。成熟卵泡经卵巢表面以破溃方式排卵排至腹膜腔。一般一个月经周期仅排一个卵，一生可排卵 400 ～ 500 个，左、右卵巢交替排卵。髓质由结缔组织、血管和神经等组成。卵巢主要分泌孕激素（黄体素）和雌激素（卵泡素），均透过毛细血管壁入血液，经血液循环作用于靶器官。

（二）输卵管

输卵管（uterine tube）为连于子宫底两侧的一对细长弯曲的肌性管道，长为 10 ～ 14cm，直径平均约 5mm。输卵管全长由内侧向外侧分为下列 4 部（图 6-7、图 6-8）。

1. 输卵管子宫部 为位于子宫壁内的一段，很短，其内侧端以输卵管子宫口通子宫腔，外侧续连于输卵管峡。

2. 输卵管峡 短而狭窄，水平向外侧移行为输卵管壶腹。输卵管结扎术多在此部进行。

3. 输卵管壶腹 此段管腔膨大成壶腹状，约占输卵管全长的 2/3，卵子通常在此部受精。若受精卵未能移入子宫，而在输卵管或腹膜腔内发育，即成宫外孕。

4. 输卵管漏斗 为输卵管的外侧端，管腔扩大成漏斗状，漏斗中央有输卵管腹腔口，与腹膜腔相通。

（三）子宫

子宫（uterus）为一壁厚腔小的肌性器官，是产生月经和孕育胎儿的场所。其形态、结构、大小和位置随年龄、月经和妊娠情况而变化（图 6-7、图 6-8）。

1. 子宫的位置 子宫位于骨盆腔的中央，膀胱和直肠之间。成年女子子宫的正常位置为**前倾**和**前屈**位，即人体直立时，整个子宫向前倾倒，子宫体与子宫颈之间、子宫和阴道之间均形成向前的夹角（图 6-8）。

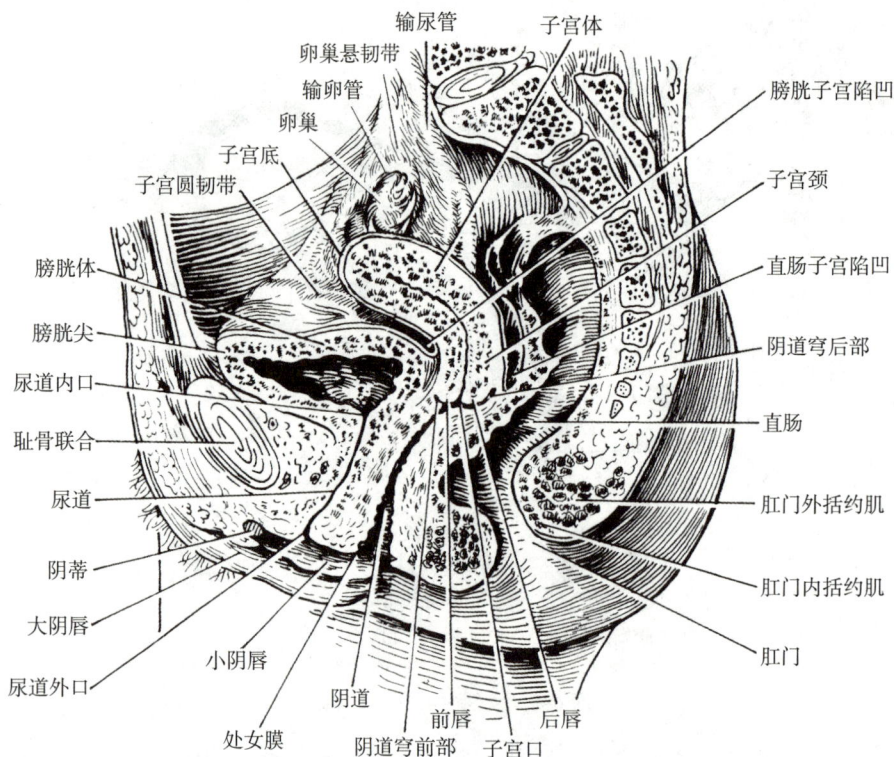

图 6-8　女性盆腔正中矢状切面

2. 子宫的形态　成年未孕子宫呈前后略扁、倒置的梨形，可分为底、体、颈 3 部分。**子宫底**是顶部圆凸的部分；**子宫颈**是下端呈圆柱状的部分；底与颈之间的部分称**子宫体**。子宫的内腔可分为上部的**子宫腔**和下部的**子宫颈管**。

3. 子宫壁的结构　子宫壁由外向内分为外膜、肌层和内膜。

（1）外膜　大部分为浆膜，由脏腹膜构成，只有子宫颈外膜为纤维膜。

（2）肌层　很发达，由许多平滑肌束和结缔组织构成，肌层内有丰富的血管。

（3）内膜　由单层柱状上皮和固有层构成。

子宫体和子宫底部的内膜自青春期开始，出现周期性的剥脱、出血、修复和增生。脱落的子宫内膜与血液一起经阴道流出成为月经。自青春期开始到绝经期，子宫内膜在卵巢激素的作用下发生的这种周期性变化，称月经周期，每个月经周期约 28 天。子宫颈的内膜不随月经周期发生变化。

【课程思政】

"中国试管婴儿之母" ——张丽珠

试管婴儿，即体外受精和胚胎移植技术，是将精子和卵子在体外人工受精后，把早期胚胎移植到女性的子宫中，在子宫中孕育成为胎儿的辅助生殖技术。1978 年，世界首例试管婴儿在英国诞生，是人类生殖技术的一大创举，也为治疗不孕不育症开辟了新的途径。

中国著名妇产科医学专家张丽珠教授，一生致力于开拓和发展中国的试管婴儿技术。她分析过6300封不孕不育症患者的来信，患者求子心切以及他们痛苦的处境成为张丽珠教授对试管婴儿技术研究的动力。经过不懈努力，1988年3月，由张丽珠教授培育的中国大陆首例试管婴儿在北京医科大学第三医院成功诞生，成为我国生殖医学发展的里程碑。由此她享有了"送子观音""试管婴儿之母"的美誉。张丽珠教授认为，为人治病，是医生的天职，她常说："在事业道路上无穷的探索，让我感到了幸福和快乐。"

（四）阴道

阴道（vagina）为前后略扁的肌性管道，前壁紧贴膀胱、尿道，后壁邻直肠。阴道壁由黏膜、肌层和外膜组成，前壁较短，后壁较长。阴道上端围绕子宫颈，两者间形成环状的**阴道穹**；下端以阴道口开口于阴道前庭。处女的阴道口周缘有处女膜附着（图6-7、图6-8、图6-9）。

（五）前庭大腺

前庭大腺（greater vestibular gland）位于阴道口的两侧，左右各一，形如豌豆，以细小的导管开口于阴道口与小阴唇之间的沟内，分泌物有润滑阴道口的作用。相当于男性的尿道球腺。

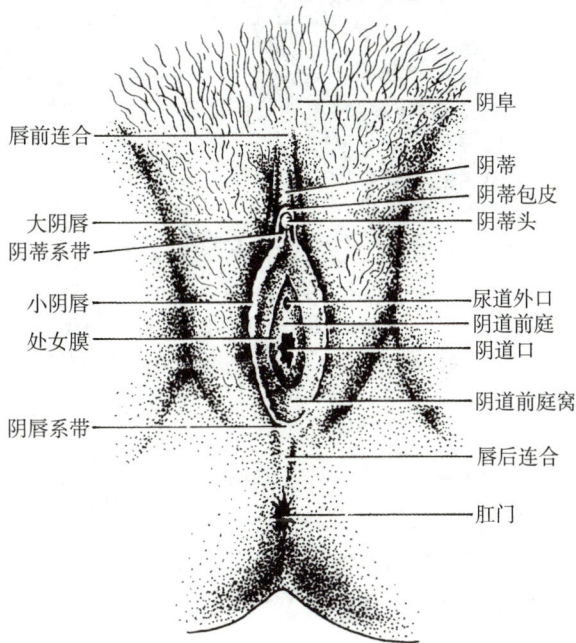

图 6-9　女性外生殖器

二、外生殖器

女性外生殖器又称女阴（female pudendum），包括阴阜、大阴唇、小阴唇和阴蒂等（图6-9）。

1. 阴阜（mons pubis）　是位于耻骨联合前面的皮肤隆起区，皮下富有脂肪。

2. 大阴唇（greater lip of pudendum）　是阴阜后方一对纵行隆起的皮肤皱襞。

3. 小阴唇（lesser lip of pudendum）　位于大阴唇的内侧，为一对较薄的皮肤皱襞。两侧小阴唇之间的裂隙，称**阴道前庭**，前部有尿道外口，后部有阴道口。

4.阴蒂（clitoris） 位于耻骨联合的前下方，由两个阴蒂海绵体构成。阴蒂头富有感觉神经末梢，感觉敏锐。

附：乳房

乳房（mamma）为成对的器官，男乳房不发达，女乳房于青春后期开始发育生长，妊娠和哺乳期的乳房有分泌活动，老年妇女乳房萎缩。乳房位于胸前部，在胸大肌的表面。乳房的中央有**乳头**，乳头周围颜色较深的环形区域，称**乳晕**。乳房由皮肤、纤维组织、脂肪组织和乳腺等构成。乳腺由 15～20 个**乳腺叶构成**，以乳头为中心呈放射状排列。每个乳腺叶有一条排泄管，称**输乳管**，开口于乳头（图 6-10）。每个乳腺叶又可分为若干乳腺小叶，乳腺叶和乳腺小叶之间借脂肪组织和致密结缔组织分隔。

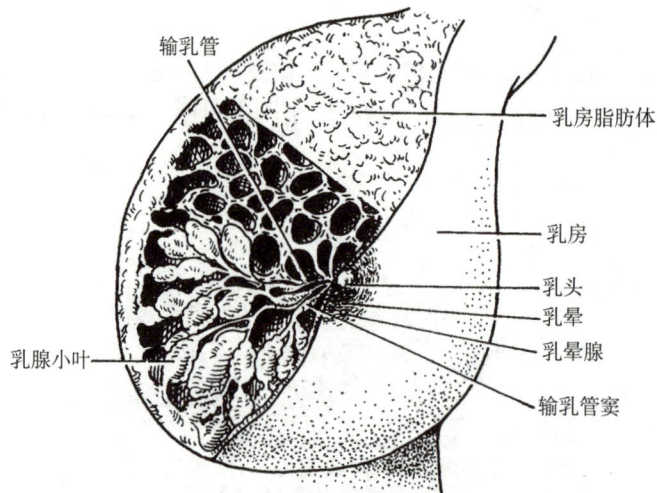

图 6-10　女性乳房

思考题

1. 试述精子产生、排出的途径。
2. 试述男性尿道的分部。
3. 女性内生殖器由哪些器官组成？各有何功能？
4. 输卵管位于何处？分几部？各有何临床意义？

扫一扫，查阅本章数字资源，含PPT、音视频、图片等

第一节　概　述

循环系统（circulatory system）的主要功能是进行物质运输，即将消化系统吸收的营养物质和肺吸入的氧气运送到全身各器官、组织和细胞，供其生理活动需要，同时又将它们的代谢产物及二氧化碳运送到肾、肺和皮肤等器官排出体外，以保证机体新陈代谢的正常进行。此外，内分泌系统所分泌的激素也有赖于循环系统运输到相应的靶器官和靶细胞，以调节机体的生理功能。

一、循环系统的组成

循环系统是一套封闭的相互连续的管道系统，包括心血管系统和淋巴系统两部分。心血管系统由心、动脉、静脉和毛细血管组成，其内流动着血液。淋巴系统由淋巴管道、淋巴器官和淋巴组织构成。淋巴液沿淋巴管道向心流动，最后汇入静脉，故淋巴管道可视为静脉的辅助管道（图7-1）。

二、血液循环的途径

心通过有节律的收缩和舒张，推动血液在心血管系统内沿一定的方向往复流动，称为血液循环（blood circulation）。根据血液循环途径的不同，分为体循环和肺循环，两个循环同步进行，彼此相通（图7-1）。

体循环（systemic circulation）：又称大循环，血液由左心室射入主动脉，经各级动脉分支流向毛细血管，在毛细血管处与组织细胞进行物质和气体交换，动脉血转化为静脉血，再经各

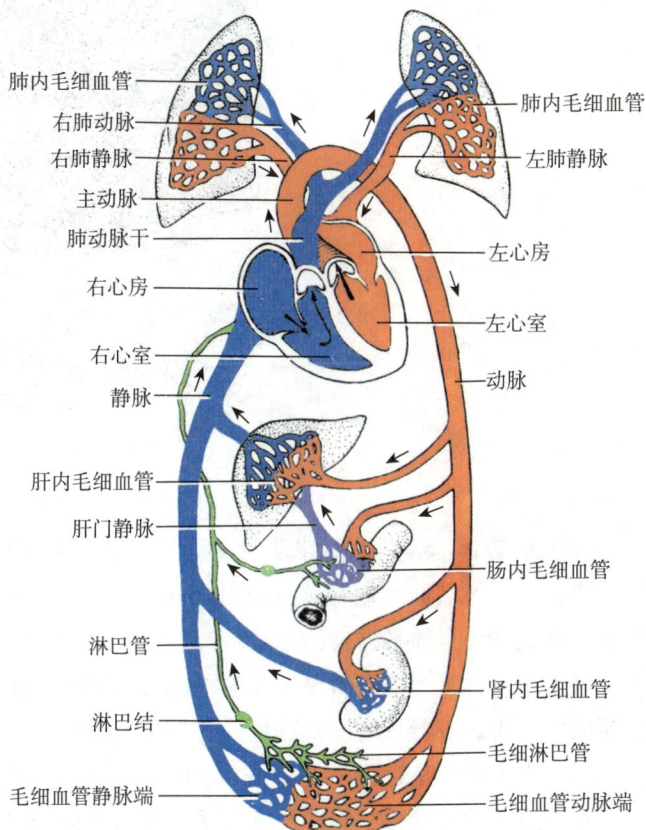

图 7-1　循环系统示意图

级静脉回流，最后经上、下腔静脉口和冠状窦口返回右心房。

肺循环（pulmonary circulation）：又称小循环，血液由右心室射入肺动脉，经肺动脉分支流向肺泡毛细血管，在此进行气体交换，静脉血转化为动脉血，再经肺静脉回流至左心房。

三、血管的种类与组织结构

血管根据其结构和功能不同可以分为动脉、静脉和毛细血管。**动脉**（artery）是引导血液出心的血管；**静脉**（vein）是引导血液回心的血管；**毛细血管**（capillary）呈网状连接在最小的动脉、静脉之间，是进行物质和气体交换的场所。

1.动脉　根据管径大小、管壁的结构特点，一般将动脉分为大动脉、中动脉、小动脉和微动脉。管壁均分为内膜、中膜和外膜3层。

（1）大动脉　包括主动脉、颈总动脉等。大动脉（图7-2）管壁厚，管壁中有多层弹性膜和大量弹性纤维，平滑肌则相对较少，故又称弹性动脉（elastic artery）。由于富有弹性，所以当心室收缩时，管腔扩大，能缓冲强大的血压；而心室舒张时，借其弹性回缩，仍保持一定的压力，推动血液持续流动。

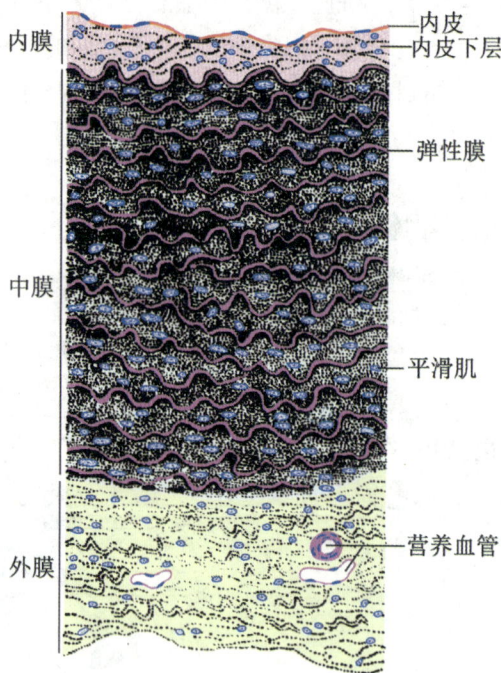

图7-2　大动脉微细结构

（2）中动脉　解剖学中涉及的动脉除大动脉外多属中动脉（图7-3）。中动脉管壁的平滑肌相当丰富，故又名肌性动脉（muscular artery）。由于平滑肌的收缩性强，能使管腔明显地扩大或缩小，从而调节身体各器官的血量。

（3）小动脉　是管径介于0.3～1mm的动脉。小动脉也属肌性动脉。小动脉壁内平滑肌的收缩或舒张可调节器官内的血流量，并对维持正常血压具有重要作用。

（4）微动脉　是管径小于0.3mm的动脉。各层均薄。

2.静脉　静脉管壁中弹性纤维和平滑肌减少而结缔组织增多，故管壁薄，弹性较小。管壁内有**静脉瓣**（图7-4），四肢较多，尤以下肢分布最多。静脉瓣顺血流开放，逆血流而关闭，对导血回心具有一定的促进作用。静脉也根据管径的大小分为大静脉、中静脉、小静脉和微静脉，但管壁 3 层结构不如动脉明显。静脉有浅静脉和深静脉之分，浅静脉又称皮下静脉，位于浅筋膜内，最终注入深静脉；深静脉又称伴行静脉，位于深筋膜深面，与同名动脉伴行。

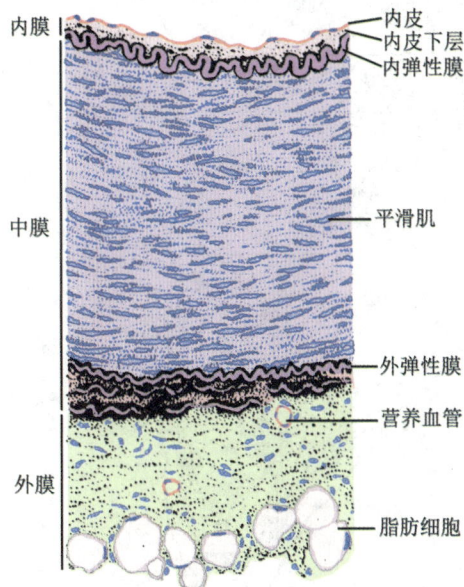

图 7-3　中动脉微细结构

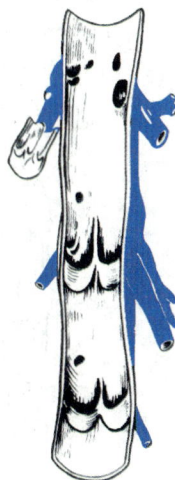

图 7-4　静脉瓣

3. 毛细血管　在电镜下观察，毛细血管分为连续毛细血管、有孔毛细血管和血窦。毛细血管广泛分布于组织和细胞间，管径一般为 7 ～ 9μm；血窦较大，直径可达 40μm。毛细血管管壁主要由一层内皮细胞和基膜组成，是一具有选择性能的通透膜，且血流缓慢，故利于血液和组织、细胞之间进行物质交换。

第二节　心血管系统

一、心

心（heart）是中空的肌性器官，是连接动、静脉的枢纽，是心血管系统的"动力泵"。心在神经和体液的调节下，有节律地收缩和舒张，不停地将血液从静脉吸入，由动脉射出，使血液在心血管内循环往复。

（一）心的位置和外形

1. 心的位置　心位于中纵隔内，外裹心包，约 2/3 居身体正中矢状切面的左侧，1/3 在其右侧（图 7-5）。上方与出入心的大血管相连，下方为膈；两侧借纵隔胸膜与肺相邻；后方有食管、胸主动脉和迷走神经等；前方大部分被肺和胸膜遮盖，只有小部分与胸骨体下部和左侧第 4 ～ 6 肋软骨相邻。

2. 心的外形　心近似前后稍扁的倒置圆锥体，大小似本人拳头。可分为一尖、一底、两面、三缘，表面尚有三条浅沟（图 7-6、图 7-7）。

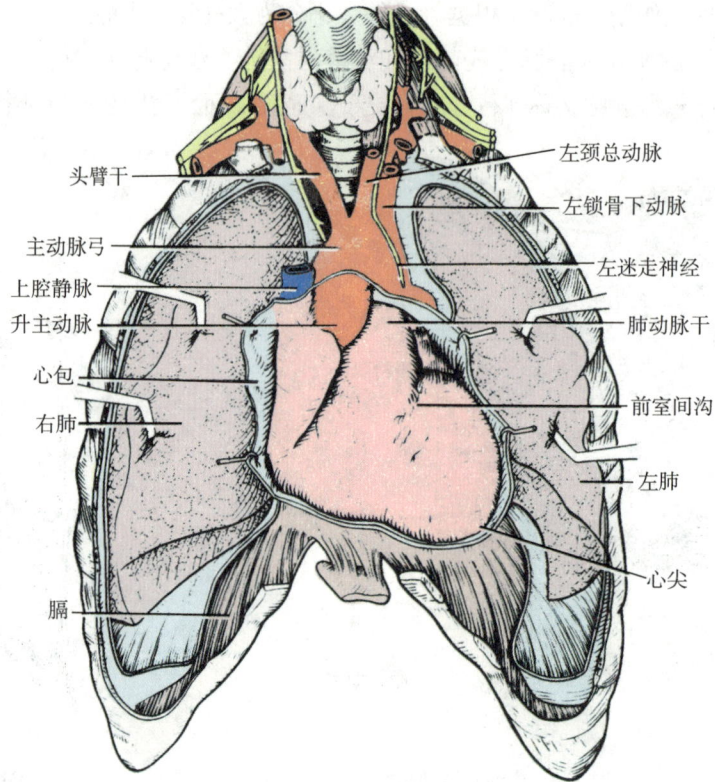

图 7-5　心的位置

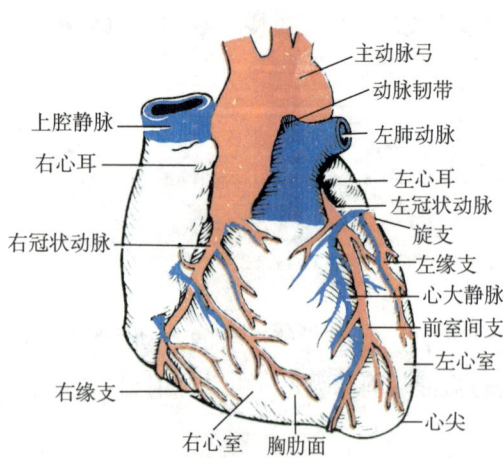

图 7-6　心的外形及血管（前面）

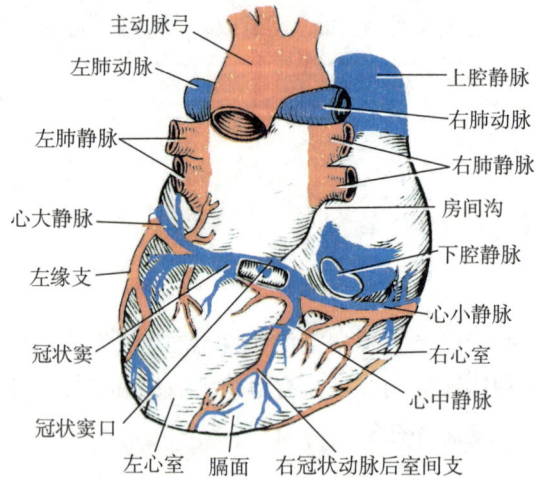

图 7-7　心的外形及血管（后面）

心尖朝向左前下方，由左心室构成。其搏动点位于左侧第 5 肋间隙，锁骨中线内侧 1～2cm 处。**心底**朝向右后上方，与出入心的大血管相连。两面为**胸肋面**（朝向前上方）和**膈面**（朝向后下方）。3 缘即**心右缘**、**心左缘**和**心下缘**。3 条浅沟分别是**冠状沟**，它是心房和心室的表面分界；**前、后室间沟**是左、右心室的表面分界。

（二）心的各腔

心借房间隔和室间隔分为左、右两半，左半心流动着动脉血，右半心流动着静脉血。每侧半

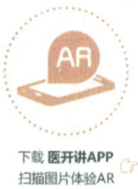

心又分为上方的心房和下方的心室，因此心共有 4 个腔，即右心房、右心室、左心房和左心室。左、右心房和左、右心室互不相通，但每侧的心房借房室口与心室相通。

1. 右心房（right atrium）　位于心的右上部，壁薄腔大，其向左前方突出的部分称为**右心耳**。按血流方向，右心房有 3 个入口和 1 个出口；入口即后上方的**上腔静脉口**，后下方的**下腔静脉口**，和在下腔静脉口与右房室口之间的**冠状窦口**，它们分别引导人体上、下半身和心壁的静脉血汇入右心房；出口即**右房室口**，血液由此流入右心室。在房间隔的下部有一卵圆形的浅窝，称为**卵圆窝**，胎儿时期此处为卵圆孔，出生以后此孔逐渐封闭，遗留的凹陷为卵圆窝，此处薄弱，是房间隔缺损的好发部位（图 7-8）。

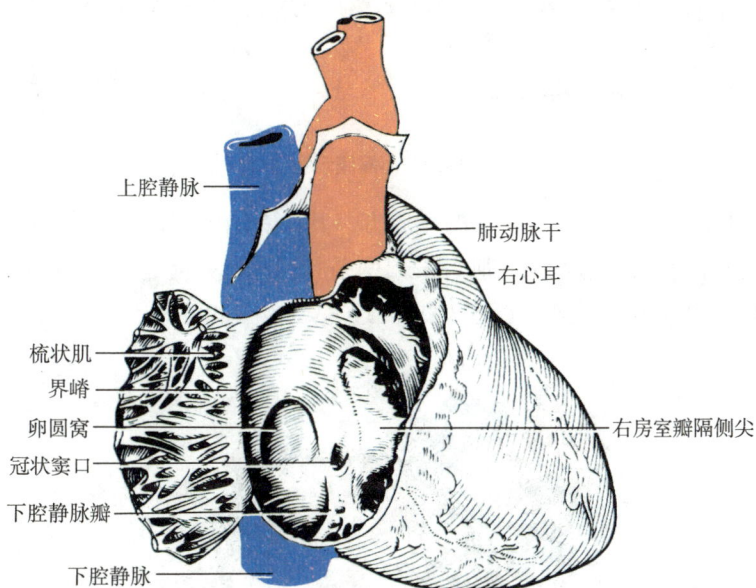

图 7-8　右心房

2. 右心室（right ventricle）　位于右心房的前下方，有出、入两口：入口为**右房室口**，口周

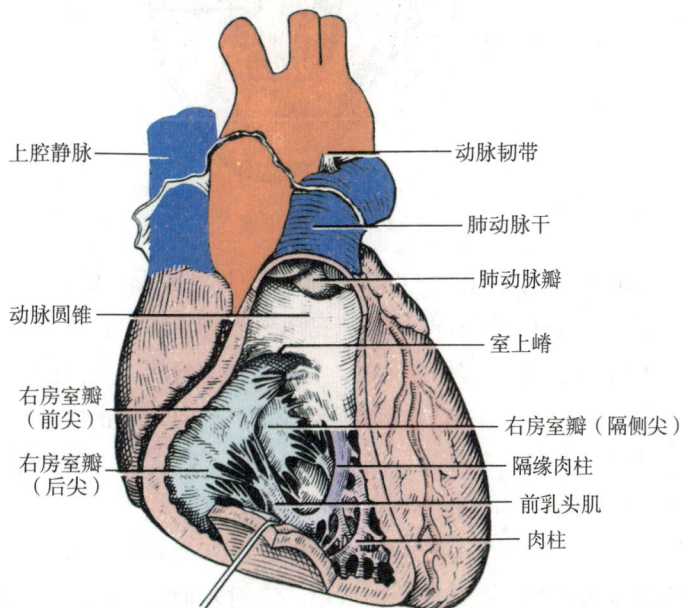

图 7-9　右心室

缘的纤维环上附有 3 片呈三角形的瓣膜，称**三尖瓣**，瓣的游离缘借腱索连于**乳头肌**。乳头肌为从室壁突入室腔的锥形隆起，亦分为 3 个（或 3 组），每个乳头肌的尖端发出数条**腱索**分别连于相邻两个尖瓣。心室收缩时，三尖瓣受血流冲压而关闭右房室口，可防止血流逆流入右心房。右心室的出口为**肺动脉口**，口周缘附有 3 个袋口向上的半月形瓣膜，称**肺动脉瓣**。当心室收缩时，血流冲开肺动脉瓣，进入肺动脉干；而心室舒张时，瓣膜袋口被血液充盈而关闭，可防止血液从肺动脉逆流入右心室（图 7-9、图 7-10）。

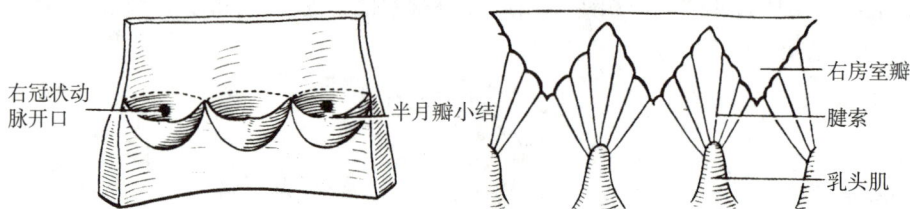

图 7-10　心瓣膜示意图

3. 左心房（left atrium）　位于右心房的左后方，其向右前方突出的部分称为**左心耳**。左心房有 4 个入口，均为**肺静脉口**，即左、右肺各发出两条肺静脉，一起通向左心房。左心房只有 1 个出口，即**左房室口**，血液由此流向左心室（图 7-11）。

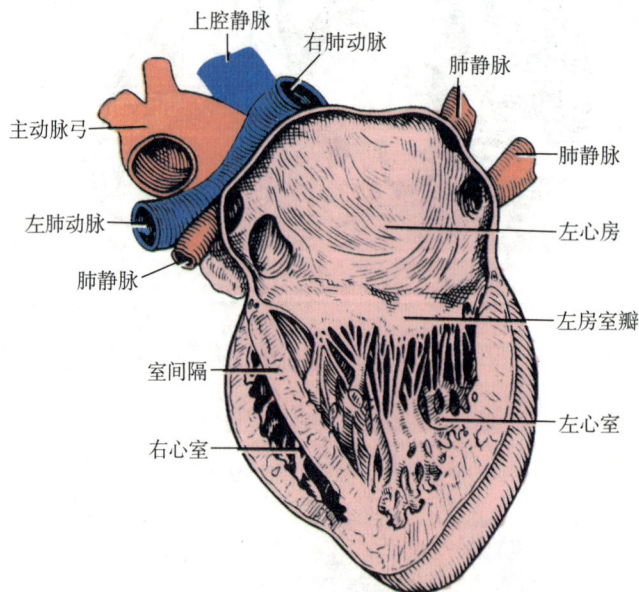

图 7-11　左心房和左心室

4. 左心室（left ventricle）　位于右心室的左后方，室腔呈圆锥形，锥底朝上，有出、入两口：入口即左房室口，口周围的纤维环上附有两片近似三角形的瓣膜称二尖瓣，瓣膜的边缘通过腱索连到乳头肌上。左心室的乳头肌较右心室的强大，有前、后两个（或两组），每个乳头肌也发出数条腱索连于相邻的两个尖瓣上。上述结构的功能与右心室相同，防止血液从左心室逆流入左心房。出口是主动脉口，口周围也附有 3 个袋口向上的半月形瓣膜，称主动脉瓣，其功能与肺动脉瓣相同，防止血液从主动脉逆流入左心室（图 7-11）。

心像一个"血泵"，瓣膜类似闸门，充分保证血液在心腔内定向流动。当心室收缩时，二尖瓣和三尖瓣关闭，主动脉瓣和肺动脉瓣开放，血液由心室射入动脉；当心室舒张时，二尖瓣和三尖瓣开放，而肺动脉瓣和主动脉瓣关闭，血液由心房进入心室（图 7-12）。

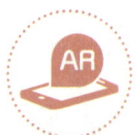

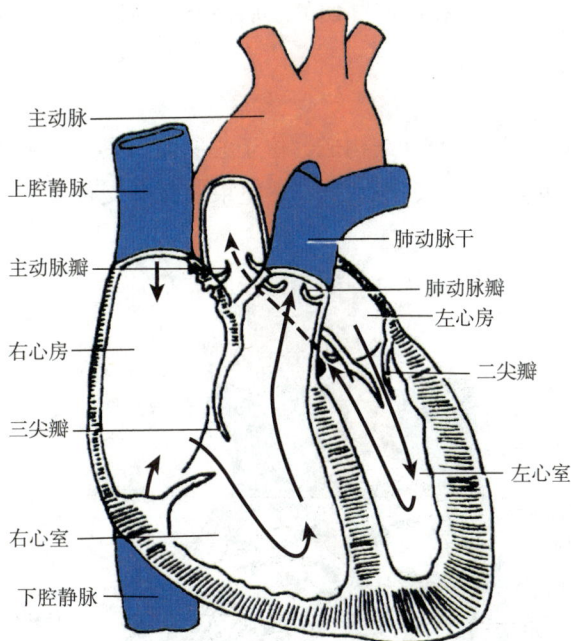

图 7-12　心各腔的血流方向

（三）心壁

心壁由心内膜、心肌层和心外膜构成。

1. 心内膜（endocardium）　是衬于心房和心室壁内面的一层光滑的薄膜，与血管的内膜相续。心腔的各瓣膜就是由心内膜在各房室口和动脉口处折叠并夹有一层致密结缔组织而构成的。心内膜为风湿性疾病易侵犯的部位。

2. 心肌层（myocardium）　是构成心壁的主体，由心肌细胞（心肌纤维）构成，可分为**心房肌**和**心室肌**。心房肌较薄弱，心室肌肥厚，尤以左心室最发达。心房肌与心室肌不相连续，它们分别附着于房室口周围的纤维环上，因此心房、心室可以分别舒缩（图 7-13）。

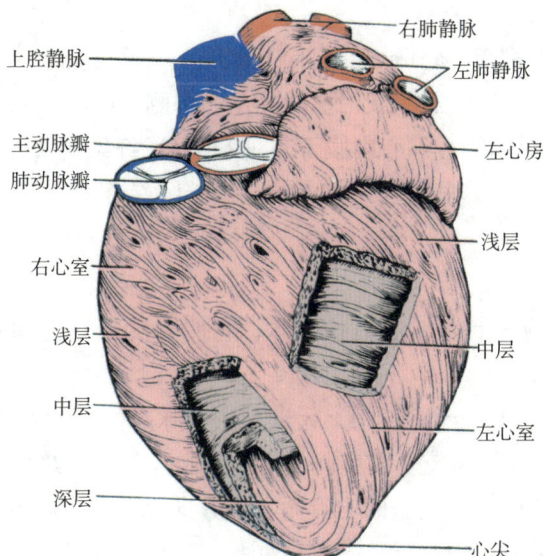

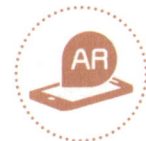

下载 医开讲APP
扫描图片体验AR

图 7-13　心肌层

3. 心外膜（epicardium）　是包在心肌外面的一层光滑的浆膜，即浆膜心包的脏层。

（四）心的传导系统

心的传导系统由特殊分化的心肌纤维构成，位于心壁内，具有产生兴奋、传导冲动和维持心正常节律性搏动的功能，包括窦房结、房室结、房室束及其分支（图 7-14）。

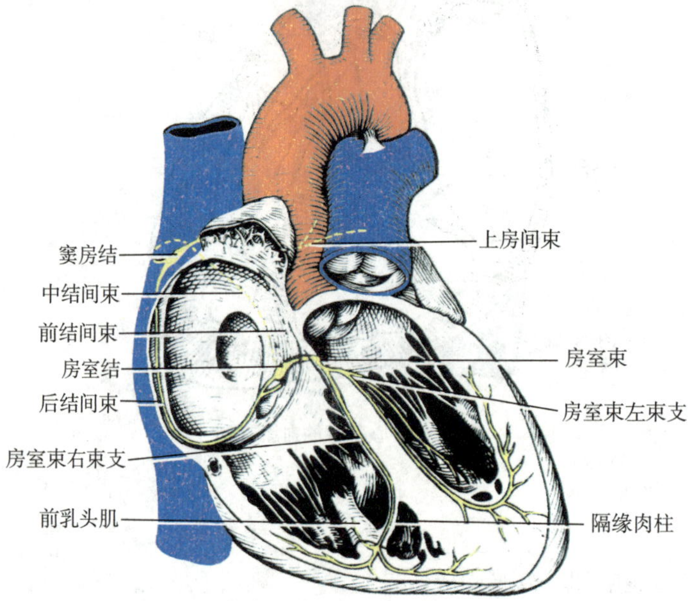

図 7-14　心的传导系统

1. 窦房结（sinuatrial node）　位于上腔静脉与右心耳之间的心外膜深面，呈米粒大小的扁椭圆形，是心自动节律性兴奋的发源地，即心的正常起搏点。由窦房结发出的冲动传向心房肌使心房收缩，同时向下将冲动传到房室结。

2. 房室结（atrioventricular node）　位于冠状窦口与右房室口之间的心内膜深面，呈扁的椭圆形，它从前下方发出房室束入室间隔。房室结的主要功能是将窦房结传来的冲动传向心室，保证心房收缩后再开始心室的收缩。

3. 房室束及其分支　房室束（atrioventricular bundle）又称**希氏束**，自房室结发出后入室间隔上部，立即分为左、右束支。左、右束支沿室间隔左、右侧心内膜深面下行至左、右心室，再分散成许多细小的分支并交织成网，称**心内膜下支**（Purkinje **纤维网**），与心室的普通心肌细胞相连。此时，由窦房结产生的冲动到达左、右心室肌，引起心室的收缩。

（五）心的血管

1. 动脉　心的血液供应来自左、右冠状动脉，它们均发自升主动脉的起始部（图 7-6、图 7-7、图 7-15）。

（1）**左冠状动脉**（left coronary artery）　起自升主动脉起始部的左侧，在肺动脉干与左心耳之间左行，随即分为前室间支和旋支。前室间支沿前室间沟下行，绕过心尖右侧，至后室间沟下部与右冠状动脉的后室间支吻合。前室间支沿途发出分支分布到左心室前壁、室间隔前 2/3 和右心室前壁的一部分。旋支沿冠状沟左行，绕过心左缘至左心室膈面，分支分布到左心房、左心室左侧壁和膈面。

（2）右冠状动脉（right coronary artery）　起自升主动脉起始部的右侧，行于右心耳与肺动脉干之间，再沿冠状沟右行，绕过心右缘，分为后室间支和右旋支。后室间支沿后室间沟下行，至其下部与前室间支的末梢吻合。右旋支细小，继续向左行至左心室膈壁。右冠状动脉沿途发出分支分布到右心房、右心室、室间隔后 1/3 和左心室膈面一部分，此外还有分支分布到窦房结和房室结。

2. 静脉　心壁各层静脉网主要汇合成**心大静脉、心中静脉**和**心小静脉**，上述静脉均注入冠状窦。**冠状窦**（coronary sinus）位于心膈面的冠状沟内，左心房和左心室之间，经冠状窦口汇入右心房（图 7-6、图 7-7）。

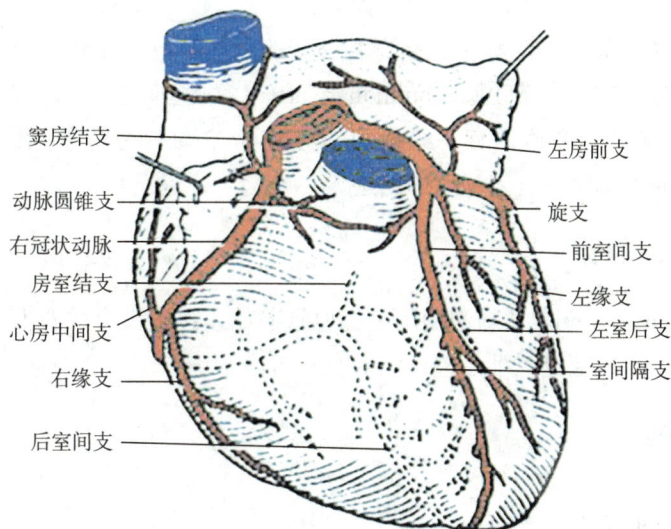

图 7-15　心冠状动脉模式图

（六）心包

心包（pericardium）为包裹心和出入心大血管根部的纤维浆膜囊，可分为内、外两层，外层为纤维心包，内层为浆膜心包（图 7-16）。

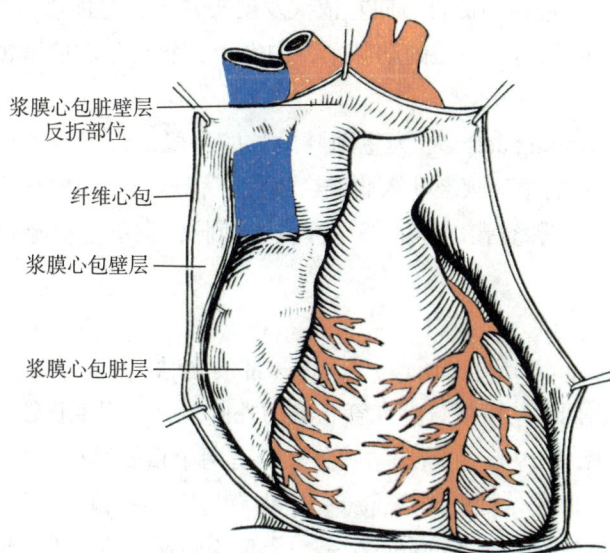

图 7-16　心包

1. 纤维心包　是坚韧的结缔组织囊，上方与出入心的大血管外膜相移行，下方与膈的中心腱愈着。

2. 浆膜心包　位于纤维心包内面，可分脏、壁两层。脏层紧贴在心肌的表面，构成心外膜；壁层贴在纤维心包的内面。脏、壁两层在出入心的大血管根部相互移行，两层之间的潜在性腔隙称**心包腔**，内含少量浆液，起润滑作用，可减少心搏动时的摩擦。

二、肺循环的血管

（一）肺循环的动脉

肺动脉干为一条短而粗的动脉干，起自右心室的肺动脉口，在升主动脉左侧向左后上斜行，至主动脉弓的下方分为**左、右肺动脉**（pulmonary artery），经肺门进入肺内（图 7-17）。

在肺动脉干分叉处稍左侧，有一结缔组织索连于主动脉弓的下缘，称动脉韧带（arterial ligament），为胚胎时期动脉导管闭锁后的遗迹。

（二）肺循环的静脉

肺静脉（pulmonary vein）从肺泡周围毛细血管起始，逐渐汇合成左上、左下肺静脉和右上、右下肺静脉，出肺门后，穿过纤维心包，注入左心房。

三、体循环的血管

（一）体循环的动脉

1. 主动脉（aorta）　是体循环的动脉主干，起自左心室，根据其行程可分为升主动脉、主动脉弓和降主动脉 3 部分（图 7-18）。

（1）升主动脉（ascending aorta）　起自左心室的主动脉口，经上腔静脉左侧向右前上方斜行，续于主动脉弓。其起始部有左、右冠状动脉发出。

（2）主动脉弓（aorta arch）　续于升主动脉，作弓形弯向左后方，至第 4 胸椎体下缘水平向下移行为降主动脉。从主动脉弓凸侧自右向左依次发出头臂干、左颈总动脉和左锁骨下动脉。**头臂干**（brachiocephalic trunk）为一粗短的动脉干，向右上方斜行至右侧胸锁关节后方分为右颈总动脉和右锁骨下动脉。

（3）降主动脉（descending aorta）　为主动脉最长的一段，续于主动脉弓，沿脊柱左前方下降，至第 12 胸椎水平穿膈的主动脉裂孔入腹腔，继续下行至第 4 腰椎下缘平面，分为左、右髂总动脉。降主动脉位于主动脉裂孔以上的部分称胸主动脉，位于主动脉裂孔以下的部分称腹主动脉。

2. 头颈部的动脉

（1）颈总动脉（common carotid artery）　为头颈部的动脉主干。右颈总动脉起自头臂干，左颈总动脉起自主动脉弓，两者均沿气管、食管和喉的外侧上升，到甲状软骨上缘处分为颈内动脉和颈外动脉（图 7-18、图 7-19）。在颈总动脉分叉处有两个重要结构：**颈动脉窦**（carotid sinus）为颈总动脉末端和颈内动脉起始处的膨大部分，壁内有特殊感觉神经末梢，可感受血压的变化，为压力感受器；**颈动脉小球**（carotid glomus）是一个扁椭圆形小体，借结缔组织连于颈总动脉分叉处的稍后方，为化学感受器，能感受血液中二氧化碳和氧浓度的变化。

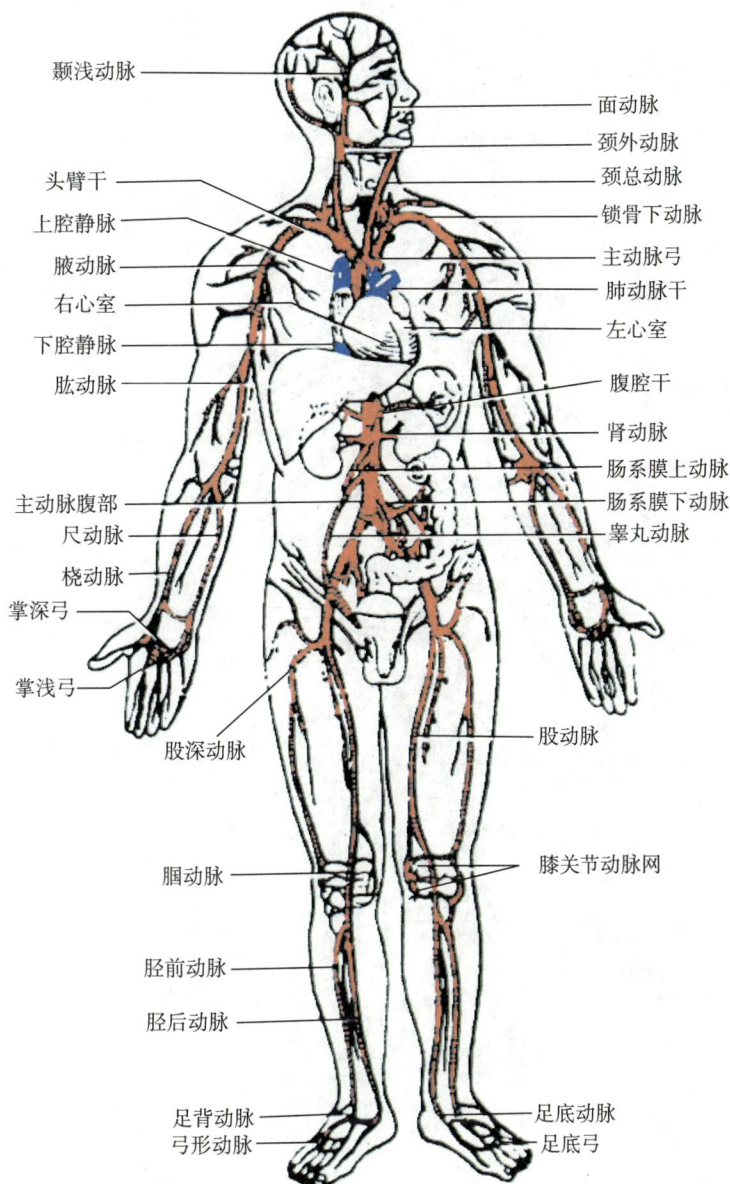

图 7-17　全身动脉

（2）颈外动脉（external carotid artery）　自颈总动脉发出后上升，先行于颈内动脉前内侧，后从前方再转至其外侧，穿腮腺至下颌颈处分为颞浅动脉和上颌动脉两个终支。颈外动脉的主要分支有甲状腺上动脉、舌动脉、面动脉等，营养颈部、头面部和脑膜等处。

（3）颈内动脉（internal carotid artery）　由颈总动脉发出后，在颈部无分支，向上经颈动脉管入颅腔，分支分布于脑和视器（见中枢神经系统）。

（4）锁骨下动脉（subclavian artery）　左、右各一条。左侧起自主动脉弓，右侧起自头臂干。横越第 1 肋外缘进入腋窝，移行于腋动脉。锁骨下动脉的主要分支有椎动脉、甲状颈干等，主要分布到头颈、胸腹等处。

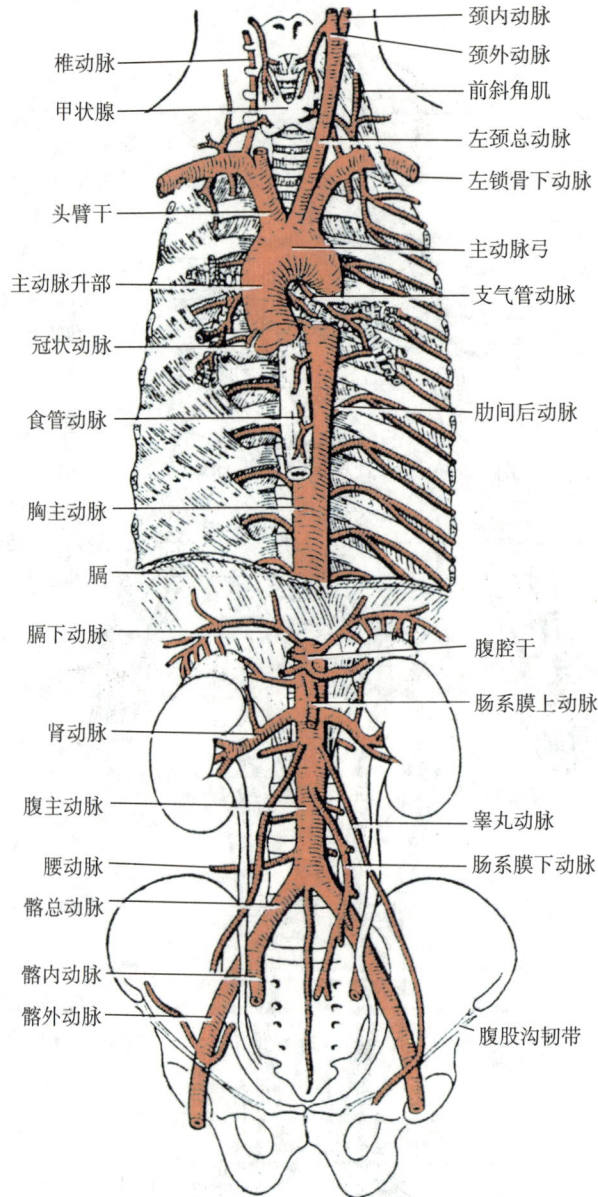

图 7-18   主动脉及其主要分支

标注（自上而下、左右两侧）：
椎动脉、甲状腺、头臂干、主动脉升部、冠状动脉、食管动脉、胸主动脉、膈、膈下动脉、肾动脉、腹主动脉、腰动脉、髂总动脉、髂内动脉、髂外动脉
颈内动脉、颈外动脉、前斜角肌、左颈总动脉、左锁骨下动脉、主动脉弓、支气管动脉、肋间后动脉、腹腔干、肠系膜上动脉、睾丸动脉、肠系膜下动脉、腹股沟韧带

3. 上肢的动脉（图 7-17、图 7-20）

（1）**腋动脉**（axillary artery）　为上肢动脉的主干，于第 1 肋外侧缘续锁骨下动脉，行于腋窝深部，至背阔肌下缘进入臂部移行为肱动脉。腋动脉的分支主要分布于肩关节、胸肌、背阔肌和乳房等处。

（2）**肱动脉**（brachial artery）　于背阔肌下缘续于腋动脉，沿肱二头肌的内侧沟下行，沿途发出分支营养臂部和肘关节。在肘关节前方，肱动脉分为桡动脉和尺动脉。在肘窝稍上方，肱二头肌肌腱内侧，肱动脉的位置表浅，是测量血压时的听诊部位。

（3）**桡动脉**（radial artery）　自肱动脉发出后，沿前臂桡侧下降，在前臂下部行于肱桡肌腱和桡侧腕屈肌腱之间，位置表浅，为临床最常用的摸脉点。桡动脉绕桡骨茎突至手背，穿第 1 掌骨间隙入手掌，其终支与尺动脉分支吻合成**掌深弓**。桡动脉分支分布到桡骨、前臂桡侧屈肌和手肌等。

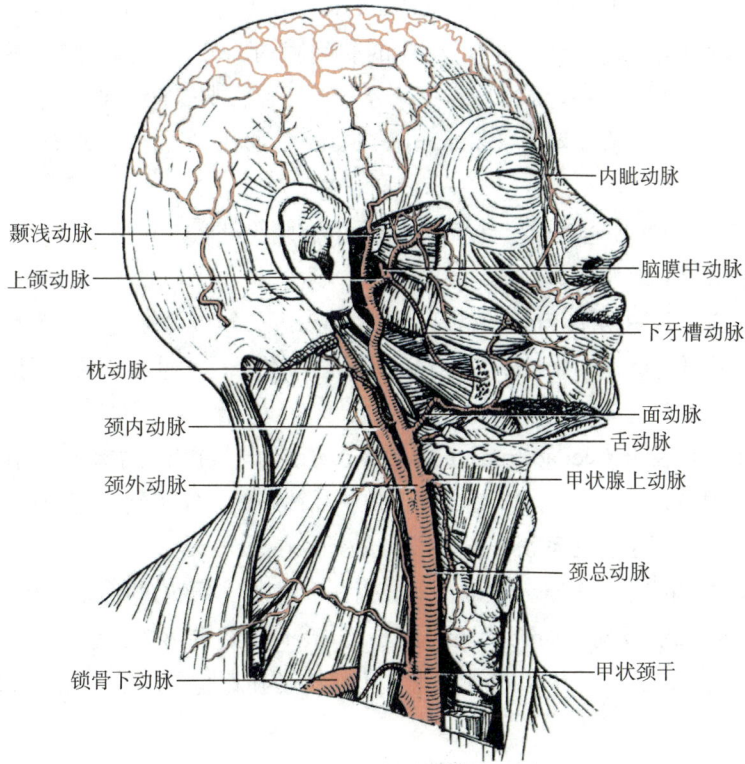

图 7-19　颈总动脉及其分支

（4）尺动脉（ulnar artery）　自肱动脉发出后，沿前臂尺侧下降，经豌豆骨桡侧至手掌，其终支与桡动脉的分支吻合成掌浅弓。尺动脉发出分支分布至尺骨、前臂尺侧肌和手肌等。掌浅弓和掌深弓的分支营养手掌和手指。

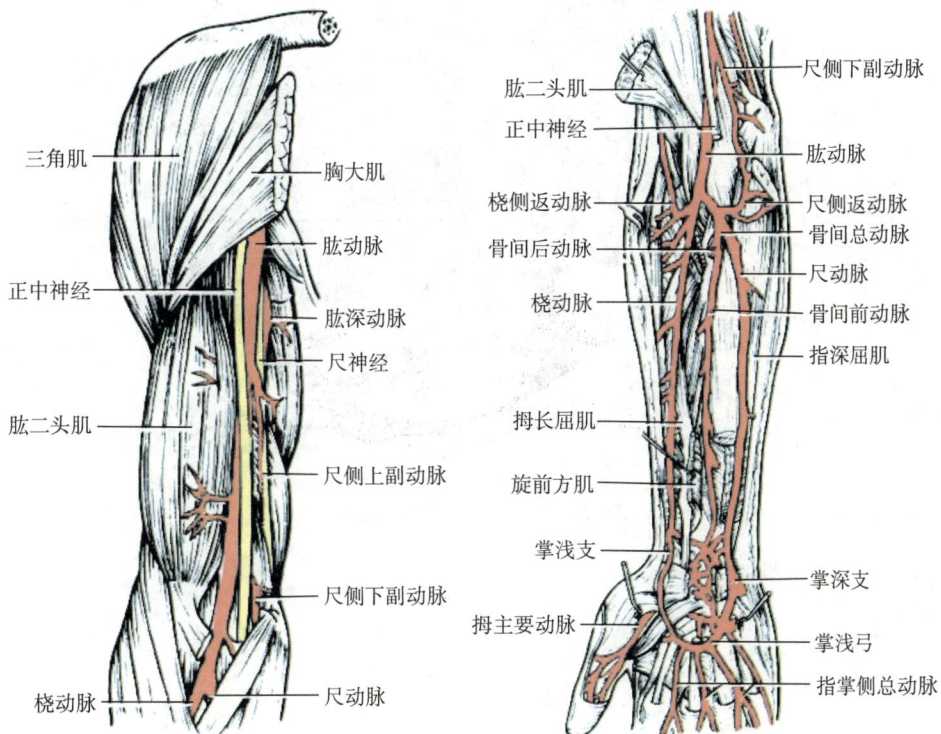

图 7-20　上肢的动脉

4.胸部的动脉 主干为**胸主动脉**（thoracic aorta），分支有壁支和脏支两类。壁支主要为**肋间后动脉**（posterior intercostal artery），行于相应的肋间隙内，分布于胸、腹壁的肌和皮肤等（图7-18）；脏支包括支气管支、食管支和心包支，分布于气管、支气管、肺、食管和心包等脏器。

5.腹部的动脉 主干为**腹主动脉**（abdominal aorta）。腹主动脉的分支有壁支和脏支两类（图7-17、图7-18）。

（1）壁支 主要有4对腰动脉等，分布于腹后壁、膈等处。

（2）脏支 包括成对的和不成对的两种。

成对的脏支：**肾上腺中动脉**（middle suprarenal artery）分布到肾上腺。**肾动脉**（renal artery）经肾门入肾。**睾丸动脉**（testicular artery）分布到睾丸和附睾；女性称**卵巢动脉**（ovarian artery），分布到卵巢等。

不成对的脏支：**腹腔干**（celiac trunk）为一条短动脉干，在膈肌主动脉裂孔稍下方起自腹主动脉前壁，立即分为胃左动脉、肝总动脉和脾动脉3个分支，分布到食管腹段、胃、十二指肠、肝、胆囊、胰和脾等。**肠系膜上动脉**（superior mesenteric artery）在腹腔干稍下方，约平第1腰椎体高度起自腹主动脉前壁，其分支分布到十二指肠、空肠、回肠、盲肠、阑尾、升结肠和横结肠等（图7-21）。**肠系膜下动脉**（inferior mesenteric artery）约在第3腰椎体水平起自腹主动脉前壁，沿腹后壁行向左下，其分支分布到降结肠、乙状结肠和直肠上部等（图7-22）。

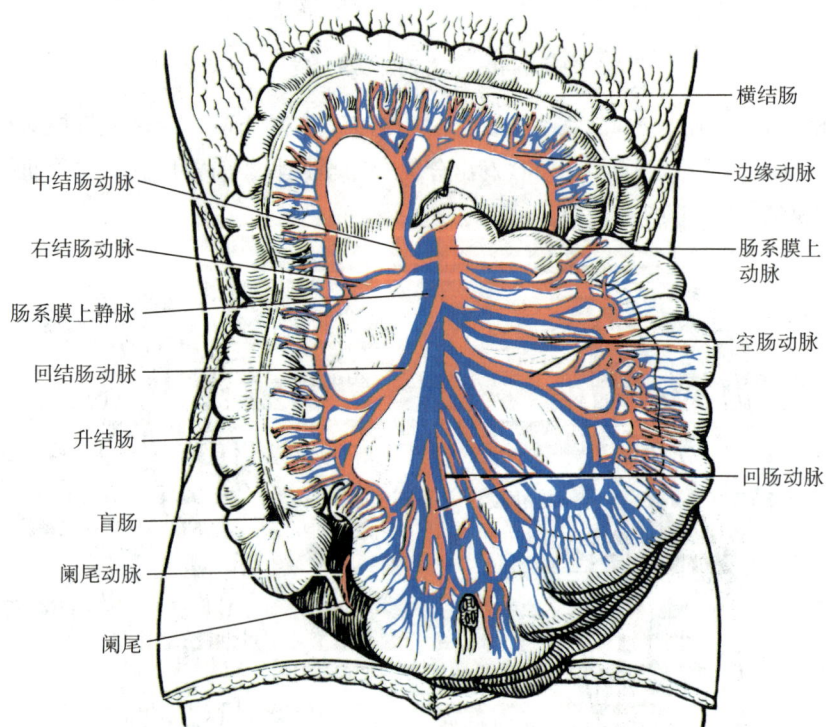

图7-21 肠系膜上动脉及其分支

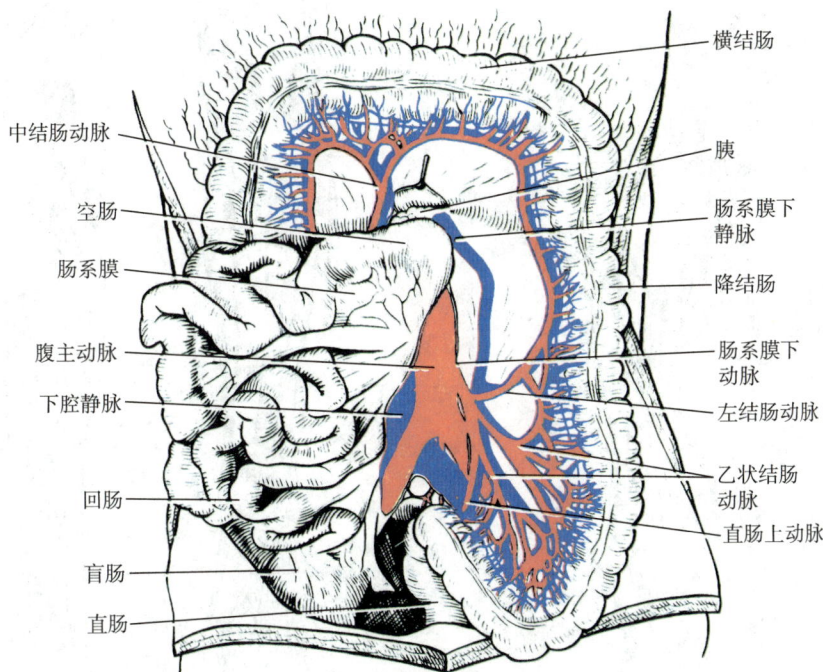

横结肠

中结肠动脉

空肠

肠系膜

腹主动脉

下腔静脉

回肠

盲肠

直肠

胰

肠系膜下静脉

降结肠

肠系膜下动脉

左结肠动脉

乙状结肠动脉

直肠上动脉

图 7–22　肠系膜下动脉及分支

6. 盆部的动脉　左、右**髂总动脉**（common iliac artery）自腹主动脉于第四腰椎体前方发出，向外下方斜行，至骶髂关节的前方分为髂内动脉和髂外动脉。**髂内动脉**（internal iliac artery）为盆部动脉的主干，入盆腔分为壁支和脏支。壁支主要包括闭孔动脉、臀上动脉和臀下动脉，分布到盆壁及臀部等。脏支主要包括直肠下动脉、子宫动脉和阴部内动脉，分布于盆部和会阴器官。**髂外动脉**（external iliac artery）自髂总动脉发出后，向外下方斜行，经腹股沟韧带中点后，至股前部移行为股动脉。

7. 下肢的动脉

（1）股动脉（femoral artery）　为下肢动脉的主干，在大腿前面行向内下方，入腘窝移行为腘动脉。股动脉主要分布于大腿肌（图 7–23）。

（2）腘动脉（popliteal artery）　在腘窝深部下降，发出分支分布于膝关节及其周围的肌，行至腘窝下部分为胫前动脉和胫后动脉。

（3）胫前动脉（anterior tibial artery）　于小腿前群肌之间下降，经距小腿关节前方至足背，改称足背动脉（dorsal artery of foot）。胫前动脉和足背动脉营养小腿前部、足背和足趾等。

（4）胫后动脉（posterior tibial artery）　在小腿后群浅、深两层肌之间下行，至足底后分为足底内侧动脉和足底外侧动脉（图 7–24）。胫后动脉及其分支营养小腿后部、足底和足趾等。

髂外动脉
髂外静脉
旋髂浅动脉
股神经
耻骨肌
股动脉
股深动脉
旋股内侧动脉
旋股外侧动脉
短收肌
穿动脉
股动脉

隐神经
股静脉

股外侧肌
股内侧肌
膝降动脉

腘动脉
腓肠肌外侧头
胫骨前肌
比目鱼肌
胫前动脉
胫前动脉
胫后动脉

腓动脉
腓动脉穿支

足背动脉

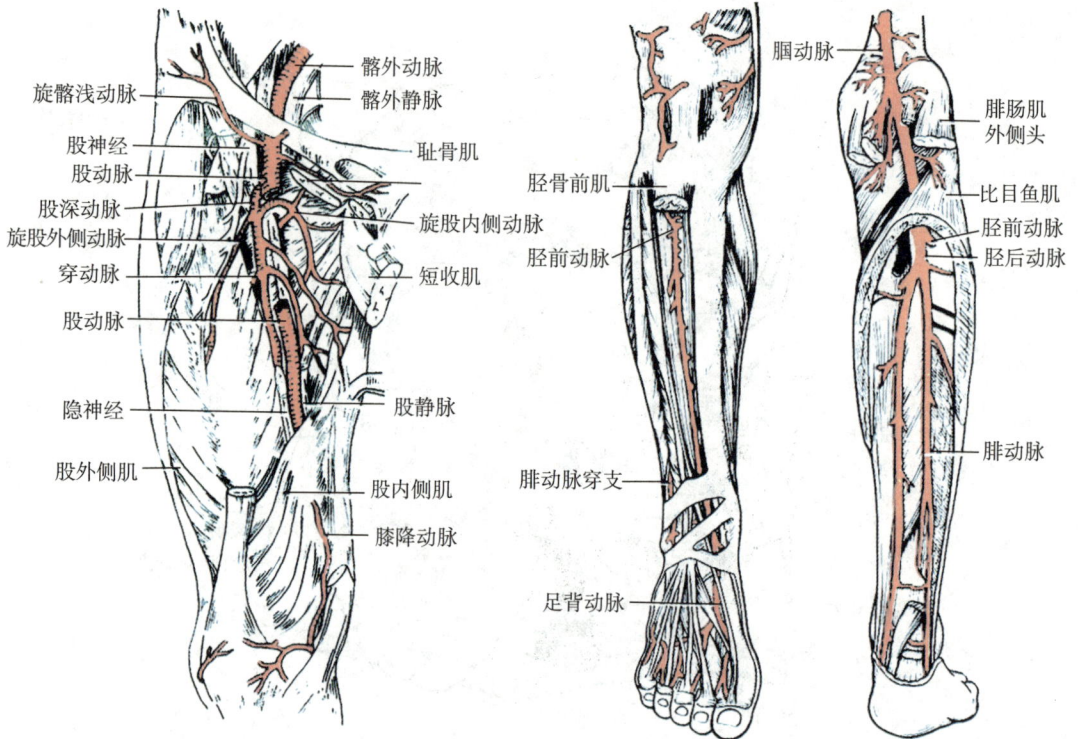

图 7-23　下肢的动脉

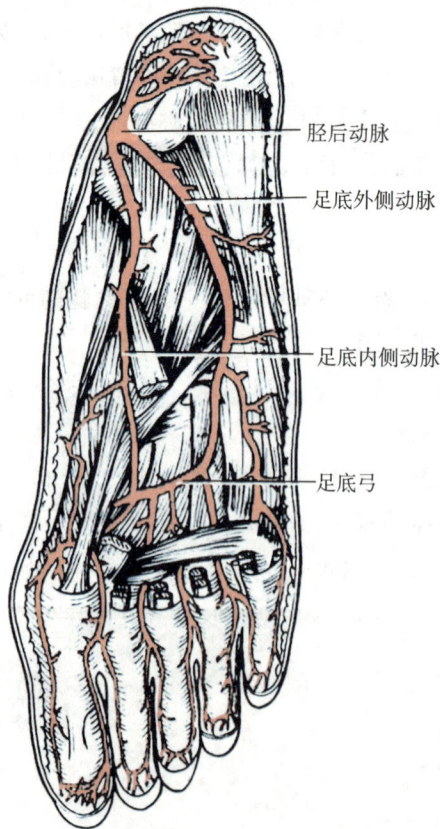

胫后动脉
足底外侧动脉

足底内侧动脉

足底弓

图 7-24　足底的动脉

（二）体循环的静脉

体循环的静脉包括心静脉系（见心的血管）、上腔静脉系和下腔静脉系（图7-25）。

1. 上腔静脉系 由**上腔静脉**（superior vena cava）及其属支组成，收集头颈部、上肢和胸部（心和肺除外）的静脉血。上腔静脉由左、右**头臂静脉**（brachiocephalic vein）汇合而成，沿升主动脉右侧下降，注入右心房（注入前有奇静脉注入）。头臂静脉由同侧颈内静脉和锁骨下静脉汇合而成，汇合处形成的夹角称**静脉角**（venous angle），有淋巴导管注入（图7-25）。

（1）头颈部的静脉 包括颈内静脉和颈外静脉。

颈内静脉（internal jugular vein）是颈部的深静脉，与颈内动脉、颈总动脉和迷走神经伴行，向下汇入头臂静脉。颈内静脉收集颅内和大部分颅外的静脉血。

颈外静脉（external jugular vein）是颈部最大的浅静脉，在颈部的皮下，由耳郭前、后方的静脉汇合而成，沿胸锁乳突肌表面下行，注入**锁骨下静脉**（subclavian vein）（图7-26）。

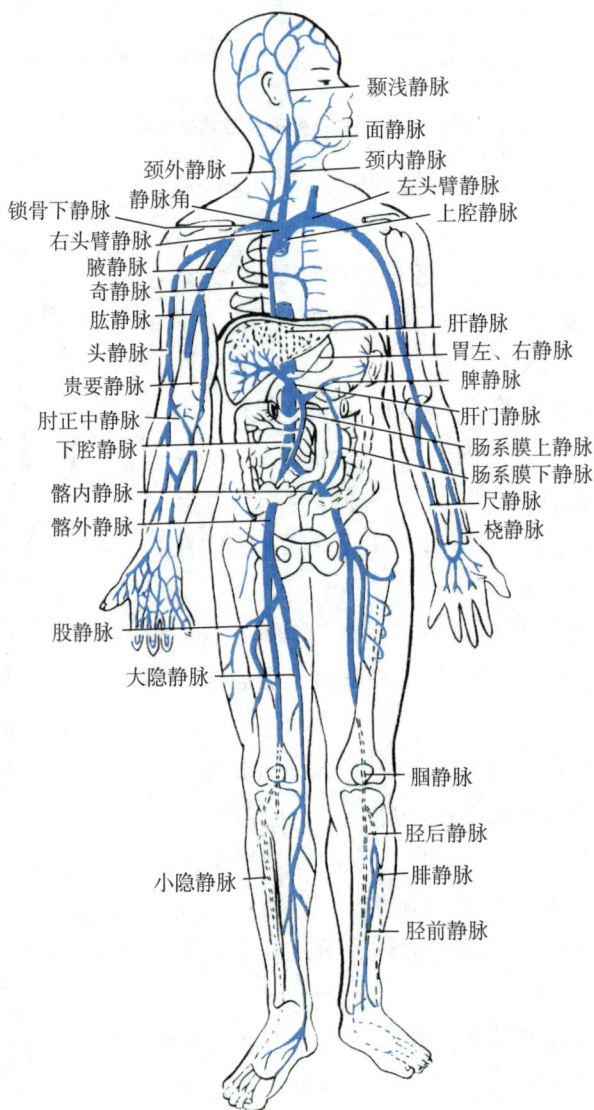

图7-25 全身静脉模式图

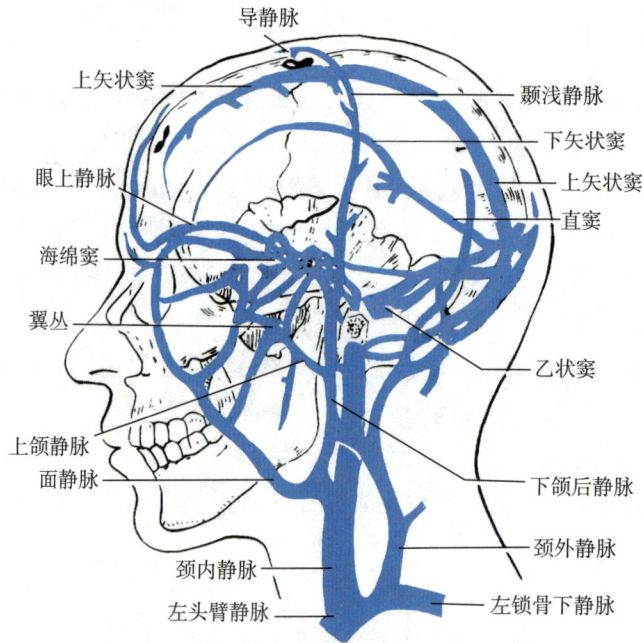

图 7-26 颅内、外静脉及其交通支

（2）上肢的静脉   有浅、深静脉两种。上肢的深静脉与同名动脉伴行。

上肢的浅静脉主要有头静脉、肘正中静脉和贵要静脉。**头静脉**（cephalic vein）起于手背静脉网的桡侧，在皮下沿前臂和臂的外侧上行，经三角肌与胸大肌之间穿深筋膜注入腋静脉或锁骨下静脉。**贵要静脉**（basilic vein）起自于手背静脉网的尺侧，沿前臂及臂的内侧上行，到臂的中部穿深筋膜注入肱静脉或腋静脉。在肘部，头静脉与贵要静脉之间有**肘正中静脉**（median cubital vein）相连，临床上常在此进行输液或采血（图 7-27）。

（3）胸部的静脉   主要有奇静脉等。奇静脉（azygos vein）收集胸壁、食管和支气管等脏器的静脉血，最后注入上腔静脉。

2. 下腔静脉系   由**下腔静脉**（inferior vena cava）及其属支组成，收集下肢、盆部和腹部的静脉血。下腔静脉是人体最粗大的静脉，由左、右髂总静脉汇合而成，沿腹主动脉的右侧上行，穿膈的腔静脉孔入胸腔，注入右心房。**髂总静脉**（common iliac vein）由髂内静脉和髂外静脉在骶髂关节前方汇合而成。

（1）下肢的静脉   有浅静脉和深静脉两种。下肢的深静脉与同名动脉伴行。股静脉位于股动脉的内侧，向上续为**髂外静脉**（external iliac vein）。

下肢的浅静脉有大隐静脉和小隐静脉。**大隐静脉**

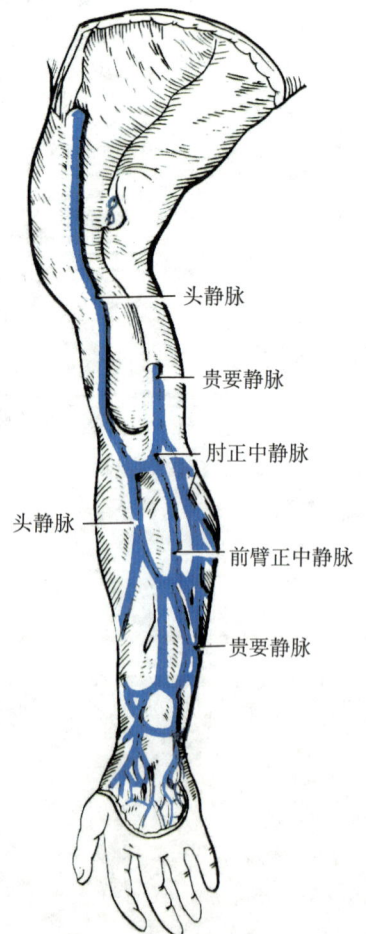

图 7-27 上肢的浅静脉

（great saphenous vein）起自足背静脉弓内侧部，沿小腿内侧及大腿前内侧皮下上行，注入**股静脉**（femoral vein）。

小隐静脉（small saphenous vein）起自足背静脉弓外侧部，沿小腿后面的皮下上行，到腘窝处穿深筋膜，注入腘静脉（图 7-28）。

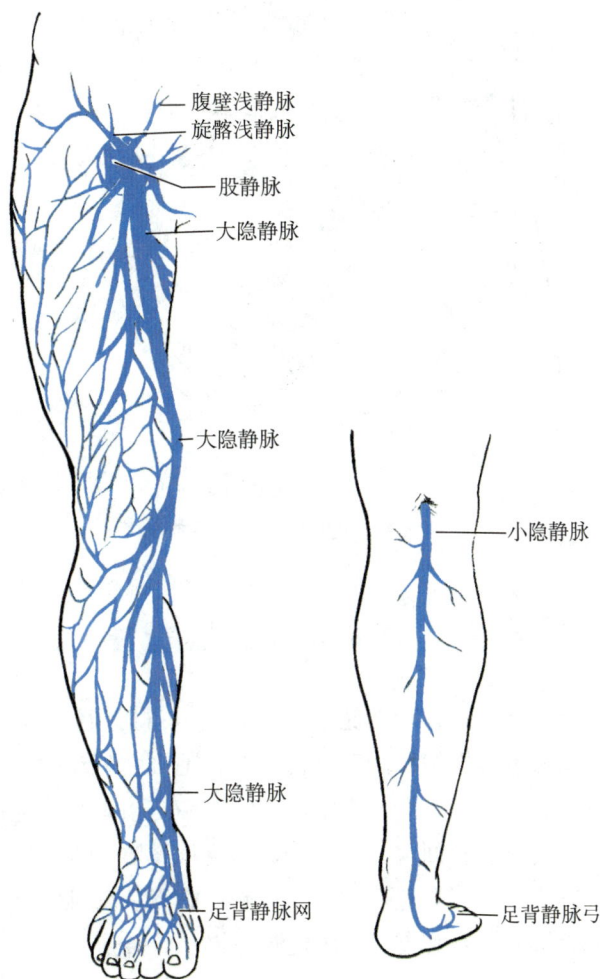

图 7-28　下肢的浅静脉

（2）盆部的静脉　主要有**髂内静脉**（internal iliac vein）及其属支。髂内静脉收集静脉血的范围与髂内动脉的分布区域相同。

（3）腹部的静脉　腹部成对脏器的静脉与同名动脉伴行，直接或间接地注入下腔静脉。腹部不成对脏器的静脉与同名动脉伴行，汇入肝门静脉入肝。

肝门静脉（hepatic portal vein）是一条短而粗的静脉干，由**肠系膜上静脉**（superior mesenteric vein）和**脾静脉**（splenic vein）汇合而成。**肠系膜下静脉**（inferior mesenteric vein）常注入脾静脉。肝门静脉收集腹腔内除肝以外的不成对脏器即胃、小肠、大肠（直肠下段除外）、胰、胆囊及脾的静脉血。肝门静脉合成后上行经肝门入肝，在肝内反复分支，续于肝血窦。肝血窦汇合成3 条肝静脉，肝静脉注入下腔静脉（图 7-29）。

肝门静脉及其属支组成肝门静脉系。肝门静脉系内无静脉瓣，它与上、下腔静脉系之间存在多处吻合，如食管下段、直肠和脐周围。当肝门静脉循环因某些病变而发生障碍时，血液可经吻合支流入上、下腔静脉。

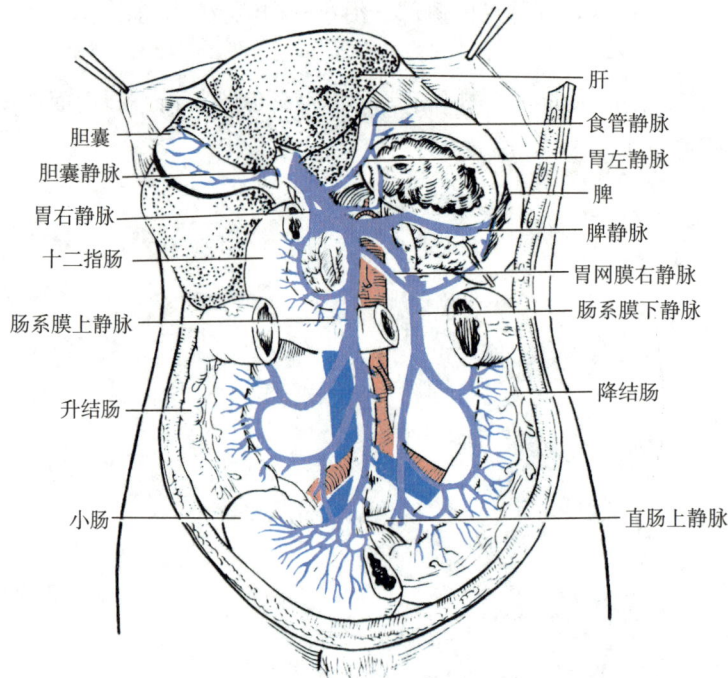

图 7-29 肝门静脉及其属支

第三节 淋巴系统

淋巴系统（lymphatic system）由淋巴管道、淋巴器官和淋巴组织组成（图 7-30）。淋巴管道内有淋巴（液）流动。当血液循环至组织的毛细血管时，毛细血管动脉端内的部分水分和营养物质透过毛细血管管壁，进入组织间隙，形成组织液。组织液与组织细胞进行物质交换后，大部分在毛细血管静脉端被吸收，进入静脉回流；小部分进入毛细淋巴管内，形成淋巴，沿淋巴管道向心方向流动，最后注入静脉。淋巴器官包括淋巴结、脾、胸腺和扁桃体等，淋巴组织主要分布于消化道和呼吸道的管壁内。淋巴器官和淋巴组织能过滤淋巴，并产生淋巴细胞，参与机体的免疫反应。

一、淋巴管道

淋巴管道可分为毛细淋巴管、淋巴管、淋巴干和淋巴导管 4 种。

（一）毛细淋巴管

毛细淋巴管（lymphatic capillary）是淋巴管道的起始部，以膨大的盲端起自组织间隙，广泛分布于除上皮、角膜、晶状体、牙釉质和软骨以外的全身各部组织中。

毛细淋巴管管壁由内皮细胞构成，其管壁的通透性大于毛细血管，故一些不易透过毛细血管的大分子物质，如蛋白质、异物或细菌，甚至癌细胞等均较易进入毛细淋巴管。

（二）淋巴管

淋巴管（lymphatic vessel）由毛细淋巴管汇合而成。管壁内有丰富的瓣膜，可保证淋巴向心流动。根据淋巴管的位置不同，可分为浅、深两种。浅淋巴管位于皮下，深淋巴管与深部血管伴行，浅、深淋巴管之间有许多吻合支（图 7–30）。

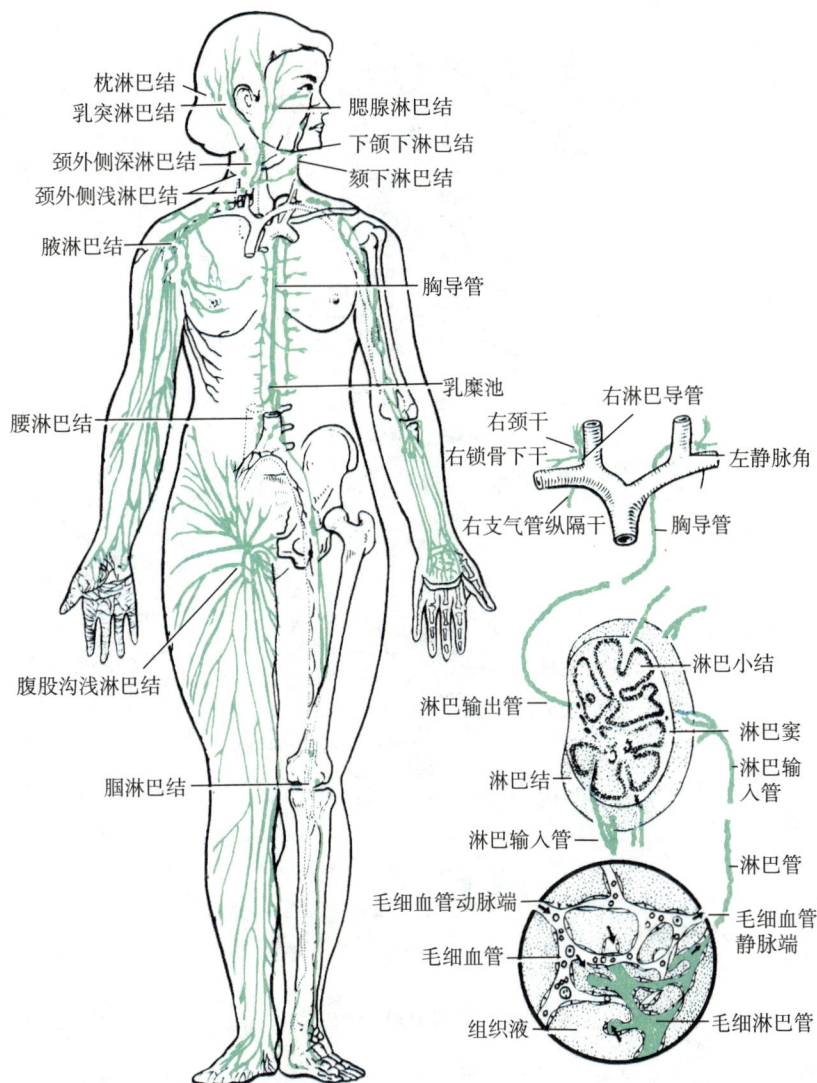

图 7–30　全身淋巴管和淋巴结

（三）淋巴干

淋巴干（lymphatic trunk）由淋巴管汇合而成。全身浅、深淋巴管共汇合成 9 条淋巴干，即收集头颈部淋巴的**左、右颈干**，收集上肢淋巴的**左、右锁骨下干**，收集胸部淋巴的**左、右支气管纵隔干**，收集下肢、盆部和腹部成对脏器淋巴的**左、右腰干**，收集腹腔不成对脏器淋巴的**肠干**（图 7–30）。

（四）淋巴导管

淋巴导管（lymphatic duct）共 2 条，即胸导管和右淋巴导管（图 7–31）。

1. 胸导管（thoracic duct）　长为 30 ～ 40cm，为全身最粗大的淋巴管道。胸导管起于**乳糜池**。乳糜池位于第 1 腰椎体前面，由左、右腰干和肠干汇合而成，呈梭形膨大。胸导管穿主动脉裂孔上行入胸腔，先沿脊柱右前方上行，至第 5 胸椎水平转向左前方，继而出胸廓上口至颈根部，注入左静脉角。在该处，左颈干、左支气管纵隔干和左锁骨下干汇入胸导管。胸导管收集人体下半身和左上半身的淋巴，即全身约 3/4 的淋巴。

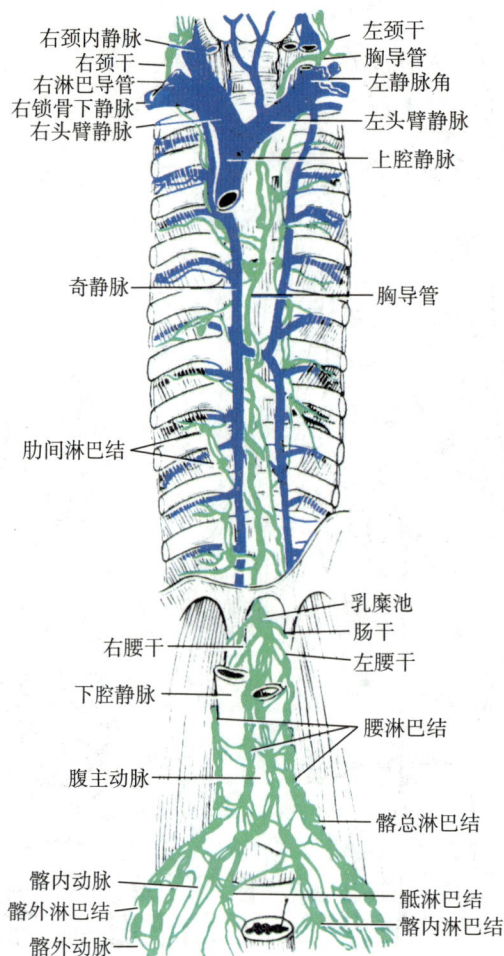

图 7-31   胸导管和右淋巴导管

2. 右淋巴导管（right lymphatic duct）   为一短干，长约 1.5cm，由右颈干、右锁骨下干和右支气管纵隔干汇合而成，注入右静脉角。右淋巴导管收集人体右上半身的淋巴，即全身约 1/4 的淋巴。

二、淋巴器官

淋巴器官主要有淋巴结、脾、扁桃体和胸腺等。

（一）淋巴结

1. 淋巴结的形态和位置   淋巴结（lymph node）为大小不等的圆形或椭圆形小体，质软色灰红，一侧凹陷，称**淋巴结门**。淋巴结串连在淋巴管之间，**输入淋巴管**由凸侧而入，**输出淋巴管**由淋巴结门而出。前一淋巴结的输出淋巴管为后一淋巴结的输入淋巴管（图 7-30）。当淋巴流动经过淋巴结时，可起过滤作用。淋巴结一般成群分布于人体较隐蔽的部位，如腋窝、腹股沟等处；在胸、腹腔的淋巴结，多位于大血管的周围和内脏器官门的附近。

2. 主要淋巴结群（图 7-30）

（1）头颈部淋巴结   主要有下颌下淋巴结、颈外侧浅淋巴结、颈外侧深淋巴结。

（2）腋淋巴结　位于腋窝内，大部分沿腋部血管排列。

（3）腹股沟淋巴结　有腹股沟浅淋巴结和腹股沟深淋巴结。

【课程思政】

乳腺癌根治术

2022 年 2 月，国家癌症中心发布了最新一期的全国癌症统计数据。乳腺癌 2016 年在我国癌的发生人数为 30.6 万，死亡人数为 7.2 万。防治乳腺癌的原则是早预防、早发现和早治疗。乳腺癌根治术是常见的外科治疗手段，也是首选的治疗方案。根治术的范围是将整个患病的乳腺连同癌瘤周围 5cm 宽的皮肤、乳腺周围脂肪组织、胸大小肌和其筋膜，以及腋窝、锁骨下所有脂肪组织和淋巴结整块切除。乳腺癌根治术时，若胸长神经损伤可出现 "翼状肩胛"，胸背神经损伤可造成上肢后伸无力，腋静脉损伤易发生空气栓塞，头静脉末端损伤可导致伤侧上肢终身性水肿，甚至坏死。

医者仁心，不仅仅体现在对患者的医疗态度上，还包括了精湛的医术。而精湛的医术，是以对人体结构的熟悉作为基础的。因此，对解剖学等基础学科的重视，是成为合格与仁心医生的重要起步。

（二）脾

脾（spleen）位于左季肋区，平对第 9～11 肋，其长轴与第 10 肋一致，正常情况下在左肋弓下不能触及（图 7-32）。

脾呈扁椭圆形，暗红色，质软而脆，有内、外侧两面，前、后两端和上、下两缘。外侧面贴膈称**膈面**，稍隆凸；内侧面称脏面，中央凹陷，有脾动、静脉，神经和淋巴管出入，称**脾门**。脾上缘较锐利，前部有 2～3 个凹陷，称**脾切迹**，可作为触诊脾的标志。

脾的功能主要是储存血液，清除衰老血细胞，参与免疫反应。胎儿时还可造血。

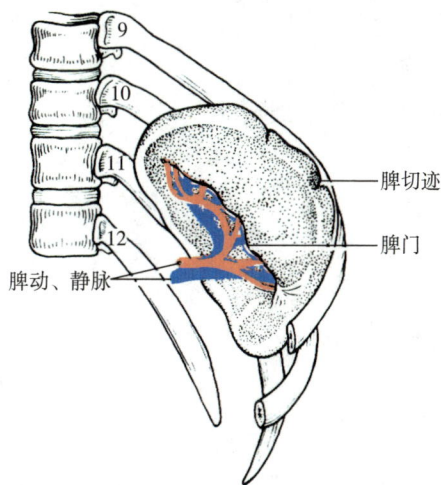

图 7-32　脾的形态和位置

（三）胸腺

胸腺（thymus）位于胸骨柄及上部肋软骨的后方，可分大、小不等的左叶和右叶（图

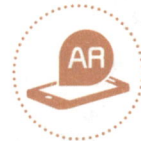

7-33）。胸腺在出生后两年内生长很快，以后随年龄继续生长，到青春期发育至顶峰。青春期以后逐渐退化和萎缩，被脂肪组织代替。

胸腺是淋巴器官，其主要功能是产生 T 淋巴细胞，参与细胞免疫；又是内分泌器官，分泌胸腺素，促进 T 淋巴细胞成熟，提高免疫力。

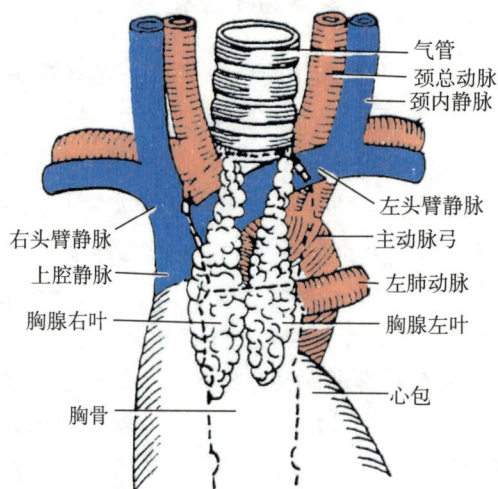

图 7-33　胸腺

思考题

1. 试述体循环和肺循环的途径。

2. 试述右心房和左心室的内腔结构。

3. 心的传导系统由哪些部分组成?

4. 试述心的动脉供血。

5. 腹主动脉发出的脏支有哪些?

6. 四肢的浅静脉有哪些? 各注入什么静脉?

7. 肝门静脉的主要属支有哪些?

8. 胸导管的起始、注入部位和收纳范围是什么?

扫一扫，查阅本章数字资源，含PPT、音视频、图片等

内分泌系统（endocrine system）是机体的重要调节系统，它与神经系统一起共同调节机体的生长、发育和各种代谢活动。

内分泌系统依其存在形式，可分为内分泌腺和内分泌组织（图8-1）。**内分泌腺**为独立存在的器官，肉眼可见，包括垂体、松果体、甲状腺、甲状旁腺、胸腺和肾上腺等。内分泌腺无排泄管，分泌的物质称为**激素**（hormone），直接进入血液或淋巴，作用于特定的靶器官。**内分泌组织**是分散存在于其他器官或组织中的内分泌细胞群，如胰腺内的胰岛、睾丸内的间质细胞、卵巢内的卵泡和黄体等。

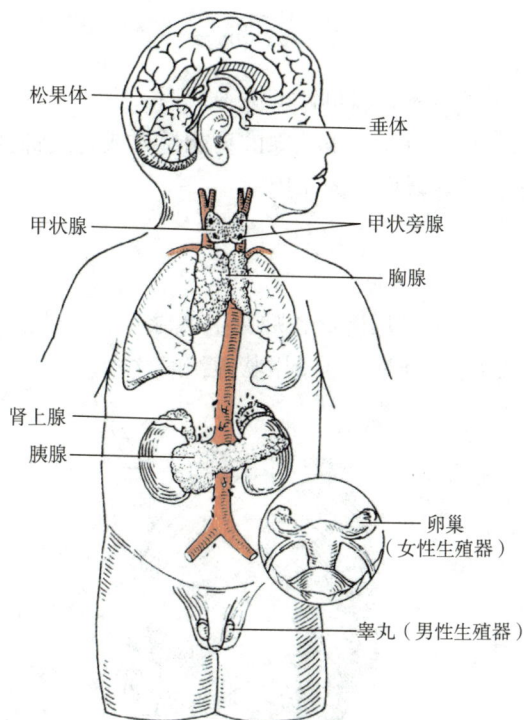

图 8-1　全身内分泌腺的分布

一、甲状腺

甲状腺（thyroid gland）位于颈部，呈"H"形，由左、右叶及甲状腺峡组成（图8-2），左、右叶贴附在喉下部和气管上部的两侧，甲状腺峡位于第2～4气管软骨环的前方，有时从甲状腺峡向上伸出一突起，称为**锥状叶**。

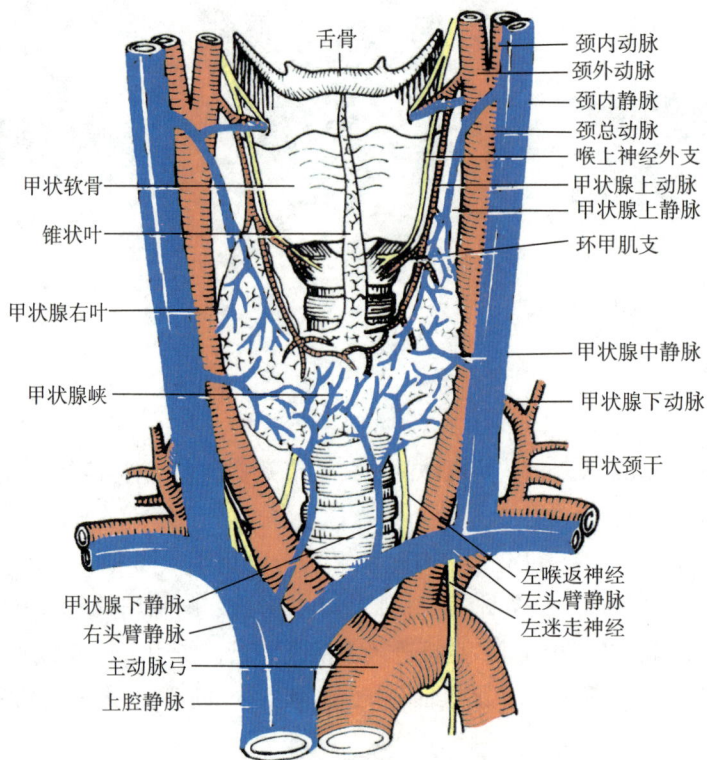

图 8-2　甲状腺

甲状腺主要分泌含碘的甲状腺素，对机体的新陈代谢、生长发育有重要的调节作用，尤其是对骨骼和神经系统的生长发育极为重要。甲状腺的功能低下或亢进都会影响机体的正常活动。此外，甲状腺还可分泌降钙素，有降低血钙的作用。

二、甲状旁腺

甲状旁腺（parathyroid gland）呈扁圆形，贴于甲状腺左、右叶的后面，一般为上、下两对，每个如绿豆大（图 8-1、图 8-3）。有时包埋于甲状腺组织之中。

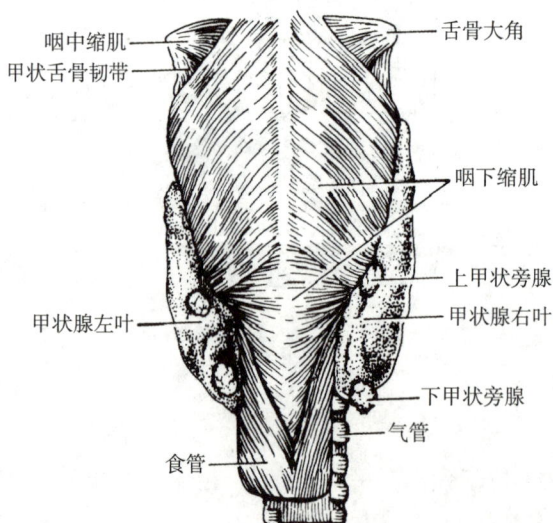

图 8-3　甲状腺和甲状旁腺（后面观）

甲状旁腺分泌甲状旁腺素，与甲状腺分泌的降钙素共同调节体内的钙、磷代谢，维持血钙、血磷平衡。甲状旁腺素分泌不足时引起血钙下降，出现手足抽搐症。

三、垂体

垂体（hypophysis）位于垂体窝内，呈卵圆形，上借漏斗连于下丘脑（图 8-1、图 8-4）。根据其发生和结构特点，可将其分为腺垂体（前叶）和神经垂体（后叶）两部分。

腺垂体占垂体的大部分，能分泌多种激素，如生长激素、促甲状腺激素、促肾上腺皮质激素、促性腺激素等，可促进身体的生长和影响其他内分泌腺的活动等。神经垂体无分泌作用，只能贮存和释放由下丘脑分泌的抗利尿素和催产素，其功能是调节血压、控制尿量和调节子宫平滑肌收缩。

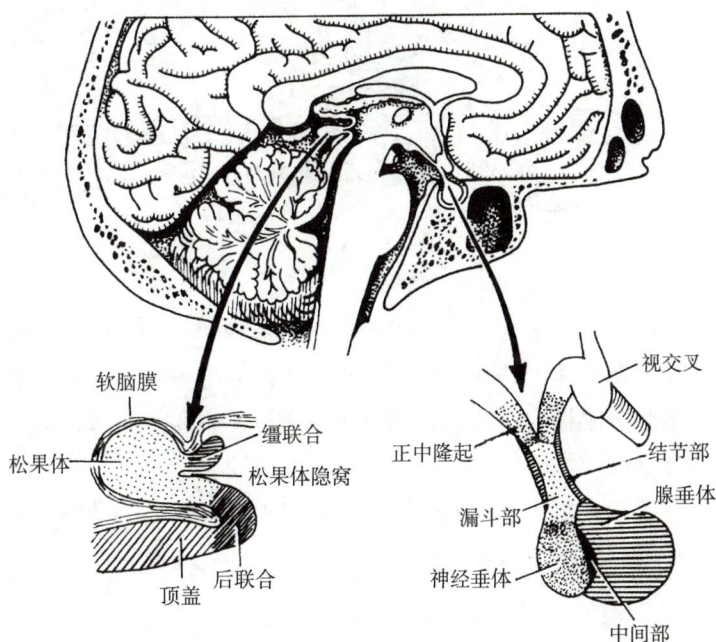

图 8-4 垂体和松果体

四、松果体

松果体（pineal body）位于背侧丘脑的内上后方（图 8-1、图 8-4），颜色灰红，形似松果。在儿童 7 ～ 8 岁时松果体发育至顶峰，以后逐渐萎缩退化。

一般认为松果体激素具有抑制机体发育和性早熟的作用。在小儿时期，松果体如发生病变，可出现性早熟和生殖器官过度发育。

五、肾上腺

肾上腺（suprarenal gland）位于两肾的上方，左侧者近似半月形，右侧者呈三角形（图 8-1、图 8-5）。肾上腺可分为外层的皮质和内部的髓质。

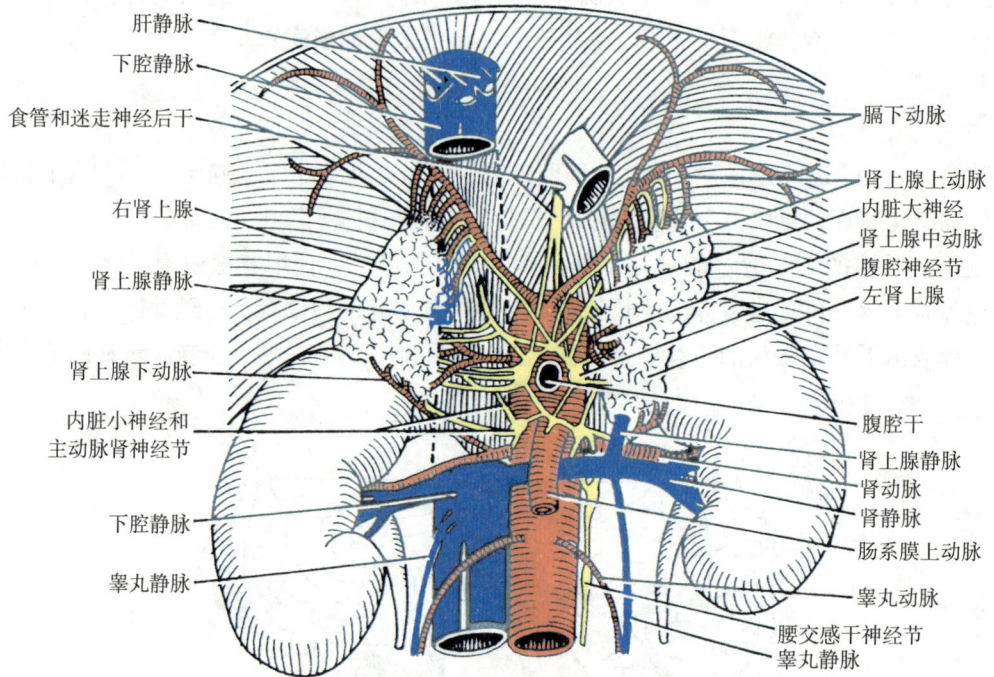

图 8-5　肾上腺

　　肾上腺皮质自外向内可分为 3 层：即球状带、束状带和网状带。球状带的细胞分泌盐皮质激素，如醛固酮，主要参与调节体内的水盐代谢，对维持机体电解质和体液的动态平衡有着十分重要的作用；束状带的细胞分泌糖皮质激素，如氢化可的松，主要可调节糖的代谢；网状带靠近髓质，网状带的细胞能分泌性激素，以雄性激素为主，作用较弱。

　　肾上腺髓质分泌肾上腺素和去甲肾上腺素，使心跳加快加强，小动脉收缩，从而参与维持血压稳定，并调节内脏平滑肌的活动和腺体的分泌活动。

思考题

1. 试述与血浆钙浓度调节相关的内分泌器官的形态及功能。
2. 简述垂体的位置、分部及功能。
3. 简述肾上腺的位置、形态、组成及功能。

第九章

感觉器

扫一扫，查阅本章数字资源，含PPT、音视频、图片等

感觉器（Sensory organs）由感受器及其副器组成。不同的感觉器能分别感受特定的刺激并将其转变为神经冲动。这些神经冲动经过神经传导到大脑皮质的特定部位，从而产生相应的感觉。

感受器（Receptor）是神经末梢的特殊结构，能感受机体内、外刺激，并换能转化为神经冲动经传导通路到达相应感觉中枢，从而产生相应感觉。根据感受器的分布位置及接受刺激不同，分为外感受器、内感受器、本体感受器；根据感受器特化的程度，分为一般感受器、特殊感受器（见表 9-1）。

表 9-1 感受器分类

分类依据	感受器类型	分布位置	接受刺激
根据感受器位置	外感受器	皮肤、黏膜、眼和耳内等	触、压、温、光、声等刺激
	内感受器	内脏和血管壁等	压力、温度、渗透压、离子及化合物浓度等刺激
	本体感受器	肌、肌腱、关节和内耳等	躯体运动、肌张力和头部位置改变等刺激
根据感受器特化程度	一般感受器	皮肤、肌腱、内脏、血管等处	触、压、温度、牵张、化学等刺激
	特殊感受器	头面部	气味、光、盐、辣椒素、声音、头部位置变化等刺激

第一节 视 器

视器（visual organ）即眼，由眼球和眼副器两部分组成。

一、眼球

眼球（eyeball）近似于球形，位于眶的前部，其后端通过视神经连于间脑。眼球由眼球壁和眼球内容物组成。

（一）眼球壁

从外向内依次分为眼球纤维膜、血管膜和视网膜3层（图 9-1）。

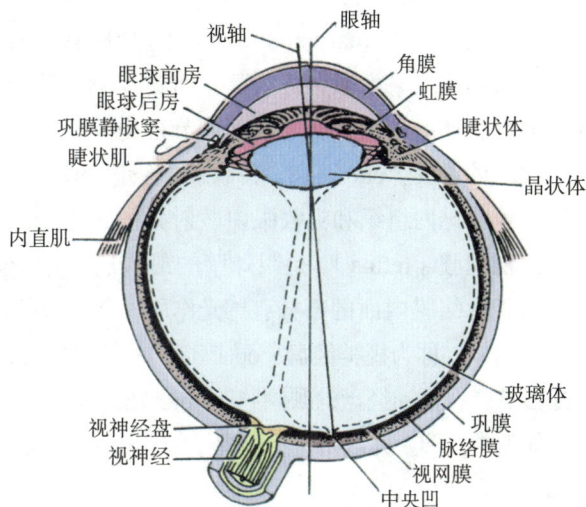

图 9-1 眼球的构造

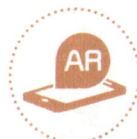

1. 眼球纤维膜　由坚韧的致密结缔组织构成，具有维持眼球外形和保护眼球内容物的作用。分为角膜和巩膜两部分。

（1）角膜（cornea）　占眼球纤维膜的前 1/6，无色透明，曲度较眼球其他部位大，有屈光作用。角膜内无血管，有丰富的感觉神经末梢，发生病变时疼痛剧烈。

（2）巩膜（sclera）　占眼球纤维膜的后 5/6，乳白色，不透明。在巩膜与角膜交界处的深面有环形的巩膜静脉窦，为房水回流的通道。巩膜黄染是黄疸的重要体征之一。

2. 眼球血管膜　由前向后依次分为虹膜、睫状体和脉络膜 3 部分，含有丰富的血管和色素细胞。

（1）虹膜（iris）　位于血管膜的前部，为圆盘状的薄膜（图 9-2），中央的孔为瞳孔（pupil）。虹膜内有两种排列方向不同的平滑肌：一种环绕于瞳孔周围，称为瞳孔括约肌，受副交感神经支配；另一种呈放射状排列，称为瞳孔开大肌，受交感神经支配。它们分别缩小和开大瞳孔，起调节进入眼球光线的作用。虹膜的颜色因人种不同有较大的差异。

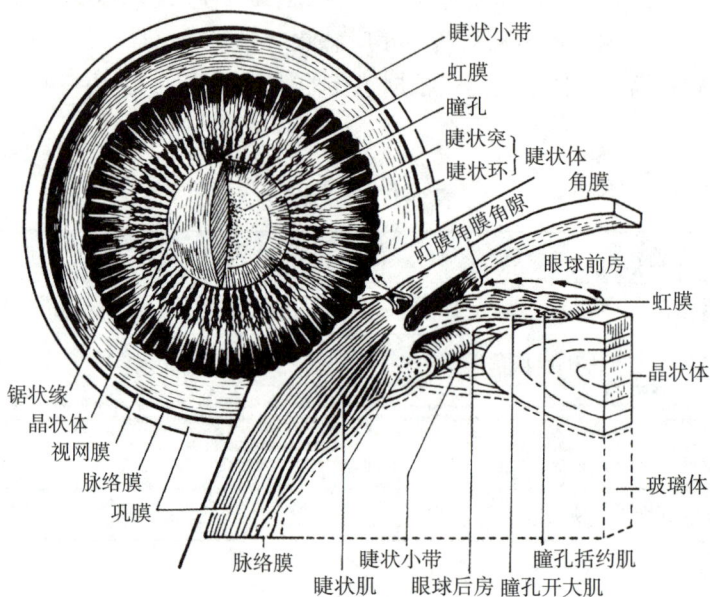

图 9-2　眼球前部（后面观）

（2）睫状体（ciliary body）　位于血管膜的中部（图 9-2）。睫状体发出睫状小带与晶状体相连。睫状体内有平滑肌，称为睫状肌，受副交感神经支配。睫状肌的收缩和舒张，可通过睫状小带调节晶状体的曲度，从而起到调节视力的作用。睫状体还有产生房水的作用。

（3）脉络膜（choroid）　占眼球血管膜的后 2/3，贴于巩膜内面，后部有视神经穿过。脉络膜具有营养眼球内组织和吸收眼内散射光线的作用。

3. 视网膜（retina）　是眼球壁的最内层。贴于虹膜和睫状体内面的部分无感光作用，称为**盲部**，贴于脉络膜内面的部分有感光作用，称为**视部**。视网膜的后部称为**眼底**。在眼底的鼻侧，有一圆盘状结构，称为**视神经盘**（optic disc），其中央有视网膜中央血管穿过。此处无感光细胞，称为**生理性盲点**。在视神经盘的颞侧约 3.5mm 处，有一黄色区域，称为**黄斑**（macula lutea）。其中央为一凹陷，称为**中央凹**，此区由密集的视锥细胞构成，是感光最敏锐处（图 9-3）。

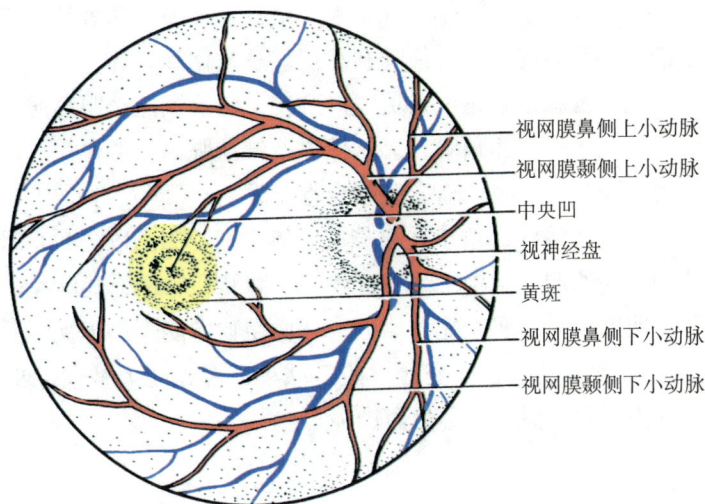

图 9-3　右侧眼底

视网膜的组织结构可分为两层：外层为色素部，由单层色素上皮构成。内层为神经部，主要由 3 层细胞组成：①外层为视锥细胞和视杆细胞，是感光细胞，紧邻色素上皮。②中层为双极细胞；③内层为节细胞（图 9-4）。视锥细胞能感受强光和辨别颜色，对白天或明亮处视物起主要作用；视杆细胞则能感受弱光，对夜晚或暗处视物起主要作用。双极细胞连接感光细胞和节细胞，节细胞的轴突向视神经盘处集中，穿过脉络膜和巩膜后组成视神经。视网膜内、外两层连接疏松，临床上将两层分离称为视网膜剥离症。

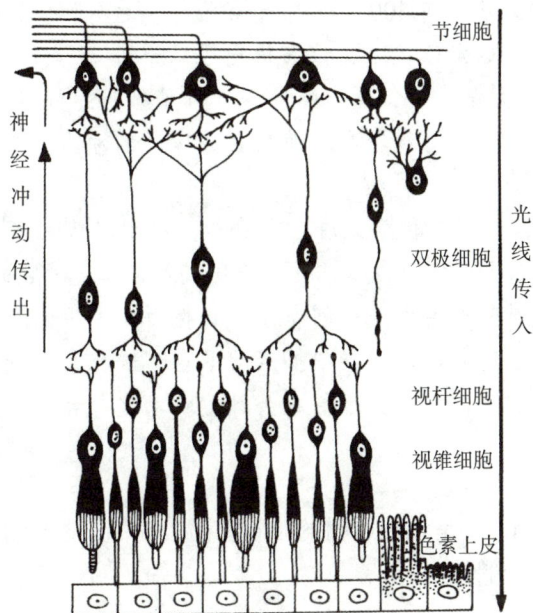

图 9-4　视网膜结构示意图

（二）眼球内容物

眼球内容物包括房水、晶状体和玻璃体（图 9-1、图 9-2）。这些结构与角膜一样无色透明，共同组成眼的**屈光系统**，使物像聚焦于视网膜上。

1. 房水（aqueous humor） 为无色透明的液体，充满于眼房。**眼房**是角膜与晶状体之间的空隙，被虹膜分隔为**眼前房**和**眼后房**，两者借瞳孔相通。**房水**由睫状体产生，进入眼球后房，再经瞳孔至眼球前房，然后经过**虹膜角膜角**汇入巩膜静脉窦，最后回流至眼静脉，此过程称为**房水循环**。房水除有屈光作用外，还有营养角膜和晶状体以及维持眼内压的作用。房水回流受阻将导致眼内压升高，致使视力减退甚至失明，临床上称为青光眼。

2. 晶状体（lens） 呈凸透镜状，位于虹膜与玻璃体之间，周围以睫状小带与睫状体相连。晶状体是眼球屈光系统中主要的调节结构。当视近物时，睫状肌收缩，睫状小带放松，晶状体由于其本身的弹性而变凸，曲度增大，屈光能力增强，从而使物像能聚焦于视网膜上。视远物时，睫状肌松弛，睫状小带被拉紧，使晶状体变薄，曲度减小，屈光能力减弱，物像仍聚焦于视网膜上。晶状体若因疾病或损伤而变混浊，称为白内障。

【课程思政】

金针拨障术

"纵缝晴景如看雾，不是春天亦见花。万般灵药皆无效，金针一拨当日空。"这是唐代诗人白居易描述自己通过金针拨障术治疗白内障的诗句。金针拨障术这一针灸学的精湛技艺，在我国已有上千年的历史。唐代的《外台秘要·出眼疾候》记载了白内障的发生和漫长的发展过程，以及最终可能的后果。金针拨障术作为白内障的有效治疗方法的记载早期见于《外台秘要·天竺经论眼》。明代杨继洲在《针灸大成》中三次论述金针拨障术，尤其是在《经外奇穴》篇"睛中"穴下，记载了用内障羊眼实验来学习金针拨障术的方法，在400多年前开实验针灸之先河。清代黄庭镜在《目经大成》中全面介绍了眼科的治疗技术，该书提出了"审机""点睛""射腹""探骊""扰海""卷帘""圆镜""完璧"金针开内障八法，可见当时的针拨内障技术已经很成熟。清代以后，针拨内障法应用记载较少。随着西方医学的冲击，金针拨障术这一传统技术逐渐被淡化。

20世纪70年代，中医眼科学家唐由之先生用金针拨障术不仅让数千患者重见了光明，还治好了毛泽东主席的白内障，并走出国门给多国元首成功地解决了眼病困扰，为国家外交作出了贡献。唐由之先生创新了"针拨白内障手术及针拨白内障套出术"，将针拨后的晶状体置于特制的套出器中捣烂后取出，避免了金针拨障术后由于晶状体存留眼内而导致的并发症，使中医眼科的金针拨障术这一古老的疗法进入了一个新的发展阶段。

3. 玻璃体（vitreous body） 是无色透明的胶状物质，充满于晶状体与视网膜之间。玻璃体除有屈光作用外，还有支撑视网膜的作用。

二、眼副器

眼副器包括眼睑、结膜、泪器和眼球外肌等，对眼球具有保护、支持和运动等作用。

（一）眼睑

眼睑（eyelids）俗称眼皮，是保护眼球的屏障，可分为**上睑**和**下睑**（图9-5）。上、下睑之间的裂隙称为**睑裂**。睑裂的外侧角和内侧角分别称为**外眦**和**内眦**。睑的游离缘上长有睫毛，睫毛根部有睫毛腺。

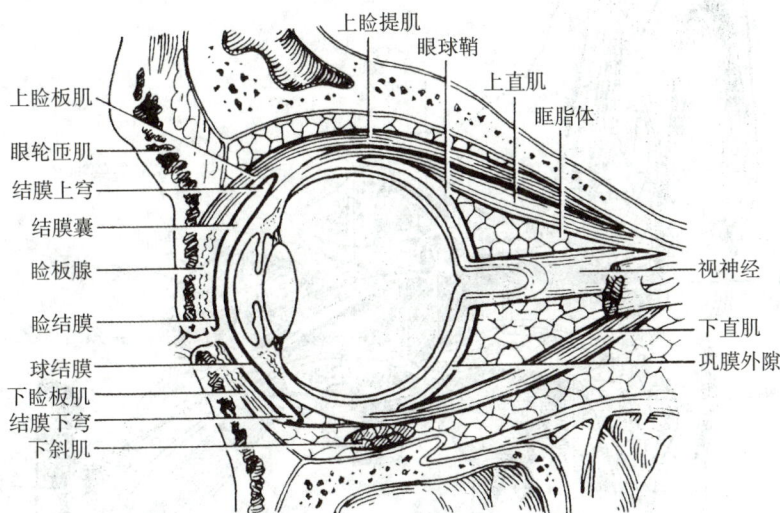

图9-5　眼眶矢状切面

（二）结膜

结膜（conjunctiva）是一层薄而透明、富含血管的黏膜，覆盖于眼睑的内面和巩膜前部表面（图9-5）。

（三）泪器

泪器（lacrimal apparatus）由泪腺和泪道构成。泪道包括泪点、泪小管、泪囊和鼻泪管。

（四）眼球外肌

眼球外肌（extrinsic ocular muscles）为视器的运动装置，包括运动上睑的上睑提肌和运动眼球的上直肌、下直肌、内直肌、外直肌、上斜肌、下斜肌，均属骨骼肌。

第二节　前庭蜗器

前庭蜗器（vestibulocochlear organ）即**耳**（ear），包括外耳、中耳和内耳3部分（图9-6）。外耳和中耳是收集和传导声波的装置，内耳有接受位置觉刺激的位觉感受器和接受声波刺激的听觉感受器，故前庭蜗器又称位听器。

一、外耳

外耳（external ear）包括耳郭、外耳道和鼓膜3部分（图9-6）。

（一）耳郭

耳郭（auricle）位于头的两侧，前外面凹陷，有**外耳门**，后内面隆凸。耳郭的上方大部以弹性软骨为支架，外覆皮肤及少量皮下组织。下部无软骨，由结缔组织和皮肤构成，称为**耳垂**，是临床常用的采血部位。

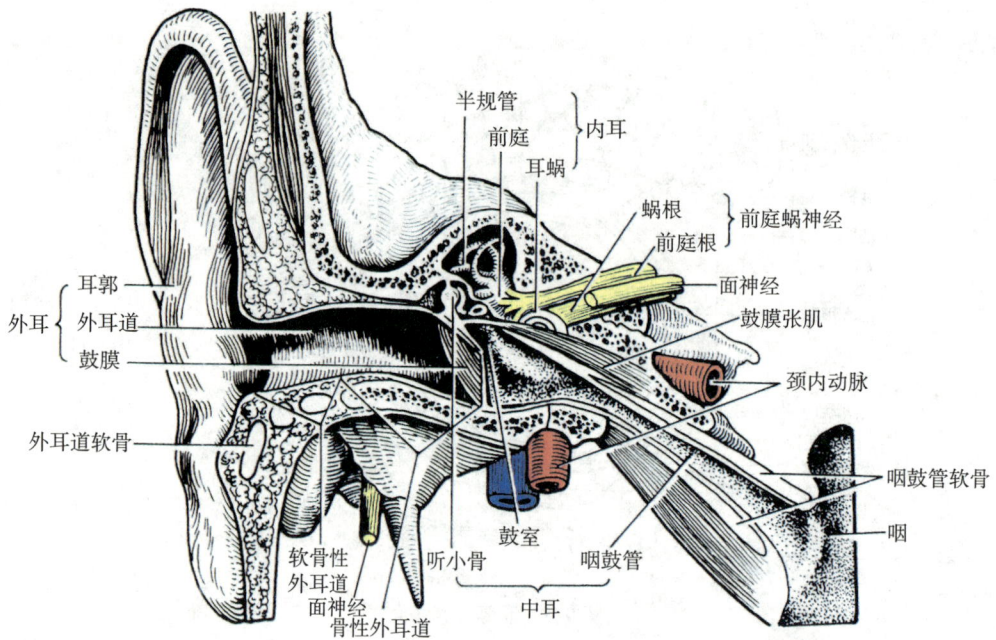

图 9-6 外耳、中耳和内耳

（二）外耳道

外耳道（external acoustic meatus）为外耳门至鼓膜之间的弯曲管道，在成人长约 2.5cm，外侧 1/3 为软骨部，内侧 2/3 为骨部。外耳道的皮肤较薄，与软骨膜和骨膜结合紧密，同时感觉神经末梢丰富，所以外耳道疖肿时疼痛剧烈。

（三）鼓膜

鼓膜（tympanic membrane）为椭圆形的半透明薄膜，位于外耳道底与鼓室之间（图 9-7）。鼓膜可随声波振动，是声波传导中的重要结构。

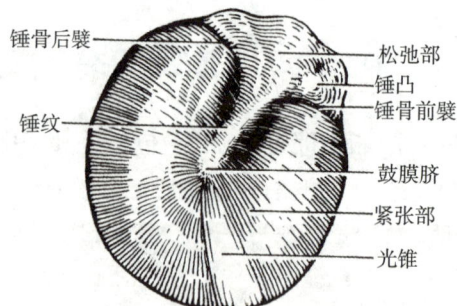

图 9-7 鼓膜

二、中耳

中耳（middle ear）包括鼓室、咽鼓管、乳突窦和乳突小房（图 9-8）。

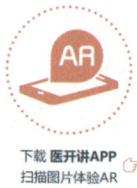

（一）鼓室

鼓室（tympanic cavity）是颞骨岩部内含气的不规则小腔，位于鼓膜与内耳之间，向前内侧经咽鼓管通咽腔，向后方与乳突小房相通。鼓室内有 3 块听小骨，由外侧向内侧依次为**锤骨、砧骨和镫骨**（图 9-8），借关节连接成听骨链。锤骨柄紧贴于鼓膜内面，镫骨底封闭前庭窗。当声波振动鼓膜时，听小骨连串运动，使镫骨的底部在前庭窗上摆动，将声波的振动传入内耳。

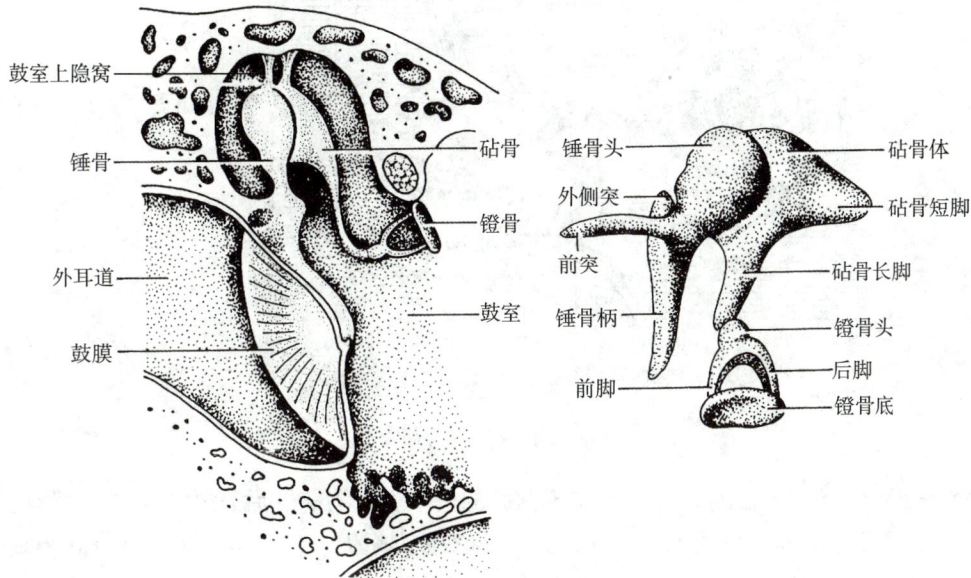

图 9-8 听小骨

（二）咽鼓管

咽鼓管（auditory tube）为连通咽腔与鼓室的管道，使鼓室与外界间接相通，起到维持鼓膜内、外压力平衡的作用，以利于鼓膜正常振动。

（三）乳突窦和乳突小房

乳突窦（mastoid antrum）为鼓室后方的较大腔隙，向前开口于鼓室，向后与乳突小房相通；**乳突小房**（mastoid air cells）为颞骨乳突内的许多含气小腔，大小、形态不一，互相连通，向前经乳突窦通鼓室。

三、内耳

内耳（internal ear）位于鼓室与内耳道底之间的颞骨岩部内，由一系列构造复杂的管腔组成，又称迷路（图 9-9），内有位置觉、听觉感受器。迷路分为骨迷路和膜迷路两部分。骨迷路是颞骨岩部内的骨性隧道，膜迷路是套在骨迷路内的膜性管和囊。膜迷路内含有内淋巴，膜迷路与骨迷路之间有外淋巴，内、外淋巴互不相通。

（一）骨迷路

骨迷路（bony labyrinth）分为前庭、骨半规管和耳蜗 3 部。三者彼此相通。

1. 前庭（vestibule） 是骨迷路中部略呈椭圆形的腔隙。前庭的前部有一大孔通耳蜗，后部与3个骨半规管相通。前庭的外侧壁上有前庭窗和蜗窗，前庭窗由镫骨底封闭，蜗窗则被第二鼓膜封闭。前庭的内侧壁即内耳道底，有许多神经穿过的小孔。

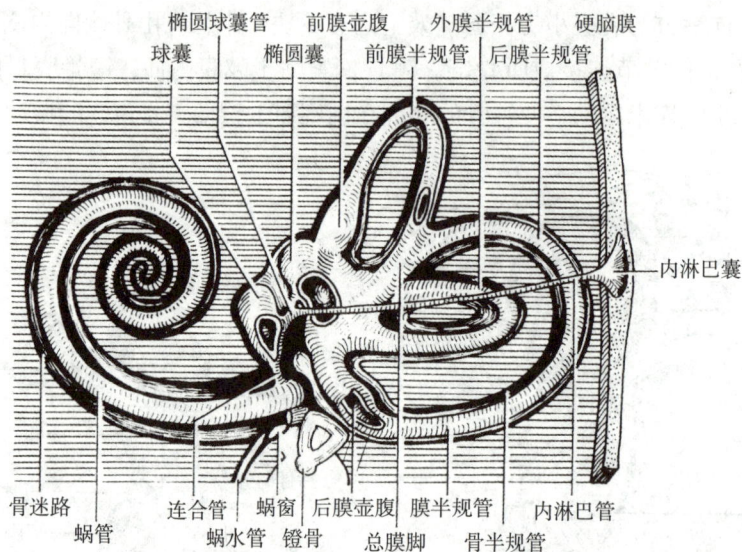

图9-9　内耳模式图

2. 骨半规管（semicircular canals）　位于前庭的后外方，为前、后、外3个"C"形的互成垂直排列的骨管。每个骨半规管有两个骨脚，其中一个骨脚膨大，称为**骨壶腹**。各个骨半规管的骨脚都开口于前庭。

3. 耳蜗（cochlea）　位于前庭的前内方，形似蜗牛壳，由**蜗螺旋管**绕**蜗轴**盘曲两圈半而成（图9-10）。蜗顶朝向前外方，蜗底朝向后内方。自蜗轴发出的**骨螺旋板**与蜗管一起将蜗螺旋管分隔为上部的**前庭阶**（通前庭窗）和下部的**鼓阶**（通蜗窗）。前庭阶与鼓阶在蜗顶处借蜗孔彼此相通。

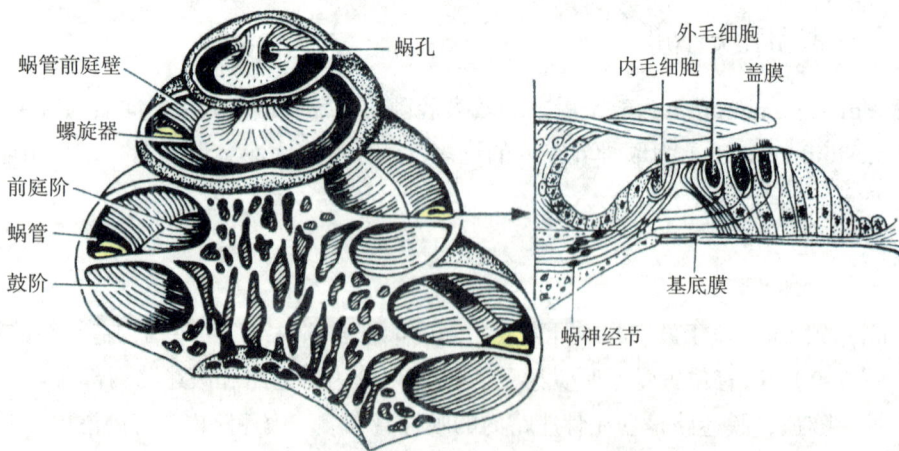

图9-10　耳蜗切面示意图

（二）膜迷路

膜迷路（membranous labyrinth）套在骨迷路内，可分为椭圆囊、球囊、膜半规管和蜗管，它们之间相互连通。

1. 椭圆囊和球囊　位于前庭内。椭圆囊（utricle）较大，在后上方，其后壁有开口，与膜半规管相通；球囊（saccule）较小，在前下方，与蜗管相通。两囊间有小管相连，其壁内分别有**椭圆囊斑**和**球囊斑**，都是位置觉感受器，能感受直线变速运动的刺激。

2. 膜半规管（semicircular ducts）　套在骨半规管内，形状与骨半规管类似。在骨壶腹内有相应的**膜壶腹**，膜壶腹壁上有向内隆起的**壶腹嵴**，也是位置觉感受器，能感受旋转变速运动的刺激。

椭圆囊斑、球囊斑和壶腹嵴合称为**前庭器（平衡器）**，与前庭神经相连。

3. 蜗管　套在耳蜗内，也盘曲两圈半。蜗管的尖端为盲端，下端以连合管与球囊相通。蜗管位于前庭阶与鼓阶之间，其横切面呈三角形，有 3 个壁。其下壁为蜗管鼓壁（**基底膜**），上有**螺旋器**（Corti′s 器），为听觉感受器。螺旋器与蜗神经相连（图 9-11）。

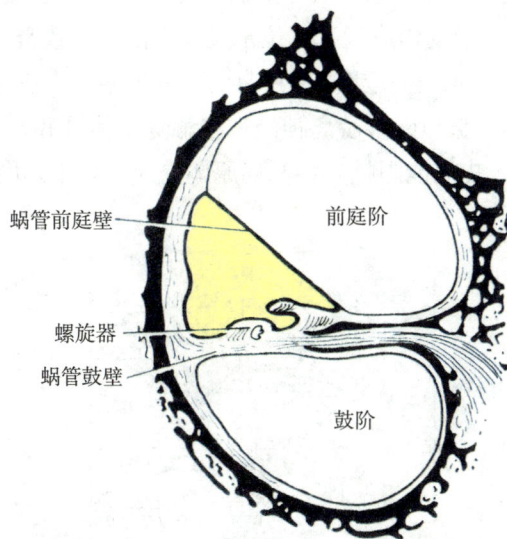

图 9-11　蜗管的横切面

声波传导至内耳有**空气传导**和**骨传导**两种途径。正常情况下以空气传导为主：声波→外耳道→鼓膜→听骨链→前庭窗→前庭阶的外淋巴→蜗管的内淋巴→螺旋器→蜗神经→大脑皮质听觉中枢。在正常情况下骨传导的意义不大，但在听力检查时，对于鉴别传导性耳聋和神经性耳聋则有重要意义。

第三节　其他感受器

一、嗅觉器

鼻不仅是呼吸器官还是嗅觉器官，嗅觉感受器位于上鼻甲及其相对的鼻中隔及以上的鼻黏膜，感受气味的刺激。嗅黏膜（见第三章消化系统图 3-4）内的嗅细胞为双极神经元，周围突有纤毛，中枢突形成嗅丝穿筛骨入颅内嗅球，嗅球发出嗅束，沿额叶眶面的嗅沟后行，近前穿质处变为扁平形成嗅三角，嗅束在前穿质分为内、外嗅纹，额叶的嗅沟位于嗅球和嗅束的上方。嗅束的大部分纤维至外侧嗅纹后投射到内嗅皮质的嗅联合区、下丘脑和丘脑背内侧核（见神经系统-

端脑）。

二、味觉器

舌不仅是消化器官和辅助发音器官，还是味觉器官。人类的味觉感受器味蕾（见第四章呼吸系统图 4–2）主要分布在舌的前部和后部区域，在软腭、会厌等处的上皮内也有味蕾分布（多见于儿童）。味蕾呈卵圆形，由味觉神经末梢嵌于舌的菌状乳头、轮廓乳头和叶状乳头的上皮内，顶端藉味孔通口腔，轮廓乳头上的味蕾最多。分布于味蕾的神经主要是面神经和舌咽神经。味觉刺激主要有酸、甜、苦、咸等。

三、皮肤

皮肤覆盖全身表面，总面积可达 1.2 ～ 2.0m^2，由表皮和真皮组成，借皮下组织与深部的组织相连。皮肤还有特化结构毛、指（趾）甲、皮脂腺和汗腺，它们是皮肤的附属器。表皮是皮肤的浅层，由角化的复层扁平上皮构成。真皮位于表皮下面，由致密结缔组织组成，与表皮牢固相连。真皮深部与皮下组织接连，但两者之间没有清楚的界限。真皮和皮下组织内有血管、淋巴管和神经，毛囊、皮脂腺、汗腺和许多游离神经末梢触觉小体许和环层小体等感受器，感受痛、温、压、触觉等（图 9–12）。皮肤能阻挡异物和病原体侵入，防止体内组织液丢失和调节体温。

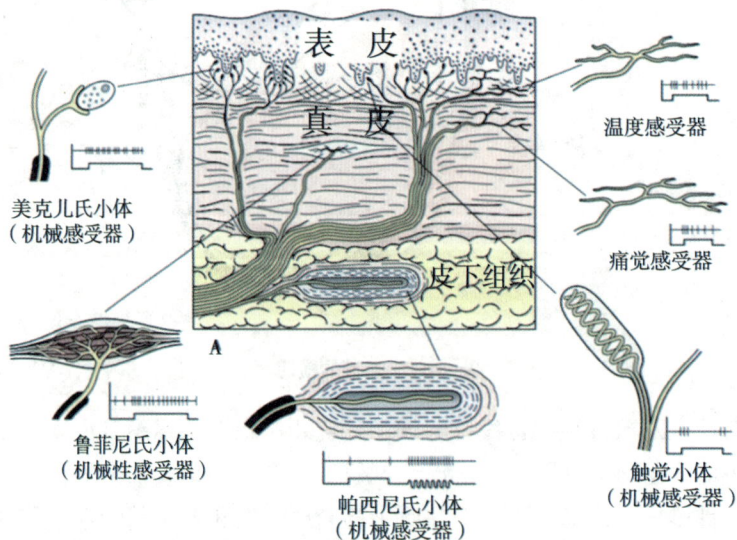

图 9–12　皮肤

思考题

1. 光线经过哪些结构进入眼底产生视觉的？
2. 试述视网膜的组织结构。
3. 内耳有哪些感受器？其功能如何？

扫一扫，查阅本
章数字资源，含
PPT、音视频、
图片等

第一节　概　述

　　神经系统（nervous system）由脑、脊髓以及与之相连并遍布全身各处的周围神经组成。神经系统的功能是控制和调节机体各系统、器官的功能活动，使机体成为一个有机的整体，适应外界环境的变化，主动地认识世界和改造世界。因此，神经系统是机体内的主导系统。

一、神经系统的区分

　　1. 按位置和功能区分　　可分为中枢神经系统和周围神经系统（图 10-1）。

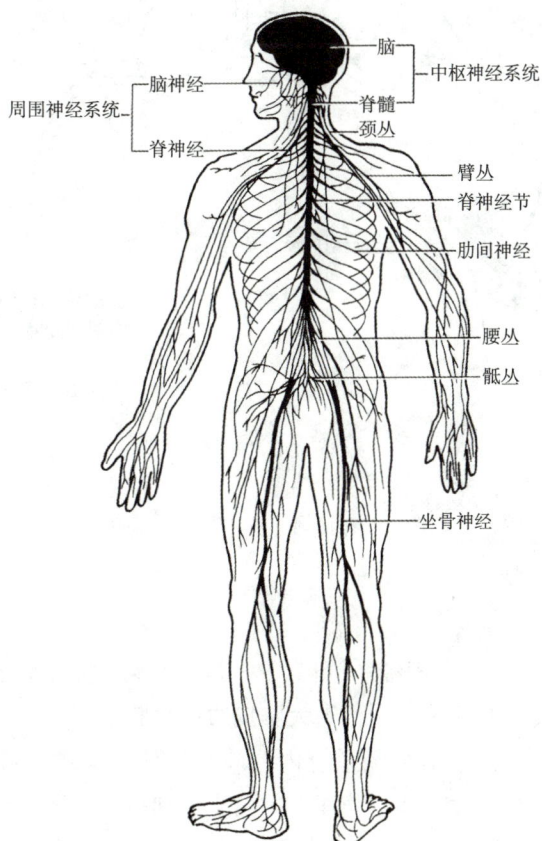

图 10-1　人体的神经系统

中枢神经系统（central nervous system）包括脑和脊髓。脑位于颅腔内，脊髓位于椎管内，两者在枕骨大孔处相连续。中枢神经系统具有控制和调节整个机体活动的功能。

周围神经系统（peripheral nervous system）包括12对脑神经和31对脊神经。周围神经主要起传导神经冲动的作用，将感受器产生的神经冲动传向中枢，或者将中枢发出的冲动传向效应器。

2. 按分布对象区分 可分为**躯体神经系统**（somatic nervous system）和**内脏神经系统**（visceral nervous system）。它们的中枢部都在脑和脊髓，周围部则分为躯体神经和内脏神经。

躯体神经（somatic nerves）分布于皮肤和运动系统，根据神经传导方向和功能又可分为躯体感觉（传入）神经和躯体运动（传出）神经。

内脏神经（visceral nerves）分布于内脏、心血管和腺体，根据神经传导方向和功能又可分为内脏感觉（传入）神经和内脏运动（传出）神经。内脏运动神经又可分为交感神经和副交感神经。

二、反射和反射弧

神经系统对机体内、外环境刺激所做出的反应，称为**反射**（reflex）。反射是神经系统调节机体功能活动的基本活动方式，反射活动的形态学基础是**反射弧**（reflex arc）（图10-2）。反射弧由5个环节构成，即感受器→感觉神经→反射中枢→运动神经→效应器。反射弧中任何一个环节发生障碍，反射活动将减弱或消失。

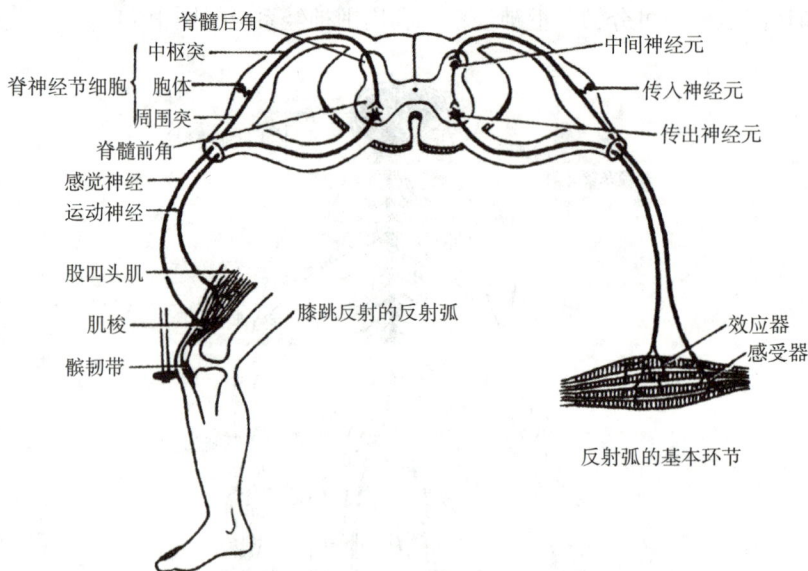

图10-2 反射弧

三、常用术语

1. 灰质（gray matter） 在中枢神经系统内，神经元胞体和树突聚集的部位，色泽灰暗，故称灰质。位于大脑和小脑表面的灰质分别称为**大脑皮质**和**小脑皮质**。

2. 白质（white matter） 在中枢神经系统内，神经元轴突聚集的部位，因多数轴突具有髓鞘，色泽亮白，故称白质。位于大脑和小脑深部的白质分别称为**大脑髓质**和**小脑髓质**。

3. 神经核（nucleus） 在中枢神经系统内，除皮质以外，形态和功能相似的神经元胞体聚集而成的灰质团块，称神经核。

4. 神经节（ganglion） 在周围神经系统，神经元胞体聚集的地方，外形略显膨大，称神经节。

5. 纤维束（fasciculus） 在中枢神经系统白质区，起止、行程和功能基本相同的神经纤维集聚成束，称纤维束或传导束。

6. 神经（nerve） 在周围神经系统，神经纤维集合成大小、粗细不等的集束，由不同数目的集束再集合成一条神经。

第二节 中枢神经系统

一、脊髓

（一）脊髓的位置和外形

1. 脊髓的位置 脊髓（spinal cord）位于椎管内。上端在枕骨大孔处与脑相连续；下端成年人一般平第 1 腰椎体下缘，新生儿约平第 3 腰椎下缘水平。

2. 脊髓的外形 脊髓呈前后稍扁的圆柱形，下端呈圆锥形，称脊髓圆锥。脊髓圆锥末端向下延续为一条细丝，称**终丝**。终丝下端附着于尾骨背面，具有固定脊髓的作用（图 10–3）。终丝周围的神经根丝，称**马尾**（cauda equina）。

脊髓全长粗细不等，有两个膨大，即**颈膨大和腰骶膨大**。在脊髓表面可见 6 条纵行的沟（图 10–3、图 10–5），**前正中裂**位于脊髓前正中线上，**后正中沟**位于脊髓后正中线上，前正中裂和后正中沟的两侧，分别有成对的**前外侧沟**和**后外侧沟**。在前、后外侧沟内有成排的神经根丝出入。前外侧沟内的神经根丝构成 31 对前根，后外侧沟内的神经根丝构成 31 对后根。在后根上有一膨大的**脊神经节**（spinal ganglion）。前、后根汇合成 1 条脊神经，经椎间孔出椎管。

与每对脊神经前、后根相连的一段脊髓，称为一个**脊髓节段**。脊神经共 31 对，因此有 31 个脊髓节段（图 10–4），即 8 个颈髓节段（C）、12 个胸髓节段（T）、5 个腰髓节段（L）、5 个骶髓节段（S）和 1 个尾髓节段（Co）。

（二）脊髓的内部结构

脊髓主要由灰质和白质两部分组成，其中灰质位于中央部，白质位于灰质周围（图 10–5）。

1. 灰质 在横切面上呈"H"形，中间的横行部，称**灰质连合**，其中央有纵贯脊髓全长的**中央管**（central canal）。每侧灰质前端膨大，称**前角**（anterior horn）；后端窄细，称**后角**（posterior horn）；前、后角之间的灰质，称**中间带**（intermediate zone）。在胸 1 ～腰 3 脊髓节段，前、后角之间中间带向外侧突出部，称**侧角**（lateral horn）。前角、后角和侧角上下连续成柱状，故又分别称**前柱、后柱和侧柱**。

（1）前角 主要含有躯体运动神经元，又称**前角细胞**，其轴突经前根和脊神经直接分布于躯干、四肢的骨骼肌，管理骨骼肌的运动。

（2）后角 主要含有中间神经元，又称**后角细胞**。后角细胞主要接受来自后根的各种感觉神经冲动。

（3）侧角 主要含有内脏运动神经元，又称**侧角细胞**，是交感神经的低级中枢。骶髓无侧角，但骶髓第 2 ～ 4 节段中间带外侧部为副交感神经的低级中枢。

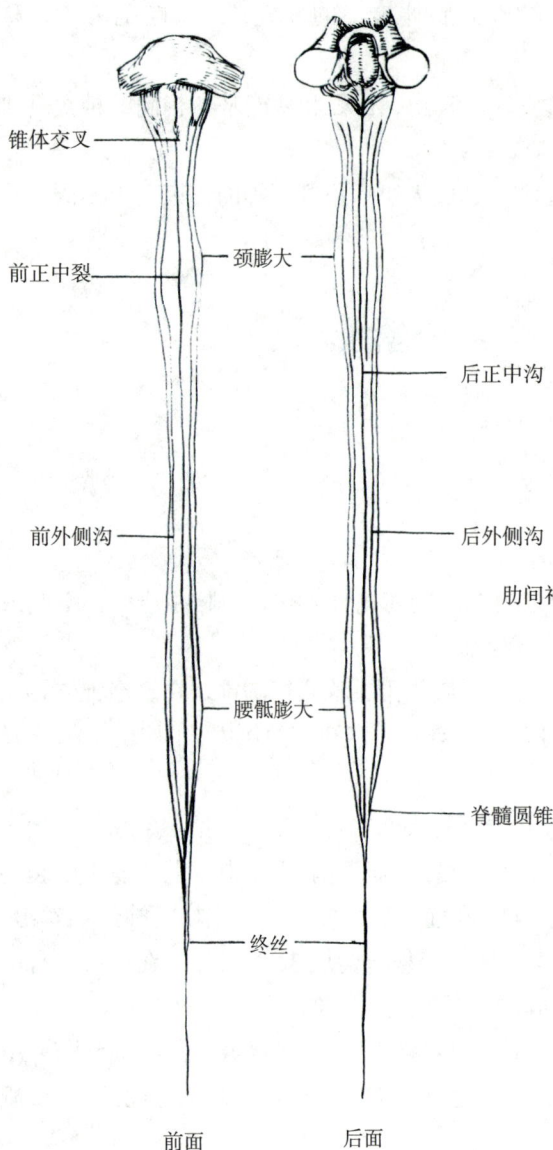

图 10-3　脊髓的外形（前、后面）

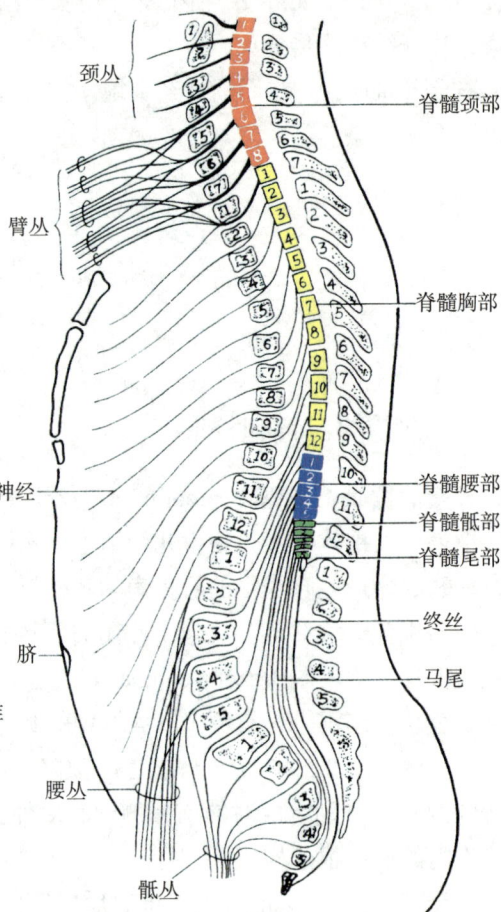

图 10-4　脊髓的节段

2. 白质　位于灰质的周围部，每侧白质借脊髓表面纵沟分成 3 个索（图 10-9）。前正中裂与前外侧沟之间的白质称**前索**（anterior funiculus）；前外侧沟与后外侧沟之间的白质称**外侧索**（lateral funiculus）；后外侧沟与后正中沟之间的白质称**后索**（posterior funiculus）。脊髓白质主要由联系脊髓与脑的上、下行纤维束构成（图 10-6）。

（1）上行纤维束（上行传导束）

①**薄束**（fasciculus gracilis）和**楔束**（fasciculus cuneatus）位于后索内，薄束位于后正中沟两旁，纵贯脊髓全长；楔束位于薄束的外侧，仅见于第 4 胸节段以上。薄束和楔束传导同侧躯干、四肢的本体觉和精细触觉。本体觉又称深感觉，包括位置觉、运动觉和震动觉；精细触觉，即两点辨别觉和实体觉。

②**脊髓丘脑束**　包括脊髓丘脑侧束和脊髓丘脑前束，分别位于脊髓的外侧索和前索内。**脊髓丘脑侧束**（lateral spinothalamic tract）传导对侧半躯干和四肢的痛觉和温度觉；**脊髓丘脑前束**（anterior spinothalamic tract）传导对侧半躯干和四肢的粗触觉。

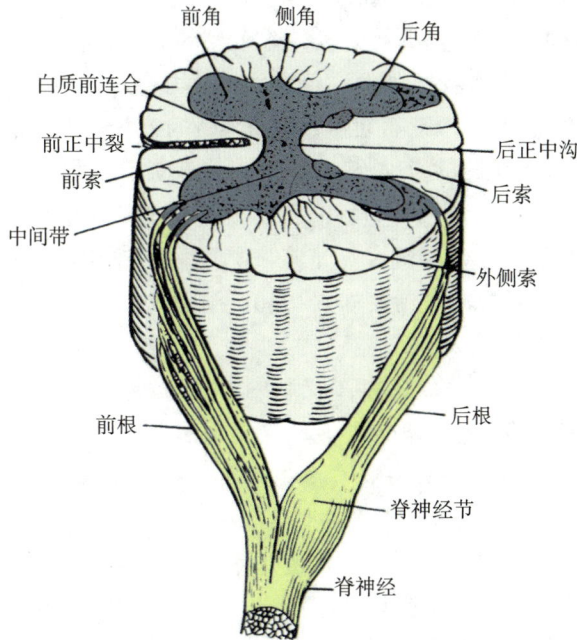

图 10-5 脊髓和脊神经

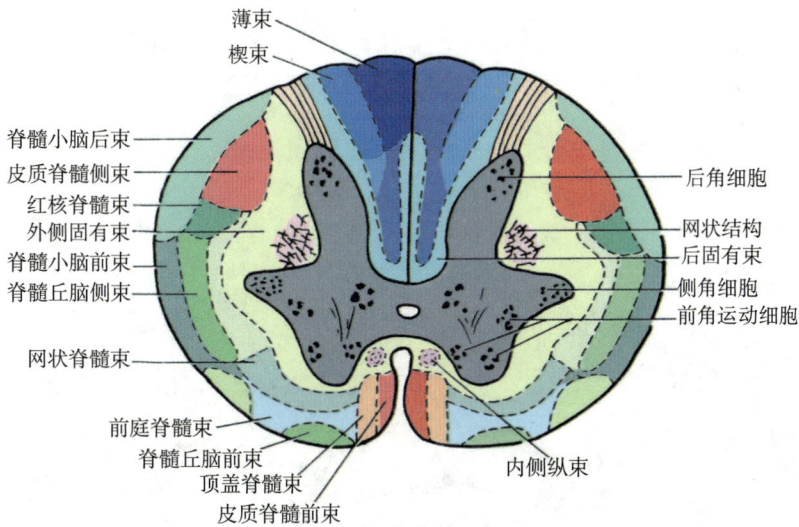

图 10-6 脊髓的内部结构

（2）下行纤维束（下行传导束） 主要为**皮质脊髓束**，包括**皮质脊髓侧束**（lateral corticospinal tract）和**皮质脊髓前束**（anterior corticospinal tract），分别位于脊髓外侧索后部及前索内侧部。皮质脊髓束传导躯干及四肢的随意运动冲动。

【课程思政】

脊髓灰质炎与"一生只做一件事"的顾方舟

脊髓灰质炎是由脊髓灰质炎病毒引起的急性传染病，具有高度传染性。脊髓灰质炎病毒为嗜神经病毒，主要侵犯中枢神经系统的运动神经细胞，以脊髓前角运动神经元损害为主。患者多为 5 岁以下儿童，主要症状是发热，全身不适，严重时肢体疼痛，发生分布不规则和轻重不等的弛缓性瘫痪，俗称"小儿麻痹症"。

1955 年，脊髓灰质炎在我国暴发流行。彼时，国内对该病的研究少之又少。1957 年，31 岁的顾方舟临危受命，带领团队横贯东西的 12 个城市，从患者粪便中分离出脊髓灰质炎病毒，确定了国内流行的病毒类型，并建立了脊灰病毒的实验室诊断标准。当时，国际上有灭活疫苗和两种类型的脊髓灰质炎疫苗。前者安全性好，但免疫效价低；后者成本低，效果好，但尚无成熟生产工艺。顾方舟经过深思熟虑，以科学家的胆识和理性判断，选择研制减毒活疫苗。1960 年，顾方舟带领团队研制出脊髓灰质炎活疫苗。

之后，为了解决运输存储的问题，顾方舟又在液体疫苗的基础上研制出了糖丸疫苗。1986 年，三价糖丸疫苗在全国推广使用，为彻底消灭脊髓灰质炎提供了有力武器。2000 年，卫生部举行"中国消灭脊髓灰质炎证实报告签字仪式"，74 岁的顾方舟作为代表郑重签名，标志着我国成为无脊髓灰质炎国家。

从无疫苗可用到消灭脊髓灰质炎，顾方舟奉献了一生的心血。他说："我一生只做了一件事，就是做了一颗小小的糖丸。"2019 年 9 月，顾方舟被授予"人民科学家"国家荣誉称号。

二、脑

脑（brain）位于颅腔内，可分为端脑（大脑）、间脑、中脑、脑桥、延髓和小脑 6 个部分（图 10-7、图 10-8）。通常将中脑、脑桥和延髓合称为脑干。

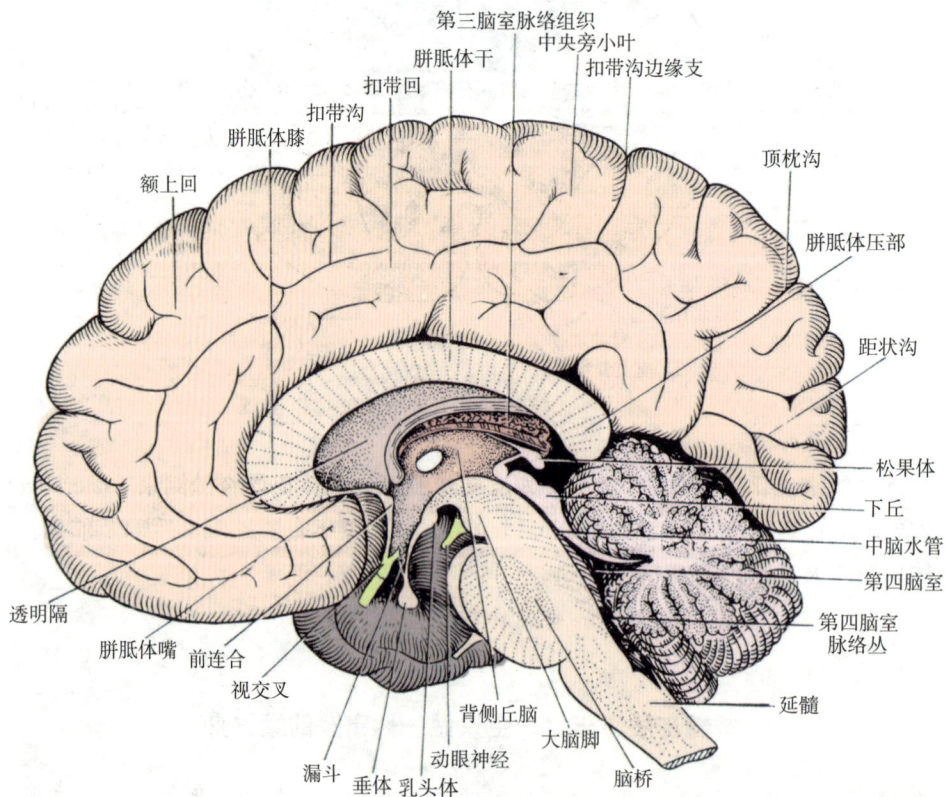

图 10-7 脑的正中矢状切面

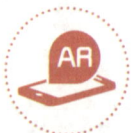

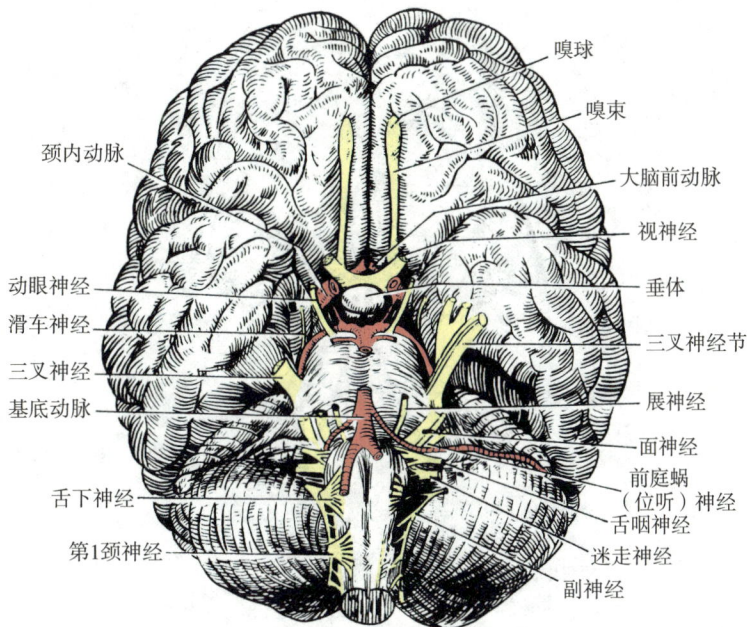

图 10-8　脑的底面

（一）脑干

脑干（brain stem）位于颅底内面的斜坡上，自上而下依次为中脑、脑桥和延髓。脑干上接间脑，下端在枕骨大孔处与脊髓相延续。脑桥和延髓的背侧有小脑，它们之间的空腔为第四脑室。

1. 脑干的外形（图 10-9、图 10-10）

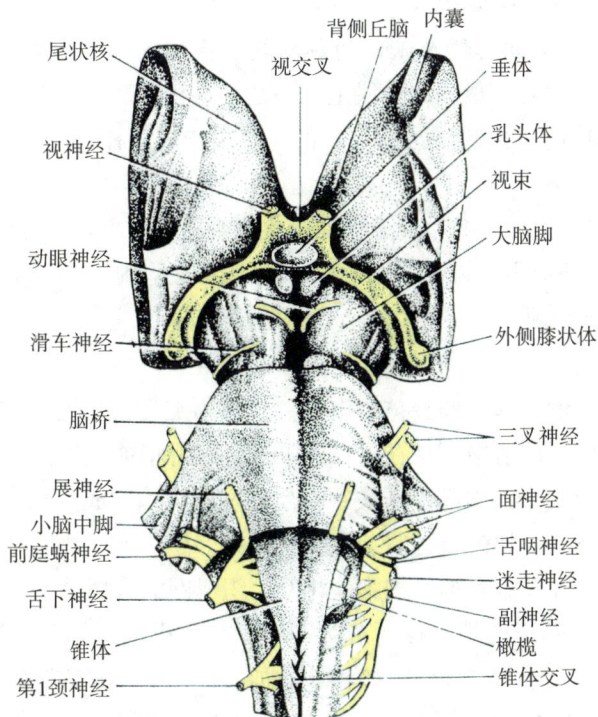

图 10-9　脑干的腹侧面

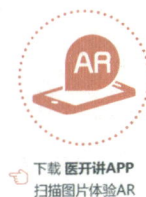

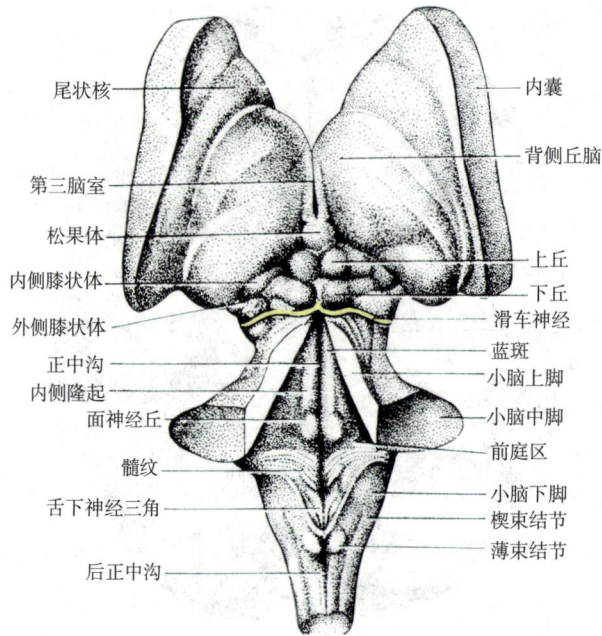

图 10-10 脑干的背侧面

（1）延髓（medulla oblongata） 形似倒置的圆锥体，脊髓表面的所有纵沟均延伸到延髓。

在延髓的腹侧面，前正中裂两旁有一对纵行隆起，称**锥体**，由锥体束纤维构成。在延髓与脊髓交界处，锥体束的大部分纤维左右交叉，称**锥体交叉**。在锥体外侧的前外侧沟中，有舌下神经根出脑。在延髓侧面，自上而下有舌咽神经、迷走神经和副神经的神经根丝附着。

在延髓的背侧面，其上部因中央管敞开而形成第四脑室底下部。在延髓下部，后正中沟两侧有隆起的**薄束结节**和**楔束结节**，其深面埋有薄束核和楔束核。楔束结节外上方的隆起，称小脑下脚，主要由延髓进入小脑的纤维束构成。

（2）脑桥（pons） 腹侧面膨隆宽阔，与延髓间以横沟为界，沟内从内侧向外侧有展神经、面神经和前庭蜗神经的根附着。腹侧面中线上有一浅沟，称基底沟，容纳基底动脉。脑桥向两侧逐渐变窄，移行为小脑中脚，由脑桥进入小脑的纤维束构成。在脑桥腹侧面与小脑中脚交界处，有粗大的三叉神经根附着。

脑桥背侧面凹陷，形成第四脑室底上部，其外侧缘为左、右**小脑上脚**。小脑上脚主要由小脑通向中脑的纤维束构成。延髓背侧面上部和脑桥背侧面的菱形凹陷构成第四脑室底，又称**菱形窝**。

（3）中脑（midbrain） 腹侧面有一对粗大的纵行隆起称大脑脚，内有锥体束等纤维束通过。左、右大脑脚之间为脚间窝，内有动眼神经根附着。

中脑背侧面有两对圆形隆起称**四叠体**，上方的一对为**上丘**，是视觉皮质下反射中枢；下方的一对为**下丘**，是听觉皮质下反射中枢。在下丘的下方，有滑车神经出脑。

2. 脑干的内部结构 脑干的内部由灰质、白质和网状结构构成。与脊髓的灰质不同，脑干的灰质呈分散的、大小不等的团块或短柱状，称为神经核。脑干的白质主要由纵行纤维束构成。脑干的网状结构是脑干内神经纤维和神经细胞体相互交织成网的区域。

（1）脑干的神经核 脑干的神经核可分为两大类：一类为与第Ⅲ～Ⅻ对脑神经相连的神经核，称**脑神经核**；另一类为不与脑神经直接相连的神经核，统称**非脑神经核**。

①脑神经核（图 10-11）依据功能、性质可分为 7 类，本教材将它们合并、简化成 4 类，即躯体运动核、内脏运动（副交感）核、躯体感觉核和内脏感觉核（主要的脑神经核见表 10-1）。

躯体运动核相当于脊髓灰质的前柱，内脏运动核相当于脊髓灰质的侧柱，躯体感觉核和内脏感觉核相当于脊髓灰质的后柱。

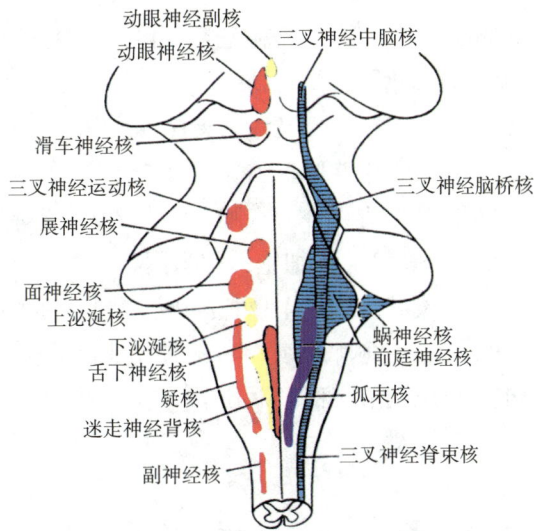

图 10-11　脑神经核在脑干背侧面的投影

表 10-1　主要脑神经核的名称、性质、位置和功能

性质	名称	位置	功能
躯体运动核	动眼神经核	中脑	支配上睑提肌、上直肌、内直肌、下直肌、下斜肌
	三叉神经运动核	脑桥	支配咀嚼肌
	面神经核	脑桥	支配面肌
	疑核	延髓	支配咽喉肌
内脏运动核	动眼神经副核	中脑	支配睫状肌、瞳孔括约肌
	上泌涎核	脑桥	支配泪腺、鼻腔黏膜腺、下颌下腺和舌下腺的分泌
	迷走神经背核	延髓	支配咽、喉、胸、腹腔脏器的平滑肌、心肌和腺体
内脏感觉核	孤束核	延髓	接受舌、咽、喉及胸、腹腔脏器的内脏感觉和味觉
躯体感觉核	三叉神经脑桥核	脑桥	接受面部皮肤、眼，以及鼻腔、口腔黏膜的一般感觉
	三叉神经脊束核	脑桥、延髓	

②非脑神经核

薄束核（gracile nucleus）和**楔束核**（cuneate nucleus）：位于延髓背侧面的薄束结节和楔束结节内，接受脊髓后索内上行的薄束和楔束的纤维，发出轴突上行至背侧丘脑。

黑质（substantia nigra）：位于中脑的大脑脚内，集聚有多巴胺能神经元，能合成多巴胺。当脑内多巴胺含量减少时，可引起震颤麻痹（帕金森病）。

（2）脑干的纤维束

①**锥体束**（pyramidal tract）　是大脑皮质发出的支配骨骼肌随意运动的纤维束，其中部分纤维终止于脑干的躯体运动核，即**皮质核（脑干）束**（corticonuclear tract）。其余的纤维经锥体后，大部分左右交叉（锥体交叉）到脊髓外侧索，构成**皮质脊髓侧束**；小部分纤维不交叉，至脊髓前索，

构成**皮质脊髓前束**。皮质脊髓前束和皮质脊髓侧束最后直接或间接止于脊髓前角细胞。

②内侧丘系（medial lemniscus）　薄束核和楔束核发出纤维在延髓中央管前方左右交叉（**内侧丘系交叉**），交叉后的上行纤维束称**内侧丘系**，止于背侧丘脑。

③脊髓丘脑束（spinothalamic tract）　又称**脊髓丘系**，包括脊髓丘脑前束和脊髓丘脑侧束。两束上行至延髓形成脊髓丘脑束，向上止于背侧丘脑。

④三叉丘脑束（trigeminothalamic tract）　又称**三叉丘系**，发自对侧的三叉神经脑桥核和三叉神经脊束核，左右交叉至对侧上行，止于背侧丘脑。

（3）脑干网状结构　除神经核和纤维束外，在脑干中央区域，还有较分散的神经纤维纵横交织成网，网眼内散布有大量大小不等的神经细胞，称为网状结构（reticular formation）。向上延伸到背侧丘脑，向下至脊髓上部。网状结构是中枢神经内一个重要的整合机构，不但参与躯体运动、躯体感觉以及内脏调节功能，控制睡眠 – 觉醒等多种功能活动，还存在着重要的生命中枢，如心血管运动中枢、呼吸中枢、血压调节中枢、呕吐中枢等。

（二）小脑

1. 小脑的位置和外形　小脑（cerebellum）位于颅后窝内，脑桥和延髓后方，大脑半球枕叶的下方。小脑通过小脑上脚、中脚、下脚与脑干相联系，小脑脚是由进出小脑的纤维束构成的。

小脑上面平坦，下面凸隆（图 10–12、图 10–13）。小脑由中间的**小脑蚓**（vermis）和两侧的**小脑半球**（cerebellar hemisphere）组成。

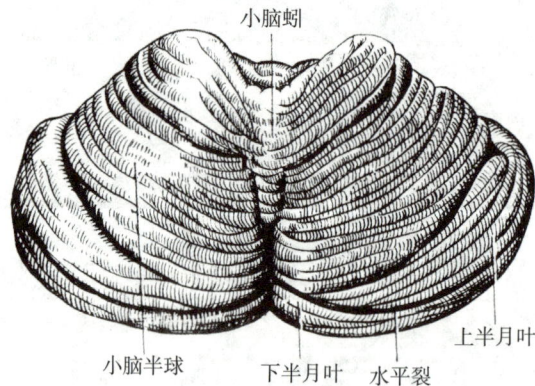

图 10–12　小脑上面

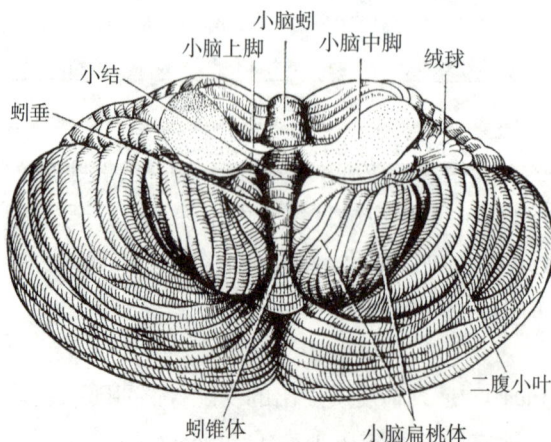

图 10–13　小脑下面

2. 小脑的结构　小脑表层的灰质为**小脑皮质**，小脑皮质深面的白质为**小脑髓质**。小脑髓质内埋有 4 对灰质团块，其中最大者为**齿状核**（图 10-14）。

3. 小脑的功能　小脑的主要功能是维持身体平衡、调节肌张力和协调骨骼肌的随意运动。当小脑损伤时，会出现动作不协调，走路时抬腿过高、迈步过大，站立不稳，取物时过度伸开手指，令患者做指鼻试验时，指鼻动作不准确，临床上称为"共济失调"。

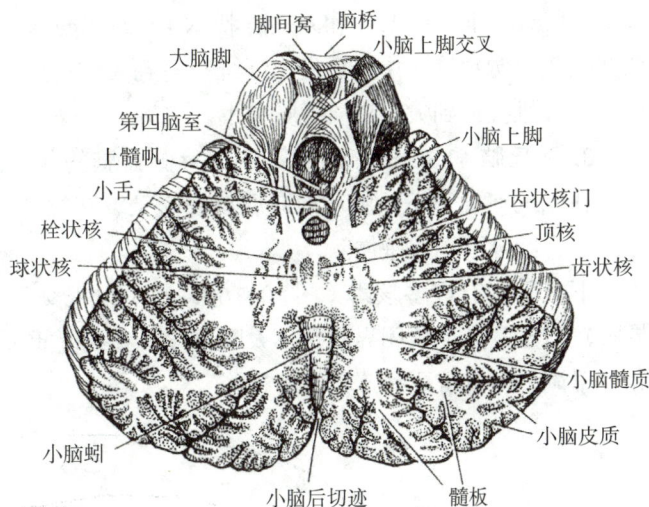

图 10-14　小脑的横切面

（三）间脑

间脑（diencephalon）位于中脑的前上方，除腹侧面一小部分外露，其余大部分被大脑覆盖。间脑外侧与大脑半球愈合。间脑中间有一矢状裂隙，称**第三脑室**。间脑主要包括背侧丘脑、后丘脑和下丘脑 3 部分（图 10-7）。

1. 背侧丘脑（dorsal thalamus）　又称**丘脑**，位于间脑的背侧部分，为一对卵圆形的灰质团块。背侧丘脑外侧面紧贴大脑半球的内囊，内侧面是第三脑室侧壁的一部分，前下方邻接下丘脑。

背侧丘脑由一些灰质核团构成，内有一呈"Y"形的白质纤维板分隔（图 10-15）。背侧丘脑是皮质下高级感觉中枢。全身躯体浅、深感觉都在此中继，最后投射到大脑皮质。

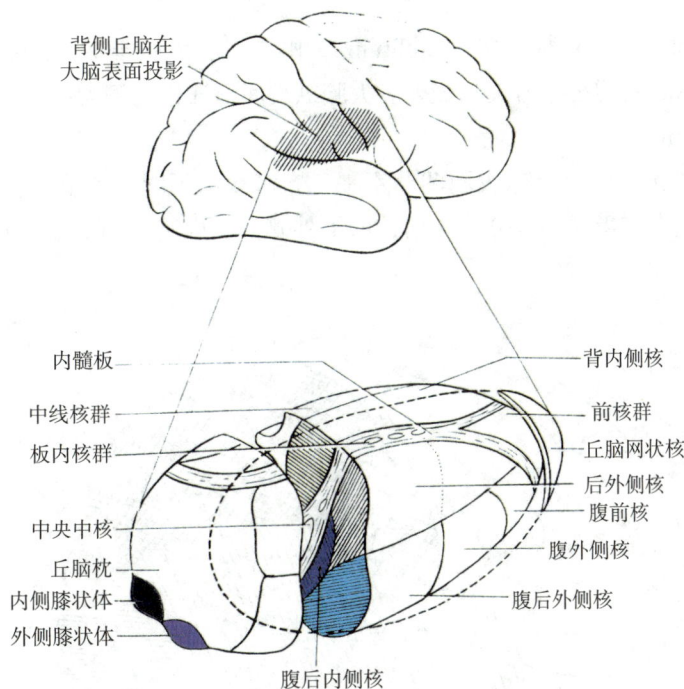

图 10-15　背侧丘脑的分部及主要核团

2. 后丘脑（metathalamus）　位于背侧丘脑后侧的外下方，为两对小隆起，分别称**内侧膝状体**

（medial geniculate body）和**外侧膝状体**（lateral geniculate body）（图 10-10，图 10-15）。内侧膝状体接受听觉纤维，中继后发出纤维投射到大脑皮质听觉中枢；外侧膝状体接受视束纤维，中继后发出纤维投射到大脑皮质视觉中枢。

3. 下丘脑（hypothalamus）　位于背侧丘脑的前下方，构成第三脑室侧壁下部和底（图 10-7）。在脑的底面，下丘脑从前向后有视交叉、灰结节、乳头体。灰结节前下方伸出单一的细蒂，称漏斗，漏斗下端连垂体。

下丘脑内有许多核团（图 10-16），其中以视交叉上方的视上核和第三脑室侧壁旁的**室旁核**界限较清楚，其他核团界限常不太明显。下丘脑是重要的皮质下内脏活动中枢，还对内分泌活动和体温调节等有重要调节功能。

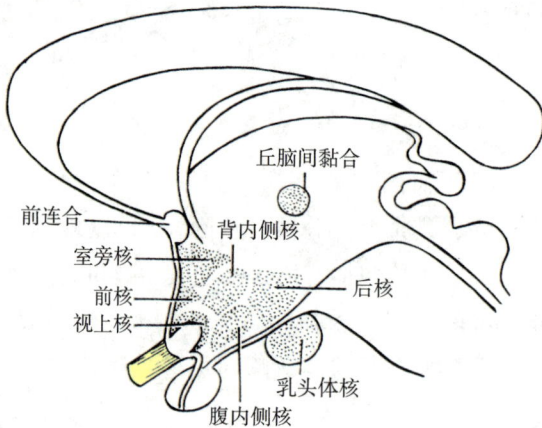

图 10-16　下丘脑的主要核团

（四）端脑

端脑（telencephalon），又称**大脑**（cerebrum），由左、右**大脑半球**（cerebral hemisphere）组成。左、右大脑半球之间的裂隙为大脑纵裂。大脑纵裂底部连接两侧大脑半球的横行纤维，称**胼胝体**（corpus callosum）。

1. 大脑半球的外形　大脑半球表面凹凸不平，布满浅深不同的大脑沟，相邻大脑沟之间的隆起称大脑回。每侧大脑半球均可分为 3 面，即上外侧面、内侧面和下面（底面）（图 10-7、图 10-8、图 10-17）。

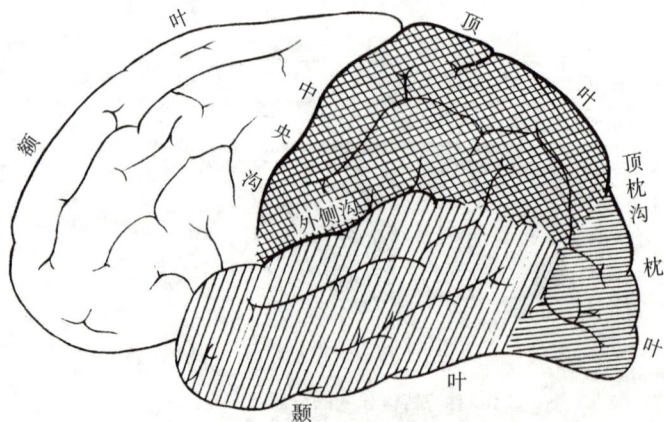

图 10-17　大脑半球的分叶

（1）大脑半球的主要沟和分叶（图 10-17、图 10-18、图 10-19）　大脑半球被 3 条较为恒定的沟分为 5 叶。**中央沟**（central sulcus）位于半球上外侧面，起于半球上缘中点稍后方，沿上外侧面斜向前下方，几乎达外侧沟。**外侧沟**（lateral sulcus）位于半球上外侧面，起于半球下面，绕过下缘，在前外侧面行向后上方。**顶枕沟**（parietooccipital sulcus）位于半球内侧面后部，由前下向后上并转至上外侧面。**额叶**（frontal lobe）为外侧沟上方和中央沟之前的部分；**顶叶**（parietal lobe）为外侧沟上方，中央沟以后，顶枕沟之前的部分；**枕叶**（occipital lobe）为顶枕沟以后部分；**颞叶**（temporal lobe）为外侧沟以下部分；**岛叶**（insular lobe）位于外侧沟的深部。

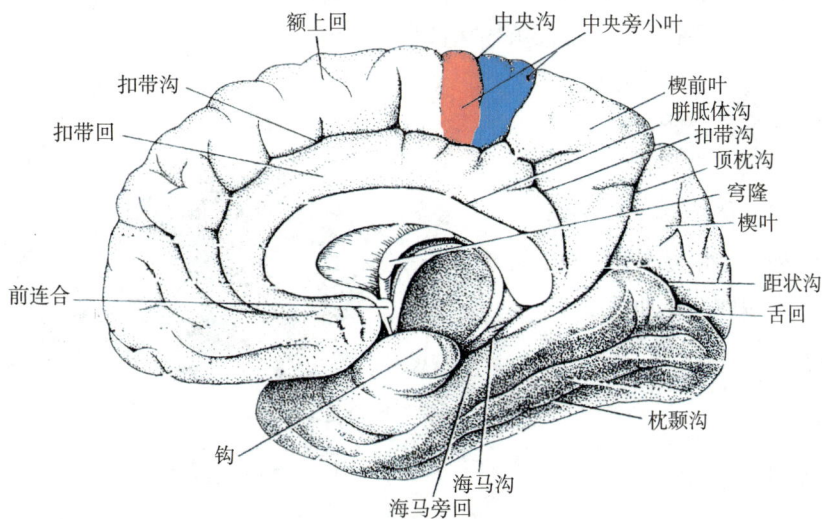

图 10-18　大脑半球的内侧面

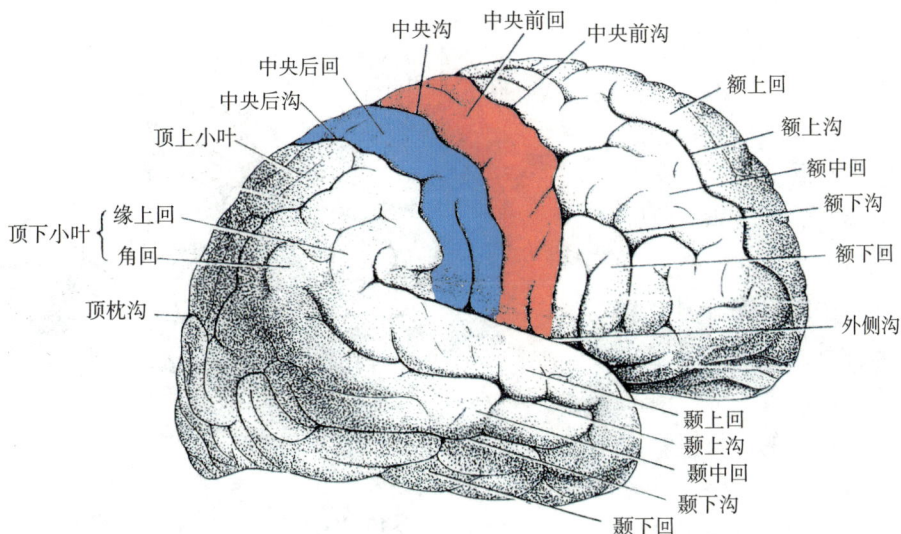

图 10-19　大脑半球的上外侧面

（2）大脑半球上外侧面主要的沟和回（图 10-19）　在中央沟的前方，有一条与之平行的沟，称中央前沟。中央沟与中央前沟之间为**中央前回**（precentral gyrus）。在中央沟的后方，有一条与之平行的沟，称中央后沟。中央沟与中央后沟之间的脑回，称**中央后回**（postcentral gyrus）。在外侧沟的下壁上，有两条短而横行的脑回，称**颞横回**（transverse temporal gyri）。

（3）大脑半球内侧面主要的沟和回（图 10-18）　中央前回、后回从半球上外侧面越过上缘延续到半球内侧面的脑回称**中央旁小叶**（paracentral lobule）。在枕叶内侧面，胼胝体的后方，有一条起自顶枕沟中部并水平向后延伸的沟，称**距状沟**（calcarine sulcus）。

（4）大脑半球的下面（图 10-8） 在额叶的下面，有前后走向的纤维束，称**嗅束**。嗅束的前端有一椭圆形膨大称**嗅球**。嗅球内有嗅球细胞，接受嗅神经纤维。

2. 大脑半球的内部结构 大脑半球表面为大脑皮质，深面的白质为大脑髓质。白质内的灰质团块，称**基底核**。大脑半球内的空腔为侧脑室。

（1）大脑皮质（cerebral cortex） 由大量的神经元、神经胶质细胞以及神经纤维构成。大脑皮质是高级神经活动的物质基础，人类大脑皮质不同区域大都有不同的功能，这些不同的功能区称为中枢（图 10-20、图 10-21）。主要的中枢如下：

1）躯体运动中枢 位于中央前回和中央旁小叶前部，是管理骨骼肌随意运动的最高中枢。其特点：①左右交叉支配：一侧躯体运动中枢支配另一侧骨骼肌运动，但眼球外肌、上部面肌、咀嚼肌、咽肌和喉肌接受双侧支配。②局部定位关系：中央前回上部和中央旁小叶前部支配下肢肌，中央前回中部支配上肢肌和躯干肌，中央前回下部支配头颈肌。因此，身体各部在此区的投影如倒置的人形，但头部是正立的。③身体各部投影区的大小与该部位运动的精细复杂程度有关。如面肌和手肌运动很精细复杂，所以它们在中央前回上所占的面积就比较大（图 10-22）。

2）躯体感觉中枢 位于中央后回和中央旁小叶后部，接受躯体浅感觉和深感觉。其特点：①左右交叉管理：一侧躯体感觉中枢接受对侧半身体的浅、深感觉冲动。②局部定位关系：身体各部在此区的投影也如倒置的人形，头部也是正立的，与躯体运动中枢相似。③身体各部在该区投影范围的大小与各部感觉的灵敏程度相关（图 10-23）。

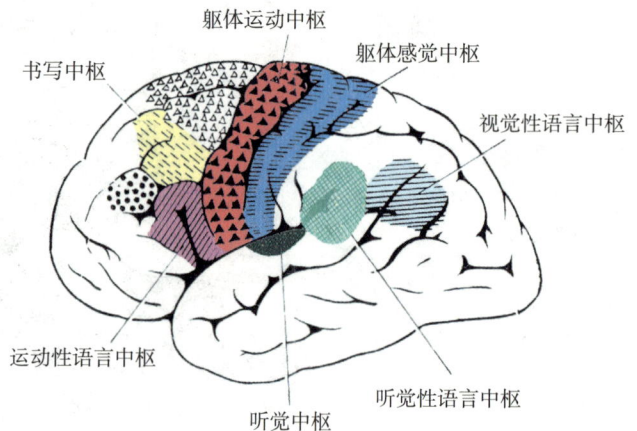

图 10-20 大脑皮质中枢（上外侧面）

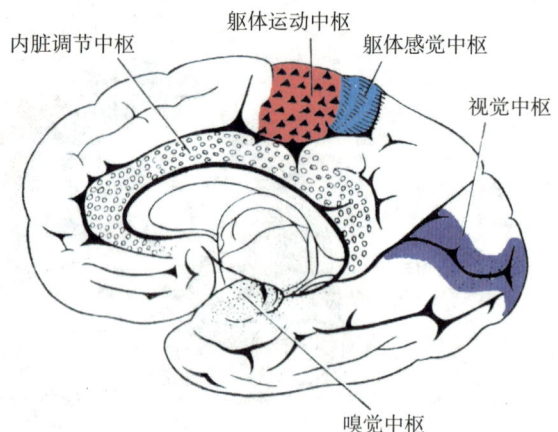

图 10-21 大脑皮质中枢（内侧面）

3）听觉中枢 位于颞叶的颞横回（图 10-20）。每侧听觉中枢接受两耳听觉冲动。

4）视觉中枢 位于枕叶内侧面距状沟上、下皮质（图 10-21）。一侧视觉中枢接受同侧视网膜颞侧半和对侧视网膜鼻侧半的视觉冲动。

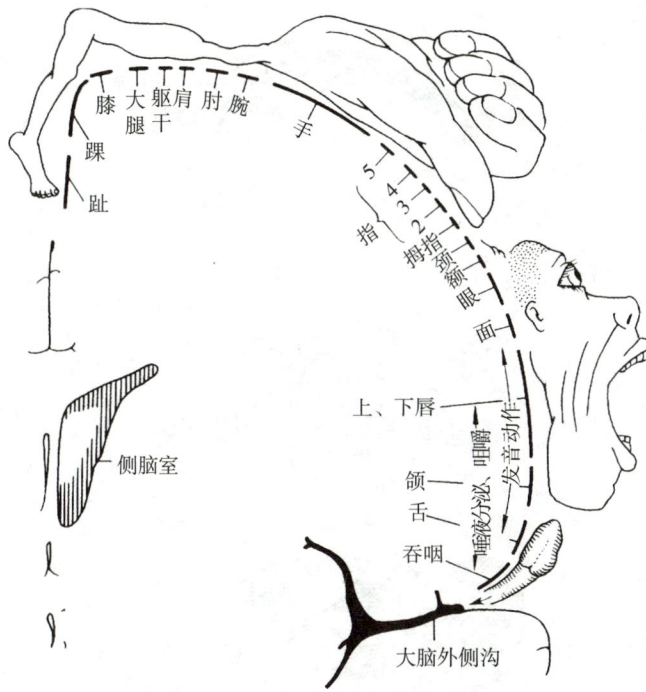

图 10-22 人体各部在躯体运动中枢的投影

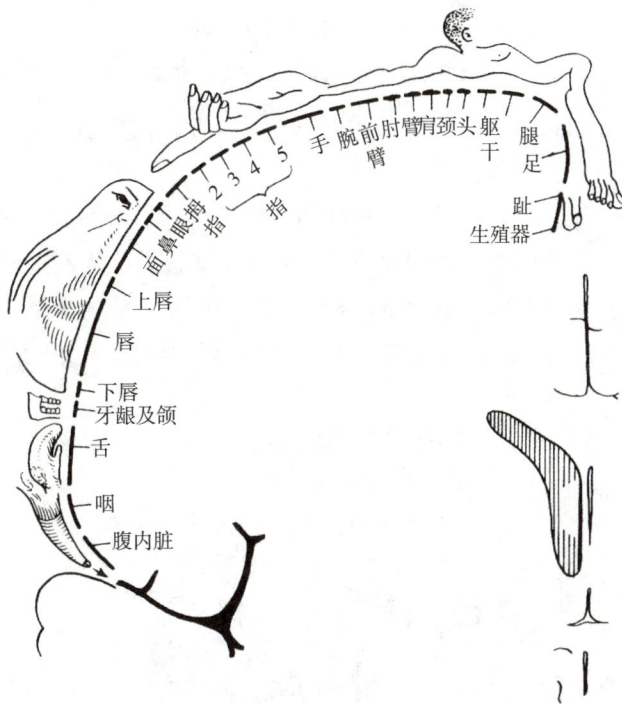

图 10-23 人体各部在躯体感觉中枢的投影

（2）基底核（basal nucleus） 为靠近大脑半球底部，包埋在大脑白质内的灰质核团。基底核主要包括尾状核、豆状核和杏仁体等结构（图 10-24）。通常将尾状核和豆状核合称为纹状体（corpus striatum），有协调肌群运动和调节肌张力等功能。

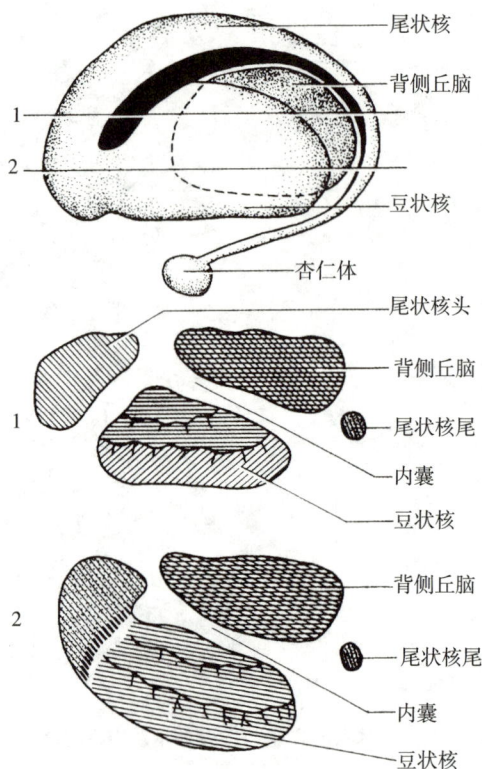

（下两图是上图1、2的水平面）

图10-24 纹状体和背侧丘脑示意图

①**尾状核**（caudate nucleus）形状如弯曲的尾巴，卷伏在背侧丘脑的周围，全长都与侧脑室相邻。尾状核从前到后可分为头、体、尾3部分。

②**豆状核**（lentiform nucleus）位于背侧丘脑的外侧，岛叶的深部。豆状核可分为内侧部的**苍白球**和外侧部的**壳**两部分。苍白球又称旧纹状体，壳和尾状核合称为新纹状体。

（3）大脑白质 又称**大脑髓质**，由大量的神经纤维构成，可分为3类。

①**连合纤维** 由连接左、右大脑半球皮质的神经纤维构成，其中最主要的是胼胝体（图10-25）。

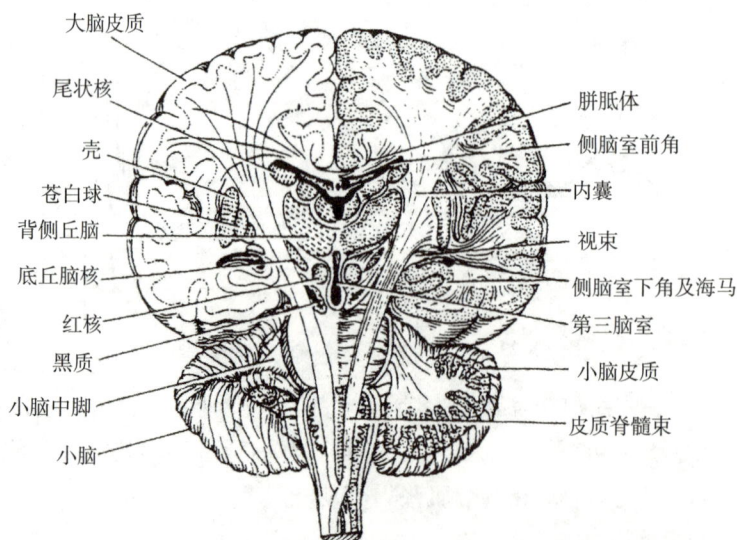

图10-25 脑的冠状切面

②**联络纤维**　为同侧半球各部之间相互联系的纤维。

③**投射纤维**　为连接大脑皮质与皮质下中枢的上、下行纤维，这些纤维绝大部分经过内囊。

内囊（internal capsule）位于尾状核、背侧丘脑与豆状核之间（图10-25、图10-26、图10-27），是上、下行纤维密集而成的白质区。在水平切面上，内囊呈开口向外的"＞＜"形，可分为内囊前肢、内囊膝和内囊后肢3部分。**内囊前肢**位于尾状核与豆状核之间，主要有额桥束通过；内囊前、后肢相交处为**内囊膝**，有皮质核束（皮质脑干束）通过；**内囊后肢**位于背侧丘脑与豆状核之间，主要有皮质脊髓束、丘脑皮质束、视辐射和听辐射等经过。

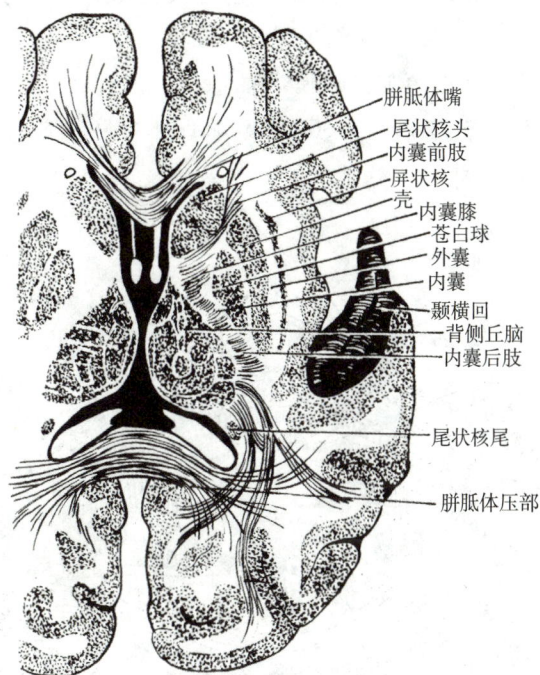

图10-26　大脑半球的水平切面

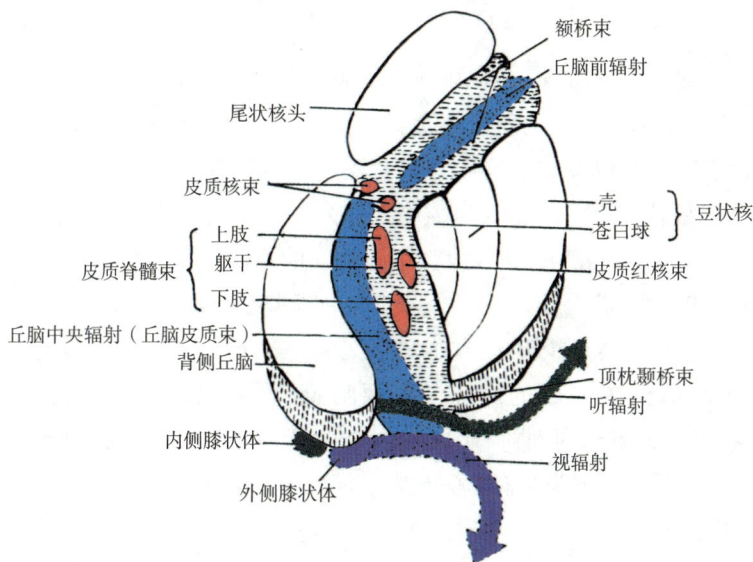

图10-27　内囊的水平切面示意图

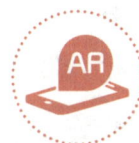

三、脊髓和脑的被膜、脑室和脑脊液、脑的血管

（一）脊髓和脑的被膜

脊髓和脑均有 3 层被膜，由外向内依次为硬膜、蛛网膜和软膜。硬膜厚而坚韧，蛛网膜薄而半透明，软膜紧贴脊髓和脑表面并伸入脊髓和脑的沟裂之中。蛛网膜与软膜之间的间隙，称**蛛网膜下隙**（subarachnoid space），内有脑脊液。

1. 硬膜（dura mater）

（1）硬脊膜（spinal dura mater）　上端附着于枕骨大孔的边缘并与硬脑膜相续；下部在第 2 骶椎水平以下逐渐变细，包裹终丝，末端附于尾骨。在椎间孔处，硬脊膜两侧与脊神经被膜相连续。硬脊膜与椎管内面骨膜之间的窄隙称**硬膜外隙**（epidural space），内有疏松结缔组织、脂肪、静脉丛、淋巴管，脊神经根通过此隙（图 10-28）。临床手术麻醉时，将药物注入此隙，以阻滞脊神经冲动的传导，称**硬膜外麻醉**。

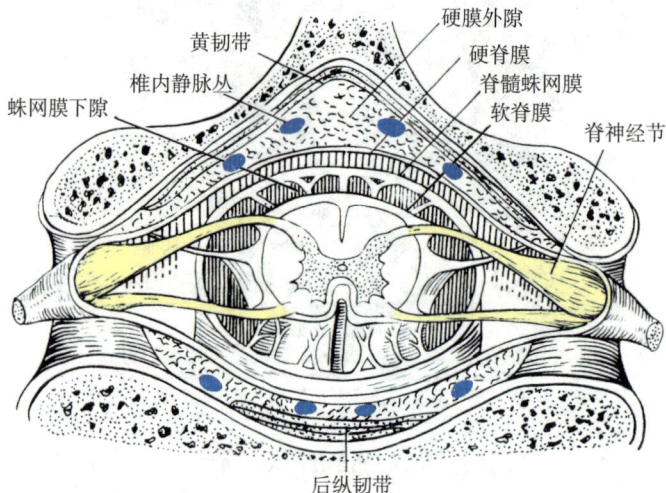

图 10-28　脊髓的被膜（横切面）

（2）硬脑膜（cerebral dura mater）　由内、外两层膜结合而成。外层相当于颅骨内面的骨膜。硬脑膜与颅盖骨结合较疏松易分离，颅盖骨骨折时，易引起硬膜外血肿。硬脑膜与颅底骨结合较紧密，颅底骨折时，硬脑膜与蛛网膜易同时撕裂，可出现脑脊液外漏。硬脑膜内层在某些地方离开外层褶叠成板状，突入到脑的裂隙中。伸入左、右大脑半球之间的突起呈矢状位，形如镰刀，称**大脑镰**（cerebral falx）；伸入大、小脑之间的突起呈水平位，称**小脑幕**（tentorium of cerebellum）（图 10-29）。小脑幕前内侧缘成弧形，称**幕切迹**。当颅内压增高时，可将大脑颞叶内侧面挤入幕切迹内，形成小脑幕切迹疝。

硬脑膜内、外两层分离形成的间隙，称**硬脑膜窦**（图 10-29、图 10-30、图 10-31、图 7-26）。窦内含有静脉血，窦壁内面衬有内皮细胞，但无平滑肌。当硬脑膜窦损伤时，窦壁无法收缩，故出血较多。主要的硬脑膜窦有上矢状窦、海绵窦等。硬脑膜窦内的静脉血，最后经颈静脉孔出颅，汇入颈内静脉。

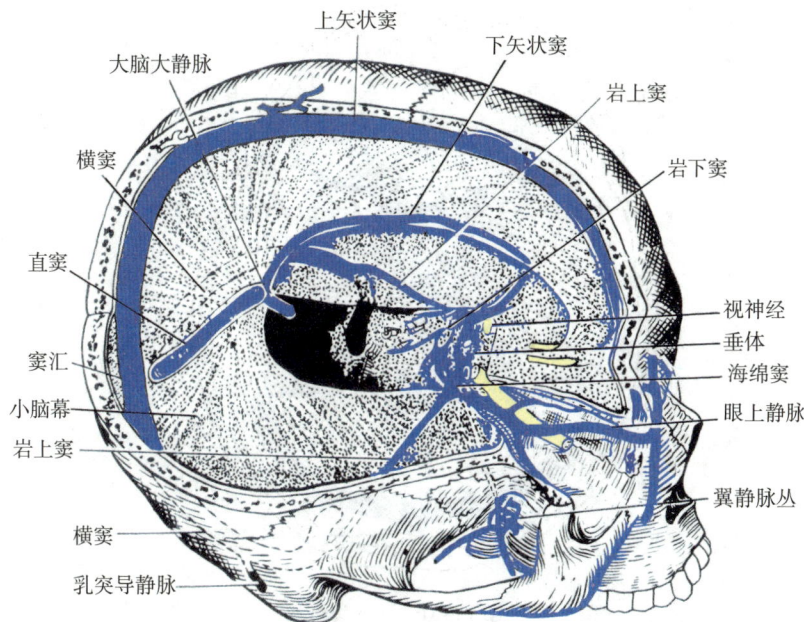

图 10-29　硬脑膜和硬脑膜窦

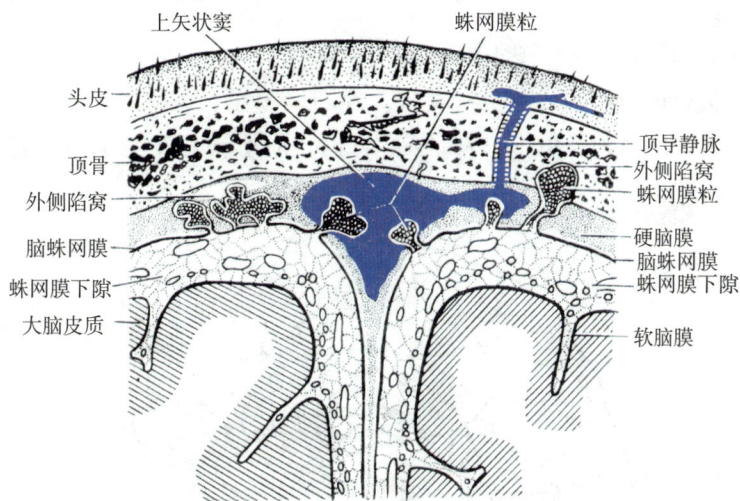

图 10-30　上矢状窦及蛛网膜粒（冠状切面）

2. 蛛网膜（arachnoid mater）　位于硬膜与软膜之间（图 10-28），包括脊髓蛛网膜和脑蛛网膜。蛛网膜下隙内小纤维束在某些地方消失，腔隙变大，称**蛛网膜下池**。其中小脑与延髓之间有**小脑延髓池**；脊髓末端与第 2 骶椎水平之间的一段蛛网膜下隙，称为**终池**。终池内无脊髓，但有马尾和终丝，临床上在此处做腰椎穿刺较为安全。蛛网膜在上矢状窦两旁有许多小的突起，突入上矢状窦内，称**蛛网膜粒**（图 10-30）。蛛网膜下隙内的脑脊液借蛛网膜粒渗入上矢状窦内。

3. 软膜（pia mater）　包括软脊膜和软脑膜（图 10-28），紧贴于脊髓和脑表面。在脑室的一定部位，软脑膜上的毛细血管丛与室管膜上皮一起突入脑室内，形成**脉络丛**（choroid plexus），脉络丛能产生脑脊液。

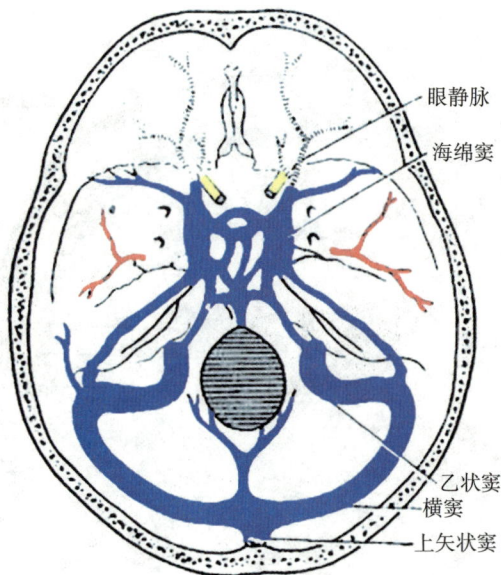

图 10-31 硬脑膜窦

（二）脑室和脑脊液

1. 脑室　为脑内的腔隙，内壁衬以室管膜上皮。各脑室内都有脉络丛并充满脑脊液。脑室包括侧脑室、第三脑室和第四脑室（图 10-7、图 10-32）。

（1）侧脑室（lateral ventricle）　左右成对，分别位于左、右大脑半球内。侧脑室分为四部分，即中央部、前角、后角和下角。中央部在顶叶内，前角位于额叶内，后角伸入枕叶内，下角伸入颞叶内（图 10-32）。

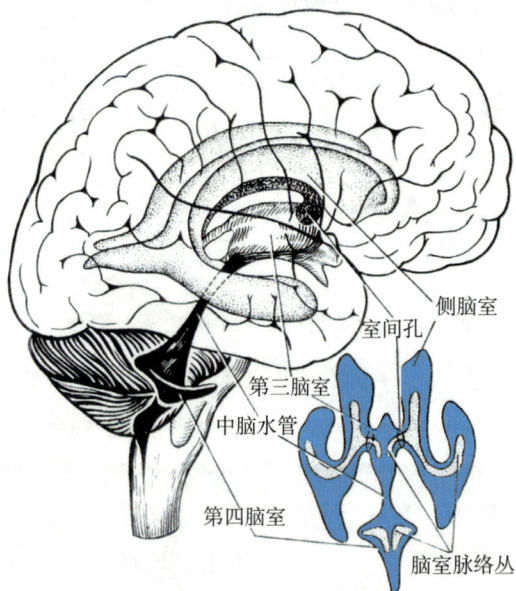

图 10-32 脑室投影图

（2）第三脑室（third ventricle）　是两侧背侧丘脑及下丘脑之间的一矢状裂隙。前上方有左、右室间孔，分别与左、右侧脑室相通；后下方借中脑水管与第四脑室相通。

（3）第四脑室（fourth ventricle）　是延髓、脑桥与小脑之间的腔隙。第四脑室的顶朝向小脑，呈帐篷形。第四脑室向上借中脑水管与第三脑室相通，向下通脊髓的中央管。第四脑室向后和两侧分别通过第四脑室正中孔和左、右第四脑室外侧孔与蛛网膜下隙相通。

2. 脑脊液（cerebral spinal fluid）由脉络丛产生，约95%的脑脊液是由侧脑室脉络丛产生的。脑脊液无色透明，主要位于脑室和蛛网膜下隙中，有保护脑和脊髓免受外力震荡、维持颅内压、供给脑和脊髓营养物质及运走其代谢产物的作用。

左、右侧脑室脉络丛产生的脑脊液，经左、右室间孔进入第三脑室，与第三脑室脉络丛产生的脑脊液一起，经中脑水管流入第四脑室，然后与第四脑室脉络丛产生的脑脊液一起经第四脑室正中孔和左、右外侧孔流入蛛网膜下隙。脑脊液在蛛网膜下隙内流动，最后主要在上矢状窦处经蛛网膜粒渗透入硬脑膜窦，汇入颈内静脉（图10-33）。

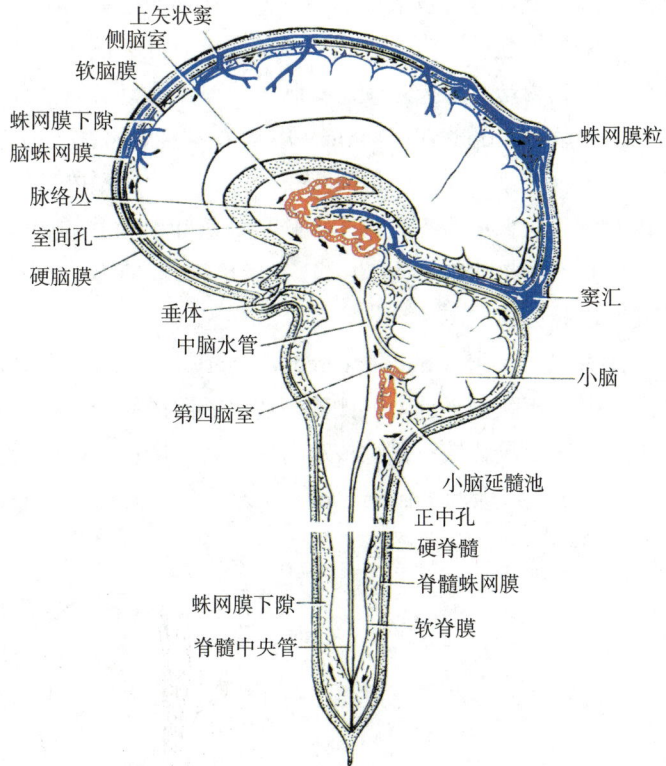

图 10-33 脑脊液循环模式图

正常情况下，脑脊液的产生和回流是平衡的。当脑脊液循环受阻时，便可引起颅内压升高和脑积水。

【课程思政】

腰椎穿刺术

某些神经系统疾病需行腰椎穿刺术抽取脑脊液进行检查或注入药物治疗。第一个腰椎穿刺术是由德国基尔大学附属医院外科医生 Heinirich Quincke（海因里希·奎克）在1891年实施。Quincke 将发现腰椎穿刺术的原因归结为他对技术手段在实践中的应用非常感兴趣。在发现腰椎穿刺术的20年前，他在狗和兔子身上所做的关于脑脊液生理及解剖的研究就已经发表。在这些研究中，他将硫化汞注射入蛛网膜下腔，并观察其染色范围，由此得知脊髓和脑部的脑脊液相延续，并且与脑室连通。他非常关心受脑积水困扰的儿童，并对这些儿童所遭受的严重头痛深恶痛绝，这些头痛亟待得到有效的解决方法。这一案例提示医务工作者应有爱心，善于发现问题、钻研问题、解决问题。

（三）脑的血管

1. 脑的动脉 供应脑血液的动脉有颈内动脉和椎动脉（图10-34、图10-35）。颈内动脉供应大脑半球的前2/3和部分间脑；椎动脉供应脑干、小脑，以及部分间脑和大脑半球的后1/3。大脑的动脉分支可分为皮质支和中央支。**皮质支**主要分布于脑的皮质及其深面的浅层髓质，**中央支**分布于脑深层髓质、内囊、间脑和基底核等处（图 10-36）。

（1）颈内动脉 起自颈总动脉，经颅底颈动脉管入颅。主要分支有：

①眼动脉（ophthalmic artery） 经视神经管入眶，分布于眼球及其周围结构。

②大脑前动脉（anterior cerebral artery） 由颈内动脉发出后，向前内侧进入大脑纵裂，沿胼胝体背侧后行，皮质支分布于大脑半球额叶、顶叶的内侧面及其上外侧面的边缘部，中央支供应尾状核和豆状核前部（图 10-34、图 10-35）。在脑底面视交叉的前方，左、右大脑前动脉之间有**前交通动脉**相连。

③大脑中动脉（middle cerebral artery） 是颈内动脉的直接延续，沿大脑外侧沟向后上行，皮质支分布于大脑半球上外侧面（边缘部除外），此区域内有躯体运动、感觉和语言等重要中枢；中央支分布于尾状核、豆状核和内囊等处（图 10-34、图 10-35、图 10-36）。

④后交通动脉（posterior communicating artery） 自颈内动脉发出，向后与大脑后动脉相连（图 10-34）。

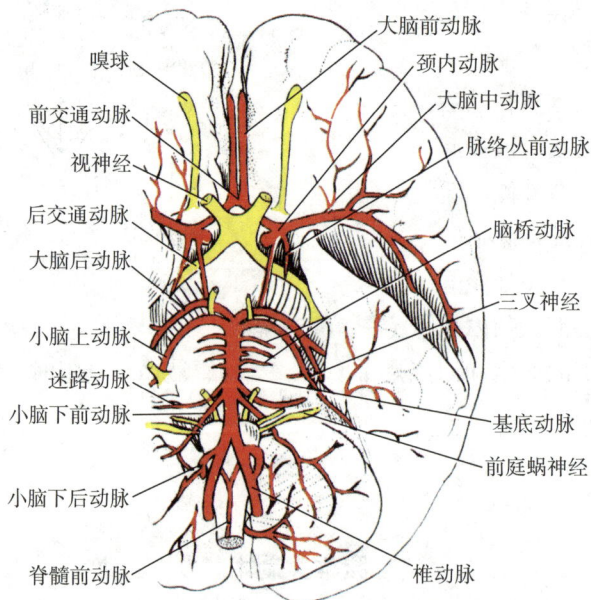

图 10-34 脑底面（示脑的动脉）

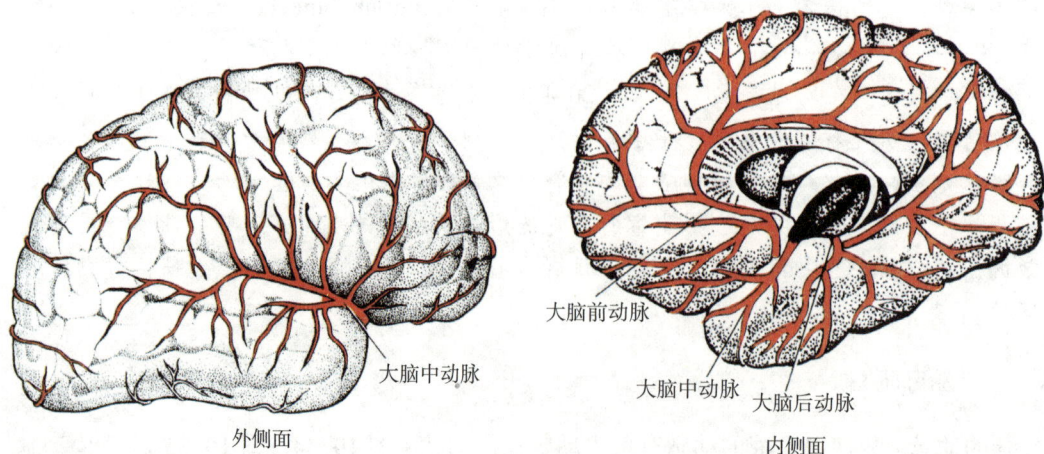

图 10-35 大脑前、中、后动脉在大脑半球表面的分布区

（2）椎动脉　起自锁骨下动脉，向上穿第6至第1颈椎横突孔，经枕骨大孔入颅内，行于延髓腹侧，在脑桥下缘，左、右椎动脉汇合成一条**基底动脉**（图10-34）。基底动脉沿脑桥基底沟上行，至脑桥上缘分为左、右**大脑后动脉**（posterior cerebral artery）。大脑后动脉绕中脑大脑脚向后，皮质支主要分布于颞叶下面和枕叶内侧面以及两叶上外侧面的边缘部（图10-34、图10-35）。

两侧大脑前动脉、颈内动脉和大脑后动脉，借前交通动脉和左、右后交通动脉，在脑底视交叉周围吻合成一动脉环，称**大脑动脉环**，又称 Willis **环**（图10-34）。此动脉环使颈内动脉与椎-基底动脉相交通，对确保大脑的血液供应起重要作用。

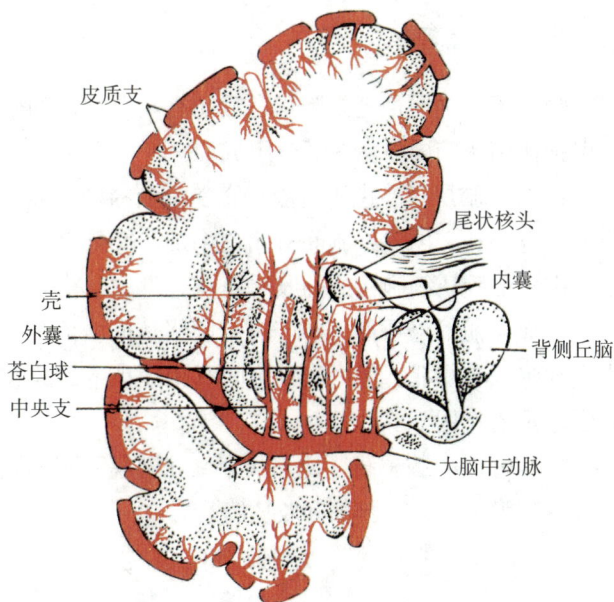

图 10-36　大脑中动脉的皮质支和中央支

2. 脑的静脉　不与动脉伴行，可分为浅、深静脉两种。浅静脉位于脑的表面，收集皮质及皮质下白质的静脉血；深静脉收集脑深部的静脉血。两种静脉均注入其附近的硬脑膜窦，最后静脉血经颅底颈静脉孔出颅（图10-37）。

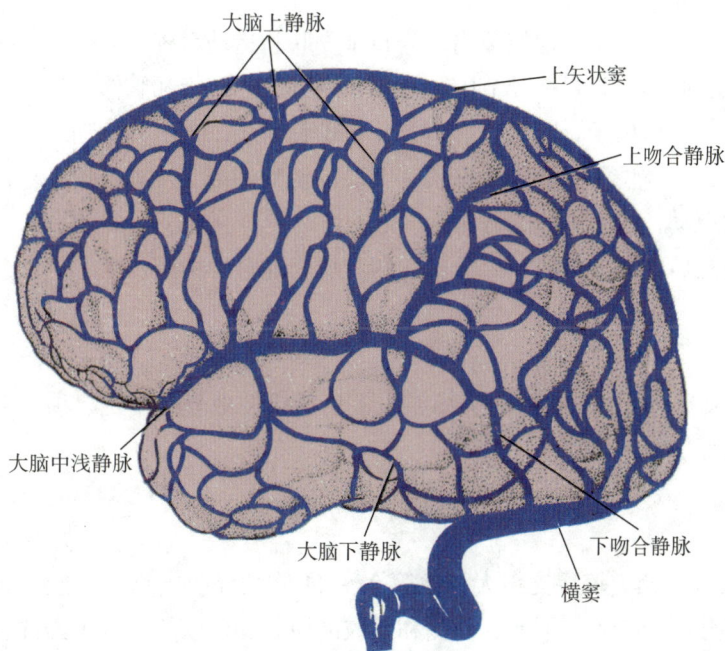

图 10-37　大脑浅静脉

附：脑屏障

脑屏障能确保神经细胞正常活动有一个稳定的微环境，同时也可防止有害物质进入脑组织而起保护作用。脑屏障由 3 部分组成。

1. 血 – 脑屏障   位于血液与脊髓、脑的神经元之间。其形态学基础：①脑毛细血管的内皮细胞上没有小孔，内皮细胞间有闭锁小带。②脑毛细血管内皮细胞外完整的基膜。③毛细血管基膜外，由星形胶质细胞构成的胶质膜。

2. 血 – 脑脊液屏障   位于脑室脉络丛的血液与脑脊液之间。其形态学基础：脉络丛毛细血管内皮细胞上有小孔，但内皮细胞间有闭锁小带，故它是血与脑脊液之间的屏障，在血 – 脑脊液屏障中起重要作用。

3. 脑脊液 – 脑屏障   位于脑室、蛛网膜下隙的脑脊液与脑、脊髓的神经元之间。其形态学基础为室管膜上皮、软脑膜和胶质膜。

第三节　周围神经系统

一、脊神经

脊神经（spinal nerves）共有 31 对，即颈神经 8 对、胸神经 12 对、腰神经 5 对、骶神经 5 对和尾神经 1 对。脊神经由前根和后根在椎间孔处汇合而成，前根是运动性的，后根是感觉性的，故脊神经是混合性神经（图 10–5）。

脊神经内有以下 4 种神经纤维：

躯体感觉纤维：胞体位于脊神经节内，分布于皮肤和运动系统。

内脏感觉纤维：胞体位于脊神经节内，分布于内脏、心血管和腺体。

躯体运动纤维：胞体位于脊髓灰质前角，分布于骨骼肌，支配其运动。

内脏运动纤维：胞体位于脊髓胸 1 ～腰 3 节段的侧角和骶 2 ～ 4 节段的中间带的外侧部，支配平滑肌和心肌的运动，控制腺体的分泌。

脊神经出椎间孔后立即分为前、后两支，两者均为混合性神经。

（一）后支

后支（posterior branch）一般较前支细、短，呈节段性地分布于枕、项、背、腰、骶、臀部的皮肤及脊柱两侧深层肌。

（二）前支

前支（anterior branch）较后支粗大，除第 2 ～ 11 胸神经前支呈节段性分布外，其余都分别交织成神经丛，再分支分布于躯干前、外侧和四肢的肌肉和皮肤等。脊神经前支形成的神经丛有颈丛、臂丛、腰丛和骶丛。

1. 颈丛（cervical plexus）   由第 1 ～ 4 颈神经前支组成（图 10–38），位于胸锁乳突肌上部的深面，其分支有皮支和肌支。皮支主要分布于枕部、耳部、颈前区和肩部等处的皮肤；肌支主要为膈神经。

膈神经（phrenic nerve）由颈丛发出，经胸廓上口入胸腔，沿心包两侧下降至膈（图

10-39）。其躯体运动纤维支配膈的运动，躯体感觉纤维分布至胸膜、心包和膈。右侧膈神经还分布到肝的被膜、胆囊和胆总管等处。

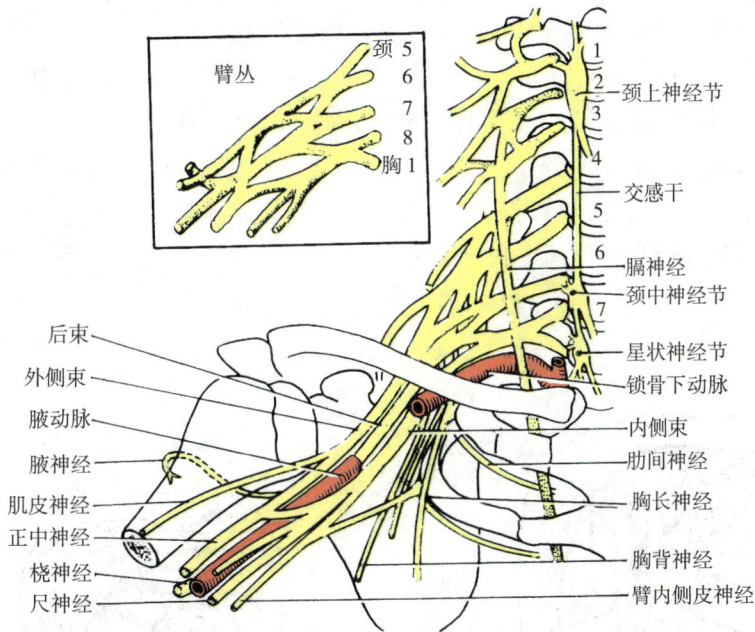

图 10-38 颈丛和臂丛

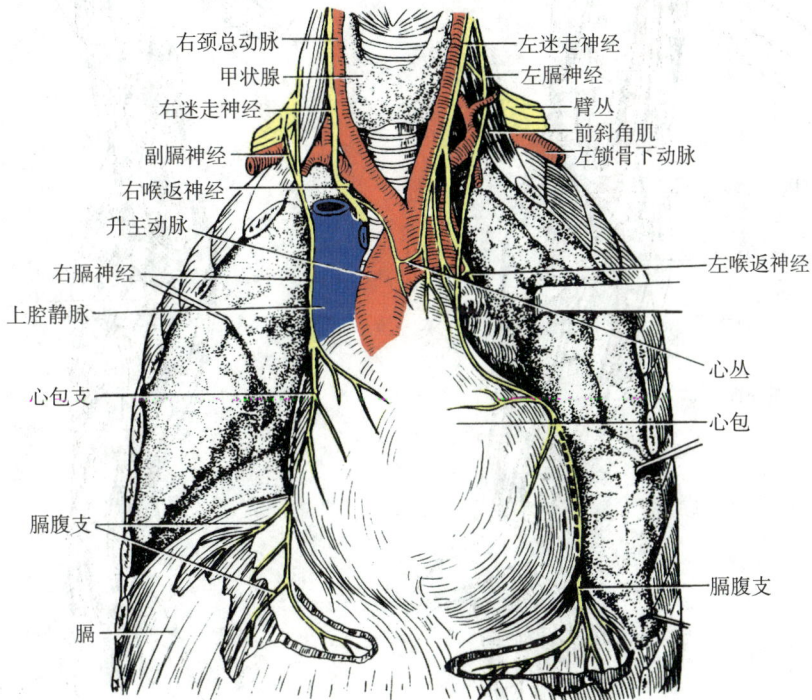

图 10-39 膈神经

2. 臂丛（brachial plexus） 由第 5 ～ 8 颈神经前支和第 1 胸神经前支的大部分组成，位于颈下部，经锁骨后方延伸至腋窝（图 10-38）。在腋窝内臂丛的主要分支有尺神经、正中神经、肌皮神经、桡神经和腋神经等。

（1）尺神经（ulnar nerve） 走行于臂和前臂的前内侧，下行至手掌（图 10-40）。分支分布于部分前臂前群肌和部分手肌及手内侧部皮肤。

（2）正中神经（median nerve） 走行于臂的前内侧、前臂前面的中线，至手掌（图 10-40）。分支分布于大部分前臂前群肌和部分手肌及手掌面外侧部皮肤。

（3）肌皮神经（musculocutaneous nerve） 经肱二头肌深面下行，由肘部浅出，走行于前臂外侧（图 10-40）。其肌支支配肱二头肌等，皮支分布于前臂外侧皮肤。

（4）桡神经（radial nerve） 先走行于臂后，后绕至肘前，分为浅、深两支：浅支沿前臂前外侧下行至手背；深支再穿至前臂后面（图 10-41）。沿途发出肌支支配肱三头肌和前臂后群肌，皮支（浅支）分布于手背面外侧部皮肤。

（5）腋神经（axillary nerve） 较短小，肌支支配三角肌等，皮支分布于肩部皮肤（图 10-41）。

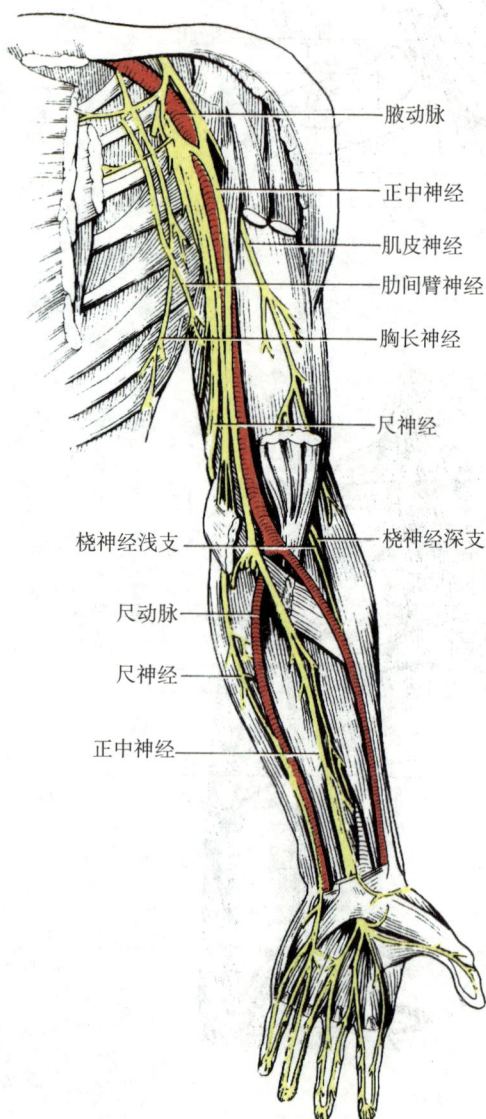

图 10-40 上肢前面的神经

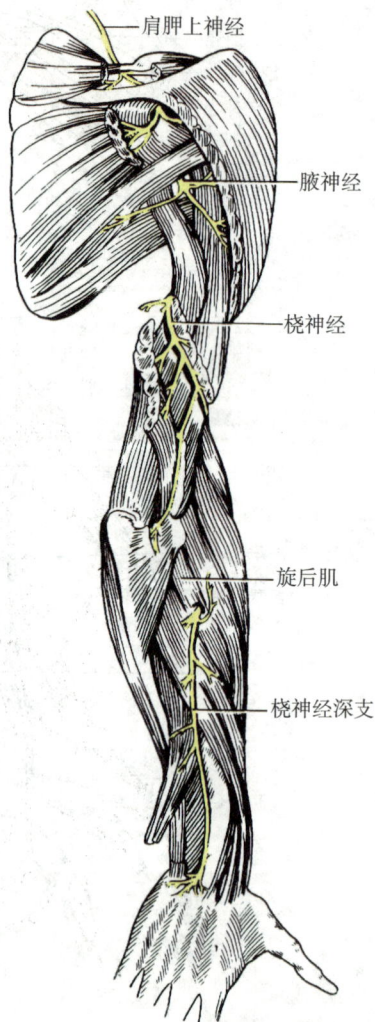

图 10-41 上肢后面的神经

3. 胸神经前支 胸神经前支共 12 对，其中第 1 对大部分参加臂丛，第 12 对小部分参加腰丛，其余不参与神经丛的构成（图 10-42）。第 1～11 对胸神经前支走行于相邻两肋之间，称肋间神经（intercostal nerve）；第12 对胸神经前支走行于第 12 肋下方，称**肋下神经**（subcostal nerve）。第 1～6 对肋间神经分布于相应的肋间肌、胸壁皮肤和壁胸膜；第 7～11 对肋间神经、肋下神经除分布于相应的肋间肌、胸壁皮肤和壁胸膜外，还分布于腹前外侧壁的肌肉、皮肤和壁腹膜。

4. 腰丛（lumber plexus）　由第 12 胸神经前支一小部分、第 1～3 腰神经前支和第 4 腰神经前支一部分组成（图 10-43），位于腰椎的两侧，腹后壁的前方，其主要分支为股神经。

股神经（femoral nerve）是腰丛的最大分支，沿腹后壁前面下行，经腹股沟韧带深面至大腿前面，其肌支支配股四头肌等，皮支分布于大腿前面、小腿和足背内侧的皮肤（图 10-44）。

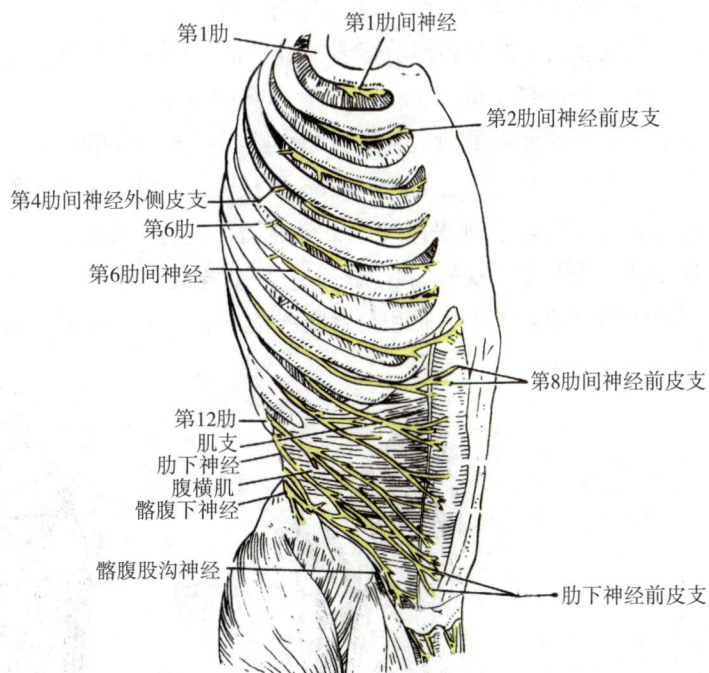

图 10-42　胸神经前支

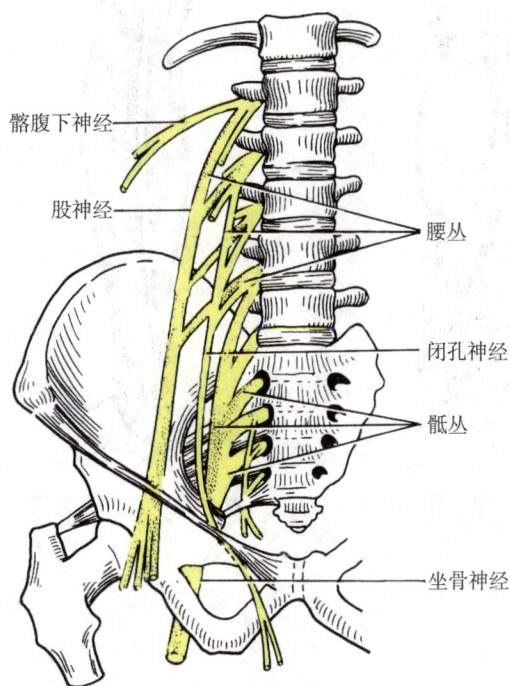

图 10-43　腰丛和骶丛

5. 骶丛（sacral plexus）　由第 4 腰神经前支一部分、第 5 腰神经前支及全部骶、尾神经的前支组成（图 10-43），位于盆腔后壁，其主要分支为坐骨神经（图 10-43、图 10-45）。

　　坐骨神经（sciatic nerve）是全身最粗大的神经，向后出盆腔至臀部，沿大腿后面的中线下行，分支支配大腿后群肌。坐骨神经一般在腘窝上角处分为胫神经和腓总神经。

　　（1）**胫神经**（tibial nerve）　沿腘窝中线下行，走行于小腿三头肌深面，经内踝后方至足底，分支分布于小腿后群肌、足底肌和小腿后面及足底的皮肤。

　　（2）**腓总神经**（common peroneal nerve）　沿腘窝外上缘下行，绕腓骨颈至小腿前面分成腓浅神经和腓深神经。腓深神经至小腿前面，走行于小腿前群肌之间，过踝关节前方，达足背深层；腓浅神经走行于小腿外侧群肌之间，下行至足背皮下（图10-44、图10-45）。腓总神经的肌支支配小腿前群肌、外侧群肌和足背肌；皮支分布于小腿前外侧面和足背的皮肤。

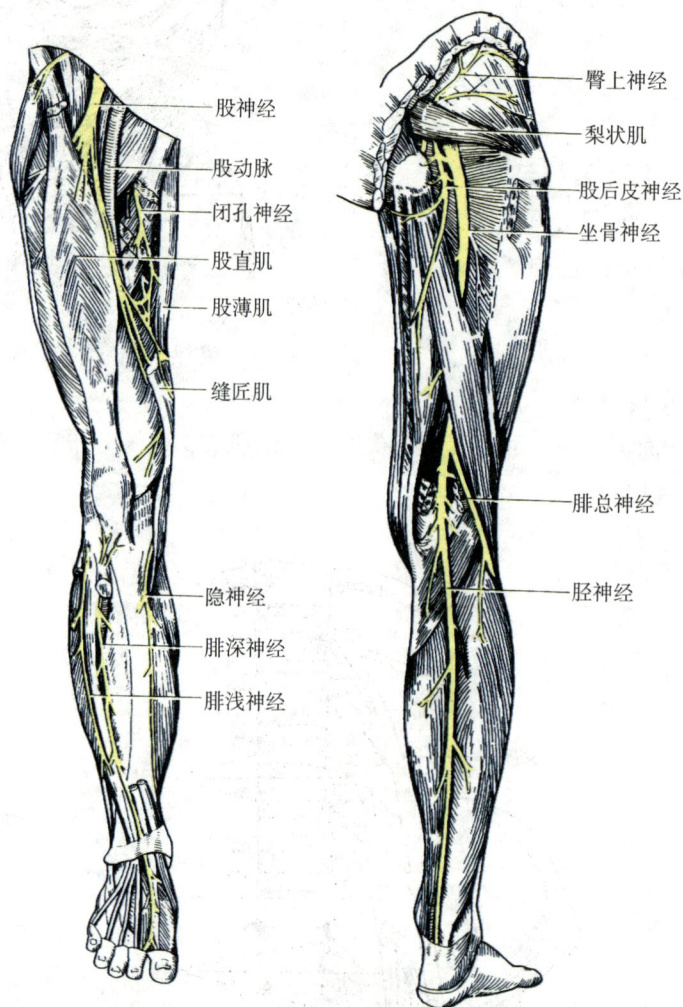

图 10-44　下肢前面的神经　　　图 10-45　下肢后面的神经

二、脑神经

　　脑神经（cranial nerves）共12对，即Ⅰ嗅神经、Ⅱ视神经、Ⅲ动眼神经、Ⅳ滑车神经、Ⅴ三叉神经、Ⅵ展神经、Ⅶ面神经、Ⅷ前庭蜗神经、Ⅸ舌咽神经、Ⅹ迷走神经、Ⅺ副神经、Ⅻ舌下神经（图10-46、表10-2）。

　　脑神经的纤维成分可归纳简化为4种：①躯体感觉纤维：将来自头面部皮肤、黏膜、肌肉、视器、前庭蜗器的感觉冲动传递至脑干躯体感觉核。②内脏感觉纤维：传递内脏感觉和味觉至脑干的内脏感觉核。③躯体运动纤维：由脑干躯体运动核发出，支配头颈部的骨骼肌。④内脏运动纤维：为副交感纤维，由脑干内脏运动核发出，支配平滑肌、心肌和腺体。每对脑神经所含的纤维种类、数目不一。

下面重点叙述动眼神经、三叉神经、面神经、舌咽神经和迷走神经。

（一）动眼神经

动眼神经（oculomotor nerve）含有躯体运动和内脏运动（副交感）两种纤维成分。躯体运动纤维起自中脑的动眼神经核，副交感纤维起自中脑的动眼神经副核。两种纤维集合成动眼神经，自中脑的脚间窝出脑，向前经眶上裂入眶。其躯体运动纤维支配上直肌、内直肌、下直肌、下斜肌和上睑提肌；副交感纤维进入睫状神经节内换神经元，睫状神经节细胞发出的纤维进入眼球内，分支支配瞳孔括约肌和睫状肌（图10-47）。

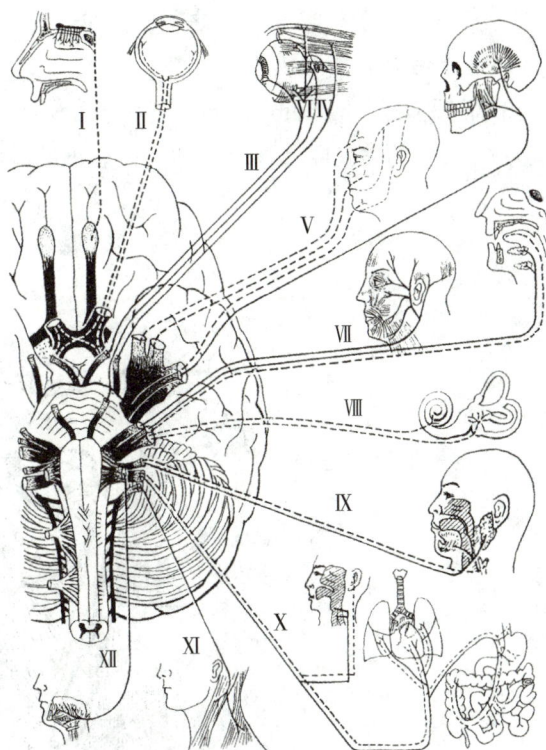

图 10-46 脑神经概观

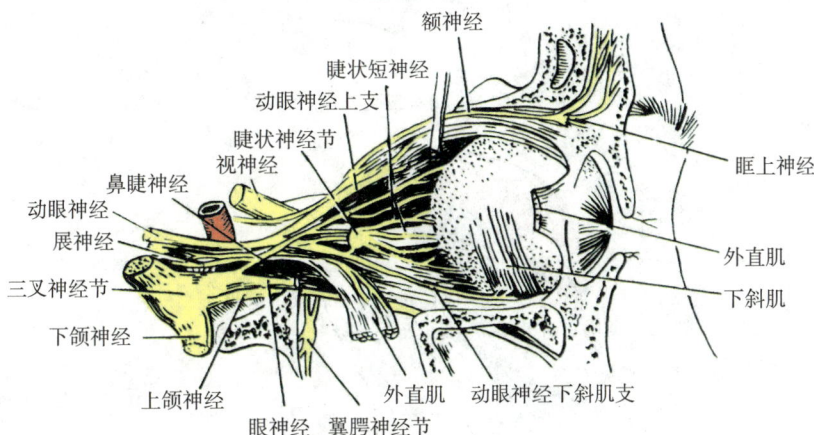

图 10-47 眶内神经（外侧面观）

（二）三叉神经

三叉神经（trigeminal nerve）含有躯体感觉纤维和躯体运动纤维。躯体感觉纤维是三叉神经节的假单极神经元的突起，中枢突经三叉神经根入脑桥，止于三叉神经脑桥核和三叉神经脊束核。周围突形成三大分支，即眼神经、上颌神经和下颌神经（图10-47、图10-48、图10-49）。三叉神经的躯体运动纤维起自脑桥的三叉神经运动核，出脑桥后，加入下颌神经。

1. 眼神经（ophthalmic nerve） 经眶上裂入眶，分布于泪腺、眼球、结膜、部分鼻腔黏膜以及上睑、鼻背和额顶部的皮肤。

2. 上颌神经（maxillary nerve） 由圆孔出颅后，经眶下裂入眶，沿眶下壁前行，出眶下孔至面部，分支分布于睑裂与口裂之间的皮肤。上颌神经在穿出眶下孔之前，分支分布于上颌牙齿、牙龈以及上颌窦和鼻腔黏膜等处。

3. 下颌神经（mandibular nerve） 经卵圆孔出颅。躯体感觉纤维主要分布于下颌牙齿、牙龈、颊、舌前 2/3 的黏膜以及耳颞区和口裂以下的面部皮肤。躯体运动纤维支配咀嚼肌。

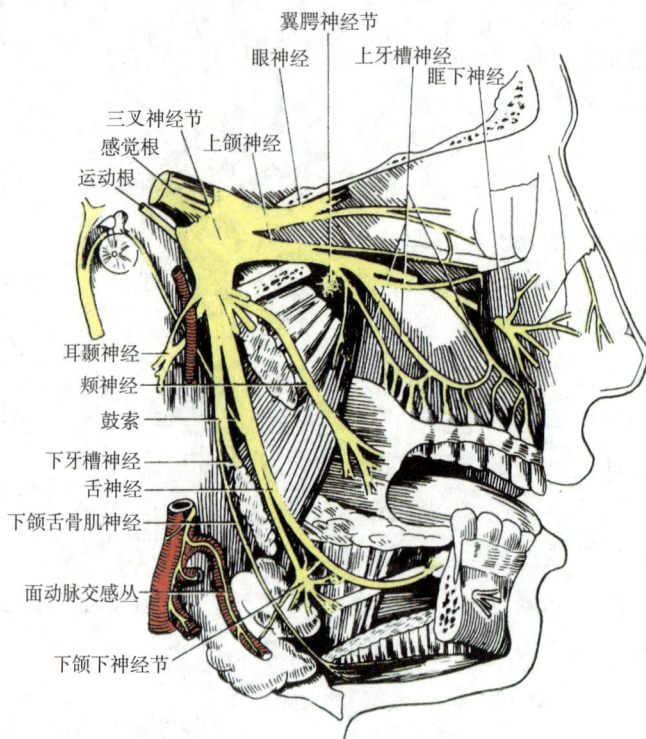

图 10-48 三叉神经

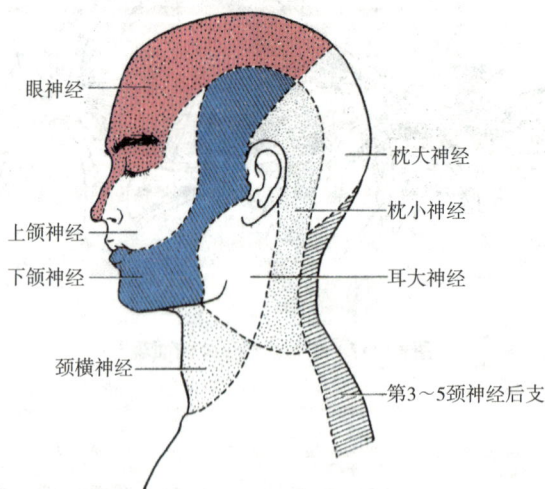

图 10-49 三叉神经头面部皮肤分布区

（三）面神经

面神经（facial nerve）属混合性神经，含有躯体运动纤维、内脏运动纤维和内脏感觉纤维。躯体运动纤维起自脑桥的面神经核，经延髓与脑桥之间的沟出脑，经内耳门入内耳道，穿颅底，由茎乳孔出颅，支配面部表情肌（图 10-50）。

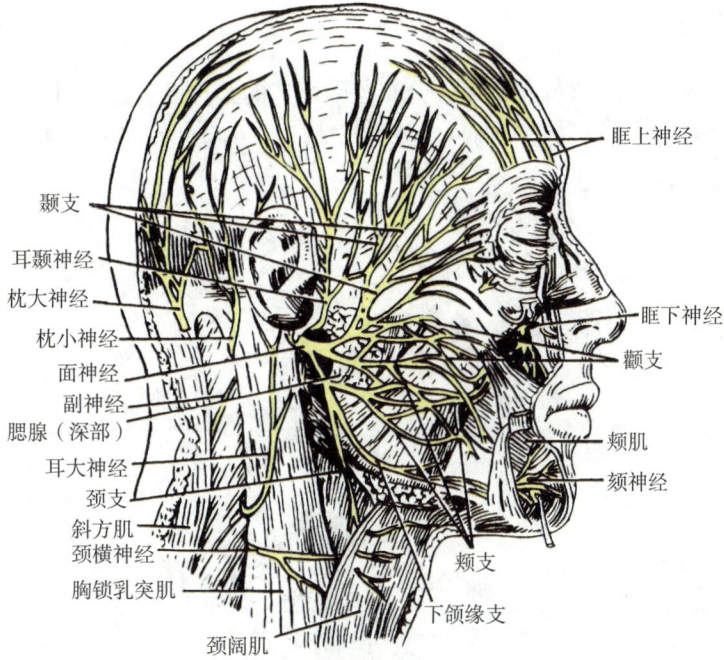

眶上神经

颞支
耳颞神经
枕大神经
枕小神经
面神经
副神经
腮腺（深部）
耳大神经
颈支
斜方肌
颈横神经
胸锁乳突肌
颈阔肌

眶下神经
颧支
颊肌
颏神经
颊支
下颌缘支

图 10-50　面神经

面神经的内脏运动（副交感）纤维发自脑桥的上泌涎核，在相应副交感神经节换元后，节后纤维至下颌下腺、舌下腺、泪腺和鼻腔黏膜腺。内脏感觉纤维分布于舌前 2/3 黏膜的味蕾。

（四）舌咽神经

舌咽神经（glossopharyngeal nerve）在延髓侧面出入脑，经颈静脉孔出入颅（图 10-51）。舌咽神经主要含以下 3 种纤维：内脏感觉纤维主要分布至咽和舌后 1/3 黏膜，司味觉和一般感觉；躯体运动纤维支配咽肌；副交感纤维管理腮腺的分泌。

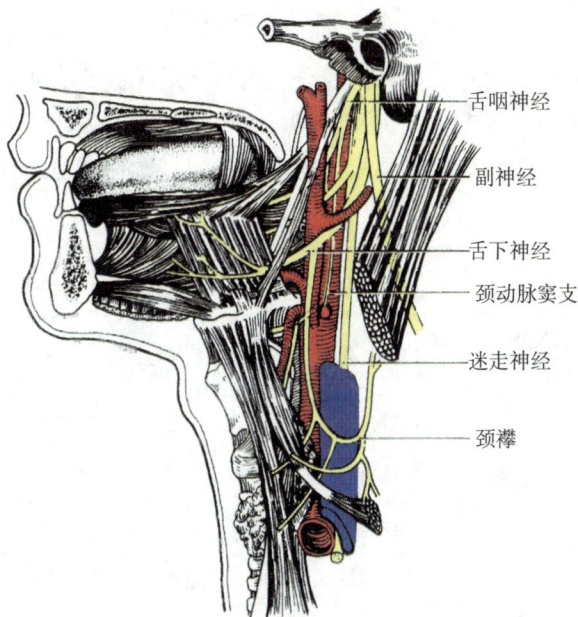

舌咽神经
副神经
舌下神经
颈动脉窦支
迷走神经
颈襻

图 10-51　舌咽神经、副神经及舌下神经

（五）迷走神经

迷走神经（vagus nerve）是行程最长、分布范围最广的脑神经。迷走神经自延髓外侧面出脑，经颈静脉孔出颅，在颈部两侧下行入胸腔，沿食管前后穿过膈进入腹腔。迷走神经沿途发出许多分支，分布于相应器官（图 10-52）。

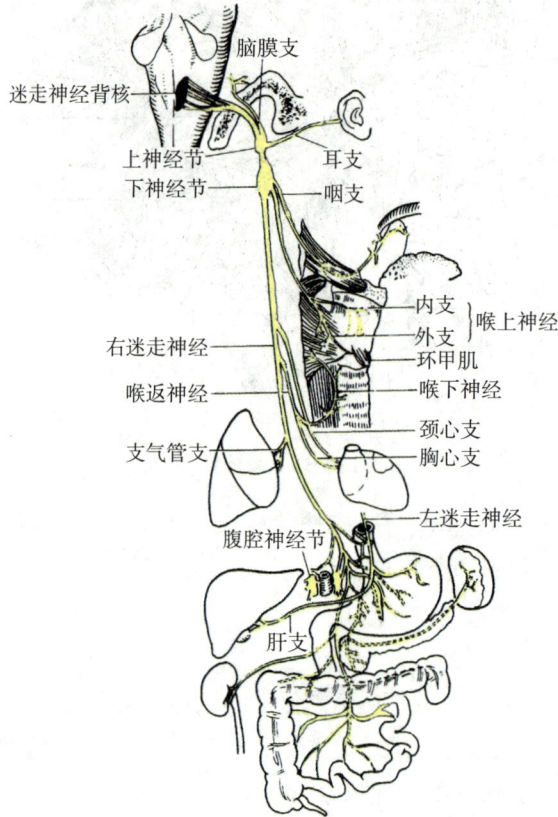

图 10-52 迷走神经

迷走神经属混合性神经，含有 4 种纤维成分。内脏运动（副交感）纤维起自延髓迷走神经背核，管理颈、胸、腹部器官的平滑肌、心肌和腺体活动；内脏感觉纤维分布于颈、胸、腹部器官，管理内脏感觉；躯体运动纤维起自疑核，支配咽喉肌；躯体感觉纤维分布于耳郭和外耳道皮肤等处。

表 10-2 12 对脑神经简表

顺序和名称	连接脑的部位	出入颅的部位	纤维成分	起始核或终止核	主要分布
Ⅰ 嗅神经	大脑	筛孔	内脏感觉	嗅球	鼻腔黏膜嗅区
Ⅱ 视神经	间脑	视神经管	躯体感觉	外侧膝状体	眼球视网膜
Ⅲ 动眼神经	中脑	眶上裂	躯体运动	动眼神经核	上、下、内直肌，下斜肌，上睑提肌
			内脏运动	动眼神经副核	瞳孔括约肌、睫状肌
Ⅳ 滑车神经	中脑	眶上裂	躯体运动	滑车神经核	上斜肌

续表

顺序和名称	连接脑的部位	出入颅的部位	纤维成分	起始核或终止核	主要分布
V三叉神经	脑桥	眶上裂	躯体运动	三叉神经运动核	咀嚼肌
		圆孔卵圆孔	躯体感觉	三叉神经脑桥核三叉神经脊束核	头面部的皮肤，眼球，口、鼻腔黏膜，上、下颌牙齿及牙龈等
VI展神经	脑桥	眶上裂	躯体运动	展神经核	外直肌
VII面神经	脑桥	茎乳孔	躯体运动	面神经核	面部表情肌
			内脏运动	上泌涎核	泪腺、鼻腔黏膜腺、下颌下腺、舌下腺等
			内脏感觉	孤束核	舌前2/3黏膜味蕾
VIII前庭蜗神经	内耳门	脑桥	躯体感觉	前庭神经核	内耳前庭器
				蜗神经核	内耳螺旋器
IX舌咽神经	延髓	颈静脉孔	内脏感觉	孤束核	舌后1/3黏膜及味蕾，咽黏膜、颈动脉窦及颈动脉小球等
			躯体运动	疑核	咽肌
			内脏运动	下泌涎核	腮腺
X迷走神经	延髓	颈静脉孔	内脏运动	迷走神经背核	咽、喉腺体，胸腹腔内脏平滑肌、心肌及腺体
			内脏感觉	孤束核	咽、喉黏膜，胸腹腔内脏
			躯体运动	疑核	咽、喉肌
			躯体感觉	三叉神经脊束核	耳郭背侧皮肤和外耳道皮肤
XI副神经	延髓	颈静脉孔	躯体运动	副神经核	胸锁乳突肌，斜方肌
XII舌下神经	延髓	舌下神经管	躯体运动	舌下神经核	舌肌

第四节　内脏神经系统

内脏神经系统主要分布于内脏、心血管和腺体（图10-53），按照纤维的性质可分为内脏运动神经和内脏感觉神经。

一、内脏运动神经

内脏运动神经在形态结构和功能上与躯体运动神经有较大的差别，其主要差别如下：

（1）支配对象不同　躯体运动神经支配骨骼肌，受意志支配；内脏运动神经支配平滑肌、心肌和腺体，一般不受人的意志控制，是不随意的。

（2）神经元数目不同　躯体运动神经自低级中枢至骨骼肌，不换神经元；内脏运动神经自低级中枢至平滑肌、心肌和腺体，要在周围部的内脏神经节内换神经元，即有两个神经元。第一个神经元为节前神经元，其胞体在中枢，它发出的轴突称为**节前纤维**；第二个神经元为**节后神经元**，其胞体在内脏神经节，它发出的轴突称**节后纤维**。

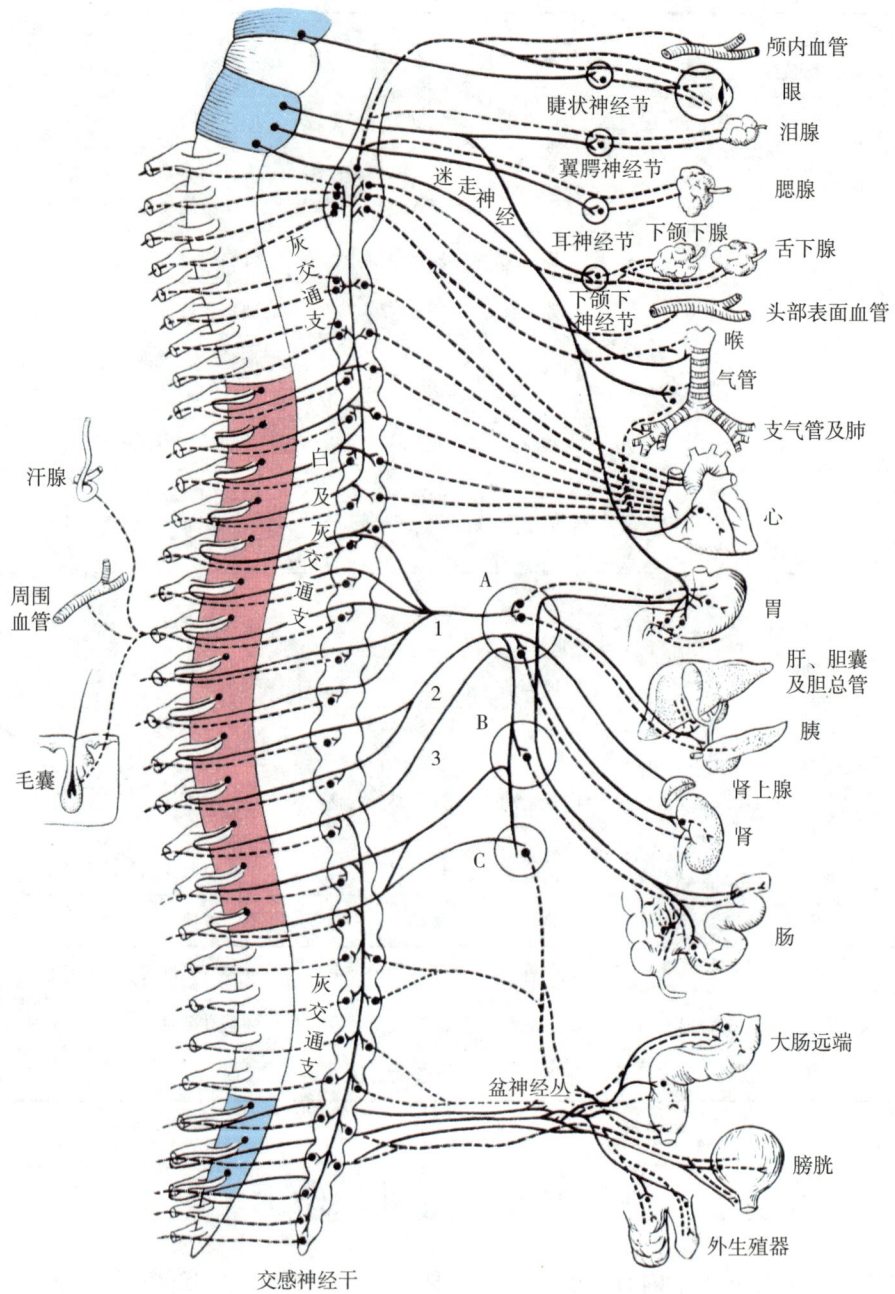

A.腹腔神经节；B.肠系膜上神经节；C.肠系膜下神经节
1.内脏大神经；2.内脏小神经；3.内脏最小神经

图 10-53 内脏运动神经模式图

（3）分布方式不同 躯体运动神经以神经干的方式分布；内脏运动神经节后纤维常攀附于脏器、血管表面形成神经丛，由丛再发出分支至效应器官。

（4）纤维成分不同 躯体运动神经只有一种纤维成分；内脏运动神经有交感和副交感两种纤维成分。大部分内脏器官同时接受交感神经和副交感神经的双重支配。

（一）交感神经

1. 中枢部　交感神经（sympathetic nerve）的低级中枢位于脊髓胸1～腰3节段的侧角内（图10-54）。

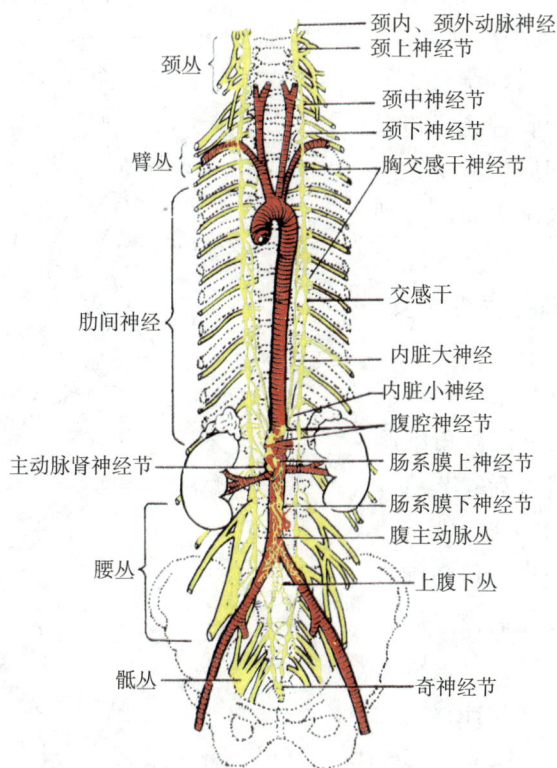

颈丛

臂丛

肋间神经

主动脉肾神经节

腰丛

骶丛

颈内、颈外动脉神经
颈上神经节
颈中神经节
颈下神经节
胸交感干神经节

交感干

内脏大神经
内脏小神经
腹腔神经节
肠系膜上神经节
肠系膜下神经节
腹主动脉丛

上腹下丛

奇神经节

图10-54　交感干全貌

2. 周围部　包括交感神经节和进出于神经节的节前纤维和节后纤维。

（1）交感神经节　为交感神经节后神经元胞体所在的部位。根据交感神经节的位置，可分为椎旁神经节和椎前神经节。

①椎旁神经节　位于脊柱两旁，共有19～24对及尾部1个单节。椎旁神经节之间有节间支相连，每侧组成一条链索状结构，称**交感干**（sympathetic trunk）（图10-54）。交感干上自颅底，下至尾骨，两干下端汇合于尾节。颈部交感干神经节有3对，即**颈上神经节、颈中神经节**和**颈下神经节**。胸部交感干神经节有10～12对，第1胸节常与颈下神经节融合在一起，称星状神经节。腰部交感干神经节有4～5对，骶部有2～3对，尾部为一个单节（奇神经节）。

②椎前神经节　位于脊柱前方，主要包括位于腹腔干根部两旁的一对**腹腔神经节**、肾动脉根部的一对**主动脉肾神经节**、肠系膜上、下动脉根部各一个**肠系膜上神经节**和**肠系膜下神经节**。

（2）交通支　交感干神经节与脊神经相连的神经纤维支，称**交通支**。交通支可分为白交通支和灰交通支（图10-53）。**白交通支**是脊髓侧角细胞发出的节前纤维，离开脊神经进入交感干神经节。白交通支纤维有髓鞘，呈白色，故名白交通支，仅见于第1胸～第3腰神经与相应的交感干神经节之间。**灰交通支**是交感干神经节发出进入脊神经的节后纤维，存在于全部交感干神经节与全部脊神经之间。灰交通支纤维无髓鞘，呈灰色，故名灰交通支。

（3）交感神经节前纤维和节后纤维的去向　白交通支入交感干后有3种去向：①终止于相应节段的交感干神经节。②在交感干内上升或下降，终止于上方或下方的交感干神经节。③穿过相应的交感干神经节，终止于椎前神经节。

交感干神经节发出节后纤维有3种去向：①经灰交通支返回脊神经，随脊神经分支分布至躯干、四肢的血管、汗腺和立毛肌等。②攀附动脉表面形成神经丛，并随动脉及其分支到达所支配的器官。③由交感干神经节直接发出分支，分布到所支配的器官。

（4）交感神经的分布（图10-55）

①自脊髓第1～5胸节段侧角细胞发出节前纤维，更换神经元后，节后纤维支配头、颈、胸腔器官和上肢。

②自脊髓第5～12胸节段侧角细胞发出节前纤维，更换神经元后，节后纤维分布到肝、胆囊、胰、脾、肾、肾上腺以及腹腔内结肠左曲以上的消化管。

③自脊髓第1～3腰节段侧角的一部分细胞发出节前纤维，更换神经元后，节后纤维分布至结肠左曲以下的消化管、盆腔脏器和下肢。

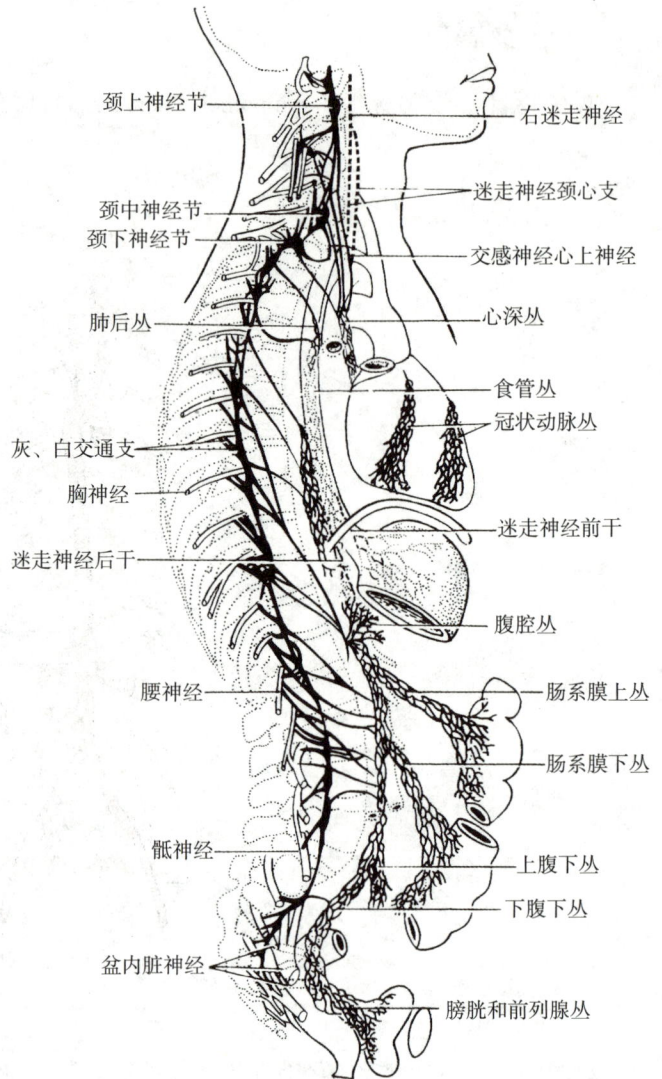

图10-55　交感干和内脏神经丛

（二）副交感神经

1. 中枢部　副交感神经（parasympathetic nerve）的低级中枢位于脑干内脏运动核（副交感神经核）和脊髓第2～4骶节段的骶副交感核。

2. 周围部　包括副交感神经节和进出于神经节的节前纤维和节后纤维。副交感神经节位于所支配的器官近旁或器官壁内，分别称为**器官旁节**和**器官内节**。

（1）颅部副交感神经

①随动眼神经走行的副交感纤维　起自中脑的动眼神经副核，随动眼神经入眶，至睫状神经节换神经元，其节后纤维入眼球，分布于瞳孔括约肌和睫状肌。

②随面神经走行的副交感纤维　起自脑桥上泌涎核，部分纤维至翼腭神经节换神经元，其节后纤维至泪腺和鼻腔黏膜腺；另一部分纤维入舌神经，再至下颌下神经节换神经元，节后纤维分布至下颌下腺和舌下腺。

③随舌咽神经走行的副交感纤维　起自延髓下泌涎核，经舌咽神经至耳神经节换神经元，节后纤维分布到腮腺。

④随迷走神经走行的副交感纤维　起自延髓的迷走神经背核，随迷走神经分支到胸、腹腔脏器

的器官内节或器官旁节换神经元，节后纤维分布至胸、腹腔脏器（结肠左曲以下消化管除外）。

（2）骶部副交感神经　节前纤维起自脊髓骶 2 ～ 4 节段中间带外侧部的骶副交感核，随骶神经出骶前孔至盆腔，然后离开骶神经，组成盆内脏神经（图 10-56）。盆内脏神经加入盆丛，随盆丛分支分布到结肠左曲以下消化管和盆腔脏器，在器官旁节和器官内节换神经元，节后纤维支配这些器官平滑肌的运动和腺体分泌。

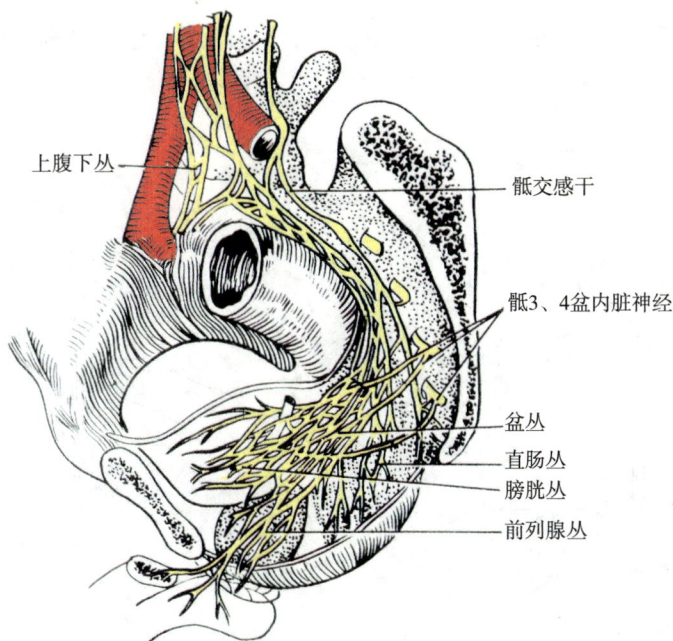

上腹下丛

骶交感干

骶3、4盆内脏神经

盆丛
直肠丛
膀胱丛
前列腺丛

图 10-56　盆内脏神经

二、内脏感觉神经

内脏器官既有交感神经和副交感神经支配，也有感觉神经分布。内脏感觉神经元为假单极神经元，胞体位于脑神经节和脊神经节内，周围突随交感神经和副交感神经（主要为迷走神经和盆内脏神经）分布于内脏器官、心血管和腺体，中枢突分别进入脊髓和脑干，止于脊髓后角和孤束核。内脏感觉纤维通过中间神经元与内脏运动神经元相联系，形成内脏 – 内脏反射；或由中间神经元与躯体运动神经元相联系，形成内脏 – 躯体反射。内脏感觉纤维也经过一定的传导路至大脑皮质，产生内脏感觉。

第五节　神经传导通路

传导通路是指感受器或效应器与高级中枢之间传递神经冲动的通路。每一通路由若干神经元组成，它们之间借突触相互联系。由感受器经传入神经、各级中枢至大脑皮质的神经通路称感觉传导通路，又称上行传导通路；由大脑皮质经皮质下各级中枢、传出神经至效应器的神经通路称运动传导通路，又称下行传导通路。传导通路实际上就是经过脑的各种长距离反射弧的传入和传出部分。

一、感觉传导通路

（一）本体觉传导通路

本体觉又称深感觉，是指来自肌、腱、关节等处的位置觉、运动觉和震动觉。本体觉传导通路可分为意识性和非意识性两种。本节仅叙述躯干和四肢的意识性本体觉传导通路。

躯干和四肢的意识性本体觉传导通路　为传入大脑皮质而引起感知的本体觉传导通路，还传导皮肤的精细触觉，由 3 级神经元组成（图 10-57、图 10-58）。

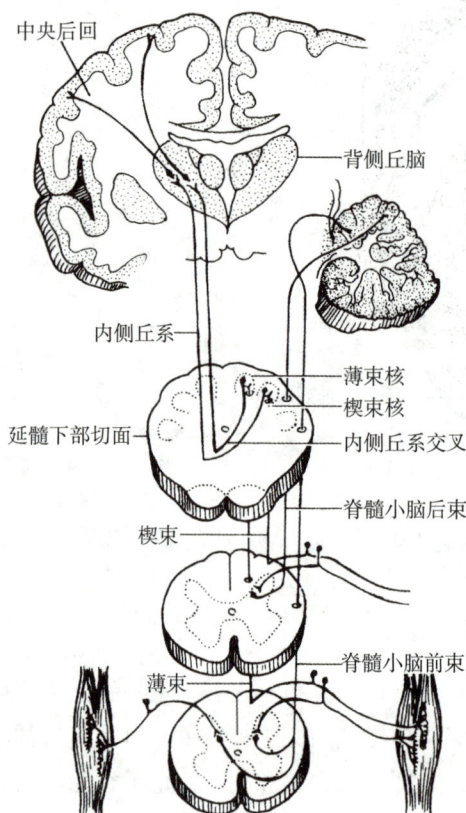

图 10-57　本体觉和精细触觉传导通路

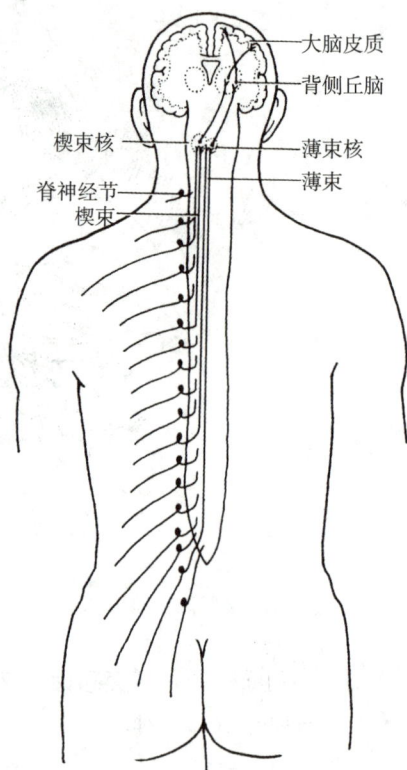

图 10-58　薄束、楔束

第一级神经元胞体位于脊神经节内，为假单极神经元，其周围突组成脊神经躯体感觉纤维，分布于躯干、四肢的肌、腱、关节等处的本体觉感受器和皮肤的精细触觉感受器；中枢突经后根入脊髓，于同侧后索内上行。其中来自第 4 胸节段以下的纤维形成薄束，传导躯干下部及下肢的本体觉、精细触觉；来自第 4 胸节段以上的纤维在薄束的外侧形成楔束，传导躯干上部及上肢的本体觉、精细触觉。薄束和楔束上升至延髓，分别止于同侧的薄束核和楔束核。

第二级神经元胞体位于薄束核和楔束核，为多极神经元。它们发出的轴突向前斜行至中央管腹侧，在中线上与对侧纤维左右交叉，形成内侧丘系交叉，交叉后的纤维在中线两侧上行，称为内侧丘系，经脑桥、中脑止于背侧丘脑。

第三级神经元胞体位于背侧丘脑，为多极神经元。它们的轴突构成丘脑皮质束，经内囊后肢投射到中央后回上 2/3 和中央旁小叶后部。

（二）浅感觉传导通路

浅感觉传导通路传导皮肤、黏膜的痛觉、温度觉和粗触觉冲动，由 3 级神经元组成。

1. 躯干和四肢的浅感觉传导通路（图 10-59、图 10-60）

第一级神经元胞体位于脊神经节内，为假单极神经元，其周围突组成脊神经的躯体感觉纤维，分布于躯干、四肢皮肤的浅感觉感受器；中枢突经后根入脊髓，在脊髓内上升 1～2 个节段，再进入同侧灰质后角，终止于后角细胞。

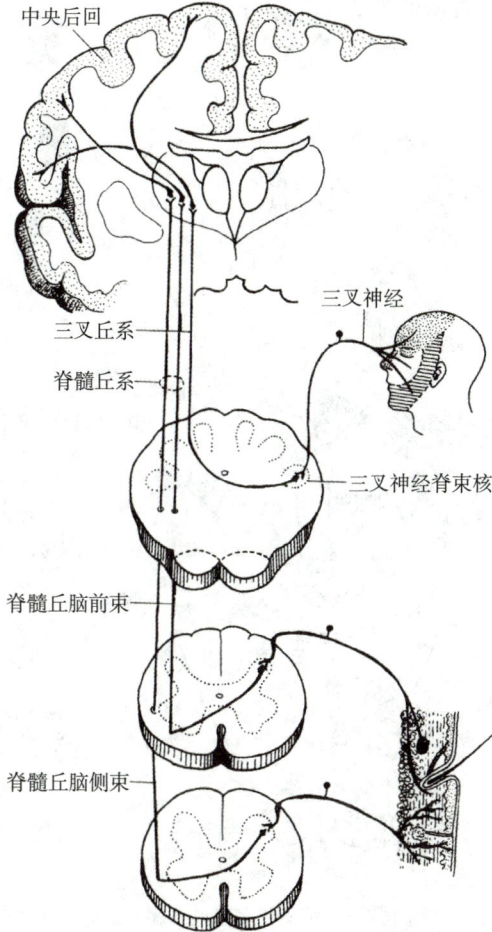

图 10-59　痛觉、温度觉和粗触觉传导通路　　　图 10-60　脊髓丘脑束

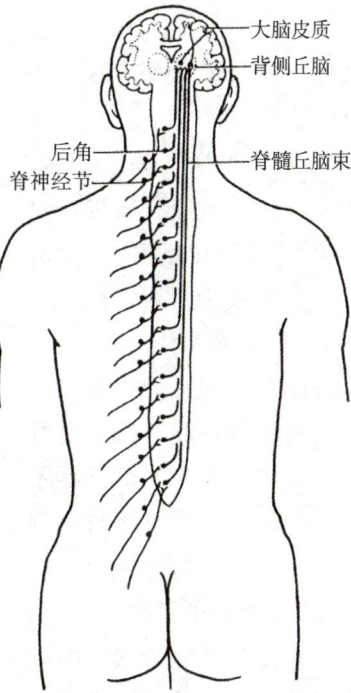

第二级神经元胞体位于脊髓后角，为多极神经元，轴突经中央管前方交叉到对侧，其中一部分进入外侧索上行，构成脊髓丘脑侧束，传导痛、温觉；另一部分进入前索上行，构成脊髓丘脑前束，传导粗触觉。脊髓丘脑前束和脊髓丘脑侧束上行至延髓合并为脊髓丘脑束，继续上行经脑桥、中脑终止于背侧丘脑。

第三级神经元胞体位于背侧丘脑，为多极神经元，轴突形成丘脑皮质束，经内囊后肢投射到中央后回上 2/3 和中央旁小叶后部。

2. 头面部浅感觉传导通路（图 10-59）

第一级神经元胞体位于三叉神经节内，为假单极神经元，其周围突经三叉神经分布于头面部皮肤和口、鼻腔黏膜的感受器；中枢突构成三叉神经根入脑桥，其中传导痛、温觉的纤维终止于三叉神经脊束核，传导触觉的纤维终止于三叉神经脑桥核。

第二级神经元胞体位于三叉神经脊束核和三叉神经脑桥核，为多极神经元，轴突交叉至对侧，构成三叉丘脑束（三叉丘系），上行终止于背侧丘脑。

第三级神经元胞体位于背侧丘脑，为多极神经元，轴突组成丘脑皮质束，经内囊后肢投射到中央后回下 1/3。

（三）视觉传导通路（图 10-61）

视觉传导通路由 3 级神经元组成。

第一级神经元为视网膜双极细胞，其周围突分布于视网膜感光细胞（视锥细胞和视杆细胞），中枢突与视网膜节细胞形成突触。

第二级神经元为视网膜节细胞，属于多极神经元，其轴突在视神经盘处汇集成视神经，经视神经管入颅腔，形成视交叉，再延续为视束。视束大部分纤维终止于外侧膝状体。

视神经纤维在视交叉处作不完全交叉，即来自两眼视网膜鼻侧半的纤维互相交叉，而来自颞侧半的纤维不交叉。因此，左侧视束含有来自两眼视网膜左侧半的纤维，右侧视束含有来自两眼视网膜右侧半的纤维。

第三级神经元为外侧膝状体的细胞，为多极神经元，其轴突组成视辐射，经内囊后肢投射到枕叶内侧面距状沟上、下的皮质。

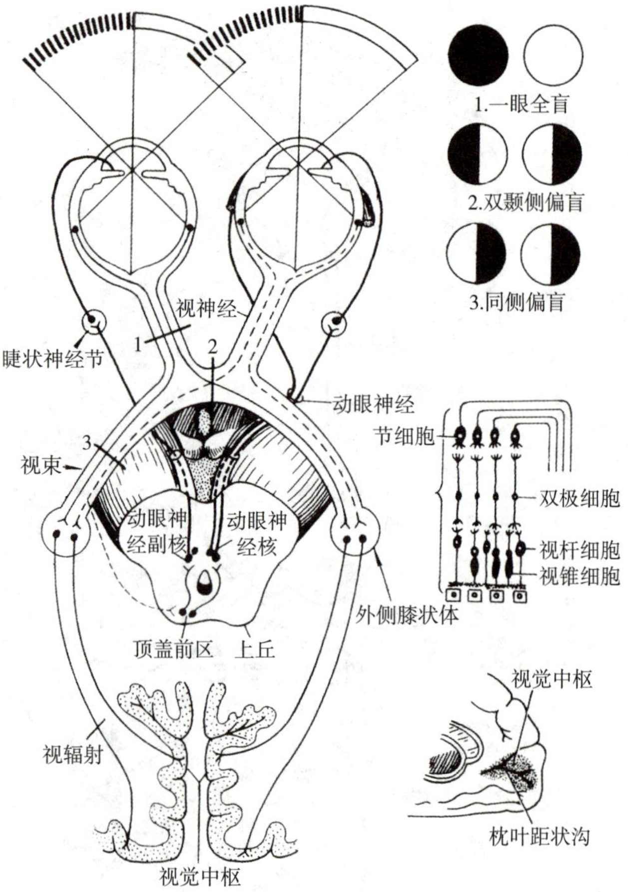

图 10-61   视觉传导通路和瞳孔对光反射通路

附：瞳孔对光反射通路（图 10-61）

光照一侧眼球，引起两侧瞳孔缩小的反应，称为**瞳孔对光反射**。其中被照侧瞳孔缩小的反应，称直接对光反射；另一侧瞳孔同时也缩小的反应，称间接对光反射。瞳孔对光反射通路：视锥细胞→双极细胞→节细胞（视神经→视交叉→视束）→顶盖前区→两侧动眼神经副核→两侧动眼神经→两侧睫状神经节→节后纤维→两侧瞳孔括约肌（收缩）。

二、运动传导通路

运动传导通路管理骨骼肌随意运动，包括锥体系和锥体外系两部分。

（一）锥体系

锥体系主要由上、下两级神经元组成。**上运动神经元**的胞体为位于中央前回和中央旁小叶前部的锥体细胞，它们的轴突组成锥体束，分为皮质脊髓束和皮质核束。**下运动神经元**的胞体位于脊髓前角和脑神经躯体运动核，它们发出的轴突分别构成脊神经和脑神经的躯体运动纤维，支配骨骼肌的随意运动。

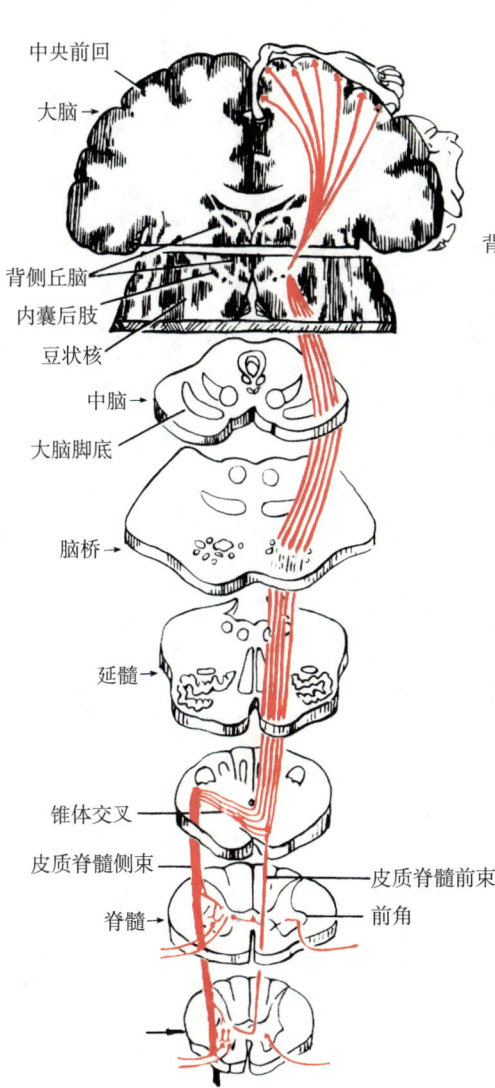

图 10-62　皮质脊髓束

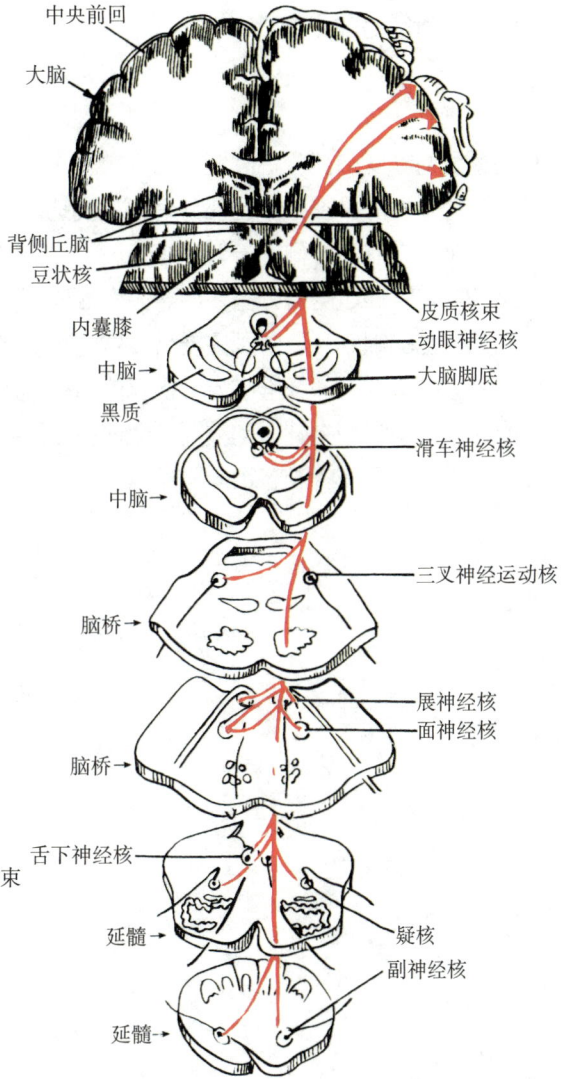

图 10-63　皮质核束

1. 皮质脊髓束　主要起于中央前回上 2/3 及中央旁小叶前部的锥体细胞，经内囊后肢、中脑、脑桥下行，至延髓形成锥体。大部分纤维在锥体交叉处左右交叉，小部分不交叉。交叉后的纤维下降至脊髓外侧索，形成皮质脊髓侧束。皮质脊髓侧束在下降过程中逐节间接或直接终止于各节段同侧的前角细胞。不交叉的纤维于脊髓同侧前索内下行，形成皮质脊髓前束，在下降过程中逐节交叉至对侧，间接或直接止于前角运动细胞（图 10-62）。

2. 皮质核束　又称**皮质脑干束**，主要起自中央前回下 1/3 的锥体细胞，经内囊膝下行至脑干，陆续终止于脑干的躯体运动核。大部分躯体运动核接受双侧皮质核束的支配，但面神经核下部（支配下部面肌）和舌下神经核只接受对侧皮质核束的支配（图 10-63）。

（二）锥体外系

锥体外系是指锥体系以外的控制骨骼肌活动的传导通路，为多级神经元链。锥体外系的主要功能是调节肌张力、协调肌的运动、维持体态姿势等。在保持肌的协调和适宜肌张力情况下，锥体系得以进行精细的随意运动。

思考题

1. 何谓反射？反射弧包括哪些环节？
2. 间脑可分为哪几部分？各部分有何主要功能？
3. 躯体感觉中枢位于何处？有何特点？
4. 何谓内囊？通过内囊的主要传导束有哪些？
5. 简述臂丛的组成、位置及主要分支的名称。
6. 面神经含有哪几种纤维成分？各自的分布范围和功能是什么？
7. 躯体运动神经和内脏运动神经有哪些主要区别？
8. 试述躯干、四肢的浅感觉传导通路。

下篇　生理篇

扫一扫，查阅本章数字资源，含PPT、音视频、图片等

生理学（physiology）是生物科学的重要分支，是研究正常生物体生命活动及其规律的科学。生物体也称有机体，简称机体，是自然界中有生命物体的总称。根据研究对象的不同，生理学可分为动物生理学、植物生理学及人体生理学等。人体生理学（以下简称生理学）是研究正常人体生命活动及其规律的科学。

生理学是医药类专业学生必修的基础医学课程。学生通过学习生理学掌握正常人体生命活动规律及其原理，为后续西医基础和临床课程的学习奠定基础，为研究揭示中医药防治疾病规律、继承创新发展中医药学、加速推进中医药现代化，提供新的思路和方法学帮助。

生理学与临床医学有着密切的联系，生理学的研究推动了临床医学的发展，临床医学实践又不断地为生理学研究提出新的方向与课题，二者相辅相成、相互促进。

第一节　生理学的研究内容和方法

生理学的研究内容主要是探讨人体各种功能活动的发生原理、产生过程、活动规律，阐明各功能活动之间的内在联系，揭示在复杂多变的环境中，人体作为一个完整的机体，各部分功能活动相互制约、协调统一的内在机制等。

一、生理学的研究内容

机体的各种功能活动是以相应的结构为基础。机体是由众多细胞、组织、器官和系统构成的统一整体。因此，要全面、准确探索人体功能，揭示生命活动规律，生理学研究就应在细胞和分子水平、器官和系统水平及整体水平上进行。

1. 细胞和分子水平　以细胞和生物大分子为对象，研究细胞内各超微结构的功能和生物大分子（核酸和蛋白质等）特殊的物理化学变化过程。如，各种物质跨膜转运机制、肌细胞收缩的肌丝滑行理论、激素作用的第二信使学说和基因表达学说、细胞之间的信号转导机制等。

2. 器官和系统水平　以器官和系统为对象，研究机体各器官和系统的功能及其调节机制，阐明各器官、系统的活动规律及其在整体生理功能活动中所起的作用等。如，肺的通气与换气、心脏的泵血功能、动脉血压的形成及影响因素、食物的消化与吸收、尿液的生成与排放等。

3. 整体水平　以完整的机体为研究对象，观察和分析在环境因素改变和不同生理情况下各器官、系统功能活动之间的相互协调、相互联系，以及完整机体的反应规律。所以，整体水平的研究比细胞和分子水平、器官和系统水平的研究更为复杂。例如在运动时，为确保运动的进行，除肌肉的代谢水平明显增加外，循环系统、呼吸系统及其他器官和系统的功能都要发生相应的变

化，使机体各部分活动相互协调与配合，以适应机体代谢增加的需要。同时，在整体水平的研究中，还要探讨人体如何适应环境变化，以及在人工模拟的环境中，整体或某一部分的生理功能是如何进行协调统一的。整体水平的研究有助于系统地、整体地揭示机体的功能活动规律。

以上三个水平的研究是人为进行区分的。在不同水平上进行的研究只能在不同水平上说明某种功能活动的规律。在整体上，它们并不是各自独立的，而是相互联系相互协调的。要想阐明某种生理功能的机制，必须对细胞和分子、器官和系统及整体水平的研究结果加以综合分析，才能得出比较全面和整体的认识。现代医学十分重视将不同水平的研究结果加以联系和综合，以求得对机体功能活动更为全面和整体性的认识，因而出现了**整合生理学**（Integrative physiology）的新领域。

二、生理学的研究方法

生理学是一门实验性科学，其知识和理论主要来源于实验研究。现代生理学就是应用各种新方法、新技术，全面深入地揭示生命活动的规律和本质。其研究方法可分为调查研究和实验研究。调查研究是以人的群体为对象进行的。实验研究可以用动物或人体作为研究对象，人体实验必须遵守非创伤性原则和知情同意原则。动物实验是生理学研究的主要方法，动物实验按其进程可分为急性实验和慢性实验。

（一）急性实验

急性实验（acute experiment）是在短时间内对动物某些生理活动进行观察和记录的实验，包括离体实验和在体实验。

1. 离体实验   通常是指从动物体内取出所要研究的器官、组织或细胞，置于一个能保持其正常功能活动的人工环境中，观察、分析某些人为的干预因素对其功能活动的影响。如取家兔一段小肠，在恒温有氧条件下，观察不同因素对平滑肌运动的影响。离体实验由于器官、组织或细胞脱离了整体，排除了许多干扰因素的影响，实验因素单纯，结果容易分析，但与在整体中的真实情况相比，可能会有很大的差异。

2. 在体实验   一般是指在麻醉或破坏脑和脊髓，通过手术保持多因素不变的情况下，人为改变某一因素，观察该器官活动的变化。由于观察的器官没有脱离机体，可以观察整体情况下该器官的功能活动或器官间的相互作用。如在家兔或大鼠的动脉中插入导管，直接观察不同因素对动脉血压的影响。在体实验的条件容易控制，观察分析较为客观，实验结果比较明确，但影响因素较多。

（二）慢性实验

慢性实验（chronic experiment）通常是在无菌麻醉条件下，通过手术破坏、摘除、移植某些器官或将电极埋藏于体内，待动物麻醉和手术恢复后，观察和记录其在清醒状态下的功能活动规律和变化。如巴甫洛夫创造的多种消化瘘管（食管瘘、胃瘘等）实验方法，观察动物在清醒状态下，各种不同因素对消化液分泌的影响。慢性实验可以在动物处于清醒条件下长期、反复观察某一活动，所获得的结果更接近生理状态，但干扰因素较多，实验条件较难控制。

急性实验和慢性实验作为两种不同的实验研究方法可以相互补充、取长补短。

第二节 生命活动的基本特征

每个生物体都有各具特点的、不同形式的生命活动。生命活动的基本特征有新陈代谢、兴奋性、适应性、生殖和衰老。

一、新陈代谢

新陈代谢（metabolism）是生命活动最基本的表现，是机体不断实现自我更新、破坏和清除衰老的结构，以及重建新结构的过程。新陈代谢包括物质代谢和能量代谢，物质代谢又分为合成代谢与分解代谢两个过程。机体的一切生命活动都有赖于新陈代谢的正常进行，新陈代谢如果出现障碍，生命活动就会受到影响，新陈代谢一旦停止，生命活动也将结束。

二、兴奋性

活的组织、细胞或机体对环境变化所具有的反应能力或特性称为**兴奋性**（excitability），这是一切有生命活动的生物体普遍具有的能力。引起机体、组织、细胞发生反应的任何环境变化，称为**刺激**（stimulus）。根据刺激的性质不同，刺激可分为物理刺激、化学刺激、生物刺激等。由刺激引起机体内部代谢过程及外部活动改变称为**反应**（reaction）。反应有兴奋和抑制两种表现形式。若刺激后，使原先相对静止转为活动，或由活动弱转变为活动加强，称为**兴奋**（excitation）。兴奋的表现多种多样，如腺细胞的分泌、肌细胞的收缩、神经细胞产生的神经冲动等。若刺激后，使原先活动由强变弱，或由活动变为静止状态称为**抑制**（inhibition）。刺激究竟引起兴奋还是抑制反应，主要取决于刺激的质和量，同时也取决于组织、细胞的功能状态和生理特性。兴奋的反应能力有大有小，即兴奋性有高低之分。对弱强度的刺激能产生兴奋反应，说明兴奋性高；相反，需用很强的刺激才能引起兴奋反应，说明兴奋性低；如果对任何强大的刺激都不产生兴奋反应，则说明兴奋性完全丧失。不同组织、细胞的兴奋性不一样，即使同一细胞，在不同功能状态下，兴奋性也会发生适当变化。机体内各种细胞都具有兴奋性，但肌细胞、神经细胞和腺细胞比其他细胞兴奋性要高得多，在生理学上，常将这三种细胞称为**可兴奋细胞**（excitable cell）。

三、适应性

机体对刺激不仅能产生反应，而且能产生适应环境条件的改变。机体适应环境的能力称为**适应性**（adaptability）。如果不能适应环境条件的变化，这种物种将逐渐被淘汰。相反适应环境条件的改变，机体才能生存，即适者生存，这是生物进化过程中的基本规律。人体具有较强的适应能力，当人体遇到各种突然而强烈的环境条件改变时，能迅速做出适应性反应，保护机体免受伤害。人类不但具有被动适应生存环境的能力，而且还能主动地利用科学技术改变环境，以达到主动适应环境的目的。在改造自然的过程中必须树立生态文明理念，尊重自然规律，做到人与自然和谐共生。

四、生殖

个体的生命是有限的，需要依靠生殖产生新的个体来保证种族延续。机体生长发育成熟到一定阶段后，能够产生与自身相近似的子代的功能称为**生殖**（reproduction）。由于人类和高等动物在进化过程中已经分化为雄性与雌性两种性别，他们分别产生雄性和雌性生殖细胞，通过两性生殖细胞的结合才能产生子代个体。有性生殖产生的子代个体继承了双亲的遗传物质，还将产生某些性状变异，部分变异会提高对环境的适应能力，有利于物种的生存和延续。

伴随着克隆技术的不断成熟与发展，借助一定的技术手段，人类及高等动物实现无性生殖已成为可能。虽然在生命科学和伦理道德方面仍存有很大争议，但无性生殖技术可以推进转基因动物和遗传性疾病的研究，生产可供移植的内脏器官与组织细胞，造福于人类。

五、衰老

生命周期伴随时间的进展而表现出功能活动的不断减退、衰弱直至死亡的过程，这个过程泛称为**衰老**（senescence）。在医学文献中衰老有时也称为**"老化"**（ageing），严格说衰老和老化是有区别的，老化是衰老的动态变化过程，而衰老是老化的结局。人体老化在生理学上主要表现为随着年龄的增长，人体各器官系统及其组织细胞功能出现退行性变化或衰退状态，对内外环境适应能力逐渐减弱，具有全身性、进行性、内在性和衰退性的特点。衰老的主要表现是机体水分的减少和脂肪的增多，细胞数量减少，全身器官功能下降以及机体功能改变和对内外环境的适应能力逐渐下降等。生、长、壮、老、已是生命周期的固有过程，衰老虽然不可避免，但是通过调节生活方式、养生健身活动和药物可以延缓衰老进程。

第三节　机体的内环境及其稳态

一、体液和内环境

体液（body fluid）是机体内液体的总称，是机体的重要组成部分，在维持生命活动中起着十分重要的作用。正常成年人的体液约占体重的 60%，其中 2/3（约占体重的 40%）的液体分布在细胞内，称为**细胞内液**（intracellular fluid）；另外 1/3（约占体重的 20%）的液体分布在细胞外，称为**细胞外液**（extracellular fluid）。细胞外液中，3/4 分布于细胞间隙中，称为**组织液**（tissue fluid）；其余 1/4 在血管中不断地循环流动，称为**血浆**（plasma），另有少量的淋巴液和脑脊液等（图 11-1）。

人体绝大部分细胞不直接与外界环境接触，细胞直接接触的生存环境是细胞外液，为区别于机体生存的外部自然环境，将细胞所处的生存环境，即细胞外液称为**内环境**（internal environment）。内环境可直接为细胞新陈代谢提供必要的物理和化学条件，也为细胞生存提供营养物质，同时接受细胞代谢所产生的代谢终产物。

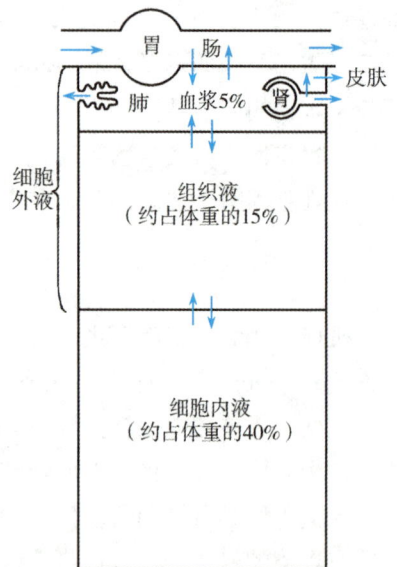

图 11-1　体液分布示意图

细胞生存于细胞外液中，细胞内液以细胞膜与组织液、血浆等相隔开，而组织液则以毛细血管壁与血液中的血浆相隔开。通过细胞膜与组织液和血浆发生物质交换，从细胞外液中不断摄取 O_2 和营养物质，同时排出其代谢产物；血浆、淋巴液通过毛细血管壁或淋巴管壁与组织液发生物质交换，依赖血浆不停地循环流动，通过呼吸系统、消化系统及泌尿系统等，沟通各部分体液与外界环境，实现体液的更新。通过内环境与外环境之间不断进行物质交换，使内环境的成分和理化性质保持相对稳定。可见，血浆是沟通各部分组织液以及和外环境进行物质交换的场所，是内环境中最活跃的部分，在维持机体内环境稳态中有着非常重要的作用。血浆成分及理化性质的改变直接反映组织代谢的情况，所以，临床上常采用血液学检验来辅助疾病的诊断。

二、内环境稳态

内环境稳态是指内环境的理化特性，如酸碱度、渗透压、温度以及各种离子成分的相对恒定状态。这种内环境的理化性质相对的、动态的稳定状态称为**内环境稳态**（homeostasis）。稳态包括两个方面的含义：一方面是指细胞外液理化特性总是在一定水平上保持相对恒定，不随外界环境的变化而明显变化；另一方面机体内环境的成分和理化特性并不是完全恒定不变的，而是在多种功能系统的调节下达到的一种动态平衡。内环境稳态是细胞维持正常形态与生理功能的必要条件，也是机体维持正常生命活动的必要条件。

内环境稳态的维持是一个复杂的生理过程。稳态的维持是机体自我调节的结果。从这个意义上讲，人体的生命活动正是在稳态的不断打破和不断建立的过程中得以保持和进行的。如果稳态不能保持，内环境的理化特性发生较大变化，超过人体的调节能力，就会损坏人体的正常功能。

稳态概念的提出，使人类对生命活动规律的认识又上升到一个新的层次。随着对机体不同层次、不同水平稳态的认识及调节机制的逐步深入了解，必将对临床诊治疾病产生指导性影响。

第四节　机体功能的调节机制

一、机体功能的调节方式

正常机体在复杂多变的内外环境中，始终以一个完整、协调、统一的整体存在，表现为各器官、各系统功能活动的统一，以及机体和环境的统一，这种整体功能的统一称为**整合**（intergration）。人体感受内、外环境的变化，并相应地调整各种功能活动，使其相互配合、保持稳态，以适应环境的变化，这一过程称为生理功能的**调节**（regulation）。机体生理功能的调节方式主要有神经调节、体液调节和自身调节三种。

（一）神经调节

通过神经系统的联系对机体各部分生理功能进行的调节称**神经调节**（neuroregulation），它是机体最重要的调节方式。神经调节的基本方式是**反射**（reflex）。反射是指在中枢神经系统的参与下，机体对刺激产生的具有适应意义的规律性反应。**反射弧**（reflex arc）是完成反射活动的结构基础，由感受器、传入神经、神经中枢、传出神经和效应器五部分组成。反射弧任何一个环节损伤或被破坏，反射活动都不能发生。

人类和动物具有多种反射，根据反射建立形成的方式，反射分为非条件反射和条件反射两大类：①**非条件反射**（unconditioned reflex）是先天的、与生俱来的反射，其反射弧和反应方式比较固定，数量有限，它的建立无需大脑皮质的参与，通过皮质下各级中枢即可完成，是人类与动物维持生命的本能活动。如吸吮反射、角膜反射、屈肌反射等。②**条件反射**（conditioned reflex）是根据个体所处环境的不同，经过后天学习和训练而获得的一种高级神经活动，反射弧是暂时性联系且易发生变化，一般需要大脑皮质参与，数量无限，条件反射建立的数量越多，机体对环境的适应能力就越强。条件反射的生理意义是使机体对环境的变化具有更大的预见性、适应性、灵活性，提高机体对环境的适应能力。

神经调节的特点：反应迅速、准确，作用局限短暂。

（二）体液调节

体内某些细胞合成并分泌一些特殊的化学物质，经体液运输至全身或特殊的组织细胞，对机体功能活动进行调节称为**体液调节**（humoral regulation）。内分泌腺或内分泌细胞分泌的激素，经血液流动运输至全身各处发挥作用，称为全身性体液调节。例如胰岛 B 细胞分泌的胰岛素入血后到达全身，能调节全身细胞的糖代谢，促进细胞对葡萄糖的摄取和利用，维持血糖浓度的相对稳定。而组织细胞产生的组胺等化学物质及酸、CO_2 等代谢终产物，经组织液扩散至局部对邻近细胞进行调节，这种调节方式称为局部性体液调节。与神经调节相比较，体液调节的特点反应比较缓慢，作用持续时间久，范围广泛。

人体大多数内分泌腺或内分泌细胞接受神经支配和调节，如交感神经节前纤维支配肾上腺髓质，交感神经兴奋时，肾上腺髓质分泌肾上腺素和去甲肾上腺素，从而发挥激素的多种生理效应。这种通过神经作用于内分泌腺而实现的体液调节方式，称为**神经 – 体液调节**（neuro-humoral regulation）。这种调节具有神经调节和体液调节的各自优点，使调节的效果更加合理、准确，机体的协调与统一更趋完善。

（三）自身调节

自身调节（autoregulation）是指某些组织、细胞不依赖神经和体液因素的作用，而是通过自身直接感受周围环境的变化，并做出适应性反应的调节方式。例如肾动脉灌注压在 $80 \sim 180$mmHg 范围内变动时，肾血流量基本保持稳定，从而保证肾泌尿活动在一定范围内不受动脉血压改变的影响。

自身调节的范围和幅度较小，其生理意义不及神经和体液调节，但对于局部组织和器官功能活动的调节仍具有重要意义。

二、机体功能活动的自动控制原理

人体功能活动的控制方式主要有两种：一种是开环式非自动控制系统；另一种是闭环式自动控制系统。

开环式非自动控制系统，实质上就是单一的反射过程。其特点是从感受器接受刺激到效应器产生效应活动是单方向一次性完成的，反射中枢不受效应器的反作用，即效应器只产生效应活动，并不反过来影响反射中枢的活动。因此不具有自动控制的特征，这种控制系统在人体功能调节中并不多见。

闭环式自动控制系统是反馈式控制系统，是人体功能调节中最普遍的方式。人体自动控制系统与一般的工程学自动控制系统在原理上是相似的，但其灵巧、复杂、精确及自动化程度则优于工程学自动控制。每一个控制系统都是一个闭合回路，都由控制部分和受控部分组成（图11-2）。

A.机体反馈控制系统

刺激 → 感受器 → [传入神经] → 中枢神经系统 → [传出神经] → 效应器 → 生理效应

中枢神经系统 ← [传入神经] ← 感受器

B.工程学反馈控制系统

输入信息 刺激 → 接受装置 → [传入信息] → 控制部分 → [控制信息] → 受控部分 → 输出变量（效应）

控制部分 ← [偏差信息] ← 比较器 ← [反馈信息] ← 监测装置

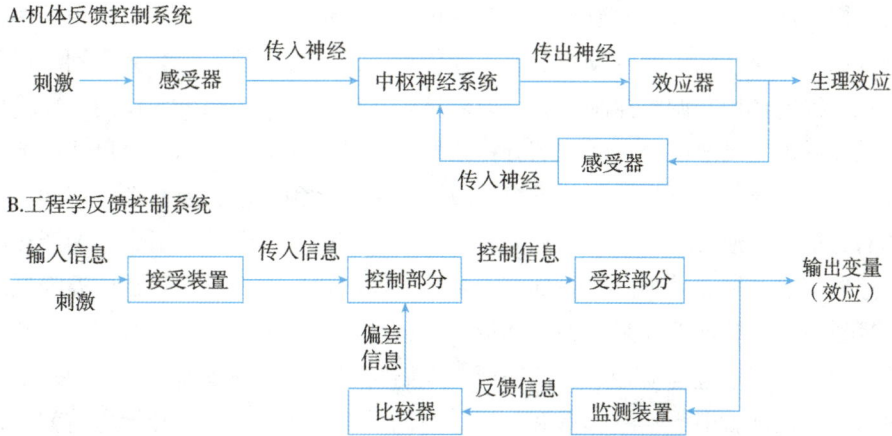

图 11-2 机体反馈控制系统与工程学反馈控制系统比较示意图

体内控制部分（包括神经中枢、内分泌腺等）与受控部分（包括效应器、靶组织和靶细胞等）两者之间存在着双向联系。由控制部分发出的调节受控部分活动的信息称为控制信息，由受控部分返回的调整控制部分活动的信息称为反馈信息。由受控部分将信息传回到控制部分的过程称为**反馈**（feedback）。自动控制系统可分为反馈控制系统和前馈控制系统两种调节方式。

（一）反馈控制系统

根据反馈信息对控制部分活动的影响效果，可将反馈控制系统分为负反馈和正反馈两种形式。

1. 负反馈控制系统 负反馈（negative feedback）是指受控部分发出的反馈信息，使控制部分的效应朝着原来相反的方向变化。当机体的某项生理功能活动增强超过正常范围时，可通过负反馈控制系统的调控作用，使该项活动减弱；相反，当机体的某项生理功能活动减弱低于正常范围时，同样可通过负反馈控制调节系统使其功能增强。因此，负反馈调节是一种双向调节，其生理意义就在于维持机体生理功能和内环境的相对稳定。例如，人体动脉血压、体温、激素分泌水平等的调节都属于负反馈调节。

2. 正反馈控制系统 正反馈（positive feedback）是指受控部分发出的反馈信息，通过反馈联系使控制部分的效应朝着原来相同的方向变化。正反馈使受控部分的活动处于不断的重复与加强状态，直至完成全部活动。如当各种凝血因子相继被激活时，血液凝固过程会逐渐加强直至形成血凝块。正反馈调节的活动与负反馈调节相反，正反馈没有纠正偏差的功效，一般对维持系统的稳态或平衡不发挥作用，而是使一些生理活动启动后很快达到高潮并发挥最大效应。如排尿反射、射精反射、分娩过程等都属于正反馈，在人体功能活动的调节中正反馈远不如负反馈多见。

（二）前馈控制系统

在人体功能活动的自动控制系统中，除反馈控制系统外，还有前馈控制系统。在前馈控制系统中，当干扰信号作用于受控部分引起输出变量发生变化的同时，还可通过监视装置发出前馈信息直接作用于控制部分，这就能够在输出变量未发生明显偏差前即可对可能出现的偏差进行纠正，这种控制方式称为**前馈**（feed forward）。前馈控制活动更加快速、准确（图 11-3）。

与前馈控制相比，负反馈控制需要较长时间，因为控制部分要在接收到受控部分的反馈信息后才能发出纠正受控部分活动的指令，也可能在纠偏指令到达受控部分时，受控部分的活动已经偏离了正常范围，从而出现较大的波动。前馈则可以更快地对受控部分即将出现的偏差活动进行控制。前馈控制系统是在输出变量没有发出反馈信息之前，体内的监视装置受到干扰后，预先发出了前馈信息，提前作用并调整控制部分，以对抗干扰信号对受控部分的作用，在输出变量尚未出现偏差发动负反馈控制之前，对受控部分提前发出预见性的信息，弥补负反馈调节过程中出现较大波动和调节效果滞后的不足。与负反馈比较，前馈具有预见性和超前性。例如，人们可根据气温降低的有关信息，通过视、听等感觉器官传递到脑，脑就立即发出指令增加产热活动、减少机体散热。这些产热和散热并不需要等到寒冷刺激使体温降低以后，而是在体温降低之前就已经发生。条件反射也是一种前馈控制。如运动员参加运动比赛尚未开始比赛时，循环和呼吸系统等活动已经发生改变，以适应运动时对氧的需要。人们在进入食堂进餐前，食物的外观、气味等信号在食物进入口腔之前就引起唾液、胃液分泌等消化活动。这种在活动开始之前就进行的调节属于前馈控制。但前馈控制所引起的反应有可能失误，例如动物看到食物而没有吃到食物，消化液的分泌就是失误。

思考题

1. 为什么生理学非常重视内环境和稳态的概念？
2. 机体稳态的维持有赖于完善的调节机制，试述机体功能的调节方式及其特点。
3. 试说明正反馈、负反馈及前馈的概念及其生理意义。

第十二章

细胞的基本功能

扫一扫，查阅本章数字资源，含PPT、音视频、图片等

细胞是人体最基本的结构和功能单位。机体内所有的生命活动都是在细胞及其产物的基础上进行的。机体内细胞种类繁多，不同细胞的结构和功能有很大的差异，但其功能活动有许多共同的特征。本章主要讨论：细胞膜的基本结构与跨膜物质转运功能；细胞的跨膜信号转导功能；细胞的生物电现象以及肌肉的收缩功能等。

第一节 跨膜物质转运与信号转导功能

一、细胞膜的分子结构

细胞的跨膜物质转运和信号转导功能是细胞的重要功能，它与细胞膜的结构和组成密切相关。动物细胞都被一层薄膜所包被，称为**细胞膜**（cell membrane）。细胞膜是一种半透膜，在电镜下可见有三层结构：其内外两侧各有一层致密带，中间夹有一层透明带，每层厚约 2.5nm，膜的总厚度约为 7.5nm。此种结构不仅见于各种细胞的细胞膜，亦见于细胞内各种细胞器的膜性结构，如核膜、线粒体膜、高尔基复合体膜、内质网膜等。因此，它是细胞最基本的膜结构形式，故称为**单位膜**（unit membrane）。

细胞膜主要由脂类、蛋白质和一定量的糖类组成。各种物质分子在膜中的存在和排列形式是决定膜的基本生物学特性的关键因素。关于细胞膜的分子排列结构，最为公认的是由 Singer 等人在 1972 年提出的**液态镶嵌模型**（fluid mosaic model）。此学说的基本内容：细胞膜是以液态脂质双分子层为基架，其中镶嵌着具有不同生理功能的蛋白质（图 12-1）。

（一）脂质双分子层

膜的脂质有三类：磷脂类占脂质总量的 70% 以上；其次是胆固醇，含量低于 30%；还有少量的糖脂。脂质以双分子层的形式包被在细胞表面。每个磷脂分子的一端为亲水性极性基团磷脂和碱基，朝向膜的外表面或内表面；而磷脂分子中两条较长的脂肪酸烃链（疏水性非极性端基团）则在膜的内部两两相对。脂质分子的这种定向而整齐的排列是由脂质分子本身的理化特性和热力学定律所决定的。

脂质的熔点较低，这决定了膜中脂质分子在体温条件下是液态的，即膜具有某种程度的流动性。脂质双分子层在热力学上的稳定性和它的流动性，使细胞可以承受相当大的张力，在外形改变时不致破裂；而且即使膜结构发生较小的断裂，也可以自动融合而修复，仍保持连续的双分子层的形式。

（二）膜蛋白

细胞膜中的蛋白质分子以 α 螺旋或球形结构分散镶嵌在膜的脂质双分子层中，约占细胞膜重量的 55%，主要以表面蛋白和整合蛋白两种形式与膜脂质结合。前者以其肽链中带电的氨基酸或基团与膜两侧的脂质极性基团相互吸引，使蛋白分子附着在膜的表面；后者的肽链一次或多次反复贯穿整个脂质双分子层，两端露出在膜的两侧。不同的膜蛋白质具有不同的分子结构和功能。

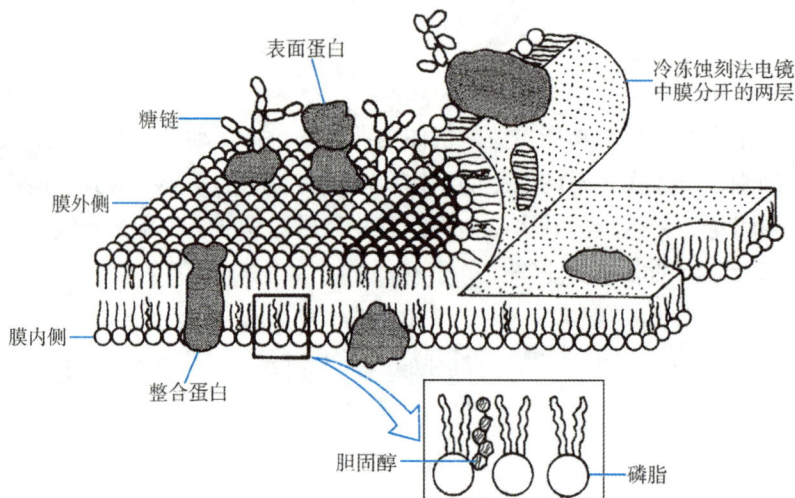

图 12-1　细胞膜的液态镶嵌模型

生物膜所具有的各种功能，在很大程度上取决于膜所含的蛋白质。细胞膜蛋白质的功能包括：①参与物质的跨膜转运，如载体蛋白、通道蛋白、离子泵等。②参与信息传递，如分布在膜外表面的受体蛋白能将环境中的特异性化学物质或信号传递到细胞内，引起细胞功能的相应改变。③与能量转化有关，如 ATP 酶能分解 ATP 而提供生理活动所需的能量。膜内侧存在着腺苷酸环化酶系统，既与能量转化有关，又起信息传递的作用。

（三）膜的糖类

细胞膜含有少量的糖类，不超过细胞膜重量的 10%，主要是一些寡糖和多糖链。它们都以共价键形式和膜的脂质或蛋白质结合，形成糖脂或糖蛋白，其糖链大多数裸露在细胞膜的外侧。由于这些糖链具有特异的化学结构，使所在的细胞或所结合的蛋白质具有特异性，可作为所在细胞或所结合的蛋白质的特异性"标志"。如有的作为抗原决定簇，表示某种免疫信息；有的作为膜受体的"可识别"部分，能特异性地与某种递质、激素或其他化学信号分子相结合。在人红细胞 ABO 血型系统中，红细胞的不同抗原特性就是由糖蛋白或糖脂上不同的寡糖链所决定的。

二、细胞的跨膜物质转运功能

物质转运功能是细胞维持正常代谢、进行各项生命活动的基础。一个细胞在新陈代谢过程中，不断有各种各样的物质进出细胞，除极少数脂溶性高，能够直接通过脂质层进出细胞的分子外，大多数小分子物质或离子的跨膜转运都与镶嵌在膜上的各种特殊的蛋白质分子有关，这些小分子或离子的跨膜转运根据其是否顺浓度梯度和（或）电位梯度，是否消耗能量，分为被动转运和主动转运两大类。而某些大分子物质、物质团块通过细胞膜与伪足形成、膜暂时断裂和再融合等更为复杂的生物学过程有关。

（一）被动转运

细胞内、外液为含有多种溶质的溶液，各种溶质的扩散方向与扩散率主要取决于各溶质的浓度差。这种顺浓度梯度和（或）电位梯度、不消耗能量的跨细胞膜转运方式称为**被动转运**（passive transport）。被动转运分为单纯扩散和易化扩散两种形式。

1. 单纯扩散　单纯扩散（simple diffusion）是指脂溶性的小分子物质从细胞膜的高浓度一侧通过脂质双分子层向低浓度一侧跨膜扩散。这一过程无生物学机制参与，不需要消耗能量，也称为简单扩散或自由扩散。经单纯扩散转运的物质有 O_2、CO_2、N_2、类固醇激素、乙醇、尿素、甘油等。

2. 易化扩散　不溶于或难溶于脂质的小分子物质，不能直接跨膜转运，但它们可在细胞膜上特殊蛋白质的协助下，顺浓度梯度和（或）电位梯度进行跨膜转运，这种转运形式称为**易化扩散**（facilitated diffusion）。根据参与转运过程的蛋白质不同，易化扩散可分为由通道介导和载体介导两种不同类型。

（1）通道介导的易化扩散　细胞内外液中的带电离子，如 Na^+、K^+、Ca^{2+}、Cl^- 等，是极性很强的水化离子，不能自由通过细胞膜，它们的跨膜转运必须借助膜蛋白分子中的水相孔道，介导这一过程的膜蛋白称为通道蛋白。通道蛋白的内部可出现一条贯通膜内外的亲水性通道，使离子以极快的速度跨越细胞膜，故这种蛋白质孔道称为**离子通道**（ion channel），简称通道。由于通道有各自的离子选择性，故分别被命名为 Na^+ 通道、K^+ 通道、Ca^{2+} 通道等。离子通道可被某些药物或毒物选择性阻断，这些物质被称为通道阻断剂，如 Na^+ 通道阻断剂为**河豚毒素**（tetrodotoxin，TTX）；K^+ 通道阻断剂有**四乙胺**（tetraethyl ammonium，TEA），Ca^{2+} 通道阻断剂有**维拉帕米**（verapamil）等。

离子跨膜扩散的动力来自膜两侧离子浓度差和电位差（亦称电化学梯度）所形成的扩散势能，离子扩散的条件是离子通道必须是开放的。离子通道大多有"闸门"特性，在未激活时是关闭的，在一定条件下"门"被打开，允许离子通过，这一过程称为门控，时间一般都很短，以数个或数十个毫秒计算。门控离子通道分为三类：①**电压门控通道**（voltage-gated channel），该通道因膜电位的变化开启或关闭，也称为电压依从性通道。②**配体门控通道**（ligand-gated channel），也称为**化学门控通道**（chemically-gated channel）。配体与受体结合后，通道即开放或关闭。③**机械门控通道**（mechanically-gated channel），又称为机械敏感离子通道。此类通道可感受细胞膜表面应力变化，如摩擦力、牵拉、压力、剪切力等。

由于细胞膜是脂质双分子层结构，脂质分子间的间隙很小，对水的通透性非常低，所以在大部分细胞，水的跨膜转运速率非常缓慢。1988 年 Agre 等发现了**水通道**（water channel）。水的跨膜转运是由渗透压差所驱动的。在某些组织，水能快速跨膜转运与该细胞膜上存在被称为水通道的特殊膜蛋白——**水孔蛋白**（aquaporin，AQP）结构有关。目前至少已鉴定出十多种水孔蛋白。每种水通道都有不同的组织分布和功能特点，如 AQP_1 主要分布在红细胞、肾小管，AQP_2、AQP_3 分布于集合管等。

（2）载体介导的易化扩散　**载体**（carrier）也称为**转运体**（transporter），是介导小分子物质跨膜转运的另一类膜蛋白。它们具有一个至数个与某种被转运物质相结合的位点，当与某种物质分子选择性地结合时，载体蛋白的分子构象改变，使被转运物从膜的一侧移向另一侧，随后被转运物与载体解离，转运完成。载体转运的物质主要是一些小分子有机物，如葡萄糖、氨基酸等。

载体介导的易化扩散有以下特点：①结构特异性高：即每一种载体蛋白只能转运具有某种特定结构的物质，如葡萄糖载体对右旋葡萄糖的转运量远大于左旋葡萄糖。②饱和现象：在浓度差较小的范围内载体蛋白转运某一物质的量与该物质的浓度差成正比；但当某一物质浓度增加到某一限度时，载体蛋白分子的数目和能与转运物结合的位点数目是有限的，因此转运该物质的能力不再增加，即出现饱和现象。③竞争性抑制：若某一载体蛋白对 A 和 B 两种结构相似的物质都有转运能力时，提高 B 物质浓度将会减少载体蛋白对 A 物质的转运数量。

（二）主动转运

细胞膜通过本身的某种耗能过程将某些物质分子或离子逆浓度差或逆电位差进行的转运过程，称为**主动转运**（active transport）。其特点是需要额外供能。介导主动转运的膜蛋白是**离子泵**（ion pump）。根据膜蛋白是否直接消耗能量，主动转运可分为原发性主动转运和继发性主动转运。

1. 原发性主动转运　细胞直接利用分解 ATP 产生的能量将离子逆电化学梯度进行跨膜转运的过程，称原发性主动转运。细胞膜上存在着一种**钠 – 钾泵**（sodium–potassium pump）结构，简称钠泵。钠泵是膜的脂质双分子层中镶嵌着的一种特殊蛋白质，本身具有 ATP 酶的活性，可以分解 ATP 释放出能量，促使 Na^+、K^+ 进行主动转运。因此，又称为 Na^+-K^+ 依赖式 ATP 酶。其作用是逆浓度差主动地把细胞内的 Na^+ 移出膜外，同时把细胞外的 K^+ 移入膜内，形成并保持了 Na^+、K^+ 在膜两侧的不均衡分布，这种分布对维持细胞的正常兴奋性必不可少。

钠泵是由 α 亚单位和 β 亚单位组成的二聚体蛋白质，肽链多次穿越脂质双分子层，是一种结合蛋白质。α 亚单位是催化亚单位，转运 Na^+、K^+ 和促使 ATP 分解的功能主要由这一亚单位完成；β 亚单位是一种糖蛋白，其作用还不太清楚。

钠泵的工作原理：裸露在细胞内侧的亚单位有 3 个与 Na^+ 结合的位点，当 Na^+ 与 α 亚单位结合后，激活 ATP 酶部分，使细胞内 ATP 水解而释放能量，并使离子泵转入另一种构象，就使得 3 个 Na^+ 被排出至细胞外；而裸露在细胞外液一侧的 α 亚单位上有 2 个能与 K^+ 结合的位点，K^+ 的结合触发钠泵又恢复到原先的构象，此时它向细胞内泵入 2 个 K^+（图 12-2）。现认为 Na^+ 的结合与 ATP 酶的磷酸化有关；而 K^+ 的结合与其去磷酸化有关。钠泵活动时，它泵出 Na^+ 和泵入 K^+ 两个过程是耦联在一起进行的。在一般情况下，每分解 1 分子 ATP，可泵出 3 个 Na^+，同时泵入 2 个 K^+。由于钠泵的这种活动使细胞外正离子净增而电位升高，因此也称为生电性钠泵。

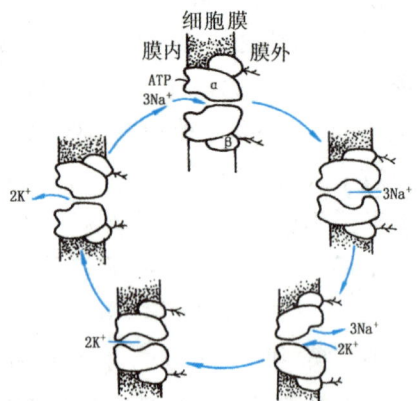

图 12-2　钠 – 钾泵工作示意图

钠泵活动的生理意义：①造成细胞内高 K^+，这是许多代谢反应的必需条件。例如，核糖体合成蛋白质就需要高 K^+ 环境。②维持细胞内渗透压和细胞容积。钠泵将 Na^+ 排出细胞，将减少水分子进入细胞，对维持细胞的正常体积有一定意义。③逆浓度差和电位差进行转运，建立跨膜离子的浓度梯度，为继发性主动转运提供势能贮备。也是细胞产生电活动的前提条件。

主动转运是人体最重要的物质转运形式，除钠泵外，目前了解较多的还有钙泵、氢泵等，这些离子泵蛋白在分子结构上和钠泵类似，都以直接分解 ATP 为能量来源，将有关离子进行逆浓度差的转运。

2.继发性主动转运 在主动转运中，由于钠泵作用形成的势能贮备也为其他物质进行跨膜主动转运提供能量来源，因而把这种类型的转运称为**继发性主动转运**（secondary active transport）或称为协同转运。小肠上皮、肾小管上皮等对葡萄糖、氨基酸等营养物质的吸收就属于继发性主动转运。小肠腔内葡萄糖的主动转运必须首先与 Na^+ 一起结合于协同转运体，伴随着 Na^+ 由上皮细胞的管腔膜进入细胞内而被吸收。Na^+ 能跨管腔膜进入细胞内，是由于在细胞的基侧膜上有钠泵存在，依靠钠泵的活动将胞内的 Na^+ 排入周围组织液中，造成胞内 Na^+ 浓度低于肠腔液中的 Na^+ 浓度，于是 Na^+ 能够不断由肠腔液顺浓度差进入细胞，由此释放的势能则用于葡萄糖分子逆浓度差进入细胞内。被转运的物质分子与 Na^+ 移动的方向相同称为正向协同转运（同向转运），方向相反的称为反向协同转运（逆向转运）。

（三）膜泡转运

上述两种物质跨膜转运，主要涉及小分子物质与离子。细胞对于大分子物质或物质团块，可通过膜的更为复杂的结构和功能变化使之跨膜转运，此转运过程需要耗能，也是一种主动转运，可分为出胞与入胞两种过程。

1.出胞 出胞也称为**胞吐**（exocytosis），是指大分子物质团块由细胞内排出的过程。出胞主要见于细胞的分泌活动，如神经末梢释放神经递质、内分泌腺分泌激素、外分泌腺分泌酶原颗粒和黏液等。不同细胞的各种分泌物大多在粗面内质网中合成，然后在高尔基复合体中加工，在输送过程中逐渐被膜性结构所包被，形成分泌囊泡，囊泡再逐渐移向特定部位的质膜内侧，暂时贮存。当膜外的特殊化学信号或膜两侧电位的改变或局部膜中 Ca^{2+} 通道的开放，引起 Ca^{2+} 内流，触发囊泡逐渐向质膜内侧移动，囊泡膜和质膜接触，融合，并在融合处出现裂口，一次性将囊泡内容物全部排出，而囊泡膜则变成细胞膜的组成部分。胞吐作用也称为胞裂外排。

2.入胞 入胞也称为**胞纳**（endocytosis），是指细胞外的大分子物质或某些物质团块（如细菌、病毒、异物、血浆中的脂蛋白颗粒、大分子营养物质等）进入细胞的过程。如果进入细胞的胞纳物是固体物质，称为**吞噬**（phagocytosis）作用；如进入细胞的胞纳物为液体，称为**胞饮**（pinocytosis）作用。入胞进行时，首先细胞周围的胞纳物被细胞膜所"接触"，接着引起接触处的膜发生内陷或伸出伪足，进而包绕胞纳物；然后出现膜结构的融合和断离，形成囊泡；最后胞纳物连同包被它的那部分膜整个进入胞内。

有些胞纳物，如低密度脂蛋白、某些多肽激素、抗体、细菌毒素以及一些病毒等，纳入细胞时，先由膜上特异性受体（一种镶嵌蛋白质）识别并与之结合，然后通过膜的内陷形成囊泡，囊泡脱离膜而进入细胞内。这种特别的胞纳方式称为**受体介导胞纳作用**（receptor mediated endocytosis）。

三、细胞的跨膜信号转导功能

（一）信号转导概述

细胞信号转导（cellular signal transduction）是指生物学信息在细胞间或细胞内转换和传递，并产生生物学效应的过程。这是细胞的基本功能之一，伴随细胞的整个生命过程。

细胞间传递信息的物质多达数百种，包括各种神经递质、激素、细胞因子、气体分子（如一氧化氮）等信号物质。这些细胞外信号物质称为**配体**（ligand），它们通常由特定的细胞合成和释放，与其邻近或远距离的靶细胞受体相结合，引起相应的效应。所谓**受体**（receptor）是指存在于细胞膜或细胞内的特殊蛋白质，即细胞接受信息的装置，能特异性识别生物活性分子（配体）并与之结合，进而诱发生物效应。

（二）跨膜信号转导系统的主要通路

根据受体分子结构、信号分子和信号转导途径的不同，跨膜信号转导方式大体上可以分为三大类：①离子通道耦联受体介导的信号转导。②G 蛋白耦联受体介导的信号转导。③酶耦联受体介导的信号转导。

1. 离子通道耦联受体介导的信号转导　有些受体本身就是离子通道的组成部分，能直接控制离子通道的启闭，引起跨膜离子流动而实现化学信号的跨膜转导，这种途径称为**离子通道介导的信号转导**（signal transduction mediated by ion channel）。这种受体也可称为**促离子型受体**（ionotropic receptor）。典型的例子就是骨骼肌细胞膜上的 N_2-**乙酰胆碱**（acetyl choline，ACh）**受体**，它是由 4 种亚单位组成 α α β γ δ 五聚体，每个亚单位都由若干跨膜区段组成，共同围成一个离子通道，**乙酰胆碱**（ACh）的结合位点在 α 亚单位的细胞膜外侧（图 12-3）。当骨骼肌终板膜上 N_2-**乙酰胆碱受体**与 ACh 结合后，发生构象变化及通道的开放，Na^+ 和 K^+ 经通道的跨膜流动造成膜的去极化，并以终板电位的形式将信号传给周围肌膜，引发肌膜的兴奋和肌细胞的收缩。神经元细胞膜上 A 型 γ-氨基丁酸受体与配体结合后，造成 Cl^- 通道开放，Cl^- 的跨膜流动使膜产生抑制性突触后电位，并进而引起神经元的抑制。其他如甘氨酸受体、谷氨酸受体等，都是由数目和种类各异的亚单位组成的类似通道。

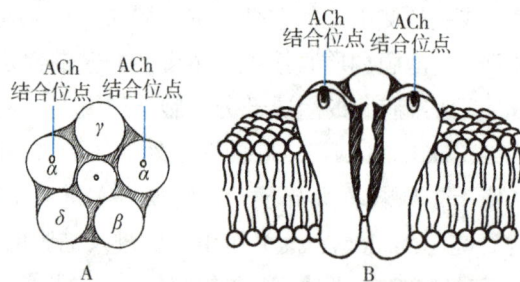

A：由5个亚单位组成的 N_2-胆碱能受体；B：中间为离子通道，受体埋在细胞膜内

图 12-3　N_2-乙酰胆碱受体结构模式图

除了细胞外的信使物质以外，一些细胞内的信使物质如 cAMP、cGMP、三磷酸肌醇（ IP_3 ）等，它们的受体位于细胞内的各种膜结构之上，也属于离子通道型。

电压门控通道和机械门控通道实际上是接受电信号和机械信号的另一种类型受体，通过通道的开、闭以及由此造成的离子跨膜流动把信号传递到细胞内部。例如，心肌细胞 T 管膜上的 L 型 Ca^{2+} 通道是一种电压门控通道，发生动作电位时，T 管膜的去极化可激活这种 Ca^{2+} 通道，其开放不仅引起 Ca^{2+} 的内流，而且内流的 Ca^{2+} 还作为第二信使，进一步激活肌质网上的 Ca^{2+} 释放通道，使肌质网内的 Ca^{2+} 释放，引起胞浆 Ca^{2+} 浓度升高，进而促发肌细胞的收缩，从而实现动作电位（电信号）的跨膜信号转导。主动脉内皮细胞受到血流切应力刺激时，可激活两种机械门控通道，即非选择性阳离子通道和 K^+ 选择性通道，两种通道的开放都有助于 Ca^{2+} 进入内皮细胞。胞内增多的 Ca^{2+} 作为第二信使可进一步激活 NO 合成酶（NOS）生成 NO，并引起血管舒张，从而实现应力刺激（机械信号）的跨膜转导。

在相邻细胞间的缝隙连接处，还发现一种不沟通胞浆和细胞外液的跨膜通道，是允许相邻细胞之间直接进行胞浆内物质交换的通道，称为**细胞间通道**（inter-cellular channel）。它在相邻细胞的缝隙连接处，相隔仅 2.0nm 左右。这种细胞间通道一般可允许包括电解质、氨基酸、葡萄糖和核苷酸等分子量小于 1kD 或分子直径小于 1nm 的物质分子通过。细胞间通道多见于心肌细胞、肠平滑肌细胞和一些神经细胞之间。它的存在有利于功能相同而又紧密连接的一组细胞之间进行离子、营养物质甚至一些信息物质的传递。一个细胞的电位变化也可经此通道迅速传到邻近细胞（电生理实验已证明此处是低电阻区），使一群相邻近的细胞可进行同步性活动。

2. G 蛋白耦联受体介导的信号转导　G 蛋白耦联受体介导的信号转导是由膜受体（G 蛋白耦联受体）、三磷酸鸟苷结合蛋白（G 蛋白）、G 蛋白效应器、第二信使、蛋白激酶等存在于细胞膜、胞浆及核中一系列信号分子的连锁活动来完成的。

由于这类膜受体都要通过 G 蛋白才能发挥作用，故统称 G 蛋白耦联受体介导的信号转导，其过程大致如图 12-4 所示。

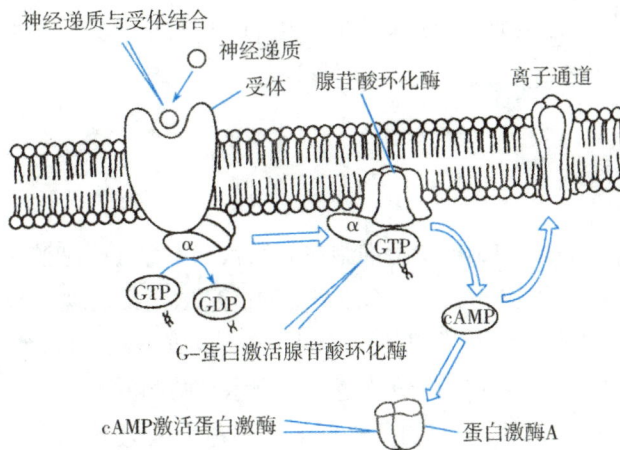

图 12-4　由 G 蛋白耦联受体介导的跨膜信号转导示意图

G 蛋白耦联受体介导的信号转导有多种方式，当不同的配体与膜受体结合后，可通过激活 G 蛋白进而激活不同的 G 蛋白效应器酶，在胞内催化产生 cAMP、IP_3、二酰甘油（diacylgcerol，DAG）等第二信使，分别通过不同的途径激活不同的蛋白激酶或离子通道而发挥信号转导的作用（如 cAMP-PKA 途径、IP_3-Ca^{2+} 途径、DG-PKC 途径、G 蛋白 – 离子通道途径）。体内含氮类激素大多是通过这类转导方式发挥作用的。

3. 酶耦联受体介导的信号转导　酶耦联受体是指其自身就具有酶的活性或能与酶结合的膜受体。这类受体主要有酪氨酸激酶受体、酪氨酸激酶结合型受体和鸟苷酸环化酶受体等。

（1）酪氨酸激酶受体和酪氨酸激酶结合型受体　酪氨酸激酶受体的特征是胞内结构域具有酪氨酸激酶活性。这类受体的配体主要是各种生长因子，包括表皮生长因子、血小板源生长因子、成纤维细胞生长因子、肝细胞生长因子和胰岛素等。酪氨酸激酶结合型受体本身没有酶的活性，而是在激活后才在胞内侧与胞质中的酪氨酸激酶结合，并使之活化。其配体主要是各种生长因子和肽类激素，如促红细胞生成素、生长激素、催乳素、瘦素、白细胞介素和干扰素等。酪氨酸激酶激活后，进而磷酸化下游信号蛋白的酪氨酸残基，产生生物学效应。

（2）鸟苷酸环化酶受体　这类受体也称受体鸟苷酸环化酶，一旦配体与受体结合，将激活鸟苷酸环化酶（GC）的活性。GC 催化 GTP 生成 cGMP，进而结合并激活 cGMP 依赖性蛋白激酶 G（PKG），使底物蛋白磷酸化。受体鸟苷酸环化酶的一个重要配体是心房钠尿肽。

还有一种存在于胞浆中的可溶性 GC 是一氧化氮（NO）的受体。20 世纪 80 年代后期发现的一种气体信息分子——NO，参与神经递质引起的血管舒张反应。后证实它广泛存在于中枢和外周神经系统中，与多种机体功能的调节有关。

第二节　细胞的生物电现象

细胞在进行生命活动时都伴随有电变化，称为**细胞生物电现象**（bioelectricity phenomenon）。生物电是一种普遍存在又十分重要的生命现象，机体细胞的多种活动，如腺细胞的分泌、肌细胞的收缩等都是以生物电活动为基础。在体表记录到的心电、脑电、肌电和胃肠电活动等都是在器官水平记录到的生物电现象。细胞生物电的产生是由于带电离子跨膜流动后引起膜两侧电位差的改变，其传播也是沿细胞膜进行，故细胞生物电也称为**跨膜电位**（transmembrane potential），简称**膜电位**（membrane potential）。细胞的膜电位主要表现为两种形式：一种是细胞在安静状态下相对稳定的静息电位；另一种是细胞受到刺激时产生的一过性的迅速、短暂变化的动作电位。

一、静息电位及其产生机制

（一）静息电位

静息电位（resting potential，RP）是指细胞在静息状态下存在于细胞膜两侧的电位差。由于在记录膜电位时是以细胞外为零电位，故各种细胞的静息电位都表现为膜内侧为负电位，范围在 $-10 \sim -100mV$ 之间。例如，骨骼肌细胞的静息电位约 $-90mV$，神经细胞约 $-70mV$，平滑肌细胞约 $-55mV$，红细胞约 $-10mV$。膜内负值越大，表示膜两侧的电位差越大，静息电位也就越大。通常把静息电位存在时细胞膜电位内负外正的状态称为**极化**（polarization）；若膜电位增大称为**超极化**（hyperpolarization），如由静息电位的 $-70mV$ 变化为 $-80mV$；膜电位减小称为**去极化**（depolarization），如由静息电位的 $-70mV$ 变化为 $-60mV$；去极化至零电位后膜电位如进一步变为正值（内正外负），则称为反极化或称**超射**（overshoot）；细胞膜去极化后再向静息电位方向恢复的过程称为**复极化**（repolarization）。

（二）静息电位的产生机制

生物电的产生与细胞膜两侧带电荷的离子分布有关。细胞膜内外离子分布很不均匀，膜外有较多的 Na^+ 和 Cl^-，膜内有较多的 K^+ 和带负电荷的有机物大分子（表 12-1）。据测定，各类细胞 Na^+ 浓度膜外为膜内的 $7 \sim 12$ 倍，而膜内的 K^+ 浓度为膜外的 $20 \sim 40$ 倍。因此细胞膜两侧各种离子的不均衡分布形成不同离子的浓度差，为离子被动跨膜移动提供了势能储备。

细胞膜两侧离子的分布与膜对各种离子的通透性有关（离子通透性的高低可用离子的电导来表示，它是电阻的倒数）。根据细胞膜结构液态镶嵌模型学说，镶嵌于脂质双分子层中的各种通道蛋白质，分别对某种离子有选择性的通透能力，这种通透能力在不同生理条件下是可变的。膜对离子通透能力的大小取决于离子通道开放、关闭状态以及通道开放的数量等。各种离子通道开放或关闭的状态不同，决定着膜的功能特性的差异。例如，在安静时，膜对 K^+ 的通透性最大，对 Cl^- 次之，对 Na^+ 的通透性很小，而对带负电荷的大分子有机物则几乎不通透；而兴奋时，膜对 Na^+ 的通透性突然增大。上述细胞膜内外离子种类不同，离子浓度也存在差别，细胞膜对各种离子的通透性又有选择性差异，因此使细胞膜两侧产生浓度差，为膜电位的形成提供条件。

如上所述，正常时细胞膜内 K+ 浓度高于膜外，Na+ 浓度则膜外高于膜内。在这种情况下，K+ 必然有一个顺浓度差向膜外扩散的趋势，而 Na+ 有向膜内扩散的趋势。但是在安静时细胞膜 K+ 通道开放，对 K+ 通透性大，因此，K+ 向膜外扩散。当 K+ 向膜外扩散时，膜内带负电的大分子有机物由于细胞膜对它几乎不通透而留在细胞内。这样随着 K+ 的外移，膜外正电荷数增多，电位升高，膜的两侧就产生了电位差，即膜外带正电、膜内带负电。由于膜内外 K+ 浓度差的存在，K+ 将不断向膜外扩散，使膜两侧电位差逐渐加大；然而，这种逐渐加大的膜两侧的电位差使同性电荷相斥的力量也不断增加，即阻止 K+ 外流的力量也不断加大。所以，K+ 的外流不会无限制地进行下去。当浓度差（即促使 K+ 外流的动力）和电位差（即阻止 K+ 外流的阻力）使 K+ 移动的效应达到平衡时，K+ 的跨膜净通量为零。于是，由 K+ 外流所造成的膜两侧的电位差也稳定于某一数值不变，这种内负外正的电位差称为 K+ 的平衡电位。根据 Nernst 公式，K+ 平衡电位（E_K）的数值可由膜两侧原有的 K+ 浓度算出，即：

$$E_k = \frac{RT}{ZF} \cdot \ln \frac{[K^+]_o}{[K^+]_i}$$

式中 E_K 是 K+ 的平衡电位，R 是气体常数，T 为绝对温度，Z 是离子价数，F 是法拉第常数；式中只有 $[K^+]_o$ 和 $[K^+]_i$ 是变数，分别代表膜外和膜内的 K+ 浓度。若室温以 27℃ 计算，再把自然对数转换成常用对数，则上式可简化为：

$$E_k = 59.5 \lg \frac{[K^+]_o}{[K^+]_i} (mV)$$

由 Nernst 公式计算得到的 K+ 平衡电位的数值，与实际测得的静息电位的数值非常接近，由此也证明，安静时膜两侧的静息电位主要是由 K+ 外流所造成的。为了进一步证明这一点，在实验中人为地改变细胞外液中 K+ 的浓度，使 $[K^+]_o$ / $[K^+]_i$ 比值发生改变，结果静息电位的数值也发生相应的变化。这一结果与根据 Nernst 公式计算得到的预期值基本一致（图 12-5）。由此可见，大多数细胞的静息电位主要由细胞内 K+ 的外流所产生。K+ 外流的动力是细胞膜内、外的浓度差，外流的条件是安静时细胞膜对 K+ 有通透性。

表 12-1 枪乌贼大神经和哺乳类动物骨骼肌细胞内液及外液中主要离子的浓度和平衡电位

组织	细胞外液（mmol/L）	胞质（mmol/L）	平衡电位（mV）	静息电位（mV）
枪乌贼大神经				−60
Na+	440	50	+50	
K+	20	400	−75	
Cl−	560	52	−60	
有机负离子		385		
哺乳动物骨骼肌				−90
Na+	145	12	+67	
K+	4	155	−98	
Cl−	120	4	−90	
有机负离子		155		

通常静息电位的实际测量值要比 K$^+$ 平衡电位的理论值要小一些。如表 12-1 显示，枪乌贼大神经的静息电位是 -60mV，其 K$^+$ 平衡电位的数值为 -75mV；哺乳动物骨骼肌的静息电位是 -90mV，K$^+$ 平衡电位是 -98mV。实验已经证明，这是由于在安静时膜不仅对 K$^+$ 有通透性，而且对 Na$^+$ 也有较小的通透性，Na$^+$ 移入膜内将抵消一部分 K$^+$ 外流所造成的膜内负电位。另外，安静时细胞膜对 Cl$^-$ 也有一定的通透性，但一般认为，细胞膜对 Cl$^-$ 不存在原发性主动转运，因此，Cl$^-$ 在膜两侧的分布是被动的，主要不是由它决定膜电位，而是由膜电位决定它在膜内外的分布，所以 Cl$^-$ 平衡电位总是非常接近静息电位。考虑到膜两侧是 K$^+$、Na$^+$、Cl$^-$ 的混合离子溶液，而且膜对这些离子都有不同程度的通透性（分别以 P$_K$、P$_{Na}$ 和 P$_{Cl}$ 表示），

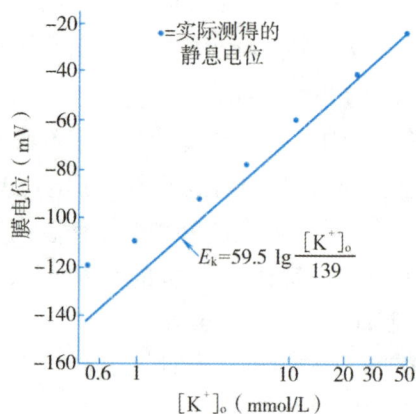

图 12-5 改变细胞外液 K$^+$ 的浓度对蛙缝匠肌静息电位的影响

膜两侧平衡电位（E）的计算，根据上述 Nernst 公式作以下的补充，即：

$$E_k = 59.5 \lg \frac{P_k[K^+]_o + P_{Na}[Na^+]_o + P_{Cl}[Cl^-]_o}{P_k[K^+]_i + P_{Na}[Na^+]_i + P_{Cl}[Cl^-]_i} \ (mV)$$

细胞膜内外的 Na$^+$ 和 K$^+$ 均处于不平衡状态，各自都有推动其通过细胞膜的化学驱动力，但在静息时，细胞膜主要对 K$^+$ 的通透性较高，所以细胞的静息电位就接近 K$^+$ 的平衡电位。

对于静息电位形成的机制，还应考虑细胞膜上钠泵对 Na$^+$、K$^+$ 不等比例的转运以及其他离子转运机制的作用。钠泵活动本身具有生电作用，也影响静息电位，其转运结果是 3 个 Na$^+$ 移出细胞外，同时 2 个 K$^+$ 移入细胞内，导致膜内的负值增大，但一般来说，钠泵的生电作用对静息电位形成的作用并不很大。

二、动作电位及其产生机制

（一）动作电位

在静息电位的基础上，给细胞一个有效的刺激，细胞膜会发生一次迅速的、短暂的、可向远端传播的电位波动，称为**动作电位**（action potential，AP）。动作电位可向周围扩布，是各种可兴奋细胞发生兴奋时具有的特征性表现，因此，动作电位常作为兴奋的指标。实验观察到：哺乳动物的神经纤维和肌细胞在静息时，其静息电位值为 -70 ～ -90mV。当细胞受到足够强度的刺激时，膜内外的电位差迅速减小直至消失，而且可进一步出现膜两侧电位极性的倒转现象，即膜外为负电位、膜内为正电位，如果以膜外电位值为零，则膜内电位值为 +20 ～ +40mV（图 12-6）。然而，这种膜电位极性倒转现象只是暂时的，它很快就恢复到受刺激前膜外正、膜内负的极化状态，即静息电位水平。在动作电位发生和发展过程中，膜内、外

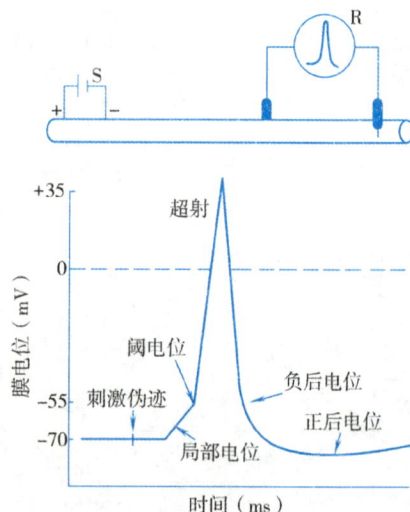

图 12-6 神经纤维膜电位的实验模式图
R：记录仪器；S：电刺激器

电位差从静息值逐步减小乃至消失，这个过程称为去极化；进而膜两侧电位倒转，成为膜外负电位、膜内正电位，称为反极化或超射；此后膜电位恢复到膜外正电位、膜内负电位的静息状态，称为复极化。在示波屏上显示的动作电位曲线可分为上升支和下降支。上升支又称去极相，包括膜电位的去极化和反极化两个过程；下降支又称复极相，即膜电位的复极化过程。各种可兴奋细胞的动作电位均由去极相和复极相组成，但是它们的形状、幅度和持续时间各不相同。例如，神经纤维的动作电位一般仅持续 0.5 ～ 2.0ms，呈尖锋状，因而也称为锋电位，在锋电位的下降支恢复到静息电位水平以前，膜电位还要经历一段微小而缓慢的波动，称为**后电位**（after-potential）。一般是先有一段持续 5 ～ 30ms 的负后电位，再出现一段延续更长的正后电位。

细胞动作电位具有以下特征：① **"全或无"定律**（all or none law），当给予细胞阈下刺激时，动作电位不会出现，刺激强度达到阈值时就可引发动作电位，且动作电位的大小和形状不随刺激强度改变而变化。②不衰减传导，动作电位产生后并不局限于受刺激部位，而是迅速向周围传播，直至整个细胞膜都依次产生动作电位，在传播过程中其幅度和波形不因传导距离的加大而衰减。

（二）动作电位的产生机制

动作电位的去极化过程主要是由于细胞膜的 Na^+ 通道大量开放，胞外 Na^+ 快速内流形成。当细胞在静息电位的基础上受刺激时，膜电位减小，当到达临界值时，Na^+ 通道由于被激活发生变构，大量 Na^+ 通道开放，膜对 Na^+ 的通透性突然增大，并超过膜对 K^+ 的通透性，这时大量 Na^+ 迅速流入膜内，于是膜内负电位也随着正电荷的进入而迅速被抵消，进而使膜内出现正电位，形成动作电位上升支。由于 Na^+ 通道具有正反馈式开放特点，产生再生性的 Na^+ 内流，使细胞膜迅速去极化，形成锋电位陡峭的上升支直至到峰值。在动作电位发生的过程中，细胞膜两侧 Na^+ 的浓度差以及由静息时 K^+ 外移造成的外正内负的电位差是 Na^+ 内流的动力，而 Na^+ 内流所造成的膜内正电位，则形成了 Na^+ 进一步内流的阻力。随着 Na^+ 内流的增加，这种阻力也不断增大，另外，随着膜电位的降低，Na^+ 通道也进入失活状态。当 Na^+ 内流的动力与阻力达平衡时，膜上 Na^+ 的净通量为零，这时膜两侧的电位差达到了一个新的平衡点，即 Na^+ 的平衡电位（E_{Na}），这一过程可被 Na^+ 通道的阻断剂河豚毒素所阻断。将膜内、外 Na^+ 的浓度代入 Nernst 公式可计算出 Na^+ 平衡电位的数值，此数值与实验中实际测得的动作电位的超射值很接近。

动作电位的复极化过程主要是由于细胞的 K^+ 通道开放，胞内 K^+ 外流形成。动作电位上升支达到峰值后迅速转入复极化过程，并形成快速下降的锋电位降支。这是因为膜上 Na^+ 通道开放的时间很短，它很快就进入失活状态，即 Na^+ 通道关闭，从而使膜对 Na^+ 的通透性变小。这时，膜对 K^+ 的通透性进一步增大，并很快超过对 Na^+ 的通透性，于是膜内 K^+ 又由于浓度差和电位差（膜内带正电）的推动而向膜外扩散，使膜内电位由正值向负值发展，直至回到初始安静时接近于 K^+ 平衡电位的静息电位水平，由此形成动作电位的复极相。Na^+ 通道的失活状态解除，回复到可被激活的备用状态；膜对 K^+ 的通透性也恢复正常，细胞又能接受新的刺激。

复极后，膜电位虽已恢复到静息电位水平，细胞膜对 Na^+、K^+ 的通透性也恢复，但是膜内、外的离子分布尚未恢复。此时细胞内 Na^+ 浓度稍增加，细胞外 K^+ 浓度也增加（据估计，神经纤维每兴奋一次，进入胞内的 Na^+ 量大约使膜内 Na^+ 浓度增加 1/80000，逸出的 K^+ 量也近似这个数值）。这种膜内 Na^+ 增多，膜外 K^+ 增多的状态激活了细胞膜上的钠泵，使之加速运转，将细胞内多余的 Na^+ 运至细胞外，将细胞外多余的 K^+ 运回细胞内，从而使细胞膜内外的离子分布恢复到安静时的水平。

三、兴奋的引起和传导

（一）兴奋引起的条件

刺激是指能引起细胞、组织或机体发生反应的内、外环境变化。刺激的种类很多，有化学、机械、温度以及声、光、电等。实验证明，并不是任何刺激都能引起组织细胞的兴奋。作为刺激一般需要具备三个条件，即一定的强度、一定的持续时间以及一定的时间－强度变化率。这三个条件的参数不是固定不变的，它们可以相互影响。由于电刺激仪器提供的电刺激操作方便，各种刺激参数易于控制，而且一般能引起组织兴奋的电刺激并不造成组织损伤，又可重复使用，因此在实验室中常采用各种形式的电刺激。

为了研究刺激的各参数之间的相互关系，可将其中一个参数值固定，观察其余两个参数的相互影响。例如，当使用方波电脉冲作为刺激时，由于每个方波上升支或下降支的斜率相同，故可认为不同强度方波刺激的时间－强度变化率是固定不变的，只要观察刺激强度（即方波的振幅）与刺激的持续时间（即方波的波宽）两个参数就可了解两者之间的相互关系。用神经或肌肉组织进行实验时，一般采用不同波宽的方波脉冲作为刺激，测定在不同波宽条件下，各自能引起组织兴奋所需的最小刺激强度。结果发现：在一定范围内，方波波宽越小（即作用的持续时间越短），能引起组织兴奋所需的刺激强度越大（即方波振幅越大）；方波的波宽越大，则能引起组织兴奋所需的刺激强度值越小。将实验结果描绘为强度－时间曲线（图 12-7）。在曲线上的任何一点都代表一个具有一定强度和一定持续时间的能引起组织发生兴奋反应的最小刺激量。该曲线表明：当刺激强度低于某一临界值时，即使刺激时间无限长，也不能引起细胞兴奋，表现为曲线的右下支与横坐标平行；同样，当作用时间短于某一临界值时，即使刺激强度无限大，也不能引起细胞兴奋，表现为曲线左上支与纵坐标平行。在刺激作用时间足够长的条件下，能引起兴奋的最小刺激强度，称为基强度。用基强度作刺激引起细胞兴奋所需的最短作用

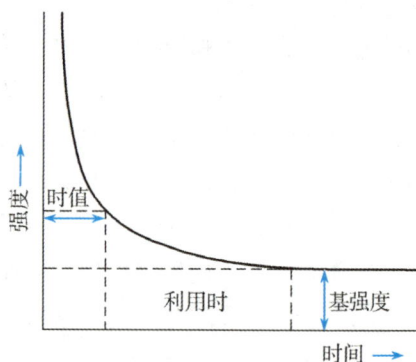

图 12-7　可兴奋组织的强度－时间曲线

时间称为利用时。图中所示**时值**（chronaxie）是指在保持强度－时间变化率不变的条件下，两倍基强度的刺激引起组织兴奋的最短刺激持续时间。时值和基强度可作为衡量组织兴奋性高低的指标。但时值的测定较为复杂，不便于应用，最简便的方法就是采用阈值作指标。一般所指阈值是**强度阈值**（threshold intensity），即在刺激作用时间和强度－时间变化率都固定不变的条件下，能引起组织细胞兴奋所需的最小刺激强度，又称阈强度。达到阈强度的刺激称为**阈刺激**（threshold stimulus）。阈值大，表示组织细胞的兴奋性低；阈值小，表示兴奋性高。强度小于阈值的刺激称为阈下刺激，它不能引起组织细胞兴奋。强度大于阈值的刺激称为阈上刺激，能够引起兴奋。

（二）阈刺激与阈电位

神经纤维受到阈强度的刺激，细胞膜两侧电位差减小，处于去极化状态。当去极化使膜电位达到某个临界值时，细胞膜上的电压门控 Na^+ 通道快速被激活，大量 Na^+ 通道开放，使膜对 Na^+ 的通透性突然增大，Na^+ 大量内流，出现动作电位的上升支。而膜的去极化又导致更多的

Na⁺ 通道开放，有更多的 Na⁺ 内流，这种正反馈式或称为再生性循环过程使细胞膜迅速、自动地去极化，直至达到 Na⁺ 的平衡电位。这种引起细胞产生动作电位的膜电位临界值称为**阈电位**（threshold potential）。阈刺激和阈电位的概念不同，但结果相同，都是细胞产生动作电位，并且两者都能反映细胞的兴奋性。阈电位一般比静息电位的绝对值小 $10 \sim 20mV$，在神经和肌细胞，阈电位为 $-50 \sim -70mV$。

实验表明，刺激必须达到阈值才能引起细胞兴奋，爆发动作电位。如果给予阈下刺激，细胞不能爆发动作电位，但可使受刺激局部细胞膜的少量 Na⁺ 通道被激活，膜对 Na⁺ 的通透性轻度增加，少量 Na⁺ 内流，加上电刺激所造成的去极化使得膜电位有所减小。由于这种电变化较小，只限于受刺激局部的细胞膜而不能向远处传播，故被称为**局部反应**（local response）。这种局部膜电位减小，本身虽未能达到阈电位，但它能使膜电位距离阈电位的差值减小，这时，如果细胞再受到刺激，就比较容易达到阈电位而发生兴奋。因此，局部反应可以提高细胞膜的兴奋性。

局部反应有如下特点：①局部反应没有"全或无"特征，在阈下刺激的范围内，随着刺激强度的增大，膜的去极化幅度也增大。②不能在膜上作远距离传播，而只能向邻近细胞膜以电紧张方式扩布，且随着传播距离的增大电变化逐渐减小以至消失。③局部反应没有不应期，可以互相叠加，几个阈下刺激所引起的局部反应叠加起来，称为总和。例如，在细胞膜的同一部位先后给予两个阈下刺激，当第一个阈下刺激引起的局部反应尚未消失前，紧接着给予第二个阈下刺激，所引起的局部反应可与第一个局部反应叠加起来，这种局部反应的总和，称为**时间总和**（temporal summation）；如果在细胞膜相邻的两个部位同时分别给予阈下刺激，这两个相邻的局部反应也可以叠加起来，这种局部反应的总和，称为**空间总和**（spatial sammation）。如果局部反应经过总和使膜电位减小达到阈电位时，细胞膜便可产生一次动作电位。

（三）动作电位在同一细胞上的传导

可兴奋细胞的细胞膜任何一处产生的动作电位都可沿着细胞膜向周围传布，使整个细胞膜都依次产生一个与原先被刺激部位同样的动作电位，此过程称为兴奋（或动作电位）的传导。

细胞膜已兴奋部位呈现膜内正电位、膜外负电位；而邻旁的安静部位则是膜内负电位、膜外正电位。这样，在膜的兴奋部位与邻旁的静息部位之间存在着电位差，由于电位差的驱动使膜外正电荷由静息部位向兴奋部位移动，膜内的正电荷由兴奋部位向静息部位移动，形成**局部电流**（local current）。静息部位在局部电流的刺激下，膜发生去极化，使膜电位减小，当减小到阈电位时，该部位即可爆发动作电位，于是兴奋由最初部位传导到邻近部位。这样的过程沿着细胞膜连续进行下去，最终使整个细胞膜都依次产生动作电位，完成兴奋在整个细胞上的传导。这是可兴奋细胞如骨骼肌、心肌和神经细胞兴奋传导的共同原理。但神经细胞具有较长的轴突，轴突髓鞘的有无，使兴奋的传导又有其不同的特点。如有髓鞘神经纤维的轴突外面包有高电阻的髓鞘，电流不易通过，只有朗飞结处的轴突无髓鞘，与细胞外液直接接触，允许离子做跨膜扩散。因此，有髓鞘神经纤维产生兴奋时，只在朗飞结处的轴突膜出现膜内外的离子跨膜扩散，兴奋只能在一个个朗飞结处相继产生，这种传导方式称**跳跃式传导**（saltatory conduction）。所以，有髓鞘神经纤维的兴奋传导速度要比无髓鞘神经纤维快，这对于高等动物缩短对外界刺激做出反应的时间具有重要意义（图 12-8）。

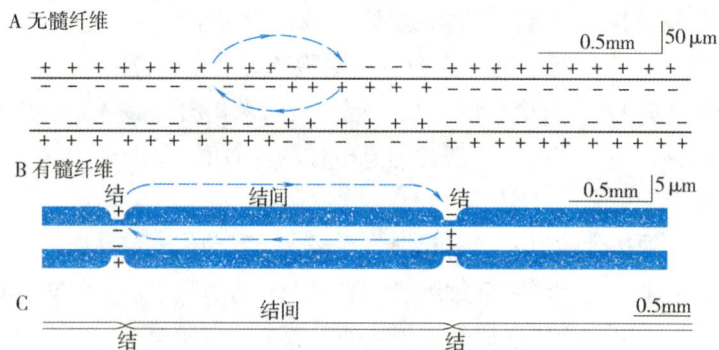

A：无髓鞘神经纤维的传导　B：有髓鞘神经纤维的"跳跃式"传导

C：按比例绘制的有髓纤维蓝色虚线箭头表示局部电流的方向

图 12-8　神经冲动传导机制的模式

第三节　骨骼肌的收缩功能

肌肉的收缩和舒张是人体完成各种形式运动的基础。根据形态和功能特点可将人体的肌肉分为骨骼肌、心肌和平滑肌三类，其中骨骼肌与心肌又称横纹肌。本节主要讨论骨骼肌的兴奋－收缩耦联、骨骼肌收缩和舒张的分子机制以及肌肉收缩的外部表现等。

一、骨骼肌的兴奋－收缩耦联

当肌细胞发生兴奋时，首先在肌膜上出现动作电位，然后才发生肌丝滑行、肌小节缩短、肌细胞的收缩反应。这种将以膜的电变化为特征的兴奋和以肌丝滑行为基础的收缩联系起来的中介过程称为**兴奋－收缩耦联**（excitation-contraction coupling）。目前认为，其基本过程包括：①肌膜上的动作电位通过横管系统向肌细胞的深处传导，激活肌膜和横管膜上的 L 型钙通道。②激活的 L 型钙通道通过变构作用（骨骼肌）或内流的 Ca^{2+}（心肌）激活终池膜上的钙释放通道，通道开放，Ca^{2+} 释放入胞浆，使胞浆内的 Ca^{2+} 浓度从安静时的低于 10^{-7} mol/L 升高至 10^{-5} mol/L。③胞浆内 Ca^{2+} 浓度的升高启动肌丝滑行过程，肌肉收缩；④胞浆内 Ca^{2+} 浓度升高的同时激活纵管膜上的钙泵，将胞浆的 Ca^{2+} 回收入肌质网，使得胞浆 Ca^{2+} 浓度降低，肌肉即舒张（图 12-9）。

骨骼肌细胞收缩时，胞浆内增加的 Ca^{2+} 几乎 100% 来自肌质网释放；而在心肌，由肌质网释放的 Ca^{2+} 占 80%～90%，经 L 型钙通道内流的 Ca^{2+} 占 10%～20%。两者释放 Ca^{2+} 的机制不同。骨骼肌横管膜上的 L 型钙通道可能对终池膜的钙释放通道的开口起堵塞作用，表现为肽链结构正好两两相对。在骨骼肌兴奋时，横管膜的去极化激活膜上的 L 型钙通道发生变构，消除对终池膜上钙释放通道的堵塞，使终池中的 Ca^{2+} 大量进入胞浆。但在心肌，当去极化使 L 型钙通道激活时，内流的 Ca^{2+} 激活终池膜上钙释放通道，再引起终池内 Ca^{2+} 的释放。也就是说，心肌细胞肌质网释放 Ca^{2+} 依赖于细胞外内流的 Ca^{2+} 触发；在无 Ca^{2+} 溶液中，动作电位不能引起心肌细胞收缩。这种经 L 型钙通道内流的 Ca^{2+} 触发肌质网释放 Ca^{2+} 的过程，称为**钙触发钙释放**（calcium induced Ca^{2+} release，CICR）。

骨骼肌收缩后，胞浆中的 Ca^{2+} 几乎全部被肌质网膜中的钙泵回收。在心肌，大部分 Ca^{2+} 被肌质网的钙泵回收，还有一部分依赖于肌膜上的 Na^+-Ca^{2+} 交换体和钙泵排至胞外。

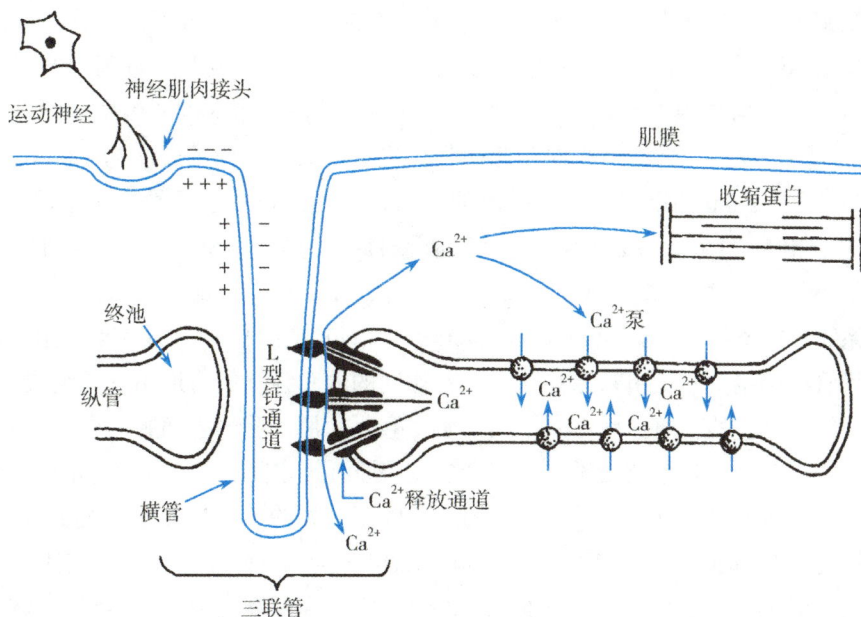

图 12-9 骨骼肌的兴奋 - 收缩耦联示意图

二、骨骼肌的收缩和舒张机制

（一）骨骼肌细胞的微细结构

骨骼肌细胞在结构上最主要的特点含有大量的肌原纤维和高度发达的肌管系统，而且这些结构在排列上是高度规则有序的。

1. 肌原纤维和肌小节 每个肌细胞都含有上千条直径为 $1.5\mu m$ 左右、沿细胞长轴走行的**肌原纤维**（myofibril）。在光学显微镜下可见每条肌原纤维的全长都呈现规则的明、暗交替，分别称为明带和暗带（图 12-10）。暗带的长度比较固定，在暗带中央有一段相对透明的区域，称为 H 带，它的长度随肌肉所处状态的不同而有变化。在 H 带中央又有一条横向的暗线，称为 M 线。明带的长度是可变的，它在肌肉舒张时较长，并且在一定范围内可因肌肉受被动牵引而变长，在肌肉收缩、缩短时随之变短。明带中央也有一条横向的暗线，称为 Z 线。肌原纤维上相邻的两条 Z 线之间的区域，是肌肉收缩和舒张的最基本单位，称为**肌小节**（sarcomere）。

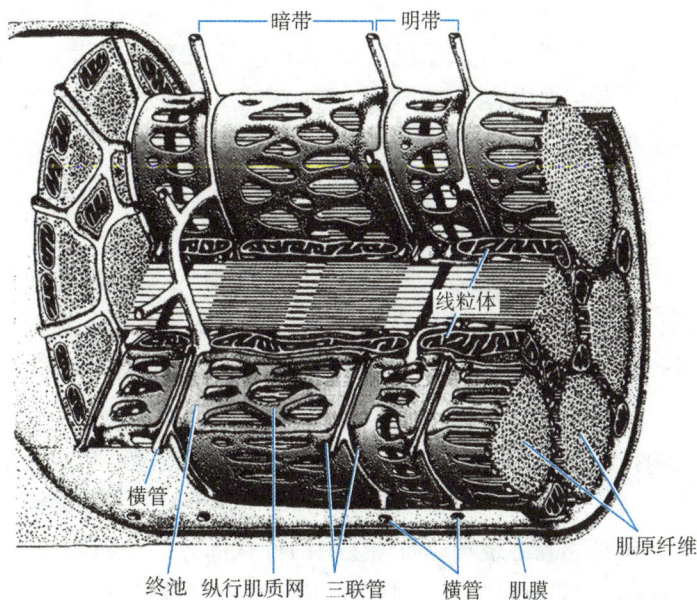

图 12-10 骨骼肌细胞的肌原纤维和肌管系统

电子显微镜下可见肌小节的明带和暗带包含有细的、纵向平行排列的丝状结构，称为肌丝。暗带中的肌丝较粗，称为粗肌丝，其直径约 10nm，长度与暗带相同。实际上暗带的形成就是由于粗肌丝的存在，M 线则是把成束的粗肌丝固定在一起的结构。明带中的肌丝较细，直径约 5nm，称为细肌丝。它们由 Z 线结构向两侧明带伸出，每条细肌丝的长度为 1.0μm，其游离端在肌小节总长度小于 3.5μm 的情况下，有一段伸入暗带与粗肌丝相互重叠。如果两侧 Z 线伸入暗带的细肌丝未能相遇而隔有一段距离，这就形成了 H 带。肌肉被动拉长时，细肌丝由暗带重叠区被拉出，肌小节长度增大，同时明带的长度也增大，H 带相应增宽。

2. 肌管系统   肌管系统（sarcotubular system）是指包绕在每一条肌原纤维周围的膜性囊管状结构。这些囊管状结构实际是由来源和功能都不相同的两套独立的管道系统所组成，一套是走行方向和肌原纤维相垂直的管道，称为横管或 T 管，它是由肌细胞的表面膜向内凹入而成，凹入的部分形成闭合的管道而不与胞质相通。它们穿行在肌原纤维之间，并在 Z 线的附近形成环绕肌原纤维的管道。横管之间可相互交通，且内腔通过肌膜凹入处的小孔与细胞外液相通。另一套肌管系统是纵管，也称**肌质网**（sarcoplasmic reticulum，SR）或 L 管（L tubule）。它们的走行方向和肌原纤维平行，但主要包绕每个肌小节的中间部分，它们也相互沟通，但不与细胞外液或胞质沟通，只是在接近肌小节两端的横管时管腔出现膨大，称为**连接肌质网**（junctional SR，JSR）或**终池**（terminal cistern），使纵管以较大的面积和横管相靠近。JSR 内的 Ca^{2+} 浓度比肌质中高几千倍，JSR 膜上嵌有**钙释放通道**（calcium release channel），也称 ryanodine 受体，它是一种非电压门控的 Ca^{2+} 通道。每一横管和来自两侧肌小节的纵管终池，构成所谓**三联管**（triad）结构。横管和纵管的膜在三联管结构处并不接触，中间为约 12nm 的胞质隔开，说明它们之间要进行某种形式的信号转导才能实现功能上的联系。横管系统的作用是将肌细胞膜兴奋时出现的电变化沿 T 管膜传入细胞内，肌质网和终池的作用是通过 Ca^{2+} 的贮存、释放和再积聚，触发肌丝的滑动，使肌小节收缩和舒张，而三联管结构正是把肌细胞膜的电变化和胞内的收缩过程衔接或耦联起来的关键部位。Ca^{2+} 被认为是兴奋 – 收缩耦联的因子。

（二）骨骼肌收缩和舒张的分子机制

目前公认的肌肉收缩机制是 Huxley 等在 1954 年提出的**肌丝滑行学说**（myofilament sliding theory）。其主要内容：横纹肌收缩时在外观上虽然表现为整个肌肉或肌纤维的缩短，但在肌细胞内并无肌丝或它们所含的蛋白质分子结构的缩短，只是由 Z 线发出的细肌丝主动向粗肌丝间隙滑行，向暗带中央移动，结果使相邻的 Z 线都互相靠近，肌小节长度变短，造成整个肌原纤维、肌细胞乃至整条肌肉长度的缩短。直接观察表明，肌肉收缩时并无暗带长度的变化，只能看到明带长度的缩短，与此同时暗带中央 H 带也相应地变窄。这说明细肌丝在肌肉收缩时也没有缩短，只是它们向暗带中央移动，与粗肌丝发生了更大程度的重叠。细肌丝向粗肌丝滑行的机制已从组成肌丝的蛋白质分子结构的水平得到阐明（图 12-11A）。

1. 肌丝的分子结构   粗肌丝由**肌球蛋白**（myosin，亦称肌凝蛋白）分子组成，它们在粗肌丝中呈独特的有规则的排列。一条粗肌丝大约含有 200 个肌球蛋白分子，每个分子长 150nm，呈长杆状，其一端有膨大呈球形的头部。每个分子由 6 条肽链构成，包括一对重链和两对轻链。两条重链的尾部相互缠绕形成肌球蛋白的杆状部分，都朝向 M 线聚合成束，形成粗肌丝的主干；两条重链的末端分别结合一对轻链，构成头部，球形的头部连同与它相连的一小段称作"桥臂"的杆状部分一起从肌丝中向外伸出，形成**横桥**（cross bridge）（图 12-11B）。横桥有规则地裸露在 M 线两侧的粗肌丝主干的表面。当肌肉安静时，横桥与主干的方向相垂直，由粗肌丝表面突出约 6nm，其分布位置也严格有序，即每个横桥都能分别同环绕它们的 6 条细肌丝相对，有利于它们之间的相互作用。横桥有两个主要特性：一是在一定条件下可以和细肌丝上的肌动蛋白分子可逆性结合，同时出现横桥向 M 线方向扭动；二是具有 ATP 酶的活性，可分解 ATP 获得能量，作为横桥扭动和做功的能量来源。

细肌丝由肌动蛋白、原肌球蛋白和肌钙蛋白 3 种蛋白质组成。其中**肌动蛋白**（actin，亦称肌纤蛋白）占 60%，它与肌丝滑行有直接的关系，故和肌球蛋白一同被称为收缩蛋白。肌动蛋白分子单体呈球状，在细肌丝中聚合成两条链并相互缠绕成螺旋状，成为细肌丝的主干（图 2-11C），在主干上存在能与粗肌丝的横桥相结合的位点。细肌丝中另外两种蛋白质，即原肌球蛋白和肌钙蛋白，不直接参与肌丝滑行，但可影响和控制收缩蛋白质之间的相互作用，故称为调节蛋白。**原肌球蛋白**（tropomyosin）分子呈长杆状，由两条肽链缠绕成双螺旋结构，在细肌丝中和肌动蛋白双螺旋并行。**肌钙蛋白**（troponin，亦称原宁蛋白）分子呈球形，含有三个亚单位，即 TnT、TnC 及 TnI，以一定的间隔出现在原肌球蛋白的双螺旋结构上。静息时，肌钙蛋白的 TnT、TnI 分别与原肌球蛋白和肌动蛋白紧密相连，使原肌球蛋白保持在遮盖肌动蛋白上横桥的结合位点的位置，对两者的结合起阻碍作用。TnC 具有 Ca^{2+} 的结合位点，每分子 TnC 可结合 4 个 Ca^{2+}。

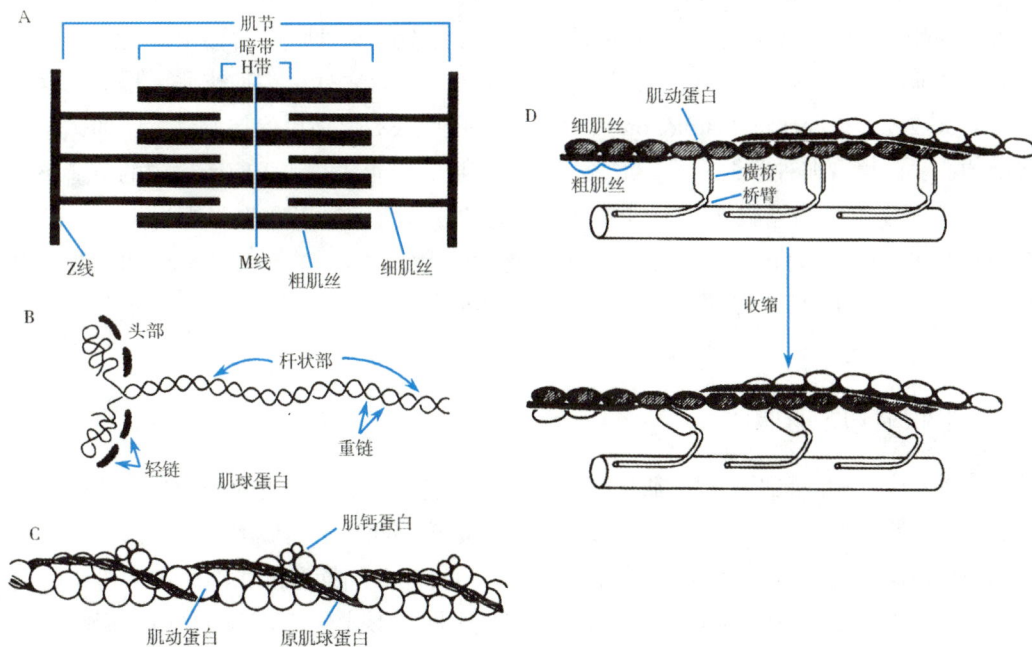

A：肌节的组成　B：肌球蛋白的分子组成　C：细肌丝的构成　D：横桥扭动

图 12-11　横纹肌的肌丝结构和肌丝滑行示意图

2. 肌丝滑行的过程　根据上述粗、细肌丝的分子结构和功能特点，目前公认的肌丝滑行的基本过程：当胞浆中 Ca^{2+} 浓度升高时，Ca^{2+} 迅速与 TnC 结合，引起肌钙蛋白构型改变，3 个亚单位间的连接由松散状态变得坚固，导致 TnI 与肌动蛋白的结合减弱，原肌球蛋白向肌动蛋白双螺旋沟槽的深部移动，肌动蛋白分子上能与肌球蛋白横桥结合的位点暴露（图 2-11D）。横桥与肌动蛋白结合后，ATP 酶被激活，水解 ATP 而释放出能量，引起横桥扭动，牵引肌动蛋白丝向 M 线方向移动。ATP 分解后，原来的横桥复位，并迅速与肌动蛋白分离。在 ATP 不断补充的情况下，横桥又重新和细肌丝的下一位点结合，重复上述的反应，如此周而复始，依次将细肌丝向 M 线方向牵拉。横桥与肌动蛋白结合、扭动、复位的过程称为**横桥周期**（cross-bridge cycling）。横桥的这种循环在一个肌小节以至整个肌肉中都是非同步进行的，这样才可能使肌肉产生恒定的张力和连续的缩短。在一定肌小节长度内，细肌丝滑动距离越大，肌张力也越大。活化的横桥数目愈多，肌张力和缩短的距离愈大。活化的横桥数目以及横桥周期活动的长短，是决定肌肉缩短程度、缩短速度以及所产生张力的关键因素。当 Ca^{2+} 浓度下降到临界阈值（10^{-7}mol/L）以下时，Ca^{2+} 与肌钙蛋白脱离，肌钙蛋白的 TnI 亚单位又重新与肌动蛋白连接，原肌球蛋白也恢复到原来位置，在肌肉弹性的被动牵引下，肌丝复位，肌肉松弛。

三、骨骼肌收缩的外部表现

骨骼肌收缩的效应为长度的缩短和（或）张力的增加，表现为等张收缩和等长收缩。根据刺激频率的不同，又可以出现单收缩和强直收缩等收缩形式。

（一）等张收缩和等长收缩

当肌肉发生兴奋出现收缩时，根据肌肉的长度与张力的改变，可分为等张收缩和等长收缩两种形式。将骨骼肌标本一端固定，另一端处于游离状态，电刺激引起肌肉兴奋，于是肌肉开始以一定的速度缩短，这种收缩的特点肌肉收缩时长度明显缩短但张力始终不变，这种收缩形式称为**等张收缩**（isotonic contraction）。肌肉长度缩短可使躯体对抗某种阻力而移位，完成一定的物理功；如果在实验时将肌肉两端固定，肌肉收缩时，其长度不能缩短，但肌肉张力增大，这种收缩形式称为**等长收缩**（isometric contraction）。在体内，肌肉张力增加可保持躯体一定的体位，但无移位和做功。肌肉出现何种收缩形式，取决于肌肉本身的功能状态和肌肉所遇到的负荷条件。一些与维持身体固定姿势和克服外力（如重力）有关的肌肉收缩时以产生张力为主，近于等长收缩；一些与肢体运动有关的肌肉，则表现为不同程度的等张收缩。在整体内骨骼肌的收缩多表现为既改变长度又增加张力的混合收缩形式。但由于不同部位肌肉的附着或功能特点不同，其收缩形式有所侧重。

（二）单收缩和强直收缩

根据施予肌肉的刺激频率不同，肌肉兴奋收缩时可呈单收缩和强直收缩两种形式。在实验条件下，给予骨骼肌一次单个电刺激，可产生一次动作电位，随后引起肌肉发生一次迅速而短暂的收缩，称为**单收缩**（single twitch）。单收缩整个过程可分为收缩期和舒张期。如果给肌肉以连续的短促刺激，随着刺激频率的不同，肌肉收缩会出现不同的形式。当频率较低时，后一个刺激落在前一个刺激引起的收缩过程结束之后，则只引起一连串各自分开的单收缩。随频率增加，若后一个刺激落在前一个刺激引起的收缩过程中的舒张期，则形成不完全强直收缩，表现为顶端呈锯齿状的收缩曲线。若刺激频率再增加，每一个后续的刺激落在前一个收缩过程中的收缩期，则各次收缩的张力变化和长度缩短完全融合或叠加起来，就形成完全强直收缩，呈顶端光滑的收缩曲线（图 12-12）。不完全强直收缩与完全强直收缩均称为**强直收缩**（tetanus）。

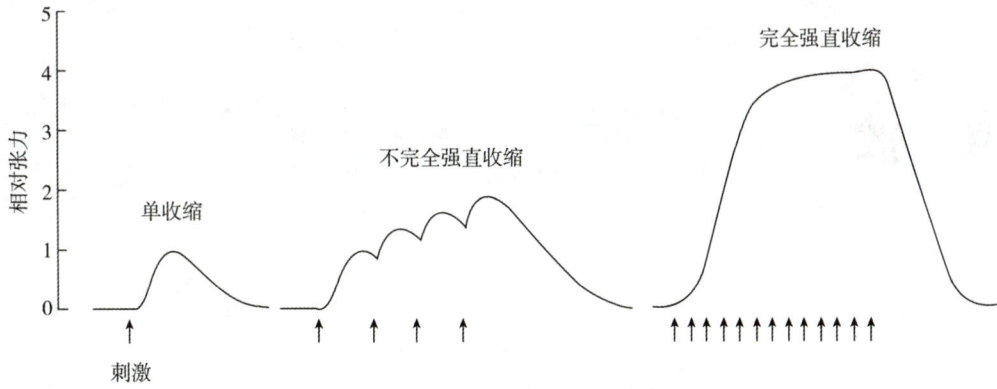

图 12-12　不同频率的刺激对骨骼肌收缩形式的影响

思考题

1. 单纯扩散和易化扩散有何异同？请举例说明。
2. 简述动作电位的基本特征。
3. 以神经和骨骼肌细胞为例，试述静息电位和动作电位的概念及其产生机制。
4. 试述 G 蛋白耦联受体介导的主要信号转导通路。
5. 试述骨骼肌兴奋 – 收缩耦联的概念和基本步骤。

第十三章

血液

扫一扫，查阅本章数字资源，含PPT、音视频、图片等

血液（blood）是一种液体组织，在心血管系统内周而复始地循环流动，具有运输、缓冲、传递信息和防御等多种生理功能，对内环境稳态的维持及机体各种生理功能的正常进行起着极其重要的作用。很多疾病可导致血液的成分或性质发生特征性变化，故血液检查对临床诊断具有重要意义。

第一节 概 述

一、血液的组成和血量

血液由**血浆**（plasma）和悬浮于其中的**血细胞**（blood cell，hemocyte）组成。血细胞可分为红细胞、白细胞和血小板，其中以红细胞的数量最多。

（一）血细胞比容

取一定量的血液与抗凝剂混匀后，置于比容管中（图13-1），并以3000转/分的速度离心30分钟，可观察到管内血液分层现象：上层淡黄色液体为血浆，下层红色的为红细胞，两者之间有一白色薄层是白细胞和血小板。血细胞在血液中所占的容积百分比称为**血细胞比容**（hematocrit）或血细胞压积。由于红细胞的数量约占血细胞总数的99%，因此可以用红细胞比容代表血细胞比容。正常成年男性红细胞比容为40%～50%，女性为37%～48%，新生儿约55%。贫血患者血细胞比容降低；红细胞增多症或严重脱水患者血细胞比容增高。

（二）血浆

1. 血浆的成分 血浆的主要成分是水、蛋白质、无机盐、小分子有机物及一些气体等。其中水占血浆总量的91%～92%，血浆蛋白质占6%～8%，无机盐约占1%，其余为小分子的有机化合物，如营养物质、代谢产物和激素等。

2. 血浆蛋白的组成及功能 血浆蛋白（blood protein）是血浆中多种蛋白质的总称。用盐析法可将血浆蛋白分为**白蛋白**（albumin）、**球蛋白**（globulin）和**纤维蛋白原**（fibrinogen）。用电泳

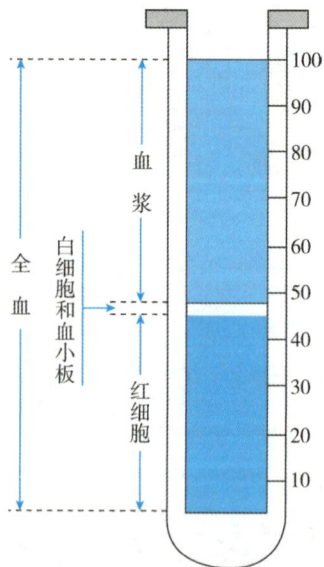

图 13-1 血液的组成示意图

法又可将球蛋白进一步分为 α_1、α_2、β、γ 球蛋白等。正常人血浆蛋白的含量为 65～85g/L，其中分子量较小的白蛋白含量最多，为 40～48g/L，球蛋白为 15～30g/L，白蛋白/球蛋白（A/G）的值为 1.5～2.5。白蛋白和大多数球蛋白主要由肝脏产生，因此肝脏疾病时常引起白蛋白与球蛋白的比值下降。

血浆蛋白主要具有运输物质，缓冲血浆 pH，形成血浆胶体渗透压，参与凝血、抗凝、纤溶，参与免疫、防御等多种生理功能。血浆蛋白的营养作用是指其被单核细胞吞噬后，可被分解成氨基酸，用于其他蛋白质的合成。

（三）血量

血量（blood volume）是指全身血液的总量，包括循环血量和储存血量。循环血量是指在心血管中循环流动速度较快的血液量，占总血量的 80%。其余的血液则储存在肝、肺及腹腔静脉丛等处，称为储存血量。在机体大失血时，可动员储存血量加入循环血量中，以维持正常血压及心、脑等重要脏器的血液供应。正常成年人血液总量占体重的 7%～8%，相当于每千克体重 70～80ml 血液。如体重 50kg 的人，其血量为 3.5～4.0L。血量的正常及相对稳定对于维持生命活动有极其重要的意义。

二、血液的理化特性

（一）血液的比重

正常人全血的比重为 1.050～1.060，主要取决于血液中红细胞的数量；血浆的比重为 1.025～1.030，主要取决于血浆中蛋白质的含量；红细胞比重大于血浆，为 1.090～1.092，主要取决于红细胞内血红蛋白的含量。

（二）血液的黏滞性

血液具有一定的黏滞性，这是由于血液内部分子或颗粒之间的摩擦所形成的。若以水的黏度为 1 计，血液的相对黏度为 4～5，血浆的相对黏度为 1.6～2.4。全血黏滞性的大小主要取决于所含红细胞的数量。因此，红细胞数量增多时，血液黏滞性增大。血液黏滞性是影响血流阻力的一个重要因素，血液黏度还受温度和血流切率的影响。当某些疾病导致血流速度缓慢时，红细胞容易发生叠连，使血液黏滞性增大，从而增加了血流阻力，影响血液循环的正常进行。

（三）血浆渗透压

1. 渗透现象与渗透压 用半透膜将两种不同浓度的相同溶液隔开时，可见水分子从低浓度溶液一侧通过半透膜向高浓度溶液一侧扩散，此现象称为**渗透**（osmotic）。半透膜是一种只允许水分子自由通过，而溶质分子不能通过的薄膜。渗透现象的产生需要具备两个条件：一是有半透膜存在；二是半透膜两侧单位体积内溶质分子数目不相等。产生此渗透作用的力量称为渗透压，即溶液中溶质颗粒对水的吸引力。渗透压的高低与单位体积溶液中溶质的颗粒数目成正比，而与溶质的种类和颗粒的大小无关。生物体内渗透压单位通常用**毫渗透摩尔** [mOsm/（kg·H_2O）] 表示，简称毫渗。

2. 血浆渗透压 血浆中存在着大量的溶质颗粒。其中，晶体颗粒有 Na^+、Cl^-、葡萄糖、尿素等各种无机盐和小分子有机物，胶体颗粒有各种血浆蛋白，如白蛋白、球蛋白等。

血浆渗透压（plasma osmotic pressure）由晶体渗透压和胶体渗透压两部分组成。正常值约为 300 mOsm/（kg·H_2O）。**晶体渗透压**（crstal osmotic pressure）由溶解于血浆中的晶体物质，主要是 NaCl 形成。由于晶体物质分子较小，在水溶液中大部分又起到电离作用，所以颗粒数目较多，形成的渗透压大，约为 298.5 mOsm/（kg·H_2O）。**胶体渗透压**（colloid osmotic pressure）由血浆中的蛋白质形成，一般不超过 1.5 mOsm/（kg·H_2O）。在血浆蛋白中，白蛋白的分子量小，数量多，故血浆胶体渗透压主要由白蛋白形成。

水分子易通过细胞膜，但大部分晶体物质却不易通过，故细胞外液晶体渗透压的相对稳定，对于保持细胞（特别是红细胞）内外的水平衡、维持细胞的正常形态和功能有重要作用。如果血浆晶体渗透压升高，可因细胞内水的移出而致细胞皱缩；如果血浆晶体渗透压降低，水则移向细胞内，导致细胞肿胀，甚至破裂。红细胞破裂导致血红蛋白逸出的现象，称为溶血。

水及晶体物质能自由通过毛细血管壁，因此，血浆与组织液中晶体物质的浓度几乎相等，它们的晶体渗透压也基本相等。而血浆蛋白质一般不能通过毛细血管壁，组织液的蛋白质含量很低，故血浆胶体渗透压高于组织液的胶体渗透压，从而形成一种吸引组织液中水向血管内回流的作用。因此，血浆胶体渗透压虽然很小，但对于维持血管内外水的平衡及血量的保持具有重要作用。如果血浆蛋白减少，血浆胶体渗透压下降，会导致组织液回流减少，液体滞留在血管外，引起组织水肿。而大量呕吐或腹泻时，因水分丢失过多而导致血浆胶体渗透压升高，组织间隙的水会移向血浆，引起组织脱水。

凡渗透压与血浆渗透压相等的溶液，统称为等渗溶液，如 0.9%NaCl 溶液（又称生理盐水）和 5% 葡萄糖溶液。低于血浆渗透压的溶液称为低渗溶液，如 0.42%NaCl 溶液；高于血浆渗透压的溶液称为高渗溶液，如 10% 葡萄糖溶液。能使悬浮于其中的红细胞保持正常体积和形态的溶液，称为等张溶液。0.9%NaCl 溶液和 5% 葡萄糖溶液既是等渗溶液，也是等张溶液。1.9% 尿素溶液虽然是等渗溶液，但尿素能自由通过细胞膜，如果将细胞置于其中会导致溶血。因此，等张溶液一定是等渗溶液，而等渗溶液不一定是等张溶液。临床给患者输液时常选用生理盐水等等渗溶液。

（四）血浆酸碱度

正常人血浆 pH 值为 7.35～7.45。当血浆 pH 值低于 7.35 时为酸中毒，高于 7.45 则为碱中毒。如血浆 pH 值低于 6.9 或高于 7.8，都将危及生命。

血浆中存在着一系列缓冲对，它们构成血液的酸碱缓冲系统。血浆中的主要缓冲对包括 $NaHCO_3/H_2CO_3$、蛋白质钠盐 / 蛋白质、Na_2HPO_4/NaH_2PO_4，其中最主要的是 $NaHCO_3/H_2CO_3$，只要两者比值保持在 20∶1，血浆 pH 值就可以稳定在正常范围。红细胞中的主要缓冲对包括血红蛋白钾盐 / 血红蛋白、氧合血红蛋白钾盐 / 氧合血红蛋白、K_2HPO_4/KH_2PO_4、$KHCO_3/H_2CO_3$ 等。在正常情况下，当各种原因导致体内酸或碱性物质增高时，由于这些缓冲对的缓冲作用，可使血浆 pH 值变化不至于过大。加之肺的排酸功能，以及肾脏的排酸保碱作用，可维持血浆 pH 值相对稳定。

第二节　血细胞生理

一、红细胞

（一）红细胞的形态、数量与功能

正常**红细胞**（erythrocyte，或 red blood cell，RBC）呈双凹圆碟形，直径 7～8μm，周边较厚，中央较薄，具有较大的表面积与体积之比，以利于气体交换。成熟红细胞内无细胞核，内含大量**血红蛋白**（hemoglobin，Hb）。

红细胞是血液中数量最多的血细胞。我国正常成年男性的红细胞数量为（4.0～5.5）× 10^{12}/L；正常成年女性为（3.5～5.0）× 10^{12}/L；新生儿可高达 6.0×10^{12}/L 以上。红细胞内的功能蛋白质主要是血红蛋白。我国成年男性血红蛋白正常值为 120～160g/L；成年女性为 110～150g/L。性别、年龄、居住环境及机体的功能状态均可影响红细胞数量和血红蛋白浓度。如新生儿的红细胞数量和血红蛋白含量均较高，至 2～3 个月时降到最低，随后缓慢回升，到青春期已接近成人水平；由于性激素的影响，成年男性与女性红细胞数值出现差异；高原居民红细胞数量与血红蛋白量均高于海平面居民。血液中红细胞的数量和血红蛋白的含量低于正常值称为贫血。

红细胞的生理功能主要是运输 O_2 和 CO_2。此功能由红细胞内的血红蛋白完成。因此，红细胞一旦破裂，致血红蛋白逸出，则丧失运输气体的作用。

红细胞内有多种缓冲对，它们能有效地缓冲体内过多的酸或碱性物质，以维持血浆 pH 值的相对稳定。

（二）红细胞的生理特性

1. 可塑变形性　在血液循环中，红细胞在通过直径比它小的毛细血管或血窦孔隙时，可发生卷曲变形，通过后又恢复原状，这一特性称为红细胞的**可塑变形性**（plastic deformation of erythrocyte）。这种可塑变形能力与红细胞膜的弹性、流动性以及表面积成正比，与红细胞黏滞性成反比。当红细胞内血红蛋白浓度增高或变性时，可使红细胞黏度增大而不易变形，以致难以通过微循环，导致小血管淤滞栓塞。

2. 悬浮稳定性　将盛有抗凝血的血沉管垂直静置，红细胞因密度大于血浆而下沉，但正常时下沉速度缓慢，说明红细胞能相对稳定地悬浮于血浆中，这种特性称为**悬浮稳定性**（suspension stability of erythrocyte）。通常以第一小时末血沉管中出现的血浆柱的高度（mm）来表示红细胞沉降的速度，称为**红细胞沉降率**（erythrocyte sedimentation rate，ESR），简称血沉。成年男性血沉的正常值为 0～15mm/h，女性为 0～20mm/h。红细胞沉降率愈大，表示红细胞的悬浮稳定性愈差。

红细胞具有悬浮稳定性主要是因为红细胞与血浆之间的摩擦力阻碍了红细胞的下沉。双凹圆碟形的红细胞，其表面积 / 体积比值大，故产生的摩擦力也大，因此下沉缓慢。在患某些疾病时，如活动性肺结核、风湿热等，红细胞能彼此较快地以凹面相贴，重叠在一起，形成**红细胞叠连**（rouleaux formation of erythrocyte）。红细胞叠连后，其表面积 / 体积的比值减小，与血浆的摩擦力减小，使血沉加快。血沉快慢和红细胞发生叠连的难易主要取决于血浆而非红细胞本身。通常，血浆中球蛋白、纤维蛋白原含量增多，可加速红细胞叠连，使血沉加快；而血浆中白蛋白、卵磷脂增多时，红细胞不易叠连，血沉减慢。

3. 渗透脆性   红细胞在低渗盐溶液中发生膨胀、破裂，甚至溶血的特性，称为**红细胞渗透脆性**（osmotic fragility of erythrocyte），可表示红细胞对低渗盐溶液的抵抗能力。渗透脆性小，表示红细胞对低渗溶液的抵抗能力大；反之，渗透脆性大，则表示抵抗力小，红细胞易破裂。

正常人的红细胞一般在 0.42% 的 NaCl 溶液中开始溶血，在 0.35% 的 NaCl 溶液中完全溶血。某些溶血性疾病患者，其红细胞开始溶血和完全溶血的 NaCl 溶液浓度均比正常人高，表明红细胞渗透脆性大。初成熟的红细胞渗透脆性小，抵抗力大，不易破裂；而衰老的红细胞则因渗透脆性大较易破裂。

（三）红细胞的生成及其调节

1. 红细胞的生成过程   各类血细胞的生成均起源于**造血干细胞**（hemopoietic stem cells）。血细胞的生成过程称为**造血**（hemopoiesis）。在胚胎发育初期，造血器官主要是卵黄囊，继而依次由肝、脾、骨髓造血。出生后，骨髓成为人体主要的造血器官，但在造血需要增加时，肝、脾可参与代偿性造血以补充骨髓功能的不足。成人的造血骨髓仅位于一些扁骨、椎骨和长骨近端骨骺处的红骨髓。若成年后还出现骨髓外造血现象，则是造血功能紊乱的表现。

一般把造血过程分为造血干细胞阶段、定向祖细胞阶段和前体细胞阶段。造血干细胞通过自我更新维持自身数量恒定；同时，接受骨髓造血微环境影响及体液因子调控，向各系定向祖细胞分化，形成红系定向祖细胞（CFU-E）、粒-单核系祖细胞（CFU-GM）、巨核系祖细胞（CFU-MK）和淋巴系祖细胞（CFU-L）。在前体细胞阶段，血细胞已发育成形态可辨的各系幼稚细胞，这些幼稚细胞进一步分化成熟，成为具有特殊功能的各类终末成熟的血细胞。

红细胞的生成经历造血干细胞→多系定向祖细胞→红系祖细胞→原红细胞→早幼红细胞→中幼红细胞→晚幼红细胞→网织红细胞→成熟红细胞等过程。

2. 红细胞生成所需物质   红细胞的主要成分是血红蛋白，而血红蛋白由珠蛋白和含亚铁的血红素构成，故合成血红蛋白的基本原料是蛋白质和铁。维生素 B_{12} 和叶酸是幼红细胞在发育、成熟过程中所需的辅助因子。另外，红细胞的生成还需要氨基酸、维生素 B_2、维生素 B_6、维生素 C、维生素 E 和微量元素等。

（1）铁   铁是合成血红蛋白必需的原料。正常人每日合成血红蛋白需要 20 ～ 30mg 铁。其中 5% 来自从食物中吸收的铁，95% 来自衰老红细胞破坏后释放的铁。衰老的红细胞被巨噬细胞吞噬后，血红蛋白被分解释放出铁，铁聚集成铁黄素颗粒沉积于巨噬细胞内，血浆中的转铁蛋白穿行在巨噬细胞和幼红细胞之间，将铁运至骨髓参与红细胞的生成。这个过程也称为体内铁的再利用循环。任何原因造成体内缺铁或铁代谢紊乱，均可导致血红蛋白合成减少，红细胞体积减小，产生低色素小细胞性贫血，即缺铁性贫血。

（2）叶酸与维生素 B_{12} 叶酸与维生素 B_{12} 是合成 DNA 所需的重要辅酶。人体每天约需 200μg 叶酸，主要由食物提供。叶酸在体内需要转化为四氢叶酸才能参与红细胞 DNA 的合成，叶酸的活化需要维生素 B_{12} 的参与。维生素 B_{12} 又称钴胺素，主要存在于动物性食品中。食物中的维生素 B_{12} 必须与胃黏膜壁细胞分泌的内因子结合形成复合物，才能到达回肠远端而被吸收。如果由于胃大部分切除或萎缩性胃炎等造成内因子缺乏，均可导致维生素 B_{12} 吸收障碍，从而使叶酸的利用率下降，影响红细胞 DNA 的合成，使细胞核发育障碍，幼红细胞分裂减慢，核质发育不平衡，红细胞体积增大引起巨幼红细胞性贫血。

3.红细胞生成的调节　有两种造血调节因子分别调节不同发育阶段红系祖细胞的生长：一种是由白细胞产生的糖蛋白，称为**爆式促进因子**（burst promoting activator，BPA），它可加强早期红系祖细胞的增殖活动；另一种是**促红细胞生成素**（erythropoietin，EPO），主要促进晚期红系祖细胞的发育、增殖，启动珠蛋白合成，使血红蛋白合成增加，加速红细胞多阶段的分化及网织红细胞释放。EPO主要由肾皮质肾小管周围的间质细胞合成，肝脏也可合成少量EPO。当组织细胞低氧时，肾脏合成EPO增加，红细胞生成增多，从而缓解低氧状况。

此外，雄激素对红细胞生成也有促进作用。它既可以促进肾脏产生EPO，又能增加骨髓红系祖细胞的数量。成年男性的红细胞数量和血红蛋白含量高于女性，与性激素的不同有关。甲状腺激素、生长激素、糖皮质激素可改变组织对O_2的要求而间接影响红细胞生成。

（四）红细胞寿命与破坏

正常人红细胞的平均寿命约120天。红细胞的破坏有血管内、血管外两种方式。血管内破坏是指在血流湍急处，衰老的红细胞因机械冲击而破裂，释放出来的血红蛋白与血浆中的触珠蛋白（一种α_2球蛋白）结合，进而被肝脏摄取，经脱铁后转为胆色素。当严重溶血时，血浆中血红蛋白浓度过高，超出触珠蛋白与之结合的能力，导致未能与触珠蛋白结合的血红蛋白经肾脏从尿排出，出现血红蛋白尿。血管外破坏的场所主要在脾脏和肝脏。衰老红细胞变形能力减弱，脆性增高，难以通过比它直径小的血窦孔隙，因此容易滞留于脾而被网状内皮系统中的巨噬细胞所吞噬，血红蛋白被分解释放出铁，铁可被再利用以合成新的红细胞，脱铁血色素则转为胆红素在肝脏代谢，随胆汁进入肠道，最后排出体外。当脾功能亢进时，可因红细胞破坏过多，造成脾性贫血。

二、白细胞

（一）白细胞的数量和分类

白细胞（leukocyte，或white blood cell，WBC）是一类无色有核，在血液中呈球形的细胞。正常成年人白细胞总数为（4.0～10.0）×10^9/L。生理情况下，白细胞数目变动范围很大：新生儿高于成年人；进食、疼痛、情绪激动及剧烈运动时均可升高；女性在月经、妊娠和分娩期，白细胞数目也有所升高。此外，白细胞数目有昼夜变动，下午较清晨时高。

根据胞浆内有无特殊颗粒可将白细胞分为粒细胞和无粒细胞，粒细胞根据胞质颗粒的嗜色特性又可分为中性粒细胞、嗜酸性粒细胞和嗜碱性粒细胞。无粒细胞分为单核细胞和淋巴细胞。各类白细胞的正常值、百分比及主要功能见表13-1。

表 13-1　正常成人各类白细胞的正常值、百分比及主要功能

名称	正常值（×10^9/L）	百分比（%）	主要功能
中性粒细胞	2.0～7.0	50～70	吞噬细菌、衰老红细胞等
嗜酸性粒细胞	0.02～0.5	0.5～5	参与蠕虫免疫；限制超敏反应
嗜碱性粒细胞	0～0.1	0～1	释放组胺与肝素，参与超敏反应
淋巴细胞	0.8～4.0	20～40	参与特异性免疫
单核细胞	0.12～0.8	3～8	吞噬各种病原微生物和衰老红细胞，释放多种细胞因子

（二）白细胞的生理特性和功能

白细胞具有变形、游走、趋化、吞噬和分泌等生理特性。除淋巴细胞外，其他白细胞均有一定的变形能力，可通过变形运动穿过毛细血管壁进入组织，这一过程称为**白细胞渗出**（diapedisis）。白细胞具有向某些化学物质游走的特性，称为**趋化性**（chemotaxis）。一些抗原-抗体复合物、细胞的降解产物、细菌产生的肽类、脂类物质、激肽释放酶等均可使白细胞产生趋化性。白细胞到达细菌、异物周围后，通过识别、黏着，然后伸出伪足包绕之，以吞噬的方式将其吞入胞内，胞内的溶酶体释放水解酶将细菌或异物进一步消化分解。白细胞还可分泌白细胞介素、干扰素、肿瘤坏死因子等多种细胞因子，参与炎症和免疫反应的调控。

各类白细胞均参与机体的免疫、防御功能，对防止病原微生物的入侵具有重要作用。但各类白细胞的具体生理功能又有所不同。

1. 中性粒细胞　中性粒细胞（neutrophil）是白细胞中数量最多的。血液中的中性粒细胞约有一半随血液循环，称为循环池，白细胞计数反映这部分中性粒细胞的数量；另一半则附着在小血管壁上，称为边缘池。这两部分细胞可相互交换，保持动态平衡。另外，骨髓中还储备了大量成熟的中性粒细胞。当机体需要时，边缘池粒细胞和骨髓储备粒细胞可大量进入血液循环发挥其防御功能。中性粒细胞在血液中仅能停留 6～8 小时，当其穿过血管壁进入组织后，就不再返回血流。

中性粒细胞的变形能力、趋化性和吞噬能力都很强，在血液的非特异性免疫中起着十分重要的作用，它处于机体抵御病原微生物，特别是化脓性细菌入侵的第一道防线。中性粒细胞胞浆内的颗粒富含各种水解酶、吞噬素和溶菌酶等，能将吞噬物进一步消化分解。中性粒细胞在吞噬了数十个细菌后，会出现自身解体，释放的各种溶酶体酶又可溶解周围组织而形成脓液。另外，中性粒细胞还可吞噬、清除抗原-抗体复合物以及衰老、坏死的细胞和组织碎片等。当中性粒细胞的数量明显减少时，机体的抵抗力下降，容易发生感染。

2. 嗜酸性粒细胞　嗜酸性粒细胞（eosinophil）有微弱的吞噬能力，因缺乏溶菌酶，基本上无杀菌作用。其主要功能有：①抑制嗜碱性粒细胞在速发型超敏反应中的作用。当嗜碱性粒细胞被激活时，释放嗜酸性粒细胞趋化因子 A，使嗜酸性粒细胞聚集于该病变局部，进而嗜酸性粒细胞从三方面发挥作用：一是产生和释放前列腺素 E，抑制嗜碱性粒细胞合成和释放生物活性物质；二是吞噬嗜碱性粒细胞排出的颗粒，使其不能发挥作用；三是释放组胺酶等，破坏嗜碱性粒细胞所释放的组胺等活性物质。②参与对蠕虫的免疫反应。嗜酸性粒细胞可借助抗体和补体黏着在蠕虫上，释放颗粒内所含酶类，损伤幼虫虫体。因此，超敏反应或某些寄生虫感染时，血液中嗜酸性粒细胞数目及百分比升高。

3. 嗜碱性粒细胞　嗜碱性粒细胞（basophil）是数量最少的一类白细胞。其胞浆内充满大小不等的颗粒，颗粒内含有肝素、组胺、嗜酸性粒细胞趋化因子 A 等。当嗜碱性粒细胞活化时，除释放颗粒中的介质外，还可合成、释放白三烯（过敏性慢反应物质）和 IL-4、TNF-α 等细胞因子。其中组胺、过敏性慢反应物质可使毛细血管通透性增加，支气管、消化道等处的平滑肌收缩，出现荨麻疹、哮喘、腹痛、腹泻等超敏反应。此外，嗜碱性粒细胞还释放出趋化因子，吸引嗜酸性粒细胞聚集于局部以减轻超敏反应。

4. 单核细胞　单核细胞（monocyte）是血细胞中体积最大的细胞。血液中的单核细胞尚未成熟，在血液中停留 2～3 天后迁移入组织中，继续发育成为体积更大的**巨噬细胞**（macrophage）。巨噬细胞内溶酶体颗粒和线粒体数目增多，故具有更强的吞噬能力，对于某些细胞内细菌、真菌和原虫的杀伤极为关键；并可以识别和清除衰老或破损的细胞；被激活了的单核－巨噬细胞能合成和释放多种细胞因子，如白细胞介素、干扰素、肿瘤坏死因子等，参与对其他细胞活动的调控；对肿瘤细胞亦具强大的杀伤能力。活化了的单核－巨噬细胞还能有效地加工处理抗原，作为抗原提呈细胞在特异性免疫应答的诱导和调节中发挥关键性作用。

5. 淋巴细胞　淋巴细胞（lymphocyte）在机体的特异性免疫应答过程中起核心作用，执行特异性免疫反应。根据发生过程、形态结构、表面标志与功能可将淋巴细胞分为 T 细胞、B 细胞和自然杀伤细胞（NK 细胞）三大类，各类又可进一步分为多种亚型。T 细胞主要执行**细胞免疫**（cellular immunity）功能，当 T 细胞受抗原刺激变成致敏细胞后，可通过直接接触、产生淋巴因子或与 B 细胞协同等方式杀死靶细胞。B 细胞主要执行**体液免疫**（humoral immunity）功能，当 B 细胞受到抗原刺激变成免疫活性细胞后，可转变为浆细胞，产生各种抗体，通过体液运输，与相应的抗原发生免疫反应，达到消除抗原的目的。NK 细胞是先天免疫中一类重要的淋巴细胞，通过释放细胞毒和淋巴因子，在抗肿瘤、抗感染、免疫调节和造血调控等方面发挥重要作用。

（三）白细胞的生成与调节

各类白细胞均起源于骨髓中的造血干细胞，其发育过程经历定向祖细胞、可识别的前体细胞等阶段，最后成为具有多种功能的成熟白细胞。

刺激白细胞生长发育、分化增殖的造血调节因子是由淋巴细胞、单核细胞、成纤维细胞和内皮细胞合成和分泌的。由于有些造血调节因子在体外可刺激造血细胞生成集落，故又称**集落刺激因子**（colony stimulating factor，CSF）。促进白细胞生成的 CSF 有粒－巨噬细胞集落刺激因子（GM-CSF）、粒系集落刺激因子（G-CSF）和巨噬系集落刺激因子（M-CSF）。另外，还发现一类抑制白细胞生成的抑制因子，如乳铁蛋白和转化生长因子 β 等。

（四）白细胞的寿命

由于白细胞主要在组织中发挥作用，故各种白细胞的寿命较难准确判断且相差较大。一般来说，中性粒细胞在血液循环中停留 6～8 小时，嗜酸粒细胞停留 6 小时，嗜碱粒细胞在血液中也仅停留几个小时，之后游出血管壁进入组织行使其功能或死亡。单核细胞进入组织转变为巨噬细胞，其寿命从数月至数年不等。约有 10% 的巨噬细胞仍能复制 DNA 并有增殖能力。各种淋巴细胞的寿命各不相同：效应 T 细胞寿命仅 1 周左右；而记忆性 T 细胞寿命可长达数年，甚至终身；B 淋巴细胞寿命较短，一般只能生存 3～4 天。

三、血小板

（一）血小板的形态和数量

血小板（platelet，或 thrombocyte）是从骨髓中成熟的巨核细胞胞质裂解脱落下来的具有生物活性的胞质碎片，有完整的质膜，无细胞核，呈双凸圆碟形，直径 2～4μm。血管损伤时被激活的血小板，伸出丝状伪足而呈不规则形。电镜下血小板的超微结构包括大小不等的颗粒、管道系统、溶酶体及线粒体等。血小板内的颗粒有 α－颗粒和致密体。血小板膜上有多种**糖蛋白**（glycoprotein，GP），如糖蛋白复合物 GPⅠb/Ⅸ/Ⅴ、GPⅡb/Ⅲa，它们具有受体功能，与相应配体结合后在血小板的特性和功能中具有重要意义。

正常成人血小板数量为（100～300）× 10^9/L，可有生理性波动。午后、进食、剧烈运动后、妊娠中晚期血小板的数量均可升高；静脉血中较动脉血中的数量多；冬季较春季多。当血小板高于 $1000 \times 10^9/L$，可使血黏度升高，易形成血栓，导致心肌梗死、脑血管栓塞等血栓性疾病。

（二）血小板的生理特性

1. 黏附   血小板与非血小板表面的黏着称为血小板的**黏附作用**（platelet adhesion）。血小板并不能黏附于正常内皮细胞的表面，只有当血管内膜受损暴露出胶原组织，血小板便黏着于胶原组织上。参与黏附过程的成分包括血小板膜糖蛋白、胶原组织、抗血管性假血友病因子（vWF）和纤维蛋白原等。黏附是血小板发挥止血和凝血作用的起始步骤。如果血小板的黏附功能受损，则可能发生出血倾向。

2. 聚集   血小板与血小板之间的相互黏着称为**血小板聚集**（platelet aggregation）。当血小板黏附于血管破损处，血小板膜上 GPⅡb/Ⅲa 活化，在 Ca^{2+} 作用下，纤维蛋白原与 GPⅡb/Ⅲa 结合，从而连接相邻的血小板，使血小板聚集成团。血小板的聚集通常先后出现两个时相。第一聚集时相发生迅速，也能迅速解聚，是可逆性聚集；第二聚集时相发生缓慢，一旦发生则不能解聚，为不可逆性聚集。引起血小板聚集的途径有四种：① ADP 途径：少量 ADP 可诱导血小板发生可逆性聚集，但由血小板释放出来的内源性 ADP 则可引起其不可逆的聚集。②血栓烷 A_2（TXA_2）途径：血小板被激活后，膜磷脂酶 A_2 也被激活，进而裂解膜磷脂，游离出花生四烯酸，再经一系列酶的催化生成 TXA_2。TXA_2 可降低血小板内 cAMP 浓度，并使血小板释放内源性 ADP，导致血小板发生不可逆的聚集。小剂量阿司匹林能减少 TXA_2 生成，具有抗血小板聚集的作用，对预防冠心病和脑血栓有一定的作用。③血小板激活因子途径：白细胞和巨噬细胞在吞噬异物时可释放血小板激活因子，后者可使血小板发生不可逆性聚集。④其他途径：胶原、凝血酶等均可促进血小板聚集。

3. 释放   当血小板黏附、聚集在血管壁的同时，可将储存在 α - 颗粒、致密体或溶酶体中的活性物质释放出来，这种现象称为**血小板释放**（platelet release）。释放出的物质主要有 ADP、ATP、5-HT、Ca^{2+}、β - 血小板球蛋白、血小板因子 4（PF_4）、vWF、纤维蛋白原、凝血因子Ⅴ、凝血酶敏感蛋白等。血小板还可临时合成并即时释放 TXA_2。引起血小板聚集的因素多数能引起血小板释放反应。血小板释放的物质可进一步促进血小板的活化、聚集，加速止血过程。

4. 吸附   血小板具有吸附血浆中多种凝血因子于其表面的特性，使受损血管局部的凝血因子浓度升高，加速血液凝固过程。

5. 收缩   血凝块形成后，在 Ca^{2+} 参与下，通过血小板收缩蛋白的作用，使血凝块收缩形成坚实的止血栓，封闭创口，加强止血。

（三）血小板的功能

1. 参与生理性止血   血小板参与生理性止血的全过程。正常人小血管破损后引起的出血在数分钟内将自行停止，称为**生理性止血**（physiological hemostasis）。生理性止血包括三个过程：①血管收缩：黏附于损伤部位的血小板释放 5-HT、儿茶酚胺、TXA_2 等引起受损血管局部及附近的小血管收缩，使局部血流减少，起到立即止血或减少出血的作用。②血小板止血栓形成：血管内皮损伤，内皮下组织暴露，激活血小板，使血小板黏附、聚集于血管破损处，形成一个松软的血小板止血栓，堵塞伤口，此为一期止血。③血液凝固：血管受损也可激活凝血系统，在局部迅速发生血液凝固，使血浆中可溶的纤维蛋白原变成不溶性的纤维蛋白，并交织成网，加固止血栓，达到有效止血，此为二期止血。通常在凝血系统激活的同时也有抗凝和纤维蛋白溶解系统的激活，以限制凝血过程，防止血凝块过度增大及破损区以外发生血液凝固。

生理性止血的三个过程相继发生并相互重叠，彼此密切相关、相互促进，使生理性止血能及时而快速地进行。当血小板减少或功能降低时，出血时间就会延长，甚至出血不止。

2. 促进凝血　血小板有很强的促凝血作用，其机制主要包括以下几个方面：①血小板膜表面吸附多种凝血因子，还能释放出纤维蛋白原、凝血因子 V 等凝血因子，加速凝血过程。②血小板为凝血因子的激活提供磷脂表面，如血小板因子 3（PF_3），参与凝血酶原酶复合物形成，并使凝血酶原的激活加速 20000 倍。③血小板内的收缩蛋白收缩，引起血凝块回缩，使血凝块变得更加坚实，牢固地封住血管的破口。

3. 对血管壁的修复支持作用　正常情况下，血小板能够融合到血管内皮中，以填补内皮细胞脱落后留下的空隙，从而维持血管屏障，使红细胞不能逸出血管外。此外，血小板还可释放**血管内皮生长因子**（vascular endothelial growth factor，VEGF）和**血小板源生长因子**（platelet–derived growth factor，PDGF），促进血管内皮细胞、平滑肌细胞和成纤维细胞的增殖，从而促进受损血管的修复。当血小板减少至 $50 \times 10^9/L$ 以下时，毛细血管壁脆性增加，微小创伤便可引起皮肤和黏膜下出血，临床上称为血小板减少性紫癜。

（四）血小板的生成与调节

生成血小板的巨核细胞也起源于骨髓的造血干细胞，其分化经历巨核系祖细胞、原巨核细胞、幼巨核细胞，最后发育成成熟的巨核细胞。成熟的巨核细胞胞质突起在骨髓腔脱落，形成血小板并进入血液。一个巨核细胞可脱落产生 2000～7700 个血小板。从原始巨核细胞到血小板释放入血需 8～10 天。进入血液中的血小板，约 2/3 随血液循环，其余储存在脾脏和肝脏。近年来有研究报道，肺也是血小板生成的重要部位。

血小板生成主要受**血小板生成素**（thrombopoietin，TPO）的调节。TPO 主要由肝细胞产生，肾也可少量生成。TPO 能促进干细胞的存活和增殖，刺激造血干细胞向巨核系祖细胞分化，并特异性地促进巨核系祖细胞增殖分化，促进巨核细胞成熟与释放血小板。

血小板进入血液后，平均寿命为 7～14 天，但只有最初两天具有生理功能。衰老的血小板主要在肝、脾和肺组织中破坏。血小板也会在发挥生理作用时被消耗。

第三节　血液凝固与纤维蛋白溶解

一、血液凝固

血液凝固（blood coagulation）简称血凝，指血液由流动的溶胶状态转变为不流动的凝胶状态的过程。其实质是血浆中的可溶性纤维蛋白原转变为不溶性的纤维蛋白，交织成网，将血细胞网罗其中，形成血凝块。血液凝固后 1～2 小时，血凝块发生收缩，析出的淡黄色液体称为**血清**（blood serum）。与血浆相比，血清中缺少纤维蛋白原和一些参与凝血的物质，而增添了血凝时由血管内皮细胞和血小板释放出的化学物质。

（一）凝血因子

血浆与组织中直接参与血液凝固的物质，称为**凝血因子**（coagulation factor）。目前已知的凝血因子主要有 14 种，其中由国际凝血因子命名委员会按照发现的先后顺序，以罗马数字编号的有 12 种，即凝血因子 I ~ XIII（其中 FVI 是血清中活化的 FV，已被取消）（表 13-2）。此外，还有前激肽释放酶（PK）、高分子量激肽原（HK）等。凝血因子的特点有：①除 FIV（Ca^{2+}）外，其余凝血因子均为蛋白质。②除 FIII（又称**组织因子**，tissue factor，TF）由组织损伤释放外，其余的凝血因子均存在于血浆中，而且多数在肝脏合成。③FII、FVII、FIX、FX 在合成过程中需要维生素 K 的参与，又称维生素 K 依赖因子。④FII、FVII、FIX、FX、FXI、FXII 和前激肽释放酶都是丝氨酸蛋白酶，正常情况下它们都以无活性的酶原形式存在，必须通过其他酶的有限水解，暴露或形成活性中心后，才具有酶的活性，这一过程称为凝血因子的激活。习惯上在被激活的因子代号的右下角标上 "a"（activated），如凝血酶原（FII）激活成为凝血酶（FII_a）。⑤FIII、FV、FVIII 和高分子激肽原在凝血过程中起辅因子的作用，可以使相应凝血因子的催化速率增快成千上万倍。

表 13-2 按国际命名法编号的凝血因子

凝血因子	中文名	合成部位	凝血因子	中文名	合成部位
I	纤维蛋白原	肝细胞	IX	血浆凝血活酶	肝细胞（需维生素 K）
II	凝血酶原	肝细胞（需维生素 K）	X	Stuart-Prower 因子	肝细胞（需维生素 K）
III	组织因子	内皮细胞和其他细胞	XI	血浆凝血活酶前质	肝细胞
IV	钙离子		XII	接触因子	肝细胞
V	前加速素易变因子	内皮细胞和血小板	XIII	纤维蛋白稳定因子	肝细胞和血小板
VII	前转变素稳定因子	肝细胞（需维生素 K）		高分子量激肽原（HMWK）	肝细胞
VIII	抗血友病因子	肝细胞		前激肽释放酶（PK）	肝细胞

（二）血液凝固过程

血液凝固是一系列复杂的酶促反应过程，可分为三个基本阶段：①凝血酶原酶复合物形成。②凝血酶原转变成凝血酶。③纤维蛋白原转变成纤维蛋白。

根据凝血酶原酶复合物生成途径的不同，将血液凝固过程分为内源性凝血和外源性凝血两条途径（图 13-2）。

1. 内源性凝血途径 由 FXII 被激活所启动的凝血途径，称为内源性凝血途径，参与的凝血因子全部来自血浆。FXII 接触到异物表面而被激活成 $FXII_a$。FXII 在体外可由带负电荷的异物表面（如玻璃、白陶土、胶原纤维等）所激活，在体内以血管内皮下胶原组织的激活最为重要。$FXII_a$ 可激活前激肽释放酶生成激肽释放酶，激肽释放酶又以正反馈效应激活 FXII。$FXII_a$ 转而使 FXI 激活，FXI_a 在 Ca^{2+} 的参与下将 FIX 转变为 FIX_a。FIX_a 与 FVIII、Ca^{2+} 在血小板膜磷脂（PL）表面结合形成复合物，再进一步将 FX 激活成 FX_a。FX_a 又可以激活 FV、FVII 和 FVIII。FX_a 生成以后，内源性和外源性凝血过程进入相同的途径。缺乏 FVIII、FIX 和 FXI 的患者，凝血过程缓慢，轻微外伤即可引起出血不止，分别称为甲型、乙型和丙型血友病。

2. 外源性凝血途径 由来自血液之外的 F Ⅲ 所启动的凝血途径，称为外源性凝血途径。F Ⅲ 可由受损组织释放。在 Ca^{2+} 的存在下，F Ⅲ 与 F Ⅶ 形成复合物，进一步激活 F X 成为 FX_a。另外，F Ⅶ 和 F Ⅲ 形成的复合物还能激活 F IX，FIX_a 也能反馈激活 F Ⅶ，从而将内、外源性凝血途径联系起来，共同完成凝血过程。

通过上述两条途径生成的 FX_a 在 Ca^{2+} 存在的情况下，与 FV_a 连接在血小板磷脂膜表面，形成凝血酶原酶复合物，后者进一步激活凝血酶原（F Ⅱ）成为凝血酶（FII_a）。凝血酶具有多种功能：①裂解纤维蛋白原形成纤维蛋白单体。②激活 F V、F Ⅷ、F XI 和 F X Ⅲ。③使血小板活化，提供有效的磷脂表面，加速血液凝固。在 $FX Ⅲ_a$ 和 Ca^{2+} 的作用下，纤维蛋白单体相互聚合、交联形成纤维蛋白多聚体，组成牢固的纤维蛋白网，网罗血细胞形成血凝块。

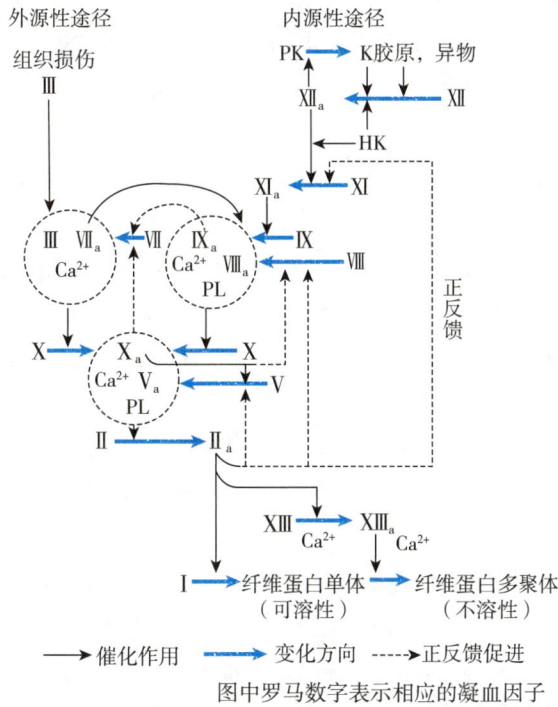

图中罗马数字表示相应的凝血因子

PL：磷脂；PK：前激肽释放酶；K：激肽释放酶；HK：高分子激肽原

图 13-2 血液凝固过程示意图

二、抗凝与纤维蛋白溶解

生理情况下，血管内的血液始终保持流动状态，即使因轻微血管损伤发生血液凝固也仅限于受损局部，并不影响全身的血液循环，这是由于体内凝血系统、抗凝系统和纤维蛋白溶解系统的功能活动保持平衡的缘故。

（一）抗凝系统

体内**抗凝系统**（anticoagulative system）包括细胞抗凝和体液抗凝。细胞抗凝主要表现在血管内皮细胞作为屏障，避免凝血系统的激活和血小板的活化；血管内皮细胞合成和分泌生物活性物质，促进凝血因子的灭活、抑制凝血因子的活化、抑制血小板的聚集和促进纤维蛋白溶解等。细胞抗凝还表现在单核–巨噬细胞的吞噬作用。体液抗凝则发挥更重要的作用。主要的生理性抗凝物质有：

1. 丝氨酸蛋白酶抑制物 血浆中有多种丝氨酸蛋白酶抑制物，它们能与凝血酶、FIX_a、FX_a、

FXI_a、FXII_a等分子活性中心的丝氨酸残基结合而抑制其活性。**抗凝血酶**（antithrombin）是这类抑制物中最重要的一种，负责灭活 60% ~ 70% 的凝血酶。当肝素缺乏时，抗凝血酶的直接抗凝作用慢而弱，但与肝素结合后，其抗凝作用可增强 2000 倍以上。抗凝血酶由肝细胞和血管内皮细胞产生。

2. 肝素 肝素（heparin）是一种酸性黏多糖，主要由肥大细胞和嗜碱性粒细胞产生。肺、心、肝、肌肉等组织中含量丰富。无论在体内还是体外，肝素的抗凝作用都很强，它主要是通过增强抗凝血酶的活性而间接发挥抗凝作用。肝素还可刺激血管内皮细胞释放组织因子途径抑制物及其他抗凝物质以抑制凝血过程。肝素还可增强蛋白质 C 的活性。因此，肝素是临床最常用的抗凝剂。

3. 蛋白质 C 蛋白质 C 由肝脏合成，合成时需要维生素 K 参与，并以酶原的形式存在于血浆中。当凝血酶与血管内皮细胞上的凝血酶调节蛋白结合后，可激活蛋白质 C，后者可水解 FV$_a$ 和 FVIII_a；抑制 FX$_a$ 对凝血酶原的激活作用；促进纤维蛋白溶解。

（二）纤维蛋白溶解

正常情况下，组织损伤后所形成的止血栓在发挥止血作用后将逐步溶解，从而保证血管的畅通，有利于受损组织的再生和修复。止血栓的溶解主要依赖于纤维蛋白溶解系统（简称纤溶系统）。纤维蛋白被分解液化的过程称为**纤维蛋白溶解**（fibrinolysis，简称纤溶）。纤溶系统主要包括**纤维蛋白溶解酶原**（plasminogen，简称纤溶酶原）、**纤溶酶**（plasmin）、**纤溶酶原激活物**（plasminogen activator）和纤溶抑制物。

纤溶的基本过程包括纤溶酶原的激活和纤维蛋白的降解两个阶段。

1. 纤溶酶原的激活 纤溶酶原主要在肝脏、骨髓、嗜酸性粒细胞和肾脏中合成。它必须在纤溶酶原激活物的作用下，才能成为有活性的酶。

纤溶酶原激活物主要有：①**组织型纤溶酶原激活物**（tissue-type plasminogen activator，t-PA），t-PA 主要由血管内皮细胞产生，在纤维蛋白存在下，它激活纤溶酶原的效应可大大增强。②**尿激酶型纤溶酶原激活物**（urinary-type plasminogen activator，u-PA），u-PA 主要由肾小管、集合管上皮细胞产生，通过与多种靶细胞膜上相应受体结合，促进结合于靶细胞表面的纤溶酶原激活。从尿中可以提取出尿激酶，用于临床血栓栓塞的治疗。③ FXII_a、FXI_a、激肽释放酶等也能使纤溶酶原转变成纤溶酶，此类激活物可使凝血和纤溶相互配合，保持平衡。

2. 纤维蛋白的降解 纤溶酶属于丝氨酸蛋白酶，可以将纤维蛋白和纤维蛋白原分解为许多可溶性的小肽，称为纤维蛋白降解产物。这些降解产物通常不再发生凝固，其中部分小肽还具有抗凝血作用。纤溶酶是血浆中活性最强的蛋白水解酶，对 FII、FV、FVIII、FX、FXII等凝血因子也有一定的降解作用。

3. 纤溶抑制物 机体内有多种物质可抑制纤溶系统的活性，主要有 α_2- 抗纤溶酶（α_2-AP）和纤溶酶原激活物抑制物 -1（PAI-1）。α_2-AP 主要由肝脏产生，可通过与纤溶酶结合成复合物而抑制其活性。PAI-1 主要由血管内皮细胞产生，通过与 t-PA 和 u-PA 结合而使之灭活。临床上常用的药物如氨甲苯酸、氨基己酸和凝血酸等，就是通过抑制纤溶酶的生成而达到止血的作用。

第四节　血型与输血

一、血型

血型（blood group）是指血细胞膜上特异性抗原的类型，通常所说的血型是指红细胞膜上特异性抗原的类型。

若将两种不同血型的血液混合，会出现红细胞彼此凝集成簇的现象，称为**红细胞凝集**（agglutination）。红细胞凝集的实质是红细胞膜上特异性抗原（凝集原）和血浆中相应的抗体（凝集素）发生的抗原 – 抗体反应。每个抗体具有 2 ～ 10 个与抗原结合的位点，因而可以在若干个带有相应抗原的红细胞之间形成桥梁，使红细胞凝集成簇，在补体的作用下，红细胞可发生破裂，引起溶血。

白细胞和血小板除了存在一些与红细胞相同的血型抗原外，还有其本身特有的血型抗原。其中最重要的是**人类白细胞抗原**（human leukocyte antigen，HLA）系统。HLA 系统是一个极为复杂的抗原系统，抗原种类多，体内分布广，是引起器官组织移植后免疫排斥反应的最重要的抗原。

目前已经发现的红细胞血型系统有 ABO、Rh、MNSs、Lutheran、Kell 等 30 种，抗原近 300 个。与临床关系最密切的是 ABO 血型系统和 Rh 血型系统。

（一）ABO 血型系统

ABO 血型系统是 1901 年奥地利病理学家与免疫学家 Landsteiner 发现的第一个人类血型系统。它根据红细胞膜上是否存在 A 抗原和 B 抗原而分为 4 种血型：凡红细胞膜上只含 A 抗原者称为 A 型，只含 B 抗原者称为 B 型，同时含有 A 抗原和 B 抗原者称为 AB 型，既无 A 抗原也无 B 抗原者称为 O 型。

不同血型人的血浆或血清中含有不同的抗体，但不含有与自身红细胞所含抗原相对应的抗体，即 A 型血只含抗 B 抗体；B 型血只含抗 A 抗体；AB 型血既不含抗 A 抗体，也不含抗 B 抗体；而 O 型血中抗 A 抗体和抗 B 抗体都有。

ABO 血型系统还有几种亚型，其中最重要的亚型是 A 型中的 A_1 和 A_2 亚型。A_1 型红细胞上含有 A 抗原和 A_1 抗原，而 A_2 型红细胞上仅含有 A 抗原；A_1 型血的血浆或血清中只含有抗 B 抗体，而 A_2 型血的血浆或血清中则含有抗 B 抗体和抗 A_1 抗体。同样，AB 型血中也有 A_1B 和 A_2B 两种主要亚型（表 13–3）。虽然在我国汉族人中 A_2 型和 A_2B 型者分别只占 A 型和 AB 型人群的 1%，但由于 A_1 型红细胞可与 A_2 型血清中的抗 A_1 抗体发生凝集反应，而且 A_2 型和 A_2B 型红细胞比 A_1 型和 A_1B 型红细胞的抗原性弱得多，在用抗 A 抗体作血型鉴定时，容易将 A_2 型和 A_2B 型血误定为 O 型和 B 型。因此在输血时应特别注意 A 型中亚型的存在。

血型抗体分为天然抗体和免疫抗体两类。ABO 血型系统存在天然抗体。新生儿出生后 2 ～ 8 个月开始产生 ABO 血型系统的天然抗体，8 ～ 10 岁时达高峰。天然抗体多属 IgM，分子量大，不能透过胎盘。因此，血型与胎儿不合的孕妇，不会使胎儿的红细胞发生凝集而破坏。当机体接受自身不存在的红细胞抗原刺激后，可产生免疫抗体。免疫抗体属 IgG 抗体，分子量小，可以透过胎盘进入胎儿体内。若母亲体内因过去外源性 A 抗原或 B 抗原进入体内而产生免疫性抗体时，与胎儿 ABO 血型不合的孕妇，可因母亲体内免疫性抗体进入胎儿体内而引起胎儿红细胞的破坏，发生新生儿溶血。

表 13-3　ABO 血型系统中的抗原和抗体

血型	亚型	红细胞膜上的抗原	血浆或血清中的抗体
A 型	A_1	$A+A_1$	抗 B
	A_2	A	抗 B+ 抗 A_1
B 型		B	抗 A
AB 型	A_1B	$A + A_1 + B$	无
	A_2B	$A + B$	抗 A_1
O 型		无 A，无 B	抗 A + 抗 B

（二）Rh 血型系统

1940 年，Landsteiner 与 Wiener 发现人类的红细胞膜上具有和**恒河猴**（Rhesus monkey）红细胞膜表面同样的抗原，即 Rh 抗原，故将这种血型系统称为 **Rh 血型系统**（Rh blood group system）。目前已发现 Rh 血型系统中有 40 多种抗原，与临床关系密切的有 D、E、C、c、e 五种，其中以 D 抗原的抗原性最强。通常将红细胞表面存在 D 抗原称为 Rh 阳性，无 D 抗原称为 Rh 阴性。我国汉族人和其他大部分民族的 Rh 阳性约占 99%，Rh 阴性约占 1%。但在某些少数民族中，Rh 阴性的人数较多，如塔塔尔族约为 15.8%，苗族约为 12.3%，布依族和乌孜别克族约为 8.7%。因此在这些少数民族居住的地区，应特别重视 Rh 血型的问题。

与 ABO 血型系统不同，人的血浆或血清中不存在抗 Rh 的天然抗体，只有在 Rh 阴性者首次接受 Rh 阳性的血液后，才会通过体液免疫产生抗 Rh 抗体。当血浆中已有抗 Rh 抗体的 Rh 阴性者再次接受 Rh 阳性血液时，就会发生凝集反应。

临床需要特别关注的是，Rh 阴性的母亲孕育 Rh 阳性的胎儿时，胎儿的红细胞因某种原因（如分娩时胎盘剥离）进入母体，使母体产生抗 Rh 抗体。当 Rh 阴性母亲再次孕育 Rh 阳性胎儿时，此抗 Rh 抗体可以通过胎盘进入胎儿血液，发生红细胞凝集反应，引起胎儿死亡或新生儿溶血性贫血。故当 Rh 阴性母亲生育第一胎 Rh 阳性子女后，应及时输注特异性抗 D 免疫球蛋白，避免 Rh 阳性胎儿红细胞对母体的致敏作用，预防第二次妊娠时新生儿溶血的发生。

二、输血

输血（blood transfusion）是临床一种重要的治疗手段，它在恢复和维持有效循环血量、补充丢失的血液成分、增强机体止血、抗凝血及免疫功能等方面具有重要的意义。但如果输血不当，会造成严重的后果。为确保输血安全，必须严格遵守输血原则，即血型相合且配血相合。

在准备输血时，首先必须鉴定血型，保证供血者与受血者的 ABO 血型相合。生育年龄的妇女和需要反复输血的患者，还必须使供血者与受血者的 Rh 血型相合。

输血最好坚持同型输血。但即使在 ABO 系统血型相同的人之间进行输血，输血前也必须进行**交叉配血试验**（cross-match test）。交叉配血试验有主、次侧之分，主侧是指将供血者的红细胞与受血者的血清进行配合试验；次侧是指将受血者的红细胞与供血者的血清再作配合试验（图 13-3）。若主、次

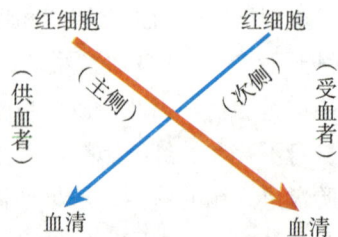

图 13-3　交叉配血试验示意图

侧均不发生凝集反应，则为配血相合，可以进行输血；若主侧发生凝集反应，则为配血不合，不能输血；如果主侧不发生凝集反应，而次侧发生凝集反应，称为配血基本相合，这种情况可见于将 O 型血输给其他血型的受血者或 AB 型受血者接受其他血型的血液。由于输血时首先考虑供血者的红细胞不被受血者的血浆或血清中的抗体所凝集，因此在缺乏同型血源的紧急情况下，可输入少量（＜200mL）配血基本相合的血液，输血速度也不宜太快，且应密切监视输血过程，一旦发生输血反应，必须立即停止输血。

随着医学科学技术的发展，输血疗法已从输注全血发展到成分输血。成分输血是将人血液中的各种不同成分，如红细胞、粒细胞、血小板及血浆，分别制备成高纯度或高浓度的制品，根据患者的不同需求进行输注。成分输血既提高疗效，减少不良反应，又能节约血源，还可使输血更加安全。目前还开发出多种血浆蛋白制品，如白蛋白、免疫球蛋白、抗血友病球蛋白、纤维蛋白原等。另外，自体输血疗法也得到迅速发展，是一种值得推广的安全输血方式。

思考题

1. 简述血浆晶体渗透压和胶体渗透压的生理意义及原理。
2. 试述血小板在凝血和止血过程中的作用。
3. 试述内源性凝血与外源性凝血的不同点和联系。
4. 同型血互输是否也要做交叉配血试验？为什么？

扫一扫，查阅本章数字资源，含PPT、音视频、图片等

　　循环系统包括心血管系统和淋巴系统。心血管系统由心脏、动脉、毛细血管和静脉组成。淋巴系统由淋巴管道和淋巴器官组成。血液在心血管系统中按一定的方向周而复始地循环流动，称为**血液循环**（blood circulation）。血液循环的主要功能是完成体内的物质运输，以保证机体新陈代谢的正常进行，维持内环境的相对稳定，实现血液的免疫防御，并通过将内分泌细胞产生的激素及生物活性物质运送到相应的靶细胞，实现机体的体液调节。此外，心肌和血管内皮细胞尚可分泌多种生物活性物质，因而心血管系统也具有内分泌功能。

第一节　心脏生理

一、心脏的泵血功能

　　心脏是循环系统的动力器官。心房、心室有序地节律性收缩和舒张，造成房室腔内压力及容积发生周期性变化，引起各种瓣膜规律性地开启和关闭，从而推动血液沿单一方向循环流动。

（一）心动周期与心率

　　心脏每收缩和舒张一次，构成一个机械活动周期，称为**心动周期**（cardiac cycle）。心房与心室的机械活动周期均包括收缩期和舒张期。由于心室在心脏泵血活动中起主要作用，故通常心动周期是指心室的活动周期。

　　心动周期的长短取决于心率的快慢。每分钟心脏搏动的次数称为心率。正常成年人安静时心率为60～100次/分。如果心率为75次/分，则其心动周期为0.8秒，其中，心房收缩期0.1s，舒张期0.7s；心室收缩期0.3s，舒张期0.5s（图14-1）。可见，一次心动周期中，心房和心室各自按一定的时程进行收缩与舒张相交替的活动，而左右两侧心房或两侧心室的活动则几乎是同步的。心房与心室同处于舒张状态的时期，称为全心舒张期。不论是心房还是心室，一般其舒张期均长于收缩期。如果心率增快，心动周期缩短，收缩期和舒张期都相应缩短，但舒张期缩短的比例较大。

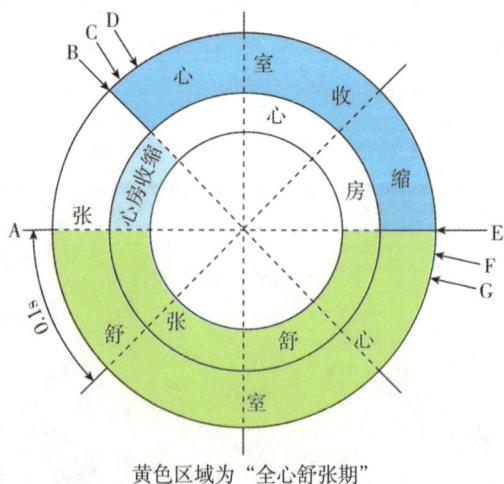

黄色区域为"全心舒张期"

图14-1　心动周期中心房、心室活动顺序与时间关系

（二）心脏的泵血过程

心脏泵血功能主要靠心室完成，左右心室的泵血机制相似，且几乎同时进行。现以左心室为例，说明心室的射血和充盈过程。左心室的一个心动周期，包括收缩期和舒张期（图14-2）。

1. 心室收缩期 分为等容收缩期、快速射血期和减慢射血期三个时期。

（1）等容收缩期 心室开始收缩，室内压开始上升，当超过房内压时，心室内血液出现向心房返流的动力，从而推动房室瓣关闭，使血液不会倒流入心房。但此时室内压尚低于主动脉压，故动脉瓣仍然关闭，心室成为一个封闭腔。由于血液是不可压缩的液体，故心室肌收缩时，肌张力及室内压急剧上升，但心室容积不变，故称等容收缩期，历时约0.05s。

（2）快速射血期 当室内压升高超过主动脉压时，主动脉瓣被打开，血液由左心室快速射入主动脉，此时的射血量很大，约占总射血量的2/3左右，血流速度也很快，心室容积明显缩小，室内压继续上升达峰值，此期称为快速射血期，历时0.10s。

（3）减慢射血期 由于大量血液射入主动脉，心室内血量减少，容积缩小，室内压开始下降，射血速度减慢，称为减慢射血期，历时约0.15s。在此期内，甚至从快速射血的中、后期开始，室内压已略低于主动脉压，但血液依靠心肌收缩产生的动能，逆压力梯度继续流入主动脉。

2. 心室舒张期 分为等容舒张期、快速充盈期、减慢充盈期和心房收缩期（房缩期）四个时期。

（1）等容舒张期 心室开始舒张后，室内压力下降，此时主动脉内压力高于心室内压，主动脉内血液向心室方向返流，推动主动脉瓣关闭，阻止血液倒流入心室；但此时室内压仍明显高于房内压，房室瓣仍关闭，心室又成为封闭腔。从动脉瓣关闭至房室瓣开放的这一段时期，心室舒张，室内压迅速大幅度下降，但容积没有改变，故称为等容舒张期，历时约0.07s。

（2）快速充盈期 当室内压低于房内压时，血液顺着房－室压力梯度由心房向心室方向流动，冲开房室瓣，迅速流入心室，心室容积增大，称为快速充盈期，历时约0.11s。此期进入心室的血量约占总充盈量的2/3。

（3）减慢充盈期 随着心室充盈血量的增多，房室之间的压力差减小，此时全心都处于舒张状态，房室瓣仍开放，大静脉血液经心房缓慢流入心室，心室容积缓慢增大，称为减慢充盈期，历时约0.22s。

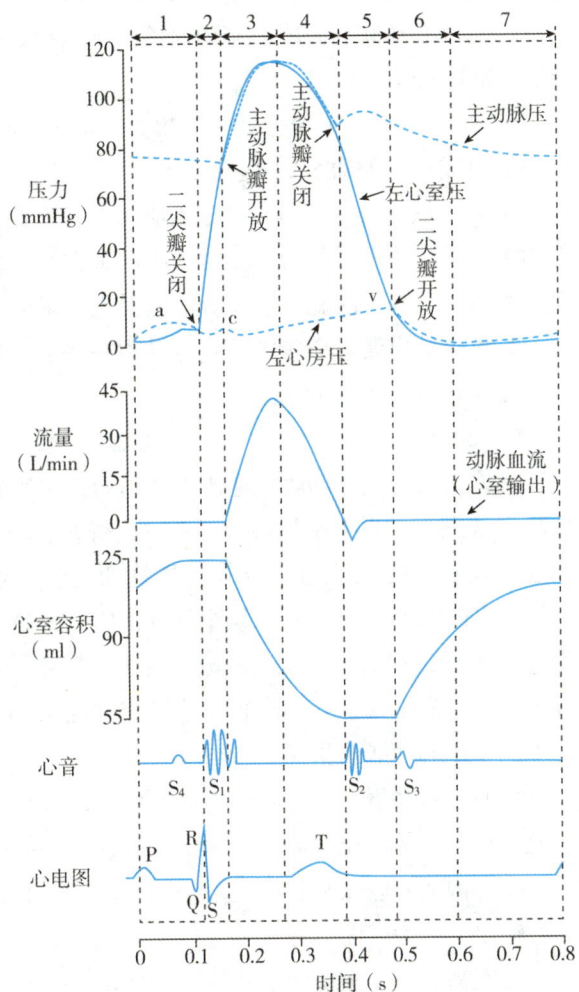

1.心房收缩期 2.等容收缩期 3.快速射血期
4.减慢射血期 5.等容舒张期 6.快速充盈期
7.减慢充盈期

图14-2 心动周期各时相中左心室压力、容积、瓣膜及心音与心电图变化示意图

（4）**房缩期** 在心室舒张的最后 0.1s，心房收缩开始，房内压升高，血液由心房挤入心室，使心室的血液充盈量进一步增加 10% ～ 30%。

房缩期之后，心室又进入下一个心动周期。从左心室泵血过程分析可知，心室肌的收缩和舒张，是造成心室内压力变化，从而导致房室之间以及心室和主动脉之间产生压力梯度的根本原因，而压力梯度是推动血液流动的主要动力，血液的单方向流动则是在瓣膜活动的配合下实现的。

（三）心脏泵血功能的评价

心脏周期性活动，不断泵出血液，以保证机体新陈代谢的正常进行。因此，心脏泵出的血液量是衡量心脏功能的基本指标。

1. 每搏输出量与射血分数 一侧心室一次搏动所射出的血液量，称为**每搏输出量**（stroke volume，SV），简称搏出量。搏出量相当于心室舒张末期容积与心室收缩末期容积之差。安静时，健康成年男性心舒末期容积约 125mL，心缩末期容积约 55mL，搏出量约 70mL（60 ～ 80mL）。可见，每次心搏并没有将心室内血液全部射出。搏出量占心舒末期容积的百分比，称为**射血分数**（ejection fraction，EF）。

$$射血分数 = 搏出量（mL）/ 心舒末期容积（mL）× 100\%$$

健康成年人射血分数为 50% ～ 60%。正常情况下，搏出量始终与心舒末期容积相适应，即心舒末期容积增加时，搏出量也相应增加，射血分数基本不变。但在心室功能减退、心室异常扩大的情况下，搏出量虽可与正常人无明显差别，但已不能与扩大的心舒末期容积相适应，以致射血分数明显下降。因此，射血分数比搏出量更能准确地反映心脏的泵血功能。

2. 每分输出量与心指数 每分钟由一侧心室输出的血液总量，称为每分输出量，简称**心输出量**（cardiac output，CO）。

$$心输出量 = 搏出量 × 心率$$

心输出量与机体新陈代谢水平相适应，可因性别、年龄及其他生理情况而不同。健康成年男性静息状态下，心率平均每分钟 75 次，搏出量约为 70mL（60 ～ 80mL），心输出量约为 5L/min（4.5 ～ 6.0L/min）。女性比同体重男性的心输出量约低 10%，青年时期心输出量高于老年时期。人体静息时的心输出量并不与体重成正比，而是与体表面积成正比。以单位体表面积（m^2）计算的心输出量，称为**心指数**（cardiac index）。中等身材的成年人体表面积为 1.6 ～ 1.7m^2，故心指数为 3.0 ～ 3.5L/（min·m^2）。安静和空腹情况下测定的心指数称为静息心指数，可作为比较身材不同个体心功能的指标。

3. 心脏做功量 心肌收缩射血所释放的机械能主要用于射出具有一定压力增量的一定容积的血液量。当动脉血压升高时，为了克服加大的射血阻力，心肌必须增加其收缩强度才能保持搏出量不变，因而心脏做功量必定增加。所以，用心脏做功量作为评价心脏泵血功能的指标要比单纯的心输出量更为全面。

心室每收缩一次所做的功称为**搏出功**（stroke work）。其简化测算法如下：

$$搏出功（J）= 每搏输出量（L）× 血液比重 ×（平均动脉压 － 平均心房压）（mmHg）$$
$$× 13.6 × 9.807 ×（1/1000）$$

心室每分钟所做的功称为**每分功**（minute work）。

$$每分功（J/min）= 搏出功 × 心率$$

正常情况下，左、右心室的搏出量基本相等，但肺动脉压仅为主动脉压的 1/6，故右心室做功量只有左心室的 1/6。

（四）影响心脏泵血功能的因素

心脏泵血功能具体体现为心输出量，心输出量＝每搏输出量×心率。因此，凡能影响每搏输出量和心率的因素均可影响心输出量。

1. 每搏输出量　心率相对不变时，心输出量随搏出量的增减而增减。而搏出量又取决于心室的前负荷、后负荷和心肌收缩能力等。

（1）前负荷　心室肌收缩之前所承受的负荷称为**前负荷**（preload），它使心肌在收缩前处于某种程度的拉长状态，具有一定的**初长度**（initial length）。心室肌的初长度取决于心室舒张末期容积或压力，它反映心室肌前负荷的大小。在一定范围内，心室舒张末期容积（或压力）越大，初长度越长，其收缩力量就越强，搏出量和搏出功越大。

以左室舒张末期压力为横坐标，相对应的左室搏出功为纵坐标得出的反映两者相互关系的曲线称为**心室功能曲线**（ventricular function curve）（图14-3）。该曲线大致可分为三段：

①左室舒张末期压在 12～15mmHg 范围内，这是左心室的最适前负荷，此时心室肌细胞的长度为最适初长度。通常，左室舒张末期压为 5～6mmHg，处于心室功能曲线左侧的升支段，与最适前负荷还有一段距离，因而心室肌初长在尚未达到最适初长之前，搏出功随心室肌初长的增加而增加。可见心室肌具有较大程度的初长度储备。

这种不需要神经和体液因素参与，只是通过心肌细胞本身初长度的改变而引起心肌收缩强度变化的调节方式，称为**异长自身调节**（heterometric autoregulation），也称 Starling 机制。

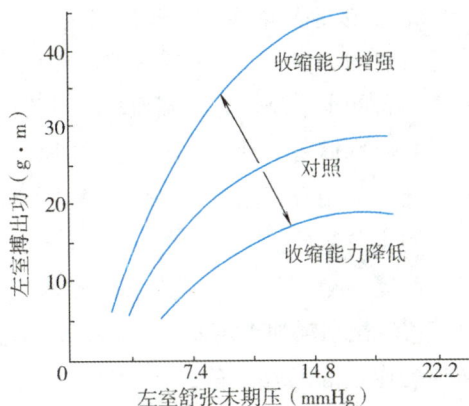

图 14-3　左心室功能曲线

②左室舒张末期压在 15～20mmHg 范围内，曲线逐渐趋于平坦，表明通过初长度变化调节其收缩功能的作用较小。

③左室舒张末期压高于 20mmHg，曲线仍保持平坦或轻度下倾，并不出现明显的降支。说明正常左心室内压即使超过 20mmHg，搏出功也能基本不变或仅轻度减少。这是因为心肌细胞外的间质内含有大量的胶原纤维，其韧性较强，限制了心肌的伸展，加之在整体上，心包也有限制心脏扩大的作用。只有当心室肌发生严重病变时，其泵血功能才会随着舒张末期压的进一步增加而下降。

异长自身调节的生理意义在于对搏出量进行精细调节，保证心搏出量能随回心血量的增加而增加，使心室射血量和静脉回心血量之间保持平衡，并维持心室舒张末期容积和压力在正常范围之内。这种调节机制在保持左、右心室心输出量基本相同中也起着重要的作用。

（2）后负荷　肌肉开始收缩时所遇到的负荷称为**后负荷**（afterload）。心室肌收缩时，必须克服动脉血压的阻力，才能推开动脉瓣将血液射入动脉。因此，大动脉血压是心室收缩射血时所承受的后负荷。动脉血压升高，后负荷增大，导致等容收缩期延长，射血期缩短，心肌缩短的程度和速度均减小，因而每搏输出量减少。但在正常情况下，每搏输出量减少会引起射血末期心室内剩余血量增加，如果此时静脉回心血量不变，则心舒末期容积（前负荷）将增加，心肌细胞初长度增加，通过异长自身调节，使心肌收缩强度增加，又使每搏输出量恢复到正常水平。

（3）心肌收缩能力 前负荷和后负荷是影响心脏泵血功能的外在因素，心肌不依赖于外部负荷而改变其收缩功能（包括强度和速度）的内在特性称为心肌收缩能力。这种特性形成的基础主要是心肌细胞兴奋 - 收缩耦联过程中活化的横桥数量和 ATP 酶的活性。活化的横桥增多，心肌细胞的收缩能力增强，每搏输出量即增加，反之则减少。神经、体液及药物等都可通过改变心肌收缩能力来调节心脏每搏输出量。这种通过改变心肌收缩能力调节心脏泵血功能的机制，称为**等长自身调节**（homeometric autoregulation）。

2. 心率的影响 心率在一定范围内变动时，心输出量随心率的增减而增减。但若心率过快，超过 180 次 / 分，将使心室舒张期明显缩短，心舒期充盈量明显减少，导致搏出量及心输出量减少。如心率过慢，低于 40 次 / 分，将使心室舒张期过长，但此时心室充盈早已接近最大极限，心舒期的延长并不能进一步增加充盈量和搏出量，因而也导致心输出量下降。

（五）心脏泵血功能的储备

正常成年人静息时心输出量为 5 ～ 6L/min，而剧烈运动时，心输出量可达 25 ～ 30L/min，为静息时的 5 倍以上。心输出量能随机体代谢需要而增加的能力称为**心力储备**（cardiac reserve）。心力储备的大小反映心脏泵血功能对代谢需要的适应能力。

1. 心率储备 健康成年人安静时心率平均为 75 次 / 分，剧烈运动时心率可增加到 180 次 / 分左右。充分动用心率储备，可使心输出量增加 1 ～ 1.5 倍。一般情况下，动用心率储备是提高心输出量的主要途径。

2. 搏出量储备 正常人静息时搏出量为 60 ～ 80mL，剧烈活动时可增加达到 150mL 以上，可使心输出量增加 1 倍左右。搏出量储备包括收缩期储备和舒张期储备。收缩期储备是指进一步增加射血量的能力，有 35 ～ 40mL。舒张期储备是指心室舒张时进一步可扩大容积而增加的血量，约 15mL。因此，收缩期储备是搏出量储备的主要成分，可以通过提高心肌收缩力实现。

二、心肌细胞的生物电

心脏之所以能产生收缩与舒张，且四个腔室协调地活动，共同完成泵血功能，归根到底是以心肌细胞的生物电为基础的。心肌细胞的动作电位是触发心肌细胞收缩和心脏泵血的始动因素。因此，掌握心肌的生物电活动的规律，对于理解心肌的生理特性及心脏收缩的规律性均有重要意义。

心肌细胞的生物电现象与神经和骨骼肌细胞相比较更为复杂，各类心肌细胞的跨膜电位（图 14-4）及其形成机制也不尽相同。将心肌细胞进行适当分类，有助于对心肌电生理的理解。通常根据其组织学和电生理学等方面的特点，把心肌细胞分为普通心肌细胞和特殊心肌细胞。前者包括心房肌和心室肌；这类细胞具有稳定的静息电位，主要执行收缩功能，故又称**工作细胞**（working cell）。后者组成心脏的**特殊传导系统**（specialized conduction system），主要包括窦房结、房室交界、房室束（希氏束）、左右束支和浦肯野纤维；这类细胞没有稳定的静息电位（结区细胞例外），正因为这

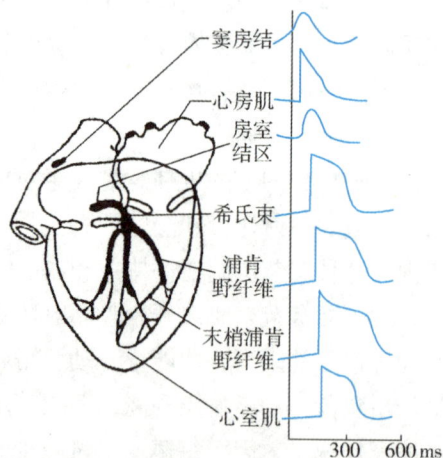

图 14-4 心脏各部分心肌细胞的跨膜电位

个特点，才使得这类心肌细胞具有产生自动节律性兴奋的特性，故又将此类心肌细胞称为**自律细胞**（autorhythmic cell）。

（一）工作细胞的跨膜电位及其形成机制

工作细胞包括心房肌细胞和心室肌细胞。两者的静息电位和动作电位及其形成机制基本相同，以下着重介绍心室肌细胞的跨膜电位及其形成机制。

1. 静息电位 心室肌细胞静息电位为 $-80 \sim -90mV$，在无外来刺激时，能持续稳定于该水平，其形成机制与神经和骨骼肌细胞静息电位的形成机制基本相同，即主要由 K^+ 外流形成。此外，Na^+-K^+ 泵也参与静息电位的形成。

2. 动作电位 心室肌细胞的动作电位在形态、产生机制上与神经和骨骼肌细胞有着明显的不同，其特点是复极过程较复杂、持续时间较长、动作电位的升支和降支不对称。通常将其分为 0、1、2、3、4 共五个时期（图 14-5）。

（1）0 期（去极化期）：是心肌细胞迅速去极过程。由起搏点下传的兴奋，或在适宜的外来刺激作用下，引起心室肌细胞的兴奋，膜电位迅速从静息状态的 $-90\ mV$ 上升到 $+30\ mV$ 左右，去极化幅度大、速度快，这个过程仅 $1 \sim 2\ ms$。0 期去极化的机制与神经、骨骼肌细胞相同，即在去极化初期仅有少量 Na^+ 通道开放而引起少量 Na^+ 内流，使膜电位升高，当膜电位升高达到阈电位水平（$-70\ mV$）时，Na^+ 通道被大量激活引发 Na^+ 大量快速内流，膜电位很快达到 Na^+ 的平衡电位。Na^+ 通道是一种激活快、失活快的电压依赖性与时间依赖性的快通道，称为快 Na^+ 通道，可被河鲀毒素选择性阻断。

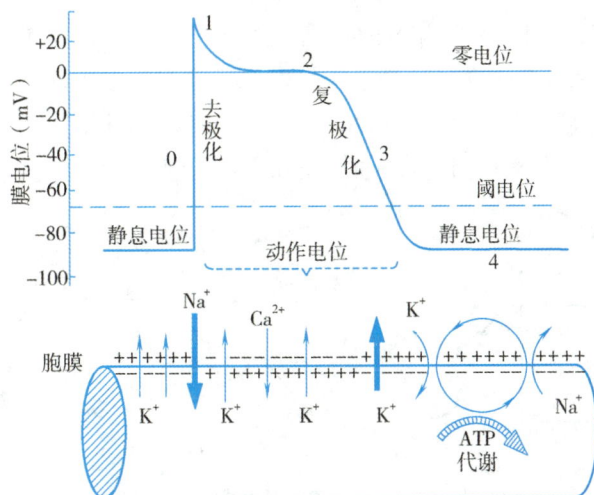

图 14-5 心室肌细胞动作电位和主要离子流示意图

（2）1 期（快速复极化初期）：当心室肌细胞动作电位 0 期达峰值后，膜内电位由 $+30mV$ 迅速下降至 $0mV$ 左右，形成 1 期，其与 0 期共同构成锋电位。1 期占时约 $10ms$。

此期快 Na^+ 通道已失活，同时激活一种主要由 K^+ 负载的**一过性外向电流**（transient outward current，I_{to}），K^+ 外流从而使膜内电位迅速复极至平台水平（约 $0mV$）。I_{to} 可被 K^+ 通道的阻断剂四乙铵和 4- 氨基吡啶（4-Ap）所阻断。

（3）2 期（缓慢复极期） 此期复极过程缓慢，膜电位在零电位水平持续 $100 \sim 150ms$，故称**平台期**（plateau）。平台期是心肌细胞动作电位区别于神经和骨骼肌细胞动作电位的主要特征。

平台期的形成是由于此期内同时存在内向离子流和外向离子流。电压钳技术研究证明，内向离子流主要由 Ca^{2+} 负载，外向离子流由 K^+ 携带。2 期复极之初，两种离子流处于相对平衡状态，随时间推移，Ca^{2+} 内向离子流逐渐减弱；而 K^+ 外向离子流逐渐增强，因而使膜电位缓慢地向复极化方向转化，形成平台期的晚期。

Ca^{2+} 内流是通过一种电压依赖性的 **L 型钙通道**（Long-lasting calcium channel）实现的。该通道在膜去极化达 $-40mV$ 时被激活，长时间持续开放，Ca^{2+} 缓慢内流（这种由 L 型钙通道开放，引起的 Ca^{2+} 电流，简称 I_{ca-L}）。L 型钙通道由于激活慢、失活慢，故称慢钙通道。Ca^{2+} 通道可被 Mn^{2+} 和维拉帕米等所阻断。平台期的外向离子流主要是由 K^+ 负载的，是一种延迟整流钾通道电流（I_K）。I_K 通道在 $+20mV$ 时激活，$-40 \sim -50mV$ 时去激活，其激活、去激活都很慢，可持续数百毫秒。因 I_K 激活缓慢，故被称之为延迟整流电流。尽管 I_K 通道在 0 期去极化末才开始激活，但通透性增大缓慢，从而使平台期 K^+ 的外流逐渐增加，心室肌细胞膜逐渐复极化。

（4）3 期（快速复极末期）：此期复极化速度较快，膜内电位由平台期 $0mV$ 左右较快地恢复到 $-90mV$，从而完成复极化过程。此期历时 $100 \sim 150ms$。从 0 期去极化开始到 3 期复极化完成的时间，称为**动作电位时程**（action potential duration，APD），历时 $200 \sim 300ms$。

此期是由于 Ca^{2+} 通道失活，Ca^{2+} 内向离子流完全停止，而 K^+ 外向离子流进一步增强所致。3 期复极化的 K^+ 外流是再生性的，即 K^+ 外流使膜内电位负值增大；而膜内电位负值越大，膜对 K^+ 通透性就越大，使 K^+ 外流加快，这一正反馈过程导致膜的复极加速，直到复极完成。

（5）4 期（静息期）：此期膜电位已经恢复到静息水平，但由于在前面 4 个时期各种离子不断进出细胞膜，扰乱了正常的离子分布状态，因此，此期要依赖细胞膜上的离子泵使离子的分布恢复正常。心肌细胞膜上 Na^+-K^+ 泵的活动可以使离子主动转运增强，消耗 1 个分子 ATP 即可排出 3 个 Na^+，摄回 2 个 K^+。同时，随着 Na^+-K^+ 泵的活动，Na^+-Ca^{2+} 交换体也在进行继发性主动转运 Ca^{2+}，按 3：1 进行 Na^+-Ca^{2+} 交换，少量的 Ca^{2+} 还可通过钙泵主动排出细胞。

同属工作细胞的心房肌细胞，其跨膜电位与心室肌细胞基本相同；所不同的是心房肌细胞动作电位的时程较短，去极和复极全过程仅 $150 \sim 200\ ms$，无明显的复极 2 期（图 14-6）。

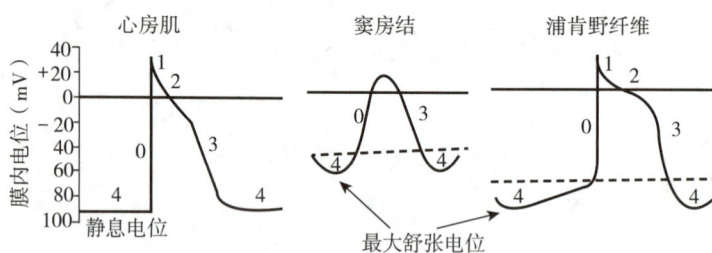

图 14-6   自律细胞最大舒张电位

（二）自律细胞的跨膜电位及其形成机制

窦房结等特殊传导系统中的一些心肌细胞能够自动地发生节律性兴奋，故将这一类心肌细胞称为自律细胞。自律细胞与普通工作细胞最显著的区别在于 4 期膜电位不稳定。当动作电位 3 期复极末膜电位达到最大值，即**最大复极电位，或称最大舒张电位**（maximum diastolic potential）（图 14-6）之后，外向电流递减性下降而内向电流递增性增强，引起细胞膜去极化，当去极化达到阈电位时则触发下一个动作电位产生，由此细胞将不断产生新的动作电位，称为自动去极化。4 期自动去极化是心肌细胞产生自动节律性的电学基础。

1. 窦房结 P 细胞 与普通工作细胞比较，窦房结 P 细胞的动作电位通常只有 0、3、4 三个时期（图 14-6），其特征：①最大舒张电位（–70 mV）和阈电位（–40 mV）较小。②0 期去极化的速度慢（约 10V/s），时程长（约 7ms），幅度小（约 70 mV）。③无明显的复极化 1 期和 2 期。④4 期自动去极化的速度快（约 0.1V/s）。

窦房结 P 细胞动作电位 0 期去极化是由于慢钙通道（I_{Ca-L}）激活，Ca^{2+} 内流引起。该通道与普通工作肌细胞动作电位平台期的 Ca^{2+} 通道属于同一类型，其激活电压为 –40mV 左右，由于钙通道激活慢，所以 0 期去极速度慢而持续时间长。

3 期复极化主要由 K^+ 外流所致，此期由于 Ca^{2+} 通道逐渐失活，Ca^{2+} 内流逐渐减少，而 I_K 通道被进一步激活，K^+ 外流进一步增强。

4 期自动去极化的过程较复杂，有多种机制参与，主要是由一种外向离子流的衰减和一种内向离子流的增强而形成。外向离子流是 K^+，在 3 期复极化时 I_K 通道被激活，当膜电位复极化到最大舒张电位时，K^+ 出现衰减性外流。内向离子流则由 T 型（transient）钙通道（I_{Ca-T}）开放，引起 Ca^{2+} 递增性内流。两种电流共同作用造成内向电流大于外向电流，使膜电位发生去极化，当膜电位达到阈电位时又触发新的动作电位，由此形成自动去极化（图 14-7）。

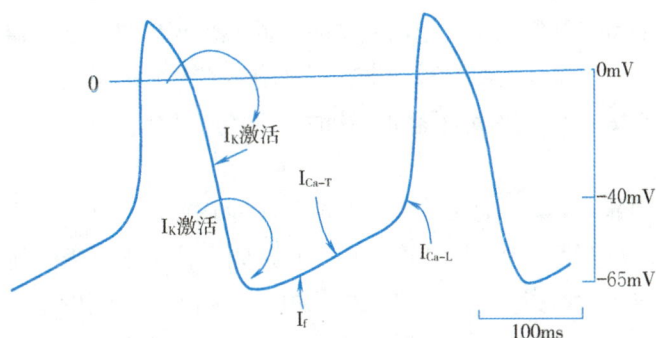

图 14-7 窦房结细胞自动去极化和动作电位发生原理示意图

综上所述，窦房结 P 细胞 4 期自动去极化是以 K^+（I_K）进行性衰减外流为主要原因。T 型 Ca^{2+} 通道在 4 期膜电位自动去极化达 –50mV 时被激活，其仅参与了自动去极化后期的电活动，另外 Na^+ 负载的内向起搏电流（I_f）可能也参与其中。

2. 浦肯野细胞 浦肯野细胞的动作电位曲线形状与心室肌细胞十分相似，其形成机制也与心室肌细胞基本相同，不同的是 4 期能够产生自动去极化。

浦肯野细胞 4 期自动去极化的形成机制，目前认为是由 K^+ 外流（I_K）进行性衰减与 Na^+ 内流进行性增强所引起。内向离子流的增强引起浦肯野细胞 4 期自动去极化，产生起搏作用，所以，这种内向离子流也称起搏电流。I_f 通道是一种非常特殊的 Na^+ 通道，在动作电位 3 期膜电位复极约 –70mV 时被激活，且随着复极化膜内负电位的增大，I_f 通道的开放程度也增大，其最大激活电位为 –100mV 左右，Na^+ 内流达到最大值。但是当膜电位去极化达 –50mV 左右时，I_f 通道失活。I_f 通道与其 0 期去极化过程中的 Na^+ 通道完全不同，它不能被河鲀毒素阻断，但可被铯（Cs^+）选择性阻断。

根据心肌细胞 0 期去极化的速度与幅度，又可将其分为**快反应细胞**（fast response cell）和**慢反应细胞**（slow response cell）。快反应细胞其动作电位 0 期由于快 Na^+ 通道开放，所以去极速度快，幅度高；而慢反应细胞的 0 期去极化是由于慢钙通道开放，则去极速度慢，幅度低。慢反应细胞主要分布在窦房结与房室交界处的自律细胞，其他心肌细胞均属于快反应细胞。

三、心肌的生理特性

心肌细胞具有自律性、兴奋性、传导性和收缩性四种生理特性。其中自律性、兴奋性和传导性是以心肌细胞膜的生物电活动为基础的，故又称为电生理特性；收缩性则是指心肌能够在心肌细胞膜动作电位的触发下产生收缩反应的特性，是一种机械特性。

（一）自动节律性

心肌细胞在没有外来刺激的条件下，能够自动地发生节律性兴奋的特性，称为自动节律性，简称自律性。具有自律性的组织或细胞，称自律组织或自律细胞。单位时间内自动产生节律性兴奋的次数是衡量自律性高低的指标。

1. 心脏的起搏点 正常情况下，窦房结 P 细胞自律性最高，自动兴奋频率约为每分钟 100次，末梢浦肯野纤维网自律性最低，约每分钟 25 次，而房室交界和房室束支的自律性依次介于两者之间。窦房结自动产生的兴奋向外扩布，依次激动心房肌、房室交界、房室束、心室内传导组织和心室肌，引起整个心脏兴奋和收缩。可见，窦房结是主导整个心脏兴奋和跳动的正常部位，故称为正常起搏点。由窦房结控制的心跳节律，称为窦性心律。由于窦房结的抢先激动及对自律性较低组织细胞的直接抑制作用，因而使得后者并不表现出自身的自律性，而只是起着兴奋传导作用，故窦房结以外的自律组织又称为潜在起搏点。在某种异常情况下，潜在起搏点也可能自动发生兴奋，引起心房或心室兴奋而跳动，这时异常的起搏部位则称为异位起搏点，形成异位心律。

2. 影响自律性的因素 4 期自动去极是自律性形成的基础。因此，自律性的高低主要取决于4 期自动去极的速度。若 4 期自动去极速度增快，到达阈电位水平所需时间缩短，单位时间内发生兴奋的次数增多，自律性增高。此外，最大复极电位与阈电位之间的差距减少时，如最大复极电位绝对值减少和（或）阈电位下移，4 期自动去极达到阈电位水平所需时间也会缩短，自律性增高。

（二）兴奋性

所有心肌细胞都具有兴奋性，即具有产生兴奋的能力。

1. 兴奋性的周期性变化 心肌细胞在一次兴奋过程中，兴奋性也随之发生一系列变化，表现为对第二个刺激的反应能力发生规律性的改变。这些变化与膜电位改变、通道功能状态有密切联系。以心室肌细胞为例，其兴奋性的变化可分为以下几个时期（图 14-8）：

（1）有效不应期 当心肌发生一次兴奋时，从动作电位的 0 期去极开始至复极 3 期膜内电位约 -55mV 这段时间内，如果再给心肌刺激，则无论刺激强度有多大，心肌细胞都不会再次兴奋，这一时期称为绝对不应期。此期，Na^+ 通道处于失活状态，心肌细胞的兴奋性下降到零。膜内电位从 -55mV 到 -60mV 这段复极期间，如果给予阈上刺激，心肌细胞膜可发生局部去极化，称局部反应期。局部去极化的原因是 Na^+ 通道刚刚开始少量复活，但仍然不能产生动作电位。从动作电位 0 期去极开始到复极达 -60mV 这段时间，称为有效不应期，它包括绝对不应期和局部反应期。

（2）相对不应期 有效不应期完毕，从 3 期膜电位 -60mV 开始到 -80mV 这段时期内，用阈上刺激才能引起动作电位，称为相对不应期。此期说明心肌的兴奋性已逐渐恢复，但仍低于正常，原因是 Na^+ 通道部分恢复活性。

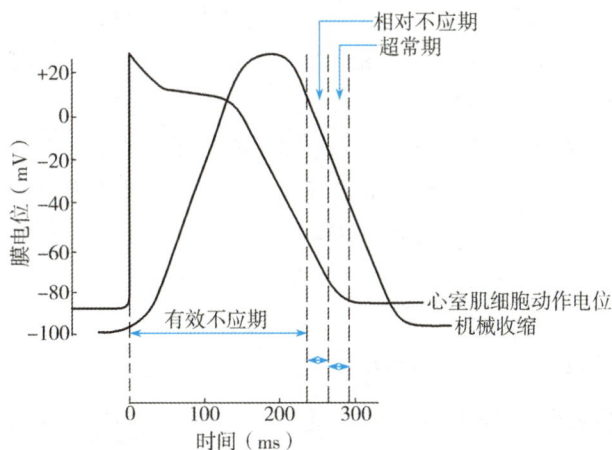

图 14-8　心室肌动作电位期间兴奋性的变化及其与机械收缩的关系

（3）超常期　从复极 3 期膜内电位 –80mV 开始至复极 –90mV 这段时期内，用阈下刺激就能引起心肌产生动作电位，说明心肌的兴奋性超过了正常，故称为超常期。在此期间，Na^+ 通道已基本复活到可以再次被激活的备用状态，而膜电位绝对值尚低于静息电位，距阈电位的差距较小，故兴奋性高于正常水平。

复极完毕后，膜电位恢复至静息水平，兴奋性也恢复正常。心肌兴奋性周期变化中，有一最显著的特点，就是有效不应期特别长，占时为 200～300ms，一直延续到机械收缩和舒张早期（图 14-8）。因此，只有到舒张早期之后，兴奋性变化进入相对不应期，才有可能在受到强刺激作用时再次产生兴奋和收缩。在整个收缩期以及舒张早期，心肌细胞不会产生第二次兴奋和收缩。这个特点使得心肌不会像骨骼肌那样产生完全强直收缩，而是始终表现为收缩和舒张相交替的节律活动，这是实现心脏泵血功能的重要前提。

但如果心室在有效不应期之后受到人工的或窦房结之外的病理性异常刺激，则可产生一次兴奋和收缩。由于此兴奋发生在下次窦房结的正常兴奋到达之前，故称为**期前兴奋**（premature excitation），随后伴随的心脏收缩为**期前收缩**（premature systole），又称早搏。期前兴奋也存在有效不应期，如果窦房结下传的兴奋恰好落在期前兴奋的有效不应期内，则将不能引起心房或心室的兴奋和收缩，需要等待再一次窦房结兴奋传来时才能发生兴奋和收缩。故在一次期前收缩之后，往往伴有一段较长的心室舒张期，称为**代偿间歇**（compensatory pause）（图 14-9）。

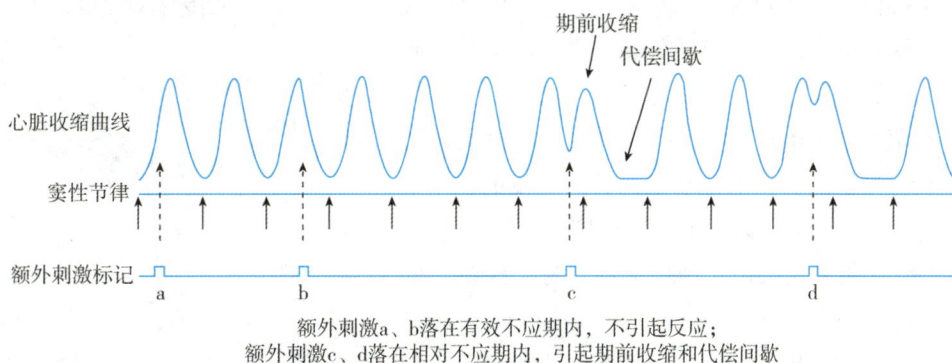

额外刺激 a、b 落在有效不应期内，不引起反应；
额外刺激 c、d 落在相对不应期内，引起期前收缩和代偿间歇

图 14-9　期前收缩与代偿间歇

2. 影响兴奋性的因素　心肌细胞兴奋的产生包括膜去极化达到阈电位水平，以及引起 0 期去极化的离子通道的激活，故凡是能影响这两个环节的因素都可以改变心肌细胞的兴奋性。

（1）静息电位（或最大复极电位）与阈电位之间的距离　静息电位（或最大复极电位）绝对值增大或阈电位水平上移时，二者之间的距离增大，引起兴奋所需的刺激阈值将增大，心肌兴奋性降低；反之，则兴奋性升高。

（2）引起 0 期去极化的离子通道状态　心室肌细胞产生兴奋，是以 Na^+ 通道能被激活为前提的。Na^+ 通道处于何种状态（激活、失活或备用），取决于当时的膜电位水平和时间进程。窦房结 P 细胞的兴奋性则与 L 型钙通道的功能状态相关。

（三）传导性

心肌细胞具有传导兴奋的能力，称为传导性。兴奋的传导不仅发生在同一个细胞上，而且能在细胞之间进行。相邻心肌细胞之间以闰盘相连接，闰盘处的肌膜中存在较多的缝隙连接，形成低电阻通道，使动作电位能从一个细胞传递到邻近的另一细胞，从而引起整块心肌同步兴奋。故心肌细胞在结构上虽彼此分隔，但在功能上却如同一个细胞，构成功能性合胞体。由于心房和心室之间有结缔组织相隔离，两者之间除房室交界外别无其他心肌细胞连接，故心房和心室各自构成一个功能单位。心脏内各部分的兴奋传播，即兴奋由心房传导到心室，是通过特殊传导系统完成的。

1. 心脏内兴奋的传播　窦房结发出的兴奋通过心房肌传播到整个右心房和左心房，尤其是沿着心房肌组成的"优势传导通路"迅速传到房室交界区，经房室束和左、右束支传到浦肯野纤维网，引起心室肌兴奋，再通过心室肌将兴奋由心内膜侧向心外膜侧心室肌扩布，引起整个心室兴奋。

由于各种心肌细胞的传导性高低不等，兴奋在心脏各个部分传播的速度也不相同。其中，房室交界处结区的传导性最低，传导速度仅 0.02m/s。兴奋在房室交界区传导速度缓慢，有一时间延搁，称为房 – 室延搁。房 – 室延搁使得心房先兴奋，心室后兴奋，心房收缩完毕后，心室才开始收缩，避免了房室收缩的重叠，有利于心室的充盈和射血。由于房室交界区的传导速度较慢，因而也是临床上容易发生传导阻滞的部位。

2. 影响传导性的因素　心肌的传导性取决于心肌细胞某些结构特点和电生理特性。结构因素是相对固定的，主要是细胞直径的大小。细胞直径越大，细胞内电阻越小，产生的局部电流越大，兴奋传导速度越快。心肌细胞的电生理特性是影响心肌传导性的主要因素。

（1）动作电位 0 期去极速度和幅度　0 期去极的速度越快，局部电流的形成也就越快，促使邻近未兴奋部位去极达到阈电位水平的速度也随之增快，兴奋在心肌上传导的速度因而增大。另外，0 期去极幅度越大，与未兴奋部位之间的电位差越大，形成的局部电流越强，兴奋传导也越快。

在一定范围内，0 期去极速度和幅度还受静息电位水平的影响。兴奋前静息电位水平与其所激发的 0 期最大去极化速度之间的关系，称为膜反应性。以静息电位为横坐标、0 期最大去极化速度为纵坐标，绘制出的曲线称为**膜反应曲线**（membrane responsive curve）（图14–10）。膜反应曲线定量地反映 0 期最大去极化速度与兴奋前膜电位水平的函数关系，曲线呈"S"形。静息电位值低于 –55mV 时，膜对任何刺激都不会发生反应，此时钠通道处于失活状态；在静息电位 –55 ～ –90mV

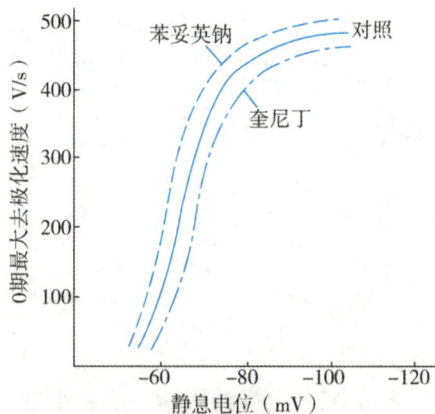

图 14–10　膜反应曲线

之间给予刺激，则随着静息电位绝对值的增加，0 期去极化速度也增大，最大速度可达 500V/s，膜反应性增强，传导性也相应提高；当膜电位在 –90mV 以上继续增大时，曲线趋于平坦，0 期去极化速度不再增加，因此时钠通道已被充分激活和利用。在心肌缺血、低氧或高血钾等病理情况下，由于静息电位绝对值降低，膜反应性下降，传导性也降低，导致不同形式的传导障碍。临床应用的某些药物通过改变膜反应性而起到抗心律失常的作用。如苯妥英钠可使膜反应曲线向左上方移位，即在相同的静息电位水平时，可使 0 期去极化速度增加，膜反应性提高，病变区心肌传导性增强；奎尼丁则相反，可使膜反应曲线向右下方移位，抑制膜反应性，使 0 期去极化速度降低，传导速度减慢，用于治疗各种快速型心律失常。

（2）邻近未兴奋部位膜的兴奋性　若未兴奋部位的膜处于有效不应期，则兴奋与未兴奋部位之间形成的局部电流不能使之兴奋，结果导致传导阻滞；如果邻近膜的兴奋性处于相对不应期或超常期，则局部电流可使邻近膜爆发兴奋，但兴奋所产生的动作电位 0 期去极速度慢、幅度小，传导性降低。

（四）收缩性

心肌细胞受到刺激发生兴奋时，通过兴奋 – 收缩耦联机制，引起肌丝滑行，肌细胞收缩。与骨骼肌相比，心肌细胞的收缩有其自身特点：

1. 同步收缩（"全或无"式收缩）　心房和心室内特殊传导组织的传导速度快，且心肌细胞之间存在低电阻的闰盘，兴奋可以通过缝隙连接在细胞之间迅速传播，因此兴奋在心房或心室内传导很快，几乎同时到达所有的心房肌或心室肌，从而引起全心房肌或全心室肌同时收缩，称为同步收缩。同步收缩具有"全或无"特性，即要么心肌不产生收缩，一旦产生收缩，则全部心肌细胞都参与收缩，故又称"全或无"式收缩。同步收缩产生的收缩力强，保证心脏发挥有效的泵血功能。

2. 不发生完全强直收缩　心肌细胞在一次兴奋中有效不应期的持续时间特别长，相当于心肌整个收缩期和舒张早期。在有效不应期内，任何刺激都不能使心肌再次兴奋和收缩。因此，心肌不会像骨骼肌那样发生完全强直收缩，而是始终保持收缩后必有舒张的节律性活动，这一特征有利于心脏射血和充盈过程的正常进行。

3. 对细胞外 Ca^{2+} 的依赖性　心肌细胞的肌质网不如骨骼肌发达，终池贮存的 Ca^{2+} 量较少，因此，心肌兴奋 – 收缩耦联所需的 Ca^{2+} 除了从终池释放外，还需由细胞外液的 Ca^{2+} 通过肌膜和横管膜内流来补充。心肌收缩完毕后，肌质网上的钙泵主动摄回 Ca^{2+} 进入肌质网，肌膜上的 Na^+–Ca^{2+} 交换体和钙泵将 Ca^{2+} 转运出细胞，胞质 Ca^{2+} 浓度下降，心肌细胞舒张。在一定范围内，细胞外液 Ca^{2+} 浓度升高，可增强心肌收缩力。反之，则可使心肌收缩力减弱。当心肌细胞外液中 Ca^{2+} 浓度降得很低，甚至无 Ca^{2+} 时，心肌细胞膜虽仍能产生动作电位，但心肌细胞内却不能产生肌丝滑行，这一现象称为兴奋 – 收缩脱耦联。

四、体表心电图

（一）心电图的产生与记录

在正常人体，由窦房结发出的一次兴奋，按一定的途径依次传向心房和心室，引起整个心脏兴奋，启动一个心动周期。心脏各部分兴奋过程中出现的电变化，其传播方向、途径、次序和时间等都有一定的规律，这种生物电变化通过心脏周围的导电组织和体液，传布到身体表面。将测量电极放置在人体表面的一定部位所记录出来的心脏电变化曲线，称为**心电图**（electrocardiogram，ECG）。心电图反映心脏兴奋的产生、传导和恢复过程中的生物电变化，与心脏的机械收缩活动无直接关系。

体表心电图的检测方法规范，电极放置部位和连线方式国际统一。描记心电图时，在肢体或躯干安放引导电极，并用导线将之与心电图机相连，这种连线方式称为导联。

（二）正常心电图的波形、时程及其意义

心电图记录纸上有横线和纵线画出长和宽均为1mm的小方格。通常，纵向小格表示电压，每一小格相当于0.1mV。横向小格表示时间，每一小格相当于0.04s，因此，在记录纸上可以测量出心电图各波的电位数值和经历的时间。

导联方式不同，所记录到的心电图在波形上有所不同，但基本上都包括一个P波，一个QRS波群和一个T波，有时在T波后，还出现一个小的U波（图14-11）。

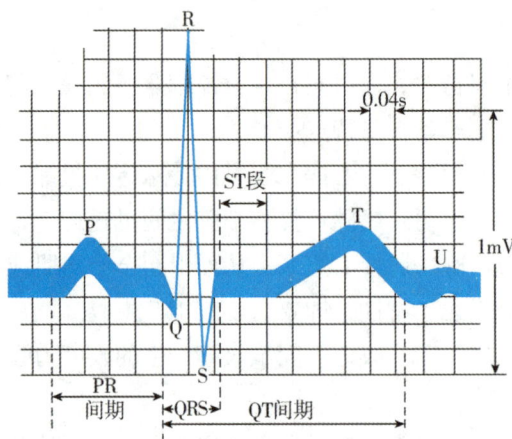

图14-11 正常人体心电模式图

1. P波 反映左右两心房的去极化过程。P波波形小而圆钝，历时0.08～0.11s，波幅不超过0.25mV。

2. QRS波群 反映左右两心室去极化过程的电位变化。典型的QRS波群，包括三个紧密相连的电位波动：第一个向下波为Q波，以后是高而尖峭的向上的R波，最后是一个向下的S波。但在不同导联中，这三个波不一定都出现。正常QRS波群历时0.06～0.10s。

3. T波 反映心室复极过程中的电位变化，波幅一般为0.1～0.8mV。在R波较高的导联中T波不应低于R波的1/10。T波历时0.05～0.25s。T波的方向与QRS波群的主波方向相同。

4. U波 T波之后0.02～0.04s可能出现一个低而宽的波，称为U波，方向一般与T波一致，波宽为0.1～0.3s，波幅大多在0.05mV以下。

5. PR间期（或PQ间期） 是指从P波起点到QRS波起点之间的时程，为0.12～0.20s。PR间期代表由窦房结产生的兴奋经心房、房室交界和房室束到达心室，并引起心室开始兴奋所需要的时间，故也称为房室传导时间。在房室传导阻滞时，PR间期延长。

6. PR段 从P波终点到QRS波起点之间的曲线。PR段的形成是由于兴奋通过房室交界区时传导非常缓慢，形成的电位变化也很微弱，曲线又回到基线水平。

7. QT间期 从QRS波起点到T波终点的时程，代表心室开始兴奋去极到完全复极至静息状态的时间，正常范围为0.32～0.4s。

8. ST 段　QRS 波群终点到 T 波起点之间的与基线平齐的线段称为 ST 段。它代表心室全部去极化，心室各部之间无电位差。任何导联 ST 段降低不应超过 0.05mV。在心肌缺血或损伤等情况下，可出现 ST 段异常，偏离基线。

五、心音

心动周期中，心肌收缩、瓣膜开闭、血流变速对心血管壁的冲击以及血流的湍流皆可以引起振动，由此产生的声音称为心音。心音通过周围组织传导到胸壁，借助于听诊器可以清楚地听到。若用传感器把这些机械振动转换成电的信号并记录下来，便是心音图。

正常心脏搏动产生四个心音，即第一、第二、第三和第四心音。多数情况下，听诊时只能听到第一和第二心音。

（一）第一心音

第一心音发生在心缩期，音调低、持续时间相对较长，在心尖搏动处（左侧锁骨中线、第五肋间隙）听得最清楚。听到第一心音，标志着心室收缩开始。第一心音是由于房室瓣关闭引起心室内血液和室壁的振动，以及心室射血引起的大血管壁和血液湍流所发生的振动形成的。

（二）第二心音

第二心音发生在心室舒张早期，音调高，持续时间短，在胸骨左、右缘第二肋间听诊清楚。第二心音由肺动脉瓣和主动脉瓣迅速关闭，血流冲击大动脉根部和心室内壁振动而产生。第二心音标志着心室舒张开始。

心音听诊在判断心肌收缩力量强弱和瓣膜功能方面具有重要价值。

第二节　血管生理

血管是运输血液的管道系统，其主要功能是运输血液、形成和维持血压、调节组织器官血流量和实现血液与组织细胞间的物质交换。

一、血管的功能分类及其特点

1. 弹性贮器血管　指主动脉、肺动脉主干及其发出的大分支。其特点是管壁厚，富含弹性纤维，有明显的可扩张性和弹性，故称为**弹性贮器血管**（windkessel vessel）。心室收缩时，射出的血液一部分流向外围，另一部分使大动脉被动扩张，暂时储存血液。心室舒张时，被扩张的大动脉管壁发生弹性回缩，将血液继续向外周方向推送，大动脉的这种功能称为弹性贮器作用。因此，心脏射血虽然是间断的，但外周血流仍呈连续性流动。故大动脉血管的弹性发挥了缓冲收缩压和维持舒张压的作用。

2. 分配血管　指中动脉及其分支。其管壁主要由平滑肌组成，收缩性较强，具有将血液输送至各组织器官，起到分配血流的作用，故称为**分配血管**（distribution vessel）。

3. 阻力血管　指小动脉和微动脉。其特点是管壁富含平滑肌，管径小，血流阻力大。其舒缩活动可明显改变血流的阻力和其所在器官、组织的血流量，对动脉血压的维持有重要意义。

4. 交换血管　指真毛细血管。其管壁由单层内皮细胞和基膜构成，故通透性高，是血管内外物质交换的主要场所，故将真毛细血管称为**交换血管**（exchange vessel）。

5. 容量血管 指静脉系统。与同级动脉相比,其口径大、管壁薄、易扩张,故容量大。安静时循环血量的 60% ～ 70% 容纳在静脉中,故静脉又称为**容量血管**(capacitance vessel),起贮血库的作用。静脉管壁平滑肌的舒缩可使静脉容量发生明显变化,从而改变回心血量而影响心输出量。

二、血流动力学

血流动力学是指血液在心血管系统中流动的力学,主要研究血流量、血流阻力和血压,以及它们之间的相互关系。由于血管具有弹性和可扩张,不是硬质的管道系统。血液含有血细胞和胶体物质等多种成分,故血液不是理想液体。因此,血流动力学除与一般流体力学有共同点之外,还有它自身的特点。

(一)血流量与血流速度

1. 血流量 单位时间内流过血管某一截面的血量称为**血流量**(blood flow),也称容积速度,通常以 mL/min 为单位。血流量大小取决于两个因素,即血管两端的压力差和血管对血流的阻力。根据流体力学原理,血流量(Q)与血管两端的压力差(ΔP)成正比,与血流阻力(R)成反比,即 $Q=\Delta P/R$。在整个体循环中,由于右心房压接近于零,故 ΔP 接近于平均主动脉压(P_A),相当于心输出量。故上式可改为:$Q=P_A/R$。

2. 血流速度 血液在血管内流动的线速度,即一个质点在血流中的前进速度,称为血流速度。血液在血管中流动时,其血流速度与血流量成正比,与血管的横截面积成反比(图 14-12)。

(二)血流阻力

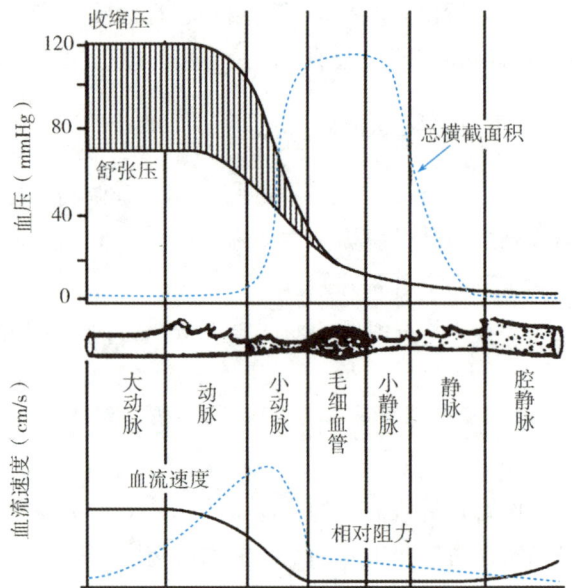

图 14-12 血液流经体循环时血压、总截面积、速度和阻力变化的示意图

血流阻力(blood flow resistance)是血液在血管内流动时所遇到的阻力,主要由流动的血液与血管壁以及血液内部分子之间的摩擦产生。血流阻力与血管的长度(L)和血液的黏滞度(η)成正比,与血管半径(r)的 4 次方成反比,即 $R=8\eta L/\pi r^4$。

血管长度和血液黏滞度一般变化很小,因此,血流阻力主要由血管口径决定。在体循环的血流阻力中,大动脉占 19%,小动脉和微动脉约占 47%,毛细血管约占 27%,静脉约占 7%。可见,小动脉和微动脉是形成血流阻力的主要部位,其口径变化对血流阻力的影响最大。

(三)血压

血压(blood pressure,BP)是指血管内流动的血液对单位面积血管壁的侧压力,数值用千帕(kPa)为单位,长期以来人们都用水银检压计测量血压,因此习惯上常用毫米汞柱(mmHg)为单位,1mmHg=0.133kPa。血管各段的血压都不相同,平常所说的血压是指动脉血压。静脉血压很低，常用厘米水柱（cmH_2O）表示，$1cmH_2O = 0.098kPa$。

血压形成的基础是心血管系统内有血液充盈，其充盈度用循环系统平均充盈压来表示。循环系统平均充盈压是指在循环系统中单纯由于血液充盈所产生的压力，正常人约为7mmHg。平均充盈压的高低取决于循环血量和血管容量之间的相对关系。血压形成的另一个基本因素是心室收缩射血。心室肌收缩时所释放的能量转化为两部分：①用于推动血液流动，成为血液的动能。②使血管壁扩张并形成对血管壁的侧压力，形成势能，即压强能。血液在流动过程中不断克服阻力消耗能量，故血压逐渐降低，特别是小动脉和微动脉阻力最大，血压降落的幅度也最大。

三、动脉血压

（一）动脉血压的概念及正常值

1. 动脉血压的概念　动脉血压（arterial blood pressure）是指流动着的血液对动脉血管壁的侧压力。在心动周期过程中，动脉血压随心室的舒缩活动发生规律性波动。心室收缩时，动脉血管内血量增加，动脉血压升高达到的最高值，称为**收缩压**（systolic pressure）；心室舒张时，动脉血压下降到的最低值，称为**舒张压**（diastolic pressure）。收缩压和舒张压的差值称为**脉搏压**（pulse pressure），简称脉压。一个心动周期中每一个瞬间动脉血压的平均值，称为**平均动脉压**（mean arterial pressure），约等于舒张压与1/3脉压之和。

2. 动脉血压的正常值　一般所说的动脉血压是指主动脉血压。因为在大动脉中血压降落很小，故通常将在上臂测得的肱动脉血压代表主动脉血压。我国健康青年人安静时的收缩压为100～120mmHg，舒张压为60～80mmHg，脉搏压为30～40mmHg，平均动脉压约100mmHg。动脉血压的高低受遗传、个体差异、性别、年龄和机体功能状态等因素的影响。当收缩压在120~139mmHg或舒张压在80~90mmHg之间被视为血压升高。临床上将成年人收缩压≥140mmHg或舒张压≥90mmHg作为诊断高血压的标准。

动脉血压是心血管功能活动的重要指标，保持一定水平的血压是推动血液循环和保证各器官得到足够血液供应的必要条件。

（二）动脉血压的形成

在循环系统有足够血液充盈的基础上，心脏射血和外周阻力是形成动脉血压的基本因素。在每个心动周期中，左心室每次收缩克服阻力向主动脉内射出60～80mL血液。由于外周阻力及动脉的可扩张性，在心缩期约1/3搏出量流至外周，其余2/3以势能形式储存在扩张的大动脉内，形成收缩压。心室舒张时，射血停止，扩张的弹性贮器血管发生弹性回缩，将心缩期储存的那部分血液继续推向外周，使血液连续流动。同时血压逐渐下降，形成舒张压。

可见，大动脉的弹性贮器作用，一方面使左心室的间断射血变为动脉内的连续血流；另一方面，大动脉管壁在心缩期的扩张作用，使收缩压不致过高，在心舒期的回缩作用，使舒张压不致过低。

（三）影响动脉血压的因素

凡是能够影响动脉血压形成的因素，都对动脉血压产生影响。

1. 每搏输出量　每搏输出量增加时，心缩期大动脉内血量增多并使管壁扩张，故收缩压升高。由于收缩压升高，使血流速度加快，再加上血管扩张后的回缩力，流向外周的血量增多，到舒张期末，大动脉内存留的血量和每搏输出量增加之前相比，增加并不多，故舒张压升高不如收缩压升高明显，脉压增大。反之，当每搏输出量减少时，收缩压降低，脉压减小。在一般情况下，收缩压的高低主要反映每搏输出量的多少。

2. 心率　心率加快使心舒期缩短，在心舒期流至外周的血量减少，心舒期末大动脉内存留的血量增多，故舒张压升高；由于动脉血压升高使血流加速，心缩期内就会有较多的血液流向外周，故收缩压升高不如舒张压升高明显，脉压减小。相反，心率减慢时，舒张压降低的幅度比收缩压更大，脉压增大。

3. 外周阻力　循环系统的外周阻力主要是指小动脉和微动脉对血流的阻力。如心输出量相对不变而外周阻力改变时，对收缩压、舒张压都有影响，但对舒张压的影响更显著。这是因为在心舒期血液流向外周的速度主要决定于外周阻力。当外周阻力增大时，血液外流的速度减慢，心舒期留在动脉内的血量增多，故舒张压升高；反之，外周阻力减小时则舒张压降低。因此，舒张压主要反映外周阻力的大小。

4. 大动脉管壁的弹性　大动脉管壁的可扩张性和弹性具有缓冲动脉血压变化的作用，使脉搏压减小。大动脉管壁弹性在短期内不会有明显变化，老年人血管壁中胶原纤维增生逐渐取代平滑肌和弹性纤维，使血管的可扩张性和弹性减弱。因此老年人的收缩压升高，舒张压降低，脉搏压增大。

5. 循环血量和血管容量的比例　循环血量和血管容量保持适当的比例，才能使血管内有足够的血量充盈，从而维持一定的循环系统平均充盈压。正常机体内，循环血量与血管容积相适应，故血管系统的充盈情况变化不大。失血时，循环血量减少。若失血不超过总血量的20%，可通过小动脉、微动脉收缩以增加外周阻力，通过小静脉收缩以减小血管容量，经此调节后，仍可维持血管充盈，使动脉血压不致显著降低。若失血量超过30%，体内调节作用已不能保持血管系统的正常充盈状态，故血压将急剧下降，引起休克。如果循环血量不变，而血管容量大大增加，则大量血液将充盈在扩张的血管中，造成回心血量减少，心输出量随之减少，动脉血压下降。

上述影响动脉血压的各种因素并不以单一形式起作用，往往同时并存且相互影响。

四、微循环

（一）微循环的组成与血流通路

微循环（microcirculation）是指微动脉和微静脉之间的血液循环，其主要功能是进行血液和组织液之间的物质交换。

1. 微循环的组成　由于各组织器官的形态与功能不同，其微循环的组成和结构也不相同。典型的微循环一般由微动脉、后微动脉、毛细血管前括约肌、真毛细血管、通血毛细血管、动静脉吻合支和微静脉等7个部分组成。

2. 微循环的通路　血液可通过3条途径从微动脉流向微静脉（图14–13）。

（1）迂回通路　血液从微动脉→后微动脉→毛细血管前括约肌→真毛细血管网→微静脉的通路称为**迂回通路**（circuitous channel）。这一通路管壁薄，途径长，血流速度慢，通透性好，有利于物质交换，故又称**营养通路**（nutritional channel），是血液与组织细胞进行物质交换的主要场所。

（2）直捷通路　血液从微动脉→后微动脉→通血毛细血管→微静脉的通路称为**直捷通路**（thoroughfare channel）。这一通路途径较短，血流速度快，经常处于开放状态，很少进行物质交换，主要是促使血液迅速通过微循环由静脉回流入心脏，从而保证回心血量。骨骼肌中这类通路比较多。

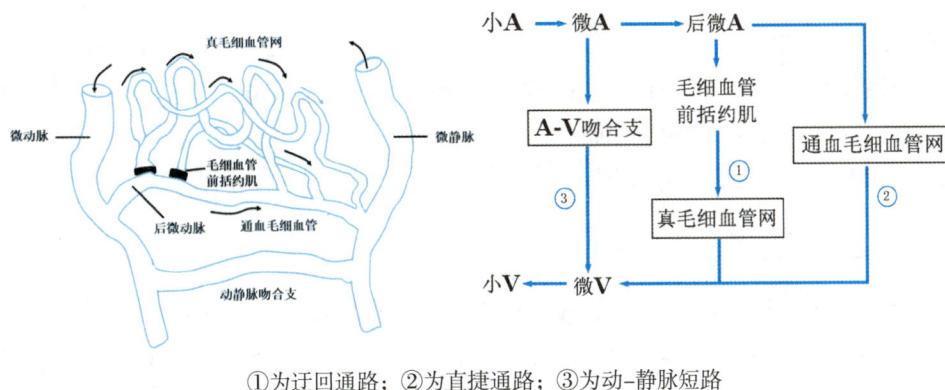

①为迂回通路；②为直捷通路；③为动-静脉短路

图 14-13　肠系膜微循环模式图

（3）动-静脉短路　血液从微动脉→动静脉吻合支→微静脉的通路称为**动-静脉短路**（arterio-venous shunt）。这一通路血管壁较厚，途径最短，血流量最大，血流速度快，但经常处于关闭状态。该通路基本无物质交换功能，但具有体温调节作用。当环境温度升高时，动-静脉短路开放，皮肤血流量增加，促进散热；反之，动-静脉短路则关闭，皮肤血流量减少，有利于保存体热。在人的皮肤，特别是手掌、足底、耳郭等处，动-静脉短路分布较多。

（二）微循环的调节

微动脉是微循环的阻力血管，其舒缩活动控制着这一功能单位的血流量，是微循环的总闸门。后微动脉和毛细血管前括约肌的舒缩活动控制着真毛细血管网的血流量，是微循环的分闸门。这些血管都位于毛细血管之前，对血流的阻力统称为毛细血管前阻力。微静脉和小静脉所容纳的血量较多，它们的舒缩活动可改变毛细血管的后阻力，以致影响血液经真毛细血管网流入静脉的血量，这部分血管可看作是微循环的后闸门。小动脉、微动脉、微静脉和小静脉均受交感缩血管神经支配。一般认为，后微动脉和毛细血管前括约肌不受交感神经支配，主要受体液因素的调节。

在安静状态下，骨骼肌组织中在同一时间内只有 20% ～ 35% 的真毛细血管处于开放状态，当一处的毛细血管开放时，其他部位的毛细血管关闭，然后不断交替开放与关闭。其原因是后微动脉和毛细血管前括约肌不断发生每分钟 5 ～ 10 次的交替性收缩和舒张，即血管舒缩活动。血管舒缩活动主要受局部代谢产物的影响。当某处的真毛细血管关闭一段时间后，该处就会聚积较多的代谢产物，如 CO_2、腺苷、乳酸及 H^+ 等，这些代谢产物将引起该处的后微动脉和毛细血管前括约肌舒张，使相应的真毛细血管开放；与此同时，处于开放状态的真毛细血管，则由于代谢产物被清除，后微动脉和毛细血管前括约肌收缩，使相应的真毛细血管关闭。如此造成不同部分毛细血管网交替开放的现象。当组织代谢水平增高时，局部的代谢产物增多，开放的真毛细血管数量增加，流经微循环的血量也增多，使之与组织代谢水平相适应。

（三）血液和组织液之间的物质交换方式

血液和组织液之间通过毛细血管壁进行物质交换的方式主要有三种：

1. 扩散 是血液和组织液之间进行物质交换的最主要方式。小分子脂溶性物质，如 O_2、CO_2 等，可直接进行扩散，整个毛细血管壁都可成为扩散面。对于小分子水溶性物质，若溶质分子直径小于毛细血管壁的孔隙，如 Na^+、Cl^- 以及葡萄糖等，也可进行扩散。

2. 吞饮 当溶质分子直径大于毛细血管壁孔隙时，如相对分子量较大的血浆蛋白等，可被内皮细胞吞入细胞内运送至细胞的另一侧，并被排出细胞外，从而使被转运物穿过整个内皮细胞。

3. 滤过与重吸收 液体由毛细血管内向组织间隙的移动称为**滤过**（filtration）。液体由组织间隙向毛细血管内的移动称为**重吸收**（reabsorption）。通过滤过和重吸收进行的物质交换相对较少，但其对组织液的生成和回流起重要作用。

五、静脉血压和静脉回心血量

由于静脉系统容量大，血管壁薄，又能收缩，因此静脉不仅是血液回流入心脏的通道，还起着血液储存库的作用。静脉的舒缩可有效地调节回心血量和心输出量，以适应机体组织代谢的需要。在相当大的范围内，静脉可容纳大量的血液而其血管内压几乎不变，但其容量增大至某一临界值后，内压随容量的增加而迅速上升。

（一）静脉血压

静脉系统位于毛细血管网与右心房之间，因此，**静脉血压**（venous pressure）既能影响毛细血管的功能，又能影响心脏的功能。在临床实践中，动脉血压的测量对评价心血管功能具有重要意义，静脉血压则能较早地反映循环功能的异常。

1. 外周静脉压 各器官静脉的血压称为**外周静脉压**（peripheral venous pressure）。通常以正常人平卧时，肘正中静脉压来代表，正常值为 5 ~ 14cmH₂O。

2. 中心静脉压 通常将胸腔内大静脉或右心房的压力称为**中心静脉压**（central venous pressure，CVP），正常值为 4 ~ 12cmH₂O。中心静脉压的高低取决于心脏射血能力和静脉回心血量之间的相互关系。如果心脏射血功能较强，能及时将回心的血液射入动脉，中心静脉压则较低；如心脏射血功能减弱（心肌损伤、心力衰竭），右心房和腔静脉淤血，则中心静脉压升高。另一方面，若静脉血液回流速度加快，则中心静脉压升高。

测定中心静脉压可以反映静脉回心血量和心脏的功能状态，因此，临床上中心静脉压可用作控制补液速度和补液量的指标。中心静脉压过低，常提示血量不足或静脉回流障碍；如中心静脉压高于正常或呈进行性上升趋势，常提示输液速度过快、输液量过多或心脏射血功能不全。当中心静脉压超过 16cmH₂O 以上时，输液要慎重或暂停输液。中心静脉压常用心导管方法直接测定。

（二）静脉回心血量及其影响因素

单位时间内由外周静脉返回右心房的血流量称为静脉回心血量。静脉回心血量的多少取决于外周静脉压和中心静脉压之差，以及静脉对血流的阻力。故凡能影响外周静脉压、中心静脉压和静脉血流阻力的因素，都能影响静脉回心血量。

1. 循环系统平均充盈压 当血量增加或容量血管收缩时，循环系统平均充盈压升高，静脉回心血量增多；反之，静脉回心血量减少。

2. 心肌收缩力 心肌收缩力是决定静脉回流的原动力，也是影响静脉回流的主要因素。当心肌收缩力加强，则射血量多，心室排空比较充分，心舒期心室内压较低，对心房和大静脉中血液的抽吸力量较大，故静脉回心血量增加；反之，则回心血量减少。如右心衰竭时，回心血量减少，血液淤积在右心房和大静脉内，患者可出现颈外静脉怒张、肝充血肿大、下肢水肿等体征。左心衰竭时，左心房压和肺静脉压升高，造成肺淤血和肺水肿。

3.肌肉泵的作用　当人直立不动时，由于心脏水平以下静脉扩张，容量增加，静脉回流量减少。如果下肢运动，骨骼肌收缩，则位于肌肉内或肌肉间的静脉受到挤压，静脉回流将加快。因静脉瓣的存在，静脉内的血液只能向心脏方向流动而不会逆流。因此，骨骼肌和静脉瓣组成"肌肉泵"。肌肉泵对于克服重力的影响、促进下肢静脉回流、降低下肢静脉压、防止静脉血流淤滞、减少下肢血液潴留、防止组织水肿具有重要的生理意义。

4.呼吸运动　吸气时，胸廓扩大，胸膜腔负压加大，胸腔内的大静脉和右心房被牵拉而扩张，中心静脉压降低，静脉回流加快。呼气时胸膜腔负压减小，静脉回流量也减少。因此，呼吸运动对静脉回流起着"呼吸泵"的作用。

5.重力与体位　静脉壁薄，易扩张，故静脉压易受重力和体位的影响。人体由平卧转为站立时，由于重力影响，低垂部位静脉扩张而多容纳500mL左右血液，故使静脉回心血量减少，心输出量减少。这种变化在正常人因神经系统的迅速调节而不易察觉。长期卧床患者，静脉壁紧张性较低，可扩张性较大，神经系统的调节能力减弱，加之腹壁和下肢肌肉收缩减弱，对静脉挤压作用小，故由平卧突然站立时，可因大量血液容纳于下肢而使静脉回流量过少发生昏厥。

六、组织液的生成与回流

（一）组织液生成及回流机制

组织液存在于组织细胞的间隙内，绝大部分呈胶冻状，不能自由流动，极小一部分呈液态，可自由流动。自由流动的组织液与不能自由流动的组织液之间保持动态平衡。

组织液由血浆滤过毛细血管壁而生成，又可通过毛细血管壁重吸收而回流（图14-14）。促使液体由毛细血管内向血管外滤过的力量是毛细血管血压和组织液胶体渗透压，而将液体从血管外重吸收入毛细血管内的力量是血浆胶体渗透压和组织液静水压。滤过的力量与重吸收的力量之差，称为**有效滤过压**（effective filtration pressure，EFP）。

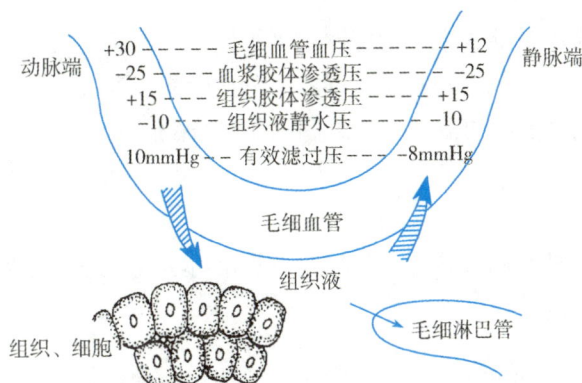

图14-14　组织液生成与回流示意图

有效滤过压＝（毛细血管血压＋组织液胶体渗透压）－（血浆胶体渗透压＋组织液静水压）

根据上式计算，毛细血管动脉端的有效滤过压为正值，毛细血管内液体滤过生成组织液；毛细血管静脉端的有效滤过压为负值，大部分组织液又回流入毛细血管，剩余小部分的组织液进入毛细淋巴管生成淋巴液，再经淋巴系统回流入血液。

（二）影响组织液生成与回流的因素

在正常情况下，组织液生成与回流保持动态平衡。有效滤过压或毛细血管壁通透性发生变化时，都可影响组织液的生成与回流。

1. 毛细血管血压　当毛细血管血压升高而其他因素不变时，有效滤过压升高，组织液生成增多而回流减少。右心衰竭时，静脉回流受阻，毛细血管血压升高，组织液生成增加，引起全身水肿。炎症时，局部血管扩张，毛细血管血量增加，毛细血管血压升高而发生局部水肿。

2. 血浆胶体渗透压　肝脏或某些肾脏疾病，由于血浆蛋白合成减少或随尿排出，使血浆胶体渗透压降低，有效滤过压增大，组织液生成增多，引起水肿。

3. 毛细血管通透性　正常情况下，血浆蛋白很少滤入组织间隙。但在过敏反应或烧伤时，组织释放大量组胺，使毛细血管壁通透性增高，部分血浆蛋白渗出血管，使血浆胶体渗透压降低，同时使病变部位组织液胶体渗透压升高，有效滤过压增大，组织液生成增多而发生水肿。

4. 淋巴回流　正常时约 10% 的组织液进入淋巴管成为淋巴液。淋巴液经淋巴系统回流入静脉，以保持组织液生成量和回流量的平衡。如肿瘤压迫或丝虫病时，可阻塞淋巴管，使淋巴回流受阻，引起水肿。

淋巴回流具有重要的生理意义：①回收组织液中的蛋白质：组织液中的蛋白质通过毛细淋巴管运回血液，这对维持血管内外胶体渗透压及水平衡具有重要生理意义。②运输脂肪及其他营养物质：食物中的脂肪、脂溶性维生素等经小肠吸收后，80% ～ 90% 由小肠绒毛毛细淋巴管吸收。③调节血浆和组织液之间的液体平衡：淋巴液回流的速度虽然较慢，但成年人安静时 24h 生成淋巴液的量为 2 ～ 4L，相当于全身的血浆总量，故淋巴液回流在组织液生成和回流的平衡中起着重要的调节作用。④防御和免疫功能：淋巴液回流途中要经过淋巴结，在淋巴结的淋巴窦内有许多具有吞噬功能的巨噬细胞，能清除淋巴液中的细菌及其他异物。此外，淋巴结所产生的淋巴细胞参与免疫反应。

第三节　心血管活动的调节

人体在不同生理状态下各器官组织的代谢水平不同，对血流量的需求也不同。机体可以通过神经调节、体液调节和自身调节机制对心脏和各部分血管的活动进行调节，从而适应各器官组织在不同情况下对血流量的需要，协调各器官之间的血流分配。

一、神经调节

机体对心血管活动的神经调节是通过各种心血管反射实现的。心脏和血管的神经分布以及心血管中枢是实现神经调节的结构基础。

（一）心脏和血管的神经支配及其作用

1. 心脏的神经支配　心脏接受心交感神经和心迷走神经双重支配。

（1）心交感神经及其作用　**心交感神经**（cardiac sympathetic nerve）的节前纤维起自脊髓胸段 1 ～ 5 节的中间外侧柱神经元，在星状神经节和颈交感神经节中更换神经元。节后纤维在心脏附近形成心脏神经丛，支配心脏各个部分，包括窦房结、房室交界、房室束、心房肌和心室肌。两侧心交感神经在心脏的分布有差别：右侧心交感神经主要支配窦房结、右心房和右心室，左侧心交感神经主要支配左心房、房室交界、心室内传导系统和左心室，但两者也有一定程度的重叠支配。心交感神经对心房肌的支配密度比心室肌的高 2～4 倍。

心交感节前神经元为胆碱能神经元，其末梢释放的递质为**乙酰胆碱**（acetylcholine，ACh），乙酰胆碱与节后神经元细胞膜上的胆碱能 N_1 受体结合，引起节后神经元兴奋。心交感节后纤维属肾上腺素能纤维，其末梢释放的递质为**去甲肾上腺素**（norepinephrine，NE 或 noradrenaline，NA）。心肌细胞膜上的肾上腺素能受体是 β_1 受体。去甲肾上腺素与 β_1 受体结合后，通过 G 蛋白 - 腺苷酸环化酶（AC）-cAMP- 蛋白激酶 A（PKA）通路，使细胞内 cAMP 水平升高，PKA 活性增高，致使心肌细胞膜中钙通道磷酸化而被激活，钙通道开放增加，膜对 Ca^{2+} 通透性增高，Ca^{2+} 内流增加，引起心脏正性肌力作用：

①心率加快 - **正性变时作用**（positive chronotropic action）。由于 Ca^{2+} 内流增加，自律细胞 4 期内向电流因此增强，窦房结 P 细胞 4 期自动去极化速度加快，自律性提高，心率加快。

②心缩力加强 - **正性变力作用**（positive inotropic action）。由于细胞膜和肌质网对 Ca^{2+} 的通透性增加，心肌细胞动作电位平台期 Ca^{2+} 内流量及肌质网 Ca^{2+} 释放量增加，使细胞内 Ca^{2+} 浓度增高，心肌兴奋 - 收缩耦联加强。去甲肾上腺素还能促进糖原分解，提供心肌活动所需的能量，故使心肌收缩能力有所增强。当收缩完毕，去甲肾上腺素可降低肌钙蛋白对 Ca^{2+} 的亲和力，加速肌质网钙泵对 Ca^{2+} 回收，并促进 $Na^+ - Ca^{2+}$ 交换，使细胞内的 Ca^{2+} 外排加快，这有利于粗、细肌丝分离，加速心肌舒张。

③房室交界处传导加快 - **正性变传导作用**（positive dromotropic action）。细胞膜钙通道开放增加，慢反应细胞 0 期 Ca^{2+} 内流加快，使房室交界细胞的动作电位 0 期上升速度和幅度增加，房室传导速度加快，传导时间缩短。

心交感神经增强心脏功能的作用十分显著。但由于分布的差异，右侧心交感神经以增加心率为主；左侧心交感神经则主要是增强心肌收缩力。交感神经对心脏的兴奋作用可被 β 受体非选择性阻断剂如普萘洛尔等阻断。

（2）心迷走神经及其作用　**心迷走神经**（cardiac vagus nerve）的节前神经元位于延髓的迷走神经背核和疑核。节前纤维下行进入心脏，在心内神经节交换神经元，节后纤维支配窦房结、心房肌、房室交界、房室束及其分支，只有少量纤维支配心室肌。右侧心迷走神经主要调节窦房结的活动，左侧心迷走神经主要影响房室传导功能。

心迷走神经的节前神经元和节后神经元均属于胆碱能神经元，末梢释放乙酰胆碱。当乙酰胆碱激活心肌细胞膜上 M 型胆碱能受体后，通过 G 蛋白 -AC-cAMP-PKA 通路使细胞内 cAMP 水平降低，PKA 活性下降，心肌细胞膜中钙通道被抑制，Ca^{2+} 内流减少；同时，通过 G 蛋白还可直接激活一种称为乙酰胆碱依赖性钾通道（I_{k-Ach} 通道），引起 K^+ 外流增加。故心迷走神经兴奋后，心脏活动减弱，呈现负性肌力效应：

①心率减慢 - **负性变时作用**（negative chronotropic action）。由于窦房结起搏细胞复极 3 期 K^+ 外流增加，导致最大舒张电位的绝对值加大，细胞膜超极化；另一方面，K^+ 外流增加，使 4 期自动去极化速度减慢；此外，乙酰胆碱还可抑制自律细胞 4 期自动去极时的内向电流。这些因素都使得窦房结的自律性降低，心率减慢。

②房室传导速度减慢 - **负性变传导作用**（negative dromotropic action）。房室交界慢反应细胞膜 Ca^{2+} 通透性降低，动作电位 0 期 Ca^{2+} 内流减少，0 期去极化的速度和幅度均下降，因而兴奋传导速度减慢，甚至可出现房室传导阻滞。

③心房肌收缩力减弱 - **负性变力作用**（negative inotropic action）。K^+ 外流增加导致心房肌 3

期复极化加速，动作电位平台期缩短，每一动作电位期间进入细胞内的 Ca^{2+} 量则相应减少，兴奋 – 收缩耦联作用减弱。此外，心房肌细胞膜钙通道被抑制，Ca^{2+} 内流进一步减少，使心房肌收缩力降低。心迷走神经对心脏的作用可被 M 型受体阻断剂阿托品等药物所阻断。

一般而言，心迷走神经和心交感神经对心脏的作用是相互拮抗的。但当两者同时对心脏发生作用时，其最终效果并不等于两者分别作用时效果的代数和。在多数情况下，心迷走神经的作用比心交感神经的作用占有更大优势。

除心迷走神经和心交感神经对心脏有双重支配外，心脏中还有肽能神经元，其末梢可释放神经肽 Y、血管活性肠肽、降钙素基因相关肽、阿片肽等肽类递质。某些肽类递质可与单胺类或乙酰胆碱等共存于同一个神经元内。当神经兴奋时，肽类递质可与单胺类或乙酰胆碱一起释放，共同调节效应器的活动。已知血管活性肠肽对心肌有正性变力作用，对冠脉血管有舒张作用；降钙素基因相关肽能使心率明显加快。

2. 血管的神经支配　支配血管平滑肌的神经称为血管运动神经，分为缩血管神经和舒血管神经两类。人体大多数血管只受缩血管神经的单一支配，只有一小部分血管兼受缩血管和舒血管两类神经的支配。

（1）缩血管神经　缩血管神经都是交感神经，其节前神经元位于脊髓胸、腰段灰质的中间外侧柱内，为胆碱能神经元，末梢释放乙酰胆碱。节后神经元位于椎旁和椎前神经节内，发出的节后纤维分布到体内几乎所有的血管平滑肌，但不同部位的血管中其分布密度不同。其中，皮肤和腹腔内脏血管中交感缩血管神经纤维分布最密，骨骼肌和肝脏的血管次之，冠状血管和脑血管中分布较少。在同一器官中，动脉中的分布密度又高于静脉。而动脉中又以小动脉和微动脉分布最多。毛细血管前括约肌中分布则很少。安静状态下，交感缩血管神经持续发放低频率（1～3次/秒）的冲动，称为交感缩血管神经的紧张性活动。这种紧张性活动使血管平滑肌维持一定程度的收缩。当交感缩血管神经的紧张性加强时，血管平滑肌可进一步收缩；反之，当紧张性减弱时，血管平滑肌的收缩程度减弱或呈现血管舒张。

交感缩血管神经节后神经元是肾上腺素能神经元，末梢释放去甲肾上腺素。去甲肾上腺素与血管平滑肌上 α 受体结合引起血管收缩；与 $β_2$ 受体结合可使血管舒张。但去甲肾上腺素与 α 受体结合的能力较强，而与 $β_2$ 受体结合的能力较弱。故当交感缩血管神经兴奋时，以缩血管效应为主。α 受体的非特异性阻断剂是酚妥拉明，$β_2$ 受体特异性阻断剂是心得安。

研究已证明，交感缩血管神经纤维中有神经肽 Y 与去甲肾上腺素共存，当交感缩血管神经兴奋时，二者同时被释放。神经肽 Y 具有强烈的缩血管作用。

（2）舒血管神经　舒血管神经分布较为局限，主要有以下两种，它们的节后纤维末梢都是释放乙酰胆碱，与血管平滑肌细胞上的 M 受体结合后引起血管舒张效应。

①交感舒血管神经。骨骼肌血管除接受交感缩血管神经支配外，还接受交感舒血管神经支配。交感舒血管神经平时无紧张性活动，只有当机体出现激动、恐慌和进行防御性反应时才发放冲动，使骨骼肌血管舒张，肌肉血流量增加。与此同时，体内其他部位（如皮肤、内脏）的血管则因交感缩血管神经活动加强而出现收缩，相应部位的血流量减少。故交感舒血管神经对防御反应和运动时的血流量重新分配有重要意义。

②副交感舒血管神经。体内少数器官如脑膜、唾液腺、胃肠道腺体和外生殖器等的血管平滑肌，除接受交感缩血管神经支配外，也接受副交感舒血管神经的支配。副交感舒血管神经兴奋时引起血管舒张，器官血流量增加，但这种变化对循环系统的总外周阻力基本无影响。

（二）心血管中枢

在中枢神经系统中，参与心血管活动调节的神经细胞群，称为**心血管中枢**（cardiovascular center）。它分布于中枢神经系统从脊髓到大脑皮层的各个部位，不同部位的神经细胞群功能分工不同，彼此间密切联系，使整个心血管系统功能协调统一，与整体活动相适应。

延髓是调节心血管活动的最基本中枢。许多基本的心血管反射都在延髓汇通，高位中枢的作用也通过延髓中枢下传到脊髓心血管神经元而产生效应。通过动物实验观察到，如果从中脑向延髓方向逐段横断脑干，在延髓上缘横断脑干后，动物的血压并无明显的变化，但当横断水平移至延髓，动物的血压下降。这些结果说明，只要保持延髓与脊髓的完整及其正常联系，动脉血压并无明显变化，一些心血管反射仍然存在。

延髓心血管中枢的神经元是指位于延髓内的控制心迷走神经活动的神经元和控制心交感神经和交感缩血管神经活动的神经元，分别称为心迷走中枢、心交感中枢和交感缩血管中枢。这些神经元在平时均有紧张性活动，表现为心迷走神经、心交感神经和交感缩血管神经持续低频的放电活动。通常安静状态下，心迷走紧张性活动较强，故心率维持在 70 次 / 分左右。当情绪激动或运动时，心交感紧张和交感缩血管紧张均加强，心率明显加快，心血管活动增强。

心交感中枢与心迷走中枢之间存在相互拮抗作用。心交感中枢兴奋性增强时，可抑制心迷走中枢的活动；反之，心迷走中枢兴奋性增强时，可抑制心交感中枢的活动。

（三）心血管反射

心血管活动的调节是通过各种心血管反射实现的。当机体处于不同的生理状态或内、外环境发生变化时，可引起各种心血管反射，使循环功能适应于当时机体所处的状态或环境的变化。各种心血管反射的生理意义在于维持血压的相对稳定，调配各器官的血流量。

1. 颈动脉窦和主动脉弓压力感受性反射　颈动脉窦和主动脉弓血管壁的外膜下有丰富的感觉神经末梢，其分支末端膨大呈卵圆形，分别称为颈动脉窦压力感受器和主动脉弓压力感受器（图 14-15）。动脉的压力感受器并不是直接感受血压的变化，而是感受血管壁受机械牵张的程度，因此它们是机械感受器或血管壁牵张感受器。当动脉血压升高时，动脉管壁受机械牵张的程度加大，压力感受器发放的传入冲动增多。在一定范围内（60 ～ 180mmHg），压力感受器的传入冲动频率与动脉管壁的扩张程度成正比。

颈动脉窦压力感受器的传入神经为窦神经，它与舌咽神经合并进入延髓；主动脉弓压力感受器的传入神经称为主动脉神经，走行于迷走神经而后进入延髓。兔的主动脉神经在颈部自成一束，与迷走神经和颈交感神经伴行，称降压神经或减压神经，在颅底并入迷走神经干。压力感受器反射的传出神经为心迷走神经、心交感神经和交感缩血管神经，效应器为心脏和血管。

当动脉血压突然升高时，颈动脉窦和主动脉弓压

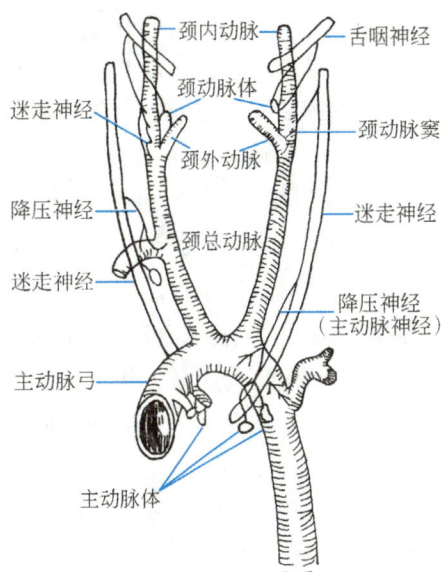

图 14-15　颈动脉窦、主动脉弓压力感受器和颈动脉体、主动脉体化学感受器位置示意图

力感受器受到的机械牵张刺激加强,经窦神经与主动脉神经传入的冲动增多,通过延髓心血管中枢的整合作用,心交感中枢和交感缩血管中枢的紧张性减弱;心迷走中枢的紧张性增强。中枢紧张性的改变再分别通过各自的传出神经,作用于心脏和血管,使心率减慢,心输出量减少;小动脉、微动脉舒张,外周阻力减小;容量血管舒张,回心血量减少,导致血压回降。因此,颈动脉窦和主动脉弓**压力感受性反射**(baroreceptor reflex)又称**降压反射**(depressor reflex)。

当动脉血压下降时,压力感受器所受的刺激减弱,传入神经冲动减少,降压反射活动减弱,结果心率加快,心肌收缩力加强,心输出量增加,阻力血管收缩,外周阻力增加,血压回升。

可见,压力感受性反射是一种负反馈调节机制,且具有双向调节能力。血压升高时反射活动加强而引起降压效应;血压下降时反射活动减弱甚至停止又促使血压回升。故其生理意义在于使动脉血压保持相对稳定。由于颈动脉窦和主动脉弓压力感受器正好位于脑和心脏供血通路的起始部,因此,降压反射在维持脑和心脏等重要脏器的正常血供方面具有特别重要的意义。降压反射途径归纳(如图14-16)。

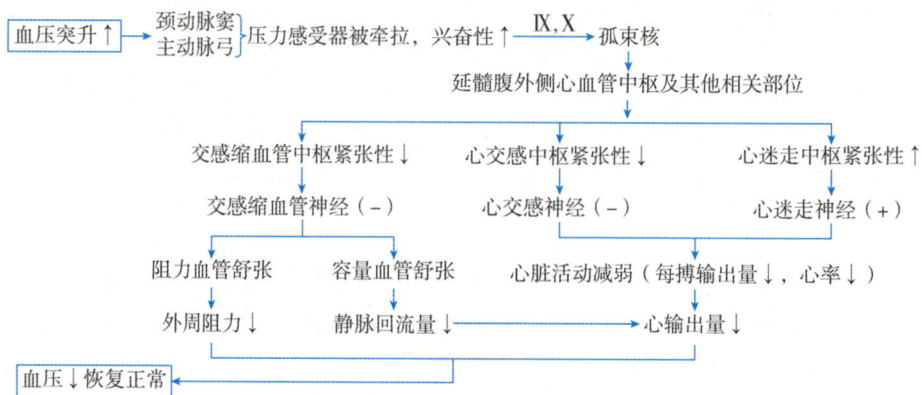

(+)表示兴奋或加强;(-)表示抑制或减弱

图14-16 颈动脉窦和主动脉弓压力感受性反射途径示意图

在动物实验中,改变颈动脉窦灌注压,观察主动脉血压的变化效应(图14-17)。当颈动脉窦灌注压变动于60～180mmHg范围之间,灌注压愈高,窦神经传入冲动愈多,主动脉血压就降得愈低;反之,灌注压愈低,传入冲动愈少,主动脉血压也就愈高。灌注压在100mmHg左右时,窦内压的轻微变化即可引起主动脉血压的明显改变。这表明窦内压在这一段范围内的变动,压力感受性反射的调节最为灵敏。当窦内灌注压在60mmHg以下时,压力感受器无传入冲动,即压力感受性反射不发挥作用,表明颈动脉窦压力感受器的刺激阈值为60mmHg。当灌注压超过

180mmHg时,压力感受器的传入冲动不再进一步增加,主动脉血压也不再出现明显降低,说明压力感受器的兴奋已达饱和。可见降压反射在血压正常波动范围内反应最为灵敏,纠正异常血压的能力最强,它能在短时间内快速调节动脉血压,对急骤变化的血压起缓冲作用。故生理学中将压力感受性反射的传入神经称为**缓冲神经**(buffer nerves)。相反,压力感受器对缓慢发生的血压变化并不敏感,如慢性高血压患者的血压持续升高,却不能通过该反射使血压回降至正常水平。其原因是压力感受器对持

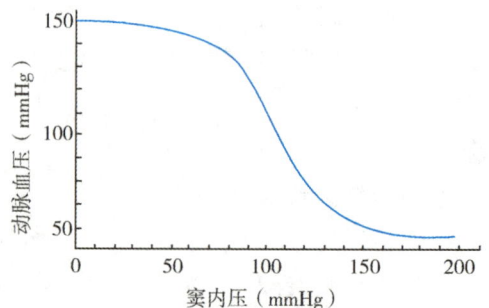

图14-17 颈动脉窦内压力与动脉血压的关系

续的血压升高变化产生了适应，因而重新调整了压力感受性反射的工作范围，将其设定在高于正常血压水平的情况下进行活动，此现象称为压力感受性反射的重调定，故动脉血压可维持在较高的水平。

2. 心肺感受器引起的心血管反射　在心房、心室和肺循环大血管壁上存在许多感受器，总称为**心肺感受器**（cardiopulmonary receptor），其传入神经纤维行走于迷走神经干内，也有少数经交感神经进入中枢。引起心肺感受器兴奋的适宜刺激有两大类：一类是心或血管壁的机械牵张；另一类是一些化学物质如前列腺素、缓激肽等。当心房、心室或肺循环大血管中压力升高或血容量增多而使心腔或血管壁受到牵张时，血管壁的机械感受器发生兴奋。与颈动脉窦、主动脉弓压力感受器相比较，心肺感受器位于循环系统压力较低的部分，故常称之为低压力感受器。在生理情况下，心房壁的牵张主要是由血容量增多而引起，因此，心房壁的牵张感受器也称为**容量感受器**（volume receptor）。

大多数心肺感受器受刺激时引起的反射效应是心交感紧张性降低，心迷走紧张性加强，导致心率减慢，心输出量减少，外周血管阻力降低，血压下降。在多种动物实验中，心肺感受器兴奋时肾交感神经活动的抑制效应特别明显，使肾血流量增加，肾排尿和排钠量增多。心肺感受器引起的反射传出途径还有体液调节，可抑制血管升压素的释放，增加肾排尿量，使循环血量有所减少。可见，心肺感受器引起的反射在血量、体液量及其成分的调节中具有重要的生理意义。

3. 颈动脉体和主动脉体化学感受性反射　位于颈总动脉分叉处的颈动脉体及主动脉弓下方的主动脉体（图 14-15）血液供应非常丰富。小体内的感受细胞及细胞间的神经末梢对血液中化学成分变化，如低 O_2、CO_2 分压升高及 H^+ 浓度升高等，特别敏感，故称之为颈动脉体和主动脉体化学感受器。这些化学感受器受到刺激后，其传入冲动分别经窦神经及迷走神经传向延髓孤束核，使延髓内呼吸中枢和心血管中枢的活动发生变化。表现为呼吸加深加快，心输出量增加，外周血管阻力增大，血压升高。

通常情况下，化学感受性反射的主要效应是使呼吸加深加快，对心血管活动并不起明显的调节作用。只有在低氧、窒息、失血、动脉血压过低和酸中毒情况下才明显调节心血管的活动。

4. 其他器官感受器引起的心血管反射　上呼吸道感受器受刺激兴奋时，可以反射性地引起心率减慢甚或心跳停止。压迫眼球反射性引起心率减慢，称为眼心反射。故当阵发性心动过速时，可以通过压迫眼球而缓解心率过快的症状。牵张肺，扩张胃、肠、膀胱等器官，或挤压睾丸时，常可反射性引起心率减慢、外周血管扩张等反应。刺激躯体传入神经时也可引起各种心血管反射，如疼痛、冷、热等刺激，往往引起心率加快和血管收缩，血压升高。

二、体液调节

心血管活动的体液调节是指血液和组织液中一些化学物质对心肌和血管平滑肌活动发生影响，从而起调节作用。这些体液因素中，有些是通过血液运输广泛作用于心血管系统；有些则在组织中形成，主要作用于局部的血管，对局部组织的血流起调节作用。

（一）肾上腺素和去甲肾上腺素

肾上腺素（epinephrine，E 或 adrenaline）和去甲肾上腺素在化学结构上都属于**儿茶酚胺**（catecholamine）类，故也统称为儿茶酚胺类物质。循环血液中的肾上腺素和去甲肾上腺素主要由肾上腺髓质分泌。肾上腺素能神经末梢释放的去甲肾上腺素一般均在局部发挥作用，并迅速被酶分解而失活，或被神经末梢重摄取，仅少量进入血液。

肾上腺素和去甲肾上腺素对心血管的作用既有共性，又有特殊性，这是因为它们与不同的肾上腺素能受体的结合能力不同。肾上腺素可与 α 和 β 受体结合。在心脏，肾上腺素与心肌的 $β_1$ 受体结合后，使心率加快，房室交界传导速度加快，心肌收缩力加强，心输出量增加。在血管，肾上腺素的作用取决于血管平滑肌中 α 受体和 $β_2$ 受体的分布情况。在皮肤、肾脏、胃肠道等器官的血管平滑肌细胞膜上，α 受体数量占优势，肾上腺素与 α 受体结合后，可使这些器官的血管收缩；而在骨骼肌、肝脏的血管以及冠状血管中 $β_2$ 受体分布占优势，故肾上腺素主要引起这些血管舒张。小剂量的肾上腺素常以兴奋 $β_2$ 受体为主，引起血管舒张；大剂量时，由于同时也兴奋 α 受体而引起缩血管效应。所以，肾上腺素对外周血管的调节作用是使全身各器官的血液分配发生变化，对总外周阻力的影响不大，鉴于肾上腺素有明显正性心脏肌力的作用，故临床常作为强心急救药。

去甲肾上腺素主要与 α 和 $β_1$ 受体结合，而与 $β_2$ 受体结合能力较弱，因此，去甲肾上腺素对心脏有兴奋作用，对机体大多数血管有强烈收缩作用，使外周阻力增加，血压明显升高，临床上将去甲肾上腺素作为升压药。但在完整机体，静脉注射去甲肾上腺素后，血压明显升高，心率却是减慢。这是由于血压升高后又可使压力感受性反射活动加强，该反射对心脏的抑制作用超过了去甲肾上腺素对心脏的直接兴奋效应，故有心率减慢现象。

（二）肾素－血管紧张素系统

肾素－血管紧张素系统（renin-angiotensin-system，RAS）是人体内重要的体液调节系统，对机体血压稳定、水、电解质平衡和内环境稳态维持具有重要作用。

1. 肾素－血管紧张素系统的组成　肾素是一种酸性蛋白酶，可将其底物血管紧张素原水解，生成一个十肽的**血管紧张素 I**（angiotensin I，Ang I）。在血浆和组织中，特别是在肺循环内，Ang I 经**血管紧张素转换酶**（angiotensin-converting-enzyme，ACE）作用，生成八肽的**血管紧张素 II**（angiotensin II，Ang II）。Ang II 再在氨基肽酶、中性内切酶等作用下进一步转变为七肽的**血管紧张素 III**（angiotensin III，Ang III）和六肽的**血管紧张素 IV**（angiotensin IV，Ang IV）。循环系统中的肾素来源于肾脏球旁细胞，但研究已发现：在心肌、血管平滑肌、骨骼肌、脑、肾、性腺等多种器官组织中均有肾素及血管紧张素原的基因表达，且这些组织中富有 ACE，因而证实，除全身性的 RAS 外，在组织中还存在相对独立的局部 RAS，它们共同参与对靶器官的调节。

2. 肾素－血管紧张素系统的生理作用　血管紧张素通过与细胞膜表面的**血管紧张素受体**（angiotensin receptor，AT 受体）结合而发挥生理作用。AT 受体分为 AT_1、AT_2、AT_3 和 AT_4 受体 4 种亚型。在循环系统中，血管紧张素 II 的生理作用几乎都是通过激活 AT_1 受体产生。在血管紧张素家族中，Ang II 的作用最为重要，其生理作用包括：①直接使全身微动脉收缩，升高血压；使静脉收缩，增加回心血量。②促进交感缩血管纤维末梢释放去甲肾上腺素。③对中枢神经系统的作用：降低中枢对压力感受性反射的敏感性，使交感缩血管中枢紧张性加强；促进神经垂体释放血管升压素和缩宫素；增强促肾上腺皮质激素释放激素的作用；产生或增强渴觉，导致饮水行为。④刺激肾上腺皮质球状带细胞合成和释放醛固酮，醛固酮可促进肾小管对 Na^+ 和水的重吸收，增加循环血量。

对体内多数组织而言，Ang I 不具有生理活性。Ang III 与 AT_1 受体结合后产生与 Ang II 相似的生理效应，但其缩血管效应仅为 Ang II 的 1/5 左右，而刺激醛固酮释放的作用却较强。Ang IV 可调节脑和肾皮质血流量，还可产生与 Ang II 不同甚或相反的作用。临床上已将 ACE 的抑制剂和 AT 受体拮抗剂作为抗高血压的药物。

（三）心血管活性多肽

体内各组织中存在多种活性多肽，其中，心血管系统中有 30 多种活性多肽，对心血管活动具有重要的调节作用。①**心房钠尿肽**（atrial natriuretic peptide，ANP）是由心房肌细胞合成和释放的一类调节肽。能使血管平滑肌舒张，外周阻力降低，使心率减慢，每搏输出量减少，心输出量减少，血压降低。此外，它还有抑制肾素 – 血管紧张素 – 醛固酮系统，间接地促进 Na^+ 的排泄，以及抑制血管升压素的作用，引起利尿和排钠效应，是体内调节水盐平衡的重要体液因素（参见第八章）。②**肾上腺髓质素**（ADM）是一种新型活性多肽，存在于多种组织，其中以肾上腺、肺和心房最多，血管内皮细胞可能是合成和分泌 ADM 的主要部位。ADM 能使血管舒张，外周阻力降低，具有强而持久的降压作用；能通过增加冠脉血流、提高钙泵活性和加强兴奋 – 收缩耦联等途径产生正性肌力作用。ADM 还能使肾排钠和排水量增加。③**阿片肽**有多种类型。其中 β – 内啡肽可引起血压降低，其降压作用可能主要是中枢性的。内毒素、失血等强烈刺激可引起 β – 内啡肽释放，并可能成为引起循环休克的原因之一。除中枢外，阿片肽也可作用于外周的阿片受体，使血管平滑肌舒张。交感缩血管神经末梢也存在阿片受体，这些受体被阿片肽激活时，可使交感神经末梢释放递质减少。

（四）其他体液性因素

1. 血管内皮细胞生成的血管活性物质　血管内皮细胞可生成和释放若干种血管活性物质，调节血管平滑肌的收缩和舒张。比较重要的有以下两种：

（1）内皮舒张因子　**内皮舒张因子**（endothelium–derived relaxmg factor，EDRF）可能是**一氧化氮**（nitric oxide，NO），由 L– 精氨酸在一氧化氮合酶（NOS）催化下合成。血管内皮细胞在静息时就有持续性的 NO 基础释放。多种物质，如 ATP、ADP、P 物质、组胺、凝血酶、缓激肽、乙酰胆碱、去甲肾上腺素、血管升压素及血管紧张素 Ⅱ 等，以及血流对血管壁的切变应力，均可刺激血管内皮细胞合成并释放 NO。NO 可使血管平滑肌细胞内 Ca^{2+} 浓度降低，导致血管舒张。NO 也是乙酰胆碱引起血管舒张的中介物质。NO 可与前列环素等舒血管物质共同对抗交感神经末梢释放的去甲肾上腺素及其他缩血管物质的作用。

（2）内皮缩血管因子　**内皮缩血管因子**（endothelium–derived vasoconstrictor factor，EDCF）是由血管内皮细胞产生的多种缩血管物质。其中，**内皮素**（endothelin，ET）是目前已知血管活性物质中最强的缩血管物质之一，其缩血管效应是去甲肾上腺素的 100 倍。内皮素的作用机制是与血管平滑肌细胞的特异受体结合，促进肌质网释放 Ca^{2+}，而使血管平滑肌收缩加强。

2. 激肽释放酶 – 激肽系统　由激肽原、激肽释放酶、激肽、激肽受体和激肽酶组成**激肽释放酶 – 激肽系统**（kallikreinkinin system，KKS）。

血浆激肽释放酶可将高分子量的激肽原转变为缓激肽。组织激肽释放酶可将低分子量的激肽原转变为赖氨酸缓激肽。赖氨酸缓激肽在氨基肽酶作用下又可转变为缓激肽。缓激肽在激肽酶作用下水解失活。

缓激肽和赖氨酸缓激肽均是较强烈的舒血管物质，可使血管平滑肌舒张、毛细血管通透性增高，但对其他部位的平滑肌（如内脏平滑肌）则引起收缩效应。循环血液中的缓激肽和赖氨酸缓激肽等激肽也参与动脉血压的调节，可使血管舒张，血压下降。

3. 组胺　组氨酸在脱羧酶作用下生成**组胺**（histamine）。组胺存在于各种组织，特别是皮肤、肺、肠黏膜的肥大细胞。当组织受到机械、温度、化学的刺激，局部产生炎症、损伤或抗原抗体反应时可引起组胺释放。组胺有强烈的舒血管作用，并能使毛细血管和微静脉管壁通透性增强，组织液生成增多，形成局部水肿。

4. 前列腺素 前列腺素（prostaglandin，PG）是一类活性强、种类多、功能各异的脂肪酸衍生物。合成前列腺素所需要的酶存在于所有的组织内，各种组织由于所含酶的差异，因而可产生出不同的前列腺素。前列腺素对心血管的作用亦因其种类不同而有差异。其中，PGE、PGA、PGF 均起加强心脏的作用，使心输出量增加；对血管主要是使其舒张。各种前列腺素对血管平滑肌的作用并不相同，如 PGI_2 具有强烈舒血管作用，$PGF_{2\alpha}$ 可使静脉收缩。

三、自身调节

心肌和血管平滑肌不依赖神经和体液因素的影响，对环境的变化产生一定的适应性反应，称为心血管的自身调节。

（一）代谢性自身调节机制

局部组织中的氧和代谢产物对该组织局部血流量的调节作用称为代谢性自身调节。当组织代谢活动增强时，组织耗氧量增加，氧分压下降，局部代谢产物（如 CO_2、H^+、腺苷、ATP、K^+ 等）积聚增多，这些因素引起局部的微动脉和毛细血管前括约肌舒张，因此，真毛细血管开放数量增多，局部血流量增加。局部血流量的增多又能向组织提供更多的氧，并带走较多的代谢产物。这种代谢性局部舒血管效应有时相当明显，如果同时发生交感缩血管神经活动加强，该局部组织的血管仍能舒张。

（二）肌源性自身调节机制

心脏的肌源性自身调节表现为心脏在一定范围内收缩时产生的张力或缩短的速度随肌纤维初长的增加而增加，即异长自身调节。在一定范围内，心舒期回心血量越多，心舒末期容积越大，心肌收缩力就越强，故心输出量增多；反之，如静脉回流量减少，心输出量也减少。通过这种自身调节可以维持每搏输出量与静脉回流量之间的动态平衡。

血管的肌源性自身调节表现于某些器官对本身血流量的调节。动物实验可见，当器官血管的灌注压突然升高时，器官血管收缩，血流阻力加大，器官血流量不致因灌注压升高而大量增多；当器官灌注压突然降低时，器官血管则舒张，使血流阻力减小，器官血流量不致因灌注压降低而明显减少，从而保持器官血流量的相对稳定。

第四节　心、肺和脑的血液循环

体内每一器官的血流量既取决于动、静脉之间的压力差，也取决于该器官对血流的阻力。由于各器官的结构和功能各不相同，因此，其血流量的调节除具有共性的一般规律外，还有其本身的特点。本节将讨论心、肺、脑等主要器官的血液循环特点及其调节。

一、冠脉循环

冠脉循环（coronary circulation）是营养心脏本身的血液循环，对保证心脏功能极为重要。冠状动脉（简称冠脉）的主干和大分支走行于心脏表面，其小分支常以垂直于心脏表面的方向穿入心肌，在心肌收缩时容易受到压迫。分支在心内膜下层最终形成毛细血管网，通常一根心肌纤维有一根毛细血管供血，使心肌和冠脉之间的物质交换能很快进行。如心肌发生病理性肥厚，肌纤维直径增加，但毛细血管数量不增加，故易发生供血不足。冠脉之间有细小的吻合支，突然发生阻塞时，侧支循环往往不易快速建立（一般需 8 ～ 12 小时），因此极易导致心肌梗死。如阻塞缓慢形成，则侧支可逐渐扩张形成有效的侧支循环，起代偿作用。

（一）冠脉血流的特点

1. 途径短、血压高、流速快、流量大　左右冠状动脉起自主动脉根部，故冠脉循环途径短、血压高、流速快、血流量大。安静时，人体冠脉血流量为每 100g 心肌 60 ～ 80mL/min，心脏占人体体重的 0.5% 左右，中等体重的人全部冠脉的血流量为 200 ～ 250mL/min，占心输出量的 4% ～ 5%。当心肌活动加强，冠脉达到最大舒张状态时，血流量可增加到每 100g 心肌 300 ～ 400mL/min，为安静状态时的 4 ～ 5 倍。

2. 心舒期供血为主　普通组织器官的血液供应是心缩期大于心舒期，但心肌的供血却主要在心舒期，这是因为冠脉的大部分分支都深埋于心肌内，心肌收缩时能压迫埋于心肌中的血管，使血流受阻；心肌舒张时解除了压迫，供血明显增加，而且在整个心动周期中，心舒期一般较长。

3. 动、静脉血的氧差大　成人安静状态下，100mL 动脉血含氧量 20mL，经过组织气体交换后，成为静脉血，含氧量降低。不同器官从血液中摄取和利用氧的速度和数量不同，故血液流经不同的器官后，动、静脉血的氧差有所不同。安静情况下，动脉血流经骨骼肌后，100mL 静脉血的含氧量约为 15mL，流经心脏后氧含量仅剩下 8mL 左右，摄取和利用的氧分别为 5mL 和 12mL，心肌的耗氧量远远高于其他器官。故冠脉循环供血不足时，极易出现心肌缺氧的症状。

（二）冠脉血流量的调节

调节冠脉血流量的各种因素中，最重要的是心肌自身的代谢水平，而神经和体液调节作用较为次要。

1. 心肌代谢水平　冠脉血流量与心肌代谢水平成正比关系，引起冠脉舒张的原因并不是低氧本身，而是心肌的某些代谢产物，其中最重要的是**腺苷**（adenosine）。腺苷是在心肌代谢水平增高、局部氧含量降低的情况下，ATP 分解过程中的产物，它具有强烈的舒张小动脉的作用。心肌其他的代谢产物如 H^+、CO_2、乳酸等，也能使冠脉舒张，但作用较弱。冠状动脉硬化时，心肌代谢的增强难以使冠脉舒张，故较易发生心肌缺血。

2. 神经调节　冠状动脉受迷走神经和交感神经的双重支配。迷走神经对冠脉的直接作用是使冠脉舒张，但在冠脉上分布较少，完整机体内刺激迷走神经，对冠脉血流量影响较小，这是因为迷走神经兴奋时，心脏活动减弱，心肌代谢水平降低，这些因素可抵消迷走神经对冠脉直接的舒张效应。交感神经兴奋时，心肌活动加强，代谢水平提高，产生的代谢产物增多，引起舒血管效应，此效应往往将交感神经的缩血管作用掩盖，因此，刺激交感神经常引起冠脉舒张。

3. 体液调节　肾上腺素、去甲肾上腺素和甲状腺激素可通过增强心肌代谢水平，增加心肌耗氧量，使局部代谢产物增多等引起冠脉舒张，冠脉流量增加。而血管紧张素Ⅱ和大剂量血管升压素可使冠脉收缩，冠脉流量减少。

二、肺循环

肺循环（pulmonary circulation）是指右心室射出的静脉血通过肺泡壁进行气体交换而成为动脉血，然后进入左心房的血液循环。肺的血液供应还有另一条途径，即体循环中的支气管循环，其功能是供给气管、支气管以及肺的营养需要。

（一）肺循环的特点

1. 途径短、阻力小、血压低 肺动脉及其分支短而粗，管壁薄，肺动脉壁的厚度仅约为主动脉壁的 1/3；肺血管的顺应性较大，血流阻力小，约为体循环的 1/8。肺动脉血压远较主动脉压低，只有体循环压力的 1/6 ~ 1/4，是一低压系统，极易受心功能的影响。如发生左心衰竭，可逆行性引起肺静脉和肺毛细血管血压升高，导致肺淤血和肺水肿。

2. 肺血容量波动大 通常肺部血容量约为 450mL，约占全身血量的 9%。由于肺组织和肺血管的顺应性较大，故肺部血容量的波动范围很大。用力呼气时，肺部血容量可减至 200mL 左右，而深吸气时，则可增大到 1000mL；卧位较坐、立位增加 400mL 左右。因此，肺循环血管也起着贮血库的作用。

3. 无组织液生成 肺循环毛细血管血压平均仅 7mmHg，远低于血浆胶体渗透压 25mmHg，因此，肺部组织的组织液生成的有效滤过压为负压。这一负压使肺泡膜和毛细血管壁紧密相贴，有利于肺泡和血液之间的气体交换，并有利于吸收肺泡腔内的液体，故肺泡内一般没有液体积聚。

（二）肺循环血流的调节

1. 肺泡气氧分压的影响 肺泡气的氧分压对肺部血管的舒缩活动有明显的影响。氧分压低时，该肺泡周围微动脉收缩，使局部血流阻力加大，血流量减少，从而使较多的血液流向通气充足的肺泡，有利于气体交换。长期居住在高海拔地区的人，因吸入气氧分压过低，引起肺循环微动脉广泛收缩，血流阻力增大，使肺动脉压显著升高，持续肺动脉高压使右心室负荷长期加重，可导致右心室肥厚。

2. 神经体液性调节 肺循环血管受交感神经和迷走神经双重支配。刺激交感神经使肺部血管收缩，血流阻力增大。但在整体情况下，交感神经兴奋时由于体循环血管收缩，可将一部分血液挤入肺循环，使肺循环血流量增加。刺激迷走神经使肺部血管舒张。循环血液中的肾上腺素、去甲肾上腺素、血管紧张素Ⅱ、组胺、5- 羟色胺等可使肺血管收缩；乙酰胆碱则引起肺血管舒张。

三、脑循环

脑循环（cerebral circulation）是指流经整个脑组织的血液循环。血液供应来自颈内动脉和椎动脉。两侧椎动脉在颅腔内先合成基底动脉，再与两侧颈内动脉的分支合成颅底动脉环，由此分支，分别供应脑的各个部位。脑静脉血进入静脉窦，主要通过颈内静脉流回腔静脉。

（一）脑循环的特点

1. 血流量大、耗氧量多 安静时，整个脑的血流量约为 750mL/min，约占心输出量的 15%，而脑的重量只占体重的 2% 左右。人体安静时，脑的耗氧量为 250mL/min，约占全身耗氧量的 20%。因此，脑对缺血、低氧的耐受性很低。

2. 血流量变化小 脑位于颅腔内，头颅为骨性结构，容积固定，颅腔为脑、脑血管和脑脊液所充满，三者容积的总和也是固定的，等于颅腔容积。由于脑组织是不可压缩的，故脑血管的舒缩相当受限制，血流量的变化较小。因此，增加脑的血液供应主要是提高脑循环的血流速度。

3. 血 – 脑脊液屏障和血 – 脑屏障 血 – 脑脊液屏障（blood–cerebrospinal fluid barrier, blood–

CSF barrier）是指存在于毛细血管血液和脑脊液之间限制某些物质交换的特殊屏障。血液与脑组织之间存在的限制某些物质交换的特殊屏障则称为**血 – 脑屏障**（blood-brain barrier，BBB）。脂溶性物质如 O_2、CO_2、乙醇及某些麻醉药易于通过屏障，而青霉素、胆盐、H^+、HCO_3^- 和非脂溶性物质则不易透入脑组织。

血 – 脑脊液屏障和血 – 脑屏障对于保持脑组织内环境稳定和防止血液中有害物质侵入脑内具有重要意义。

（二）脑血流量的调节

1. 自身调节 由于脑血管的舒缩受限制，故脑的血流量主要取决于脑的动脉和静脉之间的压力差。正常情况下，因颈内静脉压变化不大，故对脑血流起主要作用的是颈动脉压。当平均动脉压在 60 ～ 140mmHg 范围内变动时，脑血流量能保持相对稳定。这是脑血管自身调节机制发挥的作用，即血压升高则脑血管收缩，血压降低则脑血管舒张。当血压超过 140mmHg 时，脑血流量将随血压升高而明显增加，若血压过高时，可因毛细血管血压过高而引起脑水肿。当血压低于 60mmHg 时，则脑血流量减少，可因为脑组织缺血而引起脑功能障碍。

2. 体液调节 影响脑血管舒缩活动的最重要因素是脑组织局部的化学环境，其中 CO_2 起着主导作用。当血液 CO_2 分压升高或 O_2 分压降低时，脑的阻力血管舒张，脑血流量增加；反之，当过度通气时，CO_2 呼出过多，动脉血 CO_2 分压降低，脑血流量减少，可引起头晕等脑缺血症状。此外，脑血流量还受到代谢产物如 H^+、K^+ 和腺苷等的影响。

3. 神经调节 脑血管接受交感、副交感神经支配。但神经因素在脑血管活动调节中作用很小。切断支配脑血管的神经后，脑血流量无明显的变化。在各种心血管反射中，脑血流量一般不受影响。

思考题

1. 试述影响心输出量的因素和机制。
2. 试述影响组织液生成与回流的因素。
3. 试述压力感受性反射的过程及生理意义。
4. 阐述各体液因素对心血管的调节作用。

第十五章

呼　吸

扫一扫，查阅本章数字资源，含PPT、音视频、图片等

机体与外界环境之间的气体交换过程称为**呼吸**（respiration）。呼吸的生理意义在于维持机体内 O_2 和 CO_2 的相对稳定，是保证机体新陈代谢和生命活动所必需的基本生理过程。

呼吸全过程包括相互衔接并且同时进行的三个环节（图 15-1）：①外呼吸，指肺毛细血管血液与外界环境之间的气体交换过程，包括肺通气和肺换气；②气体在血液中的运输；③内呼吸，即组织换气，为血液与组织细胞之间的气体交换过程，有时也将细胞内的氧化过程包括在内。可见人体的呼吸功能是由呼吸系统与血液循环系统共同完成的，两者协调配合，最终实现外界空气与组织细胞之间的气体交换过程。

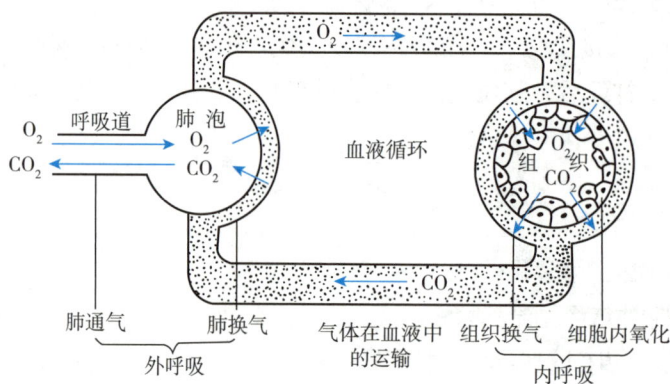

图 15-1　呼吸过程的三个环节

第一节　肺通气

肺通气（pulmonary ventilation）是指肺与外界环境之间的气体交换过程。实现肺通气的结构包括呼吸道、肺泡、胸膜腔和胸廓等。呼吸道是气体进出肺的通道，具有对吸入的气体加温、湿润、清洁过滤，调节气道阻力等作用；肺泡是气体交换的场所；胸膜腔是将肺和胸廓连接在一起、使肺总是跟随胸廓而张缩的重要结构；胸廓的节律性运动则是实现肺通气的原动力。

一、肺通气原理

气体进出肺取决于两方面因素的相互作用：①推动气体流动的动力。②阻止气体流动的阻力。动力克服阻力，方能实现肺通气。

（一）肺通气的动力

驱动气体进出肺的力量是肺内压与大气压之间的压力差，所以，肺内压与大气压之间的压力差是实现肺通气的直接动力。由于大气压相对恒定，而肺内压可由于呼吸运动中胸廓与肺的张缩而改变，故呼吸肌的收缩和舒张引起的呼吸运动是肺通气的原动力。

1. 呼吸运动　呼吸肌节律性收缩、舒张引起的胸廓扩大和缩小称为**呼吸运动**（respiratory movement），包括吸气运动和呼气运动。膈肌和肋间外肌是主要的吸气肌，肋间内肌和腹肌是主要的呼气肌，辅助吸气肌有斜角肌、胸锁乳突肌和胸背部肌肉等。根据呼吸的频率和深度，呼吸运动可分为平静呼吸和用力呼吸；根据参与的主要呼吸肌和胸廓活动，可分为胸式呼吸和腹式呼吸。

（1）平静呼吸和用力呼吸　机体在安静状态下的自然呼吸称为**平静呼吸**（eupnea）。安静时呼吸运动平稳缓和，频率为 12～18 次/分。平静呼吸主要通过膈肌和肋间外肌的收缩和舒张来完成。当膈肌收缩时，膈穹隆下降，使胸廓的上下径增大（图 15-2A）；当肋间外肌收缩时，肋骨前段和胸骨上提，肋骨下缘还向外侧偏转，从而增大了胸腔的前后径和左右径（图 15-2B）。由于胸廓上下径、左右径和前后径均增大，胸廓扩大，肺随之扩张而容积增大，肺内压下降，引起吸气。吸气完成后，膈肌与肋间外肌舒张，胸廓和肺弹性回位，容积缩小，肺内压升高，产生呼气。可见，在平静呼吸过程中，吸气是主动过程，是由于吸气肌收缩产生的；而呼气是吸气肌舒张产生的，是被动过程。

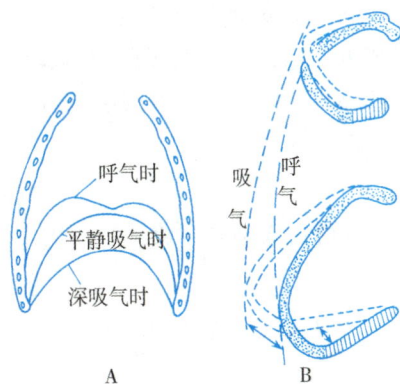

图 15-2　呼吸肌活动引起的胸腔容积变化示意图

当机体活动增强、代谢加快时，呼吸运动将加深、加快，称为**用力呼吸**（forced breathing）。在用力吸气时，除膈肌和肋间外肌的收缩外，辅助吸气肌也参与收缩，使胸廓进一步扩大；用力呼气时，除上述吸气肌舒张外，呼气肌也参与收缩，使胸廓进一步缩小。故用力呼吸时，无论吸气还是呼气都是主动过程。

（2）胸式呼吸和腹式呼吸　在呼吸运动中，以膈肌舒缩、腹壁起伏为主的呼吸运动称为**腹式呼吸**（abdominal breathing）；以肋间外肌舒缩、胸部起伏为主的呼吸运动称为**胸式呼吸**（thoracic breathing）。小儿及男性以腹式呼吸为主；女性在妊娠后期，因膈肌活动受限，以胸式呼吸为主。一般健康成人呈混合式呼吸。

2. 肺内压　肺内压（intrapulmonary pressure）是指肺泡内气体的压力。吸气初，肺容积增大，肺内压下降，低于大气压，外界气体在此压力差推动下进入肺；随着肺内气体逐渐增加，肺内压也逐渐升高，至吸气末，肺内压与大气压相等，通气停止。随后，呼气初，肺容积减小，肺内压升高，超过大气压，肺内气体经呼吸道排出；随着肺内气体逐渐减少，肺内压逐渐下降，至呼气末，肺内压与大气压相等，通气停止（图 15-3）。由此可见，在呼吸运动过程中正是由于肺内压的周期性交替升降，造成肺内压和大气压之间的压力差，此压力差成为推动气体进出肺的直接动力。对呼吸暂停的患者，可人为地造成肺内压的交替升降，实现人工呼吸。

3. 胸膜腔与胸膜腔内压　胸膜腔是由覆于肺表面的脏层胸膜和衬于胸廓内壁的壁层胸膜紧密相贴而形成的一个密闭的潜在腔隙，内有少量浆液，没有气体。在呼吸运动过程中，这一薄层浆液不仅起着润滑和减小摩擦的作用，而且由于液体分子的内聚力使两层胸膜互相紧贴，不易分开，从而保证了呼吸运动中肺可以随胸廓的运动而变化。

胸膜腔内的压力称为**胸膜腔内压**（intrapleural pressure）。其数值可用连有检压计的针头刺入胸膜腔测得（图15-3）。在平静呼吸过程中，胸膜腔内压低于大气压，故称为胸膜腔负压，简称胸内负压。健康成人平静呼气末胸膜腔内压为 –3 ～ –5mmHg，平静吸气末为 –5 ～ –10mmHg（图15-3）。紧闭声门用力吸气时，胸膜腔内压可降至 –90mmHg；用力呼气时，胸膜腔内压可成为正值，升高到110mmHg。

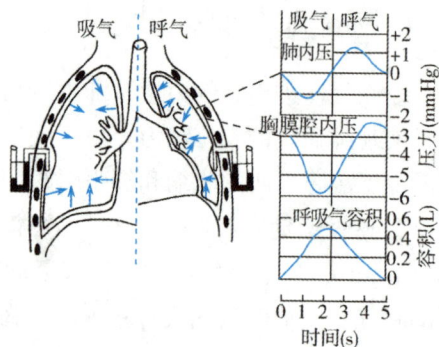

图15-3　呼吸时肺内压、胸膜腔内压和呼吸气容积变化示意图

胸膜腔负压实际上是由加于胸膜表面的压力间接形成的。有两种力通过脏层胸膜作用于胸膜腔：一是肺内压，它使肺扩张；另一是肺的回缩力，使肺缩小（图15-3，箭头所示）。因此胸膜腔内压实际上是这两种方向相反的力的代数和。

即：

$$胸膜腔内压 = 肺内压 - 肺回缩力$$

在吸气末或呼气末，肺内压等于大气压，因此：

$$胸膜腔内压 = 大气压 - 肺回缩力$$

若以大气压为0，则：

$$胸膜腔内压 = - 肺回缩力$$

可见，胸膜腔负压是由肺的回缩力形成的。吸气时肺扩张，肺的回缩力增大，胸膜腔内压的负值增大；呼气时肺缩小，肺回缩力减小，胸膜腔内压的负值也减小。

胸膜腔负压具有重要的生理意义：①维持肺泡与小气道的扩张，利于肺通气和肺换气。②有利于静脉血和淋巴液的回流，位于胸腔内的腔静脉、胸导管等管壁薄，胸膜腔负压可使其被动扩张。

胸膜腔内保持负压的前提是胸膜腔的密闭。如果胸膜腔的密闭性遭到破坏，空气进入胸膜腔，则形成**气胸**（pneumothorax），此时胸内负压减小或消失，两层胸膜彼此分开，肺将因回缩力而塌陷，造成肺不张，影响肺的通气功能，重则静脉和淋巴回流也受阻碍，危及生命。

（二）肺通气的阻力

肺通气的阻力有两种：①弹性阻力，包括肺的弹性阻力和胸廓的弹性阻力，约占总阻力的70%。②非弹性阻力，包括气道阻力、惯性阻力和黏滞阻力，约占总阻力的30%，其中又以气道阻力为主。

1. 弹性阻力和顺应性　弹性组织在外力作用下发生变形时，产生的具有对抗变形和弹性回位倾向的力称为**弹性阻力**（elastic resistance）。弹性阻力大者不易变形；弹性阻力小者易变形。一般用顺应性（compliance）来衡量弹性阻力。顺应性是指在外力作用下弹性组织的可扩张性。容易扩张者顺应性大，弹性阻力小；不易扩张者顺应性小，弹性阻力大。可见顺应性（C）与弹性阻力（R）成反比关系：即 $C=1/R$。顺应性的大小通常用单位压力变化（ΔP）所引起的容积变化（ΔV）来表示，即压力每升高 1 cmH_2O 时，容积增加了多少升（L）：

$$C = \frac{\Delta V}{\Delta P}（L/cmH_2O）$$

（1）**肺的弹性阻力**　肺的弹性阻力 2/3 左右来自肺泡内液 – 气界面所产生的表面张力，1/3 左右来自肺组织本身的弹性回缩力，两者共同形成阻止肺扩张的力量。肺的弹性阻力是吸气的阻力，呼气的动力。

肺泡内的液 – 气界面上，由于液体分子之间的吸引力远大于液体与气体分子之间的吸引力，使得液体表面有尽可能缩小的倾向，使肺趋于回缩，这就是表面张力的作用。**肺泡表面活性物质**（alveolar surfactant）由肺泡Ⅱ型细胞合成并分泌，主要成分是**二棕榈酰卵磷脂**（dipalmitoyl phosphatidyl choline，DPPC），能有效降低肺泡表面张力。

肺泡表面活性物质降低肺泡表面张力的生理意义：①降低吸气阻力，减少吸气做功。肺泡表面活性物质能有效降低肺泡表面张力，使肺泡易于扩张。②防止肺水肿。由于肺泡表面活性物质的存在，使肺泡表面张力和肺回缩力大大减小，减少肺间质和肺泡内的组织液生成。③有助于维持肺泡容积的相对稳定。根据 Laplace 定律，$P=2T/r$，P 为肺泡内液 – 气界面指向中心的附加压强，代表肺泡回缩力，T 代表肺泡表面张力，r 代表肺泡半径。对于大小不等又相连通的两个肺泡，如果两者表面张力相等，那么，小的肺泡回缩力大而大的肺泡回缩力小，结果小肺泡内的气体将流入大肺泡，终致小肺泡塌陷、大肺泡膨胀甚至破裂，肺泡将失去稳定性（图 15-4A、B）。但实际并不会发生这种情况，这是由于表面活性物质在肺泡内表面的分布密度随肺泡半径的变化而改变。在肺泡缩小时，肺泡表面活性物质的密度变大，降低表面张力的作用增强，表面张力减小，防止肺泡的过度萎缩；当肺泡增大时，肺泡表面活性物质的密度降低，降低表面张力的作用减弱，表面张力增大，可防止肺泡的回缩力过小而发生过度扩张，从而有助于维持肺泡容积的相对稳定（图 15-4C）。

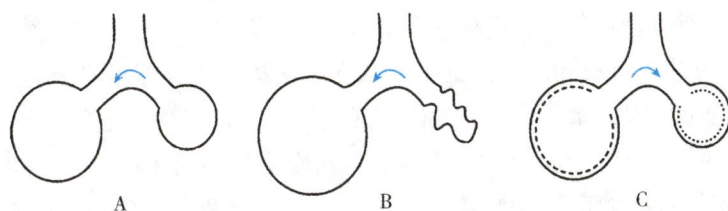

（+）表示兴奋或加强；（–）表示抑制或减弱

图 15-4　大小不同的肺泡气流方向及肺泡表面活性物质效应示意图

成年人患肺炎、肺血栓等疾病时，可因肺泡表面活性物质减少而发生肺不张，表现为吸气阻力增加，吸气困难。胎儿在妊娠 6 ～ 7 个月后，肺泡上皮细胞才开始分泌表面活性物质，因此早产儿可因缺乏表面活性物质而发生肺不张和新生儿肺透明膜病，称为新生儿呼吸窘迫症，严重可导致死亡。

（2）**胸廓的弹性阻力**　胸廓的弹性阻力来自胸廓的弹性成分。胸廓处于自然位置时的肺容量，相当于肺总容量的 67% 左右，此时胸廓无变形，不表现有弹性阻力。当肺容量小于肺总容量的 67% 时，胸廓被牵引向内而缩小，胸廓的弹性阻力向外，是吸气的动力、呼气的阻力；肺容量大于肺总容量的 67% 时，胸廓被牵引向外而扩大，其弹性阻力向内，成为吸气的阻力、呼气的动力。所以胸廓的弹性阻力既可能是吸气的阻力，也可能是吸气的动力，视胸廓的位置而定。

（3）**肺和胸廓的顺应性**　肺的顺应性指在一定的跨肺压（即肺内压与胸膜腔内压之差）作用下所产生的容积变化；胸廓的顺应性指在一定跨壁压（大气压与胸膜腔内压之差）作用下胸廓的容积变化。因为肺和胸廓的总弹性阻力是两者弹性阻力之和，而顺应性为弹性阻力的倒数，故肺和胸廓的总顺应性为：

$$\frac{1}{肺和胸廓总顺应性} = \frac{1}{肺顺应性} + \frac{1}{胸廓顺应性}$$

健康成人肺顺应性约为 $0.2L/cmH_2O$，胸廓顺应性也约为 $0.2L/cmH_2O$，所以总顺应性为 $0.1L/cmH_2O$。

2. 非弹性阻力 非弹性阻力（inelastic resistance）包括惯性阻力、黏滞阻力和气道阻力。非弹性阻力是气体流动时产生的，属于动态阻力，其大小主要与呼吸运动的速度和深度有关。平静呼吸时，呼吸频率低、气流速度缓慢，非弹性阻力很小，惯性阻力和黏滞阻力可以忽略不计。

气道阻力来自气体流经呼吸道时气体分子间和气体分子与气道之间的摩擦，是非弹性阻力的主要成分，占 80%～90%。气道阻力受气流流速、气流形式和气道口径等因素影响。呼吸运动加深加快时，气道阻力因气流速度加快而增大，还因气流出现湍流增多而增大。气道口径大小是影响气道阻力的另一重要因素。气道阻力与管道半径的 4 次方成反比，即 $R \propto 1/r^4$，口径缩小阻力增大，口径变大则阻力减小。

气道口径主要受三方面因素的影响：①气道内外的压力差。吸气时胸内压下降，气道周围的压力下降，跨壁压增大，气道口径被动扩大，阻力变小；呼气时则相反，口径缩小，阻力变大。因此哮喘患者呼气比吸气更为困难。②自主神经对气管平滑肌的调节。副交感神经末梢释放乙酰胆碱，作用于气管平滑肌上的 M 受体，使平滑肌收缩，气道口径变小，阻力增大；交感神经末梢释放去甲肾上腺素，与气管平滑肌上的 β_2 受体结合，使其舒张，气道口径变大而阻力减小。③化学物质对平滑肌的影响。过敏反应时由肥大细胞释放的组胺、白三烯等化学物质使气道平滑肌收缩；儿茶酚胺可使平滑肌舒张；前列腺素 $F_{2\alpha}$ 可使平滑肌收缩，而前列腺素 E_2 可使之舒张。

3. 呼吸功 呼吸功（work of breathing）是指在呼吸运动中，呼吸肌为克服弹性阻力和非弹性阻力实现肺通气所做的功。通常以单位时间内压力变化乘以容积变化来计算。正常人平静呼吸时，呼吸功不大，主要用于吸气运动，呼吸耗能仅占全身耗能的 3% 左右，其中 2/3 用来克服弹性阻力，1/3 用来克服非弹性阻力。剧烈运动或劳动时，非弹性阻力增大，呼气也成为主动过程，需要消耗能量，则呼吸功可增加 25 倍，但由于全身总耗能也增大 15～20 倍，所以呼吸耗能仍只占总耗能的 3%～4%。

二、肺通气功能的评价

肺容积和肺容量是评价肺通气功能的基础，也可用单位时间内的肺通气量来衡量肺通气功能。

（一）肺容积

肺容积（pulmonary volume）是指四种互不重叠的基本气量，全部相加等于肺总容量（图 15-5）。

1. 潮气量 每次呼吸时吸入或呼出的气量为**潮气量**（tidal volume，TV）。健康成人平静呼吸时，潮气量为 400～600mL，平均约 500mL。运动时，潮气量增大。

2. 补吸气量 平静吸气末，再尽力吸气所能吸入的气量为**补吸气量**（inspiratory reserve volume，IRV），又称吸气储备量。健康成人为 1500～2000mL。

3. 补呼气量 平静呼气末，再尽力呼气所能呼出的气量为**补呼气量**（expiratory reserve volume，ERV），又称呼气储备量。健康成人为 900～1200mL。

4. 余气量　最大呼气末尚存留于肺中不能再呼出的气量为**余气量**（residual volume，RV）。健康成人为 1000 ～ 1500mL。

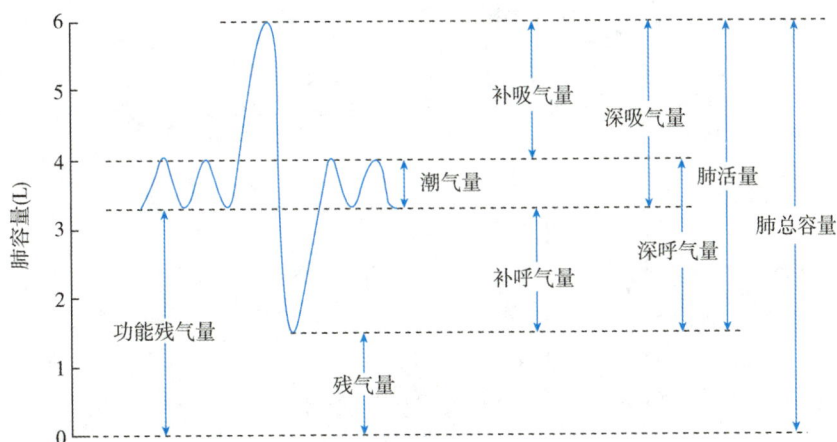

图 15-5　肺容积和肺容量图解

（二）肺容量

肺容量（pulmonary capacity）是肺容积中两项或两项以上的联合气量。

1. 深吸气量　平静呼气末做最大吸气时所能吸入的气量为**深吸气量**（inspiratory capacity，IC），为潮气量和补吸气量之和，是衡量最大通气潜力的一个重要指标。胸廓、胸膜、肺组织和呼吸肌等的病变可使深吸气量减少而降低最大通气潜力。

2. 功能余气量　平静呼气末尚存留于肺内的气量为**功能余气量**（functional residual capacity，FRC），是余气量和补呼气量之和。健康成人功能余气量约为 2500mL，肺气肿、肺弹性降低时功能余气量增加，肺实质性病变时减小。

3. 肺活量与用力呼气量　最大吸气后，从肺内所能呼出的最大气量称为**肺活量**（vital capacity，VC），是潮气量、补吸气量和补呼气量之和。肺活量有较大的个体差异，与身材大小、性别、年龄、呼吸肌强弱等有关。健康成年男性平均约为 3500mL，女性约为 2500mL。肺活量反映了一次呼吸的最大通气量，在一定程度上可作为评价肺通气功能的指标。但由于测定肺活量时不限制呼气的时间，所以不能充分反映肺组织的弹性状态和气道的通畅程度。

用力肺活量（forced vital capacity，FVC）是指一次最大吸气后，尽力尽快呼气所能呼出的最大气体量。**用力呼气量**（forced expiratory volume，FEV）又称为**时间肺活量**（timed vital capacity，TVC），是指一次最大吸气后尽力尽快呼气，分别计算第 1s、2s、3s 末所呼出的气体量（分别用 FEV_1、FEV_2、FEV_3 表示）所占用力肺活量的百分数（分别用 $FEV_1\%$、$FEV_2\%$、$FEV_3\%$ 表示）。正常成人 $FEV_1\%$ 约为 83%，$FEV_2\%$ 约为 96%，$FEV_3\%$ 约为 99%（图 15-6A）。其中，$FEV_1\%$ 的临床意义最大，阻塞性肺疾病患者，$FEV_1\%$ 显著减少（图 15-6B）。用力呼气量是一种动态指标，不仅反映一次呼吸的最大通气量，而且能反映呼吸过程中所遇阻力的变化，是评价肺通气功能的较好指标。

4. 肺总容量　肺所能容纳的最大气量称为**肺总容量**（total lung capacity，TLC），等于肺活量与余气量之和。健康成年男性平均约为 5000mL，女性约 3500mL。

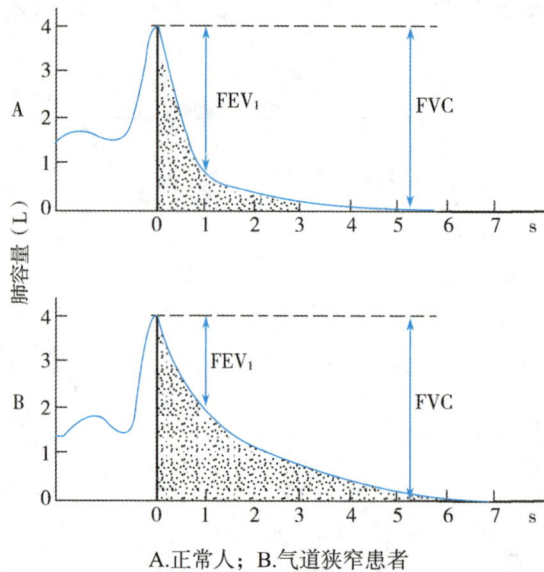

A.正常人；B.气道狭窄患者

图15-6　用力肺活量和用力呼气量

（三）肺通气量

1. 每分通气量与最大通气量　每分通气量（minute ventilation volume）是指每分钟吸入或呼出肺的气体量，等于潮气量乘以呼吸频率。平静呼吸时，健康成人呼吸频率12～18次/分，潮气量500mL，则每分通气量为6～9L/min。每分通气量随性别、年龄、身材和活动量不同而有差异。正常成人的最大通气量一般可达70～120L/min。

2. 无效腔与肺泡通气量　每次吸入的气体，一部分将留在鼻至终末细支气管之间的呼吸道内，这部分气体不能与血液进行气体交换，故将这部分呼吸道的容积称为**解剖无效腔**（anatomical dead space）。健康成人的解剖无效腔容积约为150mL。进入肺泡内的气体，也可因血流在肺内分布不均而未能全部与血液进行气体交换，未能进行气体交换的这一部分肺泡容量称为肺泡无效腔。肺泡无效腔加上解剖无效腔称为**生理无效腔**（physiological dead space）。健康人平卧时，生理无效腔等于或接近于解剖无效腔。由于无效腔的存在，每次吸入的新鲜空气不能全部到达肺泡进行气体交换。因此，从气体交换的角度考虑，真正有效的通气量是**肺泡通气量**（alveolar ventilation），也就是每分钟吸入肺泡的新鲜空气量，即：

肺泡通气量＝（潮气量－无效腔气量）×呼吸频率

如潮气量是500mL，无效腔气量是150mL，功能余气量为2500mL，则每次呼吸仅使肺泡内气体更新1/7左右。潮气量和呼吸频率的变化对每分通气量和肺泡通气量有不同的影响。在潮气量减半而呼吸频率加倍或潮气量加倍而呼吸频率减半时，每分通气量保持不变，但肺泡通气量却发生明显的变化（表15-1）。所以就气体交换而言，一定程度深而慢的呼吸较浅而快的呼吸好。

表15-1　不同呼吸频率和潮气量时的肺通气量和肺泡通气量

呼吸形式	呼吸频率（次/分）	潮气量（mL）	每分通气量（mL/min）	肺泡通气量（mL/min）
平静	16	500	8000	5600
深而慢	8	1000	8000	6800
浅而快	32	250	8000	3200

第二节 呼吸气体的交换

呼吸气体交换包括肺换气和组织换气。肺换气是指肺泡气与肺毛细血管血液之间的气体交换，组织换气是指血液与组织细胞之间的气体交换。

一、气体交换的原理

（一）气体的扩散与气体扩散速率

1. 气体的扩散 气体分子总是不停地进行着无定向的运动，从分压高处向分压低处发生净转移，这一过程称为**气体的扩散**（diffusion）。机体内的气体交换就是通过扩散方式进行的，动力是气体分压差。混合气体中各气体按其各自的分压差由分压高处向分压低处扩散，直至取得动态平衡。

2. 气体扩散速率与影响因素 单位时间内气体扩散的容积称为**气体扩散速率**（diffusion rate，D），它与各影响因素的关系如下式所示：

$$D \propto \frac{\Delta P \cdot T \cdot A \cdot S}{d \cdot \sqrt{MW}}$$

式中 ΔP 代表某气体的分压差，T 为温度，A 为气体的扩散面积，S 表示气体分子的溶解度，d 为气体扩散的距离，MW 为气体的分子质量。

（1）气体分压差 **分压**（partial pressure，P）是指混合气体中各种气体分子所产生的压力。混合气的总压力等于各气体分压之和。

气体分压可按下式计算：

$$气体分压 = 总压力 \times 该气体的容积百分比$$

分压差（ΔP）是指两个区域之间的某气体分压的差值，是该气体的扩散动力。分压差大，则扩散快，扩散速率大；分压差小，则扩散慢，扩散速率小。

（2）气体的分子质量和溶解度 在相同条件下，气体扩散速率与气体分子质量（MW）的平方根成反比，分子质量小的气体扩散速率较大。当扩散发生于气相和液相之间时，扩散速率还与气体在液体中的溶解度（S）成正比，溶解度高的气体扩散快。溶解度与分子质量平方根之比为**扩散系数**（diffusion coefficient），它取决于气体分子本身的特性。CO_2 在血浆中溶解度（51.5）约为 O_2 的（2.14）24 倍，CO_2 的分子质量（44）略大于 O_2 的分子质量（32），所以 CO_2 的扩散系数约为 O_2 的 20 倍。

（3）扩散面积和距离 气体扩散速率与扩散面积（A）成正比，与扩散距离（d）成反比。

（4）温度 扩散速率与温度（T）成正比。人体的体温相对恒定，故温度因素可忽略不计。

（二）呼吸气体和人体不同部位气体的分压

人体吸入的空气中主要成分是 O_2 和 N_2，其中 O_2 占 20.96%，N_2 占 79.00%，CO_2 含量只占约 0.04%。人在安静时，肺泡气、动脉血、静脉血和组织中的 PO_2 和 PCO_2 各不相同（表 15-2）。区域之间的分压差是气体扩散的动力，分压差越大，扩散速率越大。

表 15-2　海平面空气、肺泡气、血液和组织内 O_2 和 CO_2 的分压（mmHg）

	海平面空气	肺泡气	动脉血	混合静脉血	组织
PO_2	159	104	100	40	30
PCO_2	0.3	40	40	46	50

二、气体交换的过程和影响因素

（一）肺换气

1. 肺换气的过程　混合静脉血流经肺毛细血管时，血液 PO_2 为 40mmHg，肺泡气的 PO_2 为 104mmHg，于是肺泡气中 O_2 顺分压差由肺泡扩散至血液；混合静脉血中 PCO_2 为 46mmHg，肺泡气 PCO_2 为 40mmHg，CO_2 则由血液扩散至肺泡（图 15-7）。

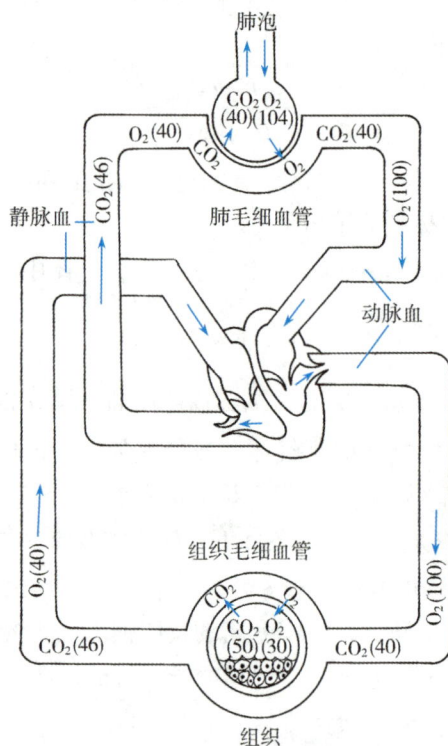

数字为气体分压，单位为mmHg

图 15-7　气体交换示意图

2. 影响肺换气的因素　凡能影响气体扩散速率的因素都能影响肺换气。分压差、温度和扩散系数对肺泡气体交换的影响前文已述及，现进一步介绍呼吸膜的扩散距离、扩散面积以及通气 / 血流比值对肺换气的影响。

（1）呼吸膜的厚度　呼吸膜是肺泡与血液进行气体交换的结构基础，由六层结构组成（图 15-8）：含表面活性物质的液体层、肺泡上皮细胞层、上皮基底膜、肺泡上皮和肺毛细血管之间的间隙、肺毛细血管基膜层和血管内皮细胞层。虽然呼吸膜有六层结构，但很薄，平均厚度约为 0.6μm，气体很容易扩散通过。气体扩散速率与呼吸膜厚度成反比关系。病理情况下，任何使呼吸膜增厚或扩散距离增加的疾病都会降低扩散速率，减少扩散量，如肺纤维化、肺水肿等。

（2）呼吸膜的面积 气体扩散速率与扩散面积成正比。健康成人两肺约有 3 亿个肺泡，总扩散面积约 70m^2。安静状态下，约 40m^2 参与气体交换，故有很大的储备面积；运动时，因肺毛细血管开放数量和开放程度增加，扩散面积也大大增加。肺不张、肺实变、肺气肿或肺毛细血管关闭和阻塞等均可使呼吸膜扩散面积减小而影响肺换气。

（3）通气/血流比值 **通气/血流比值**（ventilation/perfusion ratio，$\dot{V}_A/\dot{Q}$）是指每分肺泡通气量（$\dot{V}_A$）和每分肺血流量（$\dot{Q}$）的比值。健康成人安静时 $\dot{V}_A/\dot{Q}$ 约为 0.84，此匹配最为合适，即流经肺部的混合静脉血能充分地进行气体交换，全部变成动脉血。如果 $\dot{V}_A/\dot{Q}$ 增大意味着通气过度或血流不足，部分肺泡气未能与血液气体充分交换，使肺泡无效腔增大；反之，$\dot{V}_A/\dot{Q}$ 减少则意味着通气不足或血流过剩，部分血液流经通气不良的肺泡，混合静脉血中的气体未能得到充分更新，未能成为动脉血就流回了心脏，犹如发生了功能性动–静脉短路。由此可见，$\dot{V}_A/\dot{Q}$ 可作为评价肺换气功能的指标。

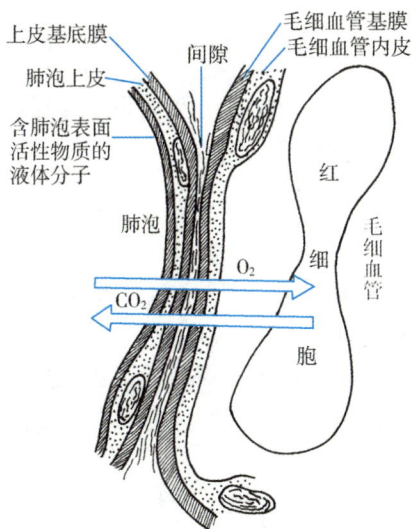

图 15-8 呼吸膜结构示意图

（二）组织换气

组织换气的机制、影响因素与肺换气相似，所不同的是交换发生于液体（血液、组织液、细胞内液）之间，而且扩散膜两侧 O_2 和 CO_2 分压差随细胞内氧化代谢的强度和组织血流量的改变发生相应变化。若血流量不变，代谢增强，则组织液 PO_2 降低、PCO_2 升高；若代谢率不变，血流量增多，则组织液 PO_2 升高、PCO_2 降低。在组织处，由于细胞有氧代谢，O_2 被利用并产生 CO_2，所以 PO_2 可低至 30mmHg 以下，PCO_2 可高达 50mmHg 以上。动脉血流经组织毛细血管时，O_2 便顺分压差由血液向组织液和细胞扩散，CO_2 则由组织液和细胞向血液扩散（图 15-7），动脉血因失去 O_2 和得到 CO_2 而变成静脉血。

第三节 气体在血液中的运输

通过肺换气，O_2 扩散到肺毛细血管中，经血液循环运至全身各器官和组织；细胞内氧化代谢所产生的 CO_2，经过组织换气进入血液循环，运至肺排出体外。因此，血液循环通过对 O_2 和 CO_2 的运输将肺泡气体交换和组织气体交换联系起来。

一、氧的运输

O_2 在血液中有物理溶解和化学结合两种存在形式。血液中 O_2 主要是以化学结合形式存在，物理溶解的量较小。但在气体交换的过程中，物理溶解起着重要作用。因为肺换气或组织换气时，气体进入血液，首先要溶解于血浆提高自身的张力，而后才进一步发生化学结合。相反，血液中的气体释放时，也首先从物理溶解的部分开始，使其在血浆中的张力下降，气体再由结合状态分离出来加以补充，以便继续释放。正常气体的物理溶解状态和化学结合状态经常保持动态平衡。

（一）血红蛋白（Hb）与 O_2 的可逆结合

血液中的 O_2 主要是以氧合血红蛋白（HbO_2）的形式存在。O_2 与 Hb 的结合和解离是可逆反应，可以用下式表示：

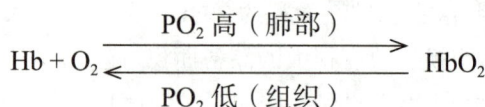

$$Hb + O_2 \xrightleftharpoons[\text{PO}_2 \text{低（组织）}]{\text{PO}_2 \text{高（肺部）}} HbO_2$$

这一反应很快，不需酶的催化，呈可逆反应。当红细胞经氧分压较高的肺部时，其中的 Hb 与 O_2 迅速结合成 HbO_2；在氧分压较低的组织细胞，HbO_2 又迅速解离释放出 O_2，成为去氧血红蛋白。HbO_2 呈鲜红色，去氧血红蛋白呈紫蓝色。当皮肤浅表毛细血管中去氧血红蛋白含量达 5g/100mL 时，皮肤或黏膜会出现青紫色，称为**发绀**（cyanosis），是低氧的表现。

（二）Hb 的氧合能力

血液运输的 O_2 主要与 Hb 以化学结合形式存在于红细胞内（占总量的 98.5%），而物理溶解的量极少（占总量的 1.5%）。每 100mL 血中，Hb 结合 O_2 的最大量称为 Hb **氧容量**（oxygen capacity of Hb），每 100mL 血中 Hb 实际结合 O_2 的量称为 Hb **氧含量**（oxygen content of Hb），Hb 氧含量占 Hb 氧容量的百分比称为 Hb **氧饱和度**（oxygen saturation of Hb）。例如，正常人每 100mL 血液中 Hb 含量约为 15g，每克 Hb 可结合 1.34mL 的 O_2，故 Hb 氧容量是 20mL。每 100mL 动脉血中，Hb 氧含量为 20mL，其 Hb 氧饱和度即为 100%；在静脉血中，Hb 氧含量减少到 15mL，其 Hb 氧饱和度相应下降 1/4，为 75%。通常情况下，血浆中溶解的 O_2 较少，可忽略不计。

（三）氧解离曲线及其意义

Hb 氧饱和度和氧分压之间有密切关系，当氧分压升高时，Hb 氧饱和度也随之增加；相反，当氧分压降低时，Hb 氧饱和度也随之降低。Hb 氧饱和度与氧分压之间的关系曲线，称为**氧解离曲线**（oxygen dissociation curve）（图 15-9）。

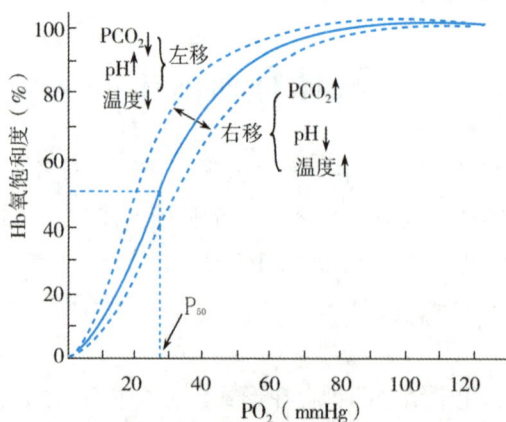

图 15-9　氧解离曲线及其主要影响因素

图 15-9 的纵坐标代表 Hb 氧饱和度，100% 表示 Hb 最高的氧饱和度。百分比越低，表示 Hb 氧饱和度越小，亦即 O_2 的解离越多。横坐标代表氧分压。从氧解离曲线可以看出，氧分压和 Hb 氧饱和度之间的关系，并非呈直线关系，而是呈 "S" 形曲线。

氧解离曲线呈"S"形与 Hb 的变构效应有关。Hb 由一个珠蛋白通过 4 条多肽链和 4 个血红素连接，每个血红素的中心都含有一个 Fe^{2+}，每个 Fe^{2+} 能结合一个 O_2，故每个 Hb 分子最多可结合 4 个 O_2。但是 Fe^{2+} 与 O_2 结合后仍是二价铁，所以该反应是氧合，不是氧化。这种变构效应对结合或释放 O_2 都具有重要意义。在氧分压高的肺部，由于变构效应，Hb 迅速与 O_2 结合达到氧饱和；而在氧分压低的组织部位，变构效应又能促使 O_2 的释放。根据氧解离曲线各段的变化趋势及其功能意义，可将曲线分为以下三段。

1. 曲线上段　当 PO_2 在 8.0 ～ 13.3kPa（60 ～ 100mmHg）之间时，曲线较为平坦，PO_2 虽有较大变化，但 Hb 氧饱和度变化不大，显示出人对空气中 O_2 含量降低或呼吸性低氧有很大的耐受能力。PO_2 只要不低于 8.0kPa（60mmHg），Hb 氧饱和度仍能保持在 90% 左右，血液仍能保证有较高的氧含量。另外，氧解离曲线上段平坦，还意味着当 PO_2 超过 13.3kPa（100mmHg）以上时，Hb 氧饱和度的增加也极为有限。

2. 曲线中段　当 PO_2 在 5.3 ～ 8.0kPa（40 ～ 60mmHg）之间时，曲线坡度较陡。在这一范围内 PO_2 下降，O_2 与 Hb 的解离加速，安静时，混合静脉血的 PO_2 为 5.3kPa（40mmHg），Hb 氧饱和度为 75%，Hb 氧含量约 14.4mL/100mL，即每 100mL 动脉血流经组织时，释放出约 5mL 的 O_2 以保证组织代谢的需要。

3. 曲线下段　当 PO_2 在 2.0 ～ 5.3kPa（15 ～ 40mmHg）之间时，曲线坡度最陡。说明在这一范围同样属于 HbO_2 释放 O_2 的区段，血中的 PO_2 稍有下降，Hb 氧饱和度就会大幅度下降，释放出大量的 O_2 供组织利用。组织活动加强时，PO_2 可降至 2.0kPa（15mmHg），HbO_2 进一步解离，Hb 氧饱和度下降到 22% 左右，Hb 氧含量降到 4.4mL/100mL，即每 100mL 动脉血能供给组织 15mL 的 O_2，为安静时的 3 倍。

（四）影响氧解离曲线的因素

血红蛋白与 O_2 的结合和解离，还受下列因素的影响。

1. pH 和 PCO_2 的影响　血液 pH 降低与 PCO_2 升高，使 Hb 对 O_2 的亲和力降低，氧解离曲线右移，有利于 HbO_2 解离 O_2；反之，血液 pH 升高与 PCO_2 降低，使 Hb 对 O_2 的亲和力增加，氧解离曲线左移，则 Hb 氧饱和度升高。

2. 温度的影响　血液或组织温度升高，氧解离曲线右移，促进 O_2 的释放；温度降低，曲线左移，Hb 与 O_2 的亲和力增加而不利于 O_2 的释放。

3. 2,3- 二磷酸甘油酸的影响　2,3- 二磷酸甘油酸（2,3-DPG）是红细胞无氧糖酵解的中间产物，2,3-DPG 浓度升高，Hb 与 O_2 的亲和力降低，使氧解离曲线右移；反之，2,3-DPG 浓度降低，使氧解离曲线左移。

二、二氧化碳的运输

（一）二氧化碳的运输形式

从组织进入血液的 CO_2 也是以物理溶解和化学结合两种形式运输的。物理溶解的量只占总量的 5% 左右，化学结合的量占 95%。其中化学结合的方式有碳酸氢盐（约占 88%）和氨基甲酰血红蛋白（$HHbNHCOOH$）（约占 7%）两种形式。

1. 碳酸氢盐　组织代谢产生的 CO_2 进入血液与 H_2O 结合生成 H_2CO_3，后者又解离为 HCO_3^- 和 H^+。因为血浆中无碳酸酐酶，这一反应在血浆中进行得很慢。红细胞中存在大量的碳酸酐酶，在其催化下可使反应速度提高 5000 倍，故此反应主要在红细胞内进行。反应如下：

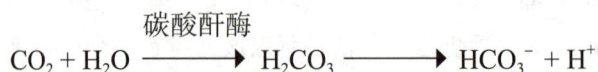

$$CO_2 + H_2O \xrightarrow{\text{碳酸酐酶}} H_2CO_3 \longrightarrow HCO_3^- + H^+$$

与此同时，O_2 从血液扩散进入组织，释放出 O_2 的 Hb 与碳酸解离出来的 H^+ 结合，成为 HHb，小部分 HCO_3^- 与 K^+ 结合生成 $KHCO_3$，大部分 HCO_3^- 则顺浓度梯度通过红细胞膜扩散进入血浆，与 Na^+ 结合形成 $NaHCO_3$。CO_2 不断进入红细胞，上述反应也不断进行，于是 HCO_3^- 也不断增多，并向血浆扩散，为了保证膜两侧的电荷平衡，血浆中 Cl^- 则向红细胞内转移，称为**氯转移**（chloride shift）。在红细胞膜上有特异的 $HCO_3^- – Cl^-$ 转运体，运载这两种离子跨膜交换，它有利于上述的系列反应继续进行。

综上所述，由组织进入血液的大部分 CO_2，最后要以 $KHCO_3$ 的形式存在于红细胞内和以 $NaHCO_3$ 的形式存在于血浆，即以碳酸氢盐的形式由血液运输至肺部。其过程可概括如图 15–10。当静脉血流经肺泡时，静脉血 PCO_2 高于肺泡气，于是血浆中 CO_2 向肺泡内扩散，上述反应向相反方向进行。此时，碳酸酐酶的作用则是促进 H_2CO_3 分解为 CO_2 和 H_2O。

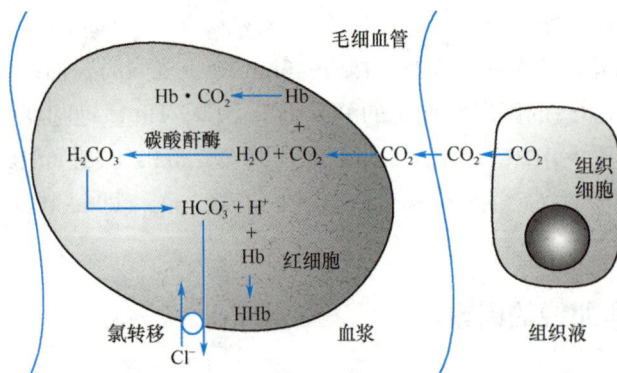

图 15–10　CO_2 在血液中的运输示意图

2. 氨基甲酰血红蛋白　CO_2 能直接与 Hb 的自由氨基结合，形成**氨基甲酰血红蛋白**（carbaminohemoglobin），并能迅速解离出 H^+。

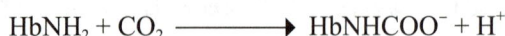

$$HbNH_2 + CO_2 \longrightarrow HbNHCOO^- + H^+$$

这一反应无须酶的催化，也是可逆反应，调节它的主要因素是氧合作用。HbO_2 与 CO_2 结合成氨基甲酰化合物的能力比 Hb 小，因此，在组织部位，Hb 含量多，结合的 CO_2 量也多。在肺部，由于 Hb 与 O_2 结合成 HbO_2，就迫使 CO_2 解离扩散入肺泡。这种形式运输 CO_2 的效率很高，虽然以氨基甲酰血红蛋白形式运输的 CO_2 仅占总运输量的 7% 左右，但在肺部排出的 CO_2 总量中，却有 17.5% 左右由氨基甲酰血红蛋白所释放。

（二）二氧化碳解离曲线

血液中 CO_2 的运输量，直接取决于 PCO_2。PCO_2 升高，运输 CO_2 的量也相应增多，两者基本呈直线关系。反映血液中 PCO_2 与 CO_2 含量之间的关系曲线，称为 CO_2 **解离曲线**（carbon dioxide dissociation curve），（图 15–11）。

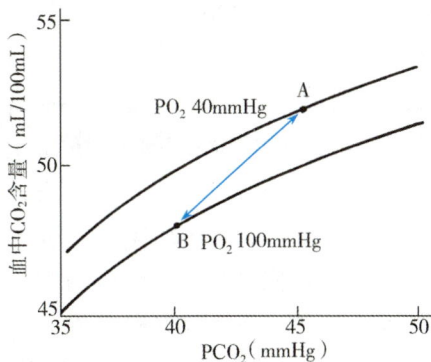

图 15-11 CO_2 解离曲线

图 15-11 的 A 点是静脉血 PO_2 为 5.3kPa（40mmHg），PCO_2 为 6.0kPa（45mmHg）时的 CO_2 含量，约为 52mL/100mL 血液；B 点是动脉血 PO_2 为 13.3kPa（100mmHg），PCO_2 为 5.3Pa（40mmHg）时的 CO_2 含量，约为 48mL/100mL 血液。可见，静脉血液流经肺部时每 100mL 血液释放出了 4mL 的 CO_2。

第四节　呼吸运动的调节

呼吸运动的意义在于保证肺与外界的气体交换，从而提供机体代谢所需要的 O_2，同时排出体内代谢产生的 CO_2，维持内环境 PO_2、PCO_2 和 pH 相对稳定。

一、呼吸中枢与呼吸节律形成

（一）呼吸中枢

呼吸中枢（respiratory center）是指在中枢神经系统内产生呼吸节律和调节呼吸运动的神经细胞群。呼吸中枢分布在大脑皮层、间脑、脑桥、延髓和脊髓等部位。其中延髓呼吸中枢最为重要，是呼吸节律起源的关键部位。

1.脊髓　脊髓中支配呼吸肌的运动神经元位于第 3～5 颈段（支配膈肌）和胸段（支配肋间肌和腹肌）脊髓前角。早期研究证明，在延髓和脊髓之间离断脊髓，呼吸即行停止，可以认为节律性呼吸运动不在脊髓产生。脊髓只是联系上位脑和呼吸肌的中继站和整合某些呼吸反射的初级中枢。

2.低位脑干　横切脑干的实验表明，呼吸节律产生于低位脑干。低位脑干包括延髓和脑桥。

（1）延髓　实验证明，基本呼吸节律产生于延髓。用微电极记录神经元的电活动表明，在低位脑干内有的神经元呈节律性放电，并和呼吸周期有关，称为呼吸相关神经元或呼吸神经元。

呼吸神经元主要集中在背侧和腹侧两组神经核团内，分别称为背侧呼吸组和腹侧呼吸组。

①背侧呼吸组（dorsal respiratory group，DRG）。其呼吸神经元主要集中在孤束核的腹外侧部，主要含吸气神经元，其轴突交叉到对侧下行至脊髓颈段和胸段，支配膈肌和肋间外肌运动神经元，兴奋时产生吸气。DRG 中有的吸气神经元轴突投射到腹侧呼吸组或脑桥、边缘系统等部位，DRG 还接受来自肺支气管神经、窦神经，以及对侧腹侧呼吸组头端、脑桥、大脑皮层等的神经传入冲动。

②腹侧呼吸组（ventral respiratory group，VRG）。其呼吸神经元主要集中于后疑核、疑核和

面神经后核附近的**包钦格复合体**（Bötzinger complex，Böt C）。后疑核内主要含呼气神经元，其轴突交叉下行至脊髓胸段，支配肋间内肌和腹肌运动神经元，兴奋时产生主动呼气。疑核内主要含吸气神经元，其轴突交叉下行至脊髓颈段和胸段，也支配膈肌和肋间外肌运动神经元，兴奋时产生吸气。疑核内的吸气和呼气神经元的轴突还随同侧舌咽神经和迷走神经传出，支配咽喉部呼吸辅助肌。包钦格复合体内主要含呼气神经元，其轴突投射到脊髓和延髓内侧部，抑制吸气神经元的活动，此区也含有调节咽喉部呼吸辅助肌的呼吸运动神经元。

（2）脑桥　在脑桥前部，呼吸神经元相对集中于臂旁内侧核（NPBM）和相邻的Kölliker–Fuse（KF）核，合称PBKF核群。其中含有一种跨时相神经元，其表现为吸气相与呼气相转换期间发放冲动增多。将猫麻醉后，切断双侧迷走神经，损毁PBKF核群，可出现长吸式呼吸，这说明脑桥上部有抑制吸气的中枢结构，称为脑桥呼吸**调整中枢**（pneumotaxic center）。该中枢主要位于PBKF核群，其作用为限制吸气，促使向呼气转换，防止吸气过长过深。

3. 大脑皮层　大脑皮层可以随意控制呼吸，并按主观意志在一定范围内停止或用力加快呼吸，大脑皮层还可将说话、唱歌、进食等活动与呼吸运动协调进行。大脑皮层运动区通过皮层脊髓束和皮层脑干束控制呼吸运动神经元的活动，此为随意呼吸调节系统，而低位脑干呼吸中枢是不随意的自主呼吸节律调节系统。

（二）呼吸节律形成

关于呼吸节律的形成，目前有起步细胞学说和神经元网络学说两种假说。①起步细胞学说认为，延髓内有与窦房结起搏细胞相类似的具有起步样活动的呼吸神经元，产生呼吸节律。②神经元网络学说认为，延髓内呼吸神经元通过相互兴奋和抑制而形成复杂的神经元网络，在此基础上产生呼吸节律。

二、呼吸运动的反射性调节

节律性呼吸运动还受到来自各种感受器传入信息的反射性调节，使呼吸运动的频率、深度和形式等发生相应的改变。

（一）呼吸的机械性反射调节

1. 肺牵张反射　麻醉的动物在肺充气或肺扩张时，均能抑制吸气；在肺缩小萎陷时，则引起吸气。切断双侧迷走神经，上述反应消失，说明这是一种反射性反应。这种由肺扩张或肺缩小萎陷引起的吸气抑制或兴奋的反射称为**肺牵张反射**（pulmonary stretch reflex），它包括肺扩张反射与肺萎陷反射。

（1）肺扩张反射　是肺充气或扩张时抑制吸气的反射。其感受器位于气管至细支气管的平滑肌中，是一种牵张感受器，阈值低，属于慢适应感受器。成年人当潮气量增至800mL以上时，才能引起肺扩张反射，可能是由于人肺扩张反射的中枢阈值较高。所以平静呼吸时，肺扩张反射不参与呼吸调节过程。但在中度到剧烈运动时，该反射在调节呼吸深度和频率中起重要的作用。病理情况下，肺顺应性降低，肺扩张时使呼吸道扩张较大，刺激较强，可以引起该反射，使呼吸变浅变快。

（2）肺萎陷反射　是肺缩小萎陷时引起吸气的反射。其感受器也在呼吸道平滑肌内，传入神经纤维走行于迷走神经中。肺萎陷反射在肺明显缩小时才出现，在平静呼吸时调节意义不大，但对于阻止呼气过深起一定作用，并可能与气胸时发生的呼吸增强有关。

2. 呼吸肌本体感受性反射 呼吸肌的本体感受器是肌梭，接受肌肉牵张的刺激。当呼吸肌被动拉长或肌梭中的梭内肌收缩时，本体感受器（肌梭）发生兴奋，冲动通过背根传入纤维到达脊髓前角，反射性使本体感受器所在的同一肌肉收缩增强。

由于呼吸道阻力增加，吸气时胸廓不易扩张，呼吸肌中的梭外肌纤维收缩时遇到的阻力增大，此时高位中枢的下行冲动通过兴奋脊髓的 γ 运动神经元，使肌梭中的梭内肌纤维收缩，可使肌梭的传入冲动增多或不减少（即肌梭的敏感性保持不变），再通过 γ–环路反射性增强呼吸肌的收缩力量，以克服呼吸道阻力，使胸廓扩张，维持呼吸深度。

3. 防御性呼吸反射 呼吸道的鼻、咽、喉、气管和支气管黏膜受到机械性或化学性刺激时，都将引起防御性呼吸反射。

（1）咳嗽反射 感受器存在于喉、气管和支气管黏膜中。传入纤维在迷走神经中上行进入延髓。咳嗽时，先有短促的深吸气，接着紧闭声门做强的呼气动作，使胸膜腔内压与肺内压都迅速上升；然后突然开放声门，由于压差大，使肺泡内气体高速冲出，同时排出呼吸道中的异物或分泌物。

（2）喷嚏反射 喷嚏反射是鼻黏膜受刺激引起的防御性反射。传入神经为三叉神经，反射动作与咳嗽类似，气体主要从鼻腔急速喷出，以清除鼻腔中的刺激物。

（二）化学感受性呼吸反射

血液中化学成分的改变，特别是低氧、二氧化碳和氢离子浓度增加，可刺激化学感受器，引起呼吸中枢活动的改变，从而调节呼吸运动的频率和深度，以保证动脉血 PO_2、PCO_2 及 pH 值相对恒定。

1. 化学感受器

（1）外周化学感受器 颈动脉体和主动脉体为**外周化学感受器**（peripheral chemoreceptor），它能感受动脉血中 PCO_2、PO_2 和 H^+（pH）变化的刺激。颈动脉体由窦神经、主动脉体经迷走神经将冲动传入延髓。需要指出的是外周化学感受器是感受动脉血 PO_2 的刺激，而不受动脉血 O_2 含量的影响，因为在贫血或 CO 中毒时，血 O_2 含量虽然下降，但 PO_2 正常，只要血流量充分，外周化学感受器的传入冲动不受影响。

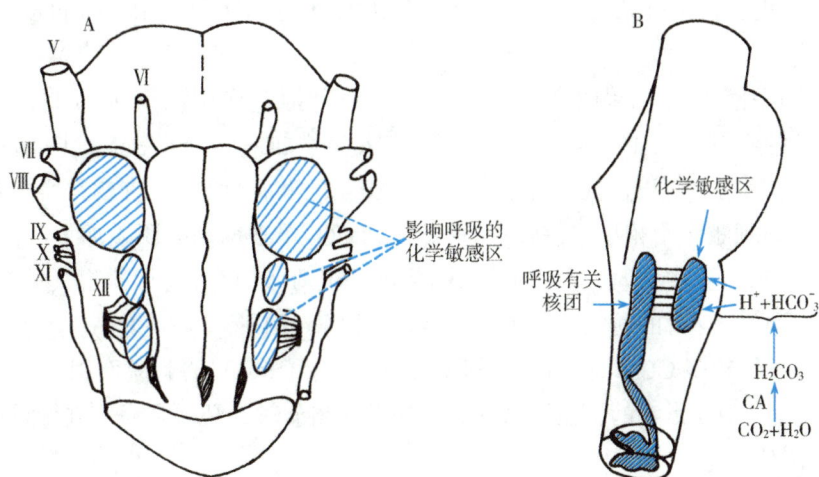

A：延髓腹外侧的3个化学敏感区 B：血液或脑脊液PCO_2升高刺激呼吸的中枢机制

Ⅴ～Ⅻ分别为第5～12对脑神经 CA：碳酸酐酶

图 15–12 中枢化学感受器示意图

（2）中枢化学感受器　摘除动物外周化学感受器或切断其传入神经后，外周化学感受器的作用已被消除，但吸入 CO_2 仍能使呼吸加强。现已证明在延髓腹外侧浅表部位存在一种化学感受器，与延髓呼吸中枢截然分开，称为**中枢化学感受器**（central chemoreceptor）（图 15-12）。中枢化学感受器的生理刺激是脑脊液和局部细胞外液中的［H^+］。血液中的 CO_2 能迅速透过血 - 脑脊液屏障，与脑脊液中的 H_2O 在碳酸酐酶的作用下生成 H_2CO_3，然后解离出 H^+，对中枢化学感受器起刺激作用。

中枢化学感受器与外周化学感受器不同，它不感受低氧刺激，但对 CO_2 的敏感性比外周化学感受器高，反应潜伏期比较长。

2. PCO_2、PO_2 和 H^+ 对呼吸的调节

（1）PCO_2 对呼吸的调节　PCO_2 是影响呼吸最重要的生理性刺激，一定水平的 PCO_2 对维持呼吸中枢的兴奋性甚为必要。PCO_2 刺激呼吸是通过两条途径实现的：一是通过刺激中枢化学感受器而兴奋呼吸中枢；二是刺激外周化学感受器反射性调节呼吸中枢的活动。但以中枢化学感受器的作用为主。

（2）低 O_2 对呼吸的调节　动脉血 PO_2 降低时，能反射性地引起呼吸加深加快，肺泡通气量增加。低 O_2 完全是依靠刺激外周化学感受器使呼吸加强的，动脉血 PO_2 越低，则传入冲动越多。如果切断颈动脉体的窦神经，PO_2 下降就不能引起呼吸加强，这说明颈动脉体化学感受器不但能对 PO_2 下降发生反应，而且在引起呼吸加强中起主要作用。但低 O_2 对呼吸中枢的直接作用是抑制。

（3）H^+ 对呼吸的调节　动脉血中 H^+ 浓度升高时，可引起呼吸加强；动脉血中 H^+ 浓度下降时，则引起呼吸抑制。H^+ 浓度改变对呼吸的调节主要是通过外周化学感受器，特别是颈动脉体而起作用。中枢化学感受器对 H^+ 的敏感性很高（比外周化学感受器高 25 倍），但由于 H^+ 不易通过血 - 脑屏障，从而限制了它的作用。

3. PCO_2、H^+ 和 PO_2 在呼吸调节中的相互作用　在这三个因素中，如果使其中两个因素保持不变，只改变一个因素，对通气量的影响可见图 15-13。图示说明，PO_2 的波动对呼吸的影响最小。在一般动脉血 PO_2 变动范围内（80～140mmHg），通气量变化不明显，只在 PO_2 低于 80mmHg 以后，通气量才逐渐增大。PCO_2 和 H^+ 则不然，略有波动就能出现肺泡通气量明显变化，尤其是 PCO_2 作用更明显。可见在正常呼吸的调节中 PCO_2 起着重要作用，而 PO_2 只在低 O_2 情况下才起作用。

但是，在三个因素中，如果改变其中一个因素，而对其余两因素不加限制，则通气量的改变与上述有明显的不同（图 15-14），PCO_2 的效应大为增加，而 PO_2 效应则明显降低。这是因为三者在起调节作用时，可以协同而加强，也可以相互抵消而减弱。当 PCO_2 增高时，也提高了 H^+ 的浓度，两者的刺激作用相加，使肺泡通气量比 PCO_2 单独增高时明显加大。在 H^+ 浓度升高（pH 下降）使肺泡通气量增大时，由于通气量增加而降低了 PCO_2，也因排出大量 CO_2，使 H^+ 浓度也有所下降。因此，这时的通气量比单独 H^+ 浓度升高（pH 下降）时为小。当 PO_2 下降时，也因增加通气量，呼出较多 CO_2，使 PCO_2 下降，从而降低了低 O_2 的刺激作用。由此可见，上述三因素是相互联系、相互影响的，在探讨它们对呼吸的调节时，必须全面地进行观察和分析，才能得到正确的结论。

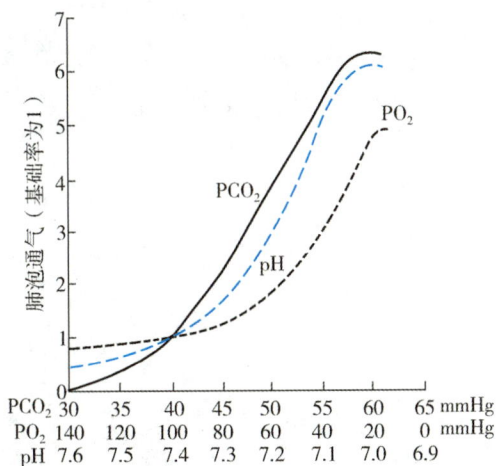

图 15-13　改变动脉血液 PCO_2、PO_2、pH 三因素之一
而维持另外两个因素恒定时的肺泡通气反应

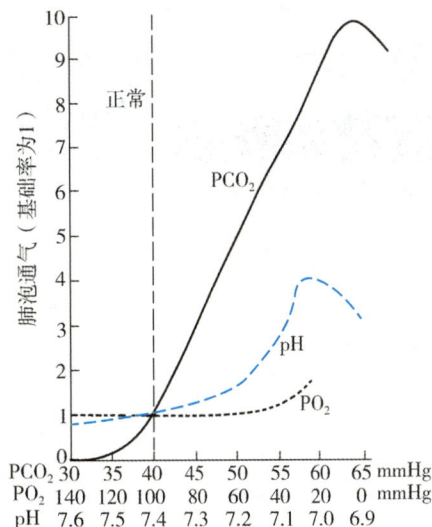

图 15-14　改变动脉血液 PCO_2、PO_2、pH 三因素之一
而不控制另外两个因素时的肺泡通气反应

思考题

1. 胸膜腔内负压是怎么形成的？有何重要意义？

2. 为什么说在一定范围内深而慢的呼吸对机体更有利？

3. 影响肺泡气体交换的因素有哪些？

4. 简述呼吸气体的运输方式，其结合特点有哪些？

5. 阐述动脉血中化学因素（PCO_2、$[H^+]$ 和 PO_2）是如何调节呼吸运动的。

第十六章
消化和吸收

扫一扫,查阅本章数字资源,含PPT、音视频、图片等

第一节　概　述

消化系统的基本功能是消化食物和吸收营养物质,为机体新陈代谢提供物质和能量来源。**消化**(digestion)是指食物在消化道内被分解为可吸收的小分子物质的过程。消化方式有两种:①**机械性消化**(mechanical digestion),即通过消化道肌肉的运动将食物磨碎,与消化液充分混合,并不断向消化道远端推进。②**化学性消化**(chemical digestion),即通过消化酶的作用将食物中大分子物质分解为小分子物质。食物消化后的小分子物质,以及维生素、无机盐和水经消化道黏膜进入血液和淋巴液的过程,称为**吸收**(absorption)。消化和吸收两大过程相辅相成、紧密联系。

一、消化道平滑肌的生理特性

在整个消化道中,除口、咽、食管上段和肛门外括约肌的肌肉属骨骼肌外,其余的肌肉均为平滑肌。消化道平滑肌具有肌肉组织的共同特性,如兴奋性、传导性和收缩性等,但这些特性的表现均有其自身的特点。

(一)一般生理特性

1.自律性　若将离体的消化道平滑肌置于适宜的环境内,仍能进行良好的节律性收缩和舒张活动,但较心肌而言,其节律较慢且不规则。

2.兴奋性　与骨骼肌相比,消化道平滑肌兴奋性较低,有明显的潜伏期、收缩期和舒张期,一次舒缩的时程长,且变异较大。

3.紧张性　是指消化道平滑肌经常保持微弱的持续收缩状态。对保持消化道腔内一定的基础压力和容积,维持胃、肠道的正常形态和位置有重要的意义。紧张性也是消化道平滑肌的各种收缩活动发生的基础。

4.伸展性　消化道平滑肌富有伸展性。这一特性使中空的消化器官(尤其是胃)可容纳数倍自身体积的食物而不发生明显的压力变化和运动障碍。

5.敏感性　消化道平滑肌对不同刺激敏感性不同。对化学、温度、机械牵张等刺激很敏感,而对电、烧灼、切割等刺激不敏感。

(二)电生理特性

消化道平滑肌细胞的电位变化可分为静息电位、慢波电位和动作电位3种。

1. 静息电位　消化道平滑肌细胞的静息电位较低，为 $-50 \sim -60mV$，主要由 K^+ 外流和生电性钠泵的活动所形成，Na^+、Cl^-、Ca^{2+} 等离子的扩散也参与。

2. 慢波电位　消化道平滑肌在静息电位基础上自发产生节律性去极化和复极化电位活动，频率较慢，故称**慢波**（slow wave），也称**基本电节律**（basic electrical rhythm，BER）（图 16-1）。BER 波幅变动在 $5 \sim 15mV$ 之间，频率随消化道部位不同而异，在正常生理情况下，人胃部约为 3 次 / 分，十二指肠为 $11 \sim 12$ 次 / 分，回肠末端为 $8 \sim 9$ 次 / 分。

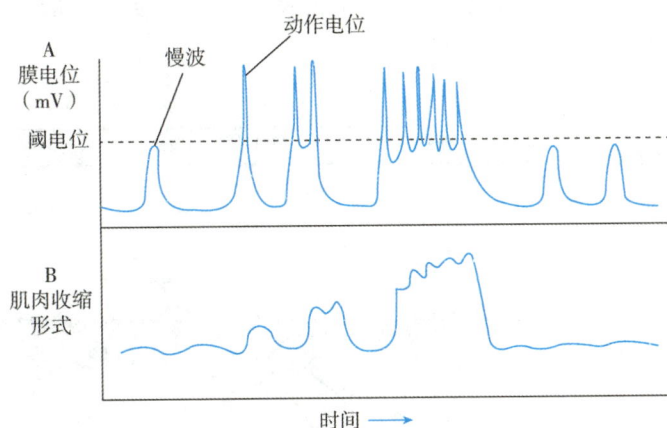

A：消化道平滑肌的膜电位，动作电位出现在慢波基础上

B：消化道平滑肌的收缩曲线，收缩只出现在有动作电位时；动作电位数目越多，收缩幅度越大

图 16-1　消化道平滑肌的电活动与收缩的关系

3. 动作电位　当 BER 的电位波动使细胞膜去极化达到阈电位时，可在 BER 基础上产生一个或多个动作电位。在 BER 上出现锋电位的数目越多，肌肉收缩幅度就越大。此动作电位产生的主要机制是 Ca^{2+} 内流。

综上所述，平滑肌的收缩是继动作电位之后产生的，而动作电位则是在 BER 基础上发生的。BER 是胃肠运动的起步电位，可控制收缩的节律，并决定蠕动的方向、节律和速度。

二、消化道的神经支配及其作用

消化道除口腔、咽、食管上段及肛门外括约肌外都受外来神经系统和内在神经系统的双重支配，两者相互协调，共同调节消化道功能。

（一）外来神经系统

外来神经系统是指源于中枢的支配消化道的自主神经系统，包括交感神经和副交感神经，以副交感神经的兴奋作用为主。

1. 副交感神经　支配消化道的副交感神经主要是迷走神经和盆神经，副交感神经的节前纤维先与内在神经元形成突触，再发出节后纤维支配腺体和平滑肌。大多数副交感神经节后纤维末梢释放乙酰胆碱，与 M 型胆碱能受体结合，引起胃肠运动加强，腺体分泌增加，但对括约肌产生抑制作用。

2. 交感神经　支配消化道的交感神经节前纤维来自第 5 胸段至第 2 腰段脊髓侧角，在腹腔神经节和肠系膜神经节内换元，节后纤维末梢释放去甲肾上腺素。一般情况下，交感神经兴奋可抑制胃肠运动和消化腺分泌，引起括约肌收缩。

（二）内在神经系统

内在神经系统是指存在于消化道壁内数目巨大的神经元（约 10^8 个）和神经纤维组成的复杂的神经网络（图 16-2），又称肠神经系统。包括肌间神经丛（或称欧氏丛）和黏膜下神经丛（或称麦氏丛）。每一神经丛内部（含感觉神经元、运动神经元、中间神经元等）及其纤维形成网络联系，组成一个相对独立而完整的网络整合系统，可独立完成局部反射活动。但从整体上说，内在神经系统受外来神经的调节。从功能上说，肌间神经丛主要参与对消化道平滑肌活动的控制；黏膜下神经丛主要调节腺细胞和上皮细胞功能。

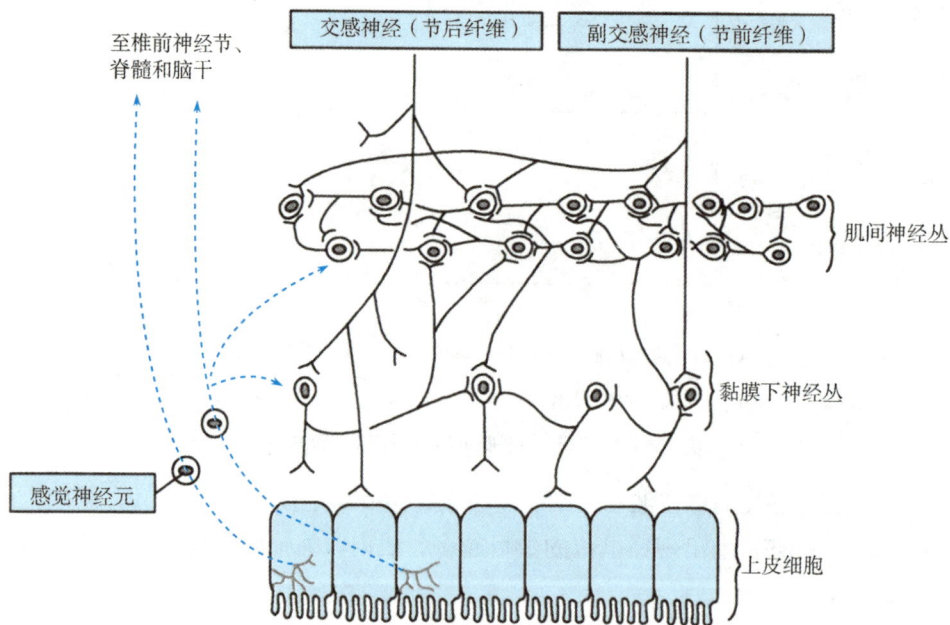

图 16-2　胃肠壁内神经丛及其与外来神经的联系

三、消化腺的分泌

消化道的不同部位均有大量的消化腺，消化腺具有分泌各种消化液的能力；消化道内还存在大量内分泌细胞，具有强大而复杂的内分泌功能。

（一）消化腺的分泌功能

化学性消化是通过各种消化腺分泌的消化液而实现的。消化腺包括唾液腺、胃腺、肝、胰腺和肠腺等，每天消化液分泌的总量高达 6 ～ 8L。消化液主要成分是水、无机盐和有机物（各种酶、黏液、抗体等）。

消化液主要功能有：①稀释和溶解食物，使之与血浆渗透压相等，以利于消化和吸收。②改变消化道内的 pH，以适应于消化酶活性的需要。③水解复杂的食物成分，使之成为小分子物质以利于吸收。④通过分泌黏液、抗体和大量液体，保护消化道黏膜，防止机械、化学和生物因素的损伤。

（二）消化道的内分泌功能

消化道不仅是消化器官，也是迄今已知的最大、最复杂的内分泌器官。已发现有 40 多种内分泌细胞，由这些分布于消化管壁的内分泌细胞分泌的激素，统称为**胃肠激素**（gastrointestinal hormone）。主要内分泌细胞及分泌的胃肠激素情况归纳为表 16-1。

表 16-1　主要内分泌细胞及分泌的胃肠激素

细胞名称	分泌产物	分泌部位	细胞名称	分泌产物	分泌部位
A 细胞	胰高血糖素	胰岛	I 细胞	缩胆囊素（CCK）	十二指肠、空肠
B 细胞	胰岛素	胰岛	K 细胞	抑胃肽（GIP）	十二指肠、空肠
D 细胞	生长抑素（SS）	胰岛、胃、空肠、回肠、结肠	L 细胞	肠高血糖素	空肠、回肠、结肠
D_1 细胞	血管活性肠肽（VIP）	胃、空肠、回肠、结肠	M_0 细胞	胃动素	空肠、回肠
EC 细胞	5-羟色胺（5-HT）、P 物质	胃、空肠、回肠、结肠	N 细胞	神经降压素（NT）	回肠
ECL 细胞	组胺	胃	PP 细胞	胰多肽（PP）	胃、空肠、结肠
G 细胞	促胃液素	胃窦、十二指肠	S 细胞	促胰液素	十二指肠、空肠、回肠

1. 胃肠激素的作用　胃肠激素具有极为广泛的作用，主要表现：①调节消化道的运动和消化腺的分泌：如促胃液素能促进胃液、胰液、胆汁等分泌，同时又能促进消化道平滑肌的运动。②促进消化道黏膜的代谢和生长：如促胃液素能刺激胃泌酸腺和十二指肠黏膜的生长。③调节其他激素的释放：如抑胃肽能刺激胰岛素分泌，生长抑素能抑制促胃液素释放等。

2. 脑 – 肠肽的概念　有些胃肠激素既由胃肠黏膜内分泌细胞分泌，又可由中枢神经系统的神经元释放发挥神经递质作用。这种同时存在于消化道和中枢神经系统的肽类激素被称为**脑 – 肠肽**（brain-gut peptide）。已知的脑 – 肠肽有促胃液素、缩胆囊素、P 物质、生长抑素、血管活性肠肽、脑啡肽、神经降压素等 20 余种。这些肽类物质双重分布的生理意义已经引起人们的重视。

第二节　口腔内消化

消化由口腔开始，食物在口腔经咀嚼被磨碎，并与唾液混合形成食团，通过吞咽进入胃；唾液中的消化酶对食物有较弱的分解作用。

一、唾液的分泌

唾液（saliva）是由口腔内三对大唾液腺（腮腺、颌下腺、舌下腺）及众多散在的小唾液腺分泌的混合液体。

唾液为无色无味、近中性（pH 6.7 ～ 7.1）的低渗黏稠液体。正常成人每日分泌量为 1 ～ 1.5L。水分占 99%，其余为有机物和无机物。有机物有黏蛋白、唾液淀粉酶、溶菌酶和免疫球蛋白等，无机物有 Na^+、K^+、HCO_3^-、Cl^- 及一些气体分子。

唾液的生理作用有：①湿润口腔和溶解食物，既引起味觉，又便于吞咽。②唾液淀粉酶可将食物中少量淀粉分解为麦芽糖。③清洁和保护口腔，清除残余食物。唾液的溶菌酶还有杀菌作用。④排泄功能，唾液可排出某些有毒物质（如铅、汞等）和某些毒性很强的微生物，如狂犬病毒可从唾液排出。

唾液分泌调节完全属于神经调节，包括条件反射和非条件反射。反射的初级中枢位于延髓，高级中枢在下丘脑和大脑皮层等处。副交感神经兴奋时，释放乙酰胆碱，与腺细胞上 M 受体结合，引起大量稀薄的唾液分泌。抗胆碱药阿托品可抑制唾液分泌引起口干。交感神经兴奋时，释放去甲肾上腺素与腺细胞上的 β 受体结合，引起黏稠的唾液分泌。

二、咀嚼和吞咽

咀嚼（mastication）是由咀嚼肌群按一定顺序收缩而完成的一种随意运动。其作用：①将食物切割、磨碎，并与唾液混合形成食团便于吞咽。②使食物与唾液淀粉酶充分接触，有助于化学消化。③反射性引起胃、胰、肝、胆囊的消化活动及胰岛素分泌，为后继消化准备条件。

吞咽（swallowing）是食团经咽和食管进入胃的一系列反射过程，可分为口腔期、咽期和食管期。吞咽反射的基本中枢在延髓，其传入和传出神经在第 V、IX、X、XII 对脑神经中。当昏迷、深度麻醉和某些神经疾病引起吞咽反射障碍时，食物易误入气管。

第三节　胃内消化

胃是消化道中最膨大的部分，具有暂时贮存和消化食物，并有一定的内分泌功能。成人的胃容量为 1～2L。食物入胃后，经机械性消化和化学性消化，对蛋白质进行初步分解。使食物混合成半流体的食糜，并少量地、分批地缓慢通过幽门排入十二指肠。

一、胃液的分泌

胃黏膜含两类分泌细胞，一类是外分泌细胞，组成了小消化腺，包括贲门腺、胃底腺和幽门腺。另一类是分散于胃黏膜内的内分泌细胞，可分泌胃肠激素，如 G 细胞能分泌促胃液素等。

（一）胃液的性质、成分和作用

胃液（gastric juice）为无色透明的酸性液体，pH 为 0.9～1.5。正常成人每日分泌量为 1.5～2.5L。除大量水外，无机物主要是盐酸、氯化钠和氯化钾等，有机物主要是胃蛋白酶原、黏液和内因子等。

1.盐酸　由胃腺的壁细胞分泌，也称胃酸。其存在形式有两种：一种呈解离状态，称游离酸；另一种与蛋白质结合，称结合酸，两者合称为总酸度。胃液的酸度为 125～165mmol/L。正常人空腹时胃酸排出量为 0～5mmol/h（基础酸排出量）。在食物或某些药物（组胺或促胃液素）刺激下，胃酸的最大排出量可达 20～25mmol/h。胃酸排出量还与壁细胞数量和功能状态密切相关。

盐酸的分泌是耗能的主动过程。研究表明，H^+ 的主动分泌与壁细胞顶端分泌小管膜上的**质子泵**（proton pump）作用有关。质子泵（H^+，K^+-ATP 酶）是一种镶嵌于膜内的转运蛋白，具有转运 H^+、K^+ 和分解 ATP 的功能。壁细胞分泌的 H^+ 来自胞浆中 H_2O 的解离，生成 H^+ 和 OH^-。

H^+在质子泵的作用下，主动转运到小管腔内；而留在细胞内的OH^-在碳酸酐酶的催化下，与CO_2结合生成HCO_3^-。在细胞的基底侧，HCO_3^-与Cl^-进行交换，HCO_3^-进入血液，而Cl^-则进入细胞内；在细胞顶膜，Cl^-通过膜上特异的Cl^-通道进入小管腔，与H^+形成HCl（图16-3）。抑制质子泵的药物奥美拉唑可降低胃酸分泌，用于治疗消化性溃疡。

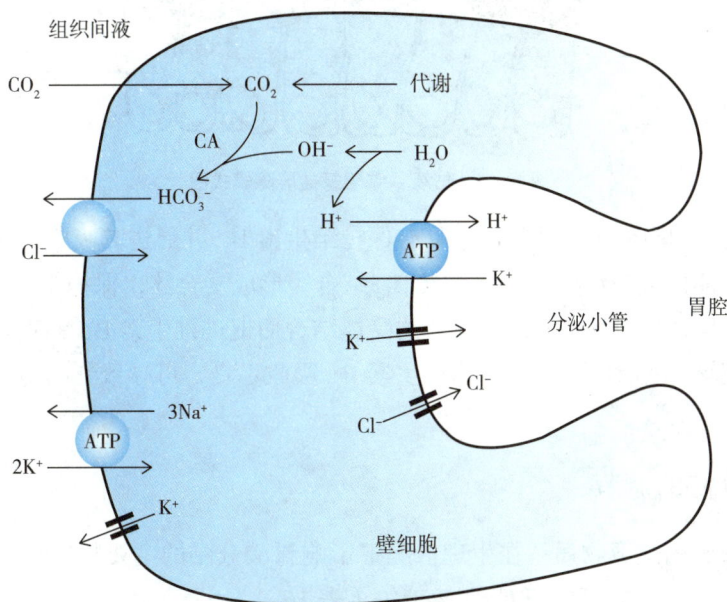

图 16-3　壁细胞分泌盐酸的基本过程模式图

盐酸的生理作用：①激活胃蛋白酶原，使之变成有活性的胃蛋白酶。②为胃蛋白酶提供适宜的酸性环境。③促进食物中蛋白质变性易于消化。④杀死随食物进入胃内的细菌。⑤进入小肠后可促进胰液、胆汁和小肠液的分泌。⑥造成的酸性环境有助于钙和铁的吸收。若分泌过少，常引起腹胀、腹泻等消化不良症状；若分泌过多，对胃和十二指肠黏膜有侵蚀作用，是溃疡病发病的主要原因之一。

2. 胃蛋白酶原　胃蛋白酶原（pepsinogen）主要由胃底腺的主细胞合成和分泌，无活性的胃蛋白酶原在胃酸或已有活性的胃蛋白酶作用下，被激活成有活性的胃蛋白酶。胃蛋白酶的作用是将食物中的蛋白质水解成际、胨及少量的多肽和氨基酸。胃蛋白酶的最适 pH 为 $1.8 \sim 3.5$，当 pH 大于 5.0 即失去活性。在胃酸分泌不足导致消化不良时，可服用稀盐酸和胃蛋白酶。

3. 黏液及胃的屏障　黏液由胃黏膜表面上皮细胞、黏液颈细胞、贲门腺和幽门腺共同分泌，主要成分是糖蛋白，其黏稠度为水的 $30 \sim 260$ 倍。在胃黏膜表面形成一层厚约 $500 \mu m$ 的保护层，有润滑作用，能保护胃黏膜免受粗硬食物的机械损伤。

胃有两种屏障：①胃黏液屏障：是由胃黏膜内的非泌酸细胞分泌的 HCO_3^- 和胃黏膜表面的黏液联合形成的一个抗胃黏膜损伤的屏障，也称**黏液–碳酸氢盐屏障**（mucus–bicarbonate barrier），可有效中和 H^+，使其近黏膜侧 pH 约 7.0，此屏障的生理作用：避免 H^+ 对胃黏膜的直接侵蚀作用，也有效防止胃蛋白酶对胃黏膜的消化作用（图 16-4）。②胃黏膜屏障：是由胃黏膜上皮细胞的腔面膜和相邻细胞间的紧密连接所构成的生理屏障。该屏障的生理作用：防止 H^+ 由胃腔向胃黏膜逆向扩散，并能合成某些物质增强胃黏膜抵御有害因子侵蚀的能力。

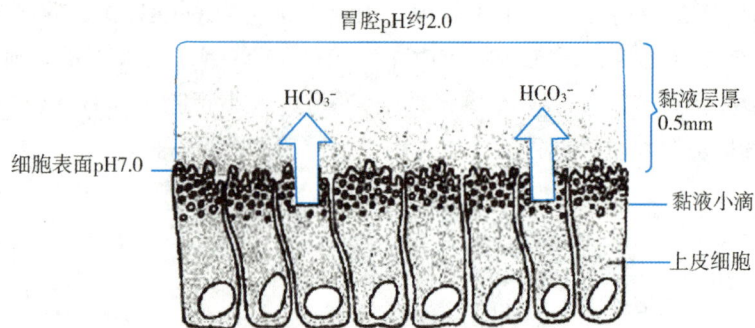

图16-4　黏液－碳酸氢盐屏障模式图

4. 内因子　是壁细胞分泌的糖蛋白，具有保护维生素 B_{12} 并促进其吸收的作用。内因子有两个活性部位，一个部位可与食物中的维生素 B_{12} 结合，形成复合体，保护维生素 B_{12} 不被水解酶破坏；另一部位可与远端回肠上皮细胞膜上的受体结合而促进维生素 B_{12} 的吸收。若内因子缺乏（如胃大部切除或慢性萎缩性胃炎等），则维生素 B_{12} 吸收不良，可导致红细胞发育障碍而引起巨幼红细胞性贫血。

（二）胃液分泌的调节

1. 影响胃酸分泌的主要物质　在生理情况下影响胃酸分泌的主要物质有乙酰胆碱、促胃液素、组胺、生长抑素、盐酸、脂肪和高张溶液等（表16-2）。

表16-2　影响胃酸分泌的主要物质

名称	释放部位	作用机制	胃酸分泌
乙酰胆碱	迷走神经、内在神经丛	与壁细胞上 M_3 受体结合	＋
促胃液素	G 细胞	激活壁细胞上的促胃液素受体；促进肠嗜铬样细胞分泌组胺	＋
组胺	肠嗜铬样细胞	与壁细胞上的 H_2 受体结合	＋
生长抑素	D 细胞	抑制壁细胞内的 cAMP 的生成；抑制 G 细胞及肠嗜铬样细胞释放促胃液素和组胺	－
盐酸		直接抑制 G 细胞分泌促胃液素；直接促进 D 细胞释放生长抑素；刺激小肠黏膜释放促胰液素和肠抑胃素	－
脂肪		刺激小肠黏膜分泌肠抑胃素，抑制胃腺分泌	－
高张溶液		刺激小肠的渗透压感受器，通过肠－胃反射及刺激小肠黏膜释放肠抑胃素	－

注：＋表示促进分泌；－表示抑制分泌

2. 消化期胃液的分泌　空腹时的胃液分泌称为基础胃液分泌或非消化期胃液分泌。进食后将刺激胃液大量分泌，被称为消化期胃液分泌。根据感受食物刺激的部位不同，将消化期胃液分泌分为头期、胃期和肠期。

（1）头期胃液分泌　是由食物刺激头面部感受器所引起的胃液分泌。其分泌机制包括非条件反射和条件反射两种：①非条件反射是食物直接刺激口腔、咽、喉等处的化学和机械感受器引起的分泌。②条件反射是与食物有关的形象、气味、声音等对视、嗅、听感受器刺激引起的分泌。反射中枢位于延髓、下丘脑、边缘系统和大脑皮层，传出神经是迷走神经。迷走神经兴奋时，一方面直接作用于壁细胞促进胃酸分泌；另一方面通过作用于胃窦部的 G 细胞释放促胃液素，间接刺激胃腺分泌。

头期胃液分泌的特点：分泌量较大，占消化期分泌量的 30%；酸度高、胃蛋白酶原含量尤其高，分泌持续时间长（2～4 小时），故消化力很强。但分泌量受情绪和食欲的影响很大。

（2）胃期胃液分泌 是食物入胃后对胃产生机械性和化学性刺激引起的胃液分泌。胃期胃液分泌的主要机制：①食物机械扩张刺激胃底和胃体部的感受器，通过迷走 – 迷走反射和内在神经丛的局部反射引起胃腺分泌。②食物机械扩张刺激胃幽门部，通过内在神经丛促使胃窦 G 细胞释放促胃液素，引起胃腺分泌。③蛋白质分解产物直接刺激 G 细胞释放促胃液素，促使胃腺分泌增加。

胃期胃液分泌的特点：分泌量大，占消化期总分泌量的 60%。酸度也很高，但胃蛋白酶含量较头期少，消化力比头期弱，分泌持续时间长（3～4 小时）。

（3）肠期胃液分泌 是食糜进入小肠后对肠壁的机械扩张和化学刺激引起的胃液分泌。其机制主要是通过体液调节实现的，十二指肠黏膜分泌促胃液素和小肠黏膜释放**肠泌酸素**（enterooxyntin），促使胃液分泌。

肠期胃液分泌的特点：分泌量较少，约占消化期胃液分泌总量 10%。总酸度和胃蛋白酶含量均较低。

在胃液分泌的调节中，头期以神经调节为主，胃期以内在神经丛和促胃液素的调节作用较为重要，肠期则主要是体液调节起作用。

在胃液分泌中三个期几乎同时开始、互相重叠。消化期的分泌既受兴奋性因素调节也受抑制性因素的调节。消化期抑制胃液分泌的因素主要有胃酸、脂肪及高张溶液等。

二、胃的运动

非消化期胃并无明显的运动，只是在进食后胃的运动才明显加强，完成胃内的机械性消化。胃运动的生理功能：头区容纳和贮存食物，调节胃内压及促进液体排空；尾区混合、研磨并加快固体食物的排空。

（一）胃运动的形式及意义

1. 容受性舒张 当咀嚼和吞咽食物时，食物刺激咽、食管等处感受器，反射性引起胃底和胃体平滑肌的舒张，称为**容受性舒张**（receptive relaxation）。它能使胃容量增加而胃内压基本不变，其生理意义是有利于容纳和贮存食物。

胃容受性舒张由**迷走 – 迷走反射**（vago-vagal reflex）中的抑制性纤维完成，其传出神经末梢属于抑制性纤维，释放的抑制性递质可能是某种肽类物质或 NO。

2. 紧张性收缩 是指胃壁平滑肌经常处于微弱而持续的收缩状态。其生理意义：①能保持胃的形态和位置。②维持胃内一定压力，有助于胃内消化和胃排空。③是胃的其他运动形式有效进行的基础。紧张性收缩减弱或消失时，会引起胃下垂或胃扩张，从而导致消化功能障碍。

3. 蠕动 胃的蠕动是一种起始于胃的中部并向幽门方向推进的波形运动。食物入胃后约 5 分钟蠕动从胃中部开始，约 3 次 / 分钟，经 1 分钟左右到达幽门。越近幽门，蠕动越强，可将 1～2mL 食糜推入十二指肠。当幽门关闭和前进的蠕动波引起远端胃窦内压升高时，进入胃窦的内容物被挤压而返回，这有助于胃内容物的磨碎和充分混合。迷走神经兴奋、促胃液素和胃动素等可使胃蠕动增强；而交感神经兴奋、促胰液素和抑胃肽等则使之减弱。

胃蠕动的生理意义是磨碎固体食物；促进食物与胃液混合，加强化学性消化；将食糜从胃体向幽门部推进，并排入十二指肠。

（二）胃排空及其控制

胃内食糜进入十二指肠的过程称为**胃排空**（gastric emptying）。胃排空一般在食物入胃后 5 分钟开始，排空的速度与食物的理化性状和化学组成有关。一般而言，稀的、流体食物比稠的、固体食物快，小颗粒食物比大块食物快。三种主要营养食物中，糖类最快，蛋白质次之，脂肪最慢。混合性食物完全排空通常需要 4 ～ 6 小时。胃排空的动力来源于胃运动，以胃的蠕动为主。

胃排空是间断进行的，受来自胃内和十二指肠内两方面因素的控制：胃内因素可促进胃排空，十二指肠内因素可抑制胃排空。在促进排空和抑制排空的双重因素控制下，可使胃内容物的排空较好地适应十二指肠内消化和吸收的速度。

1. 胃内因素　当幽门括约肌松弛、胃运动加强、胃内压大于十二指肠内压时，食糜排入十二指肠。食物对胃壁扩张的机械刺激，通过内在神经丛反射或迷走－迷走反射加强胃运动；食物的扩张刺激和某些化学成分引起胃窦黏膜释放促胃液素，也使胃运动增强，促进胃排空。

2. 十二指肠内因素　十二指肠内因素对胃排空的抑制起重要作用。食糜的充胀作用以及酸、脂肪、高渗等刺激十二指肠壁上的机械和化学感受器，反射性地抑制胃运动，延缓胃排空。这种反射称为**肠－胃反射**（entero-gastric reflex）。肠－胃反射对胃酸的刺激特别敏感，当小肠内 pH 降到 3.5 ～ 4.0 时，反射即可引起，抑制胃的运动和胃排空。此外，食糜中的酸和脂肪可以刺激小肠黏膜释放促胰液素等，抑制胃运动。

（三）呕吐

呕吐（vomiting）是指胃肠的内容物通过食管逆流出口腔的一种反射动作。呕吐是一种具有保护意义的防御反射，可将胃内有害物质排出，但频繁剧烈的呕吐会丢失大量的消化液，导致体内水、电解质和酸碱平衡紊乱。

第四节　小肠内消化

小肠内消化是整个消化过程中最重要的阶段。食糜在小肠内停留 3 ～ 8 小时，经胰液、胆汁和小肠液的化学性消化和小肠运动的机械性消化后，大部分营养物质在小肠吸收，未被消化的食物残渣则排入大肠。

一、胰液的分泌

胰液（pancreatic juice）由胰腺外分泌部的腺泡细胞和导管细胞分泌，经胰腺导管排入十二指肠。胰液是人体最重要、消化力最强的消化液。

（一）胰液的性质、成分和作用

胰液是无色透明的碱性液体，pH 为 7.8 ～ 8.4。正常成人每天分泌量为 1 ～ 2L。胰液中除含大量水分外，主要含有由导管细胞分泌的无机物（碳酸氢盐等）和腺泡细胞分泌的有机物（多种消化酶）。

1. 碳酸氢盐　HCO_3^- 的主要作用：①中和进入十二指肠的胃酸，保护肠黏膜免受强酸的侵蚀。②形成的弱碱性环境为小肠内各种消化酶活动提供最适宜的 pH 环境。

2. 胰淀粉酶 胰淀粉酶（pancreatic amylase）是以活性形式分泌的一种 α–淀粉酶，能高效水解淀粉、糖原和大部分其他碳水化合物（纤维素除外）为二糖和少量三糖。胰淀粉酶作用的最适 pH 为 6.7 ～ 7.0。

3. 胰脂肪酶 胰脂肪酶（lipase）在胆盐和辅脂酶存在的条件下，可将三酰甘油分解为一酰甘油、甘油和脂肪酸。胰脂肪酶作用的最适 pH 为 7.5 ～ 8.5。胰液中还含有胆固醇酯酶和磷脂酶，能分别水解胆固醇酯和卵磷脂。

4. 胰蛋白酶原和糜蛋白酶原 这两种酶均以无活性的酶原形式存在于胰液中。随胰液流入肠腔后，**胰蛋白酶原**（trypsinogen）经小肠液中的**肠激酶**（enterokinase）激活为具有活性的**胰蛋白酶**（trypsin），被激活的胰蛋白酶也能激活胰蛋白酶原形成正反馈。**糜蛋白酶原**（chymotrypsinogen）在胰蛋白酶作用下转化成有活性的**糜蛋白酶**（chymotrypsin）。胰蛋白酶和糜蛋白酶的作用极为相似，两种酶同时作用下可水解蛋白质为小分子多肽和氨基酸。胰液中的羧基肽酶进一步将多肽水解为氨基酸。

胰腺还分泌**胰蛋白酶抑制物**（trypsin inhibitor），能抵抗因少量胰蛋白酶原在腺体内活化所发生的自身消化作用，从而保护胰腺。此外，胰液中还有羟基肽酶、弹性蛋白酶等蛋白分解酶，以及可将核酸水解为单核苷酸的核糖核酸酶、脱氧核糖核酸酶等。

由于胰液中含有水解三大类主要营养物质的消化酶，因而是所有消化液中消化食物最全面、消化力最强的一种。临床上，若胰液分泌障碍，即使其他消化腺分泌正常，食物中的脂肪和蛋白质也不能完全消化，但糖的消化和吸收一般不受影响。

（二）胰液分泌的调节

胰液的分泌以消化期为主，非消化期胰液分泌很少。消化期胰液分泌受神经和体液双重调节，但以体液调节为主。

1. 神经调节 食物的形象、气味及食物对口腔、胃和小肠的刺激，可通过条件反射和非条件反射引起胰液分泌。反射的传出神经是迷走神经，主要作用于胰腺的腺泡细胞，对导管细胞作用较弱，故迷走神经兴奋引起的胰液分泌特点：水分和碳酸氢盐含量较少，而酶的含量较丰富。

2. 体液调节 调节胰液分泌的体液因素主要有：①促胰液素。由小肠黏膜 S 细胞分泌，主要作用于胰腺的导管细胞，可引起胰液分泌。其分泌特点：水分和碳酸氢盐含量较多，而酶含量很低。②缩胆囊素。由小肠黏膜 I 细胞分泌，可直接作用于胰腺的腺泡细胞引起胰液分泌。其分泌特点：水分和碳酸氢盐含量较少，酶含量高，消化力强。

二、胆汁的分泌和排出

胆汁（bile）由肝细胞持续生成和分泌，称为肝胆汁，在非消化期胆汁流入胆囊贮存。消化期胆汁由肝细胞或由胆囊排入十二指肠。由胆囊排出的胆汁称胆囊胆汁。

（一）胆汁的性质、成分及作用

胆汁是一种味苦有色的液体。pH6.8 ～ 7.4，成人每天分泌量为 0.6 ～ 1L。胆汁中除水分外，无机物为 Na^+、K^+、Cl^- 和 HCO_3^- 等，有机物主要是胆盐、胆色素、胆固醇和卵磷脂等，不含消化酶。但胆汁对脂肪的消化和吸收有重要作用。

1. 乳化脂肪 胆汁中的胆盐、胆固醇和卵磷脂等都可作为乳化剂，减低脂肪的表面张力，使脂肪乳化成微滴，从而增加了胰脂肪酶与脂肪的接触面积，有利于脂肪的消化。

2. 促进脂类吸收 胆汁对脂肪分解产物和脂溶性维生素的吸收有重要作用。胆盐达到一定浓度后，可聚合成微胶粒。脂肪酸、一酰甘油、胆固醇等包裹在微胶粒中，形成水溶性复合物，从而有利于脂肪分解产物的吸收。同时，对脂溶性维生素（A、D、E、K）吸收也有促进作用。若胆盐缺乏将影响脂肪的消化和吸收，甚至引起脂肪性腹泻。

3. 利胆作用 胆盐由肝细胞分泌，经过胆总管排入十二指肠后，其中大部分由回肠重吸收入血，经肝门静脉再运送到肝脏，这一过程称为胆盐的肠－肝循环。胆盐在回肠被吸收回肝脏后，可刺激肝细胞合成和分泌胆汁，这一作用称为利胆作用。

（二）胆汁分泌和排出的调节

进入胃肠道的食物是促进胆汁分泌和排出的自然刺激物，其中高蛋白食物刺激性最强，其次为高脂肪或混合食物，糖类食物的作用最弱。胆汁的分泌和排出受神经和体液调节，以体液调节为主。

1. 神经调节 进食动作或食物对胃和小肠的刺激，可通过神经反射性地使肝胆汁分泌少量增加，胆囊轻度收缩。反射的传出神经是迷走神经，该反射还可通过刺激促胃液素分泌而间接引起肝胆汁分泌增加和胆囊收缩。

2. 体液调节 参与体液调节的物质主要有胆盐、促胰液素、促胃液素和缩胆囊素等，均能促进胆汁的分泌和排出，其中以胆盐的作用最强。

三、小肠液的分泌

小肠内有两种腺体：①十二指肠腺。分布于十二指肠黏膜下层，又称勃氏腺，分泌碱性液体，内含黏蛋白，具有保护十二指肠免受胃酸侵蚀的作用。②小肠腺。分布于全部小肠黏膜层内，又称李氏腺，其分泌液是构成小肠液的主要成分。

小肠液为一种弱碱性液体，pH 约 7.6，渗透压与血浆相等。成人每天分泌量为 1～3L。小肠液的生理作用：①保护作用。大量弱碱性的小肠液能中和胃酸，保护十二指肠黏膜免受胃酸侵蚀。②消化作用。肠激酶能激活胰蛋白酶原，从而有利于蛋白质的消化；小肠液还能为多种消化酶提供适宜 pH 环境。③稀释作用。能使肠内消化产物的渗透压降低，有利于吸收。

近年来认为，从小肠腺分泌入肠腔的消化酶只有肠激酶。但在小肠上皮细胞的刷状缘和细胞内存在有多种消化酶，如肽酶、二糖酶（α－葡萄糖苷酶、麦芽糖酶、异麦芽糖酶、蔗糖酶、乳糖酶）和肠脂肪酶等。这些酶可对小肠上皮细胞表面及其内部消化不完全的产物进一步水解。如二肽、三肽被分解成氨基酸，麦芽糖和蔗糖被水解成单糖。口服降糖药阿卡波糖能抑制小肠上皮细胞刷状缘上的 α－葡萄糖苷酶，减少和延缓二糖的水解，能有效地降低餐后血糖。

食物在小肠基本完成了消化，以下为糖、蛋白质和脂肪分解的基本过程（图 16-5）。

小肠液的分泌主要受局部因素调节。食糜对肠黏膜的机械性和化学性刺激通过内在神经丛的局部反射，促进小肠液的分泌。小肠对肠壁的扩张刺激最敏感，故食糜量越多则分泌就越多。其他体液因素，如促胃液素、促胰液素和血管活性肠肽等胃肠激素也参与小肠液分泌的调节。

食物 →

糖类（淀粉） ──唾液淀粉酶（口腔、胃）/胰淀粉酶（小肠）→ 麦芽糖 ──二糖酶（小肠）→ 单糖

蛋白质 ──胃蛋白酶（胃）→ 胨、胨 ──胰、糜蛋白酶（小肠）→ 多肽 ──肽酶（小肠）→ 氨基酸

脂肪 ──胆盐（小肠）→ 脂肪微粒 ──胰脂肪酶（小肠）/肠脂肪酶（小肠）→ 甘油、一酰甘油、脂肪酸

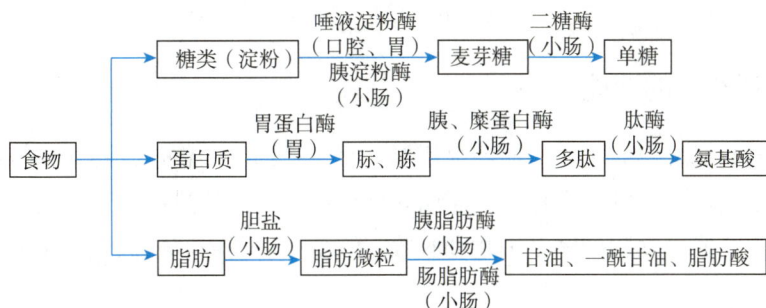

图 16-5　糖类、蛋白质和脂肪分解基本过程示意图

四、小肠的运动

（一）小肠运动的形式

1. 紧张性收缩　小肠平滑肌经常处于持续、微弱的收缩状态是小肠进行其他运动形式的基础，并能使小肠保持一定的形态和位置，维持肠腔内一定的压力。当小肠平滑肌的紧张性收缩增强时，有利于小肠内容物的混合和运送。反之，肠内容物的混合和推送则减弱。

2. 分节运动　分节运动（segmentation contraction）是小肠环行肌的节律性收缩和舒张运动。空腹时几乎不存在，进食后分节运动才逐步增强。在有食糜的一段肠管上，环行肌以一定的间隔在许多点同时收缩或舒张，因此把有食糜的肠管分成许多节段。数秒钟后，收缩处与舒张处交替，原收缩处舒张，而原舒张处收缩，使原来的节段又分为两半，邻近的两半又混合成一新的节段，如此反复循环（图 16-6）。分节运动是小肠特有的运动形式，其生理作用：①使消化液与食糜充分混合，有利于消化酶对食物进行消化。②延长食糜在小肠内停留时间，增加食糜与小肠黏膜接触面积，促进消化产物的吸收。③挤压肠壁，可促进血液和淋巴液回流，有助于吸收。

1. 肠管表面观；2、3、4. 肠管切面观，图示不同阶段的食糜节段分割和合拢的情况

图 16-6　小肠分节运动模式图

3. 蠕动　蠕动是由小肠的环行肌和纵行肌由上而下依次发生的推进性收缩运动。在小肠的任何部位均可发生蠕动，其速度为 $0.5 \sim 2.0 \mathrm{cm/s}$，近端的蠕动速度大于远端，一般行进 $3 \sim 5 \mathrm{cm}$ 后即自行消失。小肠蠕动的意义在于使经过分节运动的食糜向前推送。小肠蠕动时在腹部用听诊器可听到咕噜声（气过水声），称肠鸣音，临床上可作为手术后肠运动功能恢复的客观指征。肠鸣音的强弱可反映肠蠕动的状况。腹泻时肠蠕动增强，肠鸣音亢进；相反，肠麻痹时，肠鸣音减弱或消失。小肠还有一种强有力、快速（$2 \sim 25 \mathrm{cm/s}$）、传播远的蠕动，称为蠕动冲。它可将食糜从小肠始段推送到末端，甚至到达大肠。它的生理意义是迅速清除食糜中有害刺激物或解除肠管的过度扩张。蠕动冲可能由于进食的吞咽动作或食糜进入十二指肠所引起。

小肠的运动主要受肠肌间神经丛的调节，食糜对肠黏膜的机械性和化学性刺激可通过局部神经丛反射引起小肠蠕动加强。整体情况下外来神经也参与小肠运动的调节，副交感神经兴奋加强

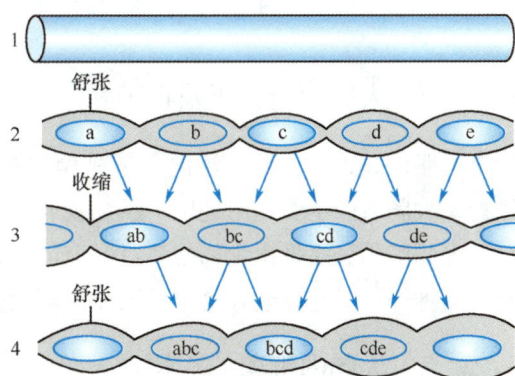

小肠运动，交感神经的作用则相反。体液因素也参与小肠的运动调节。

（二）回盲括约肌的功能

在回肠末端与盲肠交界处，环行肌明显增厚，具有括约肌的作用，称为回盲括约肌。平时回盲括约肌保持轻度的收缩，其生理作用：①防止回肠内容物过快进入大肠，延长食糜在小肠内的停留时间，有利于小肠内容物的完全消化和吸收。②阻止大肠内容物向回肠倒流，保护小肠免遭细菌侵害。

回盲括约肌的收缩和舒张主要由局部反射引起。肠内容物对盲肠黏膜的机械扩张刺激，可通过局部反射引起括约肌收缩，压力升高，延缓食糜通过；扩张回肠末端则引起括约肌舒张。进食时，食物入胃，通过胃－回肠反射引起回肠蠕动，当蠕动波到达回肠末端数厘米时，回盲括约肌舒张，可推送食糜入结肠。

第五节　大肠的功能

人类的大肠是消化道的末端。其主要生理功能在于吸收水和电解质，完成对食物残渣的加工，形成粪便，并暂时储存，最终排出体外。

一、大肠液的分泌及大肠内细菌的作用

（一）大肠液的分泌及调节

大肠液是大肠黏膜分泌的少量黏稠的碱性（pH 8.3～8.4）液体，其主要成分是黏液和碳酸氢盐。大肠液的主要作用是保护肠黏膜和润滑粪便。

大肠液的分泌是由食物残渣对肠壁的直接机械刺激或局部神经丛反射所引起。刺激副交感神经（盆神经）引起黏液分泌明显增加，刺激交感神经则相反。

（二）大肠内细菌的作用

大肠内细菌种类很多，主要有大肠杆菌、葡萄球菌等，它们主要来自空气和食物。由于大肠内的 pH 和温度很适宜一般细菌的繁殖，据估计，粪便中死的和活的细菌占粪干重的20%～30%。细菌产生的酶能分解食物残渣。一般将细菌对糖和脂肪的分解称为发酵；对蛋白质的分解称为腐败。细菌还能利用食物残渣合成维生素 B 复合物和维生素 K，经肠壁吸收后被人体利用。长期应用抗生素可导致肠内菌群紊乱和维生素缺乏。

二、大肠运动和排便反射

大肠的运动少而慢，对刺激反应也迟缓，这一特点有利于粪便在大肠内暂时贮存。

（一）大肠运动的形式

大肠的运动形式基本与小肠相似，具有特点的运动形式有三种：①分节推进运动。通过一个结肠袋或一段结肠收缩将其内容物推送到下一肠段运动，这类推进运动主要见于进食后或副交感神经兴奋时。②袋状往返运动。由环行肌无规律收缩引起的运动，使袋内容物向两个方向做短距离运动，但不向前推进。这种运动可使肠内容物得到充分混合，是空腹时的一种常见运动形式。

③集团蠕动。是一种收缩力强、进行很快且前进很远的蠕动，常见于进食后，最常在早餐后60分钟内，可能是由于胃 – 结肠反射或十二指肠 – 结肠反射所引起。它通常开始于横结肠，将一部分大肠内容物推送至乙状结肠或直肠而产生便意。

（二）排便反射

食物残渣在大肠内停留时间可达10小时以上，其中大部分水分被大肠黏膜吸收，同时经过大肠内细菌的发酵与腐败作用，最后形成粪便。粪便中除食物残渣外，还包括脱落的肠上皮、粪胆色素、大量的细菌和一些盐类。

人直肠内通常没有粪便。当粪便进入直肠时，刺激直肠壁内机械感受器，冲动经盆神经和腹下神经传至脊髓腰骶段初级排便中枢，同时上传到大脑皮层，引起便意。若条件允许可引发排便反射。这时，传出冲动经盆神经使降结肠、乙状结肠和直肠收缩，肛门内括约肌舒张；与此同时，阴部神经冲动减少，肛门外括约肌舒张，使粪便排出体外。此外，排便时腹肌和膈肌也发生收缩，使腹内压增加，促进粪便排出。

由于排便动作受大脑皮层控制，人们可以用意识来加强或抑制排便。若经常有意识地抑制排便，可使直肠壁对粪便压力刺激的敏感性降低，粪便在大肠内停留时间过久，水分吸收过多而变干硬，不易排出，产生便秘。

食物中的纤维素对大肠的运动有一定的促进作用。这是由于多糖纤维能与水结合形成凝胶，从而限制水被吸收，并可使肠内容物膨胀，增加粪便容积；同时纤维能刺激肠运动，缩短粪便在大肠内停留的时间，促进排便，防止便秘。此外，纤维素可降低食物中的热量比率，减少含高能量物质的摄取，防止营养摄入过多。

第六节　吸　收

食物的消化过程为吸收做好准备，养分的吸收为机体提供营养物质，以保证新陈代谢的正常进行。因此，吸收功能对于维持机体正常生命活动具有非常重要的生理意义。

一、吸收的部位及途径

消化道不同部位吸收物质的种类及能力并不相同，这主要取决于该部分消化道的组织结构以及食物在此处被消化的程度和停留的时间。

在口腔和食管内，食物基本上不能被吸收，但某些药物，如硝酸甘油含在舌下可被口腔黏膜吸收。胃的吸收能力很弱，仅能吸收乙醇、少量水分和某些药物（如阿司匹林）等。大肠主要吸收水分和无机盐，此外还能缓慢吸收某些药物（图16-7）。

小肠是吸收的主要部位。其有利条件为：① 食物在小肠内已被消化为适于吸收的小分子物质。② 吸收面积巨大。小肠长

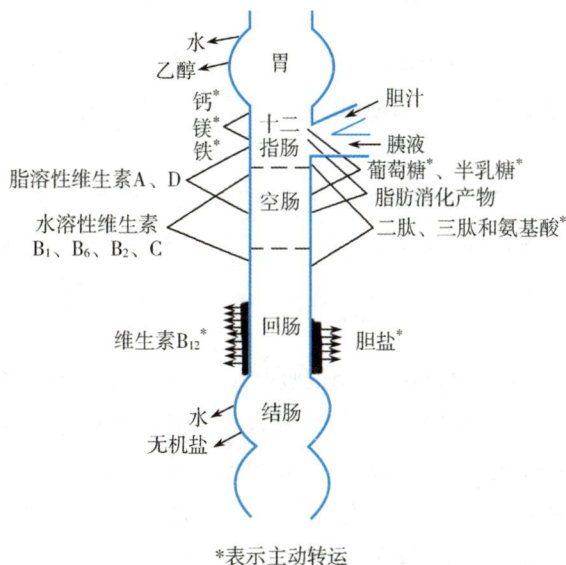

*表示主动转运

图16-7　各种营养物质在消化道的吸收部位

5～7米，黏膜有大量环状襞、绒毛，绒毛上皮细胞顶端又有微绒毛，使小肠表面积增加到约200m²（图16-8）。③食物在小肠内停留时间较长，为3～8小时，有充足的吸收时间。④结构特殊有利吸收。绒毛内部有丰富的毛细血管和毛细淋巴管（乳糜管），能产生节律性伸缩和摆动，可促进血液和淋巴回流而利于吸收。

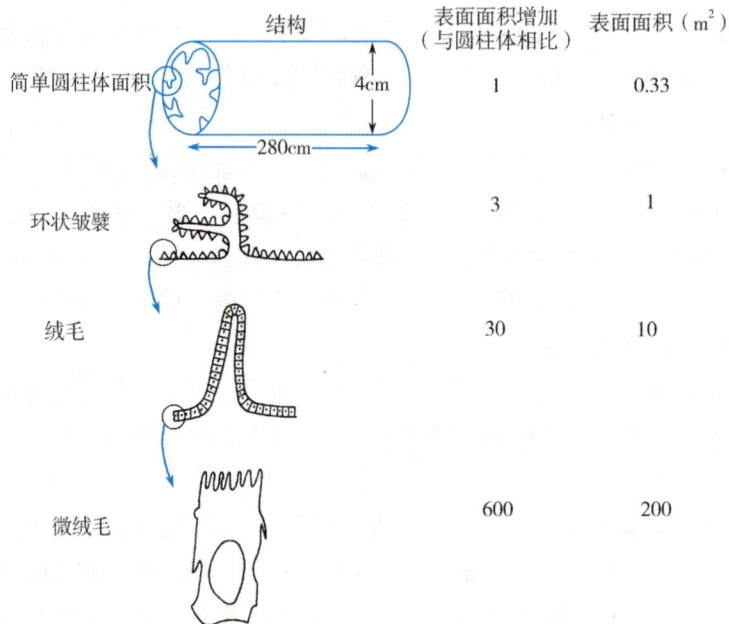

图16-8 小肠结构与小肠表面积增加的关系

营养物质进入血液或淋巴的途径主要有两条：①跨细胞途径：即通过绒毛柱状上皮细胞的顶端膜进入细胞内，再通过细胞基底侧膜进入血液或淋巴。②旁细胞途径：即通过细胞间的紧密连接，穿过细胞间隙，然后再转入血液或淋巴。

二、小肠内主要营养物质的吸收

（一）水的吸收

正常人体每天分泌的各种消化液，总量可达6～8L之多，每天饮水1.5～2L，而由粪便中带走的水分约150mL，因此人体由胃肠道吸收的液体量每天约达8L。水分吸收障碍会严重影响内环境的相对稳定。

消化道中的水分绝大部分在小肠吸收。水分主要靠渗透压作用而被动吸收，各种溶质，尤其是NaCl主动吸收所产生的渗透压差是促进水分吸收的主要动力。

（二）无机盐的吸收

小肠对不同盐类的吸收率不同，NaCl吸收最快，$MgSO_4$吸收最慢，故可用作泻药。

1. 钠的吸收 每天摄入和分泌的Na^+有95%～99%在消化道内被吸收。通过黏膜上皮细胞基底侧膜上的钠泵，造成细胞内低Na^+浓度，促使肠腔内Na^+顺浓度差进入细胞。Na^+的吸收与葡萄糖、氨基酸的吸收耦联在一起，肠腔中的葡萄糖、Na^+与黏膜上皮细胞上的转运体蛋白结合，以继发性主动转运的方式被一同吸收。

2. 钙的吸收　食物中的钙仅有一小部分被吸收，大部分随粪便排出。小肠各部都有吸收钙的能力。只有可溶性的钙（如氯化钙、葡萄糖酸钙）才能被吸收，离子状态的钙最易吸收。进入小肠的胃酸可促进钙游离，有助于钙的吸收。脂肪酸对钙吸收也有促进作用。钙的吸收过程包括：肠腔内的 Ca^{2+} 经上皮细胞顶端膜钙通道进入细胞；进入胞质的 Ca^{2+} 迅速与钙结合蛋白结合，保持较低的游离 Ca^{2+} 浓度；钙结合蛋白结合的钙在基底侧膜与钙结合蛋白分离，通过钙泵和 Na^+–Ca^{2+} 交换运出细胞，进入血液。活化的 1,25–$(OH)_2$ 维生素 D_3 可通过精细调控钙通道、钙结合蛋白及 Na^+–Ca^{2+} 交换体，来促进小肠对钙的吸收。

3. 铁的吸收　人每日吸收的铁约为 1mg，占每日摄入量的 5% 左右。铁主要在小肠上部被吸收。机体对铁的吸收能力与其对铁的需要有关，当机体缺铁时（如缺铁性贫血），其吸收铁的能力增强。食物中的铁绝大部分是三价的高价铁（Fe^{3+}），不易被吸收，需还原为亚铁（Fe^{2+}）后方被吸收。维生素 C 能将 Fe^{3+} 还原为 Fe^{2+}；酸性环境易使铁溶解为自由的 Fe^{2+}，故胃酸和维生素 C 都可促进铁的吸收。胃酸缺乏或胃大部切除术后易伴发缺铁性贫血。

由肠腔吸收入黏膜上皮细胞内的 Fe^{2+}，大部分被氧化为 Fe^{3+}，并和细胞内存在的去铁蛋白结合，形成铁蛋白，暂时贮存在细胞内，缓慢向血液中释放。

（三）糖的吸收

糖类只有分解为单糖时才能被小肠上皮细胞所吸收。吸收的主要部位在十二指肠和空肠。吸收的单糖中，葡萄糖约占 80%，半乳糖和果糖各占 10%。各种单糖的吸收率相差很大，己糖的吸收比戊糖快；己糖中又以葡萄糖和半乳糖吸收最快，果糖次之，甘露糖最慢。

单糖的吸收是耗能的主动转运过程，其能量来自钠泵，属继发性主动转运。在小肠黏膜细胞葡萄糖 –Na^+ 同向转运体每次可将 2 个 Na^+ 和 1 分子葡萄糖同时转运入胞内。在细胞内，Na^+、葡萄糖与转运体分离，Na^+ 通过钠泵运至细胞间隙，葡萄糖通过易化扩散入血。用抑制钠泵的哇巴因能抑制葡萄糖的主动吸收。半乳糖和葡萄糖的吸收过程基本相同，果糖进入细胞内和由细胞内转运入血液都是通过载体完成的被动转运过程。

（四）蛋白质的吸收

蛋白质需分解为氨基酸后才能被吸收，在十二指肠和空肠吸收较快，回肠较慢。氨基酸的吸收是主动转运过程，和葡萄糖相似，即通过与 Na^+ 耦联进行协同转运。在小肠上皮细胞壁上已经证实有 3 种不同的氨基酸特殊载体系统，它们分别转运中性氨基酸、碱性氨基酸和酸性氨基酸。一般来说，中性氨基酸比酸性和碱性氨基酸转运速度快。氨基酸几乎完全经毛细血管入血液循环。

近来发现，小肠还能够吸收相当数量的二肽和三肽。小肠黏膜刷状缘上存在二肽和三肽转运系统，它们也是通过与 Na^+ 协同转运。进入细胞内的二肽和三肽可被胞内的二肽酶和三肽酶进一步分解为氨基酸再进入血液循环。未经消化的蛋白质不能被直接吸收。异常情况下人体吸收了微量蛋白质，不仅无营养作用，相反，蛋白质可成为抗原而引起过敏反应。

（五）脂肪和胆固醇的吸收

食物中的脂类 95% 以上是三酰甘油，此外还有胆固醇酯和磷脂。三酰甘油的消化产物是脂肪酸、一酰甘油和甘油。其中，甘油因溶于水，同单糖一起被吸收；中、短链脂肪酸可从肠腔直接扩散入小肠上皮细胞，并由此进入血液；长链脂肪酸、一酰甘油和胆固醇等则必须和胆盐结合形成混合微胶粒才能被吸收。胆盐具有双嗜性，它携带脂肪的消化产物通过覆盖在小肠绒毛表面的不流动水层到达刷状缘。脂肪酸、一酰甘油和胆固醇等从混合微胶粒释出，进入肠上皮细胞。在细胞内质网中脂肪消化产物又重新合成三酰甘油，并与载脂蛋白合成乳糜微粒，再在高尔基复合体中形成囊泡，以出胞方式释出乳糜微粒，乳糜微粒扩散进入淋巴管，经胸导管入血（图16-9）。

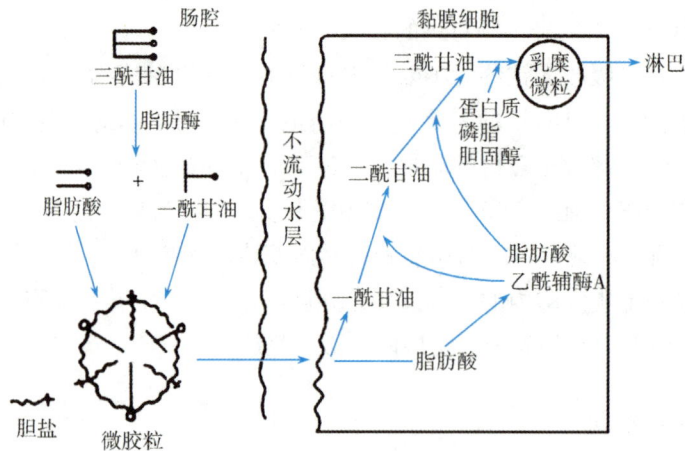

图16-9　脂肪在小肠内消化

由于膳食中的动、植物油中含有15个以上碳原子的长链脂肪酸很多，所以脂肪的吸收途径仍以淋巴为主。

胆固醇的吸收受很多因素的影响。食物中胆固醇含量越多，其吸收也越多，但两者不呈直线关系。食物中的脂肪和脂肪酸有提高胆固醇吸收的作用，而各种植物固醇（如豆固醇、β–谷固醇）则抑制其吸收。大部分吸收后通过淋巴进入血液循环。食物中的纤维素等与胆盐结合后可阻碍微胶粒的形成，以及抑制载脂蛋白合成的药物，都可降低胆固醇的吸收。

（六）维生素的吸收

维生素分为水溶性和脂溶性两大类。大多数水溶性维生素（如维生素 B_1、B_2、B_6 等）依赖于 Na^+ 的同向转运体被吸收。维生素 B_{12} 则必须与内因子结合成复合物，才能在回肠末端被吸收。脂溶性维生素的吸收与脂类消化产物相同。

思考题

1. 胃液中有胃酸和胃蛋白酶，为何不引起自身消化？
2. 胰液对机体的消化功能有何影响？为什么？
3. 胆汁不含消化酶，它有什么用处？为什么？
4. 行胃或回肠切除术后可出现贫血，为什么？

第十七章

能量代谢与体温

扫一扫，查阅本章数字资源，含PPT、音视频、图片等

第一节　能量代谢

新陈代谢包括物质代谢和能量代谢两个方面。物质代谢又分为：一是合成代谢，机体不断从周围环境摄取营养物质以构筑和更新自身的组成成分，并储存能量；二是分解代谢，机体不断分解自身的组成成分及体内储存的能源物质，并释放能量供给机体各种生命活动的需要。生理学将生物体内物质代谢过程中伴随发生的能量释放、转移、储存和利用称为**能量代谢**（energy metabolism）。

一、机体能量的来源与转移

（一）能量的来源

机体利用的能量主要来源于食物中糖、脂肪和蛋白质分子结构中蕴藏的化学能。当这些营养物质被氧化分解时，碳氢键断裂，释放出其中的化学能。

1. 糖　糖是体内主要的供能物质。人体所需能量的 50% ～ 70% 是由糖类物质的氧化分解提供的。食物中的糖经过消化被分解为单糖，主要是葡萄糖，可直接供给全身细胞利用，也可通过肝糖原和肌糖原的形式储存于肝脏和肌肉中。

2. 脂肪　脂肪在体内除供能外，主要作为能量的储存形式。一般情况下，通过脂肪的氧化分解提供的能量约占机体消耗总能量的 30%。

3. 蛋白质　蛋白质一般不用来供能。只有在某些特殊情况下，如长期不能进食或能量消耗极大时，体内的糖原和储存的脂肪大量消耗，机体才会依靠由蛋白质分解所产生的氨基酸供能，以维持基本的生理功能。

（二）能量的转移和利用

营养物质在氧化过程中所蕴含的化学能有 95% 可在体内释放、转化并利用，其中 50% 以上迅速转化为热能，用于维持机体的体温。其余不足 50% 则以化学能的形式储存在**三磷酸腺苷**（adenosine triphosphate，ATP）等高能化合物的高能磷酸键中。当 ATP 断裂一个高能磷酸键生成**二磷酸腺苷**（adenosine diphosphate，ADP）及磷酸时，可同时释放 33.47kJ 的能量（标准状态下），供机体完成各种生理活动，如肌肉收缩、神经传导、腺体分泌和神经递质释放等。因此，ATP 既是体内重要的储能物质，又是直接的供能物质。

除 ATP 外，**磷酸肌酸**（creatine phosphate，CP）是体内的另一种含有高能磷酸键的储能物质，主要存在于肌肉和脑组织中。当物质氧化释放的能量过多时，ATP 将高能磷酸键转移给肌酸生成 CP，并将能量储存起来。当 ATP 被消耗而减少时，CP 中的高能磷酸键又可快速转给 ADP，生成 ATP，以补充 ATP 的消耗。由于 CP 不能直接提供细胞生命活动所需要的能量，CP 可以看作是 ATP 的储存库（图 17-1）。因此，从能量代谢的整个过程来看，ATP 的合成与分解是体内能量转移和利用的关键环节。

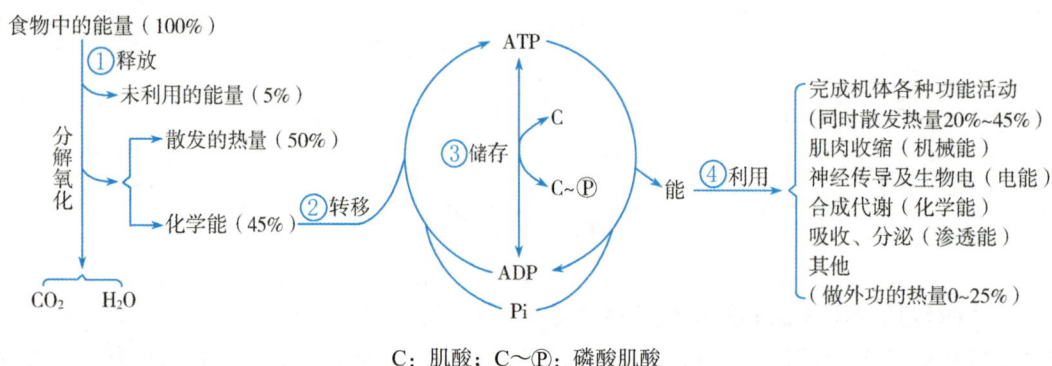

C：肌酸；C～Ⓟ：磷酸肌酸

图 17-1　体内能量的释放、转移、储存和利用示意图

（三）能量的平衡

人体的能量平衡是指机体摄入与消耗的能量之间的平衡。若在一段时间内体重保持不变，便可认为此时人体的能量达到收支平衡，即这段时间内摄入与消耗的能量基本相等。人体每日消耗的能量主要包括基础代谢的能量消耗、食物的特殊动力效应、身体运动的能量消耗和其他的生理活动（包括生长发育）所需的能量。若摄入食物的能量少于消耗的能量，机体将动用储存的能源物质，因而体重减轻，称为能量的负平衡；反之，若机体摄入的能量多于消耗的能量，多余的能量则转变为脂肪等组织，因而体重增加，称为能量的正平衡。肥胖与多种疾病（如糖尿病、心脑血管疾病）的发生或代谢异常（如血脂紊乱）有关。在临床上常用**体质指数**（body mass index，BMI）和腰围作为判断肥胖的简易指标。BMI 是指体重（kg）除以身高（m）的平方所得之商，BMI 过大主要反映全身性超重和肥胖。在我国，成人 BMI 大于等于 25 者称为超重，大于等于 28 者称为肥胖，小于 18.5 则为消瘦。腰围主要反映腹部脂肪的分布。成年人的腰围在男性不宜超过 85cm，女性不宜大于 80cm。

二、能量代谢的测定

（一）能量代谢测定的几个概念

1. 食物的热价　1g 某种食物氧化（或在体外燃烧）所释放的热量，称为该**食物的热价**（thermal equivalent of food）。食物的热价通常用焦耳（J）作计量单位。食物的热价分为生物热价和物理热价，分别是指食物在体内氧化和体外燃烧时所释放的热量（表 17-1）。

表 17-1　三种营养物质氧化时的相关数据

营养物质	产热价（kJ/g）			耗氧量（L/g）	CO_2 产量（L/g）	氧热价（kJ/L）	呼吸商
	物理热价	生物热价	营养学热价				
糖	17.15	17.15	16.7	0.83	0.83	21.00	1.00
脂肪	39.75	39.75	37.7	2.03	1.43	19.70	0.71
蛋白质	23.43	17.99	16.7	0.95	0.76	18.80	0.80

2. 食物的氧热价　某种食物氧化时消耗 1L 氧所产生的热量，称为该食物的**氧热价**（thermal equivalent of oxygen）。氧热价反映了某种食物氧化时的耗 O_2 量和产热量之间的关系。由于各种营养物质分子结构的不同，因此，同样消耗 1L 氧，它们的氧热价也各不相同（表 17-1）。

3. 呼吸商　营养物质在体内氧化时，需要消耗 O_2，并产生 CO_2。一定时间内机体的 CO_2 产生量与耗 O_2 量的比值，称为**呼吸商**（respiratory quotient，RQ）。测算 RQ 时，应以 CO_2 和 O_2 的摩尔数（mol）来表示，但由于在同一温度和气压条件下，摩尔数相同的不同气体的容积是相等的，所以通常可以用 CO_2 和 O_2 的容积数（mL 或 L）来计算 RQ。即：

$$RQ = CO_2 \text{ 产生量（mL）} / O_2 \text{ 消耗量（mL）}$$

葡萄糖氧化时所产生的 CO_2 量与所消耗的 O_2 量是相等的，所以糖的 RQ 等于 1.00。脂肪和蛋白质的 RQ 分别为 0.71 和 0.80（表 17-1）。在日常生活中，每天摄入的是混合食物，因此，整体的 RQ 变动在 0.71～1.00 之间。正常人进食混合食物的 RQ 一般在 0.85 左右。

（二）能量代谢的测定方法

能量代谢率（energy metabolism rate）是指机体在单位时间内所消耗的能量。机体的能量代谢遵循能量守恒定律。因此，若不做外功时，测定机体在一定时间内所散发的热量就可以反映机体在同一时间内所消耗的能量，从而计算出机体的能量代谢率。测定方法包括直接测热法和间接测热法。

1. 直接测热法　直接测热法（direct calorimetry）是指在一个密闭、隔热房间内，直接测定受试者在安静状态下一定时间内的散热量的方法。由于所用设备复杂，操作烦琐，因而极少应用。

2. 间接测热法　间接测热法（indirect calorimetry）是指根据受试者在安静状态下一定时间内的耗 O_2 量和 CO_2 产生量，推算出消耗的能源物质的量，进而计算出产热量的方法。这种方法是依据化学反应的定比定律，即反应物的量与产物的量之间呈一定的比例关系。间接测热法需要利用食物的热价、食物的氧热价和呼吸商等计算体内产生的能量。例如，葡萄糖无论是在体内氧化还是在体外燃烧，化学反应都具有下面的定比关系，ΔH 代表能量：

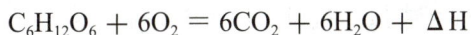

$$C_6H_{12}O_6 + 6O_2 = 6CO_2 + 6H_2O + \Delta H$$

三、影响能量代谢的主要因素

（一）肌肉活动

肌肉活动对于能量代谢的影响最为显著。机体任何轻微的运动都可提高能量代谢率。因此，在测定基础代谢率时，应静卧，避免肌肉活动。

（二）精神活动

人在平静思考问题时，能量代谢受到的影响并不大，产热量增加一般不超过 4%。但在精神处于紧张状态，如烦恼、恐惧或情绪激动时，尽管中枢神经系统本身的代谢率并无明显改变，但由于随之出现的骨骼肌肌紧张增强，以及交感神经兴奋，甲状腺激素、肾上腺素等刺激代谢的激素释放增多，故使机体的代谢加快，产热量显著增加。

（三）食物的特殊动力效应

人在进食后一段时间内（从进食后 1 小时开始，延续 7 ～ 8 小时），虽然处于安静状态，但所产生的热量却要比进食前增加。这种由进食引起机体额外产生热量的现象，称为**食物的特殊动力效应**（specific dynamic effect of foods）。进食糖或脂肪的特殊动力效应相对较低，分别为 6% 和 4% 左右；进食蛋白质的特殊动力效应约为 30%；进食混合食物可使产热量增加 10% 左右。食物的特殊动力效应产生的机制目前尚不清楚，可能与氨基酸在肝脏内的氧化脱氨基作用有关。

（四）环境温度

人在安静状态下（裸体或只着薄衣），环境温度在 20 ～ 30℃时，能量代谢最为稳定。当环境温度低于 20℃时，由于寒冷刺激反射性引起肌肉紧张性增强，甚至出现战栗，代谢率开始增加；当环境温度超过 30℃时，由于体内化学反应速度加快，出汗以及呼吸、心脏功能增强，代谢率也将逐渐增加。

四、基础代谢

（一）基础代谢与基础代谢率

基础代谢（basal metabolism）是指基础状态下的能量代谢。所谓基础状态，是指人体在清醒、安静、餐后 12 小时以上，室温保持在 20 ～ 25℃条件下，不受肌肉活动、精神紧张、食物特殊动力效应等因素影响时的状态。在这种状态下，能量消耗主要用于维持一些基本的生命活动，故基础代谢比较稳定。**基础代谢率**（basal metabolism rate，BMR）是指在基础状态下单位时间内的能量代谢，是评价机体能量代谢水平的常用指标。

（二）基础代谢率的测定

研究表明，能量代谢率的高低与体重并不成比例关系，而与体表面积成正比。因此，BMR 常以单位时间内每平方米体表面积的产热量来衡量，其单位用 kJ/（m²·h）表示。人的体表面积可用 Stevenson 公式进行测算：

$$体表面积（m^2）= 0.0061 × 身高（cm）+ 0.0128 × 体重（kg）- 0.1529$$

此外，人的体表面积还可根据体表面积测算图（图 17–2）直接读取。使用时将受试者的身高和体重两点连成一直线，其与中间体表面积标尺交点的数值，即为受试者的体表面积。

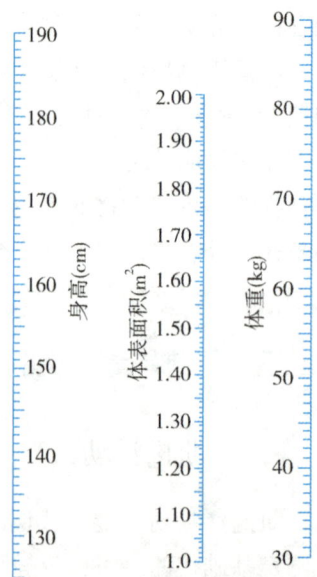

图 17–2   体表面积测算图

通常采用简化法来测定和计算 BMR，即产热量（kJ）= 20.20 × 耗 O_2 量，因此只需测定在基础状态下每小时的耗 O_2 量，并算出体表面积，即可计算出 BMR。

（三）基础代谢率的正常值及其变化

BMR 随着性别、年龄的不同而有差异（表 17-2）。当其他情况相同时，男性的 BMR 比同年龄组的女性高；儿童比成人高，年龄越大，BMR 越低。

临床上在评价 BMR 时，通常将 BMR 的实测值和表 17-2 中对应的正常平均值进行比较，采用相对值来表示。

即：

$$BMR（相对值）= [（实测值-正常平均值）/ 正常平均值] × 100\%$$

如果相对值在 ±10% ～ ±15% 以内，均属于正常范围。当相对值超过 20% 时，则可能有病理变化，如甲状腺功能亢进时 BMR 可比正常值高出 25% ～ 80%；甲状腺功能低下时，BMR 可比正常值低 20% ～ 40%。因此，BMR 的测定是临床上诊断甲状腺疾病的重要辅助方法。此外，当人体发热时 BMR 常升高，一般来说，体温每升高 1℃，BMR 将升高 13% 左右。

表 17-2　我国人正常的基础代谢率平均值 [kJ/（m² · h）]

年龄（岁）	11 ~ 15	16 ~ 17	18 ~ 19	20 ~ 30	31 ~ 40	41 ~ 50	51 以上
男性	195.5	193.4	166.2	157.8	158.6	154.0	149.0
女性	172.5	181.7	154.0	146.5	146.9	142.4	138.6

第二节　体温及其调节

一、人体正常体温及其生理变动

（一）体温的概念及其正常值

人体的温度可分为**体表温度**（shell temperature）和**体核温度**（core temperature）。体表温度是指体表及体表下结构（如皮肤、皮下组织等）的温度。由于易受环境温度或机体散热的影响，体表温度波动幅度较大。体核温度是指人体深部（如内脏）的温度，比体表温度高，且相对稳定。由于代谢水平不同，各内脏器官的温度也略有差异（图 17-3 ）。

生理学所说的**体温**（body temperature），是指机体深部的平均温度，即体核温度。由于体核温度很难测量，临床上通常用直肠、口腔和腋下等处的温度来代表体温。**直肠温度**（rectal temperature）正常值为 36.9 ～ 37.9℃。**口腔温度**（oral temperature）

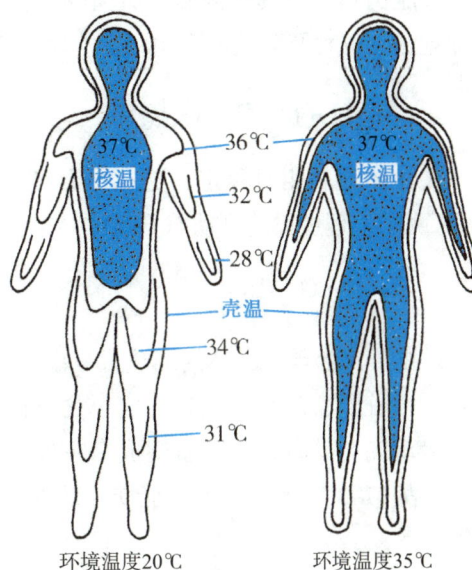

图 17-3　不同环境温度下人体体温分布图

正常值为 36.7 ～ 37.7℃。**腋下温度**（axillary temperature）正常值为 36.0 ～ 37.4℃。临床上多采用测腋下温度反映体温变化。

（二）体温的生理变动

人的体温虽然是相对稳定的，但在生理情况下，可随昼夜、年龄、性别等因素而变化。

1. 昼夜波动　在一昼夜中，人体体温呈周期性波动。清晨 2 ～ 6 时体温最低，午后 1 ～ 6 时最高，但波动幅度一般不超过 1℃。体温的这种昼夜周期性波动称为**昼夜节律**（circadian rhythm）。研究表明，体温的昼夜节律主要受下丘脑视交叉上核控制。体温的昼夜节律与地球自转周期相吻合。

2. 性别　成年女性的体温平均高于男性 0.3℃，这可能与女性皮下脂肪较多、散热较少有关。女性的基础体温随月经周期而变动（图 17-4）。在月经周期中，体温在卵泡期较低，排卵日最低，排卵后升高 0.3 ～ 0.6℃。因此，测定育龄期女性每天基础体温有助于了解有无排卵和排卵日期。排卵后的体温升高可能是由于黄体分泌的孕激素作用的结果。

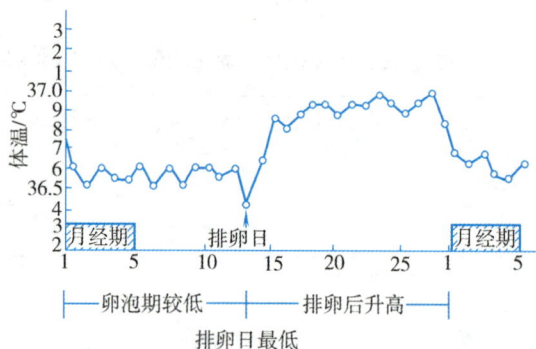

图 17-4　月经周期中基础体温曲线

3. 年龄　儿童、青少年的体温较高，老年人因 BMR 低，体温低于青、壮年人。新生儿，特别是早产儿，由于其体温调节机制发育还不完善，调节体温的能力差，他们的体温容易受环境因素影响，因此，婴幼儿、老年人均应注意保温。

4. 肌肉活动及其他因素　肌肉剧烈活动时，体温可上升 1 ～ 2℃。其他因素包括情绪激动、精神紧张、进食及环境温度均可影响体温。睡眠时体温略低。麻醉药能降低体温。

二、机体的产热与散热

人体体温的相对稳定，是在体温调节机制的控制下，**产热**（heat production）和**散热**（heat loss）两个生理过程达到动态平衡的结果。

（一）产热过程

1. 主要产热器官　体内的热量是由三大营养物质在各组织器官中进行分解代谢时产生的。安静时，内脏器官产热量大且稳定，是机体的主要产热器官。尤以肝脏的代谢最旺盛，产热量最大。运动和劳动时，骨骼肌则成为主要的产热器官，剧烈运动时其产热量可占机体总产热量的 90%（表 17-3）。此外，褐色脂肪组织在寒冷环境下可发挥重要的产热作用，特别是在新生儿。

表 17–3　几种组织器官的产热百分比

组织器官	占体重的百分比（%）	不同状态下产热量占总产热量百分比（%）	
		安静状态	劳动或运动
脑	2.5	16	3
内脏	34.0	56	22
骨骼肌	40.0	18	73
其他	23.5	10	2

2. 产热的形式　机体产热的形式有多种。在寒冷环境时，机体主要依靠**战栗产热**（shivering thermogenisis）和**非战栗产热**（non–shivering thermogenesis）两种形式。

（1）战栗产热　战栗是指骨骼肌发生不随意的节律性收缩，其节律为 9～11 次 / 分。战栗的特点屈肌和伸肌同时收缩，此时肌肉不做外功，能量全部转化为热量，所以产热量很高，利于寒冷环境中维持体热平衡。

（2）非战栗产热　非战栗产热又称代谢产热，是通过提高组织代谢率来增加产热的形式。以褐色脂肪组织的代谢产热量最大，约占非战栗产热总量的 70%。新生儿体内褐色脂肪组织较多，但体温调节功能不完善，不能发生战栗，故非战栗产热对新生儿产热的维持意义尤为重要。

3. 产热活动的调节　产热活动主要受体液和神经调节。

（1）体液调节　甲状腺激素是调节产热活动最重要的体液因素。甲状腺激素分泌增加，使代谢率升高 20%～30%，产热增加，其特点是起效缓慢，持续时间较长。肾上腺素、去甲肾上腺素以及生长激素等也可促进产热，特点是起效较快，维持时间较短。

（2）神经调节　寒冷刺激可使交感神经系统兴奋，引起肾上腺髓质活动增强，最终导致肾上腺素和去甲肾上腺素释放增多，使代谢产热增加。同时交感神经也可通过促进甲状腺激素分泌而使产热增加。

（二）散热过程

1. 散热部位　人体的主要散热部位是皮肤。当环境温度低于人的表层温度时，绝大部分体热通过辐射、传导和对流等方式向外界发散，小部分体热还可随呼出的气、尿、粪等排出体外。当环境温度接近或高于体表温度时，蒸发散热就成为唯一有效的散热方式。

2. 散热方式

（1）辐射散热　**辐射散热**（thermal radiation）是指体热通过热射线形式向外界发散的一种散热方式。这是机体在常温及安静状态时的主要散热方式，约占总散热量的 60%。辐射散热主要与皮肤温度和周围环境的温度差、有效散热面积等因素有关。皮肤温度高于环境温度的差值越大，散热量越多。有效散热面积越大，散热量也越多。

（2）传导散热　**传导散热**（thermal conduction）是指机体的热量直接传给相接触的较冷物体的一种散热方式。传导散热量的多少与所接触物体面积、温度和导热性有关。如所接触物体温度较低，导热性较好，则散热量大；反之减少。由于脂肪的导热性较差，因而肥胖者身体深部的热量难以传向皮肤表层，故散热量减少。棉、毛织物是热的不良导体，因而着衣有利于保存体热。由于水的导热性较好，临床上可用冰帽、冰袋等给高热患者降温。

（3）对流散热　**对流散热**（thermal convection）是指通过气体或液体的流动交换热量的一种散热方式，是传导散热的一种特殊形式。机体周围总有一薄层被体热加温了的空气，由于空气不断流动，热空气被带走，冷空气则填补其位置，体热便不断散发到空间。对流散热量受空气对流速度和温度的影响较大。夏天扇扇子或用电风扇使空气对流速度加快，散发的热量多。冬天着棉衣，由于棉毛纤维间的空气不易流动，可在体表形成不流动的空气层，使散热量减少而达到保暖目的。

（4）蒸发散热　**蒸发散热**（thermal evaporation）是指通过体表水分的蒸发带走热量的一种散热方式。常温条件下，1g水蒸发可散发2.43kJ的热量。当环境温度等于或高于皮肤温度时，辐射、传导和对流等方式丧失散热作用，蒸发散热便成为唯一有效的散热方式。临床上对高温患者进行酒精擦浴，就是基于蒸发散热原理。蒸发散热分不感蒸发和发汗两种形式。**不感蒸发**（insensible perspiration）是指不被人们所觉察，水分直接渗透到皮肤和黏膜（主要是呼吸道黏膜）表面不断被汽化蒸发的过程。一般情况下，人体24小时的不感蒸发量约为1000mL，其中通过皮肤蒸发600～800mL，另200～400mL随呼吸而蒸发。不感蒸发是一种很有效的散热途径，有些动物汗腺不发达，如狗在高温下只能通过热喘呼吸加强散热。

发汗（sweating）是指汗腺主动分泌汗液的活动。通过汗液蒸发可有效地带走体热。由于发汗可被感觉到，故又称**可感蒸发**（sensible perspiration）。发汗受环境温度、空气流速及湿度等因素影响。环境温度高、空气流速快、湿度低，汗液蒸发快，散热快；反之，蒸发减慢，散热减少。

汗液中水分约占99%，固体成分占不到1%。固体成分中大部分为NaCl，也有少量KCl、尿素等。汗腺细胞刚分泌出的汗液的渗透压与血浆渗透压是相等的，但在流经汗腺导管时，在醛固酮的作用下，汗液中的NaCl被重吸收，最后排出的汗液是低渗的。因此，当大量发汗时易导致高渗性脱水。

3. 散热活动的调节

（1）发汗的调节　人的汗腺有大汗腺和小汗腺两种。大汗腺主要集中于腋窝和外阴部，手足掌、前额等处也有存在，与体温调节反应无关，接受交感神经肾上腺素能纤维支配。当情绪激动和精神紧张时，反射性引起交感神经肾上腺素能纤维兴奋，末梢释放为去甲肾上腺素，使大汗腺活动加强，分泌增多，称为**精神性发汗**（mental sweating）。小汗腺分布于全身皮肤，其分布密度以手掌、足跖最多，额部、手背次之，四肢和躯干最少，然而汗腺的分泌能力却以躯干为最强。小汗腺是体温调节反应重要的效应器，其生理意义在于增加蒸发散热，维持体温相对稳定。支配小汗腺的是交感神经胆碱能纤维，末梢递质为乙酰胆碱。温热性刺激及交感神经兴奋均可引起小汗腺分泌，增加体热发散，称为**温热性发汗**（thermal sweating）。此外，在进食辛辣食物时，口腔内的痛觉神经末梢受到刺激，可反射性地引起头部和颈部发汗，称为**味觉性发汗**（gustatory sweating）。

（2）皮肤血流量的调节　皮肤温度与散热的关系十分密切。在炎热的环境中，交感神经紧张性降低，皮肤血管舒张，动－静脉吻合支开放，皮肤血流量增加，较多体热从机体深部被带到机体表层，皮肤温度升高，散热作用增强。反之，在寒冷环境中，交感神经紧张性增强，皮肤血管收缩，动－静脉吻合支关闭，皮肤血流量减少，皮肤温度降低，散热作用减弱，以保存体温。

三、体温调节

（一）体温调节的基本方式

体温调节分为自主性体温调节和行为性体温调节两种基本方式。**自主性体温调节**（autonomic thermoregulation）是指在体温调节中枢的控制下，通过增减皮肤血流量、发汗、战栗等生理性调节反应，保持产热和散热的动态平衡，维持体温的相对稳定。**行为性体温调节**（behavioral thermoregulation）是指机体通过有意识地行为活动，如改变姿势、增减衣物、人工改善气候环境等，建立体热平衡的过程。人体以自主性体温调节为基础，通过两种调节机制的相互协调配合，从而能更好地适应自然环境的变化。

（二）自主性体温调节

自主性体温调节是一个反射过程（图 17-5）。下丘脑**体温调节中枢**（heat regulating center），包括**调定点**（set point）在内，属于反馈控制系统的控制部分；内、外环境变化，如代谢率、气温、湿度、风速等因素变化的干扰，通过温度感受装置（外周及中枢温度感受器）将干扰信息反馈至体温调节中枢，通过中枢的整合作用，再调整受控系统的活动，建立当时条件下的体热平衡，使体温保持相对稳定。

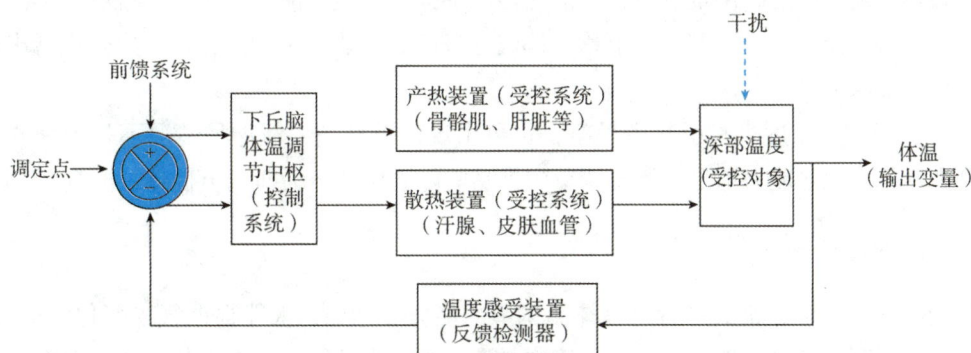

图 17-5 体温调节自动控制示意图

1. 温度感受器 按其感受刺激不同可分为冷感受器和热感受器；按其分布的位置又可分为外周温度感受器和中枢温度感受器。

（1）外周温度感受器 **外周温度感受器**（peripheral thermoreceptor）是指广泛分布于皮肤、黏膜、内脏和大静脉周围对温度变化敏感的游离神经末梢，包括热感受器和冷感受器。在一定温度范围内，当局部温度升高时，热感受器兴奋；反之，则冷感受器兴奋。这两种感受器各自有特定的最敏感温度范围。在皮肤的冷感受器数量较多，为热感受器的 5 ~ 11 倍，故皮肤温度感受器主要感受外界环境的冷刺激，防止体温下降。

（2）中枢温度感受器 **中枢温度感受器**（central thermoreceptor）是存在于中枢神经系统内（包括脊髓、延髓、脑干网状结构及下丘脑等处）对温度变化敏感的神经元，包括热敏神经元和冷敏神经元。在一定范围内，局部组织温度升高时发放冲动频率增加的称为**热敏神经元**（warm-sensitive neuron）；而局部组织温度降低时发放冲动增加的称为**冷敏神经元**（cold-sensitive neuron）。动物实验证明，在**视前区 - 下丘脑前部**（preoptic-anterior hypothalamus area，PO/AH）

热敏神经元居多；而在脑干网状结构和下丘脑的弓状核中冷敏神经元较多。温度敏感神经元对局部温度的变化十分敏感，当局部脑组织温度变动 0.1℃时，放电频率就会发生改变，而且不出现适应现象。

2. 体温调节中枢　　从脊髓到大脑皮层的整个中枢神经系统内均存在与体温调节有关的神经元，但调节体温的基本中枢主要位于下丘脑。现已证明，下丘脑 PO/AH 是体温调节中枢最重要的部位。主要依据：①广泛损毁 PO/AH 区，与体温调节相关的产热和散热反应都将明显减弱或消失。② PO/AH 区不仅能感受局部脑温的微小变化，还能汇聚来自机体各部位温度变化的传入信息，并对此进行全面的整合处理，产生相应的体温调节反应；③致热物质、5- 羟色胺、去甲肾上腺素和各种多肽等均可直接刺激 PO/AH 区的温度敏感神经元，引起相应的体温调节反应。

3. 体温调节过程——体温调定点学说　　一直以来，体温调节机制多以调定点学说来解释。该学说认为，在 PO/AH 区中存在一个控制体温的调定点，一般人的正常体温调定点为 37℃。当体温与调定点的水平一致时，热敏神经元与冷敏神经元的活动暂时保持对立统一状态，机体的产热量与散热量取得平衡。当机体受到致热原的作用（由微生物、细菌所致的发热），PO/AH 热敏神经元的温度反应阈值升高，而冷敏神经元的阈值则下降，调定点因而上移。如调定点上移到 39℃，而实际体温为 37℃，则冷敏神经元兴奋，机体出现皮肤血管收缩，减少散热，随即出现战栗等产热反应，直到体温升高到 39℃以上时才出现散热反应。此时，产热和散热活动在新的调定点水平达到平衡。只要致热因素不消除，产热和散热过程就继续在此新的体温水平上保持平衡。直到致热原被清除后，调定点下移，散热活动加强，体温才能恢复正常。说明发热时体温调节功能并无障碍，而只是由于调定点上移，体温才升高到发热水平的。临床上发热患者出现的战栗现象就是这一原因。

另外，由于环境温度过高引起中暑时，也可出现体温升高，但这种情况不是因为调定点上移，而是由于机体散热能力不足或体温调节中枢功能障碍所致，为非调节性体温升高。

（三）行为性体温调节

恒温动物和变温动物都具有行为性体温调节的能力。例如，人能根据气候变化而增减衣着，使用冷、暖空调等。动物表现为在寒冷环境中具有日光趋向性行为，在炎热环境下躲在树阴或钻进洞穴中。在恒温动物，一般当环境温度变化时，首先采取行为性体温调节，若其行为活动仍不能维持正常体温时，机体将启动自主性体温调节。通常行为性体温调节和自主性体温调节相互补充，以保持体温的相对稳定。

思考题

1. 什么是基础代谢和基础代谢率？
2. 对于发热患者，一般可采用的物理降温措施有哪些？
3. 应用体温调定点学说解释机体发热和解热过程。

扫一扫，查阅本章数字资源，含PPT、音视频、图片等

排泄（excretion）是指机体将新陈代谢过程中产生的终产物、多余的物质以及进入体内的异物等经血液循环由相应途径排出体外的过程。机体主要的排泄途径有：①呼吸道：随呼出气体排出二氧化碳和少量水分。②消化道：随粪便排出胆色素和一些无机盐类如钙、镁、铁等。③皮肤：随汗液排出水分、少量氯化钠和尿素等。④肾脏：随尿液排出水分、各种无机盐和有机物等。其中，肾脏是最重要的排泄器官。同时肾脏在调节体液的容量和成分、血浆渗透压、电解质以及酸碱平衡中均起着重要的作用，因此，肾脏也是维持和调节机体内环境稳态的重要脏器。

肾脏还是一个内分泌器官，能合成和分泌肾素，参与动脉血压的调节；合成和释放促红细胞生成素，调节骨髓红细胞的生成；肾脏的 1α-羟化酶可生成羟化的维生素 D_3，参与血钙的调节；肾脏还能生成激肽、前列腺素等生物活性物质。

第一节　肾脏功能结构与血液循环

一、肾脏的功能结构

（一）肾单位和集合管

肾单位是肾脏最基本的结构和功能单位，人的每个肾约有100万个**肾单位**（nephron），它与集合管共同完成尿的生成过程。肾单位由肾小体和肾小管两部分构成，肾小体包括肾小球和肾小囊，主要分布于肾皮质；肾小管长而弯曲，可深入到肾髓质内。根据肾小管结构和功能的差异，

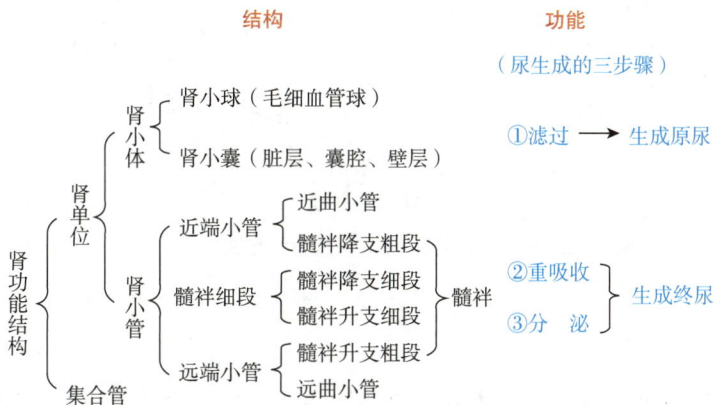

图 18-1　肾单位和集合管的结构与功能

分为近端小管、髓袢细段和远端小管三部分（图18-1）。远端小管末端与集合管相连。集合管不包括在肾单位内，但在功能上和远端小管密切联系，特别是在尿的浓缩与稀释过程中起着重要作用。

（二）皮质肾单位和近髓肾单位

肾单位按其所在部位及结构特点不同，可分为皮质肾单位和近髓肾单位（图18-2）。两者区别如表18-1。

表 18-1　皮质肾单位和近髓肾单位主要区别

区别要点	皮质肾单位	近髓肾单位
肾小体所在部位	外、中皮质层	近髓内皮质层
数量	占85%～90%	占10%～15%
肾小球体积	较小	较大
髓袢	较短，只达外髓质层	较长，可达内髓质层
入球小A与出球小A口径比	约2:1	1:1
出球小动脉分支	网状小血管	网状小血管，U形直小血管
肾素分泌	较多	几乎没有
生理功能	尿的生成	尿的浓缩与稀释

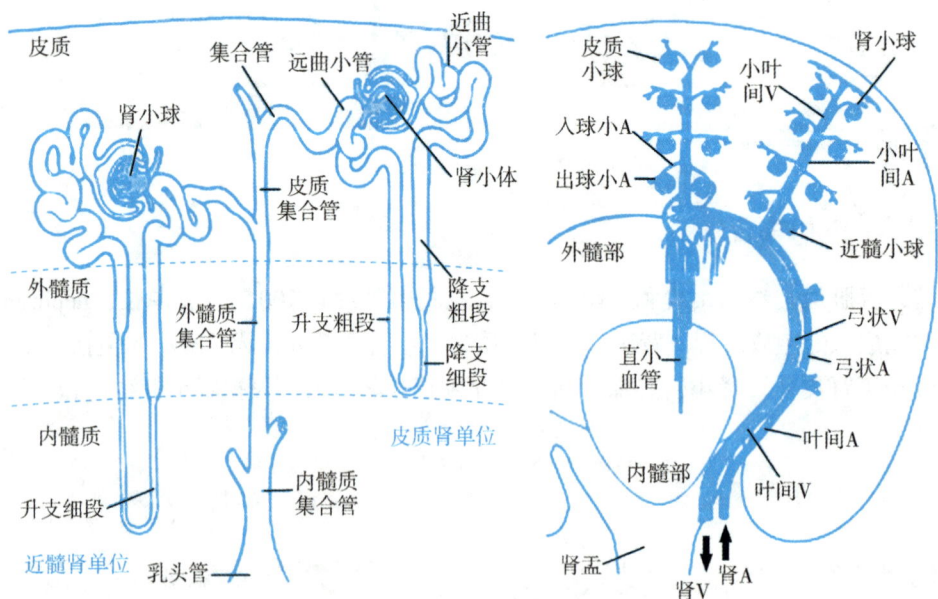

A：动脉；V：静脉

图 18-2　两类肾单位和肾血管示意图

（三）球旁器

球旁器（juxtaglomerular apparatus）主要分布在皮质肾单位，由球旁细胞、球外系膜细胞和致密斑三种特殊细胞群组成（图18-3）。球旁细胞位于入球小动脉管壁中膜内，适宜刺激可促使肾素分泌；致密斑位于远曲小管起始部，在贴近球旁细胞处呈斑状隆起，细胞核聚集且染色较深，故称为致密斑。致密斑可感受小管液流量及其中 NaCl 含量的变化，进而影响肾素的释放；球外系膜细胞是指入球、出球小动脉和致密斑三者构成的三角区之间的一群细胞，具有收缩和吞噬功能。

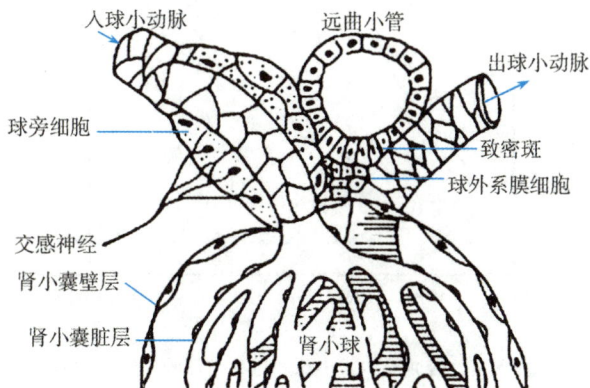

图 18-3　肾小球和球旁器结构示意图

二、肾脏的血液循环

（一）肾脏血流特点

1. 血液量大，分布不均　肾脏是机体血流量最丰富的器官，正常成人安静时每分钟约有 1200mL 血液流经两侧肾脏，相当于心输出量的 1/4～1/5。其中 94% 左右分布在肾皮质，5%～6% 分布在外髓，其余不到 1% 供应内髓。通常所说的肾血流量主要是指肾皮质血流量。

2. 两次形成毛细血管网　肾动脉由腹主动脉垂直分出经肾门进入肾内后，逐级分支最终形成入球小动脉。每支入球小动脉进入肾小体后，分为 6～12 支构成肾小球毛细血管网，后者汇集成出球小动脉之后，再次分支形成毛细血管网，缠绕于肾小管和集合管的周围，供应该部位的血液，然后再汇入静脉，返回心脏。

3. 压力差异大　肾小球毛细血管网介于入球和出球小动脉之间，皮质肾单位入球小动脉的口径大于出球小动脉，入口血流阻力小而出口阻力大，肾小球毛细血管血压明显高于同级血管压力，有利于肾小球的滤过；而肾小管周围的毛细血管网其血压较低，但胶体渗透压较高，有利于肾小管的重吸收。

（二）肾脏血流量的调节

1. 自身调节　通过离体肾实验观察到，当灌注压在 80～180mmHg 范围内变动时，肾血流量和肾小球滤过率能保持相对稳定。此现象即使在去除神经、体液影响的肾脏中仍然存在，表明这是一种自身调节。关于其调节的机制，目前多以肌源学说予以解释。该学说认为，当肾灌注压增高时，入球小动脉血管壁受到牵张刺激，平滑肌的紧张性随之加强，口径相应缩小，血流阻力增大；而当肾灌注压减小时则发生相反的变化，以保持肾血流量的相对稳定。当血压低于或超出上述范围时，因肾血管平滑肌舒张、收缩已达到极限，所以其血流量将随肾灌注压的升高而增加或随肾灌注压的降低而减少，再不能维持相对恒定（图 18-4）。

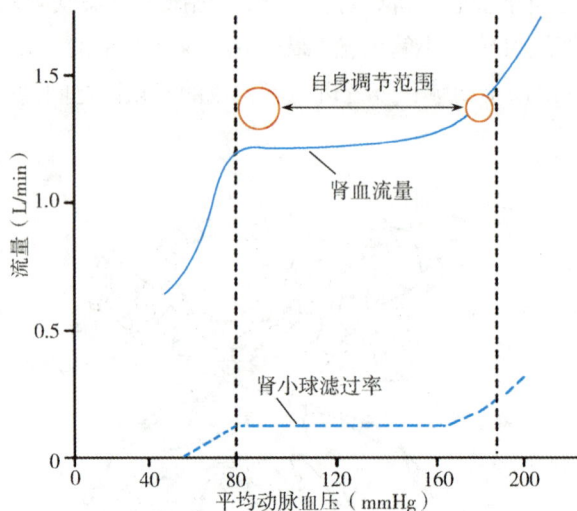

图 18-4   肾血流和肾小球滤过率与动脉血压的关系

2. 神经和体液调节   支配肾脏的神经主要是交感神经，其末梢释放去甲肾上腺素，调节肾血流量、肾小球滤过率及肾小管的重吸收，以及肾素的分泌。肾上腺素与去甲肾上腺素、血管升压素和血管紧张素等体液因素均能引起肾血管收缩，肾血流量减少；血管内皮细胞释放的一氧化氮和前列腺素等物质则可引起肾血管扩张。

第二节   肾小球的滤过功能

流经肾小球毛细血管的血液，除了血细胞和血浆中大分子蛋白质外，其他物质均能被滤过进入肾小囊形成原尿。由于各种血细胞和血浆蛋白不能被滤过，所以这是一种超滤过的过程，原尿即是血浆的**超滤液**（ultrafiltrate）。

单位时间内（每分钟）两肾生成的超滤液量称为**肾小球滤过率**（glomerular filtration rate，GFR）。GFR 与体表面积有关，体表面积为 1.73m^2 的正常成年人，GFR 为 125mL/min 左右。依此计算，两侧肾脏每昼夜生成的超滤液总量高达 180L 左右。肾小球滤过率和**肾血浆流量**（renal plasma flow，RPF）的比值称**滤过分数**（filtration fraction，FF）。若肾血浆流量为 660mL/min，滤过分数则为 125/660 × 100% ≈ 19%。这表明，流经肾脏的血浆约有 1/5 由肾小球滤过进入了肾小囊，形成原尿。肾小球滤过率和滤过分数是衡量肾小球滤过功能的重要指标。肾小球滤过率的大小取决于**有效滤过压**（effective filtration pressure）、滤过膜的面积及其通透性等因素。

一、肾小球有效滤过压

肾小球有效滤过压是滤过的动力（图 18-5），由**肾小球毛细血管血压**（glomerular capillary pressure）、血浆胶体渗透压和囊内压三者构成。其中肾小球毛细血管血压是推动滤过的主要动力；血浆胶体渗透压和囊内压是滤过的阻力。因肾小囊内超滤液中蛋白质浓度极低，故肾小囊胶体渗透压可忽略不计。因此，

肾小球有效滤过压＝肾小球毛细血管血压 −（血浆胶体渗透压 ＋ 肾小囊内压）

用微穿刺法测得大鼠肾小球毛细血管血压平均值约为 45mmHg，由肾小球毛细血管的入球端到出球端，血压下降不多，两端的血压几乎相等；血浆胶体渗透压约为 25mmHg，但肾小球毛细

血管内血浆胶体渗透压在血液流经肾小球毛细血管全程时，由于血管内的水分因滤过不断减少，血液中血浆蛋白浓度则逐渐增加，所以血浆胶体渗透压呈递增性升高。当肾小球的滤过动力与滤过阻力相等时，滤液生成停止，称为**滤过平衡**（filtration equilibrium）。据测定，在大鼠的肾小球毛细血管入球端，血浆胶体渗透压为 20mmHg，而出球端可上升到 35mmHg 左右。

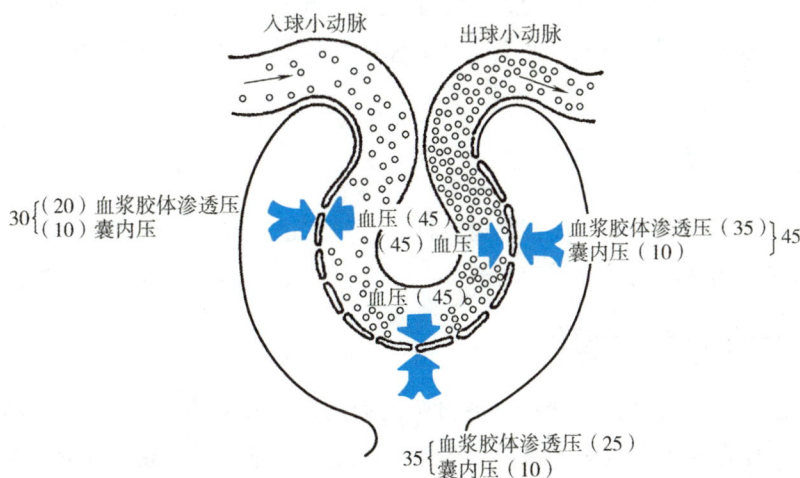

图 18-5　肾小球有效滤过压的变化示意图（单位：mmHg）

肾小囊内压约为 10mmHg。根据以上数据：

入球端有效滤过压 = 45 - （20+10） = 15（mmHg）

出球端有效滤过压 = 45 - （35+10） = 0（mmHg）

由此可见，从肾小球毛细血管入球端到出球端的有效滤过压是一个递降过程，在靠近入球端一侧，有效滤过压为正值，故有滤过作用。当毛细血管由入球端移行到出球端一侧时，由于有效滤过压已降为零，达到了滤过平衡，滤过则停止。如果不出现滤过平衡则全段毛细血管均会有滤液生成。

二、滤过膜及其通透性

滤过膜是肾小球毛细血管内的血液与肾小囊中超滤液之间的结构屏障。由内向外依次由毛细血管内皮细胞、基膜、肾小囊上皮细胞三层组织构成。

（一）机械屏障

在电镜下观察，血管内皮细胞层可见有缺乏细胞质的部分，称为窗孔。其孔径为 70～90nm，可防止血细胞通过，但对血浆蛋白的滤出不起阻留作用。基膜是滤过膜的主要屏障，是由水合凝胶构成的微纤维网，并有 2～8nm 的多角形网孔，对溶质分子能否通过起决定作用。滤过膜的外层，即肾小囊上皮细胞层，该细胞具有足突，足突之间形成裂隙，裂隙表面附有一层滤过裂隙膜，膜上有直径为 4～14nm 的小孔。它是物质滤出的最后一道屏障，该层与内皮细胞层、基膜层共同构成了肾小球滤过的机械屏障。

（二）电学屏障

正常成人两侧肾脏肾小球毛细血管总面积约为 1.5m²，通常情况下肾小球的滤过面积是比较稳定的。近年来的研究发现，滤过膜的通透性还取决于它对电荷的选择性。正常时滤过膜各层表面覆盖着一层酸性糖蛋白，是一种带负电荷的唾液蛋白，又称涎蛋白，能阻止带负电荷的物质通过，形成了肾小球滤过的电学屏障。

血浆中的物质通过滤过膜时，既受滤过膜机械屏障结构的影响，又受电学屏障状态的控制。对于电荷中性的物质来说，通透性主要取决于物质的有效半径大小；对于带有正负电荷的物质来说不但取决于该物质有效半径大小，还取决于其带有的电荷性质。因此，肾脏发生病理改变时，若滤过膜上带有负电荷的糖蛋白减少使其电学屏障作用降低，则带负电荷的血浆蛋白滤过增多而出现蛋白尿。

三、影响肾小球滤过的因素

肾小球的滤过决定于滤过膜的面积与通透性、有效滤过压以及肾血浆流量。因此，凡是能影响上述三方面的因素均能影响肾小球的滤过。

（一）滤过膜的通透性和面积

1. 滤过膜通透性　生理情况下肾小球滤过膜的通透性比较稳定。但是在发生肾小球肾炎时，滤过膜肿胀变厚，孔隙变小，机械屏障作用增加而滤过率下降，超滤液生成量减少。同时因为滤过膜各层的糖蛋白减少，电学屏障作用减弱，使原来不能滤过的大分子血浆蛋白质大量滤出，可出现蛋白尿。

2. 滤过膜面积　人体两侧肾脏滤过膜总面积达 $1.5m^2$ 以上，且在生理情况下全部肾小球都在活动，足以保证肾小球持续而稳定滤过。但在急性肾小球肾炎时，由于肾小球毛细血管管腔变窄或完全阻塞，导致肾小球有效滤过面积减少，使肾小球滤过率降低，造成少尿或无尿。

（二）有效滤过压

1. 肾小球毛细血管血压　肾血流通过自身调节机制，维持肾小球毛细血管血压相对稳定，从而使肾小球滤过率保持不变（图 18-4）。但当动脉血压降到 70mmHg 以下时，肾小球毛细血管血压下降，有效滤过压降低，肾小球滤过率减少或滤过停止，出现少尿和无尿。

2. 血浆胶体渗透压　机体血浆胶体渗透压正常情况下变动不大。但是在血浆蛋白的浓度明显降低时，血浆胶体渗透压则降低，导致有效滤过压升高，肾小球滤过率也随之增加。例如经静脉快速注入大量生理盐水时，由于大量的液体使血浆蛋白稀释，血浆胶体渗透压下降而肾小球有效滤过压升高，滤液生成增多。

3. 囊内压　当肾盂或输尿管结石、肿瘤压迫或其他原因引起输尿管阻塞时，由于压力逆集合管上行，使囊内压升高，导致有效滤过压降低，肾小球滤过率因而减少。

（三）肾血浆流量

肾血浆流量主要通过影响滤过平衡来影响肾小球滤过率。如果肾血浆流量增大，肾小球毛细血管内血浆胶体渗透压的上升速度减慢，滤过平衡则会靠近出球小动脉端，具有滤过作用的毛细血管段得以延长，肾小球滤过率将随之增加。相反，肾血浆流量减少，具有滤过作用的毛细血管段缩短，肾小球滤过率将降低。在严重缺氧、中毒性休克等病理状态下，由于交感神经兴奋致使血管收缩，或高血压晚期、肾动脉硬化等都会使肾血浆流量减少，肾小球滤过率也随之降低。

第三节　肾小管和集合管的重吸收功能

一、肾小管和集合管重吸收的方式和特点

肾小管和集合管**重吸收**（reabsorption）功能是指超滤液中的物质流经肾小管和集合管时，被重新转运回到血液中的过程。

（一）重吸收的方式

重吸收可分为被动重吸收和主动重吸收两种形式。

1. 被动重吸收　肾小管管腔侧细胞膜内外的物质浓度、电位和渗透压差是各种离子及水分子被动重吸收的动力。对于溶质来说，主要是膜两侧的浓度差和电位差，是顺电 – 化学梯度进行扩散的过程；水的重吸收主要是依赖于溶质重吸收后所形成的渗透压梯度进行的。除此之外，重吸收量取决于肾小管细胞膜对该物质的通透性。

2. 主动重吸收　是指肾小管上皮细胞消耗能量，逆着电 – 化学梯度将小管液中溶质转运到肾小管上皮细胞内的过程。根据主动转运过程中能量的来源不同，可分为原发性主动转运和继发性主动转运两种。

（二）重吸收的特点

1. 重吸收的选择性　比较原尿和终尿的质和量发现，成人每天生成原尿量约180L，但终尿每天只有1.5L左右，表明肾小管的重吸收率高达99%，排出量只占原尿的1%左右。原尿中葡萄糖和氨基酸全部被重吸收；水和电解质，如Na^+、K^+、Cl^-等大部分被重吸收；尿素只有小部分被重吸收；肌酐则完全不被重吸收。

2. 重吸收的差异性　近端小管、髓袢、远端小管及集合管的管壁上皮细胞存在组织学上的差别，其重吸收能力也不尽相同。例如近端小管上皮细胞的管腔膜上有大量密集的微绒毛，形成刷状缘，这种结构大大增加了重吸收的面积。所以，与其他各段肾小管相比，近端小管对各种物质的重吸收能力占首位。

髓袢主要重吸收部分水和NaCl。由于髓袢与近端小管重吸收基本不受神经和体液因素影响，所以该处的重吸收量对终尿基本不产生影响。远端小管和集合管重吸收量虽比近端小管少，但由于此段的重吸收量分别受到神经和体液因素的调节，故在决定终尿的量和质方面起着十分重要的作用。

3. 重吸收的有限性　肾小管和集合管对不同物质的重吸收具有一定的限度，例如对葡萄糖的重吸收，当血浆中葡萄糖浓度升高到一定数值时，原尿中葡萄糖的含量也明显增多，如果超过了肾小管的重吸收限度，终尿中会有葡萄糖而出现糖尿现象。

二、各段肾小管和集合管重吸收功能

（一）近端小管重吸收功能

超滤液中的葡萄糖、氨基酸、维生素及微量蛋白质等，几乎全部在近端小管被重吸收；Na^+、K^+、Cl^-、HCO_3^-等无机盐以及水也绝大部分在此段被重吸收；H^+则被分泌到肾小管中。多种物

质包括水在近端小管的重吸收机制，均与上皮细胞基底侧膜上的 Na^+ 泵活动有着密切关系。

1. Na^+、Cl^- 和水的重吸收　近端小管重吸收 Na^+、Cl^- 和水的量最大，为滤液总量的 65%～70%。近端小管的前半段 Na^+ 的重吸收以伴随着葡萄糖、氨基酸同向转运为主；而后半段 Na^+ 则主要与 Cl^- 一起被重吸收。水的重吸收是伴随着溶质的重吸收而被动重吸收。由于近端小管液与血浆渗透压基本相等，所以该段是等渗性重吸收。

在近端小管的前半段，小管液中 Na^+ 顺着电-化学梯度通过管腔膜不断地进入细胞内。进入细胞内的 Na^+ 被钠泵泵入细胞间隙，使细胞间隙中 Na^+ 的浓度和渗透压不断升高，在渗透压差的驱动下通过管腔膜进入细胞内的水也随之进入细胞间隙，使细胞间隙容积增大、压力升高。促使 Na^+ 和水通过基底膜进入毛细血管而被重吸收；也可以使 Na^+ 和水通过紧密连接返流入肾小管腔内。后一现象称为**回漏**（back-leak），此模式称为**泵-漏模式**（pump-leak model）（图 18-6）。由于该部位水的重吸收多于 Cl^- 的重吸收，以及 HCO_3^- 重吸收速率明显大于 Cl^- 的重吸收，所以近端小管液中 Cl^- 的浓度高于管周的组织间液。

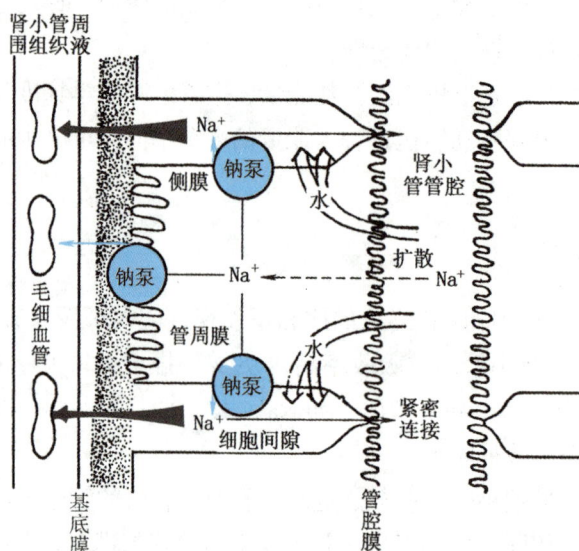

图 18-6　近端小管对 Na^+ 重吸收的泵-漏模式示意图

在近端小管后半段 NaCl 的重吸收主要通过细胞旁途径进行。小管液流入近端小管后半段时，其中葡萄糖等重吸收已经基本完毕，同时该部位小管液中 Cl^- 的浓度明显高于小管周围间质，因此 Cl^- 顺着浓度梯度经紧密连接，即细胞旁路而被重吸收。由于 Cl^- 的重吸收使小管周围组织间隙中负电荷的数目急剧增加，Na^+ 顺着电位梯度经细胞旁路而被动重吸收。因此该部位 NaCl 的重吸收属于被动转运。

水的重吸收主要是靠渗透梯度被动进行的。这是因为 Na^+、HCO_3^-、Cl^-、葡萄糖等在此段被大量重吸收，降低了小管液的渗透压，而提高了细胞间隙的渗透压，于是水在渗透压差的驱动下通过细胞旁路和跨细胞途径进入细胞间隙，直到管内外渗透压达到平衡为止。

2. HCO_3^- 的重吸收　HCO_3^- 是体内重要的碱储备，对于维持细胞外液 pH 的相对恒定具有重要意义。小管液中的 HCO_3^- 85% 以上在近端小管被重吸收，其余部分在远端小管和集合管重吸收。由于管腔膜对 HCO_3^- 通透性较低，所以其重吸收是以 CO_2 和 H_2O 的形式进行的。管周膜一侧对 HCO_3^- 的通透性较高，HCO_3^- 可以顺电-化学梯度随 Na^+ 一起重吸收回血液（图 18-7）。具体过程参见 H^+ 的分泌部分。

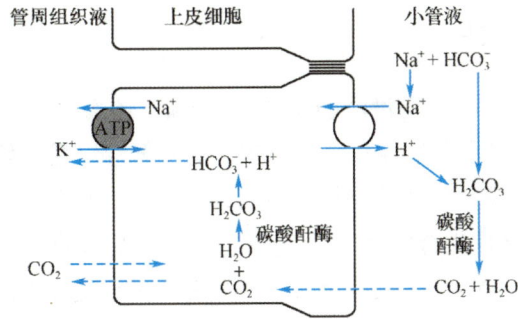

图 18-7 近端小管重吸收 HCO_3^- 的机制示意图

3. K^+ 的重吸收 K^+ 的重吸收量主要随每天 K^+ 的摄取量而变动。机体在缺 K^+ 的情况下，肾小管各段都能够重吸收 K^+，绝大部分在近端小管被重吸收回血，而终尿中的 K^+ 主要是由远端小管和集合管分泌的。近端小管重吸收 K^+ 是一个主动转运过程，因为小管液中 K^+ 浓度低于细胞内 K^+ 浓度，同时管腔内电位较管周液低，所以 K^+ 重吸收是逆电-化学梯度进行的。管腔膜是主动重吸收 K^+ 的关键部位，其主动重吸收的机制尚不清楚。而细胞内的 K^+ 浓度比细胞外液高 $30 \sim 40$ 倍，故 K^+ 通过管周膜入血是顺浓度梯度转运。

4. 葡萄糖的重吸收 小管液中的葡萄糖全部被重吸收。葡萄糖重吸收的部位仅限于近端小管，尤其是近端小管的前半段，其他各段重吸收葡萄糖的能力极低。葡萄糖的重吸收为继发性主动转运的方式。位于刷状缘上的载体蛋白分别与葡萄糖、Na^+ 相结合形成复合体后，迅速地将葡萄糖和 Na^+ 从管腔膜侧转向细胞内。进入细胞内的葡萄糖，则顺着浓度差通过管周膜，经易化扩散进入组织间液或血液；Na^+ 则通过钠泵泵入细胞外（图 18-8）。

近端小管对葡萄糖的重吸收具有一定的限度。当血液中葡萄糖浓度超过 $9 \sim 10mmol/L$，有一部分肾小管对葡萄糖的重吸收已达极限，尿中即可出现葡萄糖，称为糖尿。尿中开始出现

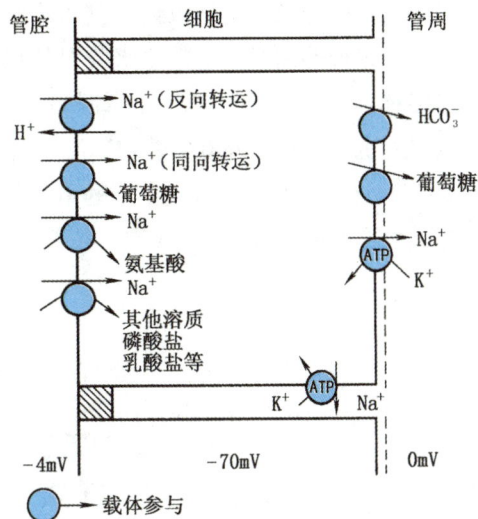

图 18-8 Na^+ 与其他溶质转运之间的伴随关系示意图

葡萄糖的最低血糖浓度，称为**肾糖阈**（renal glucose threshold）。超过肾糖阈后血糖浓度再继续增高，尿中葡萄糖含量也将随之上升；当增高到肾小球的葡萄糖滤过量与尿中的排出量之差值保持不变时，则表示全部肾小管对葡萄糖的重吸收均已达到极限。人肾脏的葡萄糖重吸收极限量，男性为 375mg/min，女性为 303mg/min。肾脏之所以对葡萄糖重吸收有极限量，可能是位于近端小管刷状缘上的载体蛋白数量有限的缘故。

5. 氨基酸及其他物质的重吸收 小管液中氨基酸的重吸收与葡萄糖的重吸收机制相同，也是与 Na^+ 重吸收相伴随的继发性主动转运（图 18-8）。但是，转运葡萄糖和转运氨基酸的载体蛋白不同，即载体蛋白具有特异性。Ca^{2+}、HPO_4^{2-}、SO_4^{2-} 的重吸收可能也是以与 Na^+ 重吸收相伴随同向转运形式进行。有时进入到小管液中的少量蛋白质，可通过肾小管上皮细胞的吞饮作用重吸收。

（二）髓袢的重吸收功能

在髓袢重吸收的物质占肾小球滤过液的 15% ～ 20%，该部位的重吸收与尿的稀释和浓缩关系极为密切。髓袢降支细段对水通透性较高而对 Na^+ 的通透性较低。髓袢升支细段对水的通透性很低，而对 Na^+ 的通透性较高。髓袢升支粗段对 Na^+、Cl^- 的重吸收是以 Na^+–$2Cl^-$–K^+ 同向转运模式进行的，属于继发性主动重吸收。在髓袢升支粗段上皮细胞的管腔膜上有 Na^+–$2Cl^-$–K^+ 同向转运体，能够形成 Na^+–$2Cl^-$–K^+ 同向转运体复合物，顺着 Na^+ 电 – 化学梯度将 Cl^- 和 K^+ 一起转运到细胞内。其后 Na^+ 和 Cl^- 经过管周膜进入组织间隙，而 K^+ 顺着浓度梯度经管腔膜返回小管腔内继续参与 Na^+、K^+、Cl^- 的同向转运。由于 K^+、Cl^- 的反向运动造成了管腔内呈现出正电位，此正电位进一步促使管腔液中的 Na^+ 等正离子顺电位差从细胞旁路进入组织间液（图 18-9）。上述重吸收特点对肾髓质内高渗区的建立，进而对尿的浓缩和稀释具有重要意义。临床上常用的利尿剂如呋噻米就是通过抑制髓袢升支粗段对 Na^+、Cl^- 的重吸收而产生强大的利尿效应。

（三）远端小管和集合管重吸收功能

远端小管及集合管重吸收超滤液中 Na^+ 和 Cl^- 的约 12%，并且在重吸收 Na^+ 和 Cl^- 的同时多伴有 K^+ 和 H^+ 的分泌、交换以促进其重吸收。由于远端小管及集合管的重吸收功能可被体液因素调节，因此该处的离子及水的重吸收是依据机体内环境状态而决定的。远端小管上皮细胞间隙的紧密连接对 Na^+ 的通透性较低，回漏入小管腔的 Na^+ 量较少，因此，建立起来的管内外 Na^+ 的浓度差和电位差也大。管内外电位差在远端小管起始段前 1/3 处平均为 –10mV（管内为负），管的后段为 –45mV。这表明 Na^+ 在远端小管的重吸收是逆着电 – 化学梯度进行的。有人认为，在远端小管的管腔膜和管周膜上都分布有钠泵，依靠这些钠泵将 Na^+ 主动重吸收回血。

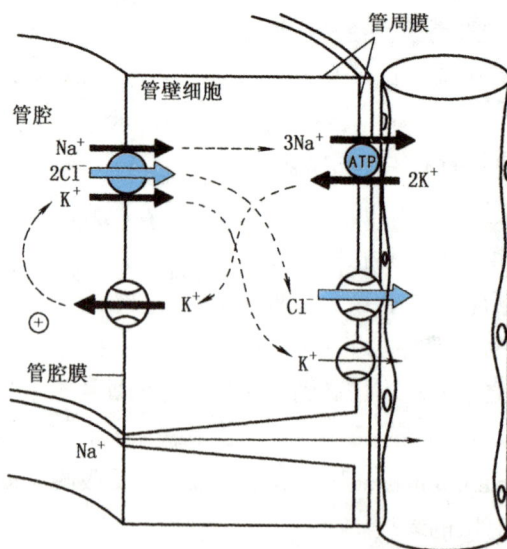

图 18-9 髓袢升支粗段重吸收 Na^+、K^+、Cl^- 的机制示意图

第四节 肾小管和集合管的分泌与排泄功能

肾小管和集合管的分泌功能是指管壁上皮细胞新陈代谢的产物释放到小管液中的过程，排泄

是指将血液中原有的某些物质排入小管液的过程，两者统称为肾小管的分泌功能。其分泌的主要物质有 H^+、NH_3 和 K^+ 等。

一、H^+ 的分泌

肾小管各段和集合管上皮细胞均能分泌 H^+，80% 由近曲小管分泌。由小管上皮细胞代谢或由小管液进入肾小管细胞内的 CO_2 和 H_2O 在碳酸酐酶的催化下生成 H_2CO_3，H_2CO_3 解离成 H^+ 和 HCO_3^-，H^+ 通过管腔膜分泌到小管液中，与小管液中 Na^+ 进入小管上皮细胞同步进行，形成 H^+–Na^+ **交换**（hydrogen–sodium exchange）。HCO_3^- 经管周膜转运回血。因此 H^+ 的分泌和 HCO_3^- 的重吸收与体内酸碱平衡的调节有关。临床上用碳酸酐酶抑制剂乙酰唑胺能减少 H^+–Na^+ 交换，从而使 Na^+ 和 H_2O 排出增加，产生弱效利尿作用，排出碱性尿液。

在远曲小管和集合管处，除 H^+–Na^+ 交换外还有 K^+–Na^+ 交换，两者之间存在竞争性抑制作用。在酸中毒情况下，小管细胞内碳酸酐酶活性增强，H^+ 生成量因而增加，于是 H^+–Na^+ 交换增加而 K^+–Na^+ 交换减少，从而出现高血 K^+。如果用乙酰唑胺抑制碳酸酐酶活性时，则 H^+ 生成量减少，于是 H^+–Na^+ 交换减少而 K^+–Na^+ 交换增加，出现低血 K^+。

二、NH_3 的分泌

远曲小管和集合管的上皮细胞在代谢过程中不断生成 NH_3，这些 NH_3 主要由谷氨酰胺脱氨而来。NH_3 具有脂溶性，所以 NH_3 较易向 pH 值低的小管液中扩散。分泌的 NH_3 能与小管液中的 H^+ 结合并生成 NH_4^+，小管液中 NH_3 浓度因而下降，于是管腔膜两侧形成了 NH_3 浓度差，此浓度差又加速了 NH_3 向小管液中扩散。由此可见，H^+ 分泌增加促使 NH_3 的分泌。NH_3 与 H^+ 结合并生成 NH_4^+ 后，可进一步与小管液中强酸盐如 NaCl 的负离子结合，生成酸性铵盐随尿排出。强酸盐的正离子如 Na^+ 则与 H^+ 交换而进入肾小管上皮细胞，而后和细胞内 HCO_3^- 一起转运回血。所以肾小管上皮细胞分泌 NH_3，不仅由于铵盐的生成促进了排 H^+，而且也促进了 $NaHCO_3$ 的重吸收，是肾脏调节酸碱平行的重要机制之一。

三、K^+ 的分泌

尿中排出的 K^+ 一般认为主要是由远曲小管和集合管所分泌的，因为原尿中的 K^+ 绝大部分已在近端小管部位被重吸收回血。K^+ 的分泌是一种被动分泌过程。K^+ 的分泌与 Na^+ 的主动重吸收有密切的联系。因为 Na^+ 主动重吸收时在小管内外建立起了电位差，小管腔内为负，管壁外为正，此电位差可促使 K^+ 从组织间液被动扩散入管腔内。由于 K^+ 的分泌与 Na^+ 的重吸收相关联，所以将这种离子交换称为 K^+–Na^+ 交换。

四、其他物质的排泄

肌酐及对氨基马尿酸等物质既能从肾小球滤过，又能由肾小管排泄。进入体内的某些物质如青霉素、酚红等，则主要通过近端小管主动排泄完成。因此，临床上常用酚红排泄试验来检查肾小管的排泄功能是否正常。

第五节　尿液的浓缩和稀释

肾脏对尿的浓缩与稀释主要在肾脏髓质进行，该过程与肾髓质保持高渗状态和**肾髓质渗透压**

梯度（medullary osmotic pressure gradient）有着密切关系。

一、肾髓质高渗梯度现象

用冰点降低法测定大鼠肾脏从皮质向髓质分层切片的组织液体（包括细胞内液和细胞外液）渗透压，发现肾皮质与血浆渗透压相等。皮质向髓质逐步深入时，分别比血浆渗透压高出2、3、4倍，这种现象称为肾髓质高渗梯度，表明肾髓质的组织液为高渗状态，而且由外向内，越接近肾乳头处，渗透压越高。**微穿刺技术**（micropuncture technique）研究证明，小管液渗透压的变化与组织液的变化一致，由皮质到髓质也呈渗透压梯度变化。

二、肾髓质高渗梯度的形成与维持

肾髓质高渗梯度状态的形成与维持，根据肾小管的特殊结构和各段小管对水和溶质的通透性不同，目前常用物理学中的**逆流交换**（counter-current exchange）和**逆流倍增**（counter-current multiplication）现象加以解释。

（一）逆流交换和逆流倍增

物理学中逆流的含义是指两个下端相连通而并列的U形管道，其中液体流动的方向相反。U形管的升、降支之间不能进行热量交换，所以冷水流过U形管时，使热源的热量损失较多。如果上述的U形管下端相通，且升降支相接触，即此U形管升、降支之间能够进行热量交换，冷水流过U形管时，从热源带走的热量就很有限，因此热源损失掉的热量也很少。这种升、降支管壁相接触并能够相互进行热能交换的现象称为逆流交换。

如果上述的U形管管壁是由细胞构成，且管壁细胞又能够主动将升支中的溶质单向转运入降支，则降支溶液浓度由上而下逐渐升高，到达U形管折返处达最高值；而升支中的小管液则因为失去了溶质，使小管液内溶液浓度自下而上逐渐降低。于是，U形管中的溶液浓度沿着管的长轴出现成倍增加现象，称为逆流倍增。

髓袢、集合管的结构排列与上述逆流倍增的模型很相似，且管壁细胞对水和溶质有选择性通透的特点；而直小血管的结构排列则非常像逆流交换的模型。因此认为肾髓质高渗梯度的形成是通过髓袢的逆流交换和逆流倍增来实现的。

（二）肾髓质高渗梯度的形成原理

肾髓质高渗梯度的形成主要与各段肾小管对 Na^+、水和尿素的通透性各异有着直接关系（图18-10）。

1. 外髓部高渗梯度的形成机制 由于位处外髓部的髓袢升支粗段主动重吸收 Cl^- 和 Na^+，而对水不易通透，因此，升支粗段内小管液流向皮质时，管腔内NaCl浓度逐渐降低，成为低渗液；而升支粗段外周组织间液则因为重吸收 Cl^- 和 Na^+ 变成高渗。所以外髓部的组织间液渗透压梯度主要是由升支粗段NaCl的重吸收所形成，并且越靠近皮质部，渗透压越低，越靠近内髓部，渗透压梯度越高。

2. 内髓部高渗梯度的形成机制 髓袢降支细段对水通透而对NaCl不易通透，当小管液流过时，水在渗透压作用下不断被重吸收，管内NaCl浓度逐渐升高，至髓袢底部转折处达最高值。位于内髓部的髓袢升支细段对NaCl易通透，于是小管液中的NaCl顺浓度差扩散进入内髓部组织间液，参与该处渗透压梯度形成。皮质和外髓部集合管对尿素不易通透，而在抗利尿激素的作用下，该处小管液中的水被大量重吸收，于是小管液中的尿素浓度逐渐升高。由于内髓部集合管对尿素易通透，小管液中高浓度的尿素便扩散出管外，也参与了内髓渗透压梯度的形成。进入内髓部的尿素可再次进入髓袢降支细段，而后通过髓袢升支、远曲小管、皮质和外髓部集合管，又回到内髓部集合管外再扩散到内髓部组织间液中，形成**尿素再循环**（Urea recirculation）（图18-10）。

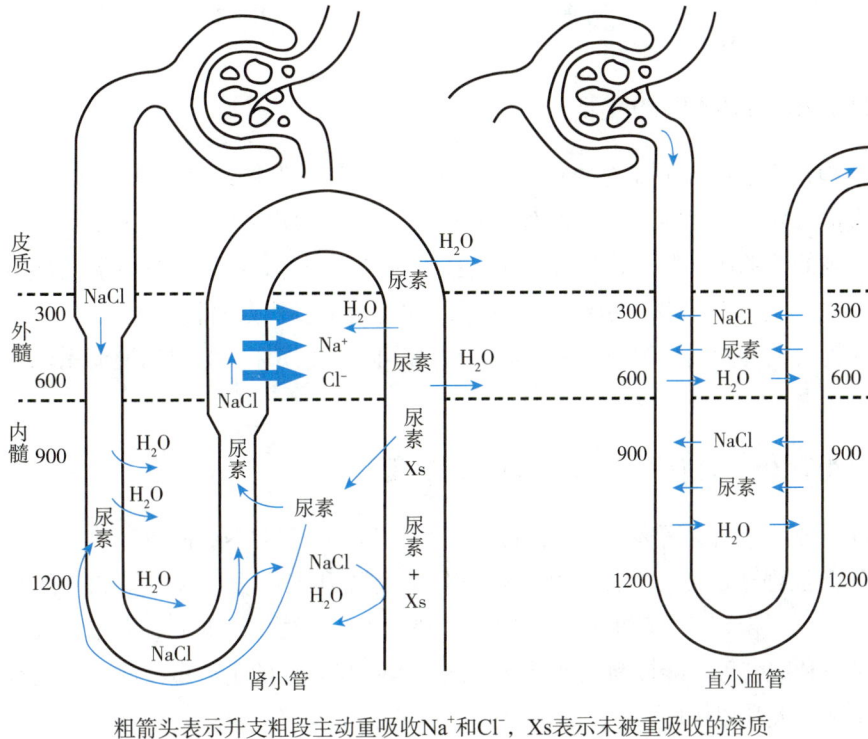

粗箭头表示升支粗段主动重吸收Na⁺和Cl⁻，Xs表示未被重吸收的溶质

图18-10　肾髓质高渗透梯度形成示意图

综上所述，肾髓质渗透压梯度的形成，在外髓部是由髓袢升支粗段主动重吸收NaCl形成，在内髓部是由髓袢升支细段被动重吸收NaCl和尿素在集合管与髓袢升支细段间的再循环形成。

（三）直小血管在保持肾髓质高渗梯度中的作用

肾髓质的直小血管也呈U形排列，形成逆流系统，但其血管壁对水和电解质的通透不具选择性。因此，直小血管降支流经肾髓质时，周围组织间液中的Na⁺和尿素顺着浓度差不断扩散进入降支，而降支中的水则顺着渗透压差渗出到组织间液。因此，越深入内髓部，直小血管降支中的Na⁺和尿素浓度越高。当血液折返流入直小血管升支时，由于血内Na⁺和尿素的浓度比同一水平组织间液高，故Na⁺和尿素又反向逐渐扩散到组织间液，并且再进入直小血管降支，而组织间液中的水则渗透入直小血管升支内，并随血流返回体循环。这样，Na⁺和尿素就可不断地在直小血管降支和升支之间循环运行，不致被血流带走过多而保存在肾髓质内；同时组织间液中的水分能不断随血液返回体循环，不会过多停留于肾髓质中，使肾髓质始终保持在高渗梯度状态。可见，直小血管的逆流交换作用对保持肾髓质高渗状态具有重要作用（图18-10）。

三、尿液浓缩和稀释机制

肾髓质高渗梯度的存在，是促进远曲小管和集合管重吸收水分，使尿液得以浓缩的生理学基础。在抗利尿激素作用下，远曲小管和集合管对水的通透性增高，小管液中的水分被髓质高渗不断吸出管外，管内溶质浓度不断增高而形成高渗的浓缩尿。若抗利尿激素分泌减少，远曲小管和集合管对水的通透性降低，水不易被重吸收，同时由于 Na^+ 不断被主动重吸收，则使尿液渗透压下降，形成稀释尿。因此，肾髓质高渗梯度及抗利尿激素的存在，是尿液浓缩的基本条件。正常情况下，抗利尿激素的释放量是决定尿液浓缩程度的关键因素。

四、影响尿浓缩和稀释的因素

（一）肾髓质组织结构的改变

肾髓质结构是决定尿浓缩能力的重要原因之一。髓质越发达，髓袢越长则尿浓缩能力越强，反之则弱。人类肾髓袢长度随个体发育而逐渐延长。婴儿时期由于髓袢尚未发育完全，所以不能排出渗透压较高的浓缩尿。此外，当肾脏疾病损害到髓质内部，特别是损及乳头部组织时，尿的浓缩能力下降。如慢性肾盂肾炎引起肾髓质纤维化、肾囊肿引起肾髓质萎缩、血 Ca^{2+} 过高和尿 Ca^{2+} 过多引起钙盐在肾髓质组织间隙沉积等，均会不同程度损坏肾髓质的逆流系统，因而降低肾脏浓缩尿液的能力。

（二）肾小管和集合管对 Na^+ 重吸收的改变

肾上腺皮质分泌醛固酮增多时，能促进远曲小管和集合管对 Na^+ 的重吸收，同时伴随水的重吸收增多，从而加强尿的浓缩，故可排出浓缩尿。髓袢升支粗段对 Na^+ 和 Cl^- 有主动重吸收作用，如果该部位 Na^+ 和 Cl^- 主动重吸收作用被抑制，尿的浓缩作用降低，而排出大量低渗尿。如利尿药呋噻米、利尿酸等，能抑制髓袢升支粗段对 Na^+ 和 Cl^- 的主动重吸收，抑制肾髓质高渗梯度的形成，呈现强大利尿作用。

（三）直小血管逆流交换作用的改变

当直小血管中血流过快时，将会过多地带走肾髓质组织间液中的溶质，主要是 NaCl，以致肾髓质组织间液不能保持高渗梯度状态，使尿浓缩能力降低。失血性休克发展到一定程度时，由于交感神经兴奋，引起肾内血流量重新分布，肾皮质血管收缩，血流量减少；而肾髓质内血管受神经影响较小，故直小血管血流量相对较多，血流加快，组织间液中的溶质被带走较多，渗透压梯度也不易保持，则尿浓缩能力降低。

（四）远曲小管和集合管对水通透性的改变

远曲小管和集合管对水的通透性依赖于血液中抗利尿激素的浓度。当血液中抗利尿激素浓度升高时，远曲小管和集合管的管壁对水通透性增加，水的重吸收增多，尿液被浓缩，排出浓缩尿；反之，则排出稀释尿。

第六节　尿生成的调节

机体对尿生成的调节主要通过对滤过、重吸收及分泌环节的影响而实现。影响肾小球滤过的诸因素在前已论述，本节主要讨论影响肾小管和集合管重吸收、分泌的因素。

一、肾内自身调节

肾内自身调节主要包括小管液中溶质的浓度和球 – 管平衡。

（一）小管液中溶质的浓度

小管液中溶质形成的渗透压，是对抗肾小管重吸收水分的力量。如果小管液溶质浓度升高，渗透压增大，则肾小管对水的重吸收减少，致使终尿量增多。这种由于渗透压升高而对抗肾小管重吸收水分所引起的尿量增多现象，称为**渗透性利尿**（osmotic diuresis）。例如糖尿病患者的多尿，就属于渗透性利尿的一种。临床上利用渗透性利尿的原理，给患者静脉滴注可经肾小球滤过但不被肾小管重吸收的物质，如甘露醇等，提高小管液中溶质的浓度，从而达到利尿的目的。

（二）球 – 管平衡

近端小管对 Na^+ 和水的重吸收率始终占肾小球滤过率的 65%～70%，此现象为**球 – 管平衡**（glomerulotubular balance），又称**定比重吸收**（constant fraction reabsorption）。其生理意义在于终尿量不致因肾小球滤过率的增减而出现大幅度的变动。球 – 管平衡的机制与管周毛细血管血压和血浆胶体渗透压的改变有关。例如，当肾小球滤过率增加时，近端小管旁毛细血管内压下降而血浆胶体渗透压升高，促进了组织间液进入毛细血管，并导致小管液中 Na^+ 和水重吸收量增加；肾小球滤过率减少时，则发生相反的变化，从而保持着球 – 管平衡。

二、体液调节

肾交感神经影响肾小管和集合管的重吸收，但在正常状态下，肾小管和集合管的功能主要受体液因素的影响。

（一）抗利尿激素

1. 抗利尿激素的生理作用　抗利尿激素（antidiuretic hormone，ADH），又称**血管升压素**（vasopressin，VP），由下丘脑视上核和室旁核的神经细胞合成，沿下丘脑 – 垂体束的轴突被运输到神经垂体储存并释放入血液循环。

ADH 的主要作用是提高集合管上皮细胞对水的通透性，从而促进水的重吸收；增加内髓部集合管对尿素的通透性，以提高肾髓质组织间液的渗透压梯度，有利于尿液的浓缩，使尿量减少。

2. 抗利尿激素合成和释放的调节　血浆晶体渗透压和循环血量以及动脉血压的改变都可调节 ADH 合成与释放。

（1）血浆晶体渗透压　血浆晶体渗透压是生理条件下调节 ADH 合成、释放的最重要因素。下丘脑视上核附近有**渗透压感受器**（osmoreceptor），它对血浆晶体渗透压的改变十分敏感。只要血浆晶体渗透压有 1%～2% 的轻微改变，即会使其产生效应。

当机体大量出汗、严重呕吐或腹泻等造成体内水分不足时，血浆晶体渗透压升高，对渗透压感受器的刺激增强，使下丘脑 – 神经垂体系统合成、释放的 ADH 增多，促进了集合管对水的重吸收，尿量减少。反之，大量饮清水后，血浆晶体渗透压降低，抑制 ADH 的合成和释放，使集合管对水的重吸收减少，尿量增多。这种因大量饮清水后引起尿量增多的现象称为**水利尿**（water diuresis），是临床上用于检测肾脏稀释功能的方法之一。若饮用等渗生理盐水则不出现明显的利尿现象，只是尿量稍有增多（图 18-11）。

（2）循环血量及血压　当循环血量增多时，位于心房（主要是左心房）和胸腔内大静脉处的**容量感受器**因被扩张或牵拉刺激而发生兴奋，其冲动沿迷走神经传入到中枢，反射性抑制 ADH 的合成和释放，从而引起尿量增多。而当严重失血致使循环血量减少时，对左心房和大静脉容量感受器的刺激减弱，ADH 的合成和释放则增多，促进集合管对水的重吸收，使循环血量得到一部分代偿。动脉血压升高时，通过刺激颈动脉窦压力感受器，也可以反射性抑制 ADH 的释放。当下丘脑病变累及视上核、室旁核或下丘脑 – 垂体束时，ADH 的合成和释放发生障碍，尿量则可出现明显增加，称为"垂体性尿崩症"。

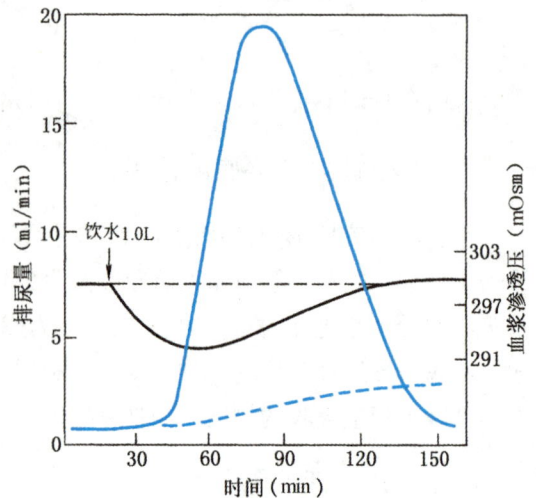

图 18-11　饮清水（实线）和饮等渗盐水（虚线）的排尿量及血浆渗透压变化

（二）醛固酮

1. 醛固酮的生理作用　醛固酮（aldosterone）是肾上腺皮质球状带所分泌的盐皮质激素，其作用是促进远曲小管和集合管对 Na^+ 的主动重吸收，同时促进 K^+ 的排出。由于对 Na^+ 重吸收增强，Cl^- 和水的重吸收也增加，导致细胞外液量增多。

2. 醛固酮分泌的调节　醛固酮的分泌主要受肾素 – 血管紧张素 – 醛固酮系统（RAAS）以及血 K^+、Na^+ 浓度等因素的影响。

（1）肾素 – 血管紧张素 – 醛固酮系统　肾素主要由肾脏球旁细胞分泌，能催化血浆中的血管紧张素原，使之生成血管紧张素 I（10 肽）。血管紧张素 I 有刺激肾上腺髓质激素分泌的作用。在血液和组织中，特别是在肺组织中存在着丰富的血管紧张素转换酶，可使血管紧张素 I 降解，生成血管紧张素 II（8 肽）。血管紧张素 II 的主要作用有：一是直接使血管收缩，升高血压；二是刺激肾上腺皮质球状带，促进醛固酮合成和分泌。血管紧张素 II 进一步被氨基肽酶水解为血管紧张素 III（7 肽），它也能刺激肾上腺皮质球状带醛固酮的合成和分泌。但血中血管紧张素 III 浓度较低，因此，机体内刺激醛固酮合成和分泌起主要作用的是血管紧张素 II。此外，血管紧张素 II 还能直接刺激近端小管对 NaCl 的重吸收，同时促进 ADH 的分泌，增强集合管对水的重吸收（图 18-12）。

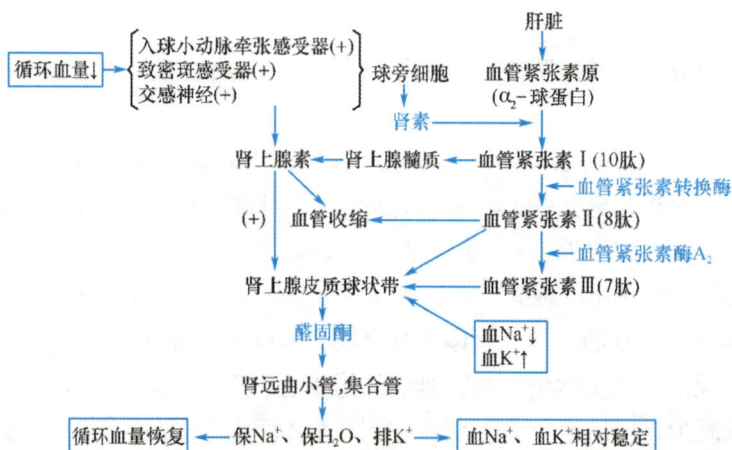

图 18-12　肾素 – 血管紧张素 – 醛固酮系统示意图

　　由于肾素 – 血管紧张素 – 醛固酮三者在血浆中的水平变动是保持一致的，因此将这三者看成是相互关联的功能系统，称为 RAAS。

　　肾素的分泌受多方面因素的调节。肾内有两种感受器与肾素分泌的调节有关：一是入球小动脉处的牵张感受器，二是致密斑感受器。当动脉血压降低时，肾入球小动脉的压力随之下降，血流量减少，对小动脉壁的牵张刺激减弱，激活了球旁细胞，促使肾素释放量增加；同时，由于肾小球滤过率减少，通过致密斑的小管液和 Na^+ 均减少，激活了致密斑感受器，间接促进了肾素的释放。此外，肾交感神经也可直接刺激肾素分泌。

　　（2）血浆中 K^+、Na^+ 的浓度　当血 K^+ 浓度升高或血 Na^+ 浓度降低时，醛固酮的合成与分泌增加，从而促进肾脏保 Na^+ 排 K^+，以恢复血 Na^+ 和血 K^+ 的浓度；反之，血 K^+ 浓度降低或血 Na^+ 浓度升高时，则抑制醛固酮分泌，保 Na^+ 排 K^+ 作用减弱，血中 Na^+ 和 K^+ 的水平得以恢复正常。血中的 Na^+、K^+ 浓度与醛固酮的分泌属于负反馈调节。

（三）心房钠尿肽

　　心房钠尿肽（atrial natriuretic peptide，ANP）是心房肌细胞合成、分泌的肽类激素，它有明显的促进 NaCl 和水的排出作用。其作用机制主要有：①抑制集合管对 NaCl 的重吸收，心房钠尿肽通过与集合管上皮细胞基侧膜上的受体结合，使管腔膜上的 Na^+ 通道关闭，抑制 Na^+ 重吸收，增加 NaCl 的排出。②使入球小动脉和出球小动脉，尤其是入球小动脉舒张，增加肾血浆流量和肾小球滤过率。③抑制肾素、醛固酮、血管升压素的合成与分泌。因此，心房钠尿肽是体内调节水盐代谢、维持血容量、保持内环境相对稳定的重要激素之一。

第七节　尿液的排放

　　尿生成是个连续不断的过程，进入肾盂的尿液由于压力差以及肾盂的收缩被送入输尿管，通过输尿管的周期性蠕动被送到膀胱。膀胱的**排尿**（micturition）是间歇地进行的。

　　正常尿液呈淡黄色而透明，每昼夜所排出的尿量在 1000 ～ 2000mL 之间，平均约为 1500mL。尿的比重一般介于 1.015 ～ 1.025 之间，最大变动范围为 1.001 ～ 1.035；其渗透压可在 50 ～ 1200mOsm/（kg·H_2O）之间波动；pH 值变动范围为 4.5 ～ 8.0。

一、膀胱与尿道的神经支配及作用

　　支配膀胱逼尿肌和尿道内括约肌的是盆神经和腹下神经，支配尿道外括约肌的是阴部神经。这些神经分别含有传出神经纤维和传入神经纤维（图 18–13）。

　　盆神经中含有副交感神经纤维，它从脊髓骶段 2 ～ 4 节的侧角发出。当其兴奋时，使膀胱逼尿肌收缩，尿道内括约肌松弛，从而促使排尿。腹下神经属于交感神

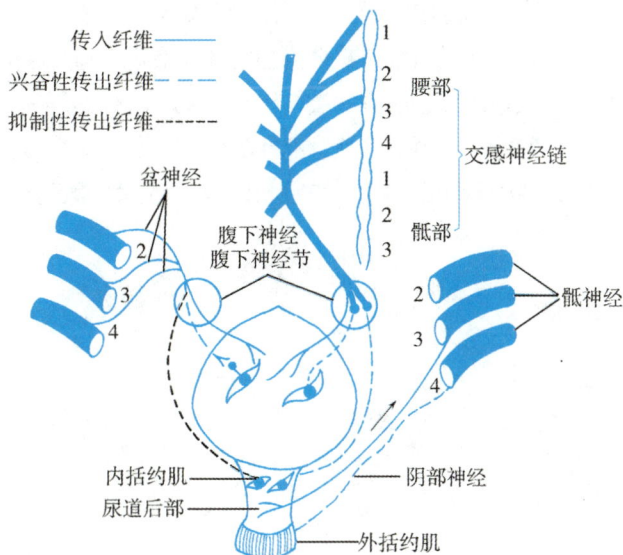

图 18–13　膀胱和尿道的神经支配

经纤维，它从脊髓腰段的侧角发出。当其兴奋时，使膀胱逼尿肌松弛，尿道内括约肌收缩，从而阻止排尿。阴部神经属躯体运动神经，其活动受意识控制，它从脊髓骶段 2～4 节的前角发出，支配尿道外括约肌。当它兴奋时，能使外括约肌收缩，阻止排尿；而当阴部神经受到反射性抑制时，外括约肌则松弛，有利于排尿。

二、排尿反射

正常情况下，膀胱逼尿肌处于持续的轻度收缩状态，使膀胱内压经常保持在 $10cmH_2O$ 以下。当膀胱内尿量增加到 400～500mL 时，膀胱内压才会明显升高。

排尿是一种反射活动。当膀胱内尿量增加到 400～500mL、内压超过 $10cmH_2O$ 时，膀胱壁牵张感受器受牵拉兴奋，冲动沿盆神经传入，到达脊髓骶段的初级排尿中枢。同时，冲动也上传至脑干和大脑排尿反射高级中枢，从而产生**尿意**（micturition desire）。如果条件许可，冲动便沿着盆神经传出，引起膀胱逼尿肌收缩，内括约肌松弛，尿液便会进入尿道。此时尿液可以刺激尿道的感受器，冲动沿盆神经再次传到脊髓排尿初级中枢，进一步加强其活动，并反射性抑制阴部神经的活动，使外括约肌松弛，于是尿液就在膀胱内压作用下排出。这种由尿液刺激尿道感受器进一步反射性加强排尿中枢活动的过程是一种正反馈，它能促使排尿反射活动反复加强，直至尿液排完为止。在排尿时，腹肌和膈肌的强力收缩，可以使腹内压增高，有协助排尿活动的作用。

大脑皮层排尿反射高级中枢对脊髓初级中枢有易化或抑制性的影响，控制着排尿反射活动。婴幼儿因大脑皮层发育尚未完善，对排尿初级中枢的控制能力较弱，故排尿次数多，且常有遗尿现象。

排尿反射的任何部位受损都将导致排尿异常。临床上常见的有尿频、尿潴留和尿失禁。排尿次数过多称为尿频，常由膀胱炎症或机械性刺激，如膀胱结石等引起。膀胱中尿液充盈过多而不能排出称为尿潴留。尿潴留多是由于骶部脊髓损伤使排尿反射初级中枢活动发生了障碍所致。尿道受阻也能造成尿潴留。当骶段以上脊髓受损，初级中枢与大脑皮层失去功能联系时，排尿则失去了意识控制，可出现尿失禁。

思考题

1. 肾小球滤过受哪些因素影响？如何影响？
2. 为什么说肾脏是机体维持内环境稳态最重要的器官？
3. 大量出汗后尿量会发生什么变化？为什么？
4. 为什么说肾脏在动脉血压的长期调节中发挥重要作用？
5. 肾小管和集合管的重吸收功能受哪些因素的影响？

第十九章
内分泌

扫一扫，查阅本章数字资源，含PPT、音视频、图片等

内分泌系统是由机体各内分泌腺及散布于全身的**内分泌细胞**（endocrine cell）共同组成的信息传递系统。它通过分泌各种高效的生物活性物质，经血液运输或在组织液中扩散而作用于靶细胞（靶组织、靶器官）发挥调节作用。内分泌腺或内分泌细胞所分泌的高效生物活性物质称为**激素**（hormone）。

内分泌系统与神经系统互相联系、紧密配合，共同调节全身各系统的功能，维持机体内环境的相对稳定。

第一节　概　述

激素作为细胞之间传递信息的化学物质，通过细胞信号转导途径，起到调节新陈代谢、维持生长发育、维持内环境稳态、调控生殖过程等作用。

一、激素的分类和传递方式

（一）激素的分类

激素的种类繁多，来源复杂，根据其化学结构可分为**含氮激素**（nitrogenous hormone）和**类固醇激素**（steroid hormone）两大类（表 19-1）。

1. 含氮激素　含氮激素分为两类：①肽类和蛋白质激素。主要有下丘脑调节性多肽、神经垂体激素、腺垂体激素、胰岛素、甲状旁腺激素、降钙素以及消化道激素等。②胺类激素。主要为酪氨酸的衍生物，包括肾上腺素、去甲肾上腺素和甲状腺激素等。

2. 类固醇（甾体）激素　类固醇激素由肾上腺皮质和性腺分泌，如皮质醇、醛固酮、雌激素、孕激素以及雄激素等。在肾脏活化形成的 1,25- 二羟维生素 D_3 也被看作固醇类激素。此外，前列腺素被列为第三类激素。

表 19-1　激素的主要来源与化学性质

腺体/组织	生成的激素	英文缩写	化学性质
下丘脑	促甲状腺激素释放激素	TRH	肽类
	促性腺激素释放激素	GnRH	肽类
	生长激素释放抑制激素（生长抑素）	GHIH（SS）	肽类

续表

腺体/组织	生成的激素	英文缩写	化学性质
	生长激素释放激素	GHRH	肽类
	促肾上腺皮质激素释放激素	CRH	肽类
	促黑（素细胞）激素释放因子	MRF	肽类
	促黑（素细胞）激素释放抑制因子	MIF	肽类
	催乳素释放因子	PRF	肽类
	催乳素释放抑制因子	PIF	胺类
	血管升压素（抗利尿激素）	VP（ADH）	肽类
	缩宫素	OT	肽类
腺垂体	促肾上腺皮质激素	ACTH	肽类
	促甲状腺激素	TSH	蛋白质类
	促卵泡激素	FSH	蛋白质类
	黄体生成素	LH	蛋白质类
	促黑（素细胞）激素	MSH	肽类
	催乳素	PRL	蛋白质类
	生长激素	GH	蛋白质类
甲状腺	甲状腺素（四碘甲腺原氨酸）	T_4	胺类
	三碘甲腺原氨酸	T_3	胺类
甲状腺 C 细胞	降钙素	CT	肽类
甲状旁腺	甲状旁腺激素	PTH	肽类
胰岛	胰岛素		蛋白质
	胰高血糖素		肽类
肾上腺皮质	皮质醇		类固醇类
	醛固酮	Ald	类固醇类
肾上腺髓质	肾上腺素	E	胺类
	去甲肾上腺素	NE	胺类
睾丸	睾酮	T	类固醇类
	抑制素		蛋白质类
卵巢、胎盘	雌二醇	E_2	类固醇类
	雌三醇	E_3	类固醇类
	孕酮	P	类固醇类
	人绒毛膜促性腺激素	HCG	蛋白质类
消化道、脑	促胃液素		肽类

续表

腺体 / 组织	生成的激素	英文缩写	化学性质
	缩胆囊素 – 促胰酶素	CCK–PZ	肽类
	促胰液素		肽类
心房肌	心房钠尿肽	ANP	肽类
松果体	褪黑素	MT	胺类
胸腺	胸腺素		肽类
各种组织	前列腺素	PGs	脂肪酸衍生物
	血栓烷类	TX	脂肪酸衍生物
	白细胞三烯类（白三烯）	LT	脂肪酸衍生物
肾	1, 25 二羟维生素 D_3	$1,25-(OH)_2-D_3$	类固醇类
脂肪组织	瘦素		蛋白质类
血管内皮	内皮素	ET	肽类

（二）激素的传递方式

激素是在细胞之间传递信息的化学物质。按传递方式的不同分为：①远距分泌（telecrine）：大多数激素通过这种方式经血液循环运输至远距离的靶组织发挥作用。②旁分泌（paracrine）：激素不经过血液运输，仅从组织液扩散至邻近的靶细胞发挥作用。③自分泌（autocrine）：内分泌细胞所分泌的激素在局部扩散，又返回该内分泌细胞发挥反馈作用。④神经分泌（neurocrine）：在下丘脑有既能产生和传导神经冲动，又能合成和释放激素的神经内分泌细胞，分泌**神经激素**（neurohormone）。此外，激素还可通过腔分泌和外分泌等形式发挥作用（图 19–1）。

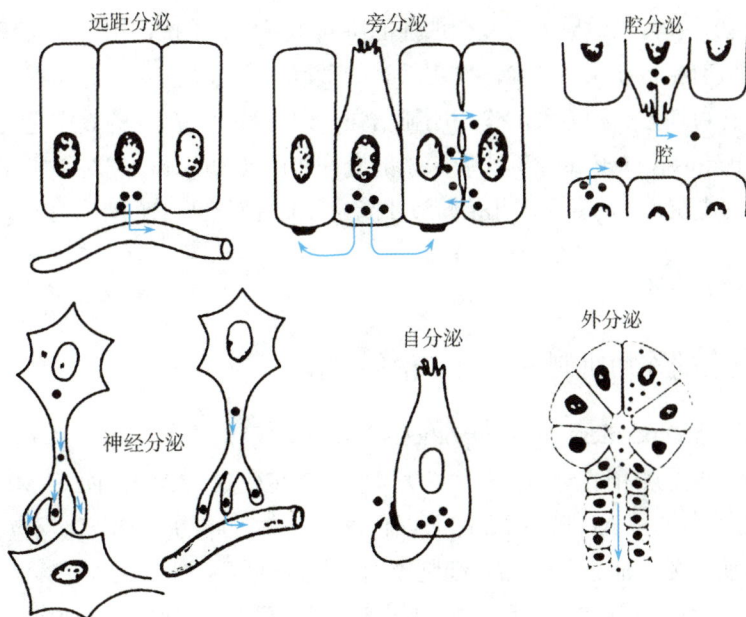

图 19-1 激素作用的传递方式示意图

二、激素的生理作用和一般特征

（一）激素的生理作用

激素的生理作用广泛而复杂，可归纳为五个方面：①调节新陈代谢，维持内环境稳态。②促进细胞的增殖与分化，保证机体正常生长、发育。③影响神经系统的发育和功能，与学习、记忆、行为和睡眠有关。④促进生殖器官发育成熟，调节生殖功能。⑤与神经系统密切配合，增强机体适应能力。

（二）激素作用的一般特征

激素虽然种类很多，作用复杂，但它们在对靶组织发挥调节作用的过程中，具有某些共同的特点。

1. 激素的信息传递作用　内分泌系统以激素为媒介在细胞之间进行信息传递，无论哪种激素在实现其调节作用过程中，只能对靶细胞原有的生理生化过程起加强或减弱的作用，调节其固有的功能活动。激素既不能增加成分，也不能提供能量，仅仅起着"信使"的作用。

2. 激素作用的特异性　激素释放进入血液，被运送到全身各个部位，虽然与各处的组织细胞有广泛接触，但只选择性地作用于某些器官、组织和细胞，此种特性称为激素作用的特异性。激素特异性作用的器官、组织、细胞或腺体，分别称为靶器官、靶组织、靶细胞和靶腺。激素作用的特异性与靶细胞上存在能与该激素特异性结合的受体有关。

3. 激素的高效放大作用　激素在血中的浓度都很低，一般在纳摩尔/升（nmol/L），甚至在皮摩尔/升（pmol/L）数量级。虽然激素的含量甚微，但作用显著。激素与受体结合，使细胞内发生一系列酶促反应，逐级放大，形成一个高效的生物放大系统。

4. 激素间相互作用　多种激素共同参与某一生理活动的调节时，其作用不是孤立的，而是相互联系，相互影响的，主要表现有 3 种：①协同作用。如生长激素、肾上腺素、糖皮质激素及胰高血糖素，均能升高血糖，在升糖效应上有互相加强的协同作用。②拮抗作用。胰岛素能降低血糖，与上述激素的升糖效应有拮抗作用。③允许作用。有些激素本身并不能直接对某些组织细胞产生生物效应，然而它的存在可使另一种激素的作用明显增强，即对另一种激素的效应起支持作用，这种现象称为**允许作用**（permissive action）。糖皮质激素的允许作用最为明显，它对心肌和血管平滑肌并无收缩作用，但是有糖皮质激素的存在，儿茶酚胺才能充分发挥对心血管的调节作用。

三、激素作用的机制

（一）含氮激素的作用机制——第二信使学说

第二信使学说（second messenger hypothesis）认为激素是第一信使，作用于靶细胞膜上的相应受体后，激活膜内的腺苷酸环化酶（AC），将 ATP 转变成 cAMP，而 cAMP 作为第二信使，激活依赖 cAMP 的蛋白激酶 A（PKA），进而催化细胞内各种底物的磷酸化反应，引起细胞各种生物效应。如腺细胞分泌、肌细胞收缩、细胞膜通透性改变等（图 19–2A）。

除了 cAMP 外，还有 cGMP、三磷酸肌醇（IP_3）、二酰甘油（DG）及 Ca^{2+} 等均可作为第二信使。而所激活的蛋白激酶，除了 PKA，还有蛋白激酶 C（PKC）及蛋白激酶 G（PKG）等。细胞膜受体主要包括 G 蛋白耦联受体、酶耦联型受体等，详见第二章细胞的基本功能。

（二）类固醇激素的作用机制——基因调节学说

细胞内受体是指位于细胞内的胞质受体和核受体。基因调节学说认为类固醇激素是脂溶性的小分子物质，可透过胞膜进入细胞，先与胞质受体结合形成激素－胞质受体复合物，发生构型变化而获得进入核膜的能力，再进入胞核与核受体结合，发挥调控 DNA 的转录过程，生成新的 mRNA、诱导新的蛋白质合成，引起相应的生物效应。有些类固醇激素（如雌激素等）可直接穿越胞膜和核膜，与核受体结合，调控基因表达（图 19-2B）。

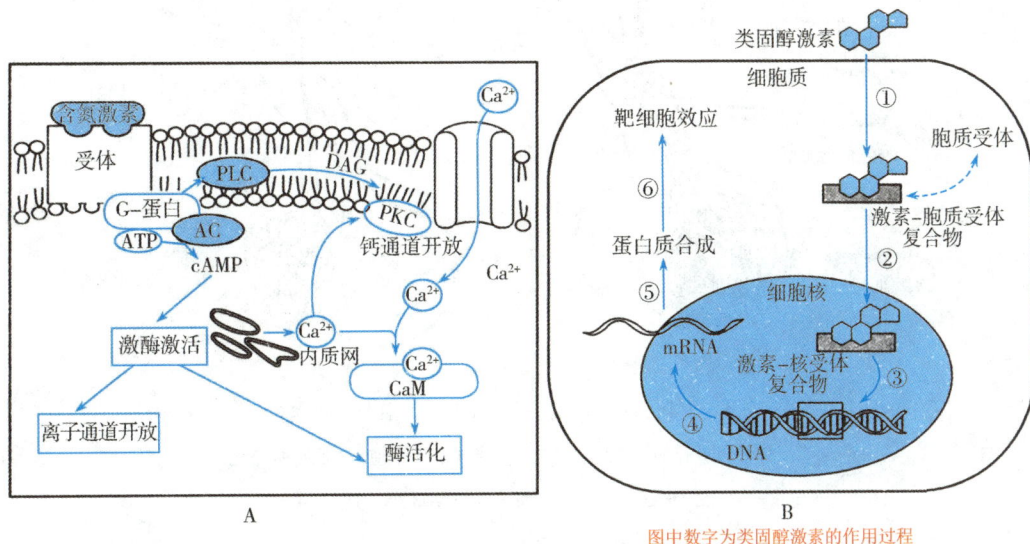

A：含氮类激素的作用机制；B：类固醇激素的作用机制

图 19-2　激素的作用机制示意图

一般认为，糖皮质激素和盐皮质激素受体为胞质受体，而性激素、1,25-（OH）$_2$D$_3$ 受体为核受体。甲状腺激素虽属于含氮激素，但其受体为核受体，可通过调节基因发挥效应。

含氮激素主要是通过第二信使传递机制，类固醇激素则主要是通过调控基因表达而发挥作用的。有些肽类和蛋白质激素介导的表面受体细胞内化，可转位于核内调节基因表达。相反，有些类固醇激素也可作用于细胞膜上，引起一些非基因效应。

第二节　下丘脑与垂体

一、下丘脑与垂体的功能联系

下丘脑与垂体的联系非常密切，形成下丘脑垂体功能单位，包括下丘脑－神经垂体和下丘脑－腺垂体两部分（图 19-3）。

（一）下丘脑与腺垂体系统

下丘脑与腺垂体之间没有直接的神经联系，但存在独特的血管系统——**垂体门脉系统**（hypophyseal portal system）。这一门脉系统类似肝脏门脉系统，也有两套毛细血管网。垂体上动脉先进入在下丘脑正中隆起处的初级毛细血管丛，然后再汇集成几条长门脉血管进入垂体次级毛细血管丛。这种血管系统可经局部血流直接实现下丘脑与腺垂体之间的双向沟通，而无须通过体循环。下丘脑基底部的正中隆起、弓状核、腹内侧核、视交叉上核、室周核和室旁核内侧等结构，都分布有小细胞神经元。这些神经元胞体较小，发出的轴突多终止于下丘脑基底部正中隆起，与初级毛细血管丛密切接触，其分泌物可直接释放到垂体门脉血管的血液中（图 19-3A）。

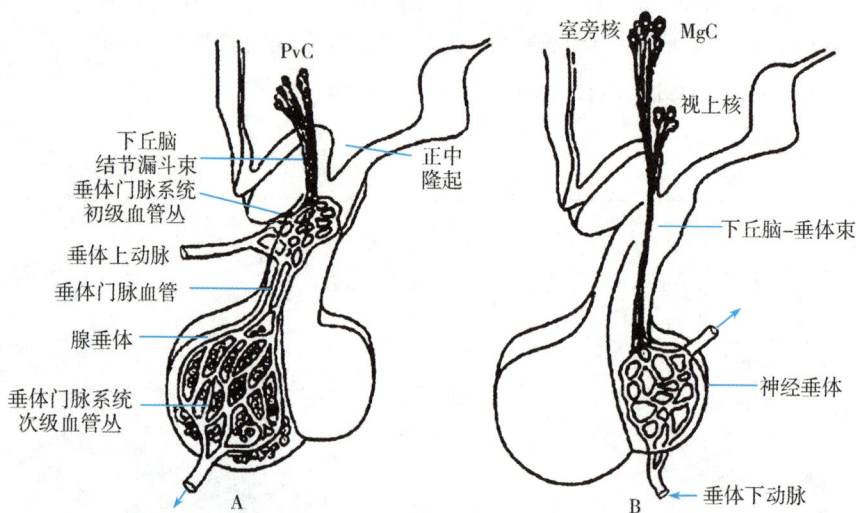

A：下丘脑垂体门脉系统；B：下丘脑垂体束系统

PvC：下丘脑小细胞神经元；MgC：下丘脑大细胞神经元

图 19-3　下丘脑 - 垂体功能单位示意图

（二）下丘脑与神经垂体系统

下丘脑与神经垂体通过**下丘脑 – 垂体束**直接相连，视上核和室旁核处的神经内分泌细胞，体积大，胞质丰富，合成**血管升压素**（vasopressin，VP）与**缩宫素**（oxytocin，OT）沿下丘脑—垂体束纤维的轴质流运输到神经垂体贮存，机体需要时释放，经血液循环运送到靶器官发挥作用（图 19-3B）。

二、下丘脑调节肽

位于下丘脑内侧基底部的正中隆起、弓状核、腹内侧核、视交叉上核及室周核等神经核团内有神经内分泌细胞，可分泌肽类激素，组成"促垂体区"。促垂体区的肽能神经元的细胞体较小，主要产生调节腺垂体激素释放的激素（下丘脑调节肽）。**下丘脑调节肽**（hypothalamic regulatory peptide，HRP）由下丘脑促垂体区肽能神经元分泌，主要调节腺垂体的活动（表 19-2）。

表 19-2　下丘脑调节肽的主要作用

下丘脑调节肽	英文缩写	主要生物学作用
促甲状腺激素释放激素	TRH	促进 TSH 释放，也能刺激 PRL 释放
促性腺激素释放激素	GnRH	促进 LH 和 FSH 释放（以 LH 为主）
促肾上腺皮质激素释放激素	CRH	促进 ACTH 释放
生长激素释放激素	GHRH	促进 GH 释放

续表

下丘脑调节肽	英文缩写	主要生物学作用
生长抑素	GHIH（SS）	抑制 GH（及腺垂体其他激素）释放
促黑激素释放因子	MRF	促进 MSH 释放
促黑激素释放抑制因子	MIF	抑制 MSH 释放
催乳素释放因子	PRF	促进 PRL 释放
催乳素释放抑制因子	PIF	抑制 PRL 释放

调节下丘脑肽能神经元的物质可分为两大类：一类递质是肽类物质，如脑啡肽、β- 内啡肽、神经降压素、P 物质、血管活性肠肽及缩胆囊素等。阿片肽类物质对下丘脑调节肽的释放有明显的影响。如脑啡肽或 β- 内啡肽可通过刺激下丘脑 TRH 和 GHRH 的释放，使腺垂体的 TSH 与 GH 分泌增加，对下丘脑的 GnRH 释放则有明显的抑制作用。另一类递质是单胺类物质，主要有多巴胺（DA）、去甲肾上腺素（NE，NA）、5- 羟色胺（5-HT）。单胺能神经元通过释放的单胺类递质，调节肽能神经元的活动。

三、腺垂体分泌的激素

人腺垂体占垂体重量的 75%，主要由腺细胞组成。腺垂体分泌的激素有**促甲状腺激素**（thyroid-stimulating hormone，TSH）、**促肾上腺皮质激素**（adrenocorticotropin hormone，ACTH）、**促卵泡激素**（follicle stimulating hormone，FSH）**与黄体生成素**（luteinizing hormone，LH），生长激素（growth hormone，GH）、催乳素（prolactm，PRL）和促黑激素（melanocyte-stimulating hormone，MSH），其中 TSH、ACTH、FSH 与 LH 均有各自的靶腺，形成三个重要的调节轴：①下丘脑 - 垂体 - 甲状腺轴。②下丘脑 - 垂体 - 肾上腺皮质轴。③下丘脑 - 垂体 - 性腺轴。这四种激素是通过促进靶腺细胞分泌激素进而发挥作用的，所以也称为促激素。GH、PRL 与 MSH 直接作用于靶组织或靶细胞，调节物质代谢和个体生长，影响乳腺发育与泌乳，以及体内黑色素的代谢等（图 19-4A）。

（一）生长激素

生长激素含有 191 个氨基酸，分子量为 22KD，化学结构与催乳素近似，其作用有交叉。

1. 生物学作用 促进物质代谢与生长发育，对机体各个器官和各组织均有影响，对骨骼、肌肉及内脏器官的作用尤为显著。生长激素的主要作用：①促进生长。机体生长发育受多种因素影响，而 GH 是起关键作用的激素。人幼年时期如缺乏 GH，则生长发育停滞，身材矮小，称为**侏儒症**（dwarfism）；如果 GH 过多则患**巨人症**（gigantism）。人成年后 GH 分泌过多，因长骨骨骺已钙化，不再生长，只有手脚肢端短骨骨面及其软组织增生，以致出现手足粗大、下颌突出等现象，称为**肢端肥大症**（acromegaly）。②促进代谢。GH 促进氨基酸进入细胞，加速蛋白质合成，呈现正氮平衡；GH 可激活对激素敏感的脂肪酶，加速脂肪分解，增强脂肪酸氧化；GH 还可以抑制外周组织摄取与利用葡萄糖，减少葡萄糖的消耗，升高血糖水平。GH 分泌过多，可因血糖过高引起尿糖，称为"垂体性糖尿病"。③调节免疫。GH 对几乎所有的免疫细胞都可促使其分化，调节免疫功能。

2. 生长激素的分泌调节

（1）下丘脑对 GH 分泌的双重调节 腺垂体 GH 的分泌受下丘脑 GHRH 与 GHRIH 的双重调

节。GHRH 促进 GH 分泌，而 GHRIH 则抑制其分泌。一般认为，GHRH 是 GH 分泌的经常性调节者，而 GHRIH 则是在应激刺激 GH 分泌过多时才对 GH 分泌起抑制作用。GHRH 与 GHRIH 相互配合，共同调节腺垂体 GH 的分泌。

（2）反馈调节　GH 可对下丘脑和腺垂体产生负反馈调节作用。GH 作用于下丘脑，刺激 GHRIH 分泌，抑制 GH 分泌；同时，GH 刺激肝细胞分泌胰岛素样生长因子（IGF）增加，则抑制下丘脑和腺垂体分泌 GH；GH 还可直接抑制腺垂体分泌 GH。

（3）影响 GH 分泌的其他因素　①睡眠：人在觉醒状态下，GH 分泌较少，进入慢波睡眠后，GH 分泌明显增加，约为 60 分钟，血中 GH 达到高峰。转入异相睡眠后，GH 分泌又减少。②代谢因素：血中糖、氨基酸与脂肪酸均能影响 GH 的分泌，其中以低血糖对 GH 分泌的刺激作用最强。③运动、应激刺激、甲状腺激素、雌激素与睾酮均能促进 GH 分泌。

（二）催乳素

催乳素是一种由 199 个氨基酸组成的蛋白类激素。其化学结构与生长激素近似，故二者作用有所交叉。GH 有较弱的泌乳始动作用，PRL 也有较弱的促生长作用。

1. 生物学作用　PRL 作用广泛，且随动物种属而有所不同。主要作用在 4 个方面：①对乳腺的作用：PRL 促进乳腺发育，引起并维持泌乳。女性青春期乳腺的发育中主要是雌激素的刺激作用，皮质醇、孕激素、生长激素、甲状腺激素及 PRL 也有促进作用。在妊娠期 PRL、雌激素与孕激素使乳腺进一步发育，具备了泌乳能力但并不泌乳。但此期血液中雌激素与孕激素水平很高，可抑制 PRL 促使乳腺泌乳的作用。分娩后，血中雌激素和孕激素明显降低，PRL 才能发挥其催乳（始动）和维持泌乳的作用。②对性腺的作用：在女性 PRL 与 LH 配合，促进黄体形成并维持雌激素和孕激素的分泌。在男性睾酮存在的条件下，PRL 可促进前列腺及精囊的生长，还可增强 LH 对间质细胞的作用，使睾酮合成增加。③参与应激反应：在应激状态下，如麻醉、外科手术、电休克以及剧烈运动等，PRL 的水平升高，与 ACTH 和 GH 水平增高同时出现。应激刺激停止后才逐渐恢复正常。④调节免疫功能：PRL 与 GH 对免疫的调节作用相似，二者有相辅相成的作用。PRL 可促进 B 淋巴细胞进入乳腺，分泌免疫球蛋白进入乳汁，以增强婴儿免疫功能。

2. 分泌的调节　PRL 的分泌受下丘脑 PRF 与 PIF 的双重调控，前者促进 PRL 分泌，而后者则抑制其分泌，平时以 PIF 的抑制作用为主。TRH 对 PRL 分泌也有促进作用。妊娠期 PRL 分泌显著增加，可能与雌激素刺激腺垂体催乳素细胞的分泌活动有关。授乳时婴儿吸吮乳头能反射性引起 PRL 大量分泌。

（三）促黑激素

人的**促黑激素**是一种由腺垂体远侧部细胞内的阿黑皮素原水解生成的肽类激素。MSH 有 α-MSH（14 肽）、β-MSH（18 肽）和 γ-MSH（12 肽）三个亚型。MSH 的作用是促进黑素细胞生成黑色素，使皮肤与毛发的颜色加深。此外，MSH 还参与 GH、醛固酮、CRH、胰岛素和 LH 等激素分泌的调节。MSH 的分泌调节主要受下丘脑 MIF 和 MRF 的双重调节，MIF 抑制 MSH 的分泌，MRF 促进 MSH 的分泌，平时以 MIF 的抑制作用为主。

四、神经垂体激素

神经垂体激素是指在下丘脑视上核和室旁核产生，经下丘脑－垂体束运输到神经垂体贮存的血管升压素和缩宫素（图 19-4B）。在适宜的刺激作用下，这两种激素由神经垂体释放进入血液循环。

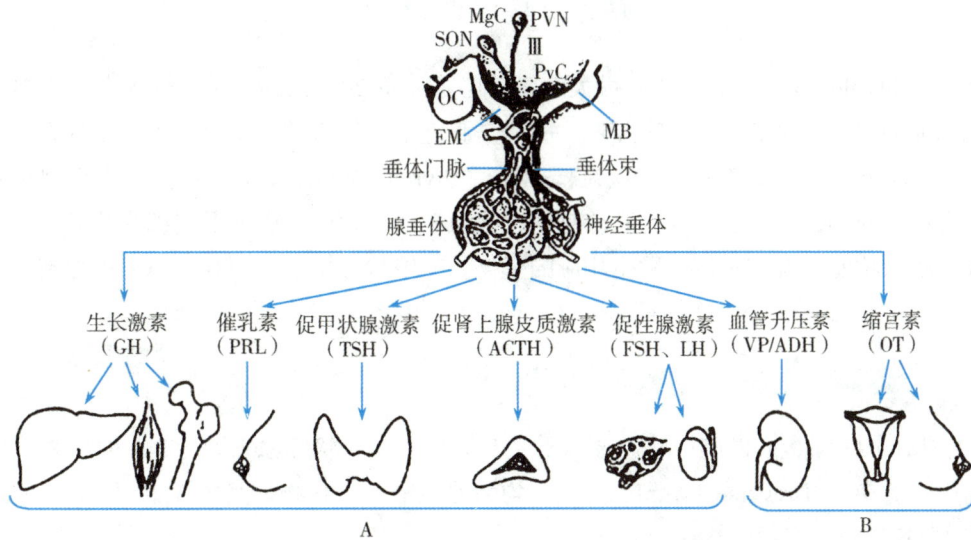

Ⅲ：第三脑室；EM：正中隆起；MB：乳头体；MgC：大细胞神经元；
OC：视交叉；PvC：小细胞神经元；PVN：室旁核；SON：视上核
A：下丘脑-腺垂体系统；B：下丘脑-神经垂体系统

图 19-4　下丘脑 - 垂体系统与外周内分泌腺及器官组织的功能联系

（一）血管升压素

正常饮水情况下，VP 在血浆中的浓度很低（10 ～ 15ng/L），几乎没有升高血压的作用。VP 能促进肾远曲小管和集合管对水的重吸收，即具有抗利尿作用，故亦称抗利尿激素（ADH）。大剂量的 VP 能收缩血管，在脱水或失血情况下，由于 VP 释放较多，对维持血压有一定作用。VP 分泌的调节详见第八章尿的生成与排出。

（二）缩宫素

缩宫素（oxytocin，OT）与 VP 的结构相似，在生理作用上也有一定的交叉。如 OT 对狗的抗利尿作用相当于 VP 的 1/200，而 VP 对大鼠离体子宫的收缩作用相当于 OT 的 1/15 左右。

1. 缩宫素的生物学作用　OT 的主要靶器官是子宫、乳腺。具有哺乳期促进乳汁排出和分娩时刺激子宫收缩的作用。其主要作用：①对乳腺的作用：OT 是促进乳汁排出的关键因素。哺乳期的乳腺不断分泌乳汁，贮存于腺泡中。当腺泡周围具有收缩性的肌上皮细胞收缩时，腺泡压力增高，使乳汁从腺泡经导管由乳头射出，称为射乳。射乳是一典型的神经内分泌反射。吸吮乳头的感觉信息沿传入神经传至下丘脑，使分泌 OT 的神经元发生兴奋，释放 OT 释放入血，OT 使乳腺中的肌上皮细胞收缩，将乳汁排出。OT 还有维持哺乳期乳腺继续泌乳不致萎缩的作用。②对子宫的作用：OT 促进子宫收缩，但对非孕子宫的作用较弱，而对妊娠子宫的作用比较强。OT 虽然能刺激子宫收缩，但它并不是引起分娩子宫收缩的决定因素。在分娩过程中，胎儿刺激子宫颈可引起 OT 的释放，有助于子宫的进一步收缩。

2. 缩宫素的分泌调节　OT 的分泌调节属于神经 - 内分泌调节。乳头含有丰富的感觉神经末梢，吸吮和触摸等刺激均可反射性引起 OT 分泌。在分娩过程中，胎儿刺激子宫颈和阴道受压迫、牵引，均可反射性引起 OT 的释放。此外，情绪反应如惊恐、焦虑等可抑制 OT 释放。

第三节   甲状腺

甲状腺（thyroid gland）是人体内最大的内分泌腺，重 20 ～ 25g。甲状腺内含有许多由单层上皮细胞围成的腺泡，腺泡腔内充满胶质。胶质是腺泡上皮细胞的分泌物，主要成分为含有**甲状腺激素**（thyroid hormones，TH）的**甲状腺球蛋白**（thyroglobulin，TG）。腺泡上皮细胞是甲状腺激素合成与释放的部位，而腺泡腔的胶质是甲状腺激素的贮存库。腺泡上皮细胞的形态特征及胶质的量随甲状腺功能状态的不同而发生相应的变化。在甲状腺腺泡之间和腺泡上皮细胞之间有滤泡旁细胞，又称 C 细胞，分泌降钙素。

一、甲状腺激素的合成、贮存、释放、运输与代谢

TH 主要有甲状腺素或四碘甲状腺原氨酸（T_4）和三碘甲状腺原氨酸（T_3）两种，此外还能合成分泌少量的**逆 T_3**（reverse T_3，rT_3），它们均为酪氨酸的碘化物。其中 T_3 的生物活性是 T_4 的 5 倍，rT_3 则没有生物学活性。

碘是合成 TH 不可缺少的原料。人每天从食物中摄取碘 100 ～ 200μg，约有 1/3 进入甲状腺，甲状腺含碘量为 8000μg 左右，占全身总碘量的 90%。各种原因引起的碘缺乏，都会导致 TH 合成减少。TG 由滤泡上皮细胞合成，然后转运至滤泡腔内贮存。TG 上的酪氨酸残基碘化后可合成 TH。

（一）甲状腺激素的合成过程

TH 的合成过程可大致归纳为聚碘、活化碘化和耦联四个基本环节（图 19-5）。

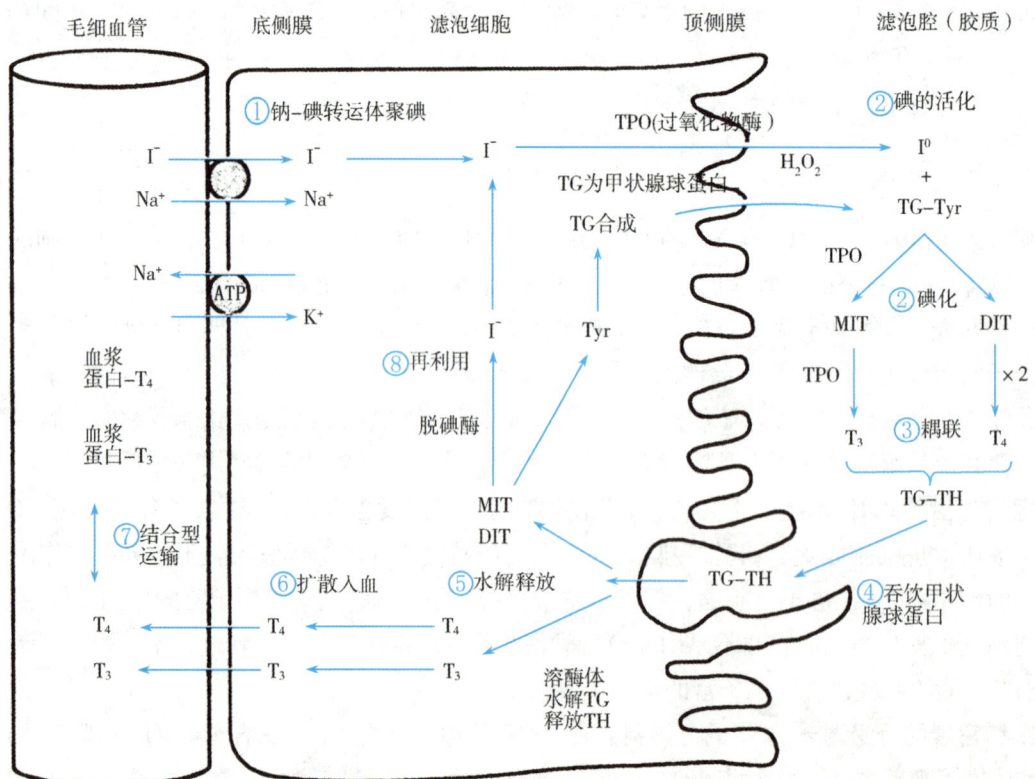

图 19-5   甲状腺激素合成及代谢示意图

1. 甲状腺滤泡聚碘　聚碘是将细胞外液中的碘转运至甲状腺滤泡上皮细胞内。正常甲状腺滤泡上皮细胞内，碘的浓度比血浆高 25 ～ 50 倍，故聚碘是一种主动转运。在滤泡上皮细胞基底膜侧有钠 – 碘同向转运体，其和膜上的 Na^+–K^+ 泵协同转运可实现 I^- 的继发性主动转运。聚碘能力大小是判断甲状腺功能的一个重要指标。临床上常用放射性同位素 ^{131}I 示踪法来检查和判断甲状腺聚碘能力。

2. 碘的活化　摄入滤泡上皮细胞顶端膜内的 I^- 在 H_2O_2 存在的条件下，由甲状腺**过氧化酶**（thyroperoxidase，TPO）的催化转变为活化的碘（可能是 I^0 或 I_2）。活化过程在滤泡上皮细胞顶端膜微绒毛与滤泡腔交界处完成。

3. 酪氨酸碘化与碘化后酪氨酸的耦联　酪氨酸碘化是由活化碘在 TPO 的作用下取代 TG 上的酪氨酸残基苯环上的氢，生成一碘酪氨酸残基（MIT）和二碘酪氨酸残基（DIT）。两个分子的 DIT 耦联生成 T_4，一分子的 MIT 与一分子的 DIT 耦联则生成 T_3。TPO 由滤泡上皮细胞合成，其作用是促进碘的活化、酪氨酸碘化以及碘化酪氨酸的耦联。TPO 的活性受 TSH 的调控。临床上，硫氧嘧啶类与硫脲类药物可抑制 TPO 的活性，从而抑制甲状腺激素的合成，可用于治疗甲状腺功能亢进。

在一个甲状腺球蛋白分子上 T_4 与 T_3 之比为 20：1，这种比值常受碘含量的影响，当甲状腺内碘化活动增强时 DIT 含量增加，T_4 含量也相应增加；在缺碘时 MIT 增多，则 T_3 含量明显增加。

（二）甲状腺激素的贮存、释放、运输与代谢

1. 贮存　在 TG 上形成的 TH 在腺泡腔内以胶质的形式贮存。TH 的贮存有两个特点：一是贮存于细胞外（腺泡腔内）；二是贮存量很大，可供机体利用长达 50 ～ 120 天，在激素贮存量居首位。因此，抗甲状腺药需较长时间用药才能有效。

2. 释放　当甲状腺受到 TSH 刺激后，腺泡细胞通过吞饮作用将含有 T_3、T_4 的 TG 转运入腺细胞内，与溶酶体融合形成吞噬体，并在溶酶体蛋白水解酶的作用下，将 T_3、T_4 及 MIT 和 DIT 从 TG 上水解下来。TG 分子较大，一般不易进入血液循环，而 MIT 和 DIT 分子较小，在脱碘酶作用下迅速脱碘，脱下的碘重新利用合成激素。TG、MIT 和 DIT 均不能进入血液，T_4 和 T_3 对腺泡上皮细胞内的脱碘酶不敏感，故可迅速进入血液。正常人血清 T_4 浓度为 51 ～ 142nmol/L，T_3 浓度为 1.2 ～ 3.4nmol/L。

3. 运输　T_4 和 T_3 释放入血之后，其运输形式有结合型和游离型两种。其中 99% 以上与血浆蛋白结合，以结合形式运输，以游离形式运输的不到 1%。但只有游离形式的激素才能进入细胞内发挥生理作用。结合形式的激素与游离形式的激素可相互转变，维持二者的动态平衡。

4. 代谢　血浆 T_4 的半衰期为 7 天，T_3 的半衰期为 1.5 天。20% 的 T_4 与 T_3 在肝内降解，形成葡萄糖醛酸或硫酸盐的代谢产物，经胆汁排入小肠，随粪便排出。约 80% 的 T_4 在外周组织脱碘酶的作用下变为 T_3，这是血液中 T_3 的主要来源。由于 T_3 的作用比 T_4 大 5 倍，所以脱碘酶的活性影响 T_4 在组织内的转化作用，如 T_4 浓度减少，脱碘酶可使 T_4 转化为 T_3 增加。肾亦能降解少量的 T_4 与 T_3，降解产物随尿排出体外。

二、甲状腺激素的生物学作用

甲状腺激素的生物学作用十分广泛，主要作用是促进物质与能量代谢，促进生长和发育过程。甲状腺激素既可与核受体结合影响基因转录过程，也可与核糖体、线粒体及细胞膜上受体结合，影响转录后的过程、线粒体的生物氧化，以及膜的物质转运功能。

（一）对代谢的影响

1. 产热效应　甲状腺激素可使绝大多数组织的耗氧率和产热量增加，基础代谢率提高，尤其以心、肝、骨骼肌和肾等组织最显著。实验表明，1mg T_4 可使机体增加产热约 4200kJ，提高基础代谢率 28%。T_3 的产热作用比 T_4 强 3～5 倍，但持续时间较短。用哇巴因抑制组织中的 Na^+－K^+ATP 酶活性，则甲状腺激素的产热效应可完全被消除，可见，甲状腺激素的产热效应与其诱导 Na^+－K^+ATP 酶活性密切相关。此外，甲状腺激素也能促进脂肪酸氧化，产生大量热能。

2. 对蛋白质、糖和脂肪代谢的影响

（1）蛋白质代谢　甲状腺激素对蛋白质代谢的影响具有双相效应。在生理情况下，T_4、T_3 作用于核受体，激活 DNA 转录过程，促进 mRNA 形成，加速机体蛋白质及各种酶的合成，有利于机体的生长发育及维持各种功能活动，表现为正氮平衡。当 T_4 与 T_3 分泌过多时，则加速蛋白质分解，特别是骨与骨骼肌的蛋白质分解，出现肌肉无力、骨质疏松、血钙升高和尿钙增多现象，表现为负氮平衡。当 T_4 与 T_3 分泌不足时，蛋白质合成减少，肌肉乏力，但组织间的黏蛋白增多，可结合大量的正离子和水分子，形成无凹陷特点的水肿，称为**黏液性水肿**（myxedema）。

（2）糖代谢　甲状腺激素促进小肠黏膜对糖的吸收，促进糖原分解，抑制糖原合成，并加强肾上腺素、胰高血糖素、皮质醇和生长激素的升高血糖作用；同时，由于 T_4 与 T_3 还可加强外周组织对糖的利用，也有降低血糖的作用。通常甲状腺功能亢进时，血糖常升高，有时可出现糖尿。

（3）脂肪代谢　甲状腺激素促进脂肪酸氧化，增强儿茶酚胺与胰高血糖素对脂肪的分解作用。T_4 与 T_3 既能促进胆固醇的合成，又可通过肝加速胆固醇的降解，但分解的速度超过合成的速度，所以甲状腺功能亢进患者血中胆固醇含量低于正常水平。由于甲状腺激素分泌过多时，对糖、蛋白质和脂肪的分解代谢增强，在临床上，甲状腺功能亢进患者可出现饥饿感，食欲旺盛，身体明显消瘦。

（二）对生长发育的影响

甲状腺激素具有促进组织分化、生长与发育成熟的作用。甲状腺激素是维持机体正常生长与发育不可缺少的激素，特别是对脑和骨骼的发育尤为重要。甲状腺激素能促进神经系统发育成熟，在胚胎期，甲状腺激素能促进神经元的增殖和分化，以及突触的形成，促进胶质细胞的生长和神经髓鞘的形成。因此，甲状腺激素是脑正常生长与发育的关键激素，特别是对出生后 4 个月内婴幼儿的中枢神经系统发育成熟极为重要。

甲状腺激素可刺激骨化中心发育成熟，加速软骨骨化，促进长骨和牙齿的生长。需要指出的是，在胚胎期骨的生长并不必需甲状腺激素，所以呆小症患者出生时身高可以基本正常，但脑的发育已经受到不同程度的影响，在出生后数周至 3～4 个月后，就会表现出明显的智力迟钝和长骨生长停滞。胚胎期及幼儿期如果缺乏甲状腺激素，出现明显智力发育迟缓、身材矮小、牙齿发育不全等症状，称为**呆小症**（cretinism）。因此，缺碘地区预防呆小症的发生，应在妊娠期注意补碘，治疗呆小症也应在出生后 3 个月内及时补充甲状腺激素。

（三）对器官系统的影响

甲状腺激素对神经系统有明显影响。不但影响中枢神经系统的发育，对已分化成熟的神经系统也有提高兴奋性的作用。此外，还有兴奋交感神经系统的作用。

甲状腺激素对心血管系统的活动有明显的影响。T_4与T_3可使心率增快，心缩力增强，心输出量与心脏做功增加。

三、甲状腺功能的调节

甲状腺功能主要受下丘脑–垂体–甲状腺轴的调节，此外，还接受自主神经的调节，并可进行一定程度的自身调节。

（一）下丘脑–垂体–甲状腺轴的调节

1. 下丘脑–腺垂体系统的调节

（1）下丘脑对腺垂体 TSH 分泌的调节　下丘脑促垂体区内的 TRH 神经元能合成和释放 TRH，通过垂体门脉系统运输到腺垂体，促进腺垂体合成和分泌促甲状腺激素（TSH）并释放入血，TSH 通过血液循环作用于甲状腺，TSH 是调节甲状腺功能的主要激素。此外，下丘脑 TRH 神经元还接受神经系统其他部位传来的信息，例如，寒冷刺激的信息传到中枢神经系统，在传入下丘脑体温调节中枢的同时，还与其附近的 TRH 神经元发生联系，促使 TRH 释放，进而促进腺垂体释放 TSH。当机体受到应激刺激时，下丘脑可释放较多的生长抑素抑制腺垂体 TSH 的释放。另外，情绪反应也可影响 TRH 和 TSH 的分泌。

（2）腺垂体分泌的 TSH 对甲状腺的调节　TSH 是直接调节甲状腺功能的主要激素，TSH 是腺垂体 TSH 细胞合成的糖蛋白激素，其作用是促进甲状腺上皮细胞甲状腺激素的合成与释放。作用机制：①加强碘泵活动，促进甲状腺细胞合成（可作用到合成的每个环节），促进 T_3、T_4 的释放等。②促进甲状腺腺泡上皮细胞内核酸和蛋白质合成，使细胞增生，腺体增大。

2. 甲状腺激素的反馈调节　血液中游离的 T_3、T_4 浓度的升降，对腺垂体 TSH 的分泌起着经常性反馈调节作用。当血液中 T_3、T_4 浓度升高时，对腺垂体的负反馈作用加强，抑制 TSH 的分泌，使 T_3、T_4 合释放减少；当血中 T_3、T_4 浓度过低时，对腺垂体的负反馈作用减弱，TSH 分泌增多。血液中 T_3、T_4 对腺垂体这种负反馈式的调节经常发挥作用，甚至血液 T_3 和 T_4 的浓度在正常范围内波动时，也会引起 TSH 的分泌发生相应的波动（图 19-6）。

由于饮食缺碘，引起血中 T_3、T_4 降低，TSH 增多，以及甲状腺肿大为特征的疾病，称为地方性甲状腺肿。缺碘导致 T_3、T_4 合成不足，后者对腺垂体的负反馈作用减弱，以致 TRH 对腺垂体的作用增强，可出现 TSH 分泌增多和甲状腺增生、肥大。

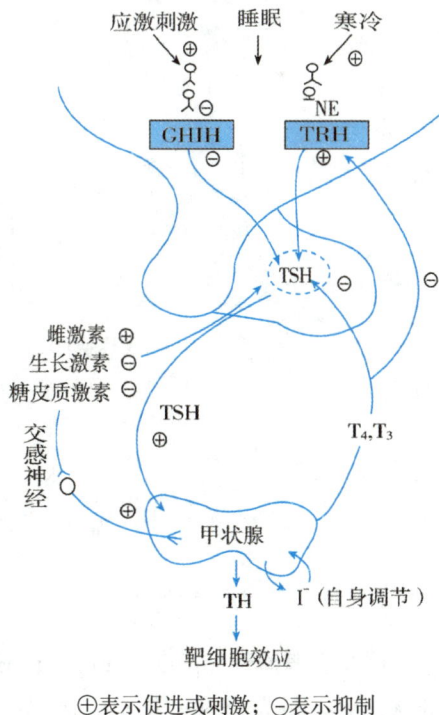

⊕表示促进或刺激；⊖表示抑制

图 19-6　甲状腺激素分泌的调节示意图

（二）甲状腺的自身调节

甲状腺具有根据血碘水平，调节自身对碘的摄取和合成甲状腺激素的能力，称为甲状腺的自身调节。它是一个有限度的缓慢的调节机制。当血碘浓度增加时，最初甲状腺激素的合成有所增加，但碘量超过一定限度后，甲状腺激素的合成在维持一段高水平之后，随即明显下降。这种过量的碘产生的抗甲状腺聚碘作用，称为碘阻滞效应。如果再持续加大碘量，则摄碘抑制作用就会消失，激素的合成再次增加，出现对高碘的适应。相反，当血碘含量不足时，甲状腺可增强摄碘作用，并加强甲状腺激素的合成。

（三）自主神经的影响

甲状腺腺泡受交感神经肾上腺素能纤维及副交感神经胆碱能纤维双重支配，在甲状腺细胞的膜上存在 α 受体、β 受体和 M 受体。肾上腺素能纤维兴奋可促进甲状腺激素的合成与释放，而胆碱能纤维兴奋则抑制甲状腺激素的分泌。

第四节　甲状旁腺和甲状腺 C 细胞

甲状旁腺分泌的甲状旁腺激素与甲状腺 C 细胞分泌的降钙素，以及 1,25- 二羟维生素 D_3 三者共同调节钙磷代谢，控制血浆中钙和磷的水平（图 19-7）。

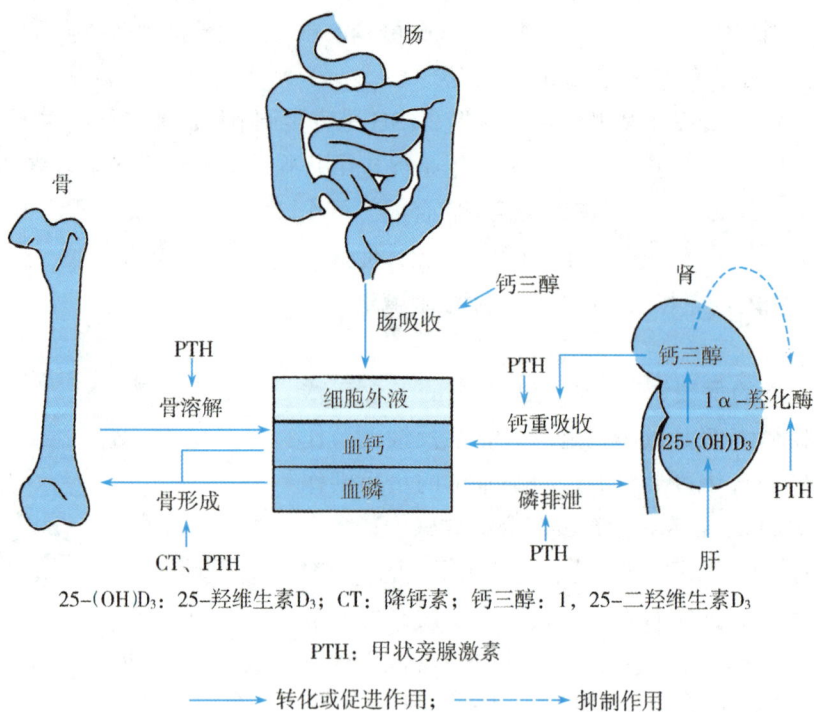

$25-(OH)D_3$：25-羟维生素D_3；CT：降钙素；钙三醇：1, 25-二羟维生素D_3

PTH：甲状旁腺激素

──────▶ 转化或促进作用；- - - - - ▶ 抑制作用

图 19-7　调节钙磷代谢部分激素的主要作用环节

一、甲状旁腺激素

甲状旁腺激素（parathyroid hormone，PTH）是甲状旁腺主细胞分泌的含有 84 个氨基酸的直链肽，分子量为 9500。正常人血浆 PTH 浓度呈现日节律波动，清晨 6 时最高，以后逐渐降低，到下午 4 时达最低，以后又逐渐升高，范围为 10 ～ 50ng/L。血浆半衰期为 20 ～ 30 分钟，主要在肝脏和肾脏内水解灭活。

（一）甲状旁腺激素的生物学作用

PTH 是调节血钙与血磷水平、维持血钙稳态最重要的激素。它有升高血钙和降低血磷的作用。PTH 主要作用途径有：①促进肾远端小管对钙的重吸收，使尿钙减少，血钙升高；抑制近端小管对磷的重吸收，促进尿磷排出，血磷降低。②促进骨钙入血，使血 Ca^{2+} 升高。包括快速效应与延缓效应两个时相。快速效应在 PTH 作用后数分钟发生，使骨液中钙转运至血液中。延缓效应在 PTH 作用后 12～14 小时出现，通常要在几天或几周后方达高峰，这是由于 PTH 通过刺激破骨细胞，使其活动增强而实现的。③激活肾 1α– 羟化酶，促进 25–OH–D_3 转变为有活性的 1,25–$(OH)_2$–D_3，加速骨组织溶解，使钙、磷大量入血，进而影响小肠对钙、磷的吸收。

PTH 对肾的作用是通过 cAMP–PKA 信息传递途径而发挥作用的。PTH 与肾小管细胞的膜上特异性受体结合，通过 G 蛋白介导，激活腺苷酸环化酶，催化 ATP 生成 cAMP，cAMP 再激活蛋白激酶（PKA），催化蛋白质与酶的磷酸化，进而促进肾对钙的重吸收和磷的排出。

（二）甲状旁腺激素分泌的调节

1. 血钙水平　PTH 的分泌主要受血浆钙浓度变化的负反馈调节。血浆钙浓度轻微下降时，1 分钟内就可使甲状旁腺分泌 PTH 迅速增加，这是由于血钙降低直接刺激甲状旁腺主细胞释放 PTH，在 PTH 作用下，促使骨钙释放，并促进肾小管重吸收钙，结果使血钙浓度迅速回升。相反，血浆钙浓度升高时，PTH 分泌减少。长时间的高血钙，可使甲状旁腺发生萎缩；而长时间的低血钙，则可使甲状旁腺增生。血钙浓度对甲状旁腺分泌的调节，是通过细胞膜**钙受体**（calcium receptor）实现的，钙受体是 G 蛋白偶联受体，广泛分布在甲状旁腺、甲状腺 C 细胞、肾脏、肠、骨等器官中。当细胞外 Ca^{2+} 水平升高时，Ca^{2+} 与钙受体结合，通过 Gq 蛋白激活磷脂酰肌醇信号转导系统，生成的 IP_3 可使内质网中 Ca^{2+} 的释放增加，胞质中 Ca^{2+} 浓度升高，随后通过细胞膜上的 Ca^{2+} 通道引起持续的 Ca^{2+} 内流。这种迅速升高的胞质 Ca^{2+} 水平则抑制 PTH 的分泌。

2. 其他影响因素　1,25–$(OH)_2$–D_3 可直接作用于甲状旁腺，抑制 PTH 的分泌。血磷升高可使血钙降低，从而刺激 PTH 的分泌，血镁浓度降至较低时，可使 PTH 分泌减少。PGE_2 促进 PTH 分泌，而 $PGF_{2\alpha}$ 则使 PTH 分泌减少。

二、降钙素

降钙素（calcitonin，CT）是由甲状腺 C 细胞分泌的肽类激素。C 细胞位于甲状腺腺泡之间和腺泡上皮细胞之间，故又称甲状腺腺泡旁细胞。

降钙素是含有一个二硫键的 32 肽，分子量为 3.4kD。正常人血清中降钙素浓度为 10～20ng/L，血浆半衰期小于 1 小时，主要在肾降解后排出。

（一）降钙素的生物学作用

降钙素的主要作用是降低血钙和血磷，其主要靶器官是骨，对肾也有一定的作用。①对骨的作用：CT 抑制破骨细胞活动，减弱溶骨过程，增强成骨过程，使骨组织释放钙、磷减少，钙、磷沉积增加，因而血钙与血磷下降。②对肾的作用：CT 能抑制肾小管对钙、磷、钠及氯的重吸收，使这些离子从尿中排出增多，从而降低血钙和血磷。

（二）降钙素分泌的调节

CT 的分泌主要受血钙浓度的调节。当血钙浓度升高时，CT 的分泌亦随之增加。CT 与 PTH 对血钙的作用相反，共同调节血钙浓度的相对稳定。比较 CT 与 PTH 对血钙的调节作用，有两个主要差别：①CT 的分泌启动较快，在 1 小时内即可达到高峰，而 PTH 分泌高峰的出现则需几个小时。②CT 只对血钙水平产生短期调节作用，其效应很快被有力的 PTH 作用所克服，PTH 对血钙浓度发挥长期调节作用。由于 CT 的作用快速而短暂，它对高钙饮食引起的血钙升高回复到正常水平起重要作用。

进食可刺激 CT 的分泌，这可能与几种胃肠激素如促胃液素、促胰液素及胰高血糖素的分泌有关，它们均有促进 CT 分泌的作用，其中以促胃液素的作用为最强。

三、1,25- 二羟维生素 D_3

维生素 D_3（Vitamin D_3，VD_3）是胆固醇的衍生物，其活性形式有 25- 羟维生素 D_3（25-OH-D_3），1,25- 二 羟 维 生 素 D_3[1,25-(OH)$_2$-D_3] 及 24,25- 二 羟 维 生 素 D_3[24,25-(OH)$_2$-D_3]，其 中 以 1,25-(OH)$_2$-D_3 为 主 要 的 活 性 形 式，它 又 称 为 **1,25- 二 羟 胆 钙 化 醇**（1,25-dihydroxycholecalciferol），也简称为"钙三醇"，通过作用于小肠、骨和肾来调节钙、磷代谢，升高血钙和血磷。

（一）1,25- 二羟维生素 D_3 的生成

体内的 VD_3 主要由皮肤中 7- 脱氢胆固醇经日光中紫外线照射转化而来，也可由动物性食物中获取。VD_3 无生物活性，它首先需在肝脏经 25- 羟化酶作用转化为 25-OH-D_3，这是 VD_3 在血液循环中存在的主要形式，它在肾 1α- 羟化酶的催化下进一步变成 1,25-(OH)$_2$-D_3。1,25-(OH)$_2$-D_3 的活性比 25-OH-D_3 高 500～1000 倍。

血中各种形式的 VD_3 都是与维生素 D 结合蛋白结合后进行运输的。血浆中 25-OH-D_3 的浓度为 40～90nmol/L，而 1,25-(OH)$_2$-D_3 的含量为 100pmol/L。

（二）1,25- 二羟维生素 D_3 的生物学作用

1. 促进小肠黏膜对钙的吸收　1,25- 二羟维生素 D_3 进入小肠黏膜的细胞内，与细胞核特异性受体结合，促进转录过程，生成一种与钙有很强亲和力的**钙结合蛋白**（calcium-binding protein，CaBP）。CaBP 被分泌至小肠黏膜细胞的刷状缘膜侧，在这里它与 Ca^{2+} 结合（1 个分子 CaBP 可结合 4 个 Ca^{2+}），然后进入胞浆，转运至细胞的底侧膜，把结合的钙释放入血。1,25- 二羟维生素 D_3 也促进小肠黏膜细胞对磷的吸收，所以它既能增加血钙，也能增加血磷。

2. 调节骨钙的沉积和释放　1,25- 二羟维生素 D_3 一方面促进肠对钙、磷的吸收，增加血钙、血磷含量，并能刺激成骨细胞的活动，促进骨钙沉积和骨的形成；另一方面，当血钙降低时，又能提高破骨细胞的活动，增强骨的溶解，释放骨钙入血，使血钙升高。1,25- 二羟维生素 D_3 能增强 PTH 对骨的作用，在缺乏 1,25- 二羟维生素 D_3 时，PTH 的作用明显减弱。

近年的研究证明，在骨质中存在一种由 49 个氨基酸组成的多肽，它能与钙结合，称为**骨钙素**（osteocalcin），主要由成骨细胞合成并分泌至骨基质中，是骨基质中含量最丰富的非胶原蛋白，占骨蛋白含量的 1%～2%。骨钙素对调节与维持骨钙起着重要作用。骨钙素的分泌受 1,25- 二羟维生素 D_3 的调节。

3. 促进肾小管对钙、磷的重吸收　1,25- 二羟维生素 D_3 能促进肾小管对钙、磷的重吸收，使尿液钙、磷排出量减少。

第五节 肾上腺

肾上腺（adrenal gland）由中央部的**肾上腺髓质**（adrenal medulla）和周围部的**肾上腺皮质**（adrenal cortex）组成。两个部分是两种内分泌腺，二者在发生、结构和功能上均不相同。

一、肾上腺皮质激素

肾上腺皮质分泌的激素是维持生命所必需的，可分为三类，即盐皮质激素、糖皮质激素和性激素。其中肾上腺皮质球状带细胞分泌盐皮质激素，主要是**醛固酮**（aldosterone）；束状带细胞分泌糖皮质激素，主要是**皮质醇**（cortisol）；网状带细胞主要分泌性激素，如**脱氢表雄酮**（dehydroepiandrosterone）和**雄烯二酮**（androstenedione），也能分泌少量的糖皮质激素。分泌入血的雄烯二酮可以进一步转化成雌二醇（estradiol）胆固醇是合成肾上腺皮质激素的原料，主要来自血液。

（一）糖皮质激素

1. 糖皮质激素的生物学作用　人体血浆中糖皮质激素主要为皮质醇，其次为皮质酮，皮质酮的含量仅为皮质醇的 $1/20 \sim 1/10$。

（1）对物质代谢的影响　糖皮质激素对糖、蛋白质和脂肪代谢均有作用：①糖代谢：糖皮质激素是调节机体糖代谢的重要激素之一，它能对抗胰岛素降血糖作用，促进糖异生，升高血糖。如果糖皮质激素分泌过多（或服用此类激素药物过多），可使血糖升高，甚至出现糖尿；相反，肾上腺皮质功能低下患者（如阿狄森病），则可出现低血糖。②蛋白质代谢：糖皮质激素促进肝外组织，特别是肌肉组织蛋白质分解，加速氨基酸转移至肝，生成肝糖原。糖皮质激素分泌过多时，由于蛋白质分解增强，合成减少，将出现肌肉消瘦、骨质疏松、皮肤变薄、淋巴组织萎缩等。③脂肪代谢：糖皮质激素可促进脂肪分解，增强脂肪酸在肝内的氧化过程，有利于糖异生作用。肾上腺皮质功能亢进时，糖皮质激素能提高四肢部位脂肪酶的活性，使脂肪分解增强，而腹、面、肩背的脂肪合成增加，以致呈现面圆、背厚、躯干部发胖而四肢消瘦的向心性肥胖的特殊体型。

（2）对水盐代谢的影响　皮质醇有较弱的贮钠排钾的作用，即对肾远曲小管和集合管重吸收 Na^+ 和排出 K^+ 有轻微的促进作用。另外，皮质醇还可降低肾小球入球血管阻力，增加肾小球血浆流量而使肾小球滤过率增加，有利于水的排出。肾上腺皮质功能不全患者，排水能力明显降低，严重时可出现"水中毒"。

（3）在应激反应中的作用　当机体遭遇内、外环境和社会、心理等伤害刺激时，如低氧、创伤、感染、手术、饥饿、疼痛、寒冷以及精神紧张和焦虑不安等，血中 ACTH 和糖皮质激素分泌增加，出现的非特异性的适应反应，称为**应激**（stress）反应。一般将能引起 ACTH 与糖皮质激素分泌增加的各种刺激，称为应激刺激。在这一反应中，除垂体－肾上腺皮质系统参加外，交感－肾上腺髓质系统也参加，所以在应激反应中，血中儿茶酚胺含量也相应增加。实验研究表明，切除肾上腺髓质的动物，可以抵抗应激刺激而不产生严重后果。而当去掉肾上腺皮质时，机体应激反应减弱，对有害刺激的抵抗力大大降低，若不适当处理，1～2 周内即可死亡。如及时补给糖皮质激素，则可生存较长时间。说明在应激反应中，血中 ACTH 和糖皮质激素浓度增加有重要意义。在应激反应中，除了 ACTH、糖皮质激素与儿茶酚胺的分泌增加外，β－内啡肽、生长激素、催乳素、胰高血糖素、血管升压素、醛固酮等均增加，说明应激反应是以 ACTH 和糖皮质激素分泌增加为主、多种激素参与的使机体抵抗力增强的非特异性反应。

（4）抑制炎症反应和免疫反应　糖皮质激素对炎症反应的全过程均有抑制作用，还可抑制 T 淋巴细胞分化、减少细胞因子的产生，抑制 B 细胞抗体的生成，在临床上使用大剂量的糖皮质激素用于抗炎、抗过敏、抗中毒和抗休克，通常称为糖皮质激素的四抗作用。

（5）对血细胞的影响　糖皮质激素可使红细胞、血小板和中性粒细胞的数量增加，而使淋巴细胞和嗜酸粒细胞减少。糖皮质激素可抑制胸腺与淋巴组织的细胞分裂，减弱淋巴细胞的 DNA 合成过程，从而使淋巴细胞生成减少。糖皮质激素还能促进淋巴细胞与嗜酸粒细胞的破坏。

（6）其他　糖皮质激素可提高中枢神经系统的兴奋性。大量使用糖皮质激素可引起欣快感、躁动、幻觉和失眠等不良反应。糖皮质激素还可促进消化道各种消化液和消化酶的分泌。另外，它能增强骨骼肌收缩力，抑制成骨，促进溶骨等。

2. 糖皮质激素分泌的调节　主要是下丘脑 – 垂体 – 肾上腺皮质轴调节系统，它维持正常糖皮质激素浓度稳态和在不同状态下糖皮质激素分泌的适应性变化。

（1）下丘脑 – 腺垂体系统的调节　腺垂体分泌的 ACTH 是调节糖皮质激素合成释放的最重要因素。肾上腺皮质的束状带及网状带处于腺垂体 ACTH 的经常性控制之下，无论是糖皮质激素的基础分泌，还是应激状态下的分泌，都受 ACTH 的调控。ACTH 是一个含 39 个氨基酸的多肽，分子量 4.5KD。ACTH 分子上的 1～24 位氨基酸为生物活性所必需，25～39 位氨基酸可保护激素，减慢降解，延长作用时间。各种动物的 ACTH 前 24 位氨基酸均相同，因此从动物（牛、羊、猪）腺垂体提取的 ACTH 对人有效。ACTH 也可以刺激束状带与网状带细胞生长发育，增强糖皮质激素的合成与分泌。

ACTH 的分泌呈现日节律波动，入睡后 ACTH 分泌逐渐减少，0 点最低，随后又逐渐增多，至觉醒起床前进入分泌高峰，白天维持在较低水平，入睡时再减少。由于 ACTH 分泌的日节律波动，使糖皮质激素的分泌也呈现相应的波动。ACTH 分泌的这种日节律波动是由下丘脑 CRH 节律性释放所决定的。

（2）促肾上腺皮质激素释放激素（CRH）分泌的调节　ACTH 的分泌受下丘脑 CRH、VP 的控制与糖皮质激素的反馈调节。糖皮质激素的负反馈调节主要作用于腺垂体，也可作用于下丘脑，这种反馈称为长反馈。因此，临床上长期使用糖皮质激素的患者可因其反馈抑制 ACTH 的分泌而使肾上腺皮质萎缩。如果此时突然停药，可引起急性肾上腺皮质功能低下的严重后果。因此，必须逐渐减量停药或治疗期间间断给予 ACTH，防止肾上腺皮质功能衰竭和萎缩。ACTH 还可反馈抑制 CRH 神经元，称为短反馈。也可能还存在 CRH 对 CRH 神经元的超短反馈（图 19-8）。

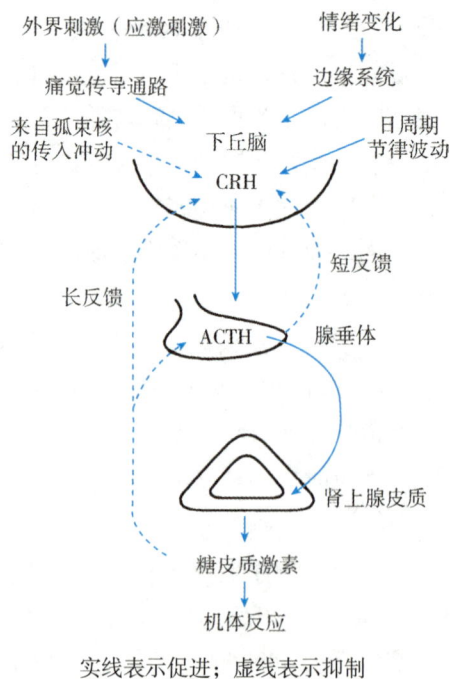

实线表示促进；虚线表示抑制

图 19-8　糖皮质激素分泌调节示意图

（二）盐皮质激素

盐皮质激素以醛固酮为代表。醛固酮对水盐代谢的作用最强，其次为去氧皮质酮。

醛固酮是调节机体水盐代谢的重要激素，它促进肾远曲小管及集合管重吸收钠、水和排出钾，即保钠、保水和排钾作用。当醛固酮分泌过多时，将使钠和水潴留，引起高血钠、高血压和血钾降低。相反，如醛固酮缺乏则钠与水排出过多，血钠减少，血压降低，而尿钾排出减少，血钾升高。关于醛固酮对肾脏的作用及其机制可参阅第八章尿的生成与排出。另外，盐皮质激素与糖皮质激素一样，也能增强血管平滑肌对儿茶酚胺的敏感性，且作用比糖皮质激素更强。

二、肾上腺髓质激素

（一）肾上腺髓质激素的生物学作用

肾上腺髓质与交感神经系统组成交感－肾上腺髓质系统，髓质激素的作用与交感神经的活动紧密联系。Cannon 最早全面研究了交感－肾上腺髓质系统的作用，曾提出**应急学说**（emergency hypothesis），认为机体遭遇特殊紧急情况时，如畏惧、焦虑、剧痛、失血、脱水、低氧、暴冷暴热以及剧烈运动等，这一系统将立即被调动起来，肾上腺素与去甲肾上腺素的分泌大大增加，其作用：①提高中枢神经系统的兴奋性，使机体处于警觉状态，反应灵敏。②呼吸功能加强，肺通气量增加。③心血管活动加强，心输出量增加，血压升高，血液循环加快，内脏血管收缩，骨骼肌血管舒张，而血流量增多，全身血液重新分配以利于应急时重要器官得到更多的血液供应。④加强能量代谢、增加供能，肝糖原分解增强而血糖升高，脂肪分解加速而血中游离脂肪酸增多，葡萄糖与脂肪酸氧化过程增强，以适应在应急情况下对能量的需要。上述一切变化都是在紧急情况下，通过交感－肾上腺髓质系统发生的适应性反应，故称之为**应急反应**（emergency reaction）。实际上，引起应急反应的各种刺激，也是引起应激反应的刺激，当机体受到应激刺激时，同时引起应急反应与应激反应，两者相辅相成，共同维持机体的适应能力。

（二）肾上腺髓质激素分泌的调节

1. 交感神经 肾上腺髓质受交感神经胆碱能节前纤维支配。交感神经兴奋时，节前纤维末梢释放乙酰胆碱，作用于髓质嗜铬细胞上的 N 型受体，引起肾上腺素与去甲肾上腺素的释放。若交感神经兴奋时间较长，则合成儿茶酚胺所需要的酪氨酸羟化酶、多巴胺 β－羟化酶等活性均增加，故可促进儿茶酚胺的合成。

2. ACTH 与糖皮质激素 动物摘除垂体后，肾上腺髓质酪氨酸羟化酶、多巴胺 β－羟化酶与苯乙醇胺氮位甲基移位酶（PNMT）的活性降低，而补充 ACTH 则使这些酶的活性恢复；如给予糖皮质激素，可使多巴胺 β－羟化酶与 PNMT 活性恢复，而对酪氨酸羟化酶则未见明显影响。实验提示：ACTH 促进髓质合成儿茶酚胺的作用可能直接通过糖皮质激素或间接提高肾上腺髓质细胞中多巴胺 β－羟化酶和 PNMT 活性来实现。

3. 自身反馈调节 去甲肾上腺素或多巴胺在细胞内的量增加到一定程度时，可抑制酪氨酸羟化酶。同样，肾上腺素合成增多时，也能抑制 PNMT 的作用。当肾上腺素与去甲肾上腺素由细胞释放入血液后，胞浆内含量减少，解除了上述的负反馈抑制，儿茶酚胺的合成随即增加。

第六节 胰 岛

胰腺是人体重要的腺体，可分为外分泌腺和内分泌腺两部分。外分泌腺分泌消化液胰液；内分泌腺是散在分布的 100 万～ 200 万个**胰岛**（pancreatic islet）。胰岛细胞依其形态和染色特点，至少可分为五种类型，分别称为 A 细胞、B 细胞、D 细胞、PP 细胞及 D₁ 细胞。A 细胞约占胰岛细胞的 25%，分泌**胰高血糖素**（glucagon）；B 细胞的数量最多，占胰岛细胞的 60%～70%，分泌**胰岛素**（insulin）；D 细胞占胰岛细胞的 10% 左右，分泌**生长抑素**（SS）；PP 细胞的数量很少，分泌**胰多肽**（pancreatic polypeptide，PP）；D₁ 细胞可能分泌**血管活性肠肽**（vasoactive intestinal peptide，VIP）。

一、胰岛素

胰岛素是含有 51 个氨基酸残基的小分子蛋白质，分子量为 5.8KD。B 细胞先合成一个大分子的前胰岛素原，以后加工成 86 肽的胰岛素原，再经水解成为胰岛素与连接肽（C 肽）。胰岛素与 C 肽共同释放入血中，也有少量的胰岛素原进入血液，但其生物活性只有胰岛素的 3%～5%。C 肽是在胰岛素合成过程中产生的，无胰岛素活性。其数量与胰岛素的分泌量有平行关系，因此临床上检测血中 C 肽含量可反映 B 细胞的分泌功能。正常人空腹状态下血清胰岛素浓度为 35～145pmol/L，胰岛素在血中的半衰期只有 5 分钟，主要在肝灭活，肾与肌肉组织也能使胰岛素失活。

（一）胰岛素的生物学作用

胰岛素是促进合成代谢的激素，是体内唯一降低血糖浓度的激素。

1. 调节物质代谢

（1）对糖代谢的作用　胰岛素促进组织细胞对葡萄糖的摄取和利用，加速葡萄糖合成为糖原，贮存于肝和肌肉中，抑制糖原分解并抑制糖异生，促进葡萄糖转变为脂肪酸，贮存于脂肪组织，结果使血糖水平下降，此外，胰岛素还可通过促进磷酸戊糖旁路和三羧酸循环途径参与糖的代谢。胰岛素缺乏时，血糖浓度升高，如超过肾糖阈，尿中将出现糖，引起糖尿病。

（2）对脂肪代谢的作用　胰岛素促进肝脏合成脂肪酸，然后转运到脂肪细胞贮存。胰岛素促进葡萄糖进入脂肪细胞，除了合成脂肪酸外，还可转化为 α-磷酸甘油，脂肪酸与 α-磷酸甘油形成甘油三酯，贮存于脂肪细胞中。同时，胰岛素还能抑制脂肪酶的活性，减少脂肪的分解。胰岛素缺乏时，出现脂肪代谢紊乱，脂肪分解增强，血脂升高，加速脂肪酸在肝内氧化，生成大量酮体。由于糖氧化过程发生障碍，不能很好地处理酮体，以致引起酮症酸中毒。

（3）对蛋白质代谢的作用　胰岛素促进蛋白质的合成过程，抑制蛋白质分解。其作用体现在蛋白质合成的各个环节上：①促进氨基酸通过膜的转运进入细胞。②加快细胞核的复制和转录过程，增加 DNA 和 RNA 的生成。③作用于核糖体，加速翻译过程，促进蛋白质合成。

另外，胰岛素还可抑制蛋白质分解和肝糖异生。由于胰岛素能增强蛋白质的合成过程，所以它对机体的生长也有促进作用，但胰岛素单独作用时，对生长的促进作用并不很强，只有与生长激素共同作用时，才能发挥明显的效应。

2. 对生长及其他方面的影响　胰岛素能够促进机体的生长，胰岛素是重要的促生长因子。其促进生长是通过直接作用和间接作用来实现的，前者通过胰岛素受体实现，后者通过其他促生长因子如生长激素的作用实现。此外，胰岛素具有类似瘦素的作用，在整体水平参与机体摄食行为的调节。当机体的脂肪组织增加时，胰岛素分泌增加，通过提高交感神经系统的活动水平，增加能量消耗，提高代谢率。同时抑制下丘脑弓状核的神经肽 Y 神经元表达神经肽 Y，抑制摄食活动。

（二）胰岛素分泌的调节

1. 血糖浓度的调节　血糖浓度是调节胰岛素分泌的最重要因素。当血糖浓度升高时，胰岛素分泌明显增加，从而促使血糖降低；当血糖浓度下降至正常水平时，胰岛素分泌也迅速回到基础水平（图19-9）。在持续高血糖刺激下，胰岛素的分泌可分为两个阶段：血糖升高5分钟内，胰岛素的分泌可增加10倍，主要来源于B细胞内贮存的激素释放，因此持续时间不长，5～10分钟后胰岛素的分泌便下降50%；血糖升高15分钟后，出现胰岛素分泌的第二次增多，在2～3小时达高峰，并持续较长的时间，分泌速率也远大于第一相，这主要是激活了B细胞的胰岛素合成酶系，促进合成与释放，对降低餐后高血糖起了关键作用。

2. 氨基酸和脂肪酸的调节　许多氨基酸都有刺激胰岛素分泌的作用，以精氨酸和赖氨酸的作用为最强。在血糖正常时，氨基酸只能使胰岛素分泌少量增加，但如果血糖也升高，过量的氨基酸则可使血糖引起的胰岛素分泌量加倍。氨基酸刺激胰岛素分泌的生理意义，在于使餐后吸收的氨基酸可在胰岛素的作用下迅速被肌肉或其他组织摄取并合成蛋白质，同时使体内的蛋白质分解减慢。氨基酸的这种作用，儿童比成人强。利用口服氨基酸检测血中胰岛素水平，可以作为检测胰岛B细胞的功能试验。

3. 激素对胰岛素分泌的调节　影响胰岛素分泌的激素主要有：①胃肠激素中以糖依赖性胰岛素释放肽（GIP）和胰高血糖样肽（GLP）的促胰岛素分泌作用最为明显，具有生理意义。实验证明，GIP刺激胰岛素分泌的作用具有葡萄糖依赖的特性。口服葡萄糖引起的高血糖和GIP的分泌增加是平行的，这种平行关系的维持导致胰岛素迅速而明显地分泌，可超过静脉注射葡萄糖所引起的胰岛素分泌反应。②生长激素、皮质醇、甲状腺激素以及胰高血糖素等可通过升高血糖浓度而间接刺激胰岛素分泌，因此长期大剂量应用这些激素，可能使B细胞衰竭而导致糖尿病。③胰岛D细胞分泌的生长抑素可通过旁分泌作用，抑制胰岛素的分泌，而胰高血糖素也可直接刺激B细胞分泌胰岛素。

4. 神经调节　胰岛受迷走神经与交感神经双重支配。刺激迷走神经，通过乙酰胆碱作用于M受体，直接促进胰岛素的分泌；迷走神经还可通过刺激胃肠激素的释放，间接促进胰岛素的分泌。交感神经兴奋时，则通过去甲肾上腺素作用于α受体，抑制胰岛素的分泌。

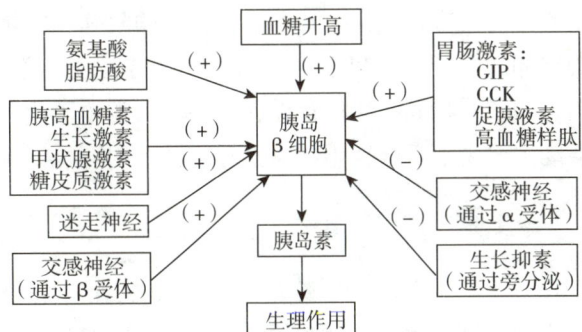

GIP：糖依赖性胰岛素释放肽；CCK：缩胆囊素

图 19-9　胰岛素分泌调节的示意图

二、胰高血糖素

人胰高血糖素是由29个氨基酸组成的直链多肽，分子量3.5KD，它也是由一个大分子前体裂解而来。胰高血糖素在血清中浓度为50～100ng/L，在血液循环中的半衰期为5～10分钟，主要在肝脏失活，肾脏也有降解作用。

（一）胰高血糖素的生物学作用

与胰岛素的作用相反，胰高血糖素是一种促进分解代谢的激素。胰高血糖素具有很强的促进糖原分解和糖异生的作用，使血糖明显升高，1mol/L 的激素可使糖原分解，释出 3×10^6mol/L 的葡萄糖。胰高血糖素通过 cAMP-PK 系统，激活肝细胞的磷酸化酶，加速糖原分解。糖异生增强是因为激素加快氨基酸进入肝细胞，并激活与糖异生过程有关的酶系。胰高血糖素还激活脂肪酶，促进脂肪分解，同时又可加强脂肪酸氧化，使酮体生成增多。胰高血糖素产生上述代谢效应的靶器官是肝，因此切除肝脏或阻断肝血流，这些作用便消失。

另外，胰高血糖素可促进胰岛素和生长抑素的分泌。药理剂量的胰高血糖素可使心肌细胞内 cAMP 增加，能增强心肌的收缩力。

（二）胰高血糖素分泌的调节

影响胰高血糖素分泌的因素很多，血糖浓度是重要的因素。血糖降低时，胰高血糖素分泌增加；血糖升高时，胰高血糖素分泌减少。氨基酸的作用与葡萄糖相反，能促进胰高血糖素的分泌。蛋白餐或静脉注入各种氨基酸均可使胰高血糖素分泌增多。血中氨基酸增多，一方面可促进胰岛素释放，使血糖降低，另一方面还能同时刺激胰高血糖素分泌，这对防止低血糖有一定的生理意义。

胰岛素可以通过降低血糖间接刺激胰高血糖素的分泌，但 B 细胞分泌的胰岛素和 D 细胞分泌的生长抑素可直接作用于邻近的 A 细胞，抑制胰高血糖素的分泌。

第七节　性　腺

性腺是指男性的睾丸、女性的卵巢，两者既是生殖器官，又是内分泌腺，它们是男女性别的主要性器官（又称主性器官），是生殖细胞（精子、卵子）产生、发育、成熟的场所，还是性激素分泌的地方；其他生殖器官如男性的附睾、输精管、射精管、前列腺、精囊腺、阴茎等，女性的输卵管、子宫、阴道等，统称为附属生殖器官（又称附性器官），它们为生殖细胞的输送、排出、卵子受精和胚胎发育提供条件。人类的子代个体要通过两性生殖器官的活动才能产生，生殖活动主要受下丘脑 – 垂体 – 性腺（轴）的调控。

一、睾丸的功能

男性的主性器官是**睾丸**（testis）。睾丸实质主要由 100 ～ 200 个睾丸小叶组成，睾丸小叶内有**曲细精管**（seminiferous tubule）与**间质细胞**（interstitial cell，Leydig cell），曲细精管上皮由生殖细胞和支持细胞构成。睾丸的主要功能：①生精功能。是由曲细精管的精原细胞经过一系列分裂，发育为成熟精子的过程。②内分泌功能。睾丸的支持细胞与间质细胞具有内分泌功能，间质细胞分泌**雄激素**（androgen），主要是睾酮，支持细胞分泌**抑制素**（inhibin）。本节主要讨论睾丸的内分泌功能。

（一）睾丸的内分泌功能

1. 睾酮　睾酮（testosterone，T）是含 19 个碳原子的类固醇激素，进入靶器官后可被 5α – 还原酶转变为活性更强的**双氢睾酮**（dihydrotestosterone，DHT）而发挥作用。20 ～ 50 岁的正常男性每天分泌 4 ～ 9mg 睾酮，入血后 98% 的睾酮与血浆蛋白结合，只有 2% 的睾酮以游离形式存在，游离的睾酮才有生物学活性。睾酮主要在肝脏灭活，以 17– 酮类固醇形式由尿排出，少量经粪便排出。血浆中少量的睾酮在外周组织如脑、皮肤、脂肪组织和肝脏还可被转变为雌激素。

睾酮的生理作用：①维持生精。游离型的睾酮或双氢睾酮与生精细胞的睾酮受体结合，促进精子的生成。②刺激男性副性器官发育和副性征出现。促进男性生殖器官的生长发育，促进男性副性征的出现并维持其正常状态。③维持和提高性欲。睾酮或双氢睾酮作用于大脑和下丘脑，引起促性腺激素和性行为的改变，从而提高性感，维持正常性欲。④对代谢的影响。促进蛋白质合成，尤其是促进肌肉及生殖器官的蛋白质合成；刺激肾脏合成促红细胞生成素，促进红细胞生成；类似肾上腺皮质激素作用，促使水钠潴留；促进骨骼生长，使钙、磷沉积增加。

2. 抑制素 抑制素是睾丸的支持细胞分泌的肽类激素，由 α 和 β 两个亚单位组成。抑制素对腺垂体促卵泡激素（FSH）的合成与分泌有很强的抑制作用，而生理剂量的抑制素对黄体生成素（LH）的分泌却无明显的影响。

（二）睾丸的内分泌功能调节

睾丸的功能受下丘脑－腺垂体－睾丸轴的调节。下丘脑、腺垂体分泌的激素可调节睾丸的功能。睾丸产生的雄激素和抑制素又通过负反馈影响下丘脑、腺垂体相关激素的分泌。

1. 下丘脑－腺垂体功能的调节 从青春期开始，下丘脑以脉冲方式分泌促性腺激素释放激素（GnRH），经垂体门脉系统到达腺垂体，GnRH 与靶细胞膜受体结合，经细胞内第二信使介导，使腺垂体分泌 FSH 和 LH。FSH 与支持细胞的相应受体结合，使其分泌促精子生成的各种物质；同时，LH 通过睾丸间质细胞上的 LH 受体，促进睾酮的合成，进而维持精子的生成。睾酮的分泌量与 LH 的浓度成正比。持续不间断的 GnRH 分泌，可导致其受体数量下调，使腺垂体细胞对 GnRH 的敏感性下降，促性腺激素分泌减少。

2. 反馈调节 临床上发现，当曲细精管无精子生成时，血中 FSH 水平升高；精子生成加速时，FSH 水平下降。这是抑制素对腺垂体 FSH 分泌的负反馈作用。血中游离睾酮作用于下丘脑和腺垂体，影响 GnRH 和 LH 的分泌，对 FSH 的分泌无抑制作用。通过睾酮的负反馈作用，使得血中睾酮的含量维持相对稳定。睾丸曲细精管的支持细胞存在芳香化酶，可将睾酮转化为雌二醇，雌二醇可与间质细胞中的雌二醇受体结合，抑制 DNA 合成，使睾酮的合成减少，因此支持细胞通过影响睾酮分泌实现对下丘脑－腺垂体的反馈调节。

抑制素对腺垂体 FSH 分泌的负反馈调节和睾酮对下丘脑和腺垂体的负反馈调节同时进行，保证了精子的正常生成。

FSH 和 LH 对生精过程均有调节作用。LH 的作用是通过睾酮来实现。目前认为 FSH 可启动生精过程，睾酮则维持生精过程（图 19-10）。

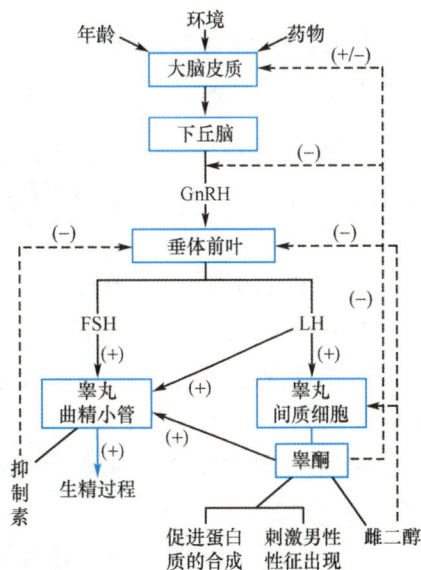

图 19-10 下丘脑－腺垂体－睾丸轴功能调节示意图

二、卵巢的功能

卵巢是女性的主性器官。卵巢具有双重功能，既具有生卵功能，能产生和排出卵子，又具有内分泌功能，能分泌**雌激素**（estrogen，E）、**孕激素**（progesterone，progestogen）、抑制素及少量雄激素。下丘脑－腺垂体－卵巢轴是女性生殖系统的主要调节机制。

卵巢分泌的雌激素主要是**雌二醇**（estradiol），雌二醇由卵泡的内膜细胞和颗粒细胞共同产生，黄体细胞也能少量分泌。孕激素在卵巢内主要由黄体生成，妊娠期胎盘也大量分泌孕激素，由于该激素对妊娠特别重要，故称孕激素。孕激素主要为**孕酮**（progesterone），作用于子宫内膜及子宫平滑肌，使之适应受精卵着床和维持妊娠。

（一）雌激素的生物学作用

1. 对女性生殖器官的作用　促进女性生殖器官生长发育，并维持其正常功能：①促进子宫生长发育，使子宫内膜呈现增生期改变，分娩前可提高子宫平滑肌对缩宫素的敏感性。②协同 FSH 促进卵泡发育，通过正反馈作用诱导排卵前 LH 峰出现，促进排卵。③促进输卵管运动，利于卵子向子宫腔排送。④促进阴道上皮增生、角化。⑤在月经期和妊娠期内，与孕激素配合，维持正常月经与妊娠的发展。

2. 对女性副性征的作用　促进女性副性器官的发育和副性征的出现，并使其维持成熟状态。

3. 对代谢和其他的影响　雌激素对代谢的影响：①促进成骨细胞活动，抑制破骨细胞活动，促进钙盐沉积，加速骨生长，促进骨骺闭合。②降低血浆胆固醇水平。③高浓度的雌激素可引起水钠潴留，可能是由于雌激素促进醛固酮分泌所致。④促进蛋白质合成，尤其促进生殖器官细胞增殖、分化，促进生长发育。

在每一个月经周期中，雌激素的分泌量呈现两次规律性升高：第一次是在卵泡期，在排卵前 1 周开始明显上升，到排卵前 1 天达到顶点，排卵后立即降低；第二次是在黄体期，排卵后 4～5 天起逐步升高，到月经期前下降（图 19-11）。

（二）孕激素的生物学作用

1. 对子宫的作用　①在雌激素作用基础上，孕激素使子宫内膜进一步增厚，并发生分泌期改变，为受精卵着床做好准备。②在妊娠期，使子宫平滑肌细胞膜超极化，降低细胞兴奋性，抑制子宫平滑肌收缩，保证胚胎的"安静"环境。③降低母体对胎儿的免疫排斥反应。如果缺乏孕激素，可导致先兆流产。

2. 对乳腺的作用　在雌激素作用基础上促进乳腺腺泡发育和成熟，为泌乳做准备。

3. 产热的作用　使女性基础体温在排卵后升高 0.5℃左右，黄体期维持此水平。由于体温在排卵前先表现为短暂降低，排卵后升高，故临床上常将这一基础体温的双相变化作为判定有否排卵的标志之一。

4. 对平滑肌的作用　使血管和消化道平滑肌紧张性降低。有人认为这是孕妇容易发生便秘和痔疮的原因之一。

在排卵期，血浆中孕激素浓度很低，在黄体期的头 2～3 天内则明显升高，至排卵后 7～8 天达到高峰（图 19-11）。

女性体内雄激素主要来自卵泡内膜细胞及肾上腺皮质网状带。女性如果雄激素过多，可引起男性化与多毛症。适量的雄激素可刺激阴毛、腋毛的生长。

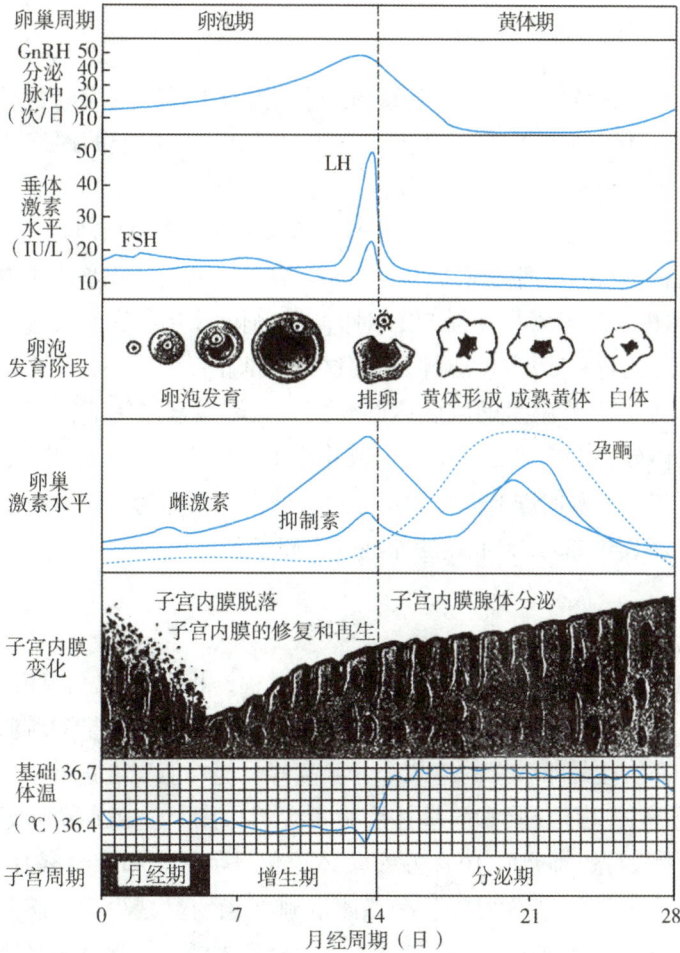

图 19-11　月经周期激素变化

三、卵巢的内分泌与月经周期

卵巢的周期性活动受下丘脑 – 腺垂体调节，而卵巢分泌激素的周期性变化又对下丘脑 – 腺垂体进行正、负反馈调节，形成**下丘脑 – 腺垂体 – 卵巢轴**（hypothalamus-adenohypophysis-ovaries axis）。女性进入青春期，下丘脑分泌的 GnRH 最多，腺垂体分泌的 FSH 和 LH 也相应增多，使卵巢出现周期性变化，同时雌、孕激素分泌增多。雌、孕激素水平升高对下丘脑和腺垂体的功能具有反馈调节作用。一般认为，孕激素对下丘脑和腺垂体呈负反馈调节，即孕激素分泌增多时，腺垂体 FSH 和 LH 的分泌相应减少。雌激素的作用则比较复杂，在黄体期，血液中雌激素水平增高时，主要以负反馈方式抑制腺垂体 LH 的分泌；但在卵泡成熟期，血液中高浓度的雌激素以正反馈的方式促进下丘脑 GnRH 和腺垂体 LH 的释放。

月经周期（menstrual cycle）是指成年女性周期性的子宫内膜剥脱流血的现象。人类的月经周期为 28 天左右，月经期持续 3～5 天，第 6～14 天为增生期，第 14 天为排卵日，第 15～28 天为分泌期。月经的周期性是在下丘脑 – 腺垂体 – 卵巢轴的调控下出现的，并与血液中 FSH、LH、雌激素、孕激素的浓度变化密切相关。月经期和增生期处于卵巢周期的卵泡期，分泌期与黄体期相对应。为方便起见，一般以流血的第一天作为月经周期的开始。

（一）卵泡期（排卵前期）

卵泡期是从卵泡开始生长发育到卵泡成熟的过程，相当于子宫内膜的月经期和增生期。卵泡期开始时，由于黄体退化，血液中雌、孕激素水平降低，子宫内膜的螺旋动脉收缩痉挛导致内膜剥脱流血，即为**月经**（menstruation）；同时，低浓度的雌、孕激素对腺垂体的负反馈作用较弱，使血液中 FSH 和 LH 浓度逐渐升高，卵泡生成雌激素增多。在卵泡期中段，即排卵前 1 周，血中雌激素水平明显升高，FSH 受雌激素反馈抑制分泌减少，而 LH 仍稳步上升。这一时期，虽然 FSH 处于低水平，但由于雌激素可加强 FSH 对卵泡的刺激作用，卵泡继续增长，颗粒细胞数量增多，雌激素合成和分泌进一步增加。雌激素的这种局部正反馈作用，使血液中雌激素浓度持续升高。在排卵前 1 天左右，雌激素的浓度达到峰值，在雌激素作用下，下丘脑 GnRH 的分泌增加，GnRH 刺激腺垂体分泌 FSH 和 LH 增加，其中以 LH 分泌增加最为明显，形成血中 LH **峰**（LH surge）（图 19-11）。雌激素促进 LH 大量分泌的这种作用，称为雌激素的正反馈效应。在大量 LH 的作用下（可能 FSH 也参与），成熟的卵泡排出卵子。

（二）黄体期（排卵后期）

黄体期指排卵后由残存卵泡形成黄体及黄体退化的过程，相当于子宫内膜的分泌期。卵泡排出卵子后，形成黄体，进入黄体期。在 LH 的作用下，黄体细胞分泌大量的雌激素和孕激素，使血液中二者浓度明显升高。这是雌激素的第二个分泌高峰，但峰值程度稍低于卵泡期。血液中雌激素和孕激素水平的升高，对下丘脑和腺垂体产生负反馈作用，GnRH 释放减少，进而 FSH 和 LH 明显减少。卵子若不受精，排卵后 10 天左右黄体退化，孕激素和雌激素血中浓度明显下降，致使子宫内膜剥脱，发生流血，成为月经。孕激素和雌激素明显减少后，腺垂体的 FSH 和 LH 的分泌又增加，进入下一个卵巢周期。如若受孕，胎盘分泌**人绒毛膜促性腺激素**，刺激卵巢黄体转变为妊娠黄体，继续分泌孕激素和雌激素，使妊娠顺利进行。

黄体期的子宫内膜，由于受到孕激素和雌激素的刺激，发生了分泌期的相应变化，为接受受精卵和妊娠做好了准备。

四、胎盘的内分泌功能

正常妊娠的维持主要依赖于垂体、卵巢及胎盘分泌的各种激素的相互配合。受精与着床之前，在腺垂体分泌的促性腺激素的作用下，卵巢黄体分泌大量雌、孕激素，使子宫内膜发生分泌期的变化。如未受孕，黄体按时退化，孕激素与雌激素分泌减少，引起子宫内膜剥脱流血；如果受孕，则在受精后第 6 天左右，胚泡滋养层细胞开始分泌人绒毛膜促性腺激素，并刺激卵巢黄体转化为妊娠黄体，继续分泌孕激素和雌激素，维持妊娠。胎盘形成后，则成为妊娠期一个重要的内分泌器官，可分泌大量的蛋白质激素、肽类激素和类固醇激素，调节母体与胎儿的代谢活动。

（一）人绒毛膜促性腺激素

人绒毛膜促性腺激素（human chorionic gonadotropin，HCG）是妊娠早期胎盘绒毛膜滋养层细胞分泌的一种糖蛋白，其分子结构与 LH 极为相似。其生理作用是在妊娠早期维持卵巢黄体继续发育形成妊娠黄体，使雌、孕激素由黄体合成顺利过渡到由胎盘合成，以维持胎儿的生长发育。受精后 8～10 天的母血中就能检测到 HCG 的存在，妊娠第 60 天左右达到高峰，然后逐渐下降，于妊娠 160 天左右降至最低水平，一直持续到妊娠结束。由于 HCG 经尿排出，临床上很早就利用孕妇尿液进行早期妊娠的诊断。

（二）胎盘雌激素和孕激素

胎盘本身不能独立产生雌激素和孕激素，需从母体或胎儿得到前体物质，再加工合成雌激素和孕激素。

1. 雌激素 胎盘分泌的雌激素主要为雌三醇。胎盘合成雌激素的原料来自胎儿肾上腺形成的脱氢表雄酮硫酸盐，在胎盘滋养层细胞内形成。雌三醇是胎儿与胎盘共同参与合成的。因此检测母体血中雌三醇含量的多少，可以用来判断胎儿是否存活。

2. 孕激素 胎盘分泌的孕激素主要是孕酮，由滋养层细胞合成。胎盘能将来自母体的胆固醇转变为孕烯醇酮，在胎盘 3β – 羟脱氢酶的作用下，孕烯醇酮转变为孕酮。

胎盘于妊娠第 6 周开始分泌雌激素和孕激素，随妊娠时间延长水平不断升高，至分娩前达到最高峰。

（三）人绒毛膜生长素

人绒毛膜生长素（human chorionic somatomammotrop，HCS）是滋养层细胞分泌的一种单链多肽激素，含 191 个氨基酸残基，其化学组成及某些生物活性与生长激素相似。主要生理作用有：

1. 促进胎儿生长 它可降低母体对葡萄糖的利用，将葡萄糖转移给胎儿，作为能量来源；同时母体游离脂肪酸增多，有利于胎儿摄取更多营养以利生长，故又称妊娠期的生长素。

2. 对乳腺的作用 最初动物实验显示其有催乳作用，但人体试验其催乳作用不明显。孕妇血中 HCS 的含量从妊娠两个月后开始增加，直至分娩前停止。

思考题

1. 试述下丘脑与垂体之间的功能联系。
2. 叙述甲状腺激素是如何维持稳定的。
3. 生长激素的主要生理作用是什么？
4. 长期使用糖皮质激素的患者，会引起什么不良反应？能否突然停药？为什么？
5. 试述月经周期形成的机制。

第二十章
神经系统

扫一扫，查阅本章数字资源，含PPT、音视频、图片等

第一节　神经系统功能活动的基本原理

神经细胞（neurocyte）和**神经胶质细胞**（neurogliocyte）是组成神经系统的主要细胞类型。神经细胞又称**神经元**（neuron），是一种高度分化的细胞，在神经系统中，大约有 1000 亿个形态各异且功能多样的神经元，是神经系统结构和功能的基本单位。在中枢及周围神经系统中还广泛存在着神经胶质细胞，其数量是神经元的 10 ~ 50 倍，终身保持着分裂增殖能力，对神经元主要起支持、保护和营养等辅助作用，并可通过再生修复受损的神经组织。

一、神经元与神经纤维

（一）神经元的结构与功能

典型的神经元可分为胞体与突起两部分。神经元胞体是神经元功能活动的中心，其主要功能是合成物质、接受信息与整合信息。神经元的突起可分为**树突**（dendrite）和**轴突**（axon）两种。树突较短，数量较多，反复分支并丛集在胞体的周围，主要功能是接受其他神经元传来的信息，并传向胞体。轴突较长，通常一个神经元仅有一个轴突，主要功能是将神经元胞体发出的神经冲动传递给另一个或多个神经元或者肌肉、腺体等效应器。神经元的轴突和感觉神经元的长树突称为**神经纤维**（nerve fiber），其中一类神经纤维被许多同心圆螺旋膜板层形成的髓鞘所包裹，称为**有髓纤维**（myelinated fiber），另一类无髓鞘板层包裹的神经纤维称为**无髓纤维**（unmyelinated fiber）。

（二）神经纤维的分类

生理学中常采用两种方法对神经纤维进行分类：一是根据神经纤维兴奋传导速度的差异将哺乳动物的周围神经纤维分为 A、B、C 三类。二是根据神经纤维的直径与来源的不同，将其分为 I、II、III、IV 四类。上述两种分类间存在交叉重叠，例如 C 类和IV类纤维都可用来表示无髓纤维，A_α 和 I 类纤维又常用来表示传导速度最快的纤维。目前对传出纤维多采用第一种分类法，对传入纤维则采用第二种分类法。两种分类法及其对应关系见表 20-1、表 20-2。

表 20-1　神经纤维的分类（一）

纤维分类	来源	纤维直径（μm）	传导速度（m/s）	锋电位时程（ms）	绝对不应期（ms）
A（有髓）					
A_α	初级肌梭传入纤维和支配梭外肌的传出纤维	13～22	70～120	0.4～0.5	0.4～1.0
A_β	皮肤的触－压觉传入纤维	8～13	30～70	0.4～0.5	0.4～1.0
A_γ	支配梭内肌的传出纤维	4～8	15～30	0.4～0.5	0.4～1.0
A_δ	皮肤的痛、温觉传入纤维	1～4	12～30	0.4～0.5	0.4～1.0
B（有髓）	自主神经节前纤维	1～3	3～15	1.2	1.2
C（无髓）					
sC	自主神经节后纤维	0.3～1.3	0.7～2.3	2.0	2.0
drC	后根传导痛觉传入纤维	0.4～1.2	0.6～2.0	2.0	2.0

表 20-2　神经纤维的分类（二）

纤维分类	来源	纤维直径（μm）	电生理分类
I_a	肌梭的传入纤维	12～22	A_α
I_b	腱器官的传入纤维	12 左右	A_α
II	皮肤的机械感受器传入纤维（触－压、振动觉）	5～12	A_β
III	皮肤痛觉、温度觉、肌肉的深部压觉传入纤维	2～5	A_β
IV	无髓的痛觉、温度觉、机械感受器传入纤维	0.1～1.3	C

（三）神经纤维传导兴奋的特征

神经纤维的基本功能是传导兴奋。兴奋在神经纤维上的传导，实质上就是动作电位沿细胞膜扩布的过程。这种在神经纤维上传导的动作电位称为**神经冲动**（nerve impulse）。神经纤维传导兴奋具有下列特征：

1. 生理完整性　包括结构和功能的完整。当神经纤维结构完整性被破坏时，神经冲动的传导将发生障碍。例如神经纤维被切断时，神经冲动将无法通过断口继续传导；神经纤维局部脱髓鞘病变时，神经冲动传导经过患处时，速度将减慢。即使神经纤维在结构上是完整的，若用机械压迫、电流、冷冻、化学药物及毒素等理化因素施加于神经纤维上，导致局部功能改变，神经纤维丧失了功能完整性，也将导致传导减慢或中断，出现传导阻滞。

2. 绝缘性　一条神经干包含着许多条神经纤维，但各条神经纤维同时进行兴奋传导而互不干扰，称为传导的绝缘性。其原因是髓鞘阻抗的存在以及细胞外液对电流的短路作用，传导神经冲动的局部电流优先在一条纤维上构成回路。绝缘性保证了神经纤维可精确地传导兴奋。

3. 双向传导性　在实验条件下，刺激神经纤维上的任何一点，所产生的神经冲动可沿神经纤维向两侧方向传导。但在整体条件下，由于神经细胞的极性，神经冲动通常是由树突或胞体向轴突方向进行传导，因此一般不表现出双向传导。

4. 相对不疲劳性 实验发现，用频率为 5～100Hz 的有效电刺激，连续刺激神经纤维 9～12 小时，神经纤维仍然保持其传导兴奋的能力，称为相对不疲劳性。原因在于神经冲动是以耗能极少的局部电流形式在神经纤维上进行传导的。

（四）神经纤维的传导速度

不同类型神经纤维传导速度的差异与神经轴索直径的大小、髓鞘的厚薄以及温度的高低等因素有关。神经轴索直径越大，其轴浆的纵向电阻越小，局部电流传播越快，相邻部位的细胞膜能更快去极化达到阈电位，因而神经冲动传导越快。电生理测定的结果还表明，直径较大的轴索，其细胞膜上 Na^+ 通道的密度较高，因而动作电位的形成与传导速度也更快。有髓神经纤维以跳跃式传导兴奋，其传导速度远快于无髓神经纤维。髓鞘厚度增加，髓鞘阻抗增大，经细胞外液在一条神经纤维上构成回路的局部电流传播越快，而且髓鞘增厚导致郎飞结的结间距离增大也有利于传导。神经系统脱髓鞘病变，如多发性硬化，可引起神经传导速度减慢，甚至发生传导阻滞。但是，由于髓鞘增厚通常伴有轴索实际直径的减小，又不利于传导。理论计算与实测表明，轴索直径与总直径的比例影响传导速度，0.6 为最适宜比例，传导速度最快。神经纤维直径（以 μm 计）与神经纤维传导兴奋的速度（以 m/s 计）的关系：传导速度（m/s）= 6 × 直径（μm），式中直径是指包括轴索加上髓鞘的总直径。温度也是影响神经传导速度的因素之一。在一定范围内温度升高可使传导速度加快；相反，温度降低则可使传导速度减慢甚至发生阻滞，局部低温镇痛即是利用了这一特性。临床上，测定神经传导速度有助于神经纤维疾患的诊断以及神经损伤预后的评估。

（五）神经纤维的轴浆运输

神经元胞体与轴突末梢之间的各种物质在轴浆内的流动转运，称为**轴浆运输**（axoplasmic transport）。轴浆运输有顺向与逆向两种。**顺向轴浆运输**（anterograde axoplasmic transport）是指由胞体向轴突末梢的转运，主要包括神经递质、神经内分泌激素、受体与离子通道等膜蛋白、内源性神经营养物质、细胞骨架有关蛋白以及一些酶类在轴浆内的运输。**逆向轴浆运输**（retrograde axoplasmic transport）是指自末梢向胞体的转运，其功能可能与反馈控制胞体合成蛋白质及递质的回收有关。逆向运输还能转运末梢摄取的外源性物质，借此途径神经毒素和病毒可进入神经元内，如破伤风毒素、狂犬病毒由外周侵犯中枢，均是逆向轴浆运输的结果。

（六）神经的营养性作用和神经营养因子

1. 神经的营养性作用 神经除了能够将兴奋传递给其所支配的组织并调控该组织功能活动外，还能通过其末梢释放某些物质，持续调整被支配组织的内在代谢活动，对其组织的结构、生化与生理过程产生持久性影响，这种作用与神经冲动无关，称为神经的**营养性作用**（trophic action）。该作用在正常情况下不易被察觉，但在神经被切断、变性时就明显表现出来。若实验切断运动神经，被支配的肌肉内的糖原合成减慢，蛋白质分解加速，肌肉逐渐萎缩，如临床上周围神经损伤的患者肌肉发生明显萎缩，就是肌肉失去了神经营养性作用的结果。神经的营养性作用是由神经元胞体合成，并通过神经末梢释放的某些营养性因子，作用于所支配的组织而完成的。

2. 神经营养因子 神经纤维所支配的组织和星形胶质细胞也能持续产生**神经营养因子**（neurotrophin，NT），这是一类对神经元起营养作用的蛋白质或多肽分子。它们产生后到达特定神经元，由神经末梢特异受体介导摄取，经逆向轴浆运输转运抵达胞体，促使胞体合成有关蛋白质，参与神经系统的发育及正常功能的维持。

目前已陆续发现并分离出多种神经营养因子，主要分为神经生长因子家族、其他神经营养因子与神经营养活性物质三大类。其中，以神经生长因子家族较为重要，其主要成员有**神经生长因子**（nerve growth factor，NGF）、**脑源性神经营养因子**（brain-derived neurotrophic factor，BDNF）、神经营养因子3（NT-3）、神经营养因子4/5（NT-4/5），最近又发现本家族的一个新成员——神经营养因子6（NT-6）。

二、神经元间的信息传递

（一）突触分类与结构

突触（synapse）是神经元与神经元之间或神经元与效应器细胞之间特化的连接结构，具有在细胞之间传递信息的功能。神经元与效应器细胞之间的突触也称为**接头**（junction），例如神经 – 肌肉接头。根据突触在传递信息时媒介物质的不同，将突触分为化学性突触和电突触两种类型。前者是以神经递质，后者以局部电流为信息传递媒介。化学性突触又根据递质释放后影响的范围和距离的不同，分为**定向突触**（directed synapse）和**非定向突触**（non-directed synapse）。定向突触释放的递质仅作用于短距离的局限部位，如经典的突触和神经 – 骨骼肌接头；非定向突触释放的递质则可扩散较远，作用空间也比较广泛，如神经 – 心肌接头和神经 – 平滑肌接头，这种信息传递形式也被称为**非突触性化学传递**（non-synaptic chemical transmission）。

1. 定向突触　定向突触属于经典的化学性突触，由**突触前膜**（presynaptic membrane）、**突触间隙**（synaptic cleft）和**突触后膜**（postsynaptic membrane）三部分组成（图20-1）。突触前神经元的突起末梢分出许多小支，每个小支的末梢膨大呈球状，形成**突触小体**（synaptic knob），它贴附在另一个神经元的表面，构成突触。突触小体的末梢膜，称为突触前膜；与之相对的胞体膜或突起膜，称为突触后膜；突触前膜与后膜之间为突触间隙。在突触小体的轴浆内，含有大量的线粒体与囊泡（**突触小泡**，synaptic vesicle）等。一种突触可含一种或几种形态的囊泡，其内含有高浓度的神经递质。突触后膜上有相应神经递质的特异性受体。

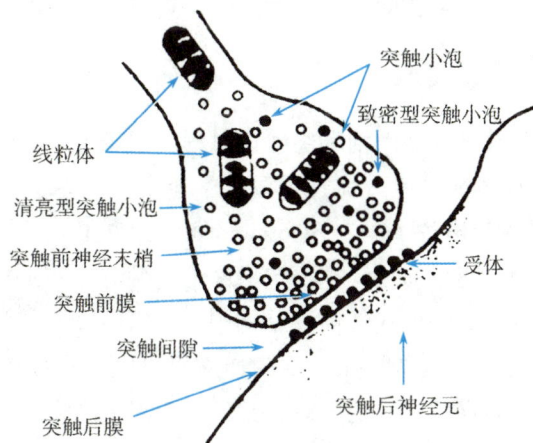

图20-1　化学性突触示意图

2. 非定向突触　某些神经元的轴突末梢有许多分支，分支上布满了呈念珠状的**曲张体**（varicosity），内含装有递质的囊泡。曲张体不与突触后成分形成经典的定向突触结构，而是位于突触后膜的邻近甚至远隔区域，其释放的递质通过细胞外液弥散地作用于突触后成分，从而发挥生理效应。这种化学性突触缺乏经典突触前后膜的对应关系，释放的递质也不具有定向性，因此属于非定向突触（图 20-2）。

一般认为，在中枢神经内，单胺类神经纤维都能进行非定向突触传递。在外周神经中，以去甲肾上腺素为递质的自主神经 – 平滑肌接头的信息传递也是通过这种方式进行的。与经典的定向突触传递比较，非定向突触传递具有以下特点：①无特化的突触前膜和后膜结构。②递质扩散的距离较远，且远近不等，所以传递所需时间较长，且长短不一。③一个曲张体释放的递质可作用于较多的突触后成分，且无特定的靶点。④传递效应的产生与否取决于突触后成分上有无相应的受体。

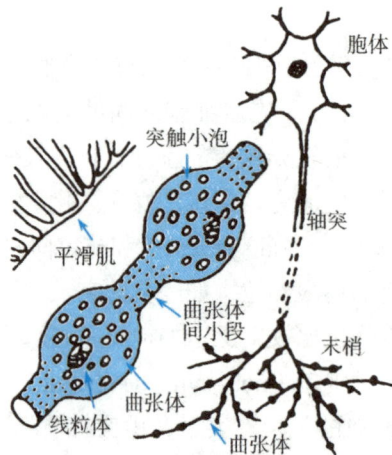

图 20-2　交感肾上腺素能神经元通过非定向突触作用于平滑肌的示意图

3. 电突触　电突触的结构基础为**缝隙连接**（gap junction），相邻的两个神经元之间的膜间距仅有 2 ～ 3nm，连接处细胞膜不增厚，其邻近轴浆内无突触囊泡存在。两侧膜上有沟通两细胞胞质的水相通道，允许带电离子通过通道而传递电信息，所以称为电突触。电突触传递的特点：低电阻性；兴奋传递快，几乎不存在潜伏期；双向性传递。电突触传递广泛存在于成年哺乳动物中枢神经系统和视网膜中，主要发生在同类神经元之间，具有促进同步化活动的功能。

（二）化学性突触的信息传递

化学性突触传递要经历复杂的突触前和突触后过程。由于突触前膜的动作电位不能直接扩布到突触后膜，因此它的信息传递是通过前膜释放化学递质，与突触后膜上受体结合将化学信息（递质）转换为电信号即**突触后电位**（postsynaptic potential，PSP）而实现的。

1. 突触传递的基本过程　突触前过程主要包括：①突触前神经元兴奋，动作电位传导至轴突末梢，引起突触前膜去极化。②去极化使前膜结构中电压门控式 Ca^{2+} 通道开放，产生 Ca^{2+} 内流。③突触小泡前移，与前膜接触、融合。④小泡内递质以出胞方式释放入突触间隙。突触前过程中，突触前膜的去极化是诱发递质释放的关键因素，Ca^{2+} 则是前膜兴奋与递质释放过程的耦联因子。进入末梢的 Ca^{2+} 量决定突触前膜递质的释放量。Ca^{2+} 在触发囊泡递质释放过程中可能发挥两方面的作用：一是降低轴浆黏度，以利囊泡前移；二是消除突触前膜上的负电位，促进囊泡与前膜接触、融合和胞裂外排。研究发现，突触小泡膜上存在一种突触结合蛋白，其与囊泡和突触前膜的融合有关。当内流的 Ca^{2+} 与囊泡膜上突触结合蛋白钙离子结合位点结合，并将其激活后，可招募相关分子到突触前膜融合处，促进囊泡与突触前膜的融合以及囊泡内神经递质的释放。

突触后过程的主要包括：①从间隙扩散到达突触后膜的递质，作用于后膜的特异性受体。②突触后膜离子通道开放或关闭，引起跨膜离子活动。③突触后膜电位发生变化，引起突触后神经元兴奋性的改变。

从以上全过程来看，定向突触传递是一个电－化学－电的过程，即突触前神经元的生物电活动，通过诱发突触前轴突末梢化学递质的释放，最终导致突触后神经元的电活动变化。

2. 突触后神经元的电活动　突触传递包括兴奋性与抑制性突触传递，其突触后神经元的电变化分别为兴奋性突触后电位和抑制性突触后电位。

在兴奋性突触传递过程中，突触前膜释放的某种兴奋性递质，作用于突触后膜上的特异受体，提高了后膜对 Na^+ 和 K^+ 的通透性，特别是对 Na^+ 通透性增大，引起 Na^+ 内流占优势，使突触后膜发生局部去极化。这种在兴奋性递质作用下发生突触后膜的局部去极化，能使该突触后神经元的兴奋性提高，故称为**兴奋性突触后电位**（excitatory postsynaptic potential，EPSP）。EPSP 是局部兴奋，它的大小取决于突触前膜释放的递质量。当突触前神经元活动增强或参与活动的突触数目增多时，递质释放量也多，所形成的 EPSP 就可发生总和，使电位幅度增大，达到阈电位水平时，便可引起突触后神经元兴奋。如果未能达阈电位水平，虽不能产生动作电位，但能提高突触后神经元的兴奋性，使之容易发生兴奋，这种现象称为易化。

在抑制性突触传递过程中，突触前膜释放的某种抑制性递质，与突触后膜受体结合后，可提高后膜对 Cl^- 和 K^+ 的通透性，尤其是对 Cl^- 的通透性增大，由于 Cl^- 的内流与 K^+ 的外流，突触后膜发生局部超极化。这种在抑制性递质作用下而出现在突触后膜的超极化，能降低突触后神经元的兴奋性，称为**抑制性突触后电位**（inhibitory postsynaptic potential，IPSP）。IPSP 与 EPSP 的电位变化在时程上相似，但极性相反，故可降低突触后神经元的兴奋性，从而发挥其抑制效应。

在中枢神经系统中，一个神经元常与其他多个神经末梢构成突触。在这些突触中，有的是兴奋性突触，有的是抑制性突触，他们分别产生的 EPSP 与 IPSP 可在突触后神经元的胞体进行整合。轴丘是神经元形成轴突的起始段，此处 Na^+ 通道数量最多，整合后的电位若达到阈电位，则首先在该处触发出动作电位并向外周扩布，因此轴突起始段被认为是神经元对两种电位进行整合的整合点。突触后神经元的状态实际上取决于同时产生的 EPSP 与 IPSP 代数和。若 EPSP 占优势并达阈电位水平时，突触后神经元产生兴奋；相反，若 IPSP 占优势，突触后神经元则呈现抑制状态。

3. 神经－骨骼肌接头的兴奋传递　神经－骨骼肌接头是运动神经元轴突末梢与骨骼肌之间形成的功能性联系部位，执行两者间的信息传递，这一过程与兴奋性突触传递过程十分相似。

（1）神经－骨骼肌接头的结构　运动神经元轴突末梢在接近骨骼肌细胞处先失去髓鞘，以裸露的轴突末梢嵌入肌细胞膜的凹陷内，构成运动终板。轴突末梢的膜形成接头前膜，与之对应的肌细胞膜为接头后膜，又称终板膜，二者之间有 $15\sim50nm$ 的接头间隙，其中充满细胞外液。终板膜上有 N_2 型乙酰胆碱受体阳离子通道，能与乙酰胆碱（ACh）进行特异结合，在终板膜表面还有大量能分解 ACh 的胆碱酯酶。在轴突末梢的轴浆中，除有线粒体外，还有大量内含 ACh 的囊泡（图 20-3）。囊泡的释放是通过出胞作用以囊泡为单位倾囊而出的方式进行的，称为**量子式释放**（quantal release）。

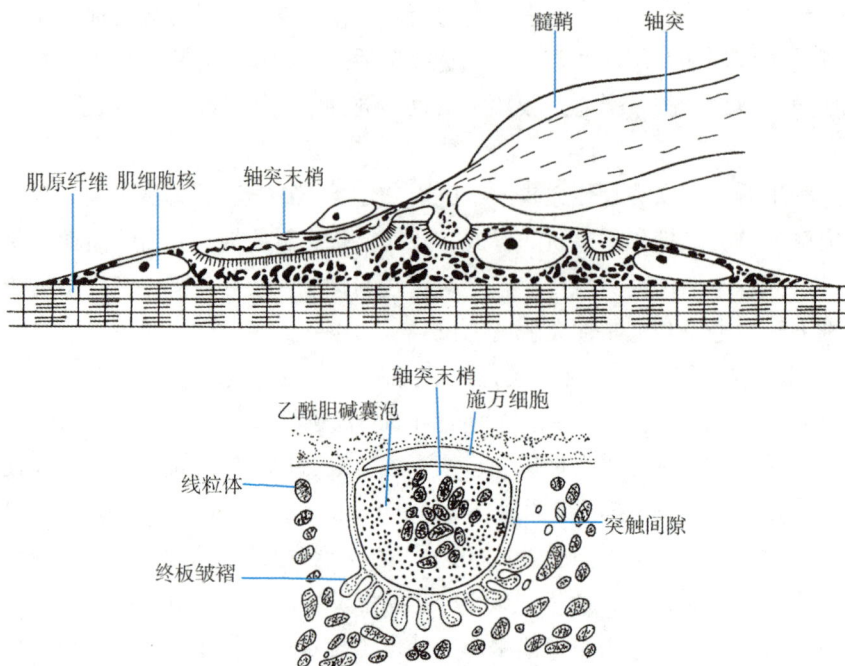

图 20-3　神经 - 骨骼肌接头处的超微结构示意图

（2）神经 - 骨骼肌接头兴奋传递过程　安静状态时，因囊泡的随机运动也会发生单个囊泡的自发释放，并引起终板膜电位的微弱去极化，称为微终板电位（miniature end-plate potential, MEPP）。每个 MEPP 的平均幅度仅有 0.4mV，不足以引起肌细胞的兴奋，但可能是神经控制肌肉张力的基础，也是神经对肌肉发挥营养作用的一种方式。当神经冲动到达时，轴突末梢即诱发量子式释放 ACh。其诱发释放过程十分复杂，首先是接头前膜的去极化，引起该处特有的电压门控式 Ca^{2+} 通道开放，细胞外 Ca^{2+} 进入轴突末梢内，促使大量囊泡向前膜靠近，并与之融合，然后通过胞裂外排的方式将囊泡中的 ACh 分子全部释放入接头间隙。据测算，一次动作电位到达末梢，能使大约 125 个囊泡几乎同步释放近 2×10^5 个 ACh 分子进入接头间隙。当 ACh 通过间隙扩散至终板膜时，与膜上的 N_2 型 ACh 受体阳离子通道结合并使之激活开放，允许 Na^+、K^+，甚至少量 Ca^{2+} 同时通过，出现 Na^+ 内流与 K^+ 外流。由于 Na^+ 内流远超过 K^+ 外流，结果使终板膜去极化，这种去极化电位，称为**终板电位**（end-plate potential, EPP）。终板电位以电紧张扩布的形式影响其邻近的肌细胞膜，使之去极化。当邻近肌细胞膜去极化达阈电位水平时，引起肌细胞兴奋，从而完成一次神经与骨骼肌之间的兴奋传递。释放进入突触间隙的 ACh 不论是否与 ACh 受体结合，均可迅速被接头后膜上的胆碱酯酶分解，或通过扩散离开突触间隙，为终板膜上 ACh 受体接受下次传递做好准备。

（3）神经 - 骨骼肌接头兴奋传递的特点　接头处的兴奋传递与兴奋性突触传递相似。表现在：①终板电位没有"全或无"的特性，其大小与接头前膜释放的 ACh 量成正变关系。②终板电位无不应期，有总和现象。③终板电位也以电紧张形式进行扩布。

上述两种传递过程也有区别，神经 - 骨骼肌接头兴奋传递是 1:1 关系，即运动神经纤维每兴奋一次，它所支配的肌细胞也发生一次兴奋。而在兴奋性突触传递过程中，则必须有多个神经冲动到达，使 EPSP 总和达阈电位水平，才能使突触后神经元兴奋。

（4）影响神经 - 骨骼肌接头信息传递的因素　许多因素均可影响神经 - 骨骼肌接头兴奋传递过程。有些因素可影响接头前过程，如肉毒杆菌毒素能阻滞神经末梢释放 ACh，可引起接头传导阻滞。另一些因素则可影响接头后过程，如美洲箭毒和 α-银环蛇毒可特异性地阻断终板膜上 N_2 型 ACh 受体阳离子通道，从而阻断接头传递，使肌肉松弛。临床上重症肌无力患者，是由于自身免疫性抗体破坏了终板膜上的 N_2 型 ACh 受体阳离子通道，从而导致神经肌肉传递障碍，出现肌收缩无力的征象。此外，乙酰胆碱酯酶抑制剂也可影响神经－骨骼肌接头的兴奋传递，如新斯的明能够可逆性抑制胆碱酯酶活性，使 ACh 不能水解，从而提高受体部位的 ACh 浓度，加强和延长 ACh 的作用，使骨骼肌收缩力加强，可用于改善重症肌无力的症状。

三、神经递质与受体

（一）神经递质

神经递质（neurotransmitter）是指在化学性突触传递过程中，由突触前神经元合成、贮存、释放，并能与突触后膜上的特异性受体相结合，引起突触后膜产生突触后电位的一类信息传递物质。神经递质可根据其存在部位的不同，分为外周与中枢神经递质。

长期以来，一直认为一个神经元内只存在一种递质，其全部神经末梢只释放同一种递质，这一原则称为**戴尔原则**（Dale principle）。近年来，发现有递质共存现象，即两种或两种以上的递质可共存于同一神经元。递质共存的意义在于协调某些生理功能活动。

与神经递质不同，由神经元产生的另一类化学物质，其本身并不直接触发所支配细胞的效应，而是调节信息传递的效率，增强或削弱递质的效应。这类化学物质被称为**神经调质**（neuromodulator），调质所发挥的作用称为**调制作用**（modulation）。

1. 鉴定经典神经递质的基本条件 经典的神经递质应符合以下标准：①突触前神经元内有合成该递质的前体物质及合成酶系。②递质贮存在突触囊泡中，当冲动到达神经末梢时，囊泡内的递质可被释放进入突触间隙。③释放的递质能作用于突触后膜上的特异性受体，且递质的释放量足以引发显著生理效应，人工将神经递质注入突触间隙应可模拟神经递质释放引起的效应。④突触间隙或神经元存在使这种神经递质失活或重摄取的机制。⑤应用神经递质的拟似剂或受体的拮抗/阻断剂能加强或阻断这种神经递质的突触传递作用。此外，一些新发现的神经递质可能并不完全符合上述条件，如 NO 等。

2. 外周神经递质 包括自主神经和躯体运动神经末梢所释放的递质，主要有乙酰胆碱、去甲肾上腺素和肽类递质。

（1）乙酰胆碱 在自主神经系统中，全部交感和副交感神经的节前纤维、绝大部分副交感神经的节后纤维（除少数释放肽类或嘌呤类递质的纤维外），以及小部分交感神经的节后纤维（如支配小汗腺的交感神经及支配骨骼肌的交感舒血管神经）都释放 ACh。躯体运动神经末梢释放的递质也是 ACh。凡以释放 ACh 作为递质的神经纤维，称为**胆碱能纤维**（cholinergic fiber）。

（2）去甲肾上腺素 除上述交感胆碱能纤维外，大部分交感神经节后纤维释放的递质均为 NE。凡以释放 NE 作为递质的神经纤维，称为**肾上腺素能纤维**（adrenergic fiber）。

（3）肽类递质 自主神经的节后纤维除胆碱能与肾上腺素能纤维外，近年还发现释放另外递质的第三种纤维。大量实验证实，这类神经纤维属**肽能纤维**（peptidergic fiber），其释放的递质为肽类化合物。肽能纤维广泛分布于外周神经组织、消化道、心血管、呼吸道、泌尿道和其他器官。

3. 中枢神经递质 在中枢神经系统内参与突触传递的化学递质，比较复杂，种类很多，称为中枢神经递质，它是中枢神经系统活动的关键物质。中枢神经递质大致可归纳为以下 5 类：

（1）乙酰胆碱　胆碱能神经元在中枢神经系统中分布极为广泛。主要分布在脊髓前角运动神经元、脑干网状结构上行激活系统、丘脑后腹核内的特异感觉投射系统、纹状体以及边缘系统的梨状区、杏仁核、海马等脑区。胆碱能神经元对中枢神经元的作用以兴奋为主。

（2）生物胺类　包括多巴胺、去甲肾上腺素、肾上腺素、5-羟色胺和组胺，它们分别组成不同的递质系统。①多巴胺：**多巴胺**（dopamine，DA）递质系统主要分布在黑质-纹状体、中脑边缘系统以及结节-漏斗部分。其主要功能分别与调节肌紧张、躯体运动、情绪、精神活动以及内分泌活动有关。②去甲肾上腺素：NE 递质系统神经元绝大多数分布在低位脑干，尤其是中脑网状结构、脑桥的蓝斑以及延髓网状结构的腹外侧部。NE 递质系统对睡眠与觉醒、学习与记忆、体温、情绪、摄食行为以及躯体运动与心血管活动等多种功能均有影响。③**肾上腺素**（epinephrine，E）：在中枢神经系统内，E 递质系统主要位于延髓和下丘脑，主要功能是参与血压与呼吸的调控。④**5-羟色胺**（5-Hydroxytryptamine，5-HT）：5-HT 递质系统神经元胞体主要位于低位脑干的中缝核群内，与睡眠、情绪、精神活动、内分泌活动、心血管活动以及体温调节有关。此外，它还是脑与脊髓内的一种痛觉调制递质。⑤**组胺**（histamine，H）：组胺能神经元胞体位于下丘脑后部结节乳头核区，其纤维分布到大脑皮层和脊髓等中枢系统广泛区域，该递质系统可能与觉醒、性行为、腺垂体分泌、饮水、痛觉调节等功能有关。

（3）氨基酸类　包括**谷氨酸**（glutamic acid）、**门冬氨酸**（aspartic acid）、**甘氨酸**（glyeine）、**γ-氨基丁酸**（γ-aminobutyric acid，GABA）。前两者为兴奋性氨基酸，后两者为抑制性氨基酸。①兴奋性氨基酸：谷氨酸在脑和脊髓中含量很高，其对所有中枢神经元都表现明显的兴奋作用，因此有人认为它是神经系统中最基本的一类传递信息的神经递质。此外，谷氨酸还具有神经毒或兴奋毒作用。②抑制性氨基酸：甘氨酸为低位中枢如脊髓、脑干的抑制性递质，它可能对感觉和运动反射进行抑制性调控。GABA 主要分布在大脑皮层浅层、小脑皮层浦肯野细胞层、黑质、纹状体与脊髓，它对中枢神经元具有普遍的抑制作用。

（4）肽类　神经元释放的具有神经活性的肽类化学物质，称为**神经肽**（neuropeptide）。迄今为止，在中枢神经系统内陆续发现的神经肽有 100 多种。目前，已肯定为中枢肽类递质的主要有速激肽、阿片肽、下丘脑调节肽和神经垂体肽、脑-肠肽等，它们与感觉兴奋的传递、痛觉调制以及心血管活动调节等生理过程有关。

（5）气体分子　一氧化氮（NO）在神经系统中也起递质作用，在不同脑区中，NO 可通过改变突触前神经末梢的递质释放，从而调节突触功能。新的资料表明，一氧化碳（CO）也是气体信使分子，也起神经递质作用。

（二）神经递质的受体

神经递质作为传递信息的第一信使，必须选择性地作用于突触后膜或效应器细胞膜上的**受体**（receptor）才能发挥作用。一些与递质相类似的物质也可以与受体结合。能与受体发生特异性结合并产生相应生理效应的化学物质称为受体激动剂。若只发生特异性结合，而不产生生理效应的化学物质则称为受体阻断剂。

1. 受体的概念及分类　受体是指存在于细胞膜上或细胞内，能与胞外信号分子特异结合进而激活引发细胞内一系列生物化学反应的物质。与受体结合的生物活性物质统称为**配体**（ligand）。以神经递质为配体的受体称为神经递质的受体。神经递质受体根据其分布于突触部位的不同，可分为突触后受体与突触前受体；根据受体存在于神经中枢内或外的不同，可分为周围神经递质受体与中枢内递质受体，前者根据递质种类的不同，又可分为胆碱能受体和肾上腺素能受体。

2. 胆碱能受体　胆碱能受体（cholinergic receptor）可根据其药理特性分为两大类，即**毒蕈碱**（muscarine）**受体**（M 受体）和**烟碱**（nicotin）**受体**（N 受体），它们除与 ACh 结合外，还可分别被毒蕈碱与烟碱所激动。

（1）M 受体　M 受体广泛分布于绝大多数副交感节后纤维支配的效应器（少数肽能纤维支配的效应器除外）以及部分交感节后纤维支配的汗腺、骨骼肌的血管壁上。ACh 与 M 受体结合后，可产生一系列自主神经节后胆碱能纤维兴奋的效应，包括心脏活动的抑制、支气管与胃肠道平滑肌的收缩、膀胱逼尿肌和瞳孔括约肌的收缩、消化腺与汗腺的分泌以及骨骼肌血管的舒张等，这种效应称为毒蕈碱样作用（M 样作用）。阿托品是 M 受体的阻断剂。运用分子克隆技术已阐明 M 受体的 5 种亚型，分别命名为 M_1、M_2、M_3、M_4 与 M_5 受体。M_1 受体在脑含量颇丰，M_2 受体主要分布于心脏，M_3 和 M_4 受体存在于多种平滑肌上，M_4 受体还存在于胰腺腺泡和胰岛组织，介导胰酶和胰岛素的分泌，M_5 受体的情况不详。$M_1 \sim M_5$ 受体均为 G 蛋白耦联受体。

（2）N 受体　N 受体又分为 N_1 受体与 N_2 受体两种亚型，均为 N 型 ACh 门控通道。为了区别上述两种离子通道或受体，现将 N_1 受体称为**神经元型 N 受体**（neuronal-type nicotinic receptor），它分布于中枢神经系统和自主神经节的突触后膜上，ACh 与之结合可引起节后神经元兴奋；而将 N_2 受体称为**肌肉型 N 受体**（muscle-type nicotinic receptor），其分布在神经 – 骨骼肌接头的终板膜上，ACh 与之结合可使骨骼肌兴奋。ACh 与这两种受体结合所产生的效应称为烟碱样作用（N 样作用）。六烃季铵主要阻断 N_1 受体，十烃季铵主要阻断 N_2 受体，而筒箭毒碱能同时阻断这两种受体，从而拮抗 ACh 的 N 样作用。

3. 肾上腺素能受体　肾上腺素能受体（adrenergic receptor）是机体内能与**儿茶酚胺**（catecholamine）类物质（包括 E、NE、异丙基肾上腺素等）相结合的受体，可分为 α 型与 β 型两种。α 受体又可分为 α_1 和 α_2 受体两个亚型，β 受体则能分为 β_1、β_2 和 β_3 受体三个亚型。存在于不同部位不同类型的肾上腺素能受体，它们产生的生物效应不同（表 20-3）。

表 20-3　肾上腺素能受体的分布及效应

效应器		受体	效应
眼	虹膜辐射状肌	α_1	收缩（扩瞳）
	睫状体肌	β_2	舒张
心	窦房结	β_1	心率加快
	房室传导系统	β_1	传导加快
	心肌	α_1，β_1	收缩加强
血管	冠状血管	α_1	收缩
		β_2（主要）	舒张
	皮肤黏膜血管	α_1	收缩
	骨骼肌血管	α_1	收缩
		β_2（主要）	舒张
	脑血管	α_1	收缩
	腹腔内脏血管	α_1（主要）	收缩
		β_2	舒张

续表

效应器		受体	效应
	唾液腺血管	α_1	收缩
支气管	平滑肌	β_2	舒张
胃肠	胃平滑肌	β_2	舒张
	小肠平滑肌	α_2	舒张（可能是胆碱能纤维的突触前受体）
		β_2	舒张
	括约肌	α_1	收缩
膀胱	逼尿肌	β_2	舒张
	三角区和括约肌	α_1	收缩
子宫平滑肌		α_1	收缩（有孕子宫）
		β_2	舒张（无孕子宫）
竖毛肌		α_1	收缩
糖酵解代谢		β_2	增加
脂肪分解代谢		β_3	增加

（1）α 受体 α_1 受体一般分布于肾上腺素能神经所支配的效应器细胞膜上。在外周组织中，α_1 受体主要位于平滑肌，儿茶酚胺与之结合后产生的平滑肌效应主要是兴奋性的，包括血管收缩（尤其是皮肤、胃肠与肾脏等内脏血管）、子宫收缩和扩瞳肌收缩等。近年来发现心肌细胞膜也存在 α_1 受体，它可介导儿茶酚胺的缓慢正性变力作用。α_2 受体主要分布于肾上腺素能纤维末梢的突触前膜。小肠平滑肌也有 α_2 受体分布，效应是抑制的，使小肠平滑肌舒张。**哌唑嗪**（prazosin）为选择性 α_1 受体阻断剂，可阻断 α_1 受体的兴奋效应，产生降压作用，也可用于慢性心功能不全的治疗；**育亨宾**（yohimbine）能选择性阻断 α_2 受体，而**酚妥拉明**（phentolamine）可阻断 α_1 与 α_2 两种受体的作用。

（2）β 受体 β_1 受体主要分布于心脏组织中，其作用是兴奋性的。在生理情况下，心脏的 β_1 受体作用占优势，以至掩盖了心脏 α_1 受体的作用，只有在 β_1 受体功能抑制时，α_1 受体对心脏功能活动的调节才显示出重要地位。β_2 受体主要分布在平滑肌，其效应是抑制性的，包括支气管、胃肠道、子宫以及血管（冠状动脉、骨骼肌血管等）等平滑肌的舒张。β_1 受体阻断剂已广泛应用于临床，**阿替洛尔**（atenolol）为选择性 β_1 受体阻断剂，临床上可用于治疗高血压、缺血性心脏病及快速性心律失常等。**丁氧胺**（butoxamine）为选择性 β_2 受体阻断剂。**普萘洛尔**（propranolol）是临床上常用的非选择性 β 受体阻断剂，对 β_1 和 β_2 两种受体均有阻断作用。心动过速或心绞痛等心脏病患者应用普萘洛尔可降低心肌代谢与活动，达到治疗目的；但对伴有呼吸系统疾病的患者，应用后可引发支气管痉挛，应避免使用。β_3 受体主要分布于脂肪组织，与脂肪分解有关。

四、反射中枢活动的一般规律

（一）反射中枢

神经系统对机体功能调节的基本方式是反射。反射的结构基础是反射弧。**反射中枢**（reflex center）即反射弧的中枢部分，是中枢神经系统内调节某一特定生理功能的神经元群，是反射活动中最关键的环节。反射中枢除了具有传递兴奋的作用外，还具有接受传入信息并对传入信息进行整合处理的作用。

中枢内大量不同功能的神经元组成许多不同的反射中枢。它们分布在中枢神经系统的不同部位，大体上可分为脊髓水平、皮层下水平与大脑皮层水平。一般来说，反射越原始，反射中枢在中枢神经系统内的位置就越低；反射越高级，则在中枢神经系统内向上延伸的位置就越高。一个最简单的反射只通过一个突触，如膝跳反射，这种反射称为**单突触反射**（monosynaptic reflex），其反射时程较短。但大多数反射经过两个以上的突触，称**多突触反射**（polysynaptic reflex），其反射时程较长，反射也较复杂。

（二）中枢神经元的联系方式

中枢神经系统由数以亿计、种类繁多的神经元组成，根据神经元在反射弧中的作用不同可分为传入神经元、中间神经元和传出神经元，其中以中间神经元的数量最多。中枢神经元之间的联系方式主要有分散式、聚合式、链锁式和环路式四种方式（图20-4）。这些联系方式是实现神经中枢复杂生理功能的结构基础。

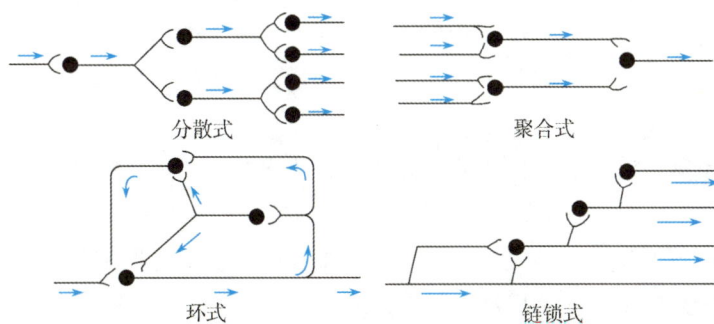

图 20-4 中枢神经元的联系方式模式图

1. 分散式 一个神经元的轴突可以通过其分支分别与许多神经元建立突触联系，称为**分散式**（divergence）联系。这种联系方式能使一个神经元的兴奋引发其他许多神经元同时兴奋或抑制，从而扩大了神经元活动的影响范围。分散式联系在感觉传导途径上多见。

2. 聚合式 许多神经元的轴突末梢共同与同一个神经元的胞体和树突建立突触联系，称为**聚合式**（convergence）联系。它使许多神经元的作用集中到同一神经元，从而发生总和或整合作用。在中枢神经系统内，传出神经元接受其他神经元的突触联系，主要是聚合方式。例如，脊髓的运动神经元常通过聚合式联系接受不同的突触联系，经整合或总和后发出传出信息。

3. 链锁式 链锁式（chain circuit）联系常见于中间神经元间的联系，即神经元一个接一个依次连接进行纵向信息传递的同时又通过轴突侧支与其他中间神经元依次连接，形成传递信息的链锁。兴奋通过链锁式联系，可以在空间上加强或扩大作用范围。

4. 环式　一个神经元通过轴突侧支与中间神经元联系，该中间神经元的轴突分支又直接或间接返回作用于原先发生兴奋的神经元，这种联系方式称为**环式**（recurrent circuit）联系。兴奋通过环式联系可引起正反馈或负反馈。正反馈使兴奋过程得以加强并在时间上得以延续，产生后发放现象；若为负反馈，则兴奋过程减弱或及时终止。

（三）中枢内兴奋传递的特征

兴奋在中枢内传递时，通常需要经过一个或数个突触接替。兴奋通过突触的传递要比在神经纤维上的传导慢且复杂，表现为以下特征：

1. 单向传递　兴奋通过突触传递只能朝一个方向进行，即从突触前神经元传向突触后神经元，而不能逆向传递。通常情况下，突触后膜不能释放递质，神经递质只能由突触前膜释放来影响突触后膜，所以反射活动进行时，只能由传入神经元传向传出神经元。

2. 中枢延搁　兴奋通过中枢部分传递较慢、历时较长的现象，称为**中枢延搁**（central delay）。中枢延搁主要消耗在突触传递上，包括突触前膜递质的释放、递质的扩散以及递质对突触后膜的作用等多个环节，因而耗费的时间较长。据测定，兴奋通过一个突触所需要的时间为 $0.3 \sim 0.5$ms。因此，通过的突触数目越多，反射时间越长。

3. 总和　在反射活动中，由单根纤维传入的一次冲动到达中枢一般仅能引起突触后膜的局部兴奋，不能产生传出效应。如果在同一纤维上有多个神经冲动相继传入，或者许多传入纤维的神经冲动同时传至同一神经元，则每个冲动各自产生的局部兴奋就能叠加起来，使突触后神经元产生扩布性兴奋与传出效应，这一过程称为兴奋的**总和**（summation），前者称为时间总和，后者称为空间总和。若上述传入纤维是抑制性的，也会发生抑制的总和。

4. 兴奋节律的改变　在反射活动中，传出神经元的兴奋节律与传入神经元发放冲动的频率不同。这是由于传出神经元的兴奋节律既受传入神经元冲动频率的影响，也与自身的功能状态、中间神经元的功能以及联系方式有关。因此，作为"最后公路"的传出神经元的兴奋节律，最终取决于各种因素总和后的突触后电位水平。

5. 后发放　在反射活动中，当传入刺激停止后，传出冲动仍可延续一段时间，这种现象称为**后发放**（after discharge）。引起后发放的原因是多方面的，中间神经元的环状联系是产生后发放的结构基础。在效应器发生反射性反应时，效应器本身的某些感受器（如骨骼肌的肌梭）受到刺激，也可产生冲动传入中枢，使传出冲动的发放延长。

6. 对内环境变化的敏感性和易疲劳性　突触部位很容易受内环境理化因素变化的影响，低 O_2、酸中毒等均可改变突触部位的兴奋性与传递功能。此外，突触部位也是反射弧中最易发生疲劳的环节，其原因可能与突触递质耗竭等因素有关。突触疲劳是防止中枢过度兴奋的一种保护性抑制机制。

（四）中枢抑制

在反射活动中，神经中枢内既有兴奋过程，也有抑制过程。此抑制过程称为**中枢抑制**（central inhibition）。中枢抑制表现在突触传递的过程中，所以也称突触抑制。突触抑制可以发生在突触后膜，也可以发生在突触前膜，分别称为突触后抑制与突触前抑制。前者又称超极化抑制，后者则称为去极化抑制。

1. 突触后抑制　突触后抑制（postsynaptic inhibition）是由于突触后膜的兴奋性降低，接受信息的能力减弱所造成的传递抑制。这种抑制效应是通过兴奋抑制性中间神经元，释放抑制性递质，导致突触后膜产生 IPSP 而引起的。突触后抑制可分为传入侧支性抑制与回返性抑制。

（1）传入侧支性抑制　传入神经纤维在兴奋中枢内某一神经元的同时，其轴突侧支可兴奋一个抑制性中间神经元，从而抑制中枢内另一个神经元的活动，这种现象称为**传入侧支性抑制**（afferent collateral inhibition），又称**交互抑制**（reciprocal inhibition）。例如，引起屈反射的传入神经进入脊髓后，一方面可直接兴奋屈肌运动神经元，另外可经侧支兴奋另一抑制性中间神经元，从而抑制了伸肌运动神经元的活动（图 20-5）。传入侧支性抑制可使互相拮抗的两个中枢的活动协调起来。

（2）回返性抑制　一个中枢神经元的兴奋活动，可通过其轴突侧支兴奋另一抑制性中间神经元，后者经其轴突返回来抑制原先发动兴奋的神经元及同一中枢的其他神经元，称为**回返性抑制**（recurrent inhibition）。例如，脊髓前角运动神经元与闰绍细胞之间的功能联系，就是回返性抑制的典型。脊髓前角 α 运动神经元的轴突通常发出返回侧支，与闰绍细胞形成兴奋性突触，而闰绍细胞的轴突反过来与该运动神经元的胞体构成抑制性突触（图 20-6）。当脊髓前角 α 运动神经元兴奋时，释放 ACh 递质激活闰绍细胞，后者是抑制性中间神经元，其释放抑制性递质甘氨酸，抑制 α 运动神经元和其他神经元，这是一种负反馈抑制，其意义在于防止神经元过度、过久的兴奋，并促使同一中枢内许多神经元的活动步调一致。

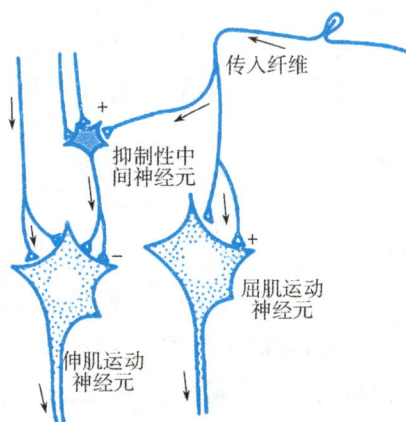

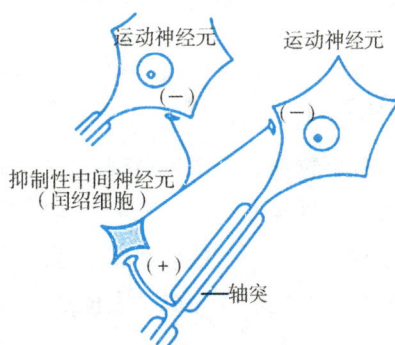

图 20-5　传入侧支性抑制模式图　　　图 20-6　回返性抑制模式图

2. 突触前抑制　突触前抑制（presynaptic inhibition）的结构基础是具有轴突－轴突式突触与轴突－胞体式突触的联合存在。图 20-7 表示突触前抑制的发生过程。轴突 1 分别与运动神经元的胞体 3、轴突 2（中间神经元）构成轴突－胞体式兴奋突触以及轴突－轴突式兴奋突触。当轴突 1 单独兴奋时，可在神经元胞体 3 上产生 EPSP，触发该神经元的兴奋。如果先兴奋轴突 2，随后再兴奋轴突 1，则神经元胞体 3 上产生的 EPSP 明显减小，使之不能产生兴奋而呈现抑制效应。

这种抑制形式产生的机制可能是轴突 2 兴奋时其末梢释放某种递质（如 GABA），使轴突 1 发生局部去极化；当轴突 1 发生兴奋时，由于该部位在兴奋前已处于局部去极化状态，因此轴突 1 形成的动作电位幅度降低，其末梢释放的兴奋性递质减少，使神经元胞体 3 形成的 EPSP 显著降低，导致神经元胞体 3 的活动减弱或消失，产生传递抑制效应。由于这种抑制是通过中间神经元的活动，使突触前膜发生去极化所造成的传递抑制，故称为突触前抑制。又因为这种抑制发生时，后膜产生的不是超极化，而是去极化，形成的不是 IPSP，只是去极化幅值减小了的 EPSP，所以也称之为去极化抑制。

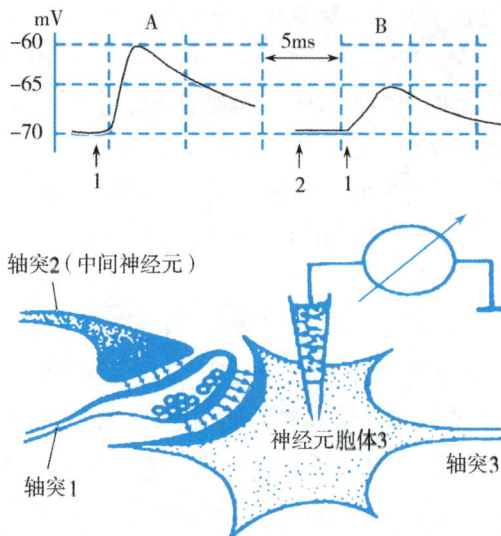

实验A：刺激轴突1时，神经元胞体3产生10mV的EPSP

实验B：先刺激轴突2，再刺激轴突1时，神经元胞体3产生5mV的EPSP

图 20-7　突触前抑制模式图

第二节　神经系统的感觉功能

一、感觉概述

感觉是客观事物在人脑中的主观反映。机体内外环境变化的信息首先通过感受器的换能作用转变为电信号，以神经冲动的形式沿一定的神经传导通路传至大脑皮层的特定部位，经大脑皮层的各种感觉中枢加以分析、处理后产生相应的感觉。各种感觉都是由感受器、神经传导通路和皮层感觉中枢三部分共同活动完成。人体的主要感觉有视觉、听觉、嗅觉、味觉，以及躯体感觉和内脏感觉等。

（一）感受器与感觉器官

感受器（receptor）是指分布在体表或各种组织内部，专门能够感受机体内、外环境变化的特殊结构或装置。感受器的结构多样，分类方法有多种。例如，根据感受器所分布的部位分为外感受器和内感受器；根据感受器所接受的刺激性质，分为温度感受器、机械感受器、伤害感受器、电磁感受器、化学感受器。一些感受器是高度分化的感受细胞，如视网膜中的视锥细胞和视杆细胞，耳蜗中的毛细胞等，这些感受细胞连同它们的附属结构（如眼的折光系统、耳的集音与传音装置）构成**感觉器官**（sensation organ）。

（二）感受器的一般生理特性

1. 适宜刺激　每一种感受器都只对一种特定能量形式的刺激最敏感，这种形式的刺激就称为该感受器的**适宜刺激**（adequate stimulus）。如一定频率的机械振动是内耳耳蜗毛细胞的适宜刺激，一定波长的电磁波是视网膜感光细胞的适宜刺激等。适宜刺激必须有一定的刺激强度才能引起感觉，生理学上把引起某种感觉所需要的最小刺激强度称为**感觉阈**（sensory threshold），感觉阈的高低与受刺激的时间和面积有关。

2. 换能作用　感受器能把作用于它们各种形式的刺激能量最后转换为相应传入纤维上的动作电位，这种作用称为**换能作用**（transduction）。换能作用可引起感受器细胞内或感觉神经末梢相应的电位变化，称为**感受器电位**（receptor potential）或**发生器电位**（generator potential）。其大小在一定范围内与刺激强度成正比，不具有"全或无"的性质，可以总和，并能以电紧张的形式沿所在的细胞膜扩布，最终触发相应的传入神经纤维产生动作电位。

3. 编码作用　感受器在换能过程中，不仅发生了能量形式的转换，更重要的是把刺激所包含的环境变化信息也转移到了动作电位的序列之中，这就是感受器的**编码**（coding）作用。感受器的编码作用表现在对外界刺激的性质和强度以及其他属性的编码，是一个非常复杂的过程。研究证明刺激强度的编码可能是通过改变每根传入神经纤维的动作电位频率和参与信息传递的神经纤维数目来决定的。例如，给人手皮肤的触压感受器施加触压刺激时，随着触压力量的增大，传入纤维上的动作电位频率逐渐增高，产生动作电位的传入纤维的数目也逐渐增多。

4. 适应现象　当刺激强度和频率持续不变作用于同一感受器时，其感觉神经纤维上产生的动作电位频率将随着刺激作用时间的延长而逐渐减少，这种现象称为感受器的**适应现象**（adaptation）。适应是所有感受器的一个功能特点，但适应的程度可因感受器的类型不同而有很大的差别，通常可把感受器分为快适应感受器和慢适应感受器两类。快适应感受器如皮肤触觉感受器，适应较快，在受刺激时，只在刺激作用后的极短时间内有传入神经冲动发放，以后虽然刺激继续存在，但神经冲动的频率迅速降低，甚至消失，以利于感受器再次接受新的刺激。慢适应感受器如颈动脉窦、主动脉弓、肌梭等，它们适应较慢，一般在刺激开始后不久传入冲动频率稍有下降，以后一直维持在这一水平，直到刺激消除为止。感受器产生适应的过程较复杂，它可发生在感觉信息转换的不同阶段。感受器的换能过程、离子通道的功能状态以及感受器细胞与感觉神经纤维之间的突触传递特性等，均可影响感受器的适应。

二、躯体和内脏感觉

躯体感觉（somesthesia）包括浅感觉和深感觉两大类，浅感觉又包括温度觉、痛觉和粗略触-压觉；深感觉也称为本体感觉，主要包括运动觉和位置觉。**内脏感觉**（visceral sensation）主要是痛觉，因为内脏中除含痛觉感受器外，触-压觉和温度觉感受器极少分布，本体感受器则不存在。

（一）脊髓的感觉传导功能

脊髓负责头面部以下躯体和内脏感觉的传导。来自各种感受器的神经冲动，除通过脑神经传入中枢外，大部分经脊神经后根进入脊髓，由脊髓上传至高位中枢。其感觉传导路径可分为两大类：一类为浅感觉传导通路，传导痛觉、温度觉与精略触-压觉。其传入纤维由后根的外侧部进入脊髓，在后角更换神经元后，再发出纤维在中央管前交叉至对侧，分别经脊髓-丘脑侧束（传导痛觉、温度觉）和脊髓-丘脑前束（传导精略触-压觉）上行抵达丘脑。另一类为深感觉传导通路，传导本体感觉和精细触-压觉。其传入纤维由后根内侧部进入脊髓后，即在同侧后索上行，抵达延髓下部薄束核与楔束核，更换神经元后，其纤维交叉至对侧，经内侧丘系上行至丘脑。由此可知，脊髓的感觉传导特点是浅感觉传导通路先交叉后上行，而深感觉传导通路则是先上行后交叉。因此，当脊髓发生半离断损伤时，在离断的对侧出现浅感觉障碍，而在离断的同侧发生深感觉障碍，同时有同侧的运动麻痹，临床上称为脊髓半切综合征。

（二）丘脑与感觉投射系统

1. 丘脑核团 丘脑是一个由大量神经元组成的神经核团集群。除嗅觉以外的各种感觉传导通路都要在此换元，然后投射至大脑皮层。因此，丘脑是最重要的感觉接替站，同时也能对感觉传入信息进行初步的分析与综合。

丘脑的核团或细胞群可分为以下三大类。

（1）第一类细胞群 这类细胞群称为**感觉接替核**（specific sensory relay nucleus）。它们接受第二级感觉投射纤维，换元后投射到大脑皮层感觉区。丘脑后腹核是躯体感觉的中继站，来自躯体不同部位的纤维在后腹核内换元，其空间分布存在一定的规律，后外侧腹核接受来自躯干四肢的传入纤维，来自足部的纤维在后外侧腹核的最外侧部换元，来自上肢的纤维在后外侧腹核的内侧部换元；后内侧腹核接受来自头面部的传入纤维。此外，内侧膝状体和外侧膝状体也归入此类，它们分别是听觉和视觉传导通路的换元站，发出的纤维分别向听皮层和视皮层投射。

（2）第二类细胞群 这类细胞群称为**联络核**（associated nucleus），它们接受来自特异感觉接替核和其他皮层下中枢的纤维，换元后投射到大脑皮层的特定区域，其功能与各种感觉在丘脑和大脑皮层的联系协调有关。在这类核团中，丘脑前核接受来自下丘脑乳头体的纤维，并发出纤维投射到大脑皮层扣带回，参与内脏活动的调节；丘脑外侧核主要接受来自小脑、苍白球和后腹核的纤维，而后发出纤维投射到大脑皮层运动区，参与运动调节；丘脑枕核接受内、外侧膝状体的纤维，再发出纤维投射到皮层顶叶、枕叶和颞叶联络区，参与各种感觉的联系功能。此外，丘脑还有些细胞群发出的纤维投射到下丘脑、皮层前额叶和眶区或顶叶后部联络区。

（3）第三类细胞群 这类细胞群称为**非特异投射核**（nonspecific projection nucleus），是指靠近中线的内髓板内各种结构，主要是髓板内核群，包括中央中核、束旁核、中央外侧核等。这些细胞群通过多突触换元弥散地投射到整个大脑皮层，具有维持和改变大脑皮层兴奋状态的作用。此外，束旁核可能与痛觉传导有关，刺激人类丘脑束旁核可加重痛觉，而毁损此区则疼痛得到缓解。

2. 感觉投射系统 根据丘脑各部分向大脑皮层投射特征的不同，可把**感觉投射系统**（sensory projection system）分为以下两个不同系统（图20-8）。

（1）特异投射系统 **特异投射系统**（specific projection system）是指从丘脑感觉接替核发出的纤维投射到大脑皮层特定区域的神经通路，与大脑皮层具有点对点投射关系。丘脑的联络核在结构上大部分也与大脑皮层有特定的投射关系，投射到皮层的特定区域，所以也归属于这一系统。特

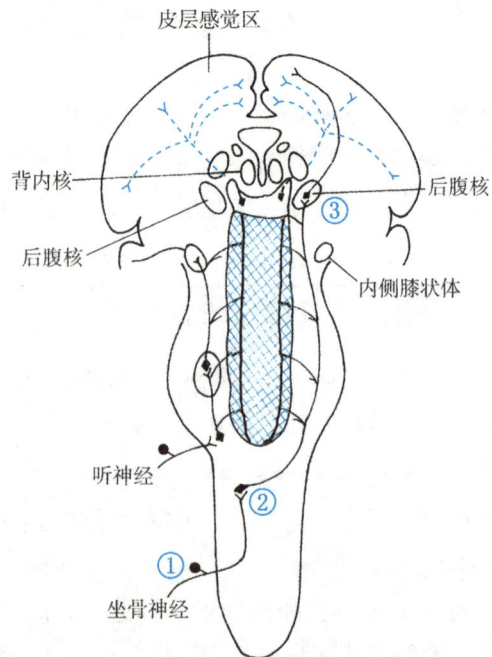

网线区代表脑干网状结构；实线代表特异投射系统；虚线代表非特异投射系统；数字代表传导通路的三级神经元所在部位

图 20-8 丘脑感觉投射系统示意图

异投射系统的上行纤维主要终止于大脑皮层的第四层细胞，其功能是引起特定感觉，并激发大脑皮层发出传出冲动。

（2）非特异投射系统　**非特异投射系统**（nonspecific projection system）是指由丘脑非特异投射核弥散地投射到大脑皮层广泛区域的非专一性神经通路。感觉传导通路中第二级神经元的轴突在经过脑干时，发出侧支与脑干网状结构的神经元发生突触联系，在网状结构内反复换元，各种来源的兴奋互相会聚，形成共同的通路抵达丘脑非特异投射核，然后弥散地投射到大脑皮层广泛区域。因此，这一感觉投射系统失去了专一的特异性感觉传导功能，不能引起特定感觉。该投射系统的上行纤维进入皮层后分布在各层细胞，以游离末梢的形式与皮层神经元的树突构成突触联系，虽不能激发大脑皮层产生特定感觉，但可维持和改变大脑皮层的兴奋状态，保持机体处于觉醒状态。

（三）躯体和内脏感觉的皮层代表区

躯体感觉代表区主要包括体表感觉区和本体感觉区。内脏感觉代表区部分与躯体感觉代表区重叠，部分不重叠。

1. 体表感觉区

（1）第一感觉区　大脑皮层中央后回为**第一感觉区**（somatic sensory area Ⅰ）。该皮层感觉区产生的感觉定位明确，性质清晰。其感觉投射有如下规律：①投射纤维左右交叉，但头面部感觉的投射是双侧性的。②投射区域的空间安排是倒置的，即下肢代表区在顶部，上肢代表区在中间部，头面部代表区在底部，但头面部代表区内部的排列是正立的。③投射区的大小与体表感觉的灵敏度有关，感觉灵敏度高的拇指、示指、口唇的代表区大，而感觉灵敏度低的躯干代表区小。

（2）第二感觉区　在人和高等动物的脑，还存在着**第二感觉区**（somatic sensory area Ⅱ）。它位于中央前回与脑岛之间，其面积较小，体表感觉在此区的投射是双侧性的，空间安排呈正立位。其感觉定位不明确，性质不清晰。在人脑切除该区后，并不产生显著的感觉障碍（图20-9）。

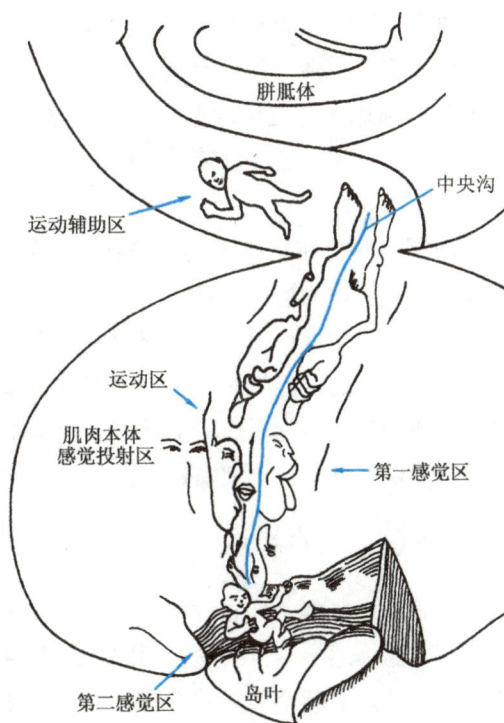

图20-9　大脑皮层体表感觉与躯体运动功能代表区示意图

2. 本体感觉代表区　本体感觉是指肌肉、关节等的运动觉与位置觉。目前认为，中央前回既是运动区，也是肌肉本体感觉投射区。

3. 内脏感觉代表区　内脏感觉投射的范围较弥散，它位于第一感觉区、第二感觉区、运动辅助区和边缘系统等皮层部位。

三、痛觉

疼痛（pain）是最常见的临床症状。痛觉是伤害性或潜在**伤害性刺激**（noxious stimulus）引起的不愉快主观体验，常伴有自主神经活动、防卫反应与情绪反应，是一种复杂的生理心理现象。

痛觉感受器又称为**伤害性感受器**（nociceptor），是游离神经末梢，广泛分布于皮肤、肌肉、关节和内脏，属于化学感受器。伤害性感觉器没有适宜刺激，任何刺激只要达到一定强度均可使其兴奋，其原因是机体组织受损或炎症时释放 5- 羟色胺、K^+、H^+、组胺、前列腺素、缓激肽、降钙素基因相关肽和 P 物质等致痛物质，作用于伤害性感受器引起疼痛。疼痛可作为机体受损害时的一种报警信号，对机体起保护作用。但疼痛特别是慢性疼痛或剧痛，往往使患者深受折磨，导致机体功能失调，甚至发生休克。所以，研究疼痛产生的规律及其机制，对临床诊断与解除疼痛具有重要意义。

（一）躯体痛

1. 皮肤痛觉　皮肤受到伤害性刺激时，可先后出现**快痛**（fast pain）和**慢痛**（slow pain）。快痛属于生理性疼痛，又称第一痛或急性痛，其特点：尖锐性刺痛，产生和消失快，定位清楚，常伴有屈肌收缩，吗啡止痛效果不佳；慢痛属于病理性疼痛，又称第二痛，特点：为烧灼样痛，产生和消失慢，定位不清，常伴有情绪和内脏反应，吗啡止痛作用明显。快痛由 A_δ 纤维传导，经特异投射系统到达大脑皮层的第一和第二感觉区；慢痛由 C 纤维传导，经非特异投射系统到达大脑皮层第二感觉区和**边缘系统**（limbic system）。此外，许多痛觉纤维经非特异投射系统投射到大脑皮层的广泛区域。

2. 深部痛　发生在躯体深部，如骨、关节、骨膜、肌腱、韧带和肌肉等处的痛感称为深部痛。深部痛一般表现为慢痛，其特点是定位不明确，可伴有恶心、出汗和血压改变等自主神经反应。出现深部痛时，可反射性引起邻近骨骼肌收缩而导致局部组织缺血，而缺血又使疼痛进一步加剧。缺血性疼痛的可能机制是肌肉收缩时局部组织释放某种致痛物质。当肌肉持续收缩而发生痉挛时，血流受阻而该物质在局部堆积，持续刺激痛觉感受器，于是形成恶性循环，使痉挛进一步加重；当血供恢复后，该致痛物质被带走或被降解，因而疼痛也得到缓解。

（二）内脏痛与牵涉痛

1. 内脏痛　内脏痛是伤害性刺激作用于内脏器官引起的疼痛。内脏痛通过自主神经内的传入神经上行，与躯体感觉的投射途径相同。由于内脏伤害性感觉器的数量明显少于躯体，所以与皮肤痛相比，内脏痛有两个明显的特征：①疼痛发生缓慢、持续时间较长，定位不精确，常伴有明显的自主神经活动变化，情绪反应强烈。②能引起皮肤痛的伤害性刺激如切割、烧灼等一般不引起内脏痛，而机械性牵拉、缺血、痉挛、炎症与化学刺激作用于内脏，则能产生明显疼痛。

2. 牵涉痛　某些内脏疾病常可引起体表某一特定部位发生疼痛或痛觉过敏，这种现象称为**牵涉痛**（referred pain）。如心肌缺血可出现左肩、左臂内侧、左侧颈部和心前区疼痛，胆囊炎、胆结石时则可出现右肩胛部疼痛，阑尾炎常见有上腹部或脐区疼痛。牵涉痛的产生通常用**会聚学说**（convergence theory）与**易化学说**（facilitation theory）进行解释。前者认为躯体痛和内脏痛的传入神经纤维会聚在脊髓的同一水平，上行途径相同，而大脑皮层习惯于识别来自皮肤的刺激，因此将内脏痛误认为是皮肤痛。后者认为，内脏痛觉的传入冲动提高了内脏 - 躯体会聚神经元的兴奋性，易化皮肤传入冲动，导致牵涉部位皮肤产生痛觉过敏。目前认为，牵涉痛并非内脏痛所特有的现象，深部躯体痛、牙痛也可发生牵涉痛。

四、视觉

视觉是由视觉器官、视觉传导路和视觉中枢的活动共同完成的。人眼的适宜刺激是波长为 380～760nm 的电磁波。在这个可见的光谱范围内，外界物体发出的光透过眼的折光系统，成像在视网膜上，视网膜感光细胞感受光的刺激，将光能转换成神经冲动，再通过视觉传导路将冲动传入中枢，从而产生视觉。

（一）眼的折光功能

1. 眼的折光系统及其调节

（1）眼的折光系统　眼的折光系统是由角膜、房水、晶状体、玻璃体四部分折光体所构成的复合透镜。当光线由空气进入眼的折光系统时，入射光线的折射主要发生在角膜的前面。根据光学原理计算表明，正常人眼在安静而不进行调节时，它的折光系统后主焦点的位置恰好是视网膜所在的位置。对于人眼和一般光学系统来说，来自 6m 以外物体的光线都可以认为是近于平行的，因而光线可以在视网膜上形成清晰的物像。当然，人眼并非能无条件地看清远处的物体，太远的物体因光线在空气中传播时被散射或被吸收，到达视网膜时光线过弱，不足以兴奋感光细胞，或在视网膜上成的物像太小，当小于视网膜分辨能力，不能被感知。

（2）眼的折光功能调节　正常人眼在安静时，能使 6m 以外的物体发出的平行光线成像在视网膜上，6m 以内物体的辐散光线，成像在视网膜之后。但实际上正常眼看近物时也十分清楚，这是由于眼在看近物时已进行了调节，使进入眼内辐散光线经过较强的折射，聚焦在视网膜上。眼的调节主要靠晶状体曲率的改变，同时伴有瞳孔缩小和双眼视轴会聚，以上三者称眼的近反射。①晶状体调节：视近物时，动眼神经副交感纤维活动加强，使睫状肌收缩，睫状体前移，于是睫状小带松弛，晶状体依靠其自身弹性变厚变凸，折光力增大，使射入眼内的辐散光线经过较强的折射成像在视网膜上。人眼的调节能力，即眼能看清近物的能力是有一定限度的，并随年龄的增长逐渐减弱。眼的最大调节能力可用眼能看清物体的最近距离来表示，这个距离称为**近点**（near point of vision）。近点的远近取决于晶状体的弹性，近点越近，说明晶状体的弹性越好。例如 8 岁左右的儿童近点平均为 8.6cm，20 岁左右的成人约为 10.4cm，而 60 岁左右增大到 83.3cm。随着年龄的增长，晶状体的弹性逐渐减弱，调节能力降低，近点远移，这种现象称为**老视**（presbyopia），即老花眼。所以，老人视近物时，要戴上适度的凸透镜，增加眼的折光能力，才能看清近物。②瞳孔调节：视近物时，动眼神经副交感纤维兴奋，使瞳孔括约肌收缩，瞳孔缩小，以减少进入眼内的光线量，并使光线通过晶状体中心进入眼内，以减少球面像差和色差。③视轴会聚：视近物时，动眼神经躯体运动纤维兴奋，使眼内直肌收缩，两眼球同时向鼻侧会聚，使物像落在两侧视网膜的对称点上，产生清晰的视觉。

2. 眼的折光异常与矫正　正常眼在视远物时不需要进行调节就可使来自远处的平行光线聚焦在视网膜上，因而能够看清远处的物体，经过调节的眼，只要物体离眼的距离不小于近点，也能看清物体，此为**正视眼**（emmetropia）。若眼的折光功能异常或眼球的形态异常，使平行光线不能在安息末调节眼的视网膜上清晰成像，称为**非正视眼**（ametropia）。它包括近视、远视和散光。

（1）近视　**近视**（myopia）形成的原因有两种：①折光系统的折光能力过强。由于晶状体折光力过大，远物光线聚焦在视网膜前，使物像模糊不清。②眼球前后径过长造成的（轴性近视）。眼轴过长也可使远物光线聚焦在视网膜前，造成视物不清。但近视眼看近物时，眼无须进行调节或只进行较小程度的调节，就可在视网膜上成像，因此近视眼的近点比正常眼还要近。近视眼的矫正方法是配戴合适的凹透镜，使远处物体的平行光线到眼之前先行发散，然后再通过眼的折光而成像于视网膜上（图 20-10）。

（2）远视　远视（hyperopia）多因眼球前后径过短或折光系统的折光能力过弱所致。远处物体光线通过折光系统聚焦在视网膜之后，形成一个模糊的物像。远视眼在看远物时进行晶状体的调节，使平行光线聚焦在位置靠前的视网膜上。所以远视眼的特点在看远物时即需动用眼的调节能力，视近物时则需要进行更大程度的调节，故近点较正视眼远，视近物能力下降，且易产生调节疲劳。远视的矫正方法是配戴合适的凸透镜。

（3）散光　散光（astigmatism）常发生于角膜表面。正常眼的折光系统的各折光面都是正球面，即在球表面任何一点其曲率半径都是相等的。如果因为某些原因，折光面在某一角度的方位上曲率半径变小，而与它垂直的方位上曲率半径变大，则到达角膜不同方位的光线在眼内不能同时聚焦，造成物像变形和视物不清。这种情况属于规则散光，可用适当的柱面镜矫正，在曲率半径过大的方向上增加折光力。

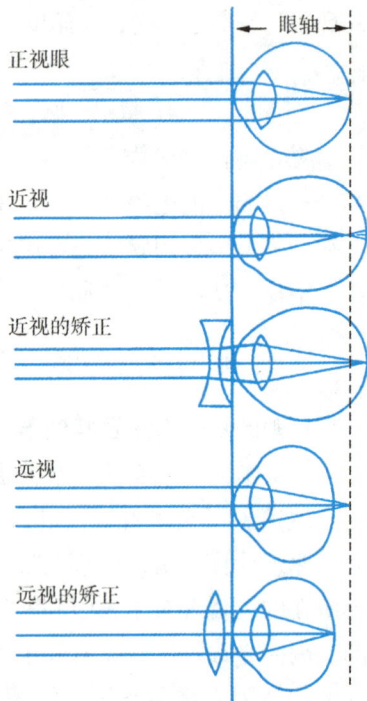

图 20-10　正视眼、近视眼和远视眼模式图

（二）眼的感光功能

1. 视网膜的结构特点　视网膜是由色素上皮细胞层、感光细胞层、双极细胞层和神经节细胞层构成的神经性结构，厚度只有 0.1 ～ 0.5mm。视网膜的最外层是色素上皮细胞层，其胞体和突起内都含有黑色素颗粒和维生素 A，对相邻的感光细胞起保护和营养作用。感光细胞层位于色素上皮细胞层内侧，由视杆细胞和视锥细胞组成，它们都含有特殊的感光色素，是真正的光感受器细胞。视杆细胞和视锥细胞在形态上的区别主要在外段。视杆细胞外段呈长杆状，主要分布在视网膜周边部分；视锥细胞外段呈短圆锥状，主要分布在视网膜的中央部分。它们外形不同，所含感光色素也不同。两种感光细胞都与双极细胞发生突触联系，双极细胞再与神经节细胞联系。神经节细胞的轴突在视网膜的表面会聚成束形成视神经，穿过视网膜出眼球后极上行至中枢。在视神经穿出视网膜的部位形成视神经乳头，该处没有感光细胞，因此无感光能力，在视野上表现出一个缺损区，称**生理盲点**（blind spot）。

2. 视网膜的两种感光换能系统　在人和大多数脊椎动物的视网膜中存在着两种感光换能系统，即视杆系统和视锥系统。视杆系统由视杆细胞和与它们相联系的双极细胞及神经节细胞等成分组成。它们对光的敏感度较高，能感受弱光，但视物无色觉只能区别明暗，且视物时只能有较粗略的轮廓，精确性差，又称**晚光觉系统**（scotopic vision）。视锥系统由视锥细胞和与它们有关的传递细胞等成分组成。它们对光的敏感性较差，只能感受强光，但视物时可以辨别颜色，且对物体表面的细节和轮廓境界都能看得很清楚，分辨力高，又称**昼光觉系统**（photopic vision）。

（1）视杆细胞的感觉换能机制　视杆细胞外段所含的感光色素称**视紫红质**（rhodopsin）。它在暗处呈紫红色，但在受到光线照射时迅速褪色变黄以至完全变白。视紫红质是一种结合蛋白质，由视蛋白和视黄醛所组成，视黄醛由维生素 A 转变而来。人的晚光觉与视杆细胞中所含视紫红质的光化学反应有直接的关系。视紫红质在光照射时迅速分解为视蛋白和全反视黄醛，在此反应中，视黄醛发生了分子构象的改变，即它在视紫红质分子中原来呈 11- 顺型变为全反型。视紫红质的分解，激活膜盘 G 蛋白，经过信号转导，诱发视杆细胞出现感受器电位。视紫红质对光极为敏感，据估计，一个光量子的能量就能使一个视紫红质分子开始分解。在亮处分解的视紫红质，在暗处又可重新合成，视紫红质再合成的第一步，是全反视黄醛变为 11- 顺型视黄醛，然后是变构后的视黄醛再与视蛋白结合。人在暗处视物时，实际是既有视紫红质的分解，又有它的合成，这是人在暗处能够视物的基础。光线越暗，合成过程越强，视网膜中处于合成状态的视紫红质数量也就越多，视网膜对光的敏感性越高；相反，人在亮处时，视紫红质分解增强，合成减弱，使视网膜中有较多的视紫红质处于分解状态，视杆细胞几乎失去了"感受"光刺激的能力。在视紫红质分解和再合成的过程中，有一部分视黄醛被消耗，这需由食物进入血液循环的维生素 A 来补充。长期维生素 A 摄入不足，会影响机体在暗处的视力，导致**夜盲症**（nyctalopia）。

（2）视锥细胞的感光换能机制和色视觉　视网膜上有 3 种不同的视锥细胞，分别含有对红、绿、蓝 3 种光敏感的感光色素，故有辨别颜色的能力。正常人眼的视网膜能分辨波长在 400 ～ 750nm 之间的颜色。当某一波长的光线作用于视网膜时，会以一定的比例使三种不同的视锥细胞产生不同程度的兴奋，这样的信息经处理后转化为不同组合的神经冲动，传到大脑皮层就产生不同的色觉。某些人因遗传因素，视网膜缺乏相应的视锥细胞，对三原色中某种颜色缺乏辨别能力，称为**色盲**（color blindness）。色盲可分为全色盲（不能分辨颜色）和红绿色盲（缺乏感受红光和绿光的视锥细胞）。某些人对三原色反应的能力降低，称为色弱。

3.几种生理性视觉现象

（1）暗适应与明适应　人从光亮处进入黑暗的环境，最初任何物体都看不清楚，经过一段时间，视觉敏感度才逐渐增高，恢复了在暗处的视力，这一过程称**暗适应**（dark adaptation）。相反，从暗处突然来到亮处时，最初感到一片耀眼的光亮，不能看清物体，只有稍待片刻才能恢复视觉，这一过程称**明适应**（light adaptation）。暗适应是人眼对光的敏感性在暗处逐渐提高的过程，与视网膜感光细胞的感光色素在光暗处再合成增强有关。明适应出现较快，通常数秒钟内即可完成。耀眼的光感主要是由于在暗处蓄积起来的视紫红质在进入亮光处迅速分解的缘故。

（2）视力与视野　①视力是指眼分辨物体两点间最小距离的能力，亦即对物体微细结构分辨能力，又称**视敏度**（visual acuity）。临床上常使用 E 字视力表和标准环视力表检查视力。②视野是单眼固定注视前方一点不动，这时该眼所能看到的最大空间范围。视野反映视网膜普遍的感光功能状况，又称周边视力。视野实际上是黄斑中心凹以外的视力，这部分视力虽看不清物体，但对日常活动、探查周围环境有重要作用。

五、听觉

听觉器官是耳。**听觉**（audition）是由外耳、中耳、内耳的耳蜗、听神经以及听觉中枢活动共同完成的。外耳起集音作用，中耳起传音作用，内耳有感音功能，最后将传到内耳的振动能量转变为神经冲动，经听神经传入大脑皮层听觉中枢，产生听觉。

耳的适宜刺激是空气振动的疏密波，人耳能听到的声波振动频率范围在 20 ～ 20000Hz 之间。不同频率的声波都有一个刚好能引起听觉的最小声音强度，称为听阈。人耳的听觉在 1000 ～ 3000Hz 时，听阈最低，听觉最灵敏。

（一）外耳和中耳的传音功能

1.外耳的功能　外耳包括耳郭、外耳道。耳郭的形状利于声波能量的聚集，辨别声音的来源，即起集音作用。外耳道是外耳门至鼓膜之间的管道，长约 2.5cm，耳甲腔与外耳道的共振作用能增强作用于鼓膜的声压。

2. 中耳的功能　中耳包括鼓膜、听小骨、鼓室和咽鼓管等结构。中耳的主要功能是传音作用。鼓膜为半透明灰白色的椭圆形薄膜，面积为 $50 \sim 90mm^2$，厚度约 0.1 mm，形状如同一个浅漏斗，其内侧与锤骨柄相连。当声音振动传至鼓膜时，可引起鼓膜振动。鼓室中有三个听小骨，即锤骨、砧骨和镫骨。三个听小骨互相连接成一个听骨链。锤骨柄附着于鼓膜，锤骨的另一端借助韧带与砧骨紧密相连接，砧骨末端与镫骨相接，镫骨底板与卵圆窗膜相贴。在功能上，三个听小骨以其特殊连接方式形成一个弯形杠杆，可高效率地将声音引起的鼓膜振动传向内耳的耳蜗（参见上篇第九章之图 19-8、图 19-10）。

声波通过鼓膜、听骨链作用于卵圆窗时，产生了明显的增压效应。产生增压效应的原因是鼓膜与镫骨底板的面积差和听骨链的杠杆作用。据测量，鼓膜振动时实际发生振动的面积约 $55mm^2$，而卵圆窗膜面积只有 $3.2mm^2$，如果听骨链传递时总压力不变，则作用于卵圆窗膜上的压强将增大 17 倍（55/3.2）。另外，听骨链中，锤骨柄为长臂，砧骨长突为短臂，长臂和短臂之比约 1.3：1，由此增加的压力为原来的 1.3 倍。这样算来，声波通过中耳传递总的增压效应为 22 倍（17×1.3）。通过中耳的增压作用，补偿了声波从空气进入内耳淋巴液因声阻抗不同所衰减的部分能量。

3. 声波传入内耳的途径　正常声音传导途径有两条：气传导和骨传导（参见上篇第九章之图 19-6 ～图 19-10）。

（1）气传导　即声波经外耳道振动鼓膜，再经听骨链和卵圆窗进入耳蜗，这一声音传导途径称为**气传导**（air conduction）。

（2）骨传导　声波可以直接引起颅骨振动，再引起位于颞骨骨质内的耳蜗内淋巴的振动而产生听觉，这一传导途径称为**骨传导**（bone conduction）。正常人气传导较骨传导灵敏。

（二）内耳的感音功能

内耳的听觉功能可概括为对声音的感受和对声音信息的初步分析。

1. 耳蜗的结构　耳蜗主要由一条骨质管道围绕一个骨轴盘旋 2.5 ～ 2.75 周所构成。耳蜗骨管内有两层膜，一为横行的基底膜，二为斜行的前庭膜，它们把耳蜗分为三个腔，即前庭阶、鼓阶、蜗管。前庭阶和鼓阶内充满外淋巴，它们通过蜗顶的蜗孔相交通。蜗管为一条充满内淋巴的盲管，与外淋巴不相通。位于基底膜上的螺旋器，又称柯蒂器（organ of Corti）由毛细胞和支持细胞组成，螺旋器内毛细胞是声音感受细胞（参见上篇第九章之图 19-10、图 19-11）。

2. 耳蜗的感音换能作用　当声波振动由听骨链到达卵圆窗时，卵圆窗的振动可经前庭阶的外淋巴传到蜗顶再传到鼓阶，而后再经圆窗到达中耳。在这个过程中，由于卵圆窗的振动方式是内移和外移，可使前庭膜和基底膜产生上下方向的振动。研究指出基底膜的振动是以**行波**（travelling wave）的方式进行的，即内淋巴的振动首先在靠近卵圆窗处引起基底膜振动，然后此振动再以行波的形式沿基底膜向蜗顶部方向传播。这样使得基底膜上的螺旋器的毛细胞受刺激而兴奋，冲动经耳蜗神经（听神经支）传向听觉中枢。在链霉素中毒时，毛细胞发生退化，兴奋性消失。

耳蜗对声音频率和强度具有初步分析功能。实验证明，不同频率的声音引起的行波都是从基底膜的底部即靠近卵圆窗膜处开始，但频率不同时，行波传播的远近和最大行波振幅的出现部位有所不同，振动频率越低，行波传播越远。靠近卵圆窗的基底膜对高频声音发生反应，而随着向蜗顶接近，基底膜的幅度变宽，则对低频声音发生反应。因此不难理解，耳蜗底部受损时主要影响高频听力，蜗顶受损主要影响低频听力。

六、其他感觉

（一）嗅觉感受器和嗅觉

嗅觉感受器即**嗅细胞**（olfactory cell），位于上鼻道及鼻中隔后上部的嗅上皮中，是唯一的起源于中枢神经系统且能直接接受环境中化学性刺激的神经元。嗅觉感受器的适宜刺激是空气中有气味的化学物质，通过呼吸，这些分子被鼻腔中的黏液吸收，并扩散到嗅纤毛，与纤毛表面膜上的受体蛋白结合。这种结合可通过 G 蛋白引起第二信使类物质（例如 cAMP）产生。导致膜上门控 Ca^{2+} 通道开放，引起 Na^+ 和 Ca^{2+} 内流，在嗅细胞的胞体膜上产生去极化型的感受器电位。后者以电紧张方式触发轴突膜产生动作电位，动作电位沿轴突传向嗅球，进而传向更高级的嗅觉中枢，引起嗅觉。

自然界能够引起嗅觉的有气味物质达 20000 余种，而人类能明确辨别的气味大约为 10000种。实验发现，每一个嗅细胞可对多种气味起反应，而且一种气味又可以激活多种嗅细胞。嗅觉系统也和其他感觉系统类似，各种基本气味是由于它们在不同的传导通路上引起不同数量的神经冲动的组合，在中枢引起特有的主观嗅觉感受。嗅觉的一个特点是阈值很低，空气中只要含有极微量的某一种气味物质，即可引起相应的嗅觉。嗅觉的另一个明显特点是适应较快，即当某种气味突然出现时，可引起明显的嗅觉，如果这种气味的物质继续存在，感觉很快减弱，甚至消失。嗅觉还能引起情绪活动，有些气味可引起愉快的情绪，另一些气味则引起不愉快或厌恶的情绪。嗅觉还有明显的适应现象，但对某种气味适应后，对其他气味的嗅觉仍然不变。

（二）味觉感觉器与味觉

味觉的感受器是**味蕾**（taste bud），主要分布在舌背部表面和舌缘，口腔和咽部黏膜的表面也有散在的味蕾存在。人舌表面的不同部位对不同味刺激的敏感程度不一样，一般是舌尖部对甜味较敏感，舌两侧对酸味较敏感，而舌两侧的前部则对咸味较敏感，软腭和舌根部对苦味敏感。人类的味觉系统能够感受和区分多种味道。众多的味道都是由四种基本的味觉组合而形成的，这就是酸、甜、苦、咸。

实验证明，在动物的单一味觉细胞上记录到感受器电位，4 种基本味觉的换能或跨膜信号的转换机制并不完全一样。钠盐作用于舌表面的味蕾时，Na^+ 通过特殊的化学门控 Na^+ 通道进入细胞内引起味细胞产生感受器电位。这种 Na^+ 通道的特点对利尿剂氨氯吡咪非常敏感，如果将该药直接置于舌部，可阻断 Na^+ 通道而使咸味感觉消失。糖与细胞膜的特异性受体结合后，激活 Gs蛋白，进而激活腺苷酸环化酶，使细胞内 cAMP 增多，触发细胞内钙库释放 Ca^{2+} 而产生感受器电位。酸的换能机制与钠盐类似。苦味则由于物质结构不同而通过上述两种形式换能。味觉感受器细胞没有轴突，它产生的感受器电位通过突触传递引起感觉神经末梢产生动作电位，传向味觉中枢，中枢可能通过来自传导 4 种基本味觉的专用线路上的神经信号的不同组合来认知各种味觉。

第三节　神经系统对躯体运动的调节

一、脊髓对躯体运动的调节

脊髓是调节躯体运动最基本的反射中枢。通过脊髓能完成一些比较简单的躯体运动反射，包括牵张反射、屈反射和交叉伸肌反射等。脊髓反射在整体内受高位中枢调节。

（一）脊髓前角运动神经元

脊髓灰质前角有 α、β 与 γ 三类运动神经元，它们的轴突经脊髓前根直接到达所支配的骨骼肌。

1.α 运动神经元　此类神经元数量较多，胞体大小不一，其发出的 $A_α$ 传出纤维末梢在肌肉中分成许多小支，每一小支支配一根骨骼肌纤维（梭外肌），因此该神经元兴奋会引起其所支配的许多肌纤维收缩。由一个 α 运动神经元及其所支配的全部肌纤维组成的功能单位，称为**运动单位**（motor unit）。运动单位大小不一，其大小取决于 α 运动神经元末梢的分支。α 运动神经元既接受从大脑皮层到脑干各级高位运动中枢的下传信息，也接受来自皮肤、肌肉和关节等处的外周传入信息，大量信息在此汇聚整合，最终由它发出运动指令支配骨骼肌。因此，α 运动神经元是躯体运动反射的**最后公路**（final common path）。

2.γ 运动神经元　此类神经元数量较少，胞体较小，分散在 α 运动神经元之间，其发出的 $A_γ$ 纤维较细，支配梭内肌，可调节肌梭感受器的敏感性。γ 运动神经元的活动主要接受高位中枢的调控。

3.β 运动神经元　此类神经元胞体较大，其发出的传出纤维支配骨骼肌的梭内肌与梭外肌纤维，但具体功能尚不清楚。

（二）脊髓反射

1. 牵张反射　有神经支配的骨骼肌，受到外力牵拉而伸长时，能引起受牵拉的同一肌肉收缩，称为骨骼肌的**牵张反射**（stretch reflex）。根据牵拉形式与肌肉收缩的反射效应，牵张反射可分为**腱反射**（tendon reflex）与**肌紧张**（muscle tonus）两种类型。

（1）腱反射　又称位相性牵张反射，是指快速牵拉肌腱时发生的牵张反射，表现为被牵拉肌肉迅速而明显地缩短。例如，快速叩击股四头肌肌腱，可使股四头肌受到牵拉而发生一次快速收缩，称膝反射。腱反射的传入纤维直径较粗，传导速度较快；反射的潜伏期很短，只相当于一个突触的传递时间，故腱反射是单突触反射。临床上常通过检查腱反射来了解神经系统的功能状态。如果腱反射减弱或消失，常提示反射弧的传入、传出通道或者脊髓反射中枢受损；若腱反射亢进，则说明控制脊髓的高级中枢作用减弱，提示高位中枢的病变。

（2）肌紧张　又称紧张性牵张反射，是指缓慢持续牵拉肌腱所引起的牵张反射，表现为受牵拉肌肉发生轻度的紧张性收缩。肌紧张反射弧的中枢为多突触接替，属于多突触反射。该反射的传出纤维引起肌肉收缩的力量不大，只是阻止肌肉被拉长，因此不表现出明显的动作。肌紧张常表现为同一肌肉内的不同运动单位交替进行收缩，所以肌紧张能持久维持而不易疲劳。肌紧张是维持躯体姿势最基本的反射活动，是姿势反射的基础，尤其在维持站立姿势方面。人体取直立体位时，由于重力的影响，支持体重的关节趋向被重力弯曲，弯曲的关节势必使伸肌肌腱受到牵拉，从而产生牵张反射使伸肌的肌紧张增强，以对抗关节的屈曲来维持站立姿势。

（3）牵张反射的感受装置与反射途径　牵张反射的感受器是**肌梭**（muscle spindle）。肌梭是一种感受机械牵拉刺激或肌肉长度变化的特殊装置（图 20–11），属于本体感受器。肌梭位于肌纤维之间，呈梭状，长约数毫米，其外包被一层结缔组织囊，囊内含有 6 ～ 12 根肌纤维，称为**梭内肌纤维**（intrafusal fiber），囊外肌纤维称为**梭外肌纤维**（extrafusal fiber）。肌梭与梭外肌纤维平行排列，两者呈并联关系。梭内肌纤维分为核袋纤维与核链纤维两类。梭内肌纤维两端具有收缩功能，中间部分略膨大，是肌梭的感受装置，两者呈串联关系。肌梭的传入神经纤维有两类：直径较粗的 Ⅰa 和直径较细的 Ⅱ，二者都终止于脊髓前角 α 运动神经元。α 运动神经元的传出纤维支配梭外肌。γ 运动神经元的传出纤维支配梭内肌，梭内肌收缩提高肌梭的敏感性。因此，当骨骼肌受外力被拉长或梭内肌两端收缩时，梭内肌感受装置受牵拉刺激而发放传入冲动，传入冲动沿 Ⅰa 或 Ⅱ 类纤维进入脊髓，可引起支配同一骨骼肌的 α 运动神经元兴奋，使梭外肌收缩，从而完成牵张反射。

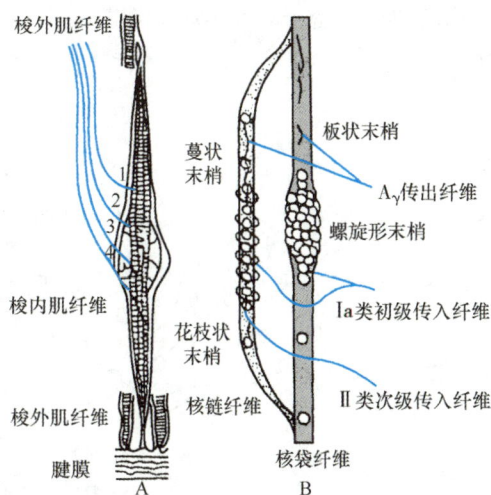

A：传出和传入神经支配；1、4：传出纤维，
2：Ⅰa 类传入纤维，3：Ⅱ 类传入纤维；
B：核袋纤维与核链纤维

图 20–11　肌梭与神经联系示意图

2. 屈肌反射与交叉伸肌反射　肢体皮肤受到伤害刺激时，可引起受刺激侧肢体的屈肌收缩而伸肌舒张，使肢体屈曲，称为**屈肌反射**（flexor reflex）。如针刺皮肤时，该侧肢体立即缩回，其目的在于躲避伤害性刺激，对机体具有保护意义。随刺激强度的增大，可在同侧肢体发生屈反射的基础上，出现对侧肢体的伸展，称为**交叉伸肌反射**（crossed extensor reflex）。该反射是一种姿势反射，意义在于当一侧肢体屈曲造成身体平衡失调时，对侧肢体伸直以支持体重，从而维持身体的平衡。

3. 脊休克　当人和动物的脊髓与高位中枢离断后，可暂时丧失一切反射活动的能力，进入无反应状态，称为**脊休克**（spinal shock）。脊休克的主要表现为横断面之下的脊髓所支配的躯体与内脏反射均减弱或消失，如骨骼肌紧张消失，外周血管扩张，血压下降，发汗反射消失，尿、粪潴留。

脊休克可逐渐在不同程度上恢复。一般来说，低等动物恢复较快，动物越高等恢复越慢。例如，蛙在脊髓横断后数分钟内反射即可恢复，犬需要几天，人类则需数周乃至数月。在恢复的过程中，比较原始、简单的反射先恢复，如屈反射与腱反射；比较复杂的反射逐渐恢复，如交叉伸肌反射。除脊髓的躯体反射功能可逐渐恢复外，部分内脏反射活动也随之恢复，如血管张力反射、发汗反射、排尿反射、排便反射等。但这类反射恢复得很不完善，不能适应正常生理功能的需要。如上述患者的基本排尿、排便反射虽能进行，但往往不能排空，更不能有意识地控制。由此可见，在整体内，脊髓的自主性神经功能是在上位脑高级中枢调节下完成的。脊髓离断后，由于脊髓内上行与下行的神经束均被中断，因此断面以下的各种感觉和随意运动很难恢复，甚至永远丧失，临床上称为截瘫。

脊休克产生的原因是离断的脊髓突然失去高位中枢的调控，特别是失去了大脑皮层、脑干网状结构和前庭核的下行性易化作用。可见，脊髓具有完成某些简单反射的能力，但这些反射平时受高位中枢的调控（主要是易化作用）而不易表现出来。

二、脑干对肌紧张的调节

脑干是脊髓以上水平对运动的调控中枢，它通过调节肌紧张以保持一定的姿势，并参与躯体运动的协调。脑干对肌紧张的调节，主要是通过脑干网状结构易化区和抑制区的活动实现的（图20-12）。

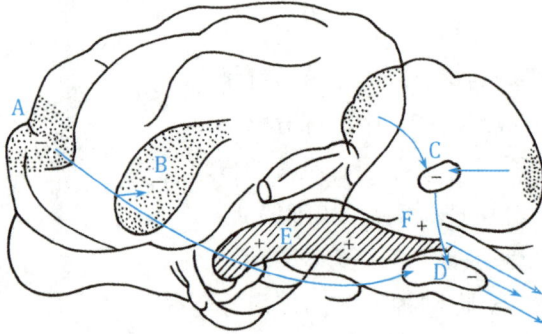

A：运动皮层；B：基底神经节；C：小脑；D：网状结构抑制区；

E：网状结构易化区；F：前庭神经核

图 20-12　猫脑干网状结构下行易化和抑制系统示意图

（一）脑干网状结构易化区

脑干网状结构中加强肌紧张和肌肉运动的区域，称为**易化区**（facilitatory area）。易化区较大，包括延髓网状结构的背外侧部分、脑桥被盖、中脑的中央灰质与被盖等脑干中央区域。此外，下丘脑和丘脑中线核群等部位也包括在易化区之中。易化区的作用主要是通过网状脊髓束下行兴奋性纤维的活动来完成的。易化肌紧张的中枢部位除脑干网状结构易化区外，还有脑干外神经结构，如前庭核、小脑前叶两侧部等，它们与脑干网状结构具有结构和功能上的联系，共同组成易化系统。脑干外神经结构的易化功能是通过脑干网状结构易化区的活动来实现的。

（二）脑干网状结构抑制区

脑干网状结构中抑制肌紧张和肌肉运动的区域，称为**抑制区**（inhibitory area）。该区域较小，位于延髓网状结构的腹内侧部分。其作用主要是通过网状脊髓束下行抑制性纤维的活动实现。抑制肌紧张的中枢部位除网状结构抑制区外，尚有大脑皮层运动区、纹状体与小脑前叶蚓部等脑干外神经结构，这些脑干外神经结构不仅可通过与脑干网状结构抑制区的纤维联系抑制肌紧张，还能影响网状结构易化区的活动，使其受到抑制。一般说来，网状结构抑制区本身无自发活动，它在接受上述各高位中枢传入的始动作用时，才能发挥下行抑制作用。

（三）去大脑僵直

正常情况下，肌紧张易化区的活动较抑制区略强，两者在一定水平上保持相对平衡，以维持正常的肌紧张。在动物实验中，如果在中脑上、下丘之间横断脑干，会出现全身肌紧张，特别是伸肌肌紧张过度亢进，表现为四肢伸直、头尾昂起、脊柱挺硬的角弓反张现象，称为**去大脑僵直**（decerebrate rigidity）。其发生原因是切断了大脑皮层运动区、纹状体等神经结构与脑干网状结构抑制区的功能联系，使脑干网状结构易化区和抑制区的正常平衡被打破，抑制区的活动明显减弱，而易化区的活动相对占优势，使伸肌肌紧张加强，以致造成僵直现象。

三、小脑对躯体运动的调节

小脑对于维持身体平衡、调节肌紧张、协调与形成随意运动均有重要作用。按小脑的传入、传出纤维联系可将其分为前庭小脑、脊髓小脑与皮层小脑三个功能部分（图 20-13）。

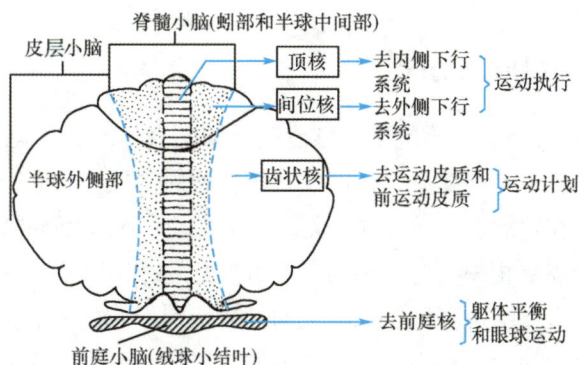

图 20-13 小脑的功能分区示意图

（一）维持身体平衡

维持身体平衡是**前庭小脑**（vestibulocerebellum）的主要功能。前庭小脑主要由绒球小结叶构成，由于绒球小结叶直接与前庭神经核发生连接，因此其平衡功能与前庭器官和前庭核的活动有密切关系。绒球小结叶的病变或损伤，可导致躯体平衡功能的障碍，但其随意运动的协调功能一般不受影响。此外，前庭小脑可通过脑桥核接受外侧膝状体、上丘和视皮层等处的视觉传入信息，调节眼外肌的活动，从而协调头部运动时眼的凝视运动。

（二）调节肌紧张与协调随意运动

小脑调节肌紧张与协调随意运动的功能主要由**脊髓小脑**（spinocerebellum）完成。脊髓小脑由小脑前叶和半球中间部组成，其中小脑前叶的功能是调节肌紧张，小脑半球中间部的功能主要是协调随意运动，也有调节肌紧张的作用。

1. 调节肌紧张 小脑前叶对肌紧张具有抑制和易化的双重调节作用。小脑前叶蚓部有抑制肌紧张的功能，而前叶两侧部则有易化肌紧张的功能。在生物进化过程中，前叶对肌紧张的抑制作用逐渐减弱，而易化作用逐渐占优势。此外，小脑半球中间部也有易化肌紧张的功能，它对双侧肌紧张均有加强作用。

2. 协调随意运动 协调随意运动是小脑半球中间部的重要功能。由于半球中间部还接受脑桥纤维的投射，并与大脑皮层运动区有环路联系，因此在执行大脑皮层发动的随意运动方面起重要协调作用。当小脑半球中间部受到损伤时，可出现随意运动协调障碍，称为**小脑性共济失调**（cerebellar ataxia），表现为随意运动的力量、方向及限度等发生很大的紊乱，动作摇摆不定、指物不准、不能进行快速的交替运动，患者还可出现动作性或**意向性震颤**（intention tremor）。由此说明，这部分小脑在肌肉运动的进行过程中起协调作用。

（三）参与随意运动设计

参与随意运动设计是**皮层小脑**（cerebrocerebellum）的功能。皮层小脑是指半球外侧部，它与大脑皮层之间存在着联合活动，并参与随意运动计划的形成和运动程序的编制。

四、基底神经节对躯体运动的调节

（一）基底神经节的组成及功能

基底神经节（basal ganglia）主要包括尾核、壳核和苍白球。其中尾核与壳核进化较新，称新纹状体；而苍白球则是较古老的部分，称旧纹状体。此外，丘脑底核、中脑的黑质与红核以及被盖网状结构等神经结构在功能上与纹状体密切相关，故也归属于基底神经节系统。基底神经节各核之间以及它们与大脑皮层相关结构之间均存在着广泛的纤维联系，这些纤维联系构成的环路是基底神经节调节运动的重要结构基础。在哺乳动物，特别是人类，基底神经节的主要功能是协调肌肉运动，它与随意运动的产生和稳定、肌紧张的控制以及本体感觉传入冲动的处理等均有密切关系。

（二）基底神经节损伤性病变

基底神经节病变可引起一系列运动功能障碍，临床表现主要分两大类：一类是运动过少而肌紧张过强的综合征，如**帕金森病**（Parkinson disease）；另一是运动过多而肌紧张不全的综合征，如**亨廷顿病**（Huntington disease）。

1. 帕金森病 帕金森病又称**震颤麻痹**（paralysis agitans），是常见的中老年神经系统变性疾病之一，因最早由英国医生帕金森描述而命名。帕金森病患者的主要症状是全身肌紧张增强、肌肉强直、随意运动减少、动作迟缓、面部表情呆板，常伴有静止性震颤，多见于上肢。目前认为，帕金森病的病变主要集中在中脑黑质，病因主要是脑内多巴胺递质缺乏。在黑质和纹状体之间存在两种相互拮抗的递质系统：一种是黑质内的多巴胺上行递质系统，抵达纹状体，对纹状体神经元起抑制作用；另一种为纹状体内的乙酰胆碱系统，对纹状体神经元产生易化作用。正常时这两个系统保持平衡，从而保证正常肌紧张和运动的协调性（图20-14）。当黑质病变时，多巴胺能神经元受损，使多巴胺递质系统的功能减退，乙酰胆碱递质系统功能亢进，从而产生震颤麻痹。临床上应用左旋多巴或M受体阻断剂东莨菪碱能明显改善帕金森病患者的症状，但两者对静止性震颤均无明显疗效。静止性震颤可能与丘脑外侧腹核等结构

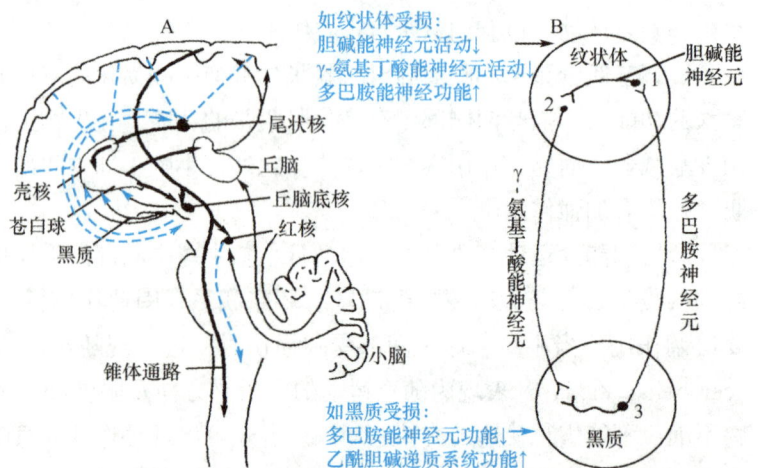

A：基底神经节及其纤维联系；B：黑质-纹状体环路；

1.胆碱能神经元；2. γ-氨基丁酸能神经元；3.多巴胺能神经元

图 20-14 基底神经节纤维联系和黑质纹状体环路示意图

的功能异常有关。

2. 亨廷顿病 亨廷顿病又称舞蹈症，是一种以神经变性为病理改变的遗传性疾病，因首先由亨廷顿描述而得名。亨廷顿病患者的主要临床表现为不自主的上肢和头部的舞蹈症样动作，并伴有肌张力降低等。目前认为，舞蹈症的病理变化主要在新纹状体，产生原因是纹状体中胆碱能神经元和 γ- 氨基丁酸能神经元功能减退，从而减弱了对黑质多巴胺能神经元的抑制，使多巴胺能神经元的功能相对亢进所致。临床上应用利血平耗竭多巴胺类递质，可缓解亨廷顿病患者的症状。

五、大脑皮层对躯体运动的调节

大脑皮层是躯体运动调控的最高级也是最复杂的中枢部位。它接受感觉信息的传入，并根据机体对环境变化的反应和意愿，策划和发动随意运动。

（一）大脑皮层的运动区

大脑皮层控制躯体运动的部位，称为大脑皮层运动区。主要运动区包括中央前回（4 区）和运动前区（6 区）。主要运动区具有下列功能特征：①交叉性支配，即一侧皮层主要支配对侧躯体的运动，但头面部肌肉（除面神经支配的下部面肌和舌下神经支配的舌肌）的运动是双侧性支配。②运动代表区功能定位总体安排是倒置的，即下肢肌肉的代表区在皮层顶部，上肢肌肉代表区在中间部，头面部肌肉代表区在底部，但头面部代表区的内部安排是正立的。③运动代表区的大小与运动精细、复杂程度有关，即运动越精细、复杂，皮层相应运动区面积越大，如大拇指所占皮层面积几乎是大腿所占皮层面积的 10 倍。主要运动区与运动的执行以及运动所产生的肌力大小有关。

此外，大脑皮层内还有辅助运动区与第二运动区。前者位于大脑皮层的内侧面，运动区之前，一般为双侧性支配，刺激该区可引起肢体运动与发声；后者位于中央前回与脑岛之间，其运动反应也是双侧的。

（二）躯体运动的传导系统

大脑皮层对躯体运动的调节主要通过皮层脊髓束与皮层脑干束两条传出通路协调完成。

1. 皮层脊髓束与皮层脑干束 大脑皮层主要通过皮层脊髓束和皮层脑干束控制肌肉的活动。由皮层发出，并经内囊、脑干下行到达脊髓前角神经元的传导束，称为皮层脊髓束（corticospinal tract）。由皮层发出经内囊到达脑干内各脑神经运动神经元的传导束，称为皮层脑干束（corticobulbar tract）。皮层脊髓束中约 80% 的纤维在延髓锥体跨过中线到达对侧，在脊髓外侧索下行，纵贯脊髓全长，形成皮层脊髓侧束。皮层脊髓侧束在种系发生上较新，其作用是控制四肢远端肌肉的活动，调节肌肉的精细、技巧性运动。其余约 20% 的纤维在延髓不跨越中线，在脊髓同侧前索下行形成皮层脊髓前束。前束一般只下降到脊髓胸段，它们经中间神经元接替后，再与脊髓前角内侧部的运动神经元形成突触联系。皮层脊髓前束在种系发生上较古老，支配躯干和四肢近端的肌肉，参与姿势和粗略运动的调节。

2. 其他运动传导通路 皮层脊髓束和皮层脑干束除直接下行控制脊髓和脑干运动神经元外，还发出侧支，并与一些直接起源于运动皮层的纤维一起，经脑干某些核团接替后形成顶盖脊髓束、网状脊髓束和前庭脊髓束，其功能与皮层脊髓前束相似，参与对近端肌肉的粗略运动和姿势的调节；而红核脊髓束的功能可能和皮层脊髓侧束相似，参与对四肢远端肌肉精细运动的调节。

3. 运动传出通路损伤时的表现 运动传导通路损伤后，在临床上常出现柔软性麻痹（软瘫）和痉挛性麻痹（硬瘫）两种表现。两者都有随意运动的丧失。脊髓和脑运动神经元损伤，如脊髓灰质炎，在随意运动丧失的同时，伴有牵张反射的减弱或消失，肌肉松弛并逐渐萎缩，在临床上称为软瘫。而脑内控制肌紧张的高位中枢损伤，如内囊出血引起的中风，随意运动丧失，牵张反射亢进，在临床上称为硬瘫。

传统上，运动传导通路分为锥体系（pyramidal system）和锥体外系（extrapyramidal system）两个系统。前者是指皮层脊髓束和皮层脑干束，后者则为锥体系以外所有控制脊髓运动神经元活动的下行运动传导通路。两者不仅在皮层起源的部位有重叠，而且它们之间还存在广泛的纤维联系。

第四节 神经系统对内脏活动的调节

神经系统对内脏活动的调节是通过**自主神经系统**（autonomic nervous system），又称为内脏神经系统完成的。目前认为该系统包括**交感神经**（sympathetic nerve system）、**副交感神经**（parasympathetic nerve system）和肠神经系统，本部分仅介绍交感神经和副交感神经。

一、自主神经系统的功能及其特征

自主神经系统的功能在于调节心肌、平滑肌和腺体（消化腺、汗腺、部分内分泌腺）的活动，以维持内环境的相对稳定，并支持躯体行为方面的活动。其功能特点如下：

1. 双重支配 除皮肤和部分肌肉的血管、汗腺、竖毛肌、肾上腺髓质、肾等无副交感神经支配外，体内大多数组织器官都同时接受交感神经和副交感神经的双重支配，而且二者对内脏活动的调节作用往往是相互拮抗的（表20-4）。例如，交感神经能够促进心脏功能，而迷走神经则是抑制作用。但对某些效应器，交感神经和副交感神经却有协同作用，如支配唾液腺的交感神经和副交感神经均能促进唾液分泌，但前者促进黏稠唾液分泌，后者促进稀薄唾液分泌。

2. 紧张性作用 交感神经和副交感神经持续地向效应器发放低频冲动，以维持效应器的轻度活动状态，此称为紧张性作用。例如切断心交感神经，心率减慢；切断心迷走神经，心率加快。

3. 受效应器所处功能状态的影响 自主神经的外周性作用与效应器本身的功能状态有关。例如，刺激交感神经可抑制未孕动物的子宫平滑肌，却兴奋有孕动物的子宫平滑肌。又如副交感神经兴奋一般是加强小肠运动，但如果小肠平滑肌原来处于收缩状态，则刺激副交感神经可使之舒张。

表 20-4 自主神经的主要功能

器官	交感神经	副交感神经
循环器官	心率加快、心肌收缩力加强，腹腔内脏、皮肤血管显著收缩，外生殖器、唾液腺的血管收缩，对骨骼肌血管则有的收缩（肾上腺素能），有的舒张（胆碱能）	心率减慢、心房收缩减弱 少数血管舒张，如外生殖器血管
呼吸器官	支气管平滑肌舒张	支气管平滑肌收缩 促进呼吸道黏膜腺体分泌

续表

器官	交感神经	副交感神经
消化器官	抑制胃肠运动，促进括约肌收缩，促进唾液腺分泌黏稠的唾液	促进胃肠平滑肌收缩及蠕动，促进胆囊运动促使括约肌舒张，促进唾液腺分泌稀薄唾液促使胃液、胰液、胆汁的分泌增多
泌尿生殖器官	促进尿道内括约肌收缩，逼尿肌舒张，抑制排尿，对未孕子宫平滑肌引起舒张，对已孕子宫平滑肌则引起收缩	促进膀胱逼尿肌收缩，尿道内括约肌舒张，促进排尿
眼	促进虹膜辐射肌收缩，瞳孔开大	促使虹膜环状肌收缩，瞳孔缩小；使睫状肌收缩，促进泪腺分泌
皮肤	汗腺分泌，竖毛肌收缩	
内分泌腺和新陈代谢	促进肾上腺髓质分泌激素，促进肝糖原分解	促进胰岛素分泌

4. 对整体生理功能调节的意义 交感神经系统的活动比较广泛，常以整个系统应对各种紧急情况，如应急反应中交感－肾上腺髓质系统兴奋，机体出现心率加快，心肌收缩力增强，动脉血压升高、骨骼肌血管舒张，皮肤与腹腔内脏血管收缩，使血液重新分配；此外，还可出现瞳孔扩大、支气管扩张、胃肠道活动抑制、肝糖原分解加速、血糖浓度升高等反应。其主要作用是动员体内许多器官的潜在能力，以适应机体或环境的急剧变化。相比之下，副交感神经系统活动的范围比较局限，往往在安静时活动较强。因该系统的活动常伴有胰岛素的分泌，故称之为迷走－胰岛素系统。其作用主要是保护机体、促进休整恢复、促进消化吸收、积聚能量，以及加强排泄和生殖等方面的功能。

二、各级中枢对内脏活动的调节

（一）脊髓

脊髓是交感神经和部分副交感神经的发源地，它是自主神经系统的低级中枢。通过脊髓能完成一些最基本的内脏反射，但反射活动的调节是初级的，其调节能力差，并不能适应正常生理功能的需要。例如，脊髓高位横断的患者虽然能够进行排尿、排便反射，但往往不能排空，且不能有意识控制。同时由平卧位到直立位时，会感到头晕。这是因为脊髓的交感中枢虽能完成血管张力反射，保持一定的外周阻力，但对心血管活动不能进行精细的调节，不能调节体位变换时的血压变化。由此可见，在整体内，脊髓的自主神经功能是在高级中枢调节下完成的。

（二）低位脑干

低位脑干是许多内脏活动的基本中枢。延髓内存在与心血管、呼吸和消化系统等内脏活动有关的神经元，一旦受损，可立即致死，故延髓有"生命中枢"之称。脑桥有角膜反射中枢、呼吸调整中枢。中脑有瞳孔对光反射中枢等。

（三）下丘脑

下丘脑是皮层下内脏活动调节的最高级中枢，能够调节体温、营养摄取、水平衡、内分泌、情绪反应、生物节律等许多生理过程，其中调节体温和内分泌的内容参见第七章、第九章相关章节。

1. 调节摄食行为　下丘脑外侧区有**摄食中枢**（feeding center），可发动摄食活动；腹内侧核区存在**饱中枢**（satiety center），能够决定停止摄食活动。两中枢间存在交互抑制。摄食中枢和饱中枢的活动状态可能受血糖水平影响。饥饿时，血糖降低，摄食中枢兴奋而引起摄食行为；反之，饱食后血糖升高，饱中枢兴奋而停止摄食。

2. 调节水平衡　机体对水的摄入与排出存在动态平衡。在下丘脑摄食中枢后方存在饮水中枢或渴中枢，机体缺水会兴奋此中枢，引起渴觉和饮水行为，从而调节水的摄入，同时通过调节血管升压素的分泌和释放来影响肾脏对水的排出。

3. 调节情绪变化和行为　**情绪**（emotion）变化常伴随自主性神经系统和内分泌等生理变化，称为情绪反应。下丘脑与情绪反应关系密切，但正常情况下受大脑皮层的抑制而不易表现。如在实验动物的间脑以上水平切除大脑，仅保留下丘脑以下结构，则该动物受到轻微刺激即可引起"假怒"，表现为甩尾、竖毛、扩瞳、张牙舞爪、呼吸加快和血压升高等现象。而损毁整个下丘脑，则"假怒"反应不再出现。

4. 控制生物节律　**生物节律**（biorhythm）指机体的各种生命活动常按时间顺序规律发生的现象。生物节律有日节律、月节律、年节律等，最多的是日节律，如体温的日节律。下丘脑视交叉上核可能是昼夜节律活动的控制中心，可通过视网膜 – 视交叉上核束与视觉感受装置感受外界光暗信号，使机体的昼夜节律与外环境的昼夜节律同步化。

（四）大脑皮层对内脏活动的调节

1. 新皮层　实验动物的新皮层受电刺激后，除了引起躯体运动反应，还有内脏活动变化，如呼吸运动、血管舒缩、消化道活动等。这些反应表明新皮层与内脏活动关系密切，揭示新皮层是自主性功能的高级中枢与高级整合部位。

2. 边缘系统　边缘系统对内脏活动有广泛的影响，是调节内脏活动的高级中枢，故称"内脏脑"。边缘系统是许多初级中枢活动的调节者，能够通过促进或抑制各初级中枢的活动，来调制机体的复杂生理活动。如电刺激扣带回前部，可引起呼吸心跳变慢或加快、血压上升或下降、瞳孔扩大或缩小等变化；刺激杏仁核可出现心率加快或减慢、血压上升或下降、胃蠕动加强等；刺激隔区引起呼吸暂停或加强、血压升高或降低等。边缘系统也参与机体本能行为与情绪反应的调控。

第五节　脑的高级功能

一、大脑皮层的生物电活动

大脑皮层神经元的电活动有两种形式，即**自发脑电活动**（spontaneous electric activity of the brain）和**皮层诱发电位**（evoked cortical potential）。前者是指大脑皮层的神经元，在无特定外加刺激作用的情况下，产生的持续的节律性电位变化；后者是指刺激特定感受器或感觉传入系统时，在大脑皮层相应区域引出的电位变化。

如果在头皮上安置引导电极，通过脑电图仪可记录到自发脑电活动的图形，称为**脑电图**（electroencephalogram，EEG）。将引导电极直接放置于大脑皮层表面能记录到同样的自发脑电活动，称为**皮层电图**（electrocorticogram，ECoG）。

（一）正常脑电图波形

人类的脑电图很不规则，根据其频率和振幅的不同，可分为 α、β、θ、δ 四种基本波形（图 20-15）。

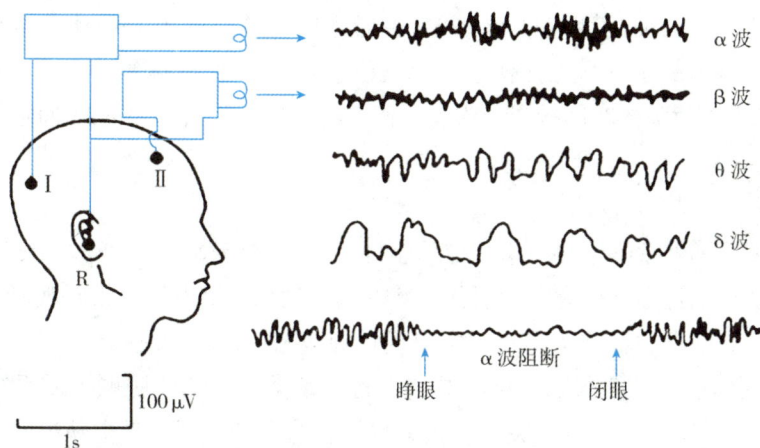

I 和 II 为引导电极分别放置在枕叶和额叶的部位，R 为无关电极放置在耳郭

图 20-15 脑电图记录方法和四种基本脑电图波形

1. α 波 频率为 8～13Hz，振幅为 20～100μV。正常人在清醒、闭目、安静时出现，在枕叶较显著。α 波波幅常出现自小而大、自大而小的周期性变化，形成所谓的 α 节律的梭形波群。当受试者睁开眼睛或接受其他刺激时，α 波立即消失出现快波，这一现象称为 α 波阻断（α-block）。如果受试者再安静闭目，α 波又重新出现。α 波是大脑皮层在安静状态时电活动的主要表现。

2. β 波 频率为 14～30Hz，振幅为 5～20μV。在睁眼视物、思考问题或接受其他刺激时出现，在额叶区与顶叶区较显著。β 波是新皮层处于紧张状态时的主要脑电活动表现。

3. θ 波 频率为 4～7Hz，振幅为 100～150μV。该波在颞叶和顶叶较明显，在成人困倦时出现。幼儿时期，脑电频率较成人慢，常见 θ 波，到 10 岁开始出现 α 波。

4. δ 波 频率为 0.5～3Hz，振幅为 20～200μV。正常成人在清醒时几乎没有 δ 波，只有在睡眠时才出现。此外，在深度麻醉、智力发育不成熟的人，也可出现 δ 波。在婴儿时期，脑电频率较幼儿更慢，常可见到 δ 波。δ 波或 θ 波可能是大脑皮层处于抑制状态时脑电活动的主要表现。

脑电图在临床上对某些颅脑疾患具有重要的诊断价值。如癫痫患者的脑电图可呈现棘波、尖波、棘-慢综合波等。颅内占位性病患者，即使在清醒状态下，也可引出 δ 波或 θ 波。

（二）皮层诱发电位

皮层诱发电位（evoked cortical potential）是感觉传入系统受刺激时，在大脑皮层某一局限区域自发脑电的基础上叠加产生的电位变化。由主反应、次反应和后放电三部分构成。主反应的极性，一般表现为皮层表面先正后负，与感觉的特异投射系统活动有关。次反应是主反应之后的扩散性续发反应，与感觉的非特异投射活动有关。在主反应和次反应之后常有一系列正相的周期性电位变化，即后放电。诱发电位是在自发脑电的背景上产生的，其波形夹杂在自发脑电波之中，很难分辨。因此，目前采用电子计算机信号平均技术，使诱发电位的记录纯化清晰，用这种方法显示出的皮层诱发电位称为平均诱发电位。它为研究人类的感觉功能、行为和心理活动，诊断神经系统的某些疾病提供了一种无创伤性定位的电生理学检查方法。

二、觉醒和睡眠

觉醒与睡眠是两个必要的生理过程。机体在觉醒时，能以适当的行动来应答环境的各种变化，从事各种活动。睡眠可保护脑细胞的功能，促进精神和体力的恢复。成年人一般每天需睡眠7～9小时，儿童需要睡眠的时间较成年人长，而老年人比成年人需要的睡眠时间短。

（一）觉醒状态的维持

觉醒状态主要靠各种感觉传入冲动经脑干网状结构上行激动系统使大脑皮层保持兴奋来维持。觉醒状态包括脑电觉醒与行为觉醒两种状态。脑电觉醒指脑电波形由睡眠时的同步化慢波变为觉醒时的去同步化快波，而行为上不一定出现觉醒状态；行为觉醒指觉醒时的各种行为表现。目前认为，脑电觉醒状态可能与脑干网状结构上行激动系统（乙酰胆碱递质系统）和蓝斑上部（去甲肾上腺素递质系统）的功能有关。行为觉醒状态的维持，可能是中脑黑质多巴胺递质系统的功能。

（二）睡眠的时相

人类睡眠有两种不同的时相状态，它们的脑电图变化与生理功能表现各不同，分别称为慢波睡眠与快波睡眠。

1. 慢波睡眠　脑电图呈现同步化的慢波时相，主要表现为各种躯体感觉功能减退，骨骼肌反射活动和肌紧张减弱，并伴有血压下降、瞳孔缩小、体温下降、呼吸减慢、胃液分泌增加等一系列自主神经功能的改变。在慢波睡眠中机体耗氧量下降，但脑的耗氧量不变。同时，腺垂体分泌生长激素明显增多，因此，慢波睡眠的意义在于促进生长和恢复体力。

2. 快波睡眠　脑电图呈现去同步化的快波时相，其表现为各种感觉进一步减退，唤醒阈提高，骨骼肌反射和肌紧张进一步减弱，表明在此期间，脑电图呈现为觉醒状态，而从行为上来看快波睡眠比慢波睡眠更深，故快波睡眠又称**异相睡眠**（paradoxical sleep，PS）。另外，在此期间还可出现眼球快速运动，所以又称为**快眼动睡眠**（rapid eye movement sleep，REMS）。此期还有一些间断的阵发性表现，如部分躯体抽动、心率加快、血压升高、呼吸加快而不规则等，这可能与某些疾病易在夜间发作有关，如心绞痛、哮喘及阻塞性肺气肿缺氧发作等。此外，做梦也是快波睡眠期间的特征之一。快波睡眠时脑血流量增多，脑内蛋白质合成加快，因此认为，快波睡眠可促进学习记忆和脑力恢复。

慢波睡眠与快波睡眠是两个相互转化的时相。成年人睡眠期间，先进入慢波睡眠，持续80～120分钟后转入快波睡眠，20～30分钟后，再转入慢波睡眠。在整个睡眠过程中，如此反复转化4～5次。越接近睡眠后期，快波睡眠持续时间越长。在正常情况下，慢波睡眠与快波睡眠均可直接转入觉醒状态，但觉醒状态不能直接进入快波睡眠，而只能转入慢波睡眠。

三、学习与记忆

学习和记忆是两个相互联系的神经活动过程。学习是指人和动物从外界环境获取新信息的过程；记忆是指大脑将获取的信息进行编码、储存及提取的过程。

（一）学习的形式

学习主要有两种形式，即**非联合型学习**（nonassociative learning）和**联合型学习**（associative learning）。前者是一种简单的学习形式，它不需要刺激与反应之间形成某种明确的联系；后者是指刺激和反应之间存在明确的关系，它是两个事件重复发生，在时间上很靠近，最后在脑内逐渐形成关联。人的绝大多数学习是联合型学习，经典条件反射和操作式条件反射均属此种类型的学习。

（二）条件反射活动的基本规律

1. 条件反射的建立　给狗喂食时引起唾液分泌，这是**非条件反射**（unconditioned reflex）。狗听到铃声时没有唾液分泌，因铃声与食物无关，故称铃声为无关刺激。若在铃声之后给予食物，这样结合多次后，狗再听到铃声就会分泌唾液，此时铃声已变成了进食的信号，由无关刺激变为了条件刺激。由条件刺激（铃声）引起的反射（唾液分泌），称为**条件反射**（conditioned reflex），这就是经典的条件反射。它是在非条件反射的基础上，无关刺激与非条件刺激在时间上结合形成的。这个过程称为**强化**（reinforcement）。这种经典的条件反射包含着条件刺激与非条件刺激之间形成的联系过程，一种刺激成为预示另一种刺激即将出现的信号，是一种学习的过程。

有些条件反射比较复杂，动物必须通过自己完成一定的动作或操作，才能得到强化，称为**操作式条件反射**（operant conditioning reflex），如训练动物走迷宫、表演各种动作等。这类条件反射是一种很复杂的行为，更能代表动物日常生活的习得性行为。

2. 条件反射的泛化、分化和消退　当一种条件反射建立后，若给予和条件刺激相近似的刺激，也可获得条件刺激效果，引起同样条件反射，这种现象称为条件反射的泛化。它是由于条件刺激引起大脑皮层兴奋向周围扩散所致。如果这种近似刺激得不到非条件刺激的强化，该近似刺激就不再引起条件反射，这种现象称为条件反射的分化。而条件反射的消退是指在条件反射建立以后，如果仅使用条件刺激，而得不到非条件刺激的强化，条件反射的效应就会逐渐减弱，直至最后完全消退。条件反射的分化和消退都是大脑皮层发生抑制过程的表现。前者是分化抑制，后者为消退抑制，两者都是条件反射性抑制。

3. 两种信号系统　条件反射是大脑皮层活动的具体表现，引起条件反射的刺激是信号刺激。巴甫洛夫将一切信号区分为两大类：一类称为第一信号，是具体信号，如食物的性状、灯光与铃声等都是以本身的理化性质来发挥刺激作用的。由第一信号建立条件反射的大脑皮层功能系统，称为**第一信号系统**（first signal system）。另一类称为第二信号，是抽象信号，即语言、文字，它是以其所代表的含义来发挥刺激作用的。由第二信号产生条件反射的大脑皮层功能系统，称为**第二信号系统**（second signal system）。人类同时具有这两类系统，而动物仅有第一信号系统。第二信号系统是人类区别于动物的主要特征，人类可借助语言与文字表达思维活动，形成推理，总结经验，从而扩大人类的认识能力。

（三）记忆的过程

外界大量信息通过感觉器官进入大脑，但估计仅有1%左右的信息可被长时间贮存、记忆，而大部分被遗忘。被贮存的信息都是对机体有用的、反复作用的信息。根据信息贮存的长短，记忆可分为**短时记忆**（short term memory）和**长时记忆**（long term memory）。人类的记忆过程包括感觉性记忆、第一级记忆、第二级记忆和第三级记忆4个连续阶段。前两个阶段相当于短时记忆，后两个阶段相当于长时记忆。在短时记忆中，信息贮存的时间很短，如不反复运用，即很快被遗忘。如果贮存的信息被反复运用加以巩固，就可转入牢固的长时记忆。可见，这两类记忆之间是相互联系的，短时记忆是学习与形成长时记忆的基础。

四、大脑皮层的语言中枢和一侧优势

（一）大脑皮层的语言中枢

人类大脑皮层的一定区域受到损伤时，可导致特定的语言功能障碍，说明大脑皮层存在着语言中枢。临床发现，损伤位于中央前回底部前方的 Broca 三角区处的语言运动区（说话中枢）时，会引起**运动失语症**（motor aphasia）。患者能看懂文字，听懂别人说的话，但自己却不会说话，不能用语言进行口头表达。如损伤颞上回后部的语言听觉区（听话中枢），会引起**感觉失语症**（sensory aphasia）。这类患者能讲话、书写、看懂文字，也能听见别人的发音，但听不懂说话的含义。若角回部位的语言视觉区（阅读中枢）受损，会导致**失读症**（alexia）。患者的视觉正常，其他的语言功能也健全，但无法看懂文字的含义。损伤额中回后部的语言书写区（书写中枢），会出现**失写症**（agraphia）。患者能听懂别人说话、看懂文字，会说话，手也能活动，但丧失了书写的能力。

大脑皮层语言功能虽具有一定的区域性，但各区的活动紧密相关，语言功能的完整有赖于广大皮层区域的共同活动。因此，当语言中枢受损时，常出现几种语言功能障碍同时存在。例如，角回损伤时，除出现失读症外，还可伴有失写症。

（二）大脑皮层功能的一侧优势

两侧大脑半球的功能并不是均等的，总是以一侧占优势。习惯用右手的人，若右侧大脑皮层损伤，不会出现上述失语症，而左侧大脑半球受到损伤时则会导致失语症。说明语言活动功能在左侧大脑半球占优势，因此一般称左侧半球为**优势半球**（dominant cerebral hemisphere）。这种**一侧优势**（laterality cerebral dominance）的现象仅在人类中具有。在主要使用左手的人中，则左右两侧的皮层有关区域都可能成为语言活动中枢。左侧半球除了有优势半球之称外，还称为主要半球，而右侧半球则称为次要半球，但这并不意味着右侧半球不重要，实际上只是功能上的分工不同，右侧半球在非语词性的认知功能上占优势，如对空间的辨认、深度知觉及情感活动等。然而，这种优势也是相对的，因为左侧半球也有一定的非语词性认识功能，右侧半球也有一定的简单语词活动功能。

思考题

1. 突触传递有哪些方式？传递过程如何？受哪些因素影响？
2. 说明中枢神经元的联系方式。
3. 试比较腱反射和肌紧张的异同点。
4. 说明基底神经节在运动调节中的作用及损伤后的疾病。
5. 试述胆碱能受体和肾上腺素能受体的分类与作用。
6. 说明正常眼视 6m 以内近物时是如何调节？
7. 下丘脑具有哪些生理功能？
8. 中耳和内耳受损后可出现哪些功能障碍？
9. 小脑在运动调节方面有何功能？损伤后有什么表现？

主要参考书目

［1］张朝佑. 人体解剖学［M］.3 版. 北京：人民卫生出版社，2009.

［2］柏树令，应大君. 系统解剖学［M］. 北京：人民卫生出版社，2013.

［3］人体解剖学与组织胚胎学名词审定委员会. 人体解剖学名词［M］.2 版. 北京：科学出版社，2014.

［4］李新华，赵铁建. 解剖生理学［M］.3 版. 北京：中国中医药出版社，2017.

［5］丁文龙，刘学政. 系统解剖学［M］. 北京：人民卫生出版社，2018.

［6］李新华，韩永明. 人体解剖学［M］. 上海：上海科学技术出版社，2020.

［7］邵水金. 人体解剖学［M］.5 版. 北京：中国中医药出版社，2021.

［8］王庭槐. 生理学［M］. 北京：人民卫生出版社，2018.

［9］赵铁建，朱大诚. 生理学［M］.5 版. 北京：中国中医药出版社，2021.

［10］于远望. 生理学基础［M］.2 版. 北京：中国中医药出版社，2021.

［11］郭健，杜联. 生理学［M］. 北京：人民卫生出版社，2021.

［12］朱娟霞，舒安利. 生理学［M］. 西安：世界图书出版西安有限公司，2022.

［13］赵铁建，储利胜. 中西医结合生理学［M］. 北京：科学出版社，2023.

全国中医药行业高等教育"十四五"规划教材

全国高等中医药院校规划教材（第十一版）

教材目录

注：凡标☆号者为"核心示范教材"。

（一）中医学类专业

序号	书 名	主 编		主编所在单位	
1	中国医学史	郭宏伟	徐江雁	黑龙江中医药大学	河南中医药大学
2	医古文	王育林	李亚军	北京中医药大学	陕西中医药大学
3	大学语文	黄作阵		北京中医药大学	
4	中医基础理论☆	郑洪新	杨 柱	辽宁中医药大学	贵州中医药大学
5	中医诊断学☆	李灿东	方朝义	福建中医药大学	河北中医药大学
6	中药学☆	钟赣生	杨柏灿	北京中医药大学	上海中医药大学
7	方剂学☆	李 冀	左铮云	黑龙江中医药大学	江西中医药大学
8	内经选读☆	翟双庆	黎敬波	北京中医药大学	广州中医药大学
9	伤寒论选读☆	王庆国	周春祥	北京中医药大学	南京中医药大学
10	金匮要略☆	范永升	姜德友	浙江中医药大学	黑龙江中医药大学
11	温病学☆	谷晓红	马 健	北京中医药大学	南京中医药大学
12	中医内科学☆	吴勉华	石 岩	南京中医药大学	辽宁中医药大学
13	中医外科学☆	陈红风		上海中医药大学	
14	中医妇科学☆	冯晓玲	张婷婷	黑龙江中医药大学	上海中医药大学
15	中医儿科学☆	赵 霞	李新民	南京中医药大学	天津中医药大学
16	中医骨伤科学☆	黄桂成	王拥军	南京中医药大学	上海中医药大学
17	中医眼科学	彭清华		湖南中医药大学	
18	中医耳鼻咽喉科学	刘 蓬		广州中医药大学	
19	中医急诊学☆	刘清泉	方邦江	首都医科大学	上海中医药大学
20	中医各家学说☆	尚 力	戴 铭	上海中医药大学	广西中医药大学
21	针灸学☆	梁繁荣	王 华	成都中医药大学	湖北中医药大学
22	推拿学☆	房 敏	王金贵	上海中医药大学	天津中医药大学
23	中医养生学	马烈光	章德林	成都中医药大学	江西中医药大学
24	中医药膳学	谢梦洲	朱天民	湖南中医药大学	成都中医药大学
25	中医食疗学	施洪飞	方 泓	南京中医药大学	上海中医药大学
26	中医气功学	章文春	魏玉龙	江西中医药大学	北京中医药大学
27	细胞生物学	赵宗江	高碧珍	北京中医药大学	福建中医药大学

序号	书 名	主 编		主编所在单位	
28	人体解剖学	邵水金		上海中医药大学	
29	组织学与胚胎学	周忠光	汪 涛	黑龙江中医药大学	天津中医药大学
30	生物化学	唐炳华		北京中医药大学	
31	生理学	赵铁建	朱大诚	广西中医药大学	江西中医药大学
32	病理学	刘春英	高维娟	辽宁中医药大学	河北中医药大学
33	免疫学基础与病原生物学	袁嘉丽	刘永琦	云南中医药大学	甘肃中医药大学
34	预防医学	史周华		山东中医药大学	
35	药理学	张硕峰	方晓艳	北京中医药大学	河南中医药大学
36	诊断学	詹华奎		成都中医药大学	
37	医学影像学	侯 健	许茂盛	成都中医药大学	浙江中医药大学
38	内科学	潘 涛	戴爱国	南京中医药大学	湖南中医药大学
39	外科学	谢建兴		广州中医药大学	
40	中西医文献检索	林丹红	孙 玲	福建中医药大学	湖北中医药大学
41	中医疫病学	张伯礼	吕文亮	天津中医药大学	湖北中医药大学
42	中医文化学	张其成	臧守虎	北京中医药大学	山东中医药大学
43	中医文献学	陈仁寿	宋咏梅	南京中医药大学	山东中医药大学
44	医学伦理学	崔瑞兰	赵 丽	山东中医药大学	北京中医药大学
45	医学生物学	詹秀琴	许 勇	南京中医药大学	成都中医药大学
46	中医全科医学概论	郭 栋	严小军	山东中医药大学	江西中医药大学
47	卫生统计学	魏高文	徐 刚	湖南中医药大学	江西中医药大学
48	中医老年病学	王 飞	张学智	成都中医药大学	北京大学医学部
49	医学遗传学	赵丕文	卫爱武	北京中医药大学	河南中医药大学
50	针刀医学	郭长青		北京中医药大学	
51	腧穴解剖学	邵水金		上海中医药大学	
52	神经解剖学	孙红梅	申国明	北京中医药大学	安徽中医药大学
53	医学免疫学	高永翔	刘永琦	成都中医药大学	甘肃中医药大学
54	神经定位诊断学	王东岩		黑龙江中医药大学	
55	中医运气学	苏 颖		长春中医药大学	
56	实验动物学	苗明三	王春田	河南中医药大学	辽宁中医药大学
57	中医医案学	姜德友	方祝元	黑龙江中医药大学	南京中医药大学
58	分子生物学	唐炳华	郑晓珂	北京中医药大学	河南中医药大学

（二）针灸推拿学专业

序号	书 名	主 编		主编所在单位	
59	局部解剖学	姜国华	李义凯	黑龙江中医药大学	南方医科大学
60	经络腧穴学☆	沈雪勇	刘存志	上海中医药大学	北京中医药大学
61	刺法灸法学☆	王富春	岳增辉	长春中医药大学	湖南中医药大学
62	针灸治疗学☆	高树中	冀来喜	山东中医药大学	山西中医药大学
63	各家针灸学说	高希言	王 威	河南中医药大学	辽宁中医药大学
64	针灸医籍选读	常小荣	张建斌	湖南中医药大学	南京中医药大学
65	实验针灸学	郭 义		天津中医药大学	

序号	书　名	主　编		主编所在单位	
66	推拿手法学☆	周运峰		河南中医药大学	
67	推拿功法学☆	吕立江		浙江中医药大学	
68	推拿治疗学☆	井夫杰	杨永刚	山东中医药大学	长春中医药大学
69	小儿推拿学	刘明军	邰先桃	长春中医药大学	云南中医药大学

（三）中西医临床医学专业

序号	书　名	主　编		主编所在单位	
70	中外医学史	王振国	徐建云	山东中医药大学	南京中医药大学
71	中西医结合内科学	陈志强	杨文明	河北中医药大学	安徽中医药大学
72	中西医结合外科学	何清湖		湖南中医药大学	
73	中西医结合妇产科学	杜惠兰		河北中医药大学	
74	中西医结合儿科学	王雪峰	郑健	辽宁中医药大学	福建中医药大学
75	中西医结合骨伤科学	詹红生	刘军	上海中医药大学	广州中医药大学
76	中西医结合眼科学	段俊国	毕宏生	成都中医药大学	山东中医药大学
77	中西医结合耳鼻咽喉科学	张勤修	陈文勇	成都中医药大学	广州中医药大学
78	中西医结合口腔科学	谭劲		湖南中医药大学	
79	中药学	周祯祥	吴庆光	湖北中医药大学	广州中医药大学
80	中医基础理论	战丽彬	章文春	辽宁中医药大学	江西中医药大学
81	针灸推拿学	梁繁荣	刘明军	成都中医药大学	长春中医药大学
82	方剂学	李冀	季旭明	黑龙江中医药大学	浙江中医药大学
83	医学心理学	李光英	张斌	长春中医药大学	湖南中医药大学
84	中西医结合皮肤性病学	李斌	陈达灿	上海中医药大学	广州中医药大学
85	诊断学	詹华奎	刘潜	成都中医药大学	江西中医药大学
86	系统解剖学	武煜明	李新华	云南中医药大学	湖南中医药大学
87	生物化学	施红	贾连群	福建中医药大学	辽宁中医药大学
88	中西医结合急救医学	方邦江	刘清泉	上海中医药大学	首都医科大学
89	中西医结合肛肠病学	何永恒		湖南中医药大学	
90	生理学	朱大诚	徐颖	江西中医药大学	上海中医药大学
91	病理学	刘春英	姜希娟	辽宁中医药大学	天津中医药大学
92	中西医结合肿瘤学	程海波	贾立群	南京中医药大学	北京中医药大学
93	中西医结合传染病学	李素云	孙克伟	河南中医药大学	湖南中医药大学

（四）中药学类专业

序号	书　名	主　编		主编所在单位	
94	中医学基础	陈晶	程海波	黑龙江中医药大学	南京中医药大学
95	高等数学	李秀昌	邵建华	长春中医药大学	上海中医药大学
96	中医药统计学	何雁		江西中医药大学	
97	物理学	章新友	侯俊玲	江西中医药大学	北京中医药大学
98	无机化学	杨怀霞	吴培云	河南中医药大学	安徽中医药大学
99	有机化学	林辉		广州中医药大学	
100	分析化学（上）（化学分析）	张凌		江西中医药大学	

序号	书名	主编		主编所在单位	
101	分析化学（下）（仪器分析）	王淑美		广东药科大学	
102	物理化学	刘雄	王颖莉	甘肃中医药大学	山西中医药大学
103	临床中药学☆	周祯祥	唐德才	湖北中医药大学	南京中医药大学
104	方剂学	贾波	许二平	成都中医药大学	河南中医药大学
105	中药药剂学☆	杨明		江西中医药大学	
106	中药鉴定学☆	康廷国	闫永红	辽宁中医药大学	北京中医药大学
107	中药药理学☆	彭成		成都中医药大学	
108	中药拉丁语	李峰	马琳	山东中医药大学	天津中医药大学
109	药用植物学☆	刘春生	谷巍	北京中医药大学	南京中医药大学
110	中药炮制学☆	钟凌云		江西中医药大学	
111	中药分析学☆	梁生旺	张彤	广东药科大学	上海中医药大学
112	中药化学☆	匡海学	冯卫生	黑龙江中医药大学	河南中医药大学
113	中药制药工程原理与设备	周长征		山东中医药大学	
114	药事管理学☆	刘红宁		江西中医药大学	
115	本草典籍选读	彭代银	陈仁寿	安徽中医药大学	南京中医药大学
116	中药制药分离工程	朱卫丰		江西中医药大学	
117	中药制药设备与车间设计	李正		天津中医药大学	
118	药用植物栽培学	张永清		山东中医药大学	
119	中药资源学	马云桐		成都中医药大学	
120	中药产品与开发	孟宪生		辽宁中医药大学	
121	中药加工与炮制学	王秋红		广东药科大学	
122	人体形态学	武煜明	游言文	云南中医药大学	河南中医药大学
123	生理学基础	于远望		陕西中医药大学	
124	病理学基础	王谦		北京中医药大学	
125	解剖生理学	李新华	于远望	湖南中医药大学	陕西中医药大学
126	微生物学与免疫学	袁嘉丽	刘永琦	云南中医药大学	甘肃中医药大学
127	线性代数	李秀昌		长春中医药大学	
128	中药新药研发学	张永萍	王利胜	贵州中医药大学	广州中医药大学
129	中药安全与合理应用导论	张冰		北京中医药大学	
130	中药商品学	闫永红	蒋桂华	北京中医药大学	成都中医药大学

（五）药学类专业

序号	书名	主编		主编所在单位	
131	药用高分子材料学	刘文		贵州医科大学	
132	中成药学	张金莲	陈军	江西中医药大学	南京中医药大学
133	制药工艺学	王沛	赵鹏	长春中医药大学	陕西中医药大学
134	生物药剂学与药物动力学	龚慕辛	贺福元	首都医科大学	湖南中医药大学
135	生药学	王喜军	陈随清	黑龙江中医药大学	河南中医药大学
136	药学文献检索	章新友	黄必胜	江西中医药大学	湖北中医药大学
137	天然药物化学	邱峰	廖尚高	天津中医药大学	贵州医科大学
138	药物合成反应	李念光	方方	南京中医药大学	安徽中医药大学

序号	书 名	主 编		主编所在单位	
139	分子生药学	刘春生	袁 媛	北京中医药大学	中国中医科学院
140	药用辅料学	王世宇	关志宇	成都中医药大学	江西中医药大学
141	物理药剂学	吴 清		北京中医药大学	
142	药剂学	李范珠	冯年平	浙江中医药大学	上海中医药大学
143	药物分析	俞 捷	姚卫峰	云南中医药大学	南京中医药大学

（六）护理学专业

序号	书 名	主 编		主编所在单位	
144	中医护理学基础	徐桂华	胡 慧	南京中医药大学	湖北中医药大学
145	护理学导论	穆 欣	马小琴	黑龙江中医药大学	浙江中医药大学
146	护理学基础	杨巧菊		河南中医药大学	
147	护理专业英语	刘红霞	刘 娅	北京中医药大学	湖北中医药大学
148	护理美学	余雨枫		成都中医药大学	
149	健康评估	阚丽君	张玉芳	黑龙江中医药大学	山东中医药大学
150	护理心理学	郝玉芳		北京中医药大学	
151	护理伦理学	崔瑞兰		山东中医药大学	
152	内科护理学	陈 燕	孙志岭	湖南中医药大学	南京中医药大学
153	外科护理学	陆静波	蔡恩丽	上海中医药大学	云南中医药大学
154	妇产科护理学	冯 进	王丽芹	湖南中医药大学	黑龙江中医药大学
155	儿科护理学	肖洪玲	陈偶英	安徽中医药大学	湖南中医药大学
156	五官科护理学	喻京生		湖南中医药大学	
157	老年护理学	王 燕	高 静	天津中医药大学	成都中医药大学
158	急救护理学	吕 静	卢根娣	长春中医药大学	上海中医药大学
159	康复护理学	陈锦秀	汤继芹	福建中医药大学	山东中医药大学
160	社区护理学	沈翠珍	王诗源	浙江中医药大学	山东中医药大学
161	中医临床护理学	裘秀月	刘建军	浙江中医药大学	江西中医药大学
162	护理管理学	全小明	柏亚妹	广州中医药大学	南京中医药大学
163	医学营养学	聂 宏	李艳玲	黑龙江中医药大学	天津中医药大学
164	安宁疗护	邸淑珍	陆静波	河北中医药大学	上海中医药大学
165	护理健康教育	王 芳		成都中医药大学	
166	护理教育学	聂 宏	杨巧菊	黑龙江中医药大学	河南中医药大学

（七）公共课

序号	书 名	主 编		主编所在单位	
167	中医学概论	储全根	胡志希	安徽中医药大学	湖南中医药大学
168	传统体育	吴志坤	邵玉萍	上海中医药大学	湖北中医药大学
169	科研思路与方法	刘 涛	商洪才	南京中医药大学	北京中医药大学
170	大学生职业发展规划	石作荣	李 玮	山东中医药大学	北京中医药大学
171	大学计算机基础教程	叶 青		江西中医药大学	
172	大学生就业指导	曹世奎	张光霁	长春中医药大学	浙江中医药大学

序号	书 名	主 编		主编所在单位	
173	医患沟通技能	王自润	殷 越	大同大学	黑龙江中医药大学
174	基础医学概论	刘黎青	朱大诚	山东中医药大学	江西中医药大学
175	国学经典导读	胡 真	王明强	湖北中医药大学	南京中医药大学
176	临床医学概论	潘 涛	付 滨	南京中医药大学	天津中医药大学
177	Visual Basic 程序设计教程	闫朝升	曹 慧	黑龙江中医药大学	山东中医药大学
178	SPSS 统计分析教程	刘仁权		北京中医药大学	
179	医学图形图像处理	章新友	孟昭鹏	江西中医药大学	天津中医药大学
180	医药数据库系统原理与应用	杜建强	胡孔法	江西中医药大学	南京中医药大学
181	医药数据管理与可视化分析	马星光		北京中医药大学	
182	中医药统计学与软件应用	史周华	何 雁	山东中医药大学	江西中医药大学

（八）中医骨伤科学专业

序号	书 名	主 编		主编所在单位	
183	中医骨伤科学基础	李 楠	李 刚	福建中医药大学	山东中医药大学
184	骨伤解剖学	侯德才	姜国华	辽宁中医药大学	黑龙江中医药大学
185	骨伤影像学	栾金红	郭会利	黑龙江中医药大学	河南中医药大学洛阳平乐正骨学院
186	中医正骨学	冷向阳	马 勇	长春中医药大学	南京中医药大学
187	中医筋伤学	周红海	于 栋	广西中医药大学	北京中医药大学
188	中医骨病学	徐展望	郑福增	山东中医药大学	河南中医药大学
189	创伤急救学	毕荣修	李无阴	山东中医药大学	河南中医药大学洛阳平乐正骨学院
190	骨伤手术学	童培建	曾意荣	浙江中医药大学	广州中医药大学

（九）中医养生学专业

序号	书 名	主 编		主编所在单位	
191	中医养生文献学	蒋力生	王 平	江西中医药大学	湖北中医药大学
192	中医治未病学概论	陈涤平		南京中医药大学	
193	中医饮食养生学	方 泓		上海中医药大学	
194	中医养生方法技术学	顾一煌	王金贵	南京中医药大学	天津中医药大学
195	中医养生学导论	马烈光	樊 旭	成都中医药大学	辽宁中医药大学
196	中医运动养生学	章文春	邬建卫	江西中医药大学	成都中医药大学

（十）管理学类专业

序号	书 名	主 编		主编所在单位	
197	卫生法学	田 侃	冯秀云	南京中医药大学	山东中医药大学
198	社会医学	王素珍	杨 义	江西中医药大学	成都中医药大学
199	管理学基础	徐爱军		南京中医药大学	
200	卫生经济学	陈永成	欧阳静	江西中医药大学	陕西中医药大学
201	医院管理学	王志伟	翟理祥	北京中医药大学	广东药科大学
202	医药人力资源管理	曹世奎		长春中医药大学	
203	公共关系学	关晓光		黑龙江中医药大学	

《经络穴位速记法》
编 委 会

主　编　李　杰

副主编　曹　亮　周　艳　王星星

编　委　张晶晶

序 言

中医之魂，在于传承；传承之要，在于创新。在针灸学的浩瀚星空中，经络腧穴如同璀璨的星座，其精确定位与功能关联，历来是研习者必须跨越的认知鸿沟。当今中医学教育面临双重挑战：一方面，传统教材授课模式难以适应知识大爆炸时代的节奏；另一方面，年轻学子的认知习惯已深度融入数字化、可视化学习模式。在此背景下，我的博士生李杰主编的《经络穴位速记法》的成书，使我颇感欣慰。

传统的《经络腧穴学》教材虽体系严谨，却囿于线性叙事，未能将人体经络穴位的系统关联性转化为符合认知规律的学习记忆模型，而本书作者独辟蹊径，以"认知重构"为核心理念，将复杂的经络腧穴体系重构为模块化单元。此举实为经络腧穴教育方法的创新突破。

本书有两大创新尤具学术价值：其一，重新编排十二经脉，即以手三阴经、手三阳经、足三阴经、足三阳经为目，总结其共性规律和特点，腧穴归经可由此推出，同时有助于记忆十二经脉及任、督二脉中易混淆的穴位。其二，重点强调和重视腧穴的三大主治特点和规律，大部分腧穴的功效和临床应用范围可由此推出。

本书之妙，在于化繁为简，变难为易。正所谓"授人以鱼，不如授人以渔"。本书不仅传授知识，还传授方法，使读者能够举一反三，触类旁通。我深信，《经络穴位速记法》一书，必将成为广大中医爱好者、针灸学习者的良师益友。

国家科学技术奖励委员会委员

四川省学术和技术带头人　　张安仁

四川省医学会第九届物理医学与康复专业委员会主任委员

2025 年 3 月

前　言

医学之道，贵在执简驭繁。人体经络穴位作为中医学诊疗体系的精髓之一，承载着千年智慧，其精准学习和记忆始终是针灸研习者的核心课题。在多年教学实践中，笔者深切体悟到学科规律与记忆方法的融合，恰是打开高效学习之门的密钥。本书以"科学重构知识体系，创新赋能记忆效能"为编撰宗旨，系统整合笔者十余年的教研经验，力求为读者构建一条通往经络腧穴世界的记忆通途。

面对传统经络腧穴教学中"经脉循行难辨，腧穴定位易淆"的普遍痛点，本书突破常规，创新性运用多模态记忆体系：以"312教学法"构建知识框架，采用多种记忆法学习经络腧穴，如图像记忆法、数字记忆法、歌诀记忆法、趣味记忆法等诸多方法，重新编排十二经络，将复杂的经脉循行转化为模块化的记忆单元。该研究理念和思路已在《中国针灸》《上海针灸》等核心期刊发表，系列成果已获得陕西省针灸学会科学技术奖三等奖。

为优化学习路径，笔者建议读者重点关注两大认知策略：其一，把握十四经"经脉－腧穴－功能"三维关联模型，要熟记重新编排后的手三阴经、手三阳经、足三阴经、足三阳经的规律和特点，记忆十四经穴的重点是掌握相关章节经络循行规律，腧穴归经可由此推出，各节均附有快速记忆图解，有助于记忆14条经络中易混淆的穴位。其二，要掌握腧穴的三大主治特点和规律，大部分腧穴功效和临床应用范围可由此推出。另外，附录中收录了临床常用全息图，其中头针部分，笔者参照国际标准头针分区方案，制订了头区14线定位学习法，具体内容可参考《中国针灸》2016年第5期《头针疗法超速记忆的教学设计》一文。

本书简明实用，对提升经络腧穴与针灸应用的学习兴趣均有帮助，适合中医院校学生、基层医务人员和中医爱好者阅读参考。由于笔者时间精力有限，文中不当之处，望广大读者批评指正。在此留下笔者邮箱（992361802@qq.com）方便联系和交流，期待提出宝贵意见，以便后续改进和提高。

李　杰

2025 年 3 月

目　录

第一章
概　论

第一节　十二经脉

一、十二经脉命名方法

十二经脉的命名方法见表 1–1。

表 1–1　十二经脉命名方法

手足	阴阳		脏腑	手足	阴阳		脏腑
手	三阴	太阴	肺	足	三阴	太阴	脾
		厥阴	心包			厥阴	肝
		少阴	心			少阴	肾
	三阳	阳明	大肠		三阳	阳明	胃
		少阳	三焦			少阳	胆
		太阳	小肠			太阳	膀胱

【速记方法】

（1）要点：手足＋阴阳＋脏腑。

（2）举例：手太阴肺经，足阳明胃经。

（3）速记：肺包心，大教（焦）小，脾肝肾，胃胆膀。

二、十二经脉体表分布规律

十二经脉的体表分布规律见表 1–2。

表 1–2　十二经脉体表分布规律

阴经	循行		阳经	循行	
手三阴	上肢内侧	胸腹部	手三阳	上肢外侧	头面躯干
足三阴	下肢内侧		足三阳	下肢外侧	

注：内踝上 8 寸以下肝经在脾经前。

三、十二经脉表里属络关系

【速记方法】

（1）要点：肺肠胃脾心小肠，膀肾包焦胆肝脏（肥肠未批心想尝，光身包饺要单干）。这既体现了脏腑相表里的关系，又是十二经脉气血流注的顺序。

（2）举例：肺经与大肠经互为表里，大肠经接于肺经。胃经与脾经互为表里，胃经接于大肠经，脾经接于胃经。十二经脉气血流注的顺序为肺经→大肠经→胃经→脾经→心经→小肠经→膀胱经→肾经→心包经→三焦经→胆经→肝经→肺经。循环无端。

四、十二经脉循行起止、走向与交接规律

手三阴经从胸走手，手三阳经从手走头，足三阳经从头走足，足三阴经从足走胸。①相表里的阴经与阳经在四肢部交接；②同名的阳经与阳经在头面部交接；③相互衔接的阴经与阴经在胸部交接。

【速记方法】利用图1-1和表1-3记忆十二经脉的循行起止、走向与交接规律。记忆时，可将双臂举起，阴经的循行方向为从下至上，阳经的循行方向为从上至下，即"阴升阳降"（图1-1）。

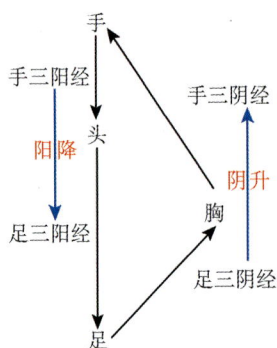

图1-1 十二经脉循行起止、走向与交接规律

表1-3 十二经脉循行起止

	起于	止于
手三阴经	三中（中焦、胸中、心中）	三指（拇指、示指、小指）
手三阳经	三指（示指、无名指、小指）	三旁（鼻旁、目外眦旁、目内眦旁）
足三阴经	三趾（趾内、趾外、趾下）	三中（心中、肺中、胸中）
足三阳经	三旁（鼻旁、目外眦旁、目内眦旁）	三趾（第2、第4、第5趾）

注：本书中所描述的经脉循行，均为其主干循行，其分支及没有穴位的循行部分未涉及。

第二节　腧　穴

一、治疗作用

腧穴的治疗作用有以下 3 个方面的特点（表 1-4）。

表 1-4　腧穴治疗作用的特点

特点	腧穴	举例
近治	一切腧穴	太阳治疗眼疾
远治	十四经穴，尤其是十二正经肘、膝关节以下的腧穴	合谷治疗口疾
特殊	部分腧穴	天枢治疗便秘、腹泻

二、特定穴

十四经腧穴中具有特殊治疗作用，并以特定称号概括的腧穴，称为特定穴。特定穴包括五输穴、原穴、络穴、郄穴、下合穴、募穴、背俞穴、八会穴、八脉交会穴、交会穴 10 类。

1. 五输穴

十二经脉分布在肘、膝关节以下各有井、荥、输、经、合五个腧穴，总称为五输穴。临床中井穴多用于急救，荥穴多用于各种热病，输穴多用于关节痛，经穴多用于喘咳，合穴多用于脏腑病证。

2. 原穴

十二经脉在腕、踝关节附近各有 1 个腧穴，是脏腑原气经过和留止的部位，称为原穴，又称十二原（表 1-5）。

【速记方法】

（1）渊谷冲白神门腕，京溪陵池墟太冲。

（2）肺原太渊合谷肠，脾经太白胃冲阳。

　　　心原神门腕骨小，肾原太溪京骨胱。

　　　包陵阳池三焦上，太冲丘墟肝胆乡。

3. 络穴

十五络脉在由经脉分出之处各有 1 个腧穴，称为络穴。络穴不仅可以治疗本经病，还能治疗其相表里的经脉的疾病（表 1-5）。

【速记方法】

（1）列偏丰公里正扬，钟内外明沟尾长。

（2）列缺偏历肺肠异，胃络丰隆公孙脾。

　　　通里支正心小肠，膀胱飞扬肾钟取。

　　　内关心包焦外关，蠡沟光明属肝胆。

　　　脾之大络为大包，任络鸠尾督强全。

注：（1）为十二正经络穴的速记歌诀；（2）为十五络穴的速记歌诀。

4. 郄穴

经脉气血深聚的腧穴称郄穴。十二经脉及奇经八脉中的阴跷、阳跷、阴维、阳维脉各有 1 个郄穴，总称十六郄穴。临床上常用郄穴来治疗本经循行部位及所属脏腑的急性病证，阴经郄穴多用于治疗血证，阳经郄穴多用于治疗急性肿痛（表 1-5）。

【速记方法】

孔溜梁地阴养老，门泉郄会外中都。

注：此为十二正经郄穴的速记方法。"孔溜梁地阴养老，门泉郄会外中都"这句话可以用谐音法记忆：孔子留此良地是为了养老，门前泉水、小溪汇聚，好多中、外游客都赶来拜访观光。

5. 募穴

脏腑之气结聚于胸腹部的腧穴称募穴。临床常用募穴来治疗相应脏腑的疾病，其中以治疗六腑疾病疗效较好（阳病治阴）（表 1-5）。

【速记方法】

肺府肝期胆日月，脾章肾京肠天枢。

包膻心阙胃中脘，焦石膀极小关元。

表 1-5　特定穴与十二经脉的对应关系

特定穴	十二经脉											
	肺经	大肠经	胃经	脾经	心经	小肠经	膀胱经	肾经	心包经	三焦经	胆经	肝经
原穴	太渊	合谷	冲阳	太白	神门	腕骨	京骨	太溪	大陵	阳池	丘墟	太冲
络穴	列缺	偏历	丰隆	公孙	通里	支正	飞扬	大钟	内关	外关	光明	蠡沟

续表

特定穴	十二经脉											
	肺经	大肠经	胃经	脾经	心经	小肠经	膀胱经	肾经	心包经	三焦经	胆经	肝经
郄穴	孔最	温溜	梁丘	地机	阴郄	养老	金门	水泉	郄门	会宗	外丘	中都
募穴	中府	天枢	中脘	章门	巨阙	关元	中极	京门	膻中	石门	日月	期门

注：络穴中，任脉络穴为鸠尾，督脉络穴为长强，脾之大络为大包。郄穴中，阴跷脉郄穴为交信，阳跷脉郄穴为跗阳，阴维脉郄穴为筑宾，阳维脉郄穴为阳交。

6. 下合穴

六腑之气下合于足三阳经的 6 个腧穴称下合。在临床中，下合穴常用来治疗六腑疾病（合治内府）。

【速记方法】

上下巨虚大小肠，委阳委中焦膀胱。

三里陵泉胃胆唱，腑病用之效必彰。

7. 背俞穴

脏腑之气输注于背腰部的腧穴称背俞穴。在临床中，背俞穴能治疗相应脏腑的疾病，其中以治疗五脏疾病疗效较好（阴病治阳）。

【速记方法】

肺三厥四心对五，肝俞平九十胆俞。

十一脾俞十二胃，十三十四焦肾对。

十六十八大小异，膀胱十九背俞毕。

8. 八会穴

八会穴，是脏、腑、气、血、筋、脉、骨、髓精气汇聚的 8 个腧穴。

【速记方法】

（1）门中耽搁，陵渊大绝，脏腑气血，筋脉骨髓。

（2）脏会章门中脘腑，气会膻中血膈俞。

筋会阳陵脉太渊，骨会大杼髓绝骨。

注："耽搁"指膻中、膈俞。"门中耽搁，陵渊大绝，脏腑气血，筋脉骨髓"这句话用谐音法记忆：急救时，门中耽搁了会儿，在临近医院时，患者阳气大绝。八穴对应为脏、腑、气、血、筋、脉、骨、髓。

9. 八脉交会穴

八脉交会穴指奇经八脉与十二正经脉气相通的 8 个腧穴。八脉交会穴均位于腕踝部的附近。

【速记方法】

溪缺公孙足临泣，照海申脉内外关，督任冲带跷维脉。

注： 后溪、列缺、公孙、足临泣、照海、申脉、内关、外关，此顺序对应关系为督脉、任脉、冲脉、带脉、阴跷脉、阳跷脉、阴维脉、阳维脉。

10. 交会穴

交会穴是指两经或数经相交会合的腧穴，多分布于头面、躯干部。交会穴不仅能治本经病，还能兼治所交经脉的病证。

三、腧穴定位方法

1. 简便取穴法

临床中有一些常用的简便取穴方法。如站立位垂手，中指端取风市。

2. 体表标志定位法

体表标志主要指分布于全身体表的骨性和肌性标志。体表标志定位法可分为固定标志定位法和活动标志定位法两类。

固定标志定位法： 指利用五官、乳头、脐窝和骨节凸起、凹陷及肌肉隆起等固定标志来取穴的方法。如两眉中间取印堂。

活动标志定位法： 指利用关节、肌肉、皮肤随活动而出现的孔隙、凹陷、皱纹等活动标志来取穴的方法。如张口位取听宫。

3. 指寸定位法

指寸定位法指以患者本人的手指为标准度量取穴，又称为同身寸。

中指同身寸： 被取穴者屈中指，以中指中节桡侧两端纹头之间的宽度作为1寸（图1-2）。

拇指同身寸： 被取穴者伸直拇指，以被取穴者拇指的指骨间关节的宽度作为1寸（图1-3）。

横指同身寸： 被取穴者手示指、中指、环指、小指四指并拢，以中指中节横纹为准，其四指的宽度作为3寸，又称一夫法（图1-4）。

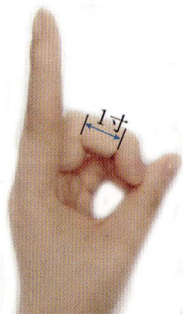

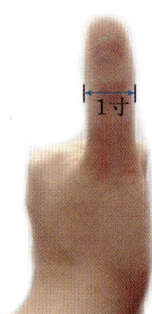

图1-2 中指同身寸　图1-3 拇指同身寸　图1-4 横指同身寸

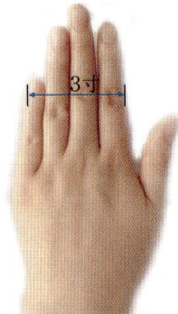

4.骨度折量定位法

以骨节为主要标志测量周身各部的大小、长短，并依其尺寸按比例折算作为定穴的标准，即骨度折量定位法。全身各部的骨度折量寸见表1-6、图1-5～图1-7。

表1-6 全身各部的骨度折量寸

部位	起止点	折量寸
头面部	前发际正中—后发际正中	12
	眉间（印堂）—前发际正中	3
	前两额发角（头维）之间	9
	耳后两乳突（完骨）之间	9
胸腹胁部	胸骨上窝（天突）—剑突尖	9
	剑突尖—脐中	8
	脐中—耻骨联合上缘	5
	两乳头之间	8
腰背部	肩胛骨内缘—后正中线	3
上肢部	腋前、后纹头—肘横纹（平肘尖）	9
	肘横纹（肘尖）—腕掌（背）侧横纹	12
下肢部	髌底至髌尖	2
	耻骨联合上缘—股骨内上髁上缘	18
	髌尖（腘横纹）—内踝尖	15
	股骨大转子—腘横纹	19
	腘横纹—外踝尖	16

【速记方法】

上肢九十二，胸腹九八五。

下内二十与十五，下外十九与十六。

注：耻骨联合上缘至腘横纹、腘横纹至内踝尖的距离分别为20寸与15寸，股骨大转子至腘横纹、腘横纹至内踝尖的距离分别为19寸与16寸。此处把耻骨联合上缘至股骨内上髁上缘与髌底至髌尖的距离合并（18+2=20），记忆较简单。

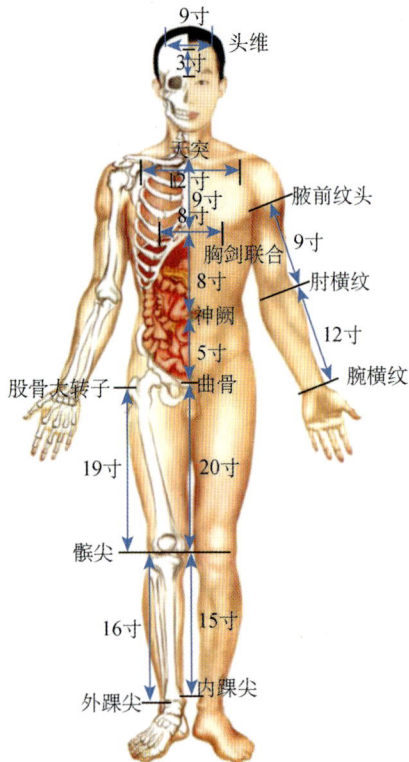

图 1-5　人体骨度折量寸（正面）

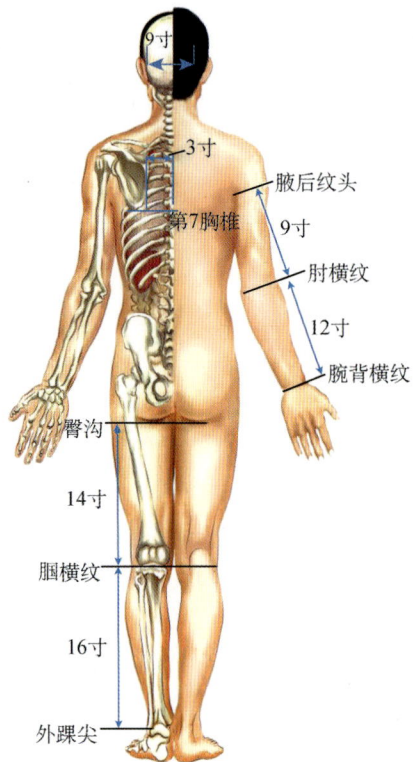

图 1-6　人体骨度折量寸（背面）

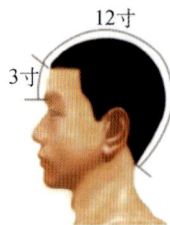

图 1-7　头部骨度折量寸

第三节　操作要点

一、进针方法

单手进针法：插入法、捻入法。

双手进针法：指切进针法、夹持进针法、舒张进针法、提捏进针法。

二、针刺角度和深度

针刺角度与深度关系密切，一般来说，深刺多为直刺，浅刺多为斜刺、平刺，根据腧穴部位灵活应用。对于天突、风府、风池、哑门等穴，以及眼部、胸背部和重要脏器部位的腧穴，尤其应注意掌握好针刺角度和深度（表1-7）。

表1-7 人体各部针刺角度和深度

人体部位	角度	深度（寸）
头面部	平刺或直刺	0.1 ~ 1.0
颈项部	斜刺或直刺	0.2 ~ 1.5
胸胁部	平刺或斜刺	0.5 ~ 0.8
背部	平刺或斜刺或直刺	0.5 ~ 1.5
腹部	直刺	0.5 ~ 1.5
腰部	直刺或斜刺	0.5 ~ 1.5
四肢部	直刺或斜刺	0.5 ~ 3.0

注： 直刺为针身与皮肤表面呈90°刺入，斜刺为针身与皮肤表面呈45°左右刺入，平刺为针身与皮肤表面呈15°左右刺入。

三、配穴方法

按部配穴：局部配穴、上下配穴、前后配穴、左右配穴、三部配穴。

按经配穴：本经配穴、表里经配穴、同名经配穴、子母经配穴、交会经配穴。

第二章
手三阴经经络与腧穴定位及主治疾病

    手三阴经从胸走手，大部分腧穴位于上肢内侧。手三阴经在上肢的循行规律：肺经循行于内前侧，心包经循行于内侧中间，心经循行于内后侧。手三阴经经络主干循行见图2-1，主治规律见表2-1。

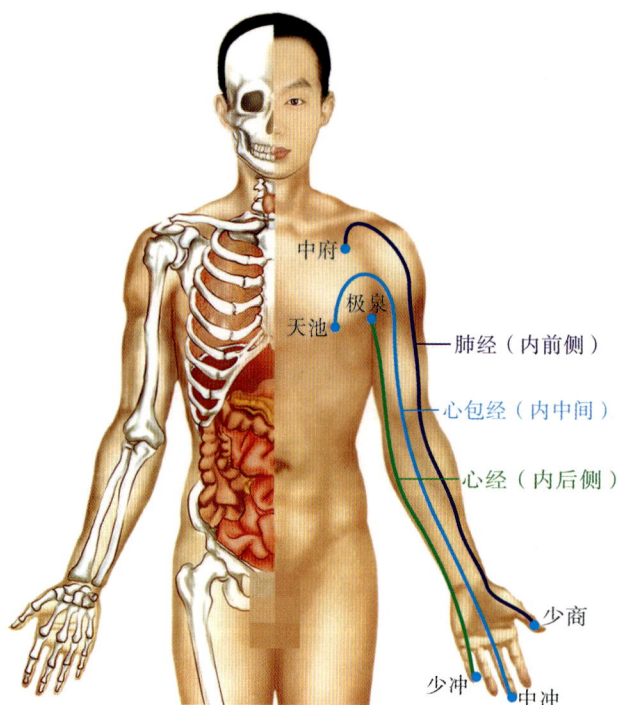

图 2-1　手三阴经经络主干循行

表 2-1　手三阴经主治规律

手三阴经	主治规律
肺经	肺、喉、胸部病
心包经	心、胃、胸部病，神志病
心经	心、胸部病，神志病

注：腧穴的主治规律为既治疗本经循行部位的疾病，又治疗其所属脏腑的疾病。

第一节 手太阴肺经（LU）

一、速记图解

手太阴肺经腧穴快速记忆见图 2-2。

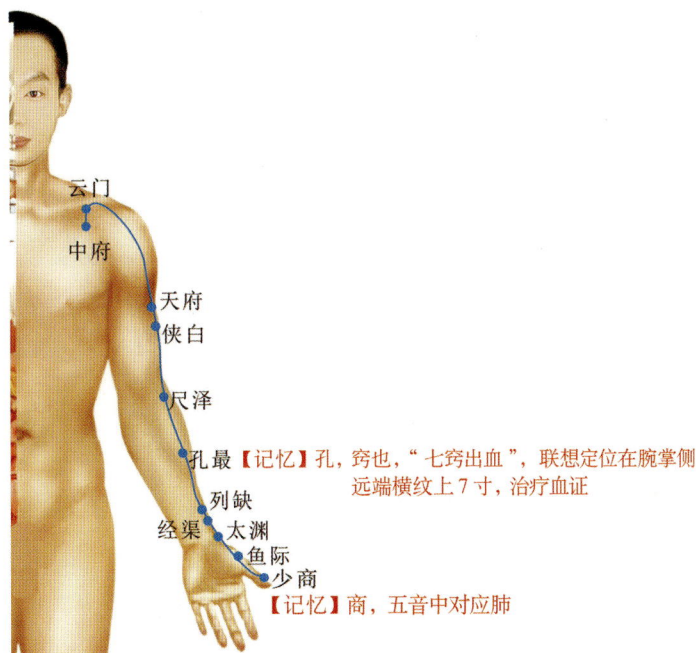

图 2-2 手太阴肺经腧穴快速记忆

【记忆】孔，窍也，"七窍出血"，联想定位在腕掌侧远端横纹上 7 寸，治疗血证

【记忆】商，五音中对应肺

二、腧穴定位与主治

1. 中府（LU1）肺募穴

【定位】在胸部，平第 1 肋间隙，前正中线旁开 6 寸（图 2-3）。

【主治】咳嗽，气喘，胸痛，肩背痛。

【操作】向外斜刺或平刺 0.5 ～ 0.8 寸，不可向内深刺，以免伤及肺脏。

【注意】胸部腧穴针刺操作多为向外斜刺或平刺 0.3 ～ 0.8 寸，不可向内深刺，以免伤及肺脏。

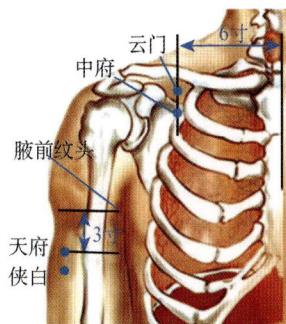

图 2-3 手太阴肺经腧穴一

2. 云门（LU2）

【定位】在胸部，肩胛骨喙突内缘，锁骨下窝凹陷处，前正中线旁开6寸（图2-3）。

【主治】咳嗽，气喘，胸痛，肩痛。

3. 天府（LU3）

【定位】在臂前区，肱二头肌桡侧缘，腋前纹头下3寸处（图2-3）。

【主治】咳嗽，气喘，鼻衄，上臂内侧疼痛。

【速记方法】结合肱二头肌图片进行记忆：肱二头肌中间为天泉，外侧为天府、侠白，内侧为青灵，与腋前纹头的距离分别为2寸、3寸、4寸、6寸（图2-4）。

4. 侠白（LU4）

【定位】在臂前区，肱二头肌桡侧缘，天府下1寸（图2-3）。

【主治】咳嗽，气喘，上臂内侧痛。

【操作】直刺0.5～1.0寸。

5. 尺泽（LU5）合穴

【定位】在肘横纹中，肱二头肌腱桡侧凹陷处（图2-5）。

【主治】咳嗽，咽喉肿痛，肘臂挛痛，小儿吐泻。

6. 孔最（LU6）郄穴

【定位】在前臂，尺泽与太渊连线上，腕掌侧远端横纹上7寸处（图2-5）。

【主治】咳嗽，咯血，鼻衄，咽喉肿痛，肘臂挛痛。

【速记方法】孔，窍也，"七窍出血"，联想孔最在腕掌侧远端横纹上7寸处，治疗血证。

7. 列缺（LU7）络穴；八脉交会穴，通任脉

【定位】在前臂，腕掌侧远端横纹上1.5寸，拇短伸肌腱与拇长展肌腱之间（图2-5）。

【主治】咳嗽，咽喉肿痛，头痛，项强，口眼㖞斜。

【速记方法】肺经分支由此分"裂"而别行，故名。

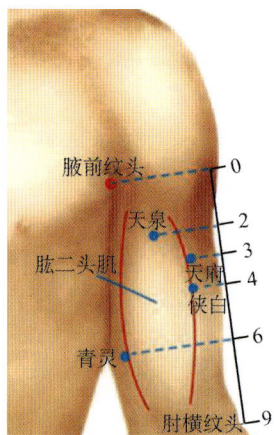

图2-4 肱二头肌周围穴位

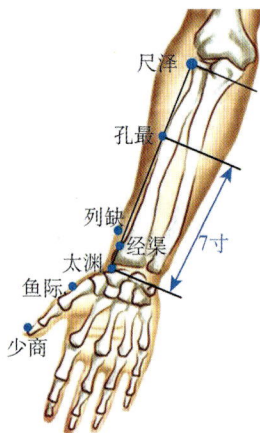

图2-5 手太阴肺经腧穴二

8. 经渠（LU8）经穴

【定位】在前臂，腕掌侧远端横纹上 1 寸，桡骨茎突与桡动脉之间（图 2-5）。

【主治】咳嗽，气喘，胸痛，咽喉肿痛，手腕痛。

9. 太渊（LU9）输穴，原穴，八会穴（脉会）

【定位】在腕前区，桡骨茎突与舟状骨之间，拇长展肌腱尺侧凹陷处（图 2-5）。

【主治】咳喘，咯血，咽喉肿痛，无脉症，腕臂痛。

【操作】避开桡动脉，直刺 0.3 ～ 0.5 寸。

10. 鱼际（LU10）荥穴

【定位】在手外侧，第 1 掌骨桡侧中点赤白肉际处（图 2-5）。

【主治】咳嗽，咯血，咽喉肿痛，发热，掌中热，小儿疳积。

11. 少商（LU11）井穴

【定位】在手拇指末节桡侧，指甲根角侧上方 0.1 寸（图 2-5）。

【主治】咽喉肿痛，鼻衄，高热，昏迷，指麻木。

【速记方法】少商为肺经末穴，气少而不充，故名。

三、小结

1. 常用腧穴主治

手太阴肺经常用腧穴主治见表 2-2。

表 2-2 手太阴肺经常用腧穴主治

疾病	常用腧穴	疾病	常用腧穴
咳嗽	中府、太渊、鱼际	咯血	孔最、太渊
咽喉肿痛	少商（点刺）、鱼际	头项痛	列缺
扁桃体炎	少商（点刺）、尺泽	急性吐泻	尺泽

2. 手太阴肺经经穴歌（共 11 穴）

（1）中府云门天府诀，侠白尺泽孔最接。

列缺经渠太渊穴，鱼际少商如韭叶。

（2）中府云门天下吃[①]，孔雀经常怨鱼商[②]。

注：①“天下吃”指天府、侠白、尺泽。②“孔雀经常怨鱼商”指孔最、列缺、经渠、太渊、鱼际、少商。

第二节　手厥阴心包经（PC）

一、速记图解

手厥阴心包经腧穴快速记忆见图2-6。

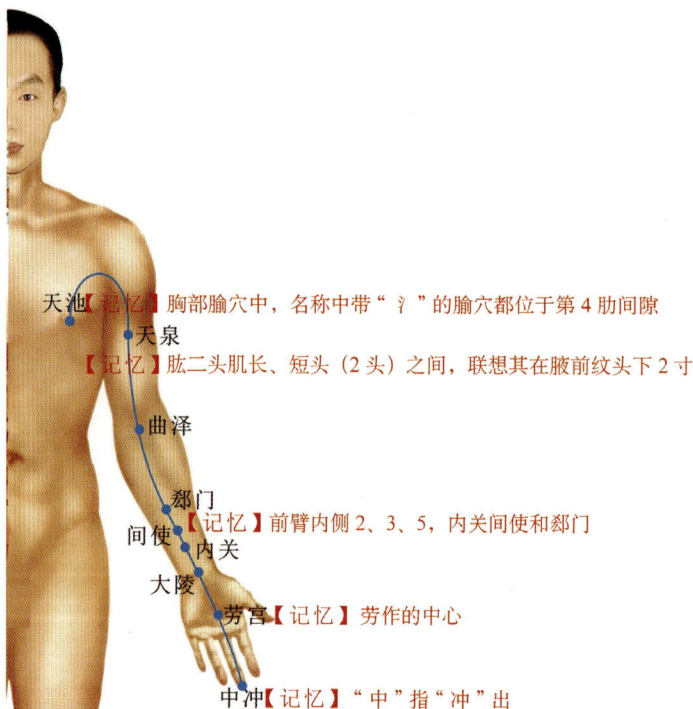

天池【记忆】胸部腧穴中，名称中带"氵"的腧穴都位于第4肋间隙

天泉
【记忆】肱二头肌长、短头（2头）之间，联想其在腋前纹头下2寸

曲泽

郄门
【记忆】前臂内侧2、3、5，内关间使和郄门

间使
内关

大陵

劳宫【记忆】劳作的中心

中冲【记忆】"中"指"冲"出

图2-6　手厥阴心包经腧穴快速记忆

二、腧穴定位与主治

1.天池（PC1）

【定位】在胸部，第4肋间隙，前正中线旁开5寸（图2-7）。

【主治】咳嗽，气喘，乳痈，乳少，胁肋胀痛。

【速记方法】胸部腧穴中，名称中带"氵"的腧穴都位于第4肋间隙，如天池、渊腋、天溪。第4肋间隙横对乳头，胸部只有乳头才能产生带"氵"的物质。如此联

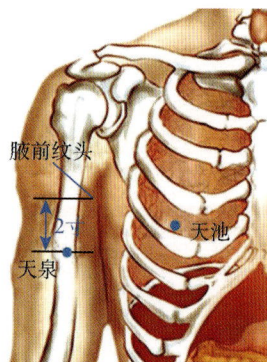

腋前纹头

2寸

天泉

天池

图2-7　手厥阴心包经腧穴一

想，加强记忆。

2. 天泉（PC2）

【定位】在臂前区，腋前纹头下 2 寸，肱二头肌长、短头之间（图 2-7）。

【主治】上臂内侧痛，心痛，咳嗽，胸胁胀痛。

【速记方法】天泉位于肱二头肌长、短头（2 头）之间，联想其在腋前纹头下 2 寸。

3. 曲泽（PC3）合穴

【定位】在肘横纹中，肱二头肌腱的尺侧缘凹陷中（图 2-8）。

【主治】心痛，热病，胃痛，吐泻，肘臂疼痛。

【速记方法】肱二头肌肌腱尺侧凹陷中为曲泽，桡侧凹陷中为尺泽（手太阴肺经）。

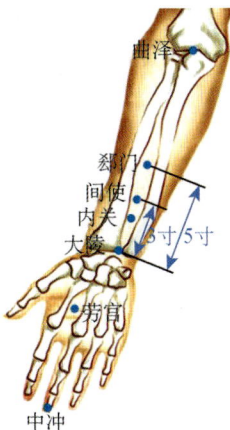

图 2-8　手厥阴心包经腧穴二

4. 郄门（PC4）郄穴

【定位】在前臂掌侧，掌长肌腱与桡侧腕屈肌腱之间，腕掌侧远端横纹上 5 寸（图 2-8）。

【主治】心痛，心悸，呕血，咯血，衄血，癫痫。

5. 间使（PC5）经穴

【定位】在前臂掌侧，掌长肌腱与桡侧腕屈肌腱之间，腕掌侧远端横纹上 3 寸（图 2-8）。

【主治】心痛，心悸，胃痛，呕吐，热病。

6. 内关（PC6）络穴；八脉交会穴，通阴维脉

【定位】在前臂掌侧，掌长肌腱与桡侧腕屈肌腱之间，腕掌侧远端横纹上 2 寸（图 2-8）。

【主治】心痛，心悸，胸闷，失眠，胃痛，呕吐，呃逆，肘臂挛痛。

【速记方法】前臂内侧 2、3、5，内关间使和郄门。

7. 大陵（PC7）输穴，原穴

【定位】在腕掌侧远端横纹中，掌长肌腱与桡侧腕屈肌腱之间（图 2-8）。

【主治】心痛，心悸，胃痛，呕吐，手腕痛。

8. 劳宫（PC8）荥穴

【定位】在第 2、第 3 掌骨之间偏于第 3 掌骨，横平第 3 掌指关节近端，握拳屈指时中指指尖处（图 2-8）。

【主治】中风昏迷，中暑，心痛，呕吐，鹅掌风。

9. 中冲（PC9）井穴

【定位】在手中指末端最高点（图 2-8）。

【主治】中风昏迷，中暑，小儿惊风，热病。

【速记方法】联想穴位从中指尖冲出，故名中冲。

三、小结

1. 常用腧穴主治

手厥阴心包经常用腧穴主治见表 2-3。

表 2-3　手厥阴心包经常用腧穴主治

疾病	常用腧穴
心、胸、胃疾病	曲泽、郄门、间使、内关
神志病	间使、内关、劳宫、中冲
脑病	内关（配水沟、三阴交）
急性扁桃体炎	曲泽（刺络）
妊娠呕吐	内关（生姜外敷）

2. 手厥阴心包经经穴歌（共 9 穴）

（1）心包九穴手厥阴，天池天泉曲泽深。

　　　郄门间使内关穴，大陵劳宫中冲寻。

（2）天池天泉娶西门[①]，间使内关待宫中[②]。

注：①"娶西门"指曲泽、郄门。②"待宫中"指大陵、劳宫、中冲。

三、小结

1. 常用腧穴主治

手少阴心经常用腧穴主治见表 2-4。

表 2-4　手少阴心经常用腧穴主治

疾病	常用腧穴	疾病	常用腧穴
心脏病	极泉、阴郄、神门	舌咽病	通里、阴郄
高血压	阴郄、少海（透曲池）	失眠	神门（配印堂）

2. 手少阴心经经穴歌（共 9 穴）

（1）心经九穴手少阴，极泉青灵少海深。

　　灵道通里阴郄穴，神门少府少冲寻。

（2）心经极泉去青海[1]，到通郄门寻二少[2]。

注：[1]"青海"指青灵、少海。[2]"到通郄门寻二少"指灵道、通里、阴郄、神门、少府、少冲。

第四节　手三阴经穴位分布规律总结

1. 腕掌侧横纹及其以上手三阴经腧穴的分布（表 2-5）

表 2-5　腕掌侧远端横纹及其以上手三阴经腧穴的分布

部位	肺经	心包经	心经
腕掌侧远端横纹（以下简称横纹）	太渊	大陵	神门
横纹上 0.5 寸			阴郄
横纹上 1 寸	经渠		通里
横纹上 1.5 寸	列缺		灵道
横纹上 2 寸		内关	
横纹上 3 寸		间使	
横纹上 5 寸		郄门	
横纹上 7 寸	孔最		

2. 肘横纹内侧及其以上手三阴经腧穴的分布（表 2-6）

表 2-6　肘横纹内侧及其以上手三阴经腧穴的分布

部位	肺经	心包经	心经
肘横纹	尺泽	曲泽	少海
肘横纹上 3 寸			青灵
肘横纹上 5 寸	侠白		
肘横纹上 6 寸	天府		
肘横纹上 7 寸		天泉	

第三章
手三阳经经络与腧穴定位及主治疾病

手三阳经从手走头面，大部分腧穴位于上肢外侧。手三阳经在上肢的循行规律：大肠经循行于外前侧，三焦经循行于外侧中间，小肠经循行于外后侧。手三阳经经络主干循行见图3-1，主治规律见表3-1。

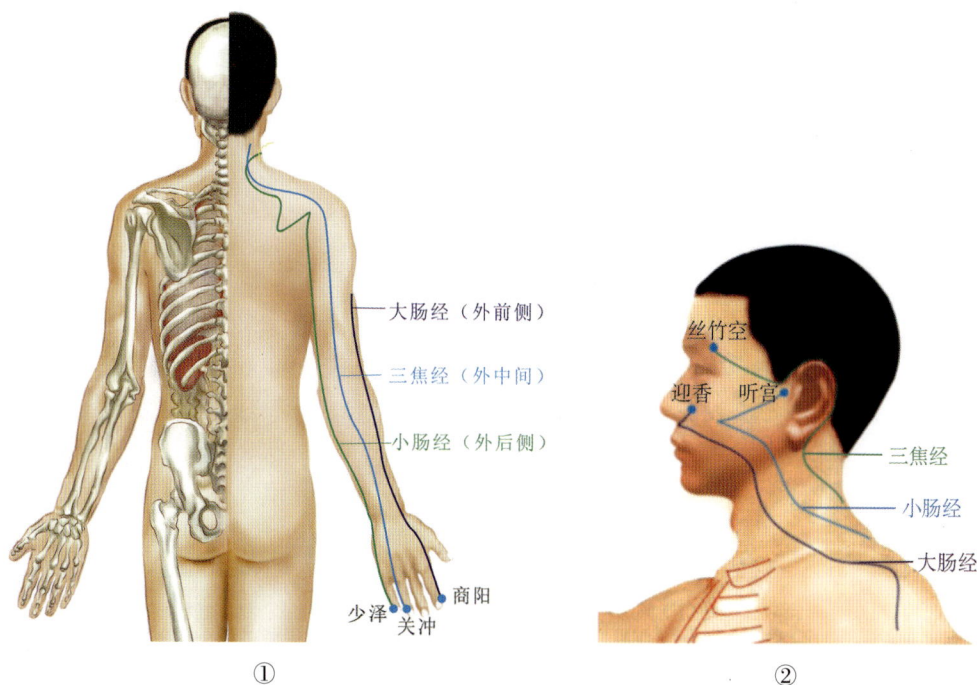

图 3-1　手三阳经经络主干循行

表 3-1　手三阳经主治规律

手三阳经	主治规律
大肠经	前头、鼻口、咽喉病，热病
三焦经	侧头、胁肋、耳目、咽喉病，热病
小肠经	后头、肩胛、耳目、咽喉病，热病

第一节　手阳明大肠经（LI）

一、速记图解

手阳明大肠经腧穴快速记忆图解见图 3-2。

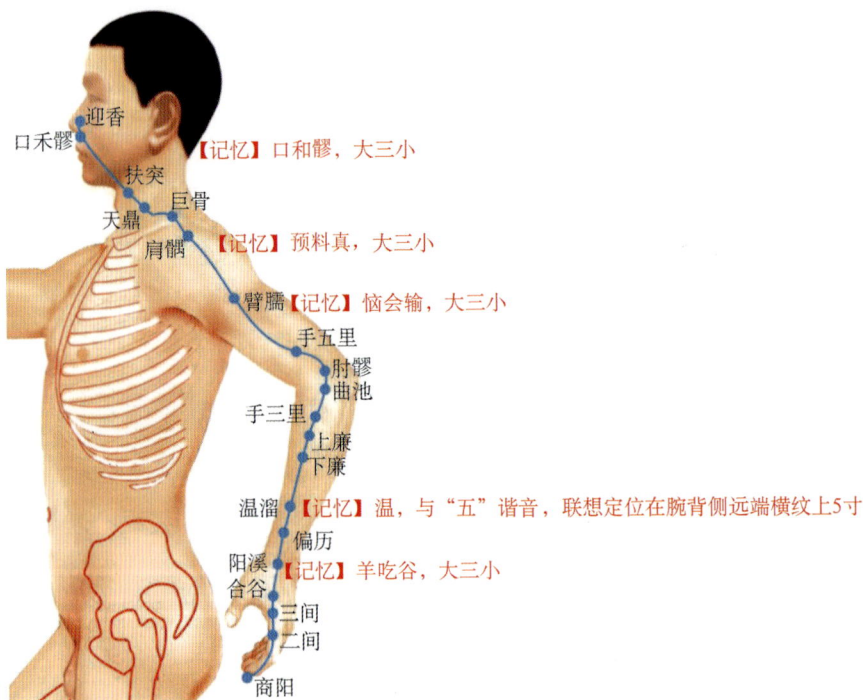

图 3-2　手阳明大肠经腧穴快速记忆

【记忆】口和髎，大三小

【记忆】预料真，大三小

【记忆】恼会输，大三小

【记忆】温，与"五"谐音，联想定位在腕背侧远端横纹上5寸

【记忆】羊吃谷，大三小

二、腧穴定位与主治

1. 商阳（LI1）井穴

【定位】在手食指末节桡侧，指甲根角侧上方 0.1 寸（图 3-3）。

【主治】咽喉肿痛，齿痛，热病，昏迷，指麻。

2. 二间（LI2）荥穴

【定位】在手背，第 2 掌指关节桡侧远端赤白肉际处（图 3-3）。

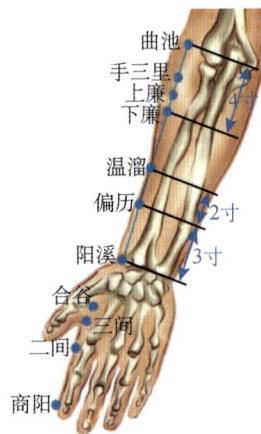

图 3-3　手阳明大肠经腧穴一

【主治】咽喉肿痛，齿痛，鼻衄，热病。

3. 三间（LI3）输穴

【定位】在手背，第 2 掌指关节桡侧近端赤白肉际处（图 3–3）。

【主治】齿痛，咽喉肿痛，腹胀，肠鸣，嗜睡。

4. 合谷（LI4）原穴

【定位】在手背，第 2 掌骨桡侧的中点处（图 3–3）。

【主治】头痛，齿痛，咽喉肿痛，目赤肿痛，口眼㖞斜，热病，无汗，多汗，滞产，腹痛，便秘，上肢不遂，诸痛证。

5. 阳溪（LI5）经穴

【定位】在腕背远端横纹桡侧，桡骨茎突远端，手拇指向上翘起时，拇长伸肌腱与拇短伸肌腱之间的凹陷中（图 3–3）。

【主治】手腕痛，头痛，目痛，咽喉肿痛。

【速记方法】羊吃谷，大三小。意思是阳溪、阳池、阳谷分别属于大肠经、三焦经、小肠经。

6. 偏历（LI6）络穴

【定位】在前臂，阳溪与曲池连线上，腕背侧远端横纹上 3 寸（图 3–3）。

【主治】目赤，耳聋，耳鸣，喉痛，手臂酸痛。

7. 温溜（LI7）郄穴

【定位】在前臂，阳溪与曲池连线上，腕背侧远端横纹上 5 寸（图 3–3）。

【主治】头痛，面肿，咽喉肿痛，腹痛，手臂酸痛。

【速记方法】"温"谐音为"五"，联想记忆温溜位于腕背侧远端横纹上 5 寸。

8. 下廉（LI8）

【定位】在前臂，阳溪与曲池连线上，肘横纹下 4 寸（图 3–3）。

【主治】头痛，眩晕，目痛，腹痛，肘臂痛。

9. 上廉（LI9）

【定位】在前臂，阳溪与曲池连线上，肘横纹下 3 寸（图 3–3）。

【主治】肘臂痛，半身不遂，腹痛，腹泻。

10. 手三里（LI10）

【定位】在前臂，阳溪与曲池连线上，肘横纹下 2 寸（图 3–3）。

【主治】手臂疼痛、无力，上肢瘫痪、麻木，齿痛颊肿，腹痛，腹泻。

【速记方法】手三里位于肘横纹下 2 寸，手三里、上廉、下廉相距各 1 寸。

11. 曲池（LI11）合穴

【定位】屈肘成直角，在肘横纹外侧端与肱骨外上髁连线中点处（图3-4）。

【主治】上肢不遂，手臂痹痛，热病，喉痛，齿痛，目赤痛，头痛，眩晕，瘾疹，湿疹，腹痛，吐泻。

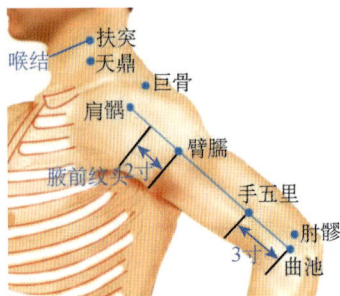

图3-4　手阳明大肠经腧穴二

【速记方法】两曲之间夹尺泽。此即尺泽两侧为曲池、曲泽。肘横纹附近的曲池、尺泽、曲泽定位易混淆，牢记曲池定位，另外两穴即可推出。

12. 肘髎（LI12）

【定位】屈肘成直角，曲池外上方1寸，肱骨外上髁上缘，髁上嵴前缘（图3-4）。

【主治】肘臂酸痛、麻木、挛急。

13. 手五里（LI13）

【定位】在臂外侧，曲池与肩髃连线上，肘横纹上3寸（图3-4）。

【主治】肘臂挛痛，瘰疬。

14. 臂臑（LI14）

【定位】在臂部，曲池上7寸，三角肌前缘处（图3-4）。

【主治】肩臂疼痛，瘰疬，目疾。

【速记方法】恼会输（恼怒控制不住情绪的人肯定会输的），大三小。意思是臂臑、臑会、臑俞分别属于大肠经、三焦经、小肠经。

15. 肩髃（LI15）

【定位】在三角肌区，臂外展，肩峰前下方凹陷处（图3-4）。

【主治】上肢不遂，肩痛不举，瘾疹。

【速记方法】预料真（预料成真），大三小。意思是肩髃、肩髎、肩贞分别属于大肠经、三焦经、小肠经。

16. 巨骨（LI16）

【定位】在肩上部，锁骨肩峰端与肩胛冈之间的凹陷处（图3-4）。

【主治】肩臂挛痛不遂，瘰疬，瘿气。

17. 天鼎（LI17）

【定位】在颈部，横平环状软骨，胸锁乳突肌后缘（图3-5）。

【主治】咽喉肿痛，梅核气，瘰疬。

【**速记方法**】天鼎－扶突、天牖－翳风、天窗－天容。此 3 对穴可用同一张图片进行记忆（图 3-5）。

18. 扶突（LI18）

【**定位**】在颈部，横平喉结，胸锁乳突肌的前、后缘中间（图 3-5）。

【**主治**】瘿气，咽喉肿痛，咳嗽，气喘。

19. 口禾髎（LI19）

【**定位**】在面部，鼻孔外缘直下，横平水沟（人中沟上、中 1/3 交点处）（图 3-6）。

【**主治**】鼻塞，鼻衄，口㖞，口噤。

【**速记方法**】口和髎，大三小。意思是口禾髎、耳和髎、颧髎分别属于大肠经、三焦经、小肠经。十四经中位于连线上、中 1/3 的穴位有天宗、水沟、口禾髎、箕门。

20. 迎香（LI20）

【**定位**】在鼻翼外缘中点旁，鼻唇沟中（图 3-6）。

【**主治**】鼻塞，鼻衄，口㖞，胆道蛔虫病。

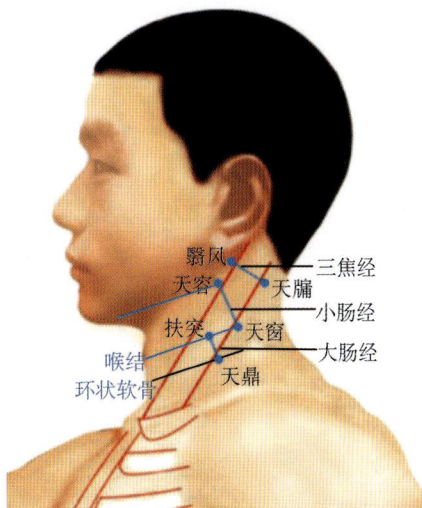

图 3-5 手阳明大肠经腧穴三

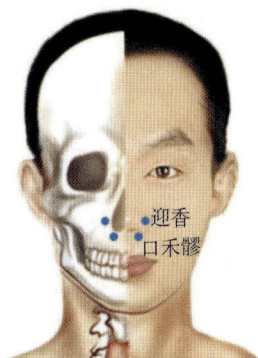

图 3-6 手阳明大肠经腧穴四

三、小结

1. 手阳明大肠经常用腧穴主治及配穴（表 3-2）

表 3-2 手阳明大肠经常用腧穴主治及配穴

疾病	常用腧穴及配穴	疾病	常用腧穴及配穴
热病	合谷、商阳、曲池	鼻炎	迎香
胃肠病	合谷、曲池	牙痛	合谷
扁桃体炎	双侧商阳（点刺）	腿痛	手三里（压痛明显侧）
高血压	曲池、风池、行间	糖尿病	曲池、三阴交、足三里
多汗	合谷（泻）、复溜（补）	无汗	合谷（补）、复溜（泻）

注：合谷为阳经穴，复溜为阴经穴。对于无汗，补阳（合谷）泻阴（复溜），促进发汗。对于多汗，则泻阳（合谷）补阴（复溜）。

2. 手阳明大肠经经穴歌（共 20 穴）

手阳明穴起商阳，二间三间合谷藏。

阳溪偏历温溜五[①]，下廉上廉三里长。

曲池肘髎五里近，臂臑肩髃巨骨响。

天鼎扶突禾髎接，鼻旁五分取迎香。

注：① "温溜五"指温溜位于腕背侧远端横纹上 5 寸。

第二节　手少阳三焦经（TE）

一、速记图解

手少阳三焦经腧穴快速记忆图解见图 3-7。

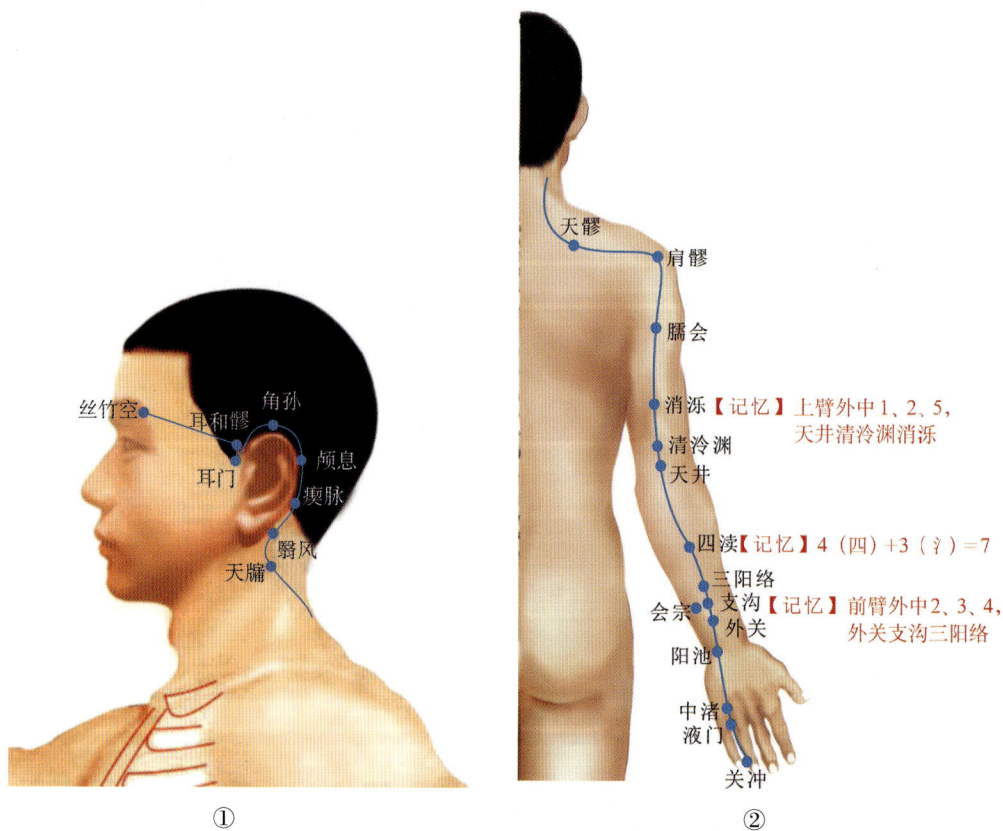

图 3-7　手少阳三焦经腧穴快速记忆图

二、腧穴定位与主治

1. 关冲（TE1）井穴

【定位】在第4指末节尺侧，指甲根角侧上方 0.1 寸（图 3-8）。

【主治】头痛，耳聋，喉痹，热病，中暑。

2. 液门（TE2）荥穴

【定位】在手背，第4、第5指间，指蹼缘上方赤白肉际处（图 3-8）。

【主治】头痛，目赤，耳聋，喉痹，热病。

3. 中渚（TE3）输穴

【定位】在手背，第4、第5掌骨间，第4掌指关节近端凹陷中（图 3-8）。

【主治】头痛，耳疾，目赤，喉痛，肘臂肩背疼痛。

4. 阳池（TE4）原穴

【定位】在前臂背侧，腕背侧远端横纹上，指伸肌腱的尺侧缘凹陷处（图 3-8）。

【主治】耳聋，目赤，喉痹，消渴，腕痛。

【速记方法】羊吃谷，大三小。意思是阳溪、阳池、阳谷分别属于大肠经、三焦经、小肠经。

5. 外关（TE5）络穴；八脉交会穴，通阳维脉

【定位】在腕背侧远端横纹上 2 寸，尺骨与桡骨间隙中点（图 3-8）。

【主治】热病，头痛，目赤，耳鸣，耳聋，胸胁痛，上肢痿痹。

【速记方法】前臂外中（外侧尺骨和桡骨中间）2、3、4，外关支沟三阳络。本穴可与内关对照记忆。

6. 支沟（TE6）经穴

【定位】在腕背侧远端横纹上 3 寸，尺骨与桡骨间隙中点（图 3-8）。

【主治】便秘，落枕，热病，胁肋痛，耳鸣，耳聋。

7. 会宗（TE7）郄穴

【定位】在尺骨的桡侧缘，腕背侧远端横纹上 3 寸（图 3-8）。

【主治】耳鸣，耳聋，癫痫，上肢痹痛。

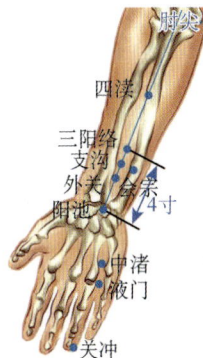
图 3-8　手少阳三焦经腧穴一

8. 三阳络（TE8）

【定位】在前臂背侧，腕背侧远端横纹上 4 寸，尺骨与桡骨间隙中点（图 3-8）。

【主治】耳聋，暴喑，齿痛，上肢痹痛。

9. 四渎（TE9）

【定位】在前臂背侧，腕背侧远端横纹上 7 寸，尺骨与桡骨间隙中点（图 3-8）。

【主治】耳聋，齿痛，喉痛，偏头痛，上肢痹痛。

【速记方法】4（四）+3（氵）=7。联想四渎位于腕背侧远端横纹上 7 寸。

10. 天井（TE10）合穴

【定位】在肘后区，肘尖直上 1 寸凹陷处（图 3-9）。

【主治】耳聋，偏头痛，癫痫，肘臂痛。

【速记方法】上臂外中 1、2、5，天井清冷渊消泺。

11. 清冷渊（TE11）

【定位】在臂外侧，肘尖与肩峰角连线上，肘尖上 2 寸（图 3-9）。

【主治】头痛，目痛，胁痛，肩臂痛。

12. 消泺（TE12）

【定位】在臂外侧，肘尖与肩峰角连线上，肘尖上 5 寸（图 3-9）。

【主治】头痛，齿痛，项强，肩臂痛。

图 3-9　手少阳三焦经腧穴二

13. 臑会（TE13）

【定位】在臂外侧，肩峰角下 3 寸，三角肌的后下缘（图 3-9）。

【主治】瘿气，瘰疬，上肢痿痹。

【速记方法】臑会输（恼怒控制不住情绪的人肯定会输的），大三小。意思是臂臑、臑会、臑俞分别属于大肠经、三焦经、小肠经。

14. 肩髎（TE14）

【定位】在肩部，肩峰角与肱骨大结节两骨间凹陷中，当臂外展时，于肩峰后下方呈现的凹陷处（图 3-9）。

【主治】肩臂挛痛不遂。

【速记方法】预料真（预料成真），大三小。意思是肩髃、肩髎、肩贞分别属于大肠经、三焦经、小肠经。

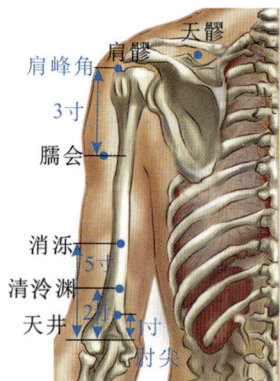

15. 天髎（TE15）

【定位】在肩胛区，肩胛骨上角骨际凹陷中（图 3-9）。

【主治】肩臂痛，颈项强痛。

16. 天牖（TE16）

【定位】在颈部，横平下颌角，胸锁乳突肌的后缘凹陷中（图 3-10）。

【主治】头痛，项强，目眩，耳聋。

【速记方法】天鼎 - 扶突、天牖 - 翳风、天窗 - 天容。可此 3 对穴放在同一张图片中记忆（图 3-10）。

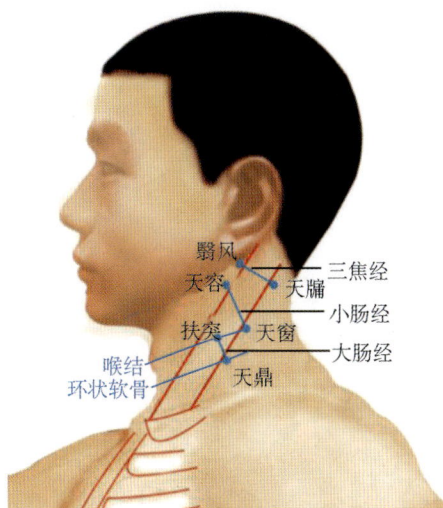

图 3-10　手少阳三焦经腧穴三

17. 翳风（TE17）

【定位】在耳垂后方，乳突下端前方凹陷中（图 3-10）。

【主治】耳鸣，耳聋，口喎，齿痛，颊肿。

18. 瘛脉（TE18）

【定位】在头部，乳突中央，角孙与翳风沿耳轮弧形连线的中、下 1/3 的交点处（图 3-11）。

【主治】头痛，耳鸣，耳聋，小儿惊风。

19. 颅息（TE19）

【定位】在头部，角孙与翳风沿耳轮连线的中、上 1/3 的交点处（图 3-11）。

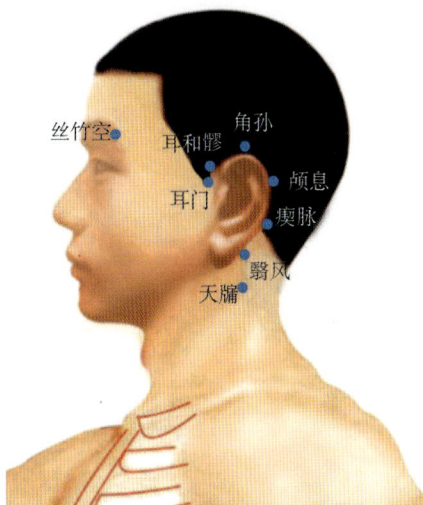

图 3-11　手少阳三焦经腧穴四

【主治】头痛，耳鸣，耳聋，小儿惊风。

20. 角孙（TE20）

【定位】在头部，耳尖正对发际处（图 3-11）。

【主治】目翳，齿痛，疟腮，偏头痛，项强。

21. 耳门（TE21）

【定位】微张口时，耳屏上切迹与下颌骨髁突之间的凹陷中（图 3-11）。

【主治】耳鸣，耳聋，齿痛。

【速记方法】焦小胆，门宫会。意思是焦小胆（人名）开门进宫开会，即耳门、听宫、听会分别属于三焦经、小肠经、胆经。

22. 耳和髎（TE22）

【定位】在头部，鬓发后缘，平耳郭根的前方，颞浅动脉的后缘（图 3-11）。

【主治】头痛，耳鸣，牙关紧闭，口㖞。

【速记方法】口和髎，大三小。意思是口禾髎、耳和髎、颧髎分别属于大肠经、三焦经、小肠经。

23. 丝竹空（TE23）

【定位】在面部，眉梢凹陷中（图 3-11）。

【主治】头痛，眩晕，目赤肿痛，眼睑𥆧动，口㖞。

【速记方法】眉毛像一片竹叶，眉头为攒竹，眉梢为丝竹空。

三、小结

1. 手少阳三焦经常用腧穴主治及配穴（表 3-3）

表 3-3　手少阳三焦经常用腧穴主治及配穴

疾病	常用腧穴及配穴	疾病	常用腧穴及配穴
目疾	关冲、液门	热病	关冲、中渚、支沟
偏头痛	丝竹空、角孙、外关	便秘	支沟、照海
耳疾	翳风、液门、中渚	腮腺炎	角孙（灯火灸）

2. 手少阳三焦经经穴歌（共 23 穴）

关冲液门中渚旁，阳池外关支沟行。

会宗三阳四渎长，天井清冷渊消泺。

臑会肩髎天髎堂，天牖翳风瘈脉上。

颅息角孙耳门乡，耳和髎穴丝竹详。

第三节　手太阳小肠经（SI）

一、速记图解

手太阳小肠经腧穴快速记忆图解见图 3-12。

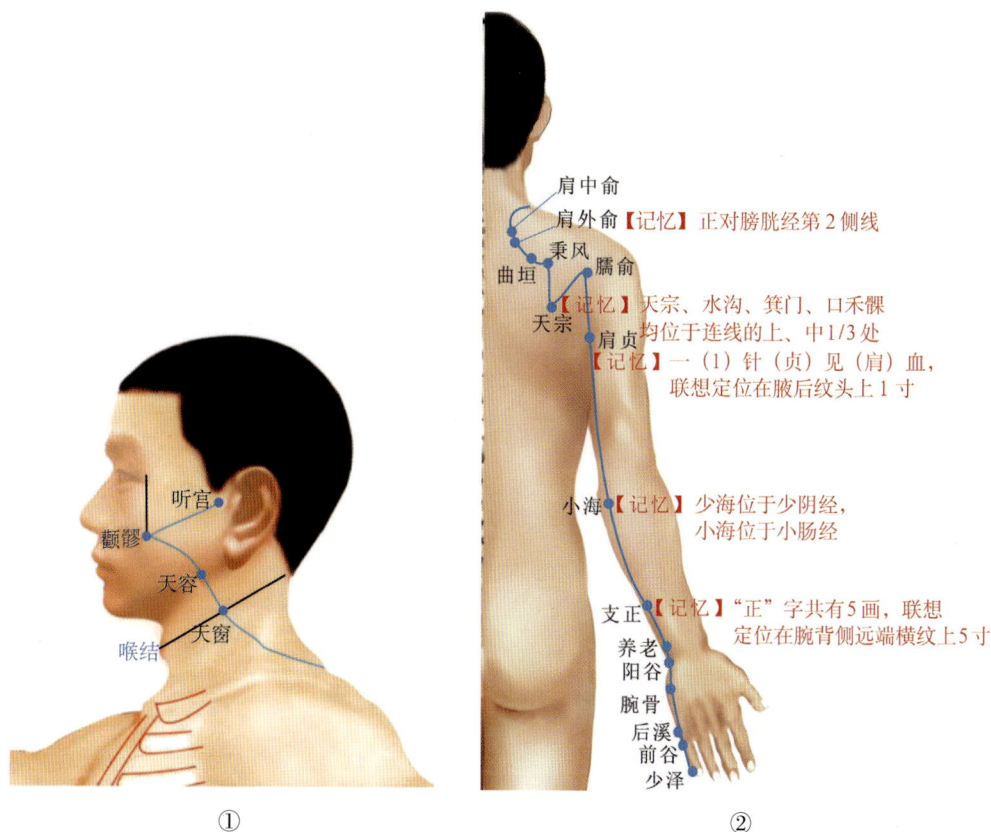

图 3-12　手太阳小肠经腧穴快速记忆图

二、腧穴定位与主治

1. 少泽（SI1）井穴

【定位】在手小指末节尺侧，指甲根角侧上方 0.1 寸（图 3-13）。

【主治】头痛，目翳，耳疾，热病，乳汁少。

2. 前谷（SI2）荥穴

【定位】在手第 5 掌指关节尺侧远端赤白肉际凹陷中（图 3-13）。

【主治】头痛，目痛，耳鸣，咽喉肿痛，热病，乳少。

3. 后溪（SI3）输穴；八脉交会穴，通督脉

【定位】在手第 5 掌指关节尺侧近端赤白肉际凹陷中（图 3-13）。

【主治】头项强痛，落枕，耳聋，盗汗，手指挛急。

4. 腕骨（SI4）原穴

【定位】在腕区，第 5 掌骨底与钩骨之间的赤白肉际凹陷中（图 3-13）。

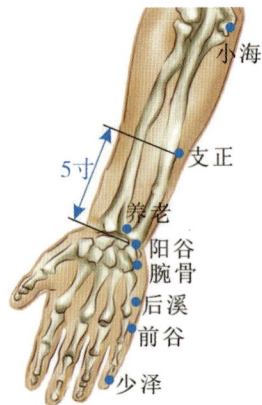

图 3-13　手太阳小肠经腧穴一

【主治】头痛项强，耳疾，消渴，热病，指挛腕痛。

5. 阳谷（SI5）经穴

【定位】腕后区，尺骨茎突与三角骨之间的凹陷中（图 3-13）。

【主治】头痛，目眩，耳鸣，耳聋，热病，腕臂痛。

【速记方法】羊吃谷，大三小。意思是阳溪、阳池、阳谷分别属于大肠经、三焦经、小肠经。

6. 养老（SI6）郄穴

【定位】在腕背侧远端横纹上 1 寸，尺骨小头桡侧凹陷中（图 3-13）。

【主治】目视不明，头痛，肩背肘臂痛，急性腰痛。

【操作】以掌心向胸姿势，直刺 0.5 ～ 0.8 寸。

【速记方法】本穴可治疗老年人目不明、耳不聪，故名。

7. 支正（SI7）络穴

【定位】在腕背侧远端横纹上 5 寸，尺骨尺侧与尺侧腕屈肌之间（图 3-13）。

【主治】头痛项强，肘臂酸痛，目眩，热病。

【速记方法】"正"字共有 5 画，联想支正在腕背侧远端横纹上 5 寸。

8. 小海（SI8）合穴

【定位】在肘后区，尺骨鹰嘴与肱骨内上髁之间凹陷中（图 3-13）。

【主治】肘臂疼痛，癫痫。

【速记方法】少海位于少阴经，小海位于小肠经。

9. 肩贞（SI9）

【定位】在肩关节后下方，腋后纹头直上 1 寸（图 3-14）。

【主治】肩背疼痛，手臂麻痛不举，耳鸣。

【**速记方法**】一（1）针（贞）见（肩）血，联想肩贞位于腋后纹头直上 1 寸。

10. 臑俞（SI10）

【**定位**】在肩部，腋后纹头直上，肩胛冈下缘凹陷中（图 3-14）。

【**主治**】肩臂疼痛，瘰疬。

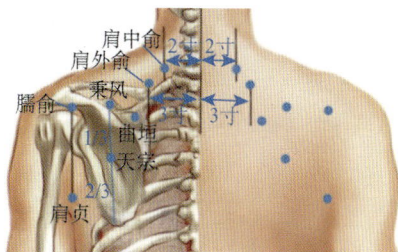

图 3-14　手太阳小肠经腧穴二

11. 天宗（SI11）

【**定位**】在肩胛部，肩胛冈中点与肩胛骨下角连线的上、中 1/3 交点处（图 3-14）。

【**主治**】肩胛疼痛，肘臂痛，乳痈，咳喘。

【**速记方法**】十四经中位于连线上、中 1/3 的穴位有天宗、水沟、口禾髎、箕门。

12. 秉风（SI12）

【**定位**】在肩胛部，肩胛冈中点上方冈上窝中（图 3-14）。

【**主治**】肩胛疼痛，手臂酸痛。

13. 曲垣（SI13）

【**定位**】在肩胛部，肩胛冈内侧端上缘凹陷中（图 3-14）。

【**主治**】肩胛项背疼痛、拘挛。

14. 肩外俞（ST14）

【**定位**】在背部，第 1 胸椎棘突下，后正中线旁开 3 寸（图 3-14）。

【**主治**】肩背疼痛，颈项强急。

【**速记方法**】肩外俞正对膀胱经第 2 侧线。

15. 肩中俞（SI15）

【**定位**】在背部，第 7 颈椎棘突下，后正中线旁开 2 寸（图 3-14）。

【**主治**】咳嗽，气喘，肩背疼痛，目视不明。

【**速记方法**】肩中俞为十二正经穴位中唯一位于后正中线旁开 2 寸的穴位。

16. 天窗（SI16）

【**定位**】在颈部，横平结喉，胸锁乳突肌的后缘（图 3-15）。

【**主治**】耳鸣，耳聋，咽喉肿痛，颈项强痛。

【**速记方法**】天鼎 - 扶突、天牖 - 翳风、天

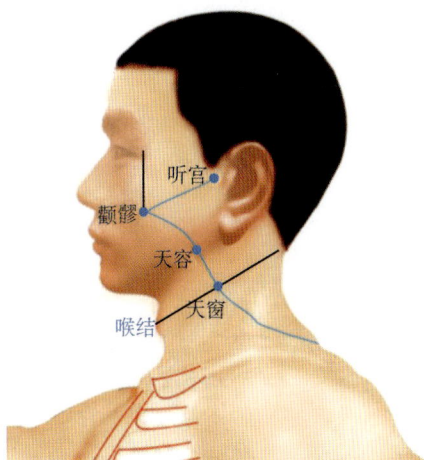

图 3-15　手太阳小肠经腧穴三

窗 – 天容。将 3 对穴放在同一张图片中记忆（图 3-16）。

17. 天容（SI17）

【定位】在颈部，下颌角的后方，胸锁乳突肌的前缘凹陷中（图 3-15）。

【主治】耳鸣，耳聋，咽喉肿痛，颈项肿痛。

18. 颧髎（SI18）

【定位】在面部，颧骨下缘，目外眦直下凹陷中（图 3-15）。

【主治】口眼㖞斜，眼睑瞤动，齿痛，面颊肿。

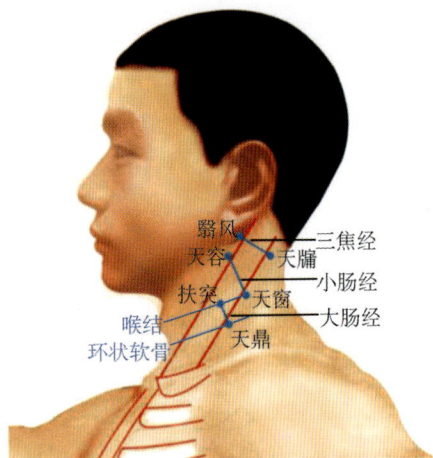

图 3-16　手太阳小肠经腧穴四

【速记方法】口和髎，大三小。意思是口禾髎、耳和髎、颧髎分别属于大肠经、三焦经、小肠经。

19. 听宫（SI19）

【定位】在耳屏正中与下颌骨髁突之间，微张口时呈凹陷（图 3-15）。

【主治】耳聋，耳鸣，齿痛，面痛。

【速记方法】焦小胆，门宫会。意思是焦小胆（人名）开门进宫开会，即耳门、听宫、听会分别属于三焦经、小肠经、胆经。

三、小结

1. 手太阳小肠经常用腧穴主治（表 3-4）

表 3-4　手太阳小肠经常用腧穴主治

疾病	常用腧穴	疾病	常用腧穴
头项痛	后溪、养老、支正	齿痛	听宫、颧髎
目疾	后溪、养老	缺乳	少泽
急性腰痛	后溪、养老	落枕	后溪

2. 手太阳小肠经经穴歌（共 19 穴）

手太阳穴一十九，少泽前谷后溪数。

腕骨阳谷养老绳，支正小海肘外辅。

肩贞臑俞接天宗，髎外秉风曲垣首。

肩外俞连肩中俞，天窗乃与天容偶。

循颈上颊到颧髎，听宫耳前珠上走。

第四节 手三阳经穴位分布规律总结

1. 腕背侧远端横纹及其以上手三阳经腧穴的分布（表 3-5）

表 3-5 腕背侧远端横纹及其以上手三阳经腧穴的分布

部位	大肠经	三焦经	小肠经
腕背侧远端横纹（下简称横纹）	阳溪	阳池	阳谷
横纹上 1 寸			养老
横纹上 2 寸		外关	
横纹上 3 寸	偏历	支沟、会宗	
横纹上 4 寸		三阳络	
横纹上 5 寸	温溜		支正
横纹上 7 寸		四渎	
横纹上 8 寸	下廉		
横纹上 9 寸	上廉		
横纹上 10 寸	手三里		

2. 肘区及其以上手三阳经腧穴的分布（表 3-6）

表 3-6 肘背侧及其以上腧穴的分布

部位	大肠经	三焦经	小肠经
肘区	曲池		小海
肘尖上 1 寸		天井	
肘尖上 2 寸		清泠渊	
肘尖上 3 寸	手五里		
肘尖上 5 寸		消泺	
肘尖上 7 寸	臂臑		

第四章
足三阴经经络与腧穴定位及主治疾病

足三阴经从足走腹至胸。下肢部，内踝上 8 寸以下，肝经在内前侧，脾经在内侧中间，肾经在内后侧；内踝上 8 寸以上，则脾经在内前侧，肝经在内侧中间，肾经在内后侧。胸腹部，偏外侧为脾经，偏内侧为肾经，二者中间为肝经。足三阴经经络主干循行见图 4-1，主治规律见表 4-1。

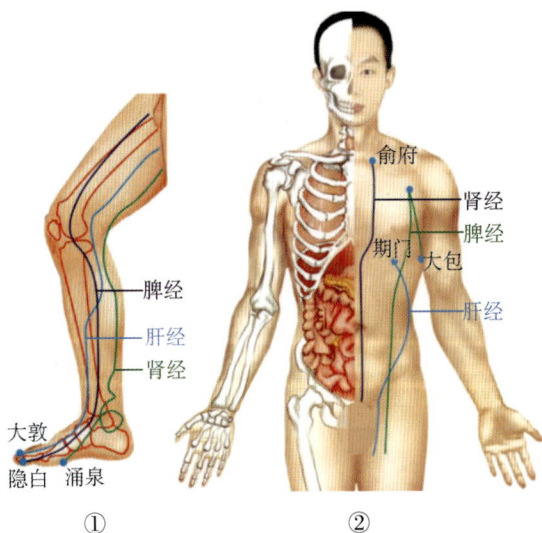

图 4-1　足三阴经经络主干循行

表 4-1　足三阴经主治规律

足三阴经	主治规律
脾经	脾胃病、腹部病
肝经	肝病、前阴病、腹部病
肾经	肾、肺、咽喉、前阴病，腹部病

第一节 足太阴脾经（SP）

一、速记图解

足太阴脾经腧穴快速记忆图解见图4-2。

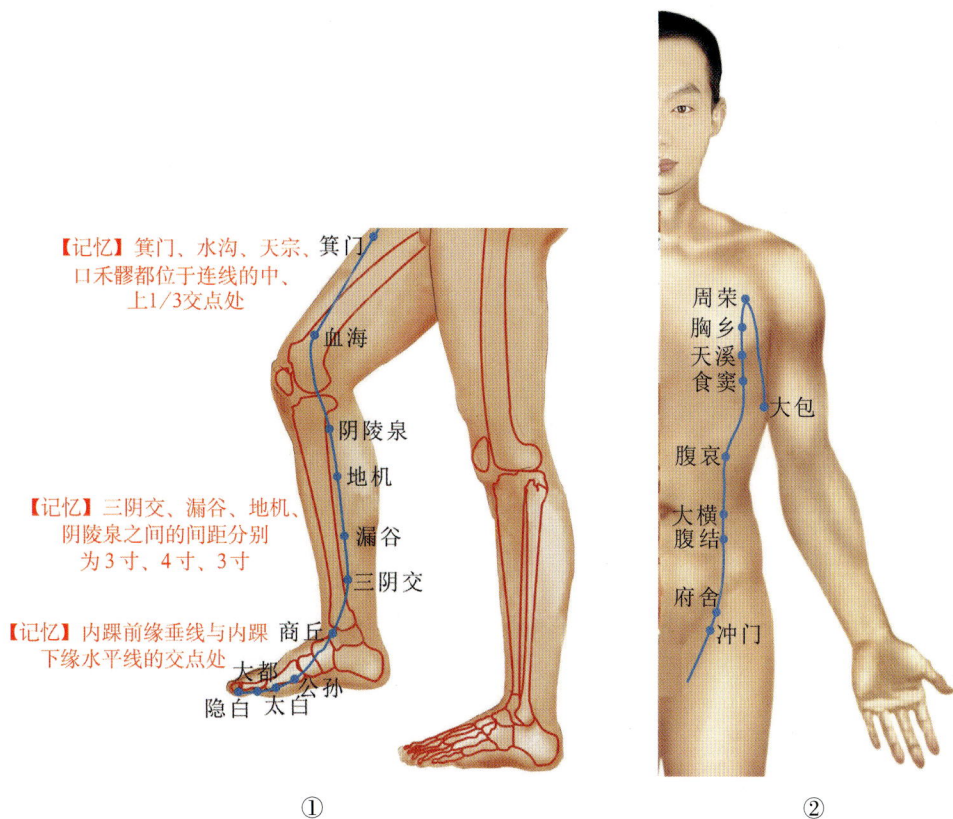

图4-2 足太阴脾经腧穴快速记忆

二、腧穴定位与主治

1. 隐白（SP1）井穴

【定位】在足大趾末节内侧，趾甲根角侧后方0.1寸（图4-3）。

【主治】便血，尿血，月经过多，腹胀，昏厥。

2. 大都（SP2）荥穴

【定位】在足趾，第1跖趾关节远端赤白肉际凹陷中（图4-3）。

【主治】腹胀，胃痛，腹泻，便秘，心烦，心痛。

3. 太白（SP3）输穴，原穴

【定位】在足趾，第1跖趾关节近端赤白肉际凹陷中（图4-3）。

【主治】肠鸣，腹胀，腹泻，便秘，体重节痛。

4. 公孙（SP4）络穴；八脉交会穴，通冲脉

【定位】在跖区，第1跖骨底的前下缘赤白肉际处（图4-3）。

【主治】胃痛，呕吐，腹胀，腹泻，心烦失眠。

5. 商丘（SP5）经穴

【定位】在足内踝前下方，舟骨粗隆与内踝尖连线的中点处（图4-3）。

【主治】腹胀，腹泻，便秘，踝肿痛，小儿癫痫。

【速记方法】商丘在内踝前缘垂线与内踝下缘水平线的交点处。

6. 三阴交（SP6）

【定位】在小腿内侧，内踝尖上3寸，胫骨内侧缘后际（图4-3）。

【主治】肠鸣腹胀，腹泻，便秘，月经不调，阳痿，遗尿，失眠，高血压，阴虚诸证，湿疹，荨麻疹，下肢痿痹。

【速记方法】三阴交、漏谷、地机、阴陵泉之间的间距分别为3寸、4寸、3寸。

7. 漏谷（SP7）

【定位】在小腿内侧，内踝尖上6寸，胫骨内侧缘后际（图4-3）。

【主治】腹胀，肠鸣，遗精，下肢痿痹。

8. 地机（SP8）郄穴

【定位】在小腿内侧，阴陵泉下3寸，胫骨内侧缘后际（图4-3）。

【主治】痛经，月经不调，腹胀，水肿，下肢痿痹。

9. 阴陵泉（SP9）合穴

【定位】在小腿内侧，胫骨内侧髁下缘与胫骨内侧缘之间的凹陷中（图4-3）。

【主治】腹胀，腹泻，水肿，膝痛。

10. 血海（SP10）

【定位】在髌底内侧端上2寸，股内侧肌隆起处（图4-4）。

【主治】月经不调，痛经，经闭，湿疹，瘾疹，膝、股内侧痛。

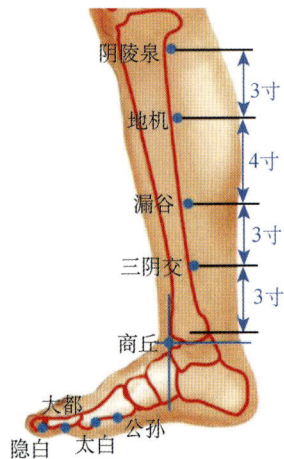

图4-3　足太阴脾经腧穴一

11. 箕门（SP11）

【定位】在股前区，髌骨内侧端与冲门连线的上、中 1/3 交点处，长收肌和缝匠肌交角的动脉搏动处（图 4-4）。

【主治】小便不利，遗尿，腹股沟肿痛。

【速记方法】十四经中位于连线上、中 1/3 的穴位有天宗、水沟、口禾髎、箕门。

12. 冲门（SP12）

【定位】在腹股沟外侧斜纹中，髂外动脉搏动处的外侧（图 4-5）。

【主治】腹痛，疝气，崩漏，带下。

13. 府舍（SP13）

【定位】在下腹部，脐中下 4.3 寸，前正中线旁开 4 寸（图 4-5）。

【主治】腹痛，积聚，疝气。

【速记方法】脾经的 3 个发音为"fu"的穴位定位都与"3"有关，即府舍在脐中下 4.3 寸，腹结在脐中下 1.3 寸、腹哀在脐中上 3 寸。

14. 腹结（SP14）

【定位】在下腹部，脐中下 1.3 寸，前正中线旁开 4 寸（图 4-5）。

【主治】腹痛，腹泻，便秘，疝气。

15. 大横（SP15）

【定位】在腹部，脐中旁开 4 寸（图 4-5）。

【主治】腹痛，腹泻，便秘，胆道蛔虫病。

16. 腹哀（SP16）

【定位】在上腹部，脐中上 3 寸，前正中线旁开 4 寸（图 4-5）。

【主治】腹痛，便秘，痢疾，消化不良。

17. 食窦（SP17）

【定位】在胸部，第 5 肋间隙，前正中线旁开 6 寸（图 4-5）。

【主治】胸胁胀痛，嗳气，反胃，腹胀，水肿。

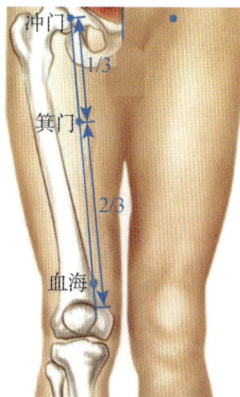

图 4-4　足太阴脾经腧穴二

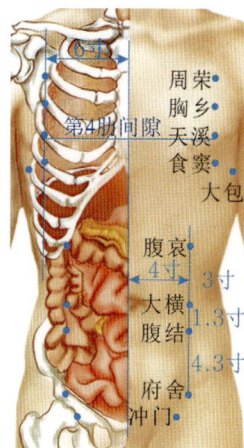

图 4-5　足太阴脾经腧穴三

18. 天溪（SP18）

【定位】在胸部，第4肋间隙，前正中线旁开6寸（图4-5）。

【主治】胸胁疼痛，咳嗽，乳痈，乳汁少。

【速记方法】胸部穴位中，名称带"氵"的穴位均在第4肋间隙。除大包外，脾经位于胸部的穴位均位于前正中线旁开6寸。牢记天溪在第4肋间隙，再根据穴位的先后顺序，从天溪往上或往下推穴位所在的位置。

19. 胸乡（SP19）

【定位】在胸部，第3肋间隙，前正中线旁开6寸（图4-5）。

【主治】胸胁胀痛，乳痈，乳汁少。

20. 周荣（SP20）

【定位】在胸部，第2肋间隙，前正中线旁开6寸（图4-5）。

【主治】咳嗽，胸胁胀满疼痛。

21. 大包（SP21）脾之大络

【定位】在侧胸部，第6肋间隙，腋中线上（图4-5）。

【主治】咳喘，胸胁痛，全身疼痛，四肢无力。

三、小结

1. 足太阴脾经常用腧穴主治（表4-2）

表4-2 足太阴脾经常用腧穴主治

疾病	常用腧穴	疾病	常用腧穴
妇科病	血海、太白、三阴交	小便不利	阴陵泉、三阴交
痛经	地机、血海、三阴交	皮肤瘙痒	血海、三阴交

2. 足太阴脾经经穴歌（共21穴）

足太阴经脾中州，隐白足大趾头走。

大都太白公孙盛，商丘三阴交可求。

漏谷地机阴陵泉，血海箕门冲门开。

府舍腹结大横排，腹哀食窦天溪连。

胸乡周荣大包完，二十一穴太阴全。

第二节 足厥阴肝经（LR）

一、速记图解

足厥阴肝经腧穴快速记忆图解见图4-6。

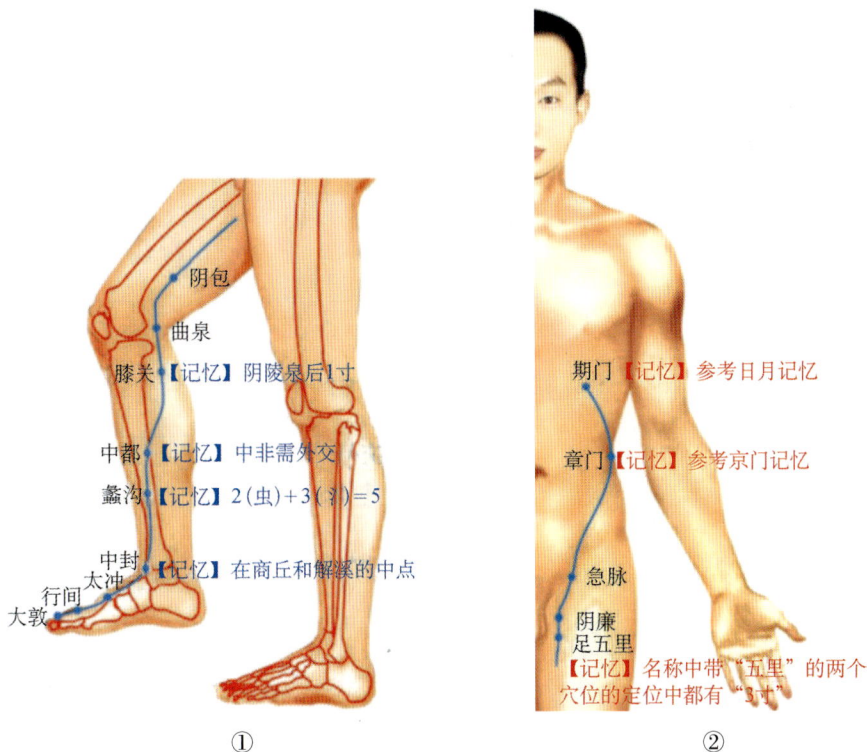

图4-6 足厥阴肝经腧穴快速记忆图

二、腧穴定位与主治

1.大敦（LR1）井穴

【定位】在足大趾末节外侧，趾甲根角侧后方0.1寸（图4-7）。

【主治】疝气，遗尿，月经不调，阴挺，癫痫。

2.行间（LR2）荥穴

【定位】在足背侧，第1、第2趾之间，趾蹼缘后方赤白肉际处（图4-7）。

【主治】中风，头痛，目眩，口㖞，月经不调，痛经，遗尿，胸胁满痛。

3. 太冲（LR3）输穴，原穴

【定位】在足背侧，第1、第2跖骨间，跖骨底结合部前方凹陷中，或触及动脉搏动（图4-7）。

【主治】中风，头痛，眩晕，耳鸣，目痛，口喎，月经不调，痛经，遗尿，胸胁满痛，下肢痿痹。

4. 中封（LR4）经穴

【定位】在足背侧，胫骨前肌肌腱的内侧缘凹陷处（图4-7）。

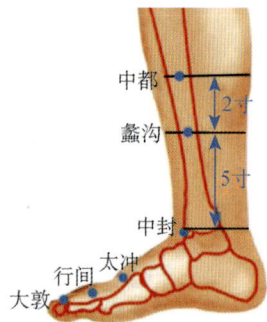

图4-7 足厥阴肝经腧穴一

【主治】疝气，小便不利，遗精，少腹痛，足踝肿痛。

5. 蠡沟（LR5）络穴

【定位】在小腿内侧，内踝尖上5寸，胫骨内侧面的中央（图4-7）。

【主治】月经不调，睾丸肿痛，外阴瘙痒。

【速记方法】2（虫）+3（氵）=5，联想蠡沟在内踝尖上5寸。

6. 中都（LR6）郄穴

【定位】在小腿内侧，内踝尖上7寸，胫骨内侧面的中央（图4-7）。

【主治】疝气，崩漏，小腹痛。

【速记方法】中非需外交。下肢内外踝尖上7寸有5个穴位，即中都、飞扬、下巨虚、外丘、阳交。

7. 膝关（LR7）

【定位】在膝部，胫骨内侧髁的下方，阴陵泉后1寸（图4-8）。

【主治】膝股疼痛，下肢痿痹。

【速记方法】膝关位于胫骨内侧髁下方，属于肝经；膝阳关位于股骨外上髁后上缘，属于胆经。两穴可对照进行记忆。

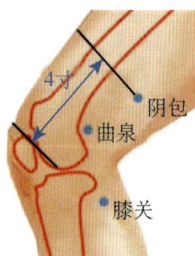

图4-8 足厥阴肝经腧穴二

8. 曲泉（LR8）合穴

【定位】在腘横纹内侧端，半腱肌肌腱内侧缘凹陷中（图4-8）。

【主治】月经不调，痛经，阴痒，遗精，阳痿，膝股疼痛。

【速记方法】腘横纹上，半腱肌肌腱内侧缘凹陷为曲泉，外侧缘凹陷为阴谷，股二头肌腱内侧缘凹陷为委阳，腘横纹中点为委中。四穴可结合经络循行记忆。

9. 阴包（LR9）

【定位】在股前区，髌底上4寸，股内肌与缝匠肌之间（图4-8）。

【主治】月经不调，遗尿，腰骶痛引少腹。

10. 足五里（LR10）

【定位】在股前区，气冲直下 3 寸，动脉搏动处（图 4-9）。

【主治】少腹痛，小便不利，睾丸肿痛。

11. 阴廉（LR11）

【定位】在股前区，气冲直下 2 寸（图 4-9）。

【主治】月经不调，带下，少腹痛。

12. 急脉（LR12）

【定位】在腹股沟区，横平耻骨联合上缘，前正中线旁开 2.5 寸（图 4-9）。

【主治】少腹痛，疝气，阴挺。

【操作】避开动脉，直刺 0.5 ～ 0.8 寸。

13. 章门（LR13）脾募穴，八会穴（脏会）

【定位】在侧腹部，第 11 肋游离端的下际（图 4-9）。

【主治】腹痛，腹泻，呕吐，胁痛，小儿疳积。

【速记方法】在解剖学中，肝位于上方，胆位于下方，联想章门（第 11 肋游离端）属于肝经，京门（第 12 肋游离端）属于胆经，期门（第 6 肋间隙）属于肝经，日月（第 7 肋间隙）属于胆经。四穴归经易混淆，应注意。

14. 期门（LR14）肝募穴

【定位】在胸部，第 6 肋间隙，前正中线旁开 4 寸（图 4-9）。

【主治】胸胁胀痛，乳痈，呕吐，呃逆，奔豚。

【操作】斜刺或平刺 0.5 ～ 0.8 寸。

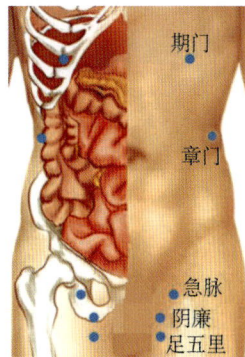

图 4-9　足厥阴肝经腧穴三

三、小结

1. 足厥阴肝经常用腧穴主治及配穴（表 4-3）

表 4-3　足厥阴肝经常用腧穴主治及配穴

疾病	常用腧穴及配穴	疾病	常用腧穴及配穴
抑郁性神经症	太冲、合谷	高血压	太冲
肱骨外上髁炎	曲泉（健侧）	口㖞眩晕	太冲

2. 足厥阴肝经经穴歌（共 14 穴）

厥阴肝经大敦起，行间太冲中封蠡①。

中都膝关曲泉阴②，五里阴廉急脉寻，章门常对期门深。

注：①"蠡"指蠡沟。②"阴"指阴包。

第三节　足少阴肾经（KI）

一、速记图解

足少阴肾经腧穴快速记忆图解见图 4-10。

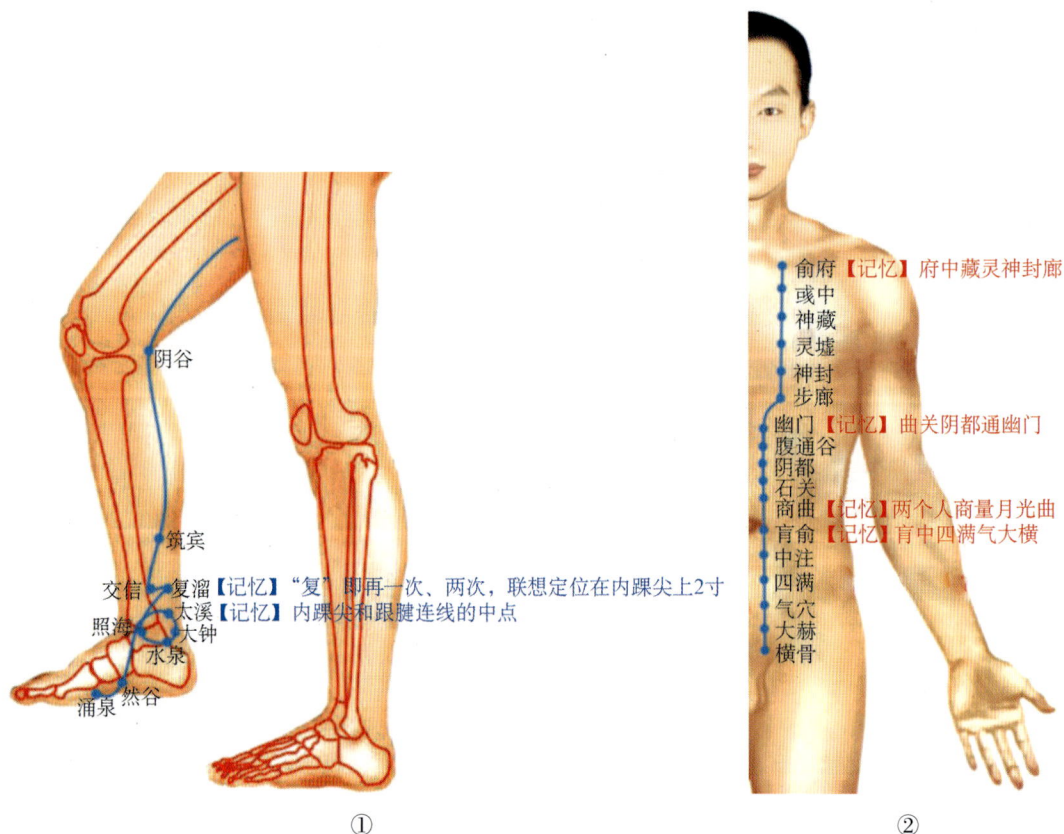

① ②

图 4-10　足少阴肾经腧穴快速记忆

二、腧穴定位与主治

1. 涌泉（KI1）井穴

【定位】在足底，屈足卷趾时足心最凹陷处，约当足底第2、第3趾蹼缘与足跟连线的前、中1/3交点处（图4-11）。

【主治】头顶痛，眩晕，失眠，昏厥，舌干，失音，足心热。

【速记方法】涌泉为肾经井穴，肾主水，经气初出如水之涌，故名。

2. 然谷（KI2）荥穴

【定位】在足内侧，足舟骨粗隆下方，赤白肉际处（图4-11）。

【主治】月经不调，遗精，消渴，咽喉肿痛。

3. 太溪（KI3）原穴，输穴

【定位】在足内侧，内踝尖与跟腱之间的凹陷中（图4-11）。

【主治】月经不调，小便频数，阳痿，遗精，头痛，目眩，耳鸣，耳聋，失眠，咽喉肿痛，腰痛。

4. 大钟（KI4）络穴

【定位】在足内侧，内踝后下方，跟骨上缘，跟腱附着部前缘凹陷中（图4-11）。

【主治】癃闭，遗尿，便秘，气喘，足跟痛。

5. 水泉（KI5）郄穴

【定位】在足内侧，太溪直下1寸，跟骨结节内侧凹陷中（图4-11）。

【主治】月经不调，痛经，阴挺，小便不利。

【速记方法】肾经脚踝附近的穴位可结合经络循行进行记忆。

6. 照海（KI6）八脉交会穴，通阴跷

【定位】在足内侧，内踝尖下1寸，内踝下缘边际凹陷中（图4-11）。

【主治】月经不调，痛经，阴痒，小便频数，咽喉干痛，失眠。

7. 复溜（KI7）经穴

【定位】在小腿内侧，内踝尖上2寸，跟腱前缘（图4-11）。

【主治】水肿，腹胀，无汗或汗出不止，下肢痿痹。

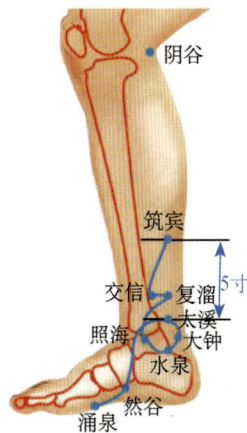

图4-11　足太阴肾经腧穴一

【速记方法】复溜，"复"有"再"之意，即再一次、两次，联想复溜位于内踝尖上2寸。

8. 交信（KI8）阴跷脉郄穴

【定位】在小腿内侧，内踝尖上2寸，复溜前0.5寸（图4-11）。

【主治】月经不调，阴痒，泄泻，便秘。

【速记方法】五脏中，脾对应五德中的信。交信，肾经经气由此穴分出交于脾经三阴交穴，故名。

9. 筑宾（KI9）阴维脉郄穴

【定位】在小腿内侧，太溪直上5寸，比目鱼肌与跟腱之间（图4-11）。

【主治】癫狂，呕吐，疝气，小腿疼痛。

10. 阴谷（KI10）合穴

【定位】在腘横纹上，半腱肌肌腱外侧缘（图4-11）。

【主治】阳痿，疝气，崩漏，膝股痛。

【速记方法】腘横纹上，半腱肌肌腱内侧缘凹陷为曲泉（肝经），外侧缘凹陷为阴谷（肾经）。肝经循行偏于腘横纹内侧，肾经循行偏于腘横纹外侧。

11. 横骨（KI11）

【定位】在下腹部，脐中下5寸，前正中线旁开0.5寸（图4-12）。

【主治】少腹胀痛，小便不利，遗尿，遗精。

【速记方法】肓中四满气大横，曲关阴都通幽门，府中藏灵神封廊。这句话分别代表肾经横骨到俞府的17个穴位。其中，横骨到幽门的11个穴位，位于前正中线旁开0.5寸，步廊到俞府的6个穴位，位于前正中线旁开2寸。记忆时可先牢记肓俞、俞府定位，然后往下或往上推。

12. 大赫（KI12）

【定位】在下腹部，脐中下4寸，前正中线旁开0.5寸（图4-12）。

【主治】遗精，阳痿，阴挺，带下。

13. 气穴（KI13）

【定位】在下腹部，脐中下3寸，前正中线旁开0.5寸（图4-12）。

【主治】月经不调，带下，小便不通，泄泻。

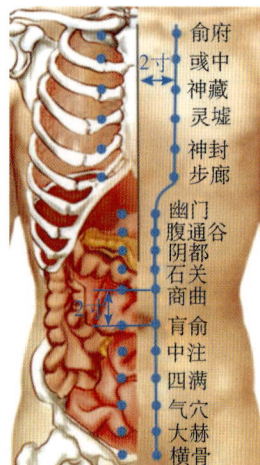

图4-12 足少阴肾经腧穴二

14. 四满（KI14）

【定位】在下腹部，脐中下 2 寸，前正中线旁开 0.5 寸（图 4–12）。

【主治】月经不调，遗精，遗尿，便秘，水肿。

15. 中注（KI15）

【定位】在下腹部，脐中下 1 寸，前正中线旁开 0.5 寸（图 4–12）。

【主治】腹痛，便秘，泄泻，月经不调，痛经。

16. 肓俞（KI16）

【定位】在中腹部，脐中旁开 0.5 寸（图 4–12）。

【主治】腹痛，泄泻，便秘，月经不调，腰脊痛。

17. 商曲（KI17）

【定位】在上腹部，脐中上 2 寸，前正中线旁开 0.5 寸（图 4–12）。

【主治】腹痛，泄泻，便秘。

【速记方法】两个人商量月光曲。联想商曲在脐中上 2 寸。

18. 石关（KI18）

【定位】在上腹部，脐中上 3 寸，前正中线旁开 0.5 寸（图 4–12）。

【主治】呕吐，腹痛，便秘，不孕，月经不调。

19. 阴都（KI19）

【定位】在上腹部，脐中上 4 寸，前正中线旁开 0.5 寸（图 4–12）。

【主治】腹痛，腹胀，便秘，不孕。

20. 腹通谷（KI20）

【定位】在上腹部，脐中上 5 寸，前正中线旁开 0.5 寸（图 4–12）。

【主治】腹痛，腹胀，呕吐，心痛，心悸。

21. 幽门（KI21）

【定位】在上腹部，脐中上 6 寸，前正中线旁开 0.5 寸（图 4–12）。

【主治】腹痛，腹胀，呕吐，泄泻。

22. 步廊（KI22）

【定位】在胸部，第 5 肋间隙，前正中线旁开 2 寸（图 4–12）。

【主治】咳嗽，气喘，胸胁胀满，呕吐。

23. 神封（KI23）

【定位】在胸部，第 4 肋间隙，前正中线旁开 2 寸（图 4–12）。

【主治】咳嗽，气喘，胸胁胀满，乳痈，呕吐。

24. 灵墟（KI24）

【定位】在胸部，第3肋间隙，前正中线旁开2寸（图4-12）。

【主治】咳嗽，气喘，胸胁胀痛，乳痈，呕吐。

25. 神藏（KI25）

【定位】在胸部，第2肋间隙，前正中线旁开2寸（图4-12）。

【主治】咳嗽，气喘，胸痛，呕吐。

26. 彧中（KI26）

【定位】在胸部，第1肋间隙，前正中线旁开2寸（图4-12）。

【主治】咳嗽，气喘，胸胁胀满。

27. 俞府（KI27）

【定位】在胸部，锁骨下缘，前正中线旁开2寸（图4-12）。

【主治】咳嗽，气喘，胸痛，呕吐。

三、小结

1. 足少阴肾经常用腧穴主治及配穴（表4-4）

表4-4　足少阴肾经常用腧穴主治及配穴

疾病	常用腧穴及配穴	疾病	常用腧穴及配穴
便秘	照海、支沟	咽炎	然谷（点刺）
多汗	复溜（补）、合谷（泻）	无汗	复溜（泻）、合谷（补）
失眠	照海（补）、申脉（泻）	嗜睡	照海（泻）、申脉（补）

注：照海为阴经穴，申脉为阳经穴。对失眠（阳不入阴），补阴（照海）泻阳（申脉）；对嗜睡，补阳（申脉）泻阴（照海）。

2. 足少阴肾经经穴歌（共27穴）

足少阴穴二十七，涌泉然谷太溪溢。

大钟水泉通照海，复溜交信筑宾接。

阴谷膝内辅骨后，以上从足走至膝。

横骨大赫连气穴，四满中注肓俞集。

商曲石关阴都密，通谷幽门一寸辟。

步廊神封又灵墟，神藏彧中俞府毕。

第四节　足三阴经穴位分布规律总结

1. 内踝尖至腘横纹足三阴经腧穴的分布（表 4–5）

表 4–5　内踝尖至腘横纹足三阴经腧穴的分布

部位	脾经	肝经	肾经
内踝尖		中封	太溪
内踝尖上 2 寸			复溜、交信
内踝尖上 3 寸	三阴交		
内踝尖上 5 寸		蠡沟	筑宾
内踝尖上 6 寸	漏谷		
内踝尖上 7 寸		中都	

2. 腘横纹处足三阴经腧穴的分布（表 4–6）

表 4–6　腘横纹附近诸穴

部位	脾经	肝经	肾经
腘横纹		曲泉	阴谷

第五章
足三阳经经络与腧穴定位及主治疾病

足三阳经从头面走足。胃经循行于人体前侧，胆经循行于人体外侧，膀胱经循行于人体后侧。足三阳经经络主干循行见图 5-1、图 5-7、图 5-13，主治规律见表 5-1。

表 5-1　足三阳经主治规律

足三阳经	主治规律
胃经	前头、口齿、咽喉、胃肠病，神志病
胆经	侧头、眼、耳项、胁肋、胆病，神志病
膀胱经	后头、眼、项背腰、肛肠病，神志病

第一节　足阳明胃经（ST）

一、速记图解

足阳明胃经腧穴快速记忆图解见图 5-1。

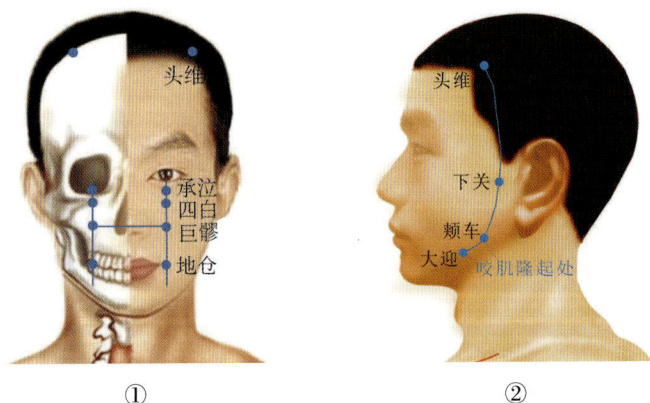

① ②

图 5-1　足阳明胃经腧穴快速记忆（1）

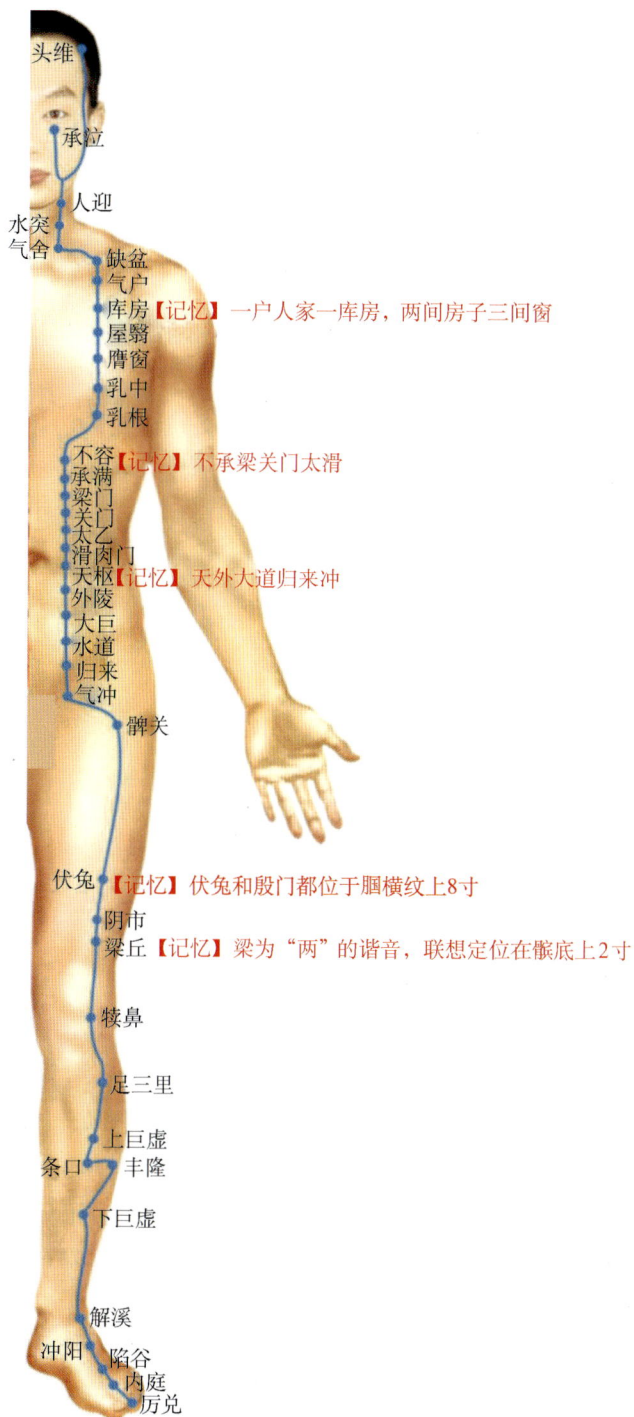

头维

承泣

人迎

水突
气舍
缺盆
气户
库房【记忆】一户人家一库房，两间房子三间窗
屋翳
膺窗
乳中
乳根

不容【记忆】不承梁关门太滑
承满
梁门
关门
太乙
滑肉门
天枢【记忆】天外大道归来冲
外陵
大巨
水道
归来
气冲

髀关

伏兔【记忆】伏兔和殷门都位于腘横纹上8寸
阴市
梁丘【记忆】梁为"两"的谐音，联想定位在髌底上2寸

犊鼻

足三里

上巨虚
丰隆
条口

下巨虚

解溪

冲阳　陷谷
内庭
厉兑

③

图5-1　足阳明胃经腧穴快速记忆（2）

二、腧穴定位与主治

1. 承泣（ST1）

【定位】在面部，目正视，瞳孔直下，眼球与眶下缘之间（图5-2）。

【主治】眼睑眴动，目赤肿痛，流泪，夜盲，近视。

【操作】嘱患者闭目，医者押手将眼球推向上侧固定，刺手持针沿眼眶缘缓缓刺入0.5～1寸，不宜提插捻转，以防刺破血管引起血肿，出针时应用消毒干棉球稍加按压。

2. 四白（ST2）

【定位】在面部，目正视，瞳孔直下，眶下孔凹陷处（图5-2）。

【主治】目赤肿痛，眼睑眴动，口眼㖞斜，面肌痉挛，胆道蛔虫病。

3. 巨髎（ST3）

【定位】在面部，目正视，瞳孔直下，横平鼻翼下缘（图5-2）。

【主治】口角㖞斜，眼睑眴动，面痛，唇颊肿。

4. 地仓（ST4）

【定位】在面部，目正视，瞳孔直下，口角旁开0.4寸（图5-2）。

【主治】口角㖞斜，流涎，面痛，齿痛。

5. 大迎（ST5）

【定位】在下颌角前方，咬肌附着部的前缘凹陷中，面动脉搏动处（图5-3）。

【主治】牙关紧闭，口角㖞斜，颊肿，齿痛，面痛。

6. 颊车（ST6）

【定位】在面部，下颌角前上方约一横指，咀嚼时，咬肌隆起处（图5-3）。

【主治】口角㖞斜，面肌痉挛，颊肿，齿痛，口噤不开。

7. 下关（ST7）

【定位】在面部，颧弓下缘中央与下颌切迹之间所形成的凹陷处（图5-3）。

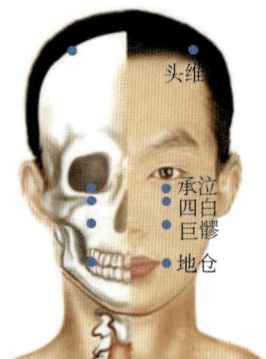

图5-2 足阳明胃经腧穴一

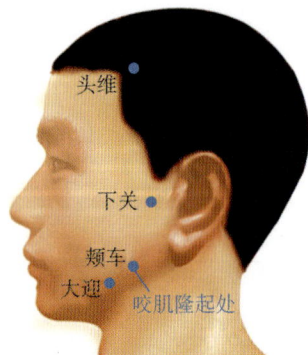

图5-3 足阳明胃经腧穴二

【主治】面痛，齿痛，口眼㖞斜，耳聋，耳鸣。

8. 头维（ST8）

【定位】在头侧部，额角发际直上 0.5 寸，头正中线旁开 4.5 寸（图 5-3）。

【主治】头痛，眩晕，目痛，迎风流泪，眼睑眴动。

【速记方法】胃经面部的 8 个穴位可结合经络循行记忆。

9. 人迎（ST9）

【定位】在颈部，横平结喉，胸锁乳突肌的前缘，颈总动脉搏动处（图 5-4）。

【主治】咽喉肿痛，胸满喘息，高血压。

10. 水突（ST10）

【定位】在颈部，横平环状软骨，胸锁乳突肌的前缘（图 5-4）。

【主治】咽喉肿痛，咳嗽，哮喘，呃逆，瘰疬。

11. 气舍（ST11）

【定位】在锁骨胸骨端的上缘，胸锁乳突肌胸骨头与锁骨头之间的凹陷中（图 5-4）。

【主治】咳嗽，哮喘，咽喉肿痛，颈项强痛。

12. 缺盆（ST12）

【定位】在锁骨上大窝，锁骨上缘凹陷中，前正中线旁开 4 寸（图 5-4）。

【主治】咳嗽，气喘，缺盆中痛，咽喉肿痛。

【操作】直刺或向后背横刺 0.3 ～ 0.5 寸，不可深刺以防刺伤胸膜引起气胸。

13. 气户（ST13）

【定位】在胸部，锁骨下缘，前正中线旁开 4 寸（图 5-4）。

【主治】咳嗽，气喘，呃逆，胸胁胀满。

【速记方法】一户人家一库房，两间屋子三扇窗。这句话帮助记忆胃经穴位：气户、库房（第 1 肋间隙）、屋翳（第 2 肋间隙）、膺窗（第 3 肋间隙）。

14. 库房（ST14）

【定位】在胸部，第 1 肋间隙，前正中线旁开 4 寸（图 5-4）。

【主治】咳嗽，气喘，咳唾脓血，胸胁胀痛。

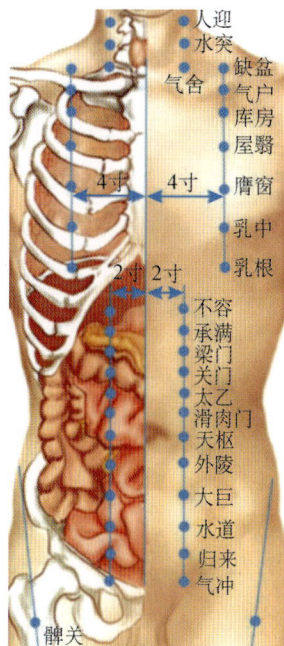

图 5-4　足阳明胃经腧穴三

15. 屋翳（ST15）

【定位】在胸部，第2肋间隙，前正中线旁开4寸（图5-4）。

【主治】咳嗽，气喘，乳痈，胸胁胀满。

16. 膺窗（ST16）

【定位】在胸部，第3肋间隙，前正中线旁开4寸（图5-4）。

【主治】咳嗽，气喘，胸胁胀痛，乳痈。

17. 乳中（ST17）

【定位】在胸部，乳头中央（图5-4）。

【主治】乳痈，难产。

【操作】不宜针刺，只作胸腹部穴位的定位标志。

【速记方法】乳中位于乳头中央，乳头对应第4肋间隙，乳中上下穴位的定位以此类推。

18. 乳根（ST18）

【定位】在胸部，第5肋间隙，前正中线旁开4寸（图5-4）。

【主治】咳嗽，气喘，胸痛，乳痈，乳汁少。

19. 不容（ST19）

【定位】在上腹部，脐中上6寸，前正中线旁开2寸（图5-4）。

【主治】呕吐，胃痛，腹胀，食欲不振。

【速记方法】不承梁关门太滑，天外大道归来冲。不容到气冲的12个穴位均位于前正中线旁开2寸，不容为脐中上6寸，其他相邻穴位间距为1寸，定位以此类推。

20. 承满（ST20）

【定位】在上腹部，脐中上5寸，前正中线旁开2寸（图5-4）。

【主治】胃痛，呕吐，腹胀，肠鸣，食少纳呆。

21. 梁门（ST21）

【定位】在上腹部，脐中上4寸，前正中线旁开2寸（图5-4）。

【主治】胃痛，呕吐，食欲不振，腹胀，泄泻。

22. 关门（ST22）

【定位】在上腹部，脐中上3寸，前正中线旁开2寸（图5-4）。

【主治】腹痛，腹胀，肠鸣，泄泻，水肿。

23. 太乙（ST23）

【定位】在上腹部，脐中上2寸，前正中线旁开2寸（图5-4）。

【主治】腹痛，胃痛，食少纳呆，心烦，癫狂。

24. 滑肉门（ST24）

【定位】在上腹部，脐中上1寸，前正中线旁开2寸（图5-4）。

【主治】胃痛，呕吐，腹胀，腹泻，癫狂。

25. 天枢（ST25）大肠募穴

【定位】在腹中部，脐中旁开2寸（图5-4）。

【主治】腹胀肠鸣，腹痛，便秘，泄泻，痛经。

26. 外陵（ST26）

【定位】在下腹部，脐中下1寸，前正中线旁开2寸（图5-4）。

【主治】腹痛，痛经，疝气。

27. 大巨（ST27）

【定位】在下腹部，脐中下2寸，前正中线旁开2寸（图5-4）。

【主治】小腹胀满，小便不利，遗精，早泄。

28. 水道（ST28）

【定位】在下腹部，脐中下3寸，前正中线旁开2寸（图5-4）。

【主治】小腹胀满，小便不利，腹痛，痛经，不孕。

29. 归来（ST29）

【定位】在下腹部，脐中下4寸，前正中线旁开2寸（图5-4）。

【主治】小腹痛，小便不利，月经不调，阴挺，带下。

30. 气冲（ST30）

【定位】在下腹部，脐中下5寸，前正中线旁开2寸（图5-4）。

【主治】腹痛，阳痿，阴肿，月经不调，不孕。

31. 髀关（ST31）

【定位】在股前区，髂前上棘、髌底外侧端连线与耻骨联合下缘水平线的交点处（图5-5）。

【主治】下肢痿痹，腰膝冷痛，腹痛。

32. 伏兔（ST32）

【定位】在股前区，髌底上6寸，髂前上棘与髌底外侧端连线上（图5-5）。

【主治】下肢痿痹，腰膝冷痛，脚气，疝气。

【速记方法】伏兔为髌底上6寸，殷门为臀横纹下6寸，易混淆。总结：伏兔与殷门都位于腘横纹上8寸（髌骨为2寸）。

33. 阴市（ST33）

【定位】在股前区，髌底上 3 寸，股直肌肌腱外侧缘（图 5-5）。

【主治】腿膝痿痹，屈伸不利，腹胀，腹痛。

34. 梁丘（ST34）郄穴

【定位】在股前区，髌底上 2 寸，股外侧肌与股直肌肌腱之间（图 5-5）。

【主治】急性胃痛，乳痛，膝肿痛，下肢不遂。

【速记方法】"梁"为"两"的谐音，联想梁丘位于髌底上 2 寸。

35. 犊鼻（ST35）

【定位】在膝前区，髌韧带外侧凹陷中（图 5-6）。

【主治】膝肿痛，屈伸不利，下肢头痛。

【操作】屈膝 90°，向后内斜刺 0.5 ～ 1 寸。

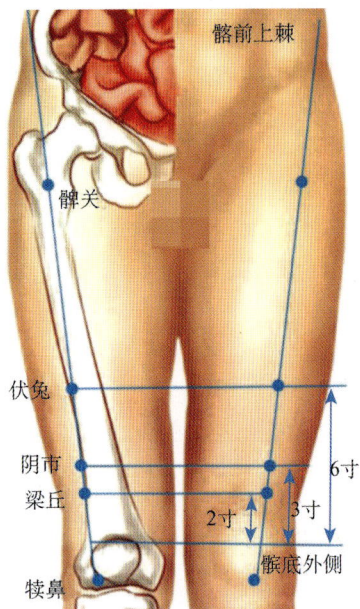

图 5-5　足阳明胃经腧穴四

36. 足三里（ST36）合穴，胃下合穴

【定位】在小腿前外侧，犊鼻下 3 寸，胫骨前嵴外一横指处，犊鼻与解溪连线上（图 5-6）。

【主治】胃痛，呕吐，腹痛，腹泻，便秘，虚劳羸瘦，中风，心悸，失眠，高血压，乳痛，下肢痿痹。本穴为强壮保健要穴。

【速记方法】足三里、上巨虚、下巨虚相邻间距都为 3 寸，即分别位于犊鼻下 3 寸、6 寸、9 寸。

37. 上巨虚（ST37）大肠下合穴

【定位】在小腿前外侧，犊鼻下 6 寸，犊鼻与解溪连线上（图 5-6）。

【主治】腹痛，腹胀，泄泻，便秘，下肢痿痹。

38. 条口（ST38）

【定位】在小腿前外侧，犊鼻下 8 寸，犊鼻与解溪连线上（图 5-6）。

【主治】下肢痿痹，转筋，肩臂痛不能举。

39. 下巨虚（ST39）小肠下合穴

【定位】在小腿前外侧，犊鼻穴下9寸，犊鼻与解溪连线上（图5-6）。

【主治】腹泻，小腹痛，下肢痿痹。

40. 丰隆（ST40）络穴

【定位】在小腿前外侧，外踝尖上8寸，条口外侧一横指（图5-6）。

【主治】头痛，眩晕，痰多，咳嗽，下肢痿痹。

41. 解溪（ST41）经穴

【定位】在踝区，踝关节前面中央凹陷中，𧿹长伸肌腱与趾长伸肌腱之间（图5-6）。

【主治】下肢痿痹，足踝肿痛，头痛，眩晕，腹胀。

【速记方法】解溪位于解鞋带、系鞋带的部位。

42. 冲阳（ST42）原穴

【定位】在足背，第2跖骨基底部与中间楔骨关节处，足背动脉搏动处（图5-6）。

【主治】胃痛，口眼㖞斜，面肿，足背肿痛。

43. 陷谷（ST43）输穴

【定位】在足背，第2、第3跖骨间，第2跖趾关节近端凹陷中（图5-6）。

【主治】面肿，水肿，足背肿痛，热病，目赤肿痛。

44. 内庭（ST44）荥穴

【定位】在足背，第2、第3趾间，趾蹼缘后方赤白肉际处（图5-6）。

【主治】齿痛，咽喉痛，热病，腹泻，便秘，足背肿痛。

45. 厉兑（ST45）井穴

【定位】在足第2趾末节外侧，趾甲根角侧后方0.1寸（图5-6）。

【主治】面肿，齿痛，咽喉肿痛，热病，癫狂。

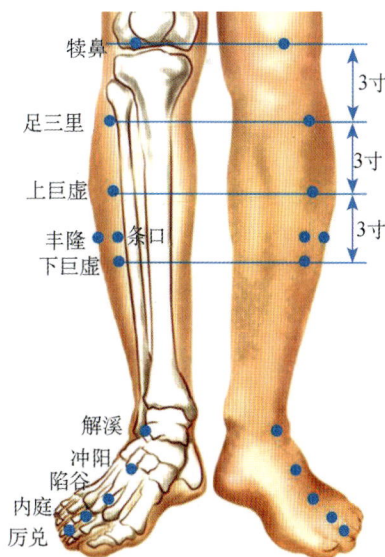

图5-6　足阳明胃经腧穴五

三、小结

1. 足阳明胃经常用腧穴主治及配穴（表5-2）

表5-2 足阳明胃经常用腧穴主治及配穴

疾病	常用腧穴及配穴	疾病	常用腧穴及配穴
肩周炎	条口（对侧）	胃肠病	天枢、足三里、梁丘
落枕	双条口（透承山）	多痰	丰隆
习惯性便秘	天枢（温针灸）	口眼㖞斜	地仓透颊车
胆道蛔虫病	四白透迎香	急性胃脘痛	梁丘、胃俞
偏头痛	头维（十字刺）	月经不调	三阴交、归来、关元
乳腺增生	①屋翳、乳根、合谷 ②肩井、天宗、肝俞		

注：治疗乳腺增生的两组穴位为国医大师郭诚杰所创。

2. 足阳明胃经经穴歌（共45穴）

四十五穴足阳明，承泣四白巨髎经。

地仓大迎颊车对，下关头维和人迎。

水突气舍连缺盆，气户库房屋翳屯。

膺窗乳中延乳根，不容承满及梁门。

关门太乙滑肉门，天枢外陵大巨存。

水道归来气冲穴，髀关伏兔走阴市。

梁丘犊鼻足三里，上巨虚连条口位。

下巨虚穴上丰隆，解溪冲阳陷谷中，下行内庭厉兑终。

第二节　足少阳胆经（GB）

一、速记图解

足少阳胆经腧穴快速记忆图解见图 5-7。

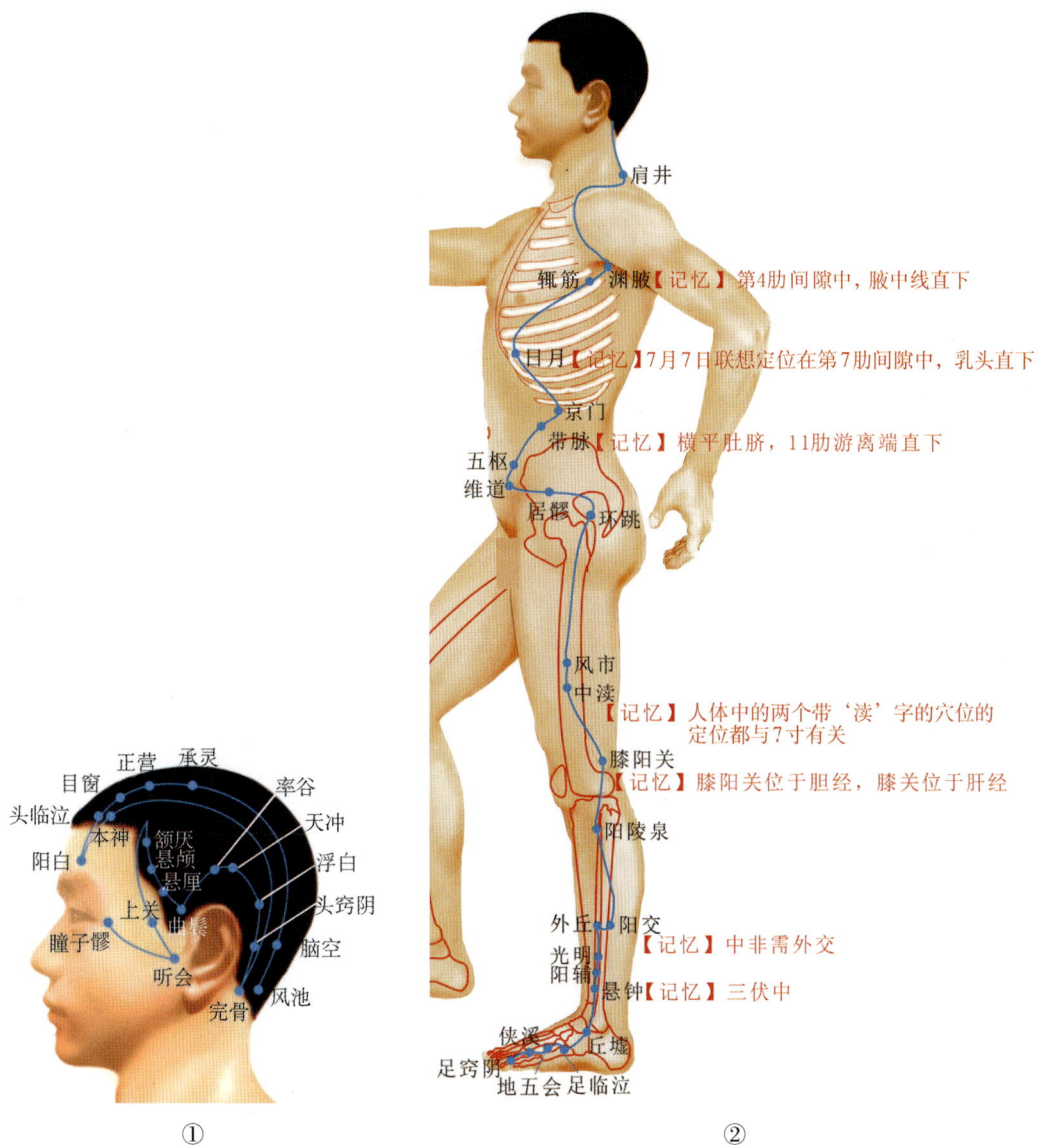

图 5-7　足少阳胆经腧穴快速记忆

二、腧穴定位与主治

1. 瞳子髎（GB1）

【定位】在面部，目外眦外侧 0.5 寸凹陷中（图 5-8）。

【主治】目赤肿痛，目翳，口㖞，头痛。

【速记方法】胆经头面部穴位定位比较繁杂，可结合经络循行路线进行记忆。

2. 听会（GB2）

【定位】在面部，耳屏间切迹和下颌骨髁突之间的凹陷中（图 5-8）。

【主治】耳鸣，耳聋，齿痛，口㖞，面痛。

【操作】微张口，直刺 0.5～0.8 寸。

【速记方法】焦小胆，门宫会。意思是焦小胆（人名）开门进宫开会，即耳门、听宫、听会分别属于三焦经、小肠经、胆经。耳前 3 穴：耳门、听宫、听会，针刺操作时均为张口位。

3. 上关（GB3）

【定位】在耳前，颧弓上缘中央凹陷中（图 5-8）。

【主治】耳鸣，耳聋，偏头痛，面痛，口㖞，口噤。

【速记方法】上关、下关、前关（瞳子髎）、后关（听会）可对照记忆。

4. 颔厌（GB4）

【定位】在头部，头维与曲鬓弧形连线（其弧度与鬓发弧度相应）的上 1/4 与下 3/4 交点处（图 5-8）。

【主治】偏头痛，眩晕，齿痛，耳鸣，口㖞。

5. 悬颅（GB5）

【定位】在头部，头维与曲鬓弧形连线（其弧度与鬓发弧度相应）的中点处（图 5-8）。

【主治】偏头痛，目赤肿痛，齿痛，面痛。

6. 悬厘（GB6）

【定位】在头部，头维与曲鬓弧形连线（其弧度与鬓发弧度相应）的上 3/4 下 1/4 交点处（图 5-8）。

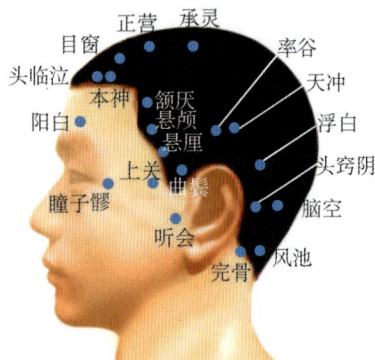

图 5-8 足少阳胆经腧穴一

【主治】偏头痛，目赤肿痛，齿痛，面痛。

7. 曲鬓（GB7）

【定位】在头部，耳前鬓角发际后缘的垂线与耳尖水平线交点处（图5-8）。

【主治】偏头痛，颊肿，目赤肿痛，牙关紧闭。

8. 率谷（GB8）

【定位】在头部，耳尖直上入发际1.5寸（图5-8）。

【主治】偏正头痛，眩晕，耳鸣，小儿急、慢惊风。

9. 天冲（GB9）

【定位】在头部，耳根后缘直上，入发际2寸（图5-8）。

【主治】头痛，耳鸣，耳聋，牙龈肿痛，癫痫。

10. 浮白（GB10）

【定位】在头部，耳后乳突的后上方，天冲与完骨的弧形连线（其弧度与耳郭弧度相应）的中、上1/3交点处（图5-8）。

【主治】头痛，耳鸣，耳聋，瘿气。

11. 头窍阴（GB11）

【定位】在头部，耳后乳突的后上方，天冲与完骨的弧形连线（其弧度与耳郭弧度相应）的中、下1/3交点处（图5-8）。

【主治】耳鸣，耳聋，头痛，眩晕。

12. 完骨（GB12）

【定位】在头部，耳后乳突的后下方凹陷处（图5-8）。

【主治】头痛，颈项强痛，齿痛，口㖞。

13. 本神（GB13）

【定位】在头部，前发际上0.5寸，头正中线旁开3寸（图5-8）。

【主治】头痛，眩晕，目赤肿痛，中风昏迷。

14. 阳白（GB14）

【定位】在前额部，眉上1寸，瞳孔直上（图5-8）。

【主治】头痛，眩晕，视物模糊，眼睑下垂，面瘫。

15. 头临泣（GB15）

【定位】在头部，入前发际0.5寸，瞳孔直上（图5-8）。

【主治】头痛，目眩，流泪，鼻塞，小儿惊风。

16. 目窗（GB16）

【定位】在头部，前发际上 1.5 寸，瞳孔直上（图 5-8）。

【主治】目赤肿痛，视物模糊，头痛，眩晕。

17. 正营（GB17）

【定位】在头部，前发际上 2.5 寸，瞳孔直上（图 5-8）。

【主治】头痛，眩晕，项强。

18. 承灵（GB18）

【定位】在头部，前发际上 4 寸，瞳孔直上（图 5-8）。

【主治】头痛，眩晕，目痛，鼻塞，鼻衄。

19. 脑空（GB19）

【定位】在头部，横平枕外隆凸的上缘，风池直上（图 5-8）。

【主治】头痛，目眩，颈项强痛，癫狂痫。

20. 风池（GB20）

【定位】在枕骨下，胸锁乳突肌上端与斜方肌上端之间的凹陷中（图 5-8）。

【主治】头痛，眩晕，失眠，中风，视物不明，目赤肿痛，鼻渊，感冒，颈项强痛。

【操作】向鼻尖方向斜刺 0.8～1.2 寸。

21. 肩井（GB21）

【定位】在肩上，第 7 颈椎棘突与肩峰最外侧点连线的中点（图 5-9）。

【主治】头痛，颈项强痛，肩背疼痛，上肢不遂，乳痈，乳汁少，难产，胞衣不下。

【操作】直刺 0.3～0.5 寸，切忌深刺、捣刺。孕妇禁针。

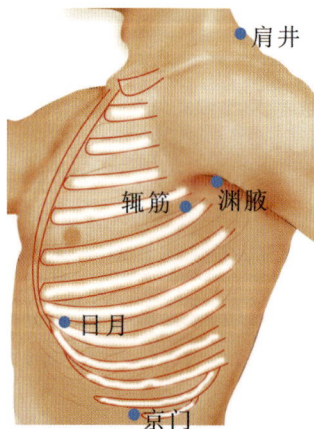

图 5-9 足少阳胆经腧穴二

22. 渊腋（GB22）

【定位】在侧胸部，第 4 肋间隙中，腋中线上（图 5-9）。

【主治】胸满，胁痛，上肢痹痛。

23. 辄筋（GB23）

【定位】在侧胸部，第 4 肋间隙中，渊腋前 1 寸（图 5-9）。

【主治】胸满，胁痛，气喘，呕吐，吞酸。

24. 日月（GB24）胆募穴

【定位】在胸部，第 7 肋间隙中，乳头直下（图 5-9）。

【主治】呕吐，呃逆，胃脘痛，黄疸，胁肋胀痛。

【速记方法】7 月 7 日。联想日月位于第 7 肋间隙。期门、日月均为乳头直下，期门为第 6 肋间隙。二穴定位易混淆。

25. 京门（GB25）肾募穴

【定位】在上腹部，第 12 肋骨游离端的下际（图 5-10）。

【主治】小便不利，水肿，腹胀，泄泻，胁痛。

【速记方法】解剖学中，肝在上，胆在下。联想肝经的章门位于第 11 肋游离端的下际，胆经的京门位于第 12 肋游离端的下际。二穴归经易混淆。

26. 带脉（GB26）

【定位】在侧腹部，第 11 肋骨游离端垂线与脐水平线的交点上（图 5-10）。

【主治】带下，月经不调，疝气，小腹痛，胁痛。

【速记方法】章门直下，横平神阙。

27. 五枢（GB27）

【定位】在下腹部，横平脐下 3 寸，髂前上棘内侧（图 5-10）。

【主治】腹痛，便秘，带下，月经不调，阴挺。

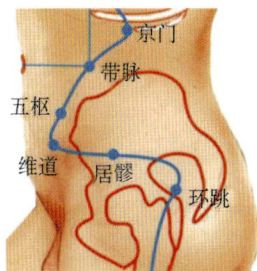

图 5-10　足少阳胆经腧穴三

28. 维道（GB28）

【定位】在下腹部，髂前上棘内下 0.5 寸处（图 5-10）。

【主治】少腹痛，便秘，肠痈，阴挺，月经不调。

29. 居髎（GB29）

【定位】在臀区，髂前上棘与股骨大转子最凸点连线的中点处（图 5-10）。

【主治】腰痛，下肢痿痹，疝气。

30. 环跳（GB30）

【定位】在臀区，股骨大转子最凸点与骶管裂孔连线的中、外 1/3 交点处（图 5-10）。

【主治】下肢痿痹，半身不遂，腰腿痛。

31. 风市（GB31）

【定位】在股区，髌底上 7 寸。直立垂手，掌心贴于大腿时，中指尖所指凹陷中，髂胫束后缘（图 5-11）。

【主治】下肢痿痹，脚气，遍身瘙痒。

32. 中渎（GB32）

【定位】在股区，腘横纹上 7 寸，髂胫束后缘（图 5-11）。

【主治】下肢痿痹，半身不遂，脚气。

【速记方法】人体中的 2 个带"渎"字的穴位（四渎、中渎）的定位都与 7 寸有关。四渎位于腕背横纹上 7 寸，中渎位于腘横纹上 7 寸。

33. 膝阳关（GB33）

【定位】在股骨外上髁后上缘，髂胫束与股二头肌腱之间的凹陷中（图 5-11）。

【主治】半身不遂，膝膑肿痛挛急，小腿麻木，脚气。

34. 阳陵泉（GB34）合穴，八会穴（筋会）

【定位】在小腿外侧，腓骨头前下方凹陷中（图 5-12）。

【主治】黄疸，口苦，胁肋疼痛，膝痛，小儿惊风。

35. 阳交（GB35）阳维脉郄穴

【定位】在小腿外侧，外踝尖上 7 寸，腓骨后缘（图 5-12）。

【主治】下肢痿痹，胸胁胀满，癫狂。

【速记方法】胆经在小腿部的穴位，只有阳交在腓骨后缘，其余都在腓骨前缘。

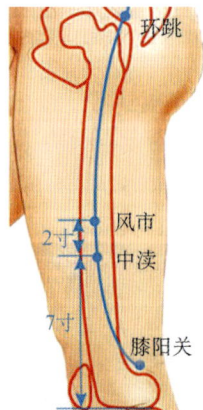

图 5-11　足少阳胆经腧穴四

36. 外丘（GB36）郄穴

【定位】在小腿外侧，外踝尖上 7 寸，腓骨前缘（图 5-12）。

【主治】下肢痿痹，胸胁胀满，颈项强痛。

【速记方法】中非需外交。下肢内外踝尖上 7 寸有 5 个穴位：中都、飞扬、下巨虚、外丘、阳交。

37. 光明（GB37）络穴

【定位】在小腿外侧，外踝尖上 5 寸，腓骨前缘（图 5-12）。

【主治】目痛，近视，乳房胀痛，乳汁少，下肢痿痹。

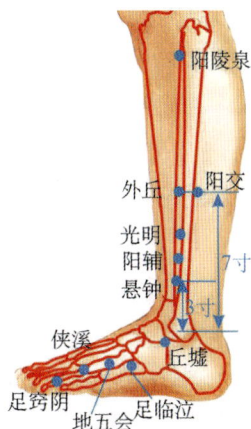

图 5-12 足少阳胆经腧穴五

38. 阳辅（GB38）经穴

【定位】在小腿外侧，外踝尖上 4 寸，腓骨前缘（图 5-12）。

【主治】偏头痛，目外眦痛，胸胁胀痛，下肢痿痹。

39. 悬钟（GB39）八会穴（髓会）

【定位】在小腿外侧，外踝尖上 3 寸，腓骨前缘（图 5-12）。

【主治】颈项强痛，偏头痛，咽喉肿痛，便秘，胸胁胀满，下肢痿痹。

【速记方法】三伏中。内外踝尖上 3 寸有 3 个穴位：三阴交、跗阳、悬钟。

40. 丘墟（GB40）原穴

【定位】在足外踝的前下方，趾长伸肌腱的外侧凹陷中（图 5-12）。

【主治】胸胁胀痛，下肢痿痹，外踝肿痛，脚气。

41. 足临泣（GB41）输穴；八脉交会穴，通带脉

【定位】在足背，第 4、第 5 跖骨底结合部的前方，第 5 趾长伸肌腱的外侧凹陷中（图 5-12）。

【主治】偏头痛，目赤肿痛，目眩，目涩，乳痈，乳胀，月经不调，足跗肿痛。

【速记方法】胆经上有两对名字类似的穴位：头临泣－足临泣、头窍阴－足窍阴，可对照记忆。

42. 地五会（GB42）

【定位】在足背，第4、第5跖骨间，第4跖趾关节近端凹陷中（图5-12）。

【主治】头痛，目赤，耳鸣，胁痛，足跗肿痛。

43. 侠溪（GB43）荥穴

【定位】在足背，第4、第5趾间，趾蹼缘后方赤白肉际处（图5-12）。

【主治】头痛，眩晕，目痛，耳鸣，耳聋，热病。

44. 足窍阴（GB44）井穴

【定位】在足第4趾末节外侧，趾甲根角侧后方0.1寸（图5-12）。

【主治】头痛，目痛，耳鸣，耳聋，胁痛，失眠，多梦，足跗肿痛。

三、小结

1. 足少阳胆经常用腧穴主治（表5-3）

表5-3　足少阳胆经常用腧穴主治及配穴

疾病	常用腧穴	疾病	常用腧穴
目疾	风池、光明、太冲	面瘫	阳白、四白、攒竹
偏头痛	太阳透率谷	胸胁疼痛	阳陵泉、外丘、悬钟
坐骨神经痛	环跳	膝关节炎	阳陵泉透阴陵泉
慢性胆囊炎	阳陵泉（右侧）	遍身瘙痒	风市

2. 足少阳胆经经穴歌（共44穴）

足少阳经瞳子髎，四十四穴行迢迢。

听会上关颔厌集，悬颅悬厘曲鬓翘。

率谷天冲浮白绕，窍阴完骨本神邈。

阳白临泣目窗辟，正营承灵脑空摇。

风池肩井腋下跑，辄筋日月京门标。

带脉五枢维道续，居髎环跳风市招。

中渎阳关阳陵泉，阳交外丘光明宵。

阳辅悬钟丘墟外，足临地五连侠溪，第四趾端窍阴毕。

第三节 足太阳膀胱经（BL）

一、速记图解

足太阳膀胱经腧穴快速记忆图解见图5-13。

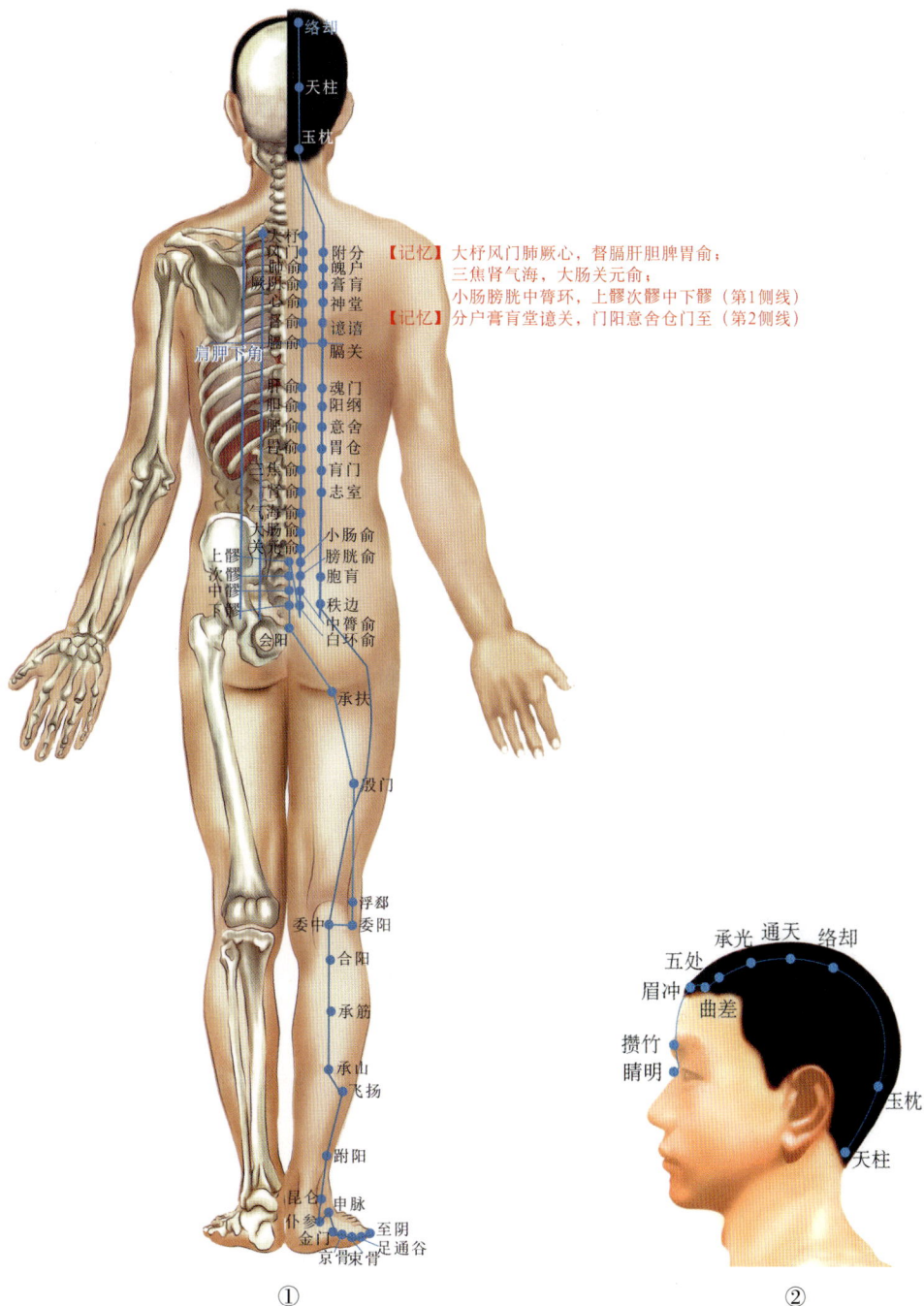

大杼风门肺厥心，督膈肝胆脾胃俞；
三焦肾气海，大肠关元俞；
小肠膀胱中膂环，上髎次髎中下髎（第1侧线）
分户膏肓堂譩关，门阳意舍仓门至（第2侧线）

图 5-13 足太阳膀胱经腧穴快速记忆

二、腧穴定位与主治

1. 睛明（BL1）

【定位】在面部，目内眦内上方眶内侧壁凹陷中（图 5-14）。

【主治】近视，目赤肿痛，迎风流泪，急性腰痛。

【操作】嘱患者闭目，医者押手轻推眼球向外侧固定，刺手持针沿眼眶边缘缓慢刺入 0.3 ～ 0.8 寸。不捻转提插。

2. 攒竹（BL2）

【定位】在面部，眉头凹陷中，额切迹处（图 5-14）。

【主治】头痛，眉棱骨痛，眼睑下垂，迎风流泪，面瘫，腰痛。

【速记方法】眉毛像一片竹叶，眉头为攒竹，眉梢为丝竹空。

3. 眉冲（BL3）

【定位】在头部，眉头直上入发际 0.5 寸（图 5-14）。

【主治】头痛，眩晕，目视不明，鼻塞。

【速记方法】本穴位于眉头直上，故曰眉冲。

4. 曲差（BL4）

【定位】在头部，前发际正中直上 0.5 寸，旁开 1.5 寸（图 5-14）。

【主治】头痛，目视不明，鼻塞，鼻衄。

5. 五处（BL5）

【定位】在头部，前发际正中直上 1 寸，旁开 1.5 寸（图 5-14）。

【主治】头痛，目眩，目视不明，癫痫。

6. 承光（BL6）

【定位】在头部，前发际正中直上 2.5 寸，旁开 1.5 寸（图 5-14）。

【主治】头痛，眩晕，目视不明，鼻塞。

7. 通天（BL7）

【定位】在头部，前发际正中直上 4 寸，旁开 1.5 寸（图 5-14）。

【主治】鼻塞，鼻渊，鼻衄，头痛，眩晕。

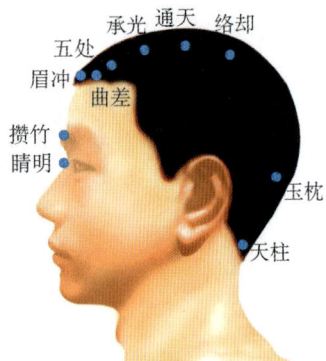

图 5-14　足太阳膀胱经一

8. 络却（BL8）

【定位】在头部，前发际正中直上 5.5 寸，旁开 1.5 寸（图 5-14、图 5-15）。

【主治】头晕，癫狂痫，耳鸣，鼻塞，目视不明。

9. 玉枕（BL9）

【定位】在头部，横平枕外隆凸上缘，后发际正中旁开 1.3 寸（图 5-14、图 5-15）。

【主治】头项痛，目痛，目视不明，鼻塞。

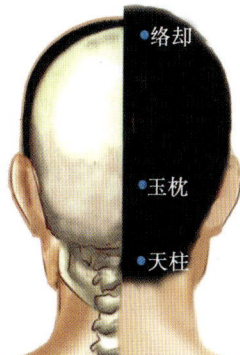

图 5-15 足太阳膀胱经二

10. 天柱（BL10）

【定位】在颈部，横平第 2 颈椎棘突上际，斜方肌外缘凹陷中（图 5-14、图 5-15）。

【主治】头痛，眩晕，项强，目视不明，鼻塞。

11. 大杼（BL11）八会穴（骨会）

【定位】在脊柱区，第 1 胸椎棘突下，后正中线旁开 1.5 寸（图 5-16）。

【主治】咳嗽，发热，头痛，项强，肩背痛。

【速记方法】大杼风门肺厥心，督膈肝胆脾胃俞；三焦肾气海，大肠关元俞；小肠膀胱中膂环，上髎次髎中下髎。此依次代表从大杼到下髎的 24 个穴位。膀胱经背部两条侧线的穴位分布是有规律的，第 8 胸椎棘突下旁开无穴位，记住大杼的定位，其他穴位定位可依次向下推出。

12. 风门（BL12）

【定位】在脊柱区，第 2 胸椎棘突下，后正中线旁开 1.5 寸（图 5-16）。

【主治】感冒，咳嗽，发热，头痛，项强，胸背痛。

13. 肺俞（BL13）背俞穴

【定位】在脊柱区，第 3 胸椎棘突下，后正中线旁开 1.5 寸（图 5-16）。

【主治】咳嗽，鼻塞，潮热盗汗，皮肤瘙痒，瘾疹。

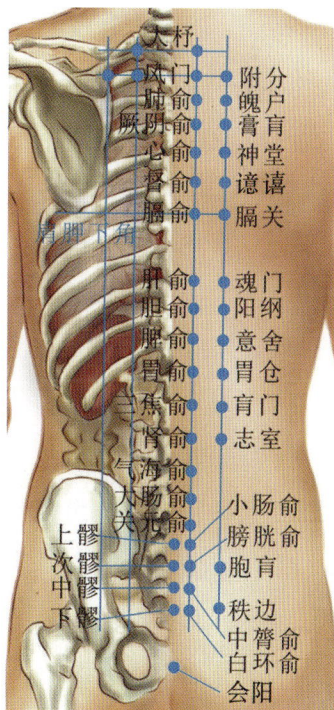

图 5-16 足太阳膀胱经三

14. 厥阴俞（BL14）背俞穴

【定位】在脊柱区，第4胸椎棘突下，后正中线旁开1.5寸（图5-16）。

【主治】心痛，心悸，咳嗽，胸闷，呕吐。

15. 心俞（BL15）背俞穴

【定位】在脊柱区，第5胸椎棘突下，后正中线旁开1.5寸（图5-16）。

【主治】心痛，心悸，心烦，失眠，健忘，盗汗。

16. 督俞（BL16）

【定位】在脊柱区，第6胸椎棘突下，后正中线旁开1.5寸（图5-16）。

【主治】心痛，胸闷，气喘，呃逆，腹痛，肠鸣。

17. 膈俞（BL17）八会穴（血会）

【定位】在脊柱区，第7胸椎棘突下，后正中线旁开1.5寸（图5-16）。

【主治】胃脘痛，呕吐，呃逆，便血，咳嗽，气喘，瘾疹，瘙痒。

18. 肝俞（BL18）背俞穴

【定位】在脊柱区，第9胸椎棘突下，后正中线旁开1.5寸（图5-16）。

【主治】黄疸，胁痛，目赤，目视不明，眩晕。

19. 胆俞（BL19）背俞穴

【定位】在脊柱区，第10胸椎棘突下，后正中线旁开1.5寸（图5-16）。

【主治】黄疸，胁痛，口苦，呕吐，食不化，潮热。

20. 脾俞（BL20）背俞穴

【定位】在脊柱区，第11胸椎棘突下，后正中线旁开1.5寸（图5-16）。

【主治】腹胀，呕吐，泄泻，食不化，咳嗽痰多，背痛。

21. 胃俞（BL21）背俞穴

【定位】在脊柱区，第12胸椎棘突下，后正中线旁开1.5寸（图5-16）。

【主治】胃脘痛，呕吐，腹胀，肠鸣，胸胁痛。

22. 三焦俞（BL22）背俞穴

【定位】在脊柱区，第1腰椎棘突下，后正中线旁开1.5寸（图5-16）。

【主治】水肿，小便不利，腹胀，泄泻，腰背强痛。

23. 肾俞（BL23）背俞穴

【定位】在脊柱区，第2腰椎棘突下，后正中线旁开1.5寸（图5-16）。

【主治】遗精，遗尿，月经不调，耳鸣，耳聋，气喘，消渴，五更泄泻，腰膝酸痛。

24. 气海俞（BL24）

【定位】在脊柱区，第 3 腰椎棘突下，后正中线旁开 1.5 寸（图 5-16）。

【主治】腰痛，痛经，腹胀，肠鸣，小便频数。

25. 大肠俞（BL25）背俞穴

【定位】在脊柱区，第 4 腰椎棘突下，后正中线旁开 1.5 寸（图 5-16）。

【主治】腰痛，腹胀，泄泻，便秘，痢疾，痔疾。

26. 关元俞（BL26）

【定位】在脊柱区，第 5 腰椎棘突下，后正中线旁开 1.5 寸（图 5-16）。

【主治】腹胀，泄泻，小便频数或不利，遗尿，腰痛。

27. 小肠俞（BL27）背俞穴

【定位】在骶部，平第 1 骶后孔，骶正中嵴旁开 1.5 寸（图 5-16）。

【主治】遗精，遗尿，腹痛，泄泻，腰痛。

28. 膀胱俞（BL28）背俞穴

【定位】在骶部，平第 2 骶后孔，骶正中嵴旁开 1.5 寸（图 5-16）。

【主治】小便不利，尿频，遗尿，泄泻，便秘，腰脊强痛。

29. 中膂俞（BL29）

【定位】在骶部，平第 3 骶后孔，骶正中嵴旁开 1.5 寸（图 5-16）。

【主治】痢疾，疝气，腰脊强痛。

30. 白环俞（BL30）

【定位】在骶部，平第 4 骶后孔，骶正中嵴旁开 1.5 寸（图 5-16）。

【主治】遗精，带下，月经不调，遗尿，腰骶疼痛。

31. 上髎（BL31）

【定位】在骶部，髂后上棘与后正中线之间，适对第 1 骶后孔处（图 5-16）。

【主治】月经不调，遗精，大小便不利，腰脊痛。

32. 次髎（BL32）

【定位】在骶部，髂后上棘下内方，适对第 2 骶后孔处（图 5-16）。

【主治】月经不调，小便不利，遗精，腰痛，下肢痿痹。

33. 中髎（BL33）

【定位】在骶部，髂后上棘下内方，适对第 3 骶后孔处（图 5-16）。

【主治】月经不调，小便不利，便秘，泄泻，腰痛。

34. 下髎（BL34）

【定位】在骶部，中髎下内方，适对第 4 骶后孔处（图 5-16）。

【主治】小腹痛，腰骶痛，小便不利，带下，便秘。

35. 会阳（BL35）

【定位】在骶部，尾骨端旁开 0.5 寸（图 5-16）。

【主治】泄泻，痢疾，痔疾，阳痿，带下。

36. 承扶（BL36）

【定位】在股后区，臀下横纹的中点（图 5-17）。

【主治】腰腿痛，下肢痿痹，痔疾。

37. 殷门（BL37）

【定位】在股后区，承扶下 6 寸，股二头肌与半腱肌之间（图 5-17）。

【主治】腰腿痛，下肢痿痹。

【速记方法】伏兔与殷门都位于腘横纹上 8 寸。伏兔为髌底上 6 寸，殷门为臀横纹下 6 寸，易混淆。

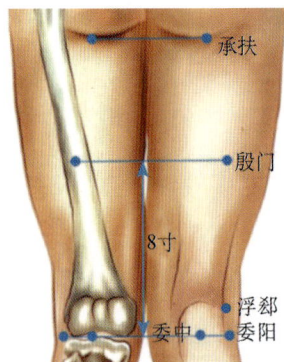

图 5-17　足太阳膀胱经腧穴四

38. 浮郄（BL38）

【定位】在腘横纹上 1 寸，股二头肌腱的内侧缘（图 5-17）。

【主治】膝腘痛麻挛急、麻木。

39. 委阳（BL39）三焦下合穴

【定位】在腘横纹上，股二头肌腱的内侧缘（图 5-17）。

【主治】腹满，水肿，腰脊强痛，下肢挛痛。

40. 委中（BL40）合穴，膀胱下合穴

【定位】在腘横纹中点（图 5-17）。

【主治】腰痛，下肢痿痹，腹痛，吐泻，皮肤瘙痒，疔疮。

41. 附分（BL41）

【定位】在脊柱区，第 2 胸椎棘突下，后正中线旁开 3 寸（图 5-16）。

【主治】颈项强痛，肩背拘急，肘臂麻木。

【速记方法】分户膏肓堂谚关，门阳意舍仓门至。意思是分每户开荒之人白糖一罐，众人在门前迎接，意舍匆忙赶到。从附分到志室，12 个穴位均位于膀胱经第 2 侧线上，即后正中线旁开 3 寸，但第 1 胸椎棘突下旁开 3 寸为小肠经的肩外俞。

42. 魄户（BL42）

【定位】在脊柱区，第 3 胸椎棘突下，后正中线旁开 3 寸（图 5-16）。

【主治】咳嗽，气喘，肺痨，肩背痛。

43. 膏肓（BL43）

【定位】在脊柱区，第 4 胸椎棘突下，后正中线旁开 3 寸（图 5-16）。

【主治】咳嗽，气喘，盗汗，肺痨，健忘，虚劳。

44. 神堂（BL44）

【定位】在脊柱区，第 5 胸椎棘突下，后正中线旁开 3 寸（图 5-16）。

【主治】心痛，心悸，咳嗽，胸闷，背痛。

45. 譩譆（BL45）

【定位】在脊柱区，第 6 胸椎棘突下，后正中线旁开 3 寸（图 5-16）。

【主治】咳嗽，气喘，疟疾，热病，肩背痛。

46. 膈关（BL46）

【定位】在脊柱区，第 7 胸椎棘突下，后正中线旁开 3 寸（图 5-16）。

【主治】呕吐，呃逆，嗳气，食不下，脊背强痛。

47. 魂门（BL47）

【定位】在脊柱区，第 9 胸椎棘突下，后正中线旁开 3 寸（图 5-16）。

【主治】胸胁痛，呕吐，泄泻，黄疸，背痛。

48. 阳纲（BL48）

【定位】在脊柱区，第 10 胸椎棘突下，后正中线旁开 3 寸（图 5-16）。

【主治】肠鸣，泄泻，腹痛，黄疸，消渴。

49. 意舍（BL49）

【定位】在脊柱区，第 11 胸椎棘突下，后正中线旁开 3 寸（图 5-16）。

【主治】腹胀，肠鸣，泄泻，呕吐。

50. 胃仓（BL50）

【定位】在脊柱区，第 12 胸椎棘突下，后正中线旁开 3 寸（图 5-16）。

【主治】胃脘痛，腹胀，小儿食积，水肿。

51. 肓门（BL51）

【定位】在腰部，第 1 腰椎棘突下，后正中线旁开 3 寸（图 5-16）。

【主治】腹痛，痞块，便秘。

52. 志室（BL52）

【定位】在腰部，第2腰椎棘突下，后正中线旁开3寸（图5-16）。

【主治】遗精，阳痿，遗尿，月经不调，腰脊强痛。

53. 胞肓（BL53）

【定位】在臀部，横平第2骶后孔，后正中线旁开3寸（图5-16）。

【主治】小便不利，肠鸣，腹胀，便秘，腰脊痛。

54. 秩边（BL54）

【定位】在臀部，横平第4骶后孔，后正中线旁开3寸（图5-16）。

【主治】腰腿痛，下肢痿痹，便秘，小便不利。

55. 合阳（BL55）

【定位】在小腿后面，腘横纹下2寸，腓肠肌内、外侧头之间（图5-18）。

【主治】腰脊强痛，下肢痿痹，疝气，崩漏。

【速记方法】合阳位于腓肠肌内、外侧头（2头）之间，联想合阳位于腘横纹下2寸。

56. 承筋（BL56）

【定位】在小腿后面，腘横纹下5寸，腓肠肌两肌腹之间（图5-18）。

【主治】腰腿拘急疼痛，痔疾。

57. 承山（BL57）

【定位】在小腿后面，腓肠肌两肌腹与肌腱交角处（图5-18）。

【主治】痔疾，便秘，腰腿拘急疼痛，足跟痛。

58. 飞扬（BL58）络穴

【定位】在小腿后区，昆仑穴直上7寸，腓肠肌外下缘与跟腱移行处，承山外下方1寸处（图5-18）。

【主治】头痛，目眩，鼻塞，鼻衄，腰背痛，腿软无力，痔疾。

【速记方法】中非需外交。下肢内外踝尖上7寸有5个穴位：中都、飞扬、下巨虚、外丘、阳交。

59. 跗阳（BL59）

【定位】在小腿后区，昆仑直上3寸，腓骨与跟腱之间（图5-18）。

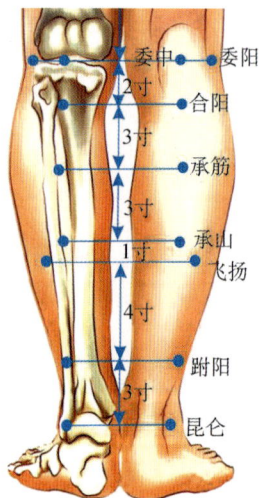

图5-18 足太阳膀胱经腧穴五

【主治】头痛，头重，腰腿痛，外踝肿痛。

60. 昆仑（BL60）经穴

【定位】在踝区，外踝尖与跟腱之间凹陷中（图 5-19）。

【主治】头痛，项强，腰痛，足跟肿痛。

61. 仆参（BL61）

【定位】在踝区，昆仑穴直下，跟骨外侧，赤白肉际处（图 5-19）。

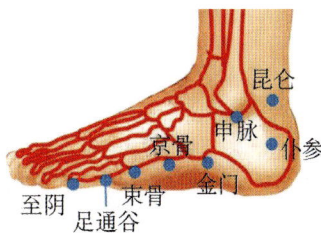

图 5-19　足太阳膀胱经腧穴六

【主治】下肢痿痹，足跟痛，癫痫。

62. 申脉（BL62）八脉交会穴，通阳跷

【定位】在踝区，外踝尖直下，外踝下缘与跟骨之间凹陷中（图 5-19）。

【主治】头痛，眩晕，失眠，足外翻，腰腿痛，目赤痛，眼睑下垂。

63. 金门（BL63）郄穴

【定位】在外踝前缘直下，第 5 跖骨粗隆后下方，骰骨下缘凹陷中（图 5-19）。

【主治】头痛，腰痛，下肢痹痛，外踝肿痛。

64. 京骨（BL64）原穴

【定位】在足外侧，第 5 跖骨粗隆前下方，赤白肉际处（图 5-19）。

【主治】头痛，项强，目翳，腰腿痛。

65. 束骨（BL65）输穴

【定位】在足外侧，第 5 跖趾关节的近端，赤白肉际处（图 5-19）。

【主治】头痛，项强，目眩，腰腿痛。

66. 足通谷（BL66）荥穴

【定位】在足外侧，第 5 跖趾关节的远端，赤白肉际处（图 5-19）。

【主治】头痛，项强，目眩，鼻衄，癫狂。

67. 至阴（BL67）井穴

【定位】在小趾末节外侧，趾甲根角侧后方 0.1 寸（图 5-19）。

【主治】胎位不正，难产，胞衣不下，头痛，目痛，鼻塞。

【速记方法】膀胱经（阳经）循行由此穴相接于肾经（阴经），由阳至阴，故名至阴。

三、小结

1. 足太阳膀胱经常用腧穴主治（表5-4）

表5-4　足太阳膀胱经常用腧穴主治

疾病	常用腧穴
心、肺疾病	第1～6胸椎两侧的腧穴
肝、胆、脾疾病	第7～10胸椎两侧的腧穴
肾、膀胱、子宫等疾病	第1腰椎至第5骶椎两侧的腧穴
急性腰扭伤	昆仑（双侧）
呃逆	攒竹
落枕	昆仑（健侧）
胎位不正	至阴

2. 足太阳膀胱经经穴歌（共67穴）

足太阳穴六十七，睛明目内红肉藏。

攒竹眉冲与曲差，五处寸半上承光。

通天络却玉枕昂，天柱后际大筋旁。

大杼风门肺俞长，厥阴心俞督膈俞。

肝胆脾胃三焦俞，肾俞气海大肠俞。

关元小肠到膀胱，中膂白环仔细量。

上髎次髎中下髎，会阳阴尾骨外取。

附分挟脊第二行，魄户膏肓神堂走。

譩譆膈关魂门当，阳纲意舍乃胃仓。

肓门志室续胞肓，二十一椎秩边场。

承扶臀横纹中央，殷门浮郄到委阳。

委中合阳承筋乡，承山飞扬踝跗阳。

昆仑仆参申脉忙，金门京骨束骨接，通谷至阴小骨旁。

第四节 足三阳经穴位分布规律总结

1. 外踝尖至腘横纹足三阳经腧穴的分布（表 5-5）

表 5-5 外踝尖至腘横纹足三阳经腧穴的分布

部位	胃经（前侧）	胆经（外侧）	膀胱经（后侧）
踝区	解溪		昆仑
外踝尖上 3 寸		悬钟	跗阳
外踝尖上 4 寸		阳辅	
外踝尖上 5 寸		光明	
外踝尖上 7 寸	下巨虚	外丘、阳交	飞扬
外踝尖上 8 寸	条口、丰隆		承山

2. 腘横纹处足三阳经腧穴的分布（表 5-6）

表 5-6 腘横纹处足三阳经腧穴的分布

部位	胃经（前侧）	胆经（外侧）	膀胱经（后侧）
腘横纹下 5 寸			承筋
腘横纹下 3 寸	足三里		
腘横纹下 2 寸			合阳
腘横纹			委中、委阳
腘横纹上 1 寸			浮郄
腘横纹上 2 寸	梁丘		
腘横纹上 3 寸	阴市		
腘横纹上 6 寸	伏兔		
腘横纹上 7 寸		中渎	

第六章
任脉与督脉经络与腧穴定位及主治疾病

任脉起于会阴，循行于人体前正中线，止于目眶下；督脉起于会阴，循行于人体后正中线，止于口唇部。任脉与督脉经络主干循行见图 6-1、图 6-5，主治规律见表 6-1。

表 6-1 任、督二脉主治规律

经络	主治规律
任脉	中风脱证、虚寒证、下焦病、脏腑病、神志病
督脉	中风昏迷，热病，头部、项背腰骶部、脏腑病，神志病

第一节 任脉（CV）

一、速记图解

任脉腧穴快速记忆图解见图 6-1。

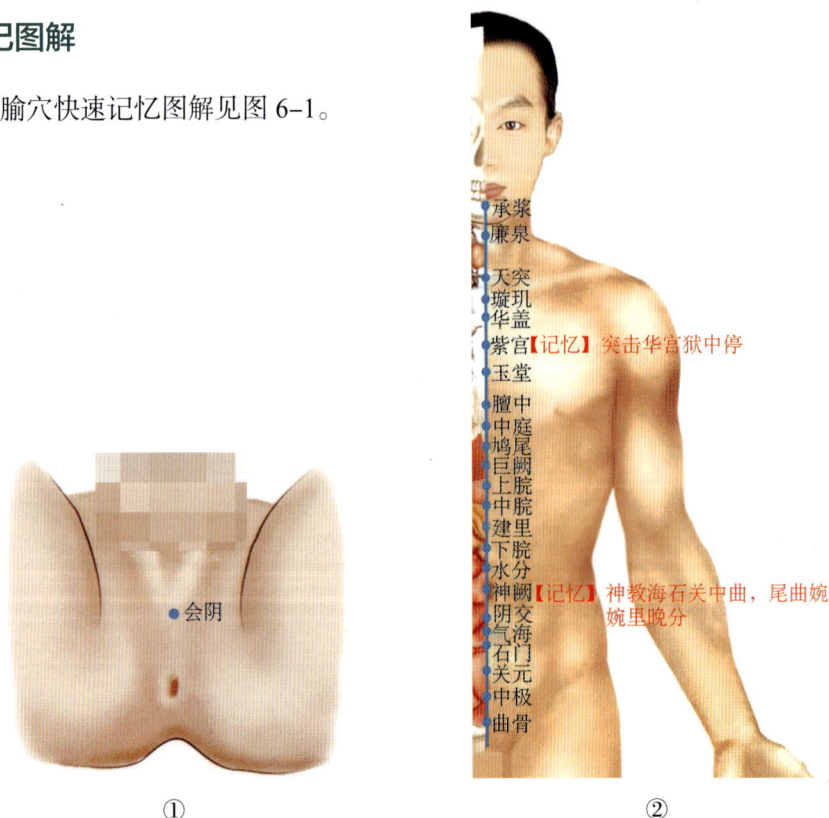

图 6-1 任脉腧穴快速记忆

二、腧穴定位与主治

1. 会阴（CV1）

【定位】在会阴部，男性在阴囊根部与肛门连线的中点；女性在大阴唇后联合与肛门连线的中点（图 6-2）。

【主治】小便不利，遗尿，遗精，月经不调，溺水窒息，昏迷。

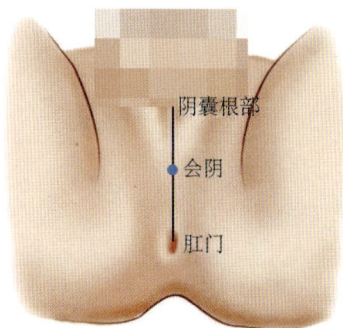

图 6-2　任脉腧穴一

2. 曲骨（CV2）

【定位】在下腹部，耻骨联合上缘，前正中线上（图 6-3）。

【主治】少腹胀满，小便不利，遗尿，遗精，月经不调，痛经。

【操作】直刺 1 ～ 1.5 寸，本穴深部为膀胱，应在排尿后进行针刺。孕妇慎用。

【速记方法】膀胱附近的腧穴针刺操作时都应在排尿后进针，孕妇慎用小腹及腰骶部的穴位。

3. 中极（CV3）膀胱募穴

【定位】在下腹部，脐中下 4 寸，前正中线上（图 6-3）。

【主治】少腹胀满，小便不利，遗尿，遗精，月经不调。

4. 关元（CV4）小肠募穴

【定位】在下腹部，脐中下 3 寸，前正中线上（图 6-3）。

【主治】中风脱证，虚劳羸瘦，少腹疼痛，腹泻，遗尿，阳痿，早泄，月经不调，痛经。本穴有强壮作用，为保健要穴。

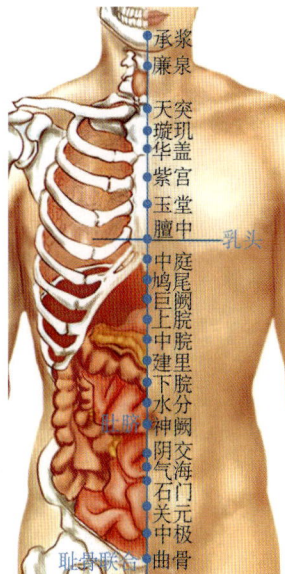

图 6-3　任脉腧穴二

5. 石门（CV5）三焦募穴

【定位】在下腹部，脐中下 2 寸，前正中线上（图 6-3）。

【主治】腹痛，泄泻，水肿，小便不利，遗精。

6. 气海（CV6）肓之原穴

【定位】在下腹部，脐中下 1.5 寸，前正中线上（图 6-3）。

【主治】中风脱证，虚劳羸瘦，脏气衰惫，乏力，腹痛，泄泻，便秘，小便不利，阳痿，遗精，月经不调。本穴有强壮作用，为保健要穴。

7. 阴交（CV7）

【定位】在下腹部，脐中下 1 寸，前正中线上（图 6-3）。

【主治】腹痛，水肿，泄泻，月经不调，带下。

8. 神阙（CV8）

【定位】在脐区，脐中央（图 6-3）。

【主治】中风脱证，虚脱，腹痛，腹胀，泄泻，便秘，水肿，小便不利。

【操作】本穴一般不针刺，多用艾条或艾炷隔盐灸。

9. 水分（CV9）

【定位】在上腹部，脐中上 1 寸，前正中线上（图 6-3）。

【主治】腹痛，泄泻，反胃，吐食，水肿，小便不利。

10. 下脘（CV10）

【定位】在上腹部，脐中上 2 寸，前正中线上（图 6-3）。

【主治】腹痛，食谷不化，呕吐，泄泻。

11. 建里（CV11）

【定位】在上腹部，脐中上 3 寸，前正中线上（图 6-3）。

【主治】胃痛，腹胀，呕吐，水肿。

12. 中脘（CV12）胃募穴，八会穴（腑会）

【定位】在上腹部，脐中上 4 寸，前正中线上（图 6-3）。

【主治】胃痛，呕吐，吞酸，腹胀，泄泻，失眠。

13. 上脘（CV13）

【定位】在上腹部，脐中上 5 寸，前正中线上（图 6-3）。

【主治】胃痛，纳呆，呕吐，呃逆，腹胀。

14. 巨阙（CV14）心募穴

【定位】在上腹部，脐中上 6 寸，前正中线上（图 6-3）。

【主治】胸痛，胸闷，心悸，腹胀，呕吐。

【操作】向下斜刺 0.5～1 寸；不可深刺，以免损伤肝脏；可灸。脐中上 6 寸的腧穴多向下斜刺，以免伤及肝脏。

15. 鸠尾（CV15）络穴，膏之原穴

【定位】在上腹部，胸剑结合部下 1 寸，前正中线上（图 6-3）。

【主治】胸痛，胸闷，心悸，呃逆，呕吐，腹胀。

【速记方法】神教海石关中曲，尾曲婉婉里晚分。意思是洛神教海石（人名）弹关中曲，尾曲婉转美妙，听者沉醉其中，时间不知不觉已临近傍晚时分。这句话代表曲骨到鸠尾的 14 个穴位。

16. 中庭（CV16）

【定位】在上腹部，胸剑结合中点处，前正中线上（图 6-3）。

【主治】胸胁胀满，呃逆，呕吐，梅核气。

【速记方法】突击华宫狱中停。意思是（一个人）突击华宫（被捕），在狱中停留。这句话代表了天突到中庭的 7 个穴位。

17. 膻中（CV17）心包募穴，八会穴（气会）

【定位】在胸部，横平第 4 肋间隙，前正中线上（图 6-3）。

【主治】胸闷，胸痛，心痛，心悸，咳嗽，乳汁少，乳痛，呕吐，呃逆。

18. 玉堂（CV18）

【定位】在胸部，横平第 3 肋间隙，前正中线上（图 6-3）。

【主治】胸闷，胸痛，咳嗽，气喘，乳房胀痛。

19. 紫宫（CV19）

【定位】在胸部，横平第 2 肋间隙，前正中线上（图 6-3）。

【主治】胸闷，胸痛，咳嗽，气喘。

20. 华盖（CV20）

【定位】在胸部，横平第 1 肋间隙，前正中线上（图 6-3）。

【主治】咳嗽，气喘，胸痛，咽喉肿痛。

21. 璇玑（CV21）

【定位】在胸部，胸骨上窝下 1 寸，前正中线上（图 6-3）。

【主治】咳嗽，气喘，胸痛，咽喉肿痛。

22. 天突（CV22）

【定位】在颈前区，胸骨上窝中央，前正中线上（图6-3）。

【主治】咳嗽，气喘，咽喉肿痛，梅核气。

【操作】先直刺0.2～0.3寸，当针尖超过胸骨柄内缘后，再将针尖转向下方，紧靠胸骨柄后缘、气管前缘缓慢向下刺入0.5～1寸；必须严格按照规定的角度和深度针刺，以防刺伤肺和有关动、静脉。

23. 廉泉（CV23）

【定位】在颈前区，喉结上方，舌骨上缘凹陷处，前正中线上（图6-3、图6-4）。

【主治】舌下肿痛，舌强不语，暴喑，吞咽困难，咽喉肿痛。

【操作】向舌根斜刺0.5～0.8寸。

24. 承浆（CV24）

【定位】在面部，颏唇沟的正中凹陷处（图6-3）。

【主治】口㖞，流涎，口舌生疮赤痛，暴喑。

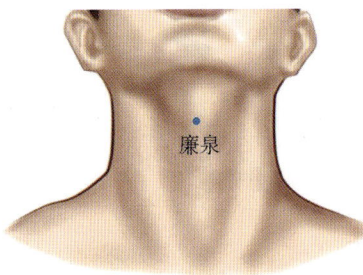

图6-4　任脉腧穴三

三、小结

1. 任脉常用腧穴主治（表6-2）

表6-2　任脉常用腧穴主治

疾病	常用腧穴	疾病	常用腧穴
泌尿系统疾病	气海、关元、中极	失语	廉泉
胃肠病	中脘、下脘、建里	流涎	承浆
咳嗽	天突、膻中、华盖	腹泻	神阙（灸法）

2. 任脉经穴歌（共24穴）

会阴曲骨中极痛，关元石门气海生。

阴交神阙上水分，下脘建里中上脘。

巨阙鸠尾步中庭，膻中玉堂连紫宫。

华盖璇玑天突逢，廉泉承浆任脉终。

第二节　督脉（GV）

一、速记图解

督脉腧穴快速记忆图解见图6-5。

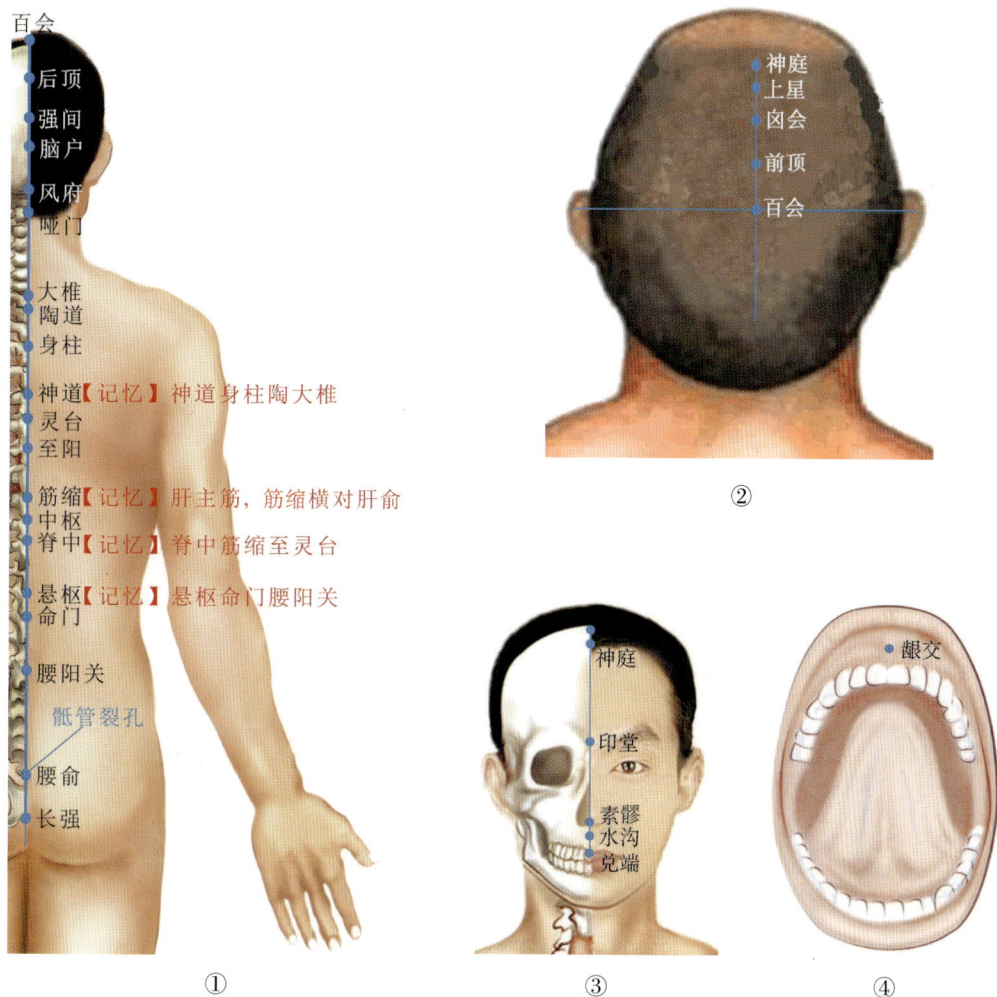

图 6-5　督脉腧穴快速记忆

二、腧穴定位与主治

1.长强（GV1）络穴

【定位】在会阴区，尾骨下方，尾骨端与肛门连线中点处（图6-6）。

【主治】痔疾，脱肛，泄泻，便秘，腰痛。

2. 腰俞（GV2）

【定位】在骶区，正对骶管裂孔，后正中线上（图6-6）。

【主治】腰脊强痛，下肢痿痹，月经不调，腹泻，便秘。

3. 腰阳关（GV3）

【定位】在脊柱区，第4腰椎棘突下凹陷中，后正中线上（图6-6）。

【主治】腰骶疼痛，下肢痿痹，月经不调，遗精。

【速记方法】悬枢命门腰阳关，脊中筋缩至灵台，神道身柱陶大椎。这句话依次代表腰阳关到大椎的12个穴位。腰部的悬枢、命门、腰阳关分别位于第1、第2、第4腰椎棘突下，胸椎的陶道、身柱、神道分别位于第1、第3、第5胸椎棘突下。

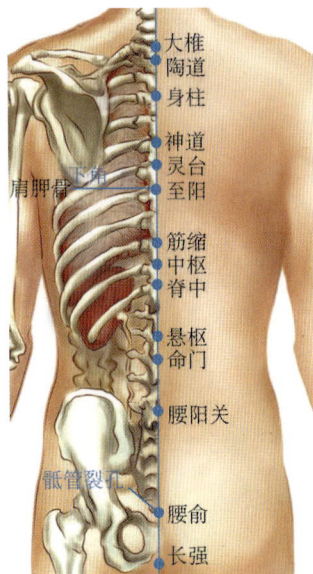

图6-6　督脉腧穴一

4. 命门（GV4）

【定位】在脊柱区，第2腰椎棘突下凹陷中，后正中线上（图6-6）。

【主治】腰痛，遗精，月经不调，遗尿，泄泻。

【操作】向上斜刺0.5～1寸。棘突上、下缘之间的腧穴，针刺操作时应沿棘突方向进针。

5. 悬枢（GV5）

【定位】在脊柱区，第1腰椎棘突下凹陷中，后正中线上（图6-6）。

【主治】腰脊强痛，腹痛，泄泻，肠鸣。

6. 脊中（GV6）

【定位】在脊柱区，第11胸椎棘突下凹陷中，后正中线上（图6-6）。

【主治】强脊强痛，泄泻，脱肛，痔疾，黄疸。

7. 中枢（GV7）

【定位】在脊柱区，第10胸椎棘突下凹陷中，后正中线上（图6-6）。

【主治】腰背疼痛，胃病，呕吐，腹满，黄疸。

8. 筋缩（GV8）

【定位】在脊柱区，第9胸椎棘突下凹陷中，后正中线上（图6-6）。

【主治】抽搐，脊强，胃痛，癫痫。

9. 至阳（GV9）

【定位】在脊柱区，第7胸椎棘突下凹陷中，后正中线上（图6-6）。

【主治】脊背强痛，黄疸，胁痛，身热，咳喘。

【速记方法】至，到也；阳，阳部也。人体以背为阳，横膈以下为阳中之阴，横膈以上为阳中之阳。阳中之阳，阳之至也，故名至阳。

10. 灵台（GV10）

【定位】在脊柱区，第6胸椎棘突下凹陷中，后正中线上（图6-6）。

【主治】脊背强痛，气喘，咳嗽，疔疮。

11. 神道（GV11）

【定位】在脊柱区，第5胸椎棘突下凹陷中，后正中线上（图6-6）。

【主治】脊背强痛，心痛，心悸，失眠，健忘，咳嗽。

12. 身柱（GV12）

【定位】在脊柱区，第3胸椎棘突下凹陷中，后正中线上（图6-6）。

【主治】脊背强痛，身热头痛，咳嗽，气喘，癫痫。

13. 陶道（GV13）

【定位】在脊柱区，第1胸椎棘突下凹陷中，后正中线上（图6-6）。

【主治】脊强，恶寒发热，咳嗽，气喘，热病，骨蒸潮热，癫狂。

14. 大椎（GV14）

【定位】在脊柱区，第7颈椎棘突下凹陷中，后正中线上（图6-6）。

【主治】头项强痛，恶寒发热，咳嗽，气喘，热病，骨蒸潮热，癫狂，风疹，痤疮。

15. 哑门（GV15）

【定位】在颈后区，第2颈椎棘突上际凹陷中，后正中线上（图6-7）。

【主治】暴暗，舌强不语，头痛，项强，中风。

【操作】伏案正坐，头微前倾，项肌放松，向下颌方向缓慢刺入0.5～1寸。

16. 风府（GV16）

【定位】在颈后区，枕外隆凸直下，两侧斜方肌之间凹陷中（图6-7）。

【主治】头痛，眩晕，项强，咽喉肿痛，失音。

【操作】伏案正坐，头微前倾，项肌放松，向下颌方向缓慢刺入0.5～1寸。针尖不可向上深刺，避免刺入枕骨大孔，误伤延髓。

17. 脑户（GV17）

【定位】在头部，枕外隆凸的上缘凹陷处（图6-7）。

【主治】项强，头痛，眩晕，癫痫。

18. 强间（GV18）

【定位】在头部，后发际正中直上 4 寸（图 6-7）。

【主治】项强，头痛，目眩，癫狂。

19. 后顶（GV19）

【定位】在头部，后发际正中直上 5.5 寸（图 6-7）。

【主治】头痛，眩晕，癫狂痫。

20. 百会（GV20）

【定位】在头部，前发际正中直上 5 寸（图 6-7）。

【主治】头风，头痛，眩晕，耳鸣，中风，痴呆，癫痫，失眠，健忘，腹泻。

21. 前顶（GV21）

【定位】在头部，前发际正中直上 3.5 寸（图 6-8）。

【主治】中风，头痛，眩晕，鼻渊，癫痫。

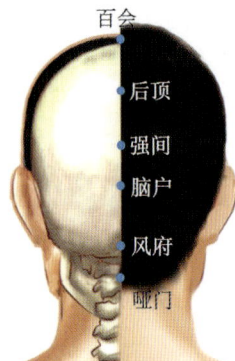

图 6-7　督脉腧穴二

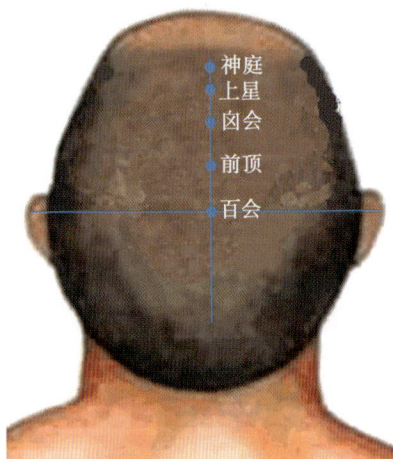

图 6-8　督脉腧穴三

22. 囟会（GV22）

【定位】在头部，前发际正中直上 2 寸（图 6-8）。

【主治】头痛，眩晕，鼻渊，癫痫。

【操作】平刺 0.5 ～ 0.8 寸，小儿禁刺。

23. 上星（GV23）

【定位】在头部，前发际正中直上 1 寸（图 6-8）。

【主治】鼻渊，鼻衄，头痛，目痛，热病。

24. 神庭（GV24）

【定位】在头部，前发际正中直上 0.5 寸（图 6-8、图 6-9）。

【主治】癫狂痫，中风，失眠，鼻渊，鼻衄。

25. 印堂（GV24⁺）

【定位】在头部，两眉毛内侧端中间的凹陷中（图 6-9）。

【主治】头痛，眩晕，失眠，鼻塞，眉棱骨痛，小儿惊风。

【操作】提捏进针，从上向下平刺，或向左、右透刺攒竹、睛明等，深 0.5～1 寸。皮肤浅薄部位的腧穴常用提捏进针法，皮肤松弛部位的腧穴常用舒张进针法。

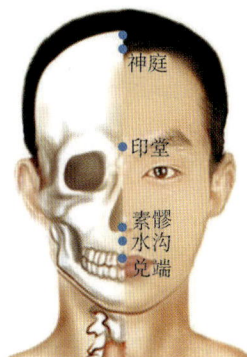

图 6-9　督脉腧穴四

26. 素髎（GV25）

【定位】在面部，鼻尖的正中央（图 6-9）。

【主治】昏迷，惊厥，窒息，鼻塞。本穴为急救要穴之一。

27. 水沟（GV27）

【定位】在面部，人中沟的上、中 1/3 交点处（图 6-9）。

【主治】昏迷，晕厥，中风，中暑，惊风，面肿，口㖞，齿痛，闪挫腰痛，牙关紧闭。本穴为急救要穴之一。

【操作】向上斜刺 0.3～0.5 寸（或用指甲掐按），强刺激。

【速记方法】十四经中位于连线上、中 1/3 的穴位有天宗、水沟、口禾髎、箕门。

28. 兑端（GV27）

【定位】在面部，上唇结节的中点（图 6-9）。

【主治】面瘫，齿龈肿痛，鼻塞，鼻衄，昏厥。

29. 龈交（GV28）

【**定位**】在上唇内，上唇系带与上牙龈的交点（图 6-10）。

【**主治**】口喎，口噤，口臭，牙龈肿痛，项强。

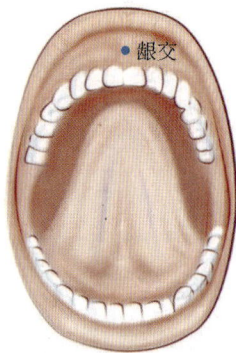

图 6-10　督脉腧穴五

三、小结

1. 督脉常用腧穴主治（表 6-3）

表 6-3　督脉常用腧穴主治

疾病	常用腧穴	疾病	常用腧穴
脏器下垂证	百会（灸法）	痔疮	龈交
高热	大椎（点刺放血）	鼻出血	上星
头顶痛	百会（点刺放血）	昏迷	水沟、素髎

2. 督脉经穴歌（共 29 穴）

督脉廿九行于脊，长强腰俞阳关密。

命门悬枢接腰脊，中枢筋缩至阳七。

灵台神道身柱长，陶道大椎哑门上。

风府脑户强间遇，后会前会上星随。

神庭素髎水沟系，兑端龈交印堂取。

第七章
常用经外奇穴

第一节　头颈部奇穴

1. 四神聪（EX-HN1）

【定位】在头部，百会前后左右各旁开 1 寸，共 4 穴（图 7-1）。

【主治】失眠，健忘，头痛，眩晕，癫痫。

2. 鱼腰（EX-HN4）

【定位】在头部，瞳孔直上，眉毛中（图 7-2）。

【主治】目赤肿痛，目翳，眼睑眴动，口眼㖞斜，眼睑下垂，眉棱骨痛。

3. 球后（EX-HN7）

【定位】在面部，眶下缘外 1/4 与内 3/4 交界处（图 7-2）。

【主治】目疾。

【操作】轻压眼球向上，沿眼眶下缘略向内上方朝视神经方向缓慢刺入 0.5 ～ 0.8 寸，不提插。出针时按压局部 1 ～ 3 分钟，以防出血。

4. 夹承浆

【定位】在面部，承浆穴左右各旁开 1 寸（图 7-2）。

【主治】口㖞，齿龈肿痛。

5. 上迎香（EX-HN8）

【定位】在面部，鼻翼软骨与鼻甲的交界处，近鼻唇沟上端处（图 7-2）。

【主治】鼻塞，鼻渊，头痛，迎风流泪。

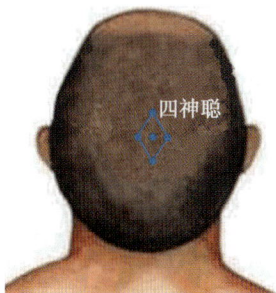

图 7-1　头颈部奇穴一

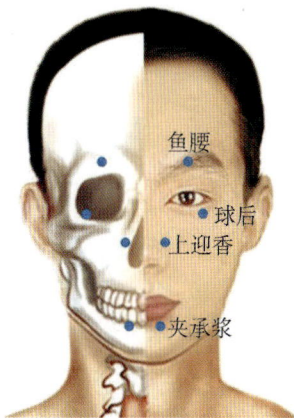

图 7-2　头颈部奇穴二

6. 内迎香（EX-HN9）

【定位】在鼻孔内，鼻翼软骨与鼻甲交界的黏膜处（图7-3）。

【主治】鼻塞，鼻痒，咽喉痛，目赤肿痛，急性角膜炎，热病，中暑，眩晕。

【操作】点刺出血，易出血体质者忌用。

7. 金津、玉液（EX-HN12、EX-HN13）

【定位】在口腔内，舌下系带两侧的静脉上。左侧为金津，右侧为玉液（图7-4）。

【主治】舌强不语，舌肿，口疮，失语，消渴。

【操作】点刺出血，有出血体质者忌用。

8. 太阳（EX-HN5）

【定位】在头部，当眉梢与目外眦之间，向后约一横指的凹陷处（图7-5）。

【主治】目赤肿痛，目眩，目涩，偏正头痛，口眼㖞斜，齿痛。

9. 耳尖（EX-HN6）

【定位】在耳区，在外耳轮的最高点（图7-5）。

【主治】目赤肿痛，目翳，睑腺炎，咽喉肿痛，偏正头痛。

10. 牵正

【定位】在面部，耳垂前0.5～1寸的压痛处（图7-5）。

【主治】口㖞，口疮。

11. 翳明（EX-HN13）

【定位】在颈部，翳风后1寸（图7-5）。

【主治】头痛，眩晕，失眠，目疾，耳鸣。

12. 安眠

【定位】在项部，翳风与风池连线的中点处（图7-5）。

【主治】失眠，头痛，眩晕，心悸，癫狂。

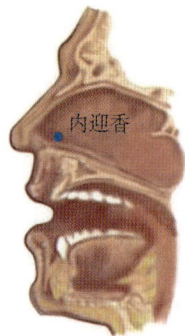

图7-3 头颈部奇穴三

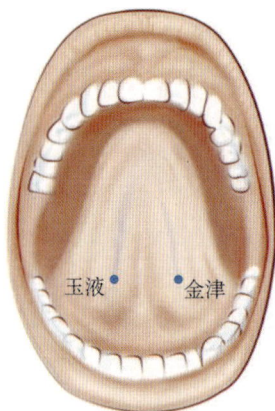

图7-4 头颈部奇穴四

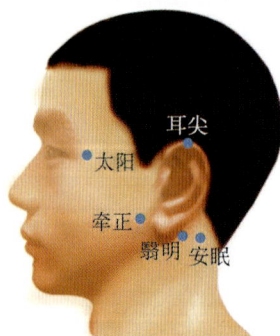

图7-5 头颈部奇穴五

13. 颈百劳

【定位】在项部，第 7 颈椎棘突直上 2 寸，后正中线旁开 1 寸（图 7-6）。

【主治】颈项强痛，咳嗽，气喘，骨蒸潮热，盗汗，自汗。

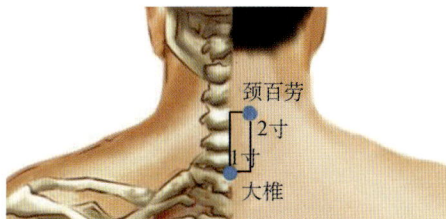

图 7-6　头颈部奇穴六

第二节　胸腹腰背部奇穴

1. 子宫（EX-CA1）

【定位】在下腹部，脐中下 4 寸，前正中线旁开 3 寸（图 7-7）。

【主治】子宫脱垂，不孕，痛经，月经不调。

2. 提托

【定位】在下腹部，脐中下 3 寸，前正中线旁开 4 寸（图 7-7）。

【主治】脏器下垂证，腹痛，痛经。

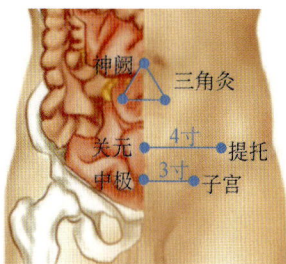

图 7-7　胸腹腰背部奇穴一

3. 三角灸

【定位】在下腹部，以患者两口角之间的长度为一边，做等边三角形，将顶角置于患者脐心，底边呈水平线，两底角处取该穴（图 7-7）。

【主治】疝气，腹痛。

【操作】灸。

4. 定喘（EX-B1）

【定位】在脊柱区，横平第 7 颈椎棘突下，后正中线旁开 0.5 寸（图 7-8）。

【主治】哮喘，咳嗽，落枕，上肢肩背痛。

5. 夹脊（EX-B2）

【定位】在脊柱区，第 1 胸椎至第 5 腰椎棘突下两侧，后正中线旁开 0.5 寸，一侧 17 穴（图 7-8）。

【主治】上胸部的穴位：治疗心肺、上肢疾病；下胸部的穴位：治疗胃肠疾病；腰部的穴位：治疗腰腹及下肢疾病。

【操作】直刺 0.3～0.5 寸，或梅花针叩刺。

6. 胃脘下俞（EX-B3）

【定位】在脊柱区，横平第 8 胸椎棘突下，后正中线旁开 1.5 寸（图 7-8）。

【主治】胃痛，腹痛，胸胁痛，消渴，胰腺炎。

7. 痞根（EX-B4）

【定位】在腰区，横平第 1 腰椎棘突下，后正中线旁开 3.5 寸（图 7-8）。

【主治】胃痛，腹痛，胸胁痛，消渴，胰腺炎。

8. 腰眼（EX-B7）

【定位】在腰区，横平第 4 腰椎棘突下，后正中线旁开约 3.5 寸凹陷中（图 7-8）。

【主治】腰痛，月经不调，虚劳。

9. 十七椎（EX-B8）

【定位】在腰区，第 5 腰椎棘突下凹陷中（图 7-8）。

【主治】腰骶痛，痛经，月经不调，小便不利，遗尿。

10. 腰奇（EX-B9）

【定位】在骶区，尾骨端直上 2 寸，骶角之间的凹陷处（图 7-8）。

【主治】癫痫，头痛，失眠，便秘。

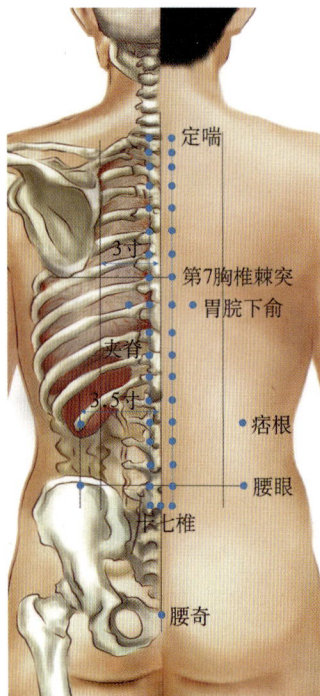

图 7-8　胸腹腰背部奇穴二

第三节　四肢部奇穴

1. 肩前

【定位】在肩前区，正坐垂肩，腋前皱襞顶端与肩髃连线的中点（图 7-9）。

【主治】肩臂痛，臂不能举。

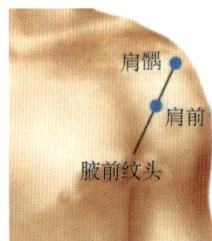

图 7-9　四肢部奇穴一

2. 肘尖（EX-UE1）

【定位】在肘后区，尺骨鹰嘴的尖端（图7-10）。

【主治】瘰疬，痈疽，疔疮。

【操作】不针，可灸。

3. 中魁（EX-UE4）

【定位】在中指背面，近侧指间关节的中点处（图7-10）。

【主治】反胃、呃逆、呕吐等脾胃病，牙痛，鼻出血。

【操作】一般用灸法。

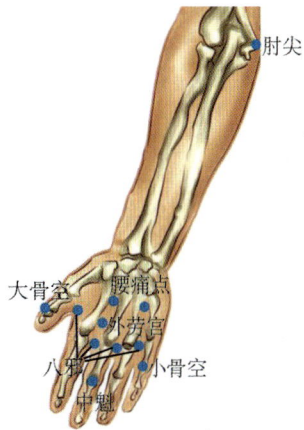

图7-10　四肢部奇穴二

4. 大骨空（EX-UE5）

【定位】在拇指背面，指间关节的中点处（图7-10）。

【主治】目痛，目翳，迎风流泪，吐泻，衄血。

【操作】一般用灸法。

5. 小骨空（EX-UE6）

【定位】在小指背面，近侧指间关节的中点处（图7-10）。

【主治】目痛，目翳，迎风流泪，指关节痛。

【操作】一般用灸法。

6. 腰痛点（EX-UE7）

【定位】在手背侧，第2、第3掌骨及第4、第5掌骨之间，腕背侧横纹远端与掌指关节的中点处，一手2穴（图7-10）。

【主治】急性腰扭伤。

7. 外劳宫（EX-UE8）

【定位】在手背，第2、第3掌骨间，掌指关节后0.5寸（图7-10）。

【主治】落枕，手指麻木，手指屈伸不利，腹痛，腹泻，小儿消化不良。

8. 八邪（EX-UE9）

【定位】在手背，第1～5指间，指蹼缘后方赤白肉际处，左右共8穴（图7-10）。

【主治】手背肿痛，手指麻木，目痛，咽痛，烦热。

9. 二白（EX-UE2）

【定位】在前臂前区，腕掌侧远端横纹上4寸，桡侧腕屈肌腱的两侧，一肢2穴（图7-11）。

【主治】痔疮，脱肛，前臂痛，胸胁痛。

10. 四缝（EX-UE10）

【定位】在手指，第 2 ～ 5 指掌面的近侧指间关节横纹的中央，一手 4 穴（图 7-11）。

【主治】小儿疳疾，百日咳，小儿腹泻。

11. 十宣（EX-UE11）

【定位】在手指，十指尖端，距指甲游离缘 0.1 寸（指寸），左右共 10 穴（图 7-11）。

【主治】昏迷，高热，晕厥，中暑，咽喉肿痛，手指麻木。

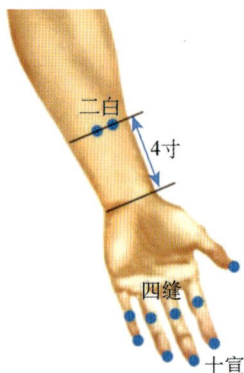

图 7-11　四肢部奇穴三

12. 鹤顶（EX-LE2）

【定位】在膝前区，髌底中点的上方凹陷处（图 7-12）。

【主治】膝痛，鹤膝风，腿足无力。

13. 百虫窝（EX-LE3）

【定位】在股前区，髌底内侧端上 3 寸（图 7-12）。

【主治】虫积，皮肤瘙痒，风疹，湿疹。

14. 内膝眼（EX-LE4）

【定位】在膝部，髌韧带内侧凹陷处的中央（图 7-12）。

【主治】膝痛，鹤膝风，脚气。

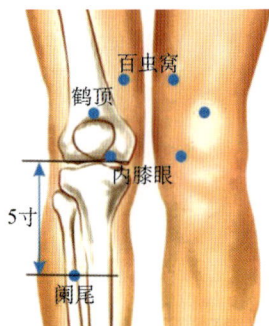

图 7-12　四肢部奇穴四

15. 阑尾（EX-LE7）

【定位】在小腿外侧，髌韧带外侧凹陷下 5 寸，胫骨前缘外一横指（中指）（图 7-12）。

【主治】急慢性阑尾炎，急性肠炎，消化不良。

16. 胆囊（EX-LE6）

【定位】在小腿外侧，腓骨小头直下 2 寸（图 7-13）。

【主治】急慢性胆囊炎，胆石症，胆道蛔虫病，胆绞痛，胁痛。

17. 八风（EX-LE10）

【定位】在足背，第 1 ～ 5 趾间，趾蹼缘后方赤白肉际处，左右共 8 穴（图 7-13）。

【主治】趾痛，足跗肿痛，脚气，毒蛇咬伤。

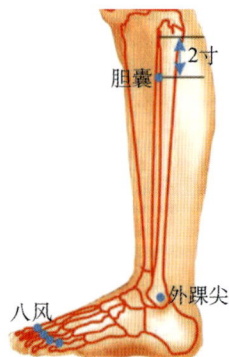

图 7-13　四肢部奇穴五

18. 外踝尖（EX-LE8）

【定位】在踝部，外踝的最凸起处（图 7-13）。

【主治】脚趾拘急，白虎历节风痛，脚气，齿痛，小儿重舌。

【操作】禁刺。可灸。

19. 内踝尖（EX-LE8）

【定位】在踝部，内踝的最凸起处（图 7-14）。

【主治】齿痛，乳蛾，小儿不语，转筋。

【操作】禁刺。可灸。

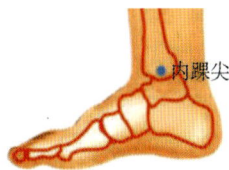

图 7-14　四肢部奇穴六

20. 独阴（EX-LE11）

【定位】在足底，第 2 趾的跖侧远端趾间关节的中点（图 7-15）。

【主治】胞衣不下，月经不调，疝气，胸胁痛，呕吐。

【操作】可灸。孕妇禁针。

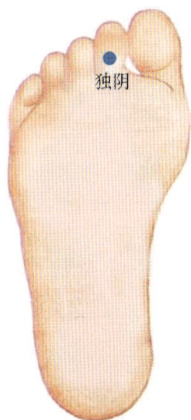

图 7-15　四肢部奇穴七

第八章
针灸治疗

第一节　头面躯体疾病

一、头痛

头痛是指以头部疼痛为主要临床表现的病证，又称头风，常见于西医学的紧张性头痛、血管神经性头痛及高血压等疾病。

【主穴】阳明头痛：头维、印堂、阳白、阿是穴、合谷、内庭。

少阳头痛：风池、太阳、率谷、阿是穴、外关、侠溪。

太阳头痛：天柱、后顶、阿是穴、后溪、申脉。

厥阴头痛：百会、四神聪、阿是穴、中冲、太冲。

全头痛：风池、百会、头维、太阳、率谷、太阳、合谷。

【配穴】外感头痛配风府、列缺；肝阳头痛配行间、太溪；血虚头痛配三阴交、足三里；痰浊头痛配丰隆、中脘；瘀血头痛配血海、膈俞。

【操作】注意风池、风府的针刺方向，其余诸穴常规针刺。

二、三叉神经痛

三叉神经痛是以三叉神经分布区出现放射性、烧灼样抽掣疼痛为主症的疾病，属于中医学"面痛"范畴。

【主穴】四白、下关、地仓、合谷、内庭、太冲。

【配穴】眼支痛配攒竹、阳白、丝竹空；上颌支痛配颧髎、巨髎、迎香；下颌支痛配承浆、颊车、翳风。

【操作】诸穴均宜深刺、透刺，刺激强度应柔和、适中。

三、落枕

落枕是指患者颈项部强痛、活动受限的一种病证，主要由项部肌肉感受寒邪或长时间过度牵拉而发生痉挛所致。

【主穴】大椎、后溪、悬钟、落枕穴、阿是穴。

【配穴】督脉、太阳经型配申脉；少阳经型配风池、肩井。

【操作】诸穴以常规针刺为主。

四、颈椎病

颈椎病是增生性颈椎炎、颈椎间盘脱出及颈椎间关节、韧带等组织的退行性改变刺激和压迫颈神经根、脊髓、椎动脉和颈部交感神经等而出现的一系列综合症候群。

【主穴】大椎、颈夹脊、天柱、后溪、申脉、悬钟。

【配穴】风寒痹阻配风门；劳损血瘀配膈俞、合谷；肝肾亏虚配肝俞、肾俞；上肢疼痛配曲池、合谷；上肢或手指麻木配少海、手三里；头晕、头痛、目眩配百会、风池、太阳；恶心、呕吐配中脘、内关。

【操作】大椎直刺，使针感向肩背部传导；颈夹脊直刺或向颈椎斜刺，行平补平泻法，使针感向肩背、上肢传导；其他穴位按常规针刺。

五、漏肩风

漏肩风是指肩部酸重、疼痛及肩关节活动受限、强直的临床综合征，相当于西医学的肩关节周围炎。本病在中医学中还有肩凝症、冻结肩、五十肩之称。

【主穴】肩髃、肩髎、肩前、肩贞、阿是穴、阳陵泉、条口透承山、中平穴（足三里下1寸）。

【配穴】手阳明经型配三间；手少阳经型配中渚；手太阳经型配后溪；手太阴经型配列缺。

【操作】阳陵泉深刺或透阴陵泉；条口透承山可用强刺激；凡在远端穴位行针时，均令患者活动肩部；其他穴位按常规针刺。

六、肘劳

肘劳是以肘部疼痛、关节活动障碍为主症的疾病，俗称网球肘。

【主穴】阿是穴、曲池、肘髎、阳陵泉。

【配穴】手阳明经型配手三里、三间；手少阳经型配天井、外关；手太阳经型配小海、阳谷。

【操作】阿是穴可做多向透刺或多针齐刺；其他穴位按常规针刺。

七、腰痛

腰痛又称腰脊痛，以自觉腰部疼痛为主症，临床上常见于西医学的腰部软组织损伤、肌肉风湿性疾病、腰椎病变等。

【主穴】委中、肾俞、大肠俞、阿是穴。

【配穴】寒湿腰痛配腰阳关；瘀血腰痛配膈俞；肾虚腰痛配大钟；病在督脉配后溪；病在足太阳经配申脉；腰椎病变配腰夹脊。

【操作】寒湿腰痛和瘀血腰痛可于局部刺络拔罐。

八、坐骨神经痛

坐骨神经痛是指沿坐骨神经通路（腰、臀、大腿后侧、小腿后外侧及足外侧）以放射性疼痛为主要特点的综合征。

【主穴】足太阳经型：腰夹脊、秩边、委中、承山、昆仑、至阴、阿是穴。

足少阳经型：腰夹脊、环跳、阳陵泉、悬钟、丘墟、阿是穴。

【配穴】寒湿证配命门、腰阳关；瘀血证配血海、三阴交；气血不足证配足三里、三阴交。

【操作】诸穴均常规针刺。

九、扭伤

扭伤是指肢体关节或躯体的软组织损伤，如肌肉、肌腱、韧带等损伤，而无骨折、脱臼、皮肉破损的证候。

【主穴】局部和邻近穴位。

【配穴】均可加阿是穴。

【操作】诸穴以常规针刺为主。在远端部位行针时，应配合做扭伤部位的活动。

十、腱鞘囊肿

腱鞘囊肿指筋膜部位发生的囊性肿物，以腕关节多见，也可发生于手掌指关节和足趾的背面、腘窝等处。

【主穴】囊肿局部（阿是穴）。

【配穴】上、下肢酸痛无力者可按酸痛部位循经选取相应腧穴。

【操作】用毫针在囊肿四周呈 45° 向囊底刺入，穿透囊壁，留针 10 分钟；或用三棱针在囊肿高点处进针，直刺穿透囊壁，出针时摇大针孔，用手指由轻而重挤压囊肿片刻，将囊液尽可能全部挤出，最后在局部放置一消毒过的硬币，用消毒纱布加压覆盖。

十一、足跟痛

足跟痛是急性或慢性损伤引起的足跟部疼痛。

【主穴】太溪、照海、昆仑、申脉、悬钟、阿是穴。

【配穴】气虚配脾俞、足三里；血瘀配膈俞、太冲；肝肾不足配肝俞、肾俞、复溜；痛及小腿配承山、阳陵泉。

【操作】太溪、昆仑常采取互相透刺法；申脉、照海则刺向足跟底部；其他穴位常规针刺。

第二节　内科疾病

一、中风

中风是以突然昏倒、不省人事，伴口角㖞斜、语言不利、半身不遂，或不经昏仆，仅以口㖞、半身不遂为临床主症的疾病。

（一）中经络

【主穴】水沟、极泉、尺泽、内关、委中、三阴交。

【配穴】风痰阻络配丰隆、合谷；痰热腑实配内庭、丰隆；气虚血瘀配气海、血海；阴虚风动配太溪、风池；上肢不遂配肩髃、曲池、手三里、合谷；手指不伸配腕骨；下肢不遂配环跳、足三里、阳陵泉、阴陵泉、风市、太冲；病侧肢体拘挛者，肘部配曲泽，腕部配大陵；足内翻配丘墟透照海；口角㖞斜配颊车、地仓、合谷、太冲；语言不利配廉泉、通里、哑门；头晕配风池、天柱；便秘配照海、支沟；尿失禁、尿潴留配中极、关元。

【操作】水沟用雀啄法，以眼球湿润为度；内关用捻转泻法；刺极泉时，在原穴位置下1寸心经上取穴，避开腋毛，直刺进针，用提插泻法，以患者上肢有麻胀感和抽动为度；尺泽、委中直刺，提插泻法，使肢体抽动；三阴交用提插补法。可用电针。

（二）中脏腑

【主穴】水沟、百会、内关。

【配穴】闭证配十二井、太冲；脱证配关元、神阙。

【操作】内关用捻转泻法，持续运针 1 ～ 3 分钟；水沟用雀啄法，以患者面部表情出现反应为度；其他腧穴常规针刺。

二、眩晕

眩晕是以头晕目眩、视物旋转为主要表现的一种自觉症状。

【主穴】百会、风池、太冲、内关、丰隆。

【配穴】肝阳上亢配行间、率谷；痰浊中阻配中脘；瘀血阻窍配膈俞、阿是穴。

【操作】针刺风池时应正确把握进针的方向、角度和深浅；其他腧穴常规针刺。

三、高血压

高血压是一种常见的慢性疾病，以安静状态下持续性动脉血压增高为主要表现。

【主穴】风池、太冲、百会、合谷、曲池、三阴交。

【配穴】肝火亢盛配行间、曲泉；阴虚阳亢配肾俞、肝俞；痰湿壅盛配丰隆、中脘；气虚血瘀配足三里、膈俞；阴阳两虚配关元、肾俞。

【操作】太冲应朝涌泉方向透刺；其他腧穴常规针刺。

四、面瘫

面瘫是以口、眼向一侧喎斜为主要表现的病证，又称为口眼喎斜。本病相当于西医学的周围性面神经麻痹，最常见于贝尔麻痹。

【主穴】阳白、四白、颧髎、颊车、地仓、翳风、牵正、太阳、合谷。

【配穴】风寒证配风池、风府；风热证配外关、关冲；气血不足配足三里、气海；味觉减退配足三里；听觉过敏配阳陵泉；抬眉困难配攒竹；鼻唇沟变浅配迎香；人中沟喎斜配水沟；颏唇沟喎斜配承浆；流泪配太冲。

【操作】面部腧穴均行平补平泻法，翳风宜灸；在急性期，面部腧穴手法不宜过重，肢体远端的腧穴行泻法且手法宜重；恢复期主穴多加灸法，合谷行平补平泻法，足三里行补法。

五、痹证

痹证是由风、寒、湿、热等病邪引起，以肢体关节肌肉酸痛、麻木、重着、屈伸不利或关节灼热、肿大等为主症的一类病证。

【主穴】局部取穴、阿是穴。

【配穴】行痹配膈俞、血海；痛痹配肾俞、关元；着痹配阴陵泉、足三里；热痹配大椎、曲池。另可根据痹痛部位循经远端取穴。

【操作】腧穴均常规针刺。热痹局部可刺出血，风寒湿痹可加用灸法。

六、心悸

心悸是指自觉心跳异常、心慌不安的病证，多见于西医学的心神经官能症、冠状动脉粥样硬化性心脏病等。

【主穴】心俞、厥阴俞、巨阙、膻中、神门、内关。

【配穴】心虚胆怯配胆俞、日月；心血不足配脾俞、足三里；心阳不振配至阳、关元；阴虚火旺配太溪、三阴交；心血瘀阻配膈俞；水气凌心配水分、阴陵泉。

【操作】背部穴位应当注意针刺的角度、方向和深度；其他腧穴常规针刺。

七、心绞痛

心绞痛以左侧胸部心前区突然发生的压榨性疼痛，伴心悸、胸闷、气短、汗出为特征。

【主穴】内关、郄门、阴郄、膻中。

【配穴】气滞血瘀配太冲、膈俞；寒邪凝滞配灸神阙、至阳；痰浊阻络配中脘、丰隆；心肾阳虚配心俞、肾俞；心脾两虚配心俞、脾俞；呼吸急促配天突、孔最。

【操作】诸穴常规针刺。

八、失眠

失眠又称不寐，常见于西医学的神经衰弱、神经官能症等疾病中。

【主穴】申脉、照海、神门、安眠、四神聪。

【配穴】肝火扰心配行间；痰热扰心配丰隆、劳宫；心脾两虚配心俞、脾俞；心肾不交配心俞、肾俞；心胆气虚配心俞、胆俞。

【操作】补照海，泻申脉；其余腧穴常规针刺。

九、嗜睡

嗜睡是一种以睡眠节律紊乱而时时欲睡为特征的病证。

【主穴】百会、四神聪、印堂、丰隆、足三里。

【配穴】湿浊困脾配脾俞、三阴交；肾精不足配关元、肾俞；气血亏虚配气海、脾俞。

【操作】四神聪针刺时针尖都朝向百会；其余腧穴常规针刺。

十、痴呆

痴呆是以呆傻愚笨、智能低下等为主要临床表现的神志类病证，又称呆病。

【主穴】百会、四神聪、风府、太溪、悬钟、足三里。

【配穴】髓海不足配肾俞；脾肾两虚配脾俞、肾俞；痰浊蒙窍配丰隆；瘀血内阻配膈俞、内关。

【操作】四神聪针刺时针尖都朝向百会；其余腧穴常规针刺。

十一、癫病

癫病以精神抑郁、表情淡漠、沉默痴呆、语无伦次、静而少动为特征，多见于西医学的抑郁症、强迫症、精神分裂症等。

【主穴】百会、印堂、内关、神门、太冲、丰隆。

【配穴】肝郁气滞配膻中、期门；痰气郁结配中脘、膻中；心脾两虚配心俞、脾俞。

【操作】所用腧穴均常规针刺。

十二、痫病

痫病俗称羊痫风。是以猝然昏仆、牙关紧闭、强直抽搐、醒后如常人为特征的发作性疾病。本病以突然发作、自行缓解、多次反复为主要特点。

【主穴】发作期：水沟、百会、内关、太冲、后溪、涌泉。

间歇期：印堂、鸠尾、长强、间使、太冲、丰隆。

【配穴】痰火扰神配行间、神门；风痰闭窍配风池、丰隆；瘀阻脑络配膈俞；心脾两虚配心俞、脾俞；心肾亏虚配心俞、肾俞。

【操作】水沟向鼻中隔深刺、强刺；长强可点刺出血；其余腧穴常规针刺。

十三、震颤麻痹

震颤麻痹是一种常见的中枢神经系统变性的锥体外系疾病，以静止性震颤、肌强直、运动徐缓为主要特征。

【主穴】百会、四神聪、风池、太冲、合谷、阳陵泉。

【配穴】风阳内动配肝俞、三阴交；痰热风动配丰隆、阴陵泉；气血亏虚配气海、血海；髓海不足配悬钟、肾俞；阳气虚衰配大椎、关元。

【操作】各腧穴均常规针刺。

十四、感冒

感冒是以鼻塞、流涕、恶寒发热、咳嗽、头疼、全身不适等为主要特征的常见外感疾病。

【主穴】列缺、合谷、风池、大椎、外关。

【配穴】风寒证配风门、肺俞；风热证配曲池、尺泽；暑湿证配中脘、足三里；素体气虚配气海、足三里；鼻塞流涕配迎香、印堂；头痛配头维、太阳；咳嗽配肺俞；咽喉肿痛配少商、鱼际；全身酸痛配身柱。

【操作】诸穴均宜浅刺。风寒者加灸法；风热者大椎可刺络拔罐；少商用三棱针点刺出血。

十五、咳嗽

咳嗽是一种常见的肺系疾患。根据发病原因，可将其分为外感咳嗽和内伤咳嗽两大类。

【主穴】外感：肺俞、列缺、合谷。

内伤：肺俞、中府、太渊、三阴交。

【配穴】风寒束肺配风门、外关；风热犯肺配大椎、尺泽；痰湿蕴肺配丰隆；肝火犯肺配行间、鱼际；肺阴亏耗配膏肓；痰中带血配孔最。

【操作】针刺太渊注意避开桡动脉；其余腧穴均常规操作。

十六、哮喘

哮喘是一种以发作性喉中哮鸣、呼吸困难，甚则喘息不得平卧为特点的病证。

【主穴】肺俞、中府、膻中、太渊、定喘。

【配穴】实证配尺泽、鱼际；虚证配膏肓、肾俞；喘甚配天突、孔最；痰多配中脘、丰隆。

【操作】诸穴均常规针刺。

十七、胃痛

胃痛是指上腹胃脘部发生的疼痛，常见于西医学的急、慢性胃炎，消化性溃疡，胃痉挛，胃神经官能症等病证。

【主穴】中脘、内关、足三里、公孙。

【配穴】寒邪犯胃配梁丘、胃俞；饮食伤胃配下脘、梁门；肝气犯胃配期门、太冲；瘀血停胃配三阴交、膈俞；脾胃虚寒配脾俞、关元；胃阴不足配胃俞、内庭。

【操作】诸穴常规针刺。对寒邪犯胃和脾胃虚寒者，中脘还可施行温针灸，并可加拔火罐。

十八、呕吐

呕吐是指胃气上逆，胃内容物从口中吐出。呕吐常见于西医学的急性胃炎、幽门梗阻、胃神经官能症、胆囊炎、胰腺炎等病。

【主穴】中脘、内关、足三里。

【配穴】外邪犯胃配外关、合谷；食滞内停配下脘、梁门；肝气犯胃配太冲、期门；痰饮内阻配丰隆、公孙、阴陵泉；脾胃虚弱配脾俞、胃俞。

【操作】诸穴均常规针刺。

十九、呃逆

呃逆是因气逆动膈，致喉间呃呃有声，声短而频，不能自控的病证。本病相当于西医学的膈肌痉挛。

【主穴】中脘、内关、足三里、膻中、膈俞。

【配穴】胃寒积滞配胃俞、建里；胃火上逆配内庭、天枢；气机郁滞配期门、太冲；胃阴不足或脾胃虚弱配脾俞、胃俞。

【操作】诸穴均常规针刺。

二十、腹痛

腹痛是指胃脘以下、耻骨联合以上部位发生的以疼痛为主要表现的病证。

【主穴】中脘、天枢、关元、足三里。

【配穴】寒邪内阻配神阙；饮食停滞配下脘、梁门；肝郁气滞配期门、太冲；中虚脏寒配脾俞、神阙；瘀血内停配阿是穴、膈俞；脐周疼痛配上巨虚；脐下疼痛配下巨虚；少腹疼痛配曲泉。

【操作】诸穴均常规针刺。

二十一、泄泻

泄泻是以大便次数增多、便质清稀甚至如水样为主要特征的病证。泄泻常见于西医学的急、慢性肠炎，肠道易激惹综合征等疾病中。

【主穴】天枢、大肠俞、上巨虚、三阴交、神阙。

【配穴】寒湿内盛配脾俞、阴陵泉；肠腑湿热配曲池、下巨虚；食滞胃脘配下脘、梁门；肝气乘脾配期门、太冲；脾胃虚弱配脾俞、足三里；肾阳虚衰配肾俞、命门；水样便配关元、下巨虚。

【操作】诸穴均常规针刺。

二十二、便秘

便秘是指大便秘结，排便周期或时间延长，或虽有便意但排便困难的病证。便秘可见于多种急、慢性疾病中。

【主穴】天枢、大肠俞、上巨虚、支沟、照海。

【配穴】热秘配合谷、曲池；气秘配中脘、太冲；冷秘加灸神阙、关元；虚秘加脾俞、关元；大便干结配关元、下巨虚。

【操作】诸穴均常规针刺。

二十三、胁痛

胁痛是以一侧或两侧胁肋部疼痛为主要表现的病证，常见于西医学的急、慢性肝炎，肝硬化，肋间神经痛等疾病。

【主穴】期门、阳陵泉、支沟、丘墟。

【配穴】肝郁气滞配太冲、内关；肝胆湿热配行间、阴陵泉；瘀血阻络配膈俞、血海；肝阴不足配肝俞、肾俞。

【操作】诸穴均常规针刺。

二十四、水肿

水肿是指体内水液潴留、泛溢肌肤而引起头面、眼睑、四肢、腹背甚至全身浮肿。

【主穴】水分、水道、三焦俞、委阳、阴陵泉。

【配穴】阳水配肺俞、列缺；阴水配关元、三阴交。

【操作】诸穴均常规针刺。

二十五、癃闭

癃闭是指尿液排出困难。小便不利、点滴而出为癃，小便不通、欲解不得为闭，故统称为癃闭。本病相当于西医学的尿潴留。

【主穴】中极、关元、三阴交、阴陵泉、膀胱俞。

【配穴】膀胱湿热配委中、行间；肝郁气滞配太冲、支沟；瘀浊阻塞配血海、膈俞；肾气亏虚配大钟、肾俞。

【操作】针刺中极时针尖向下，不可过深，以免伤及膀胱；其他穴位均常规针刺。

二十六、前列腺炎

前列腺炎是中青年男性生殖系统感染而致前列腺长期充血、腺泡淤积、腺管水肿引起的炎症改变。

【主穴】中极、关元、三阴交、太溪。

【配穴】湿热下注配秩边透水道；脾虚气陷配脾俞；肾气不足配肾俞。

【操作】诸穴均常规针刺。

二十七、遗精

遗精是指不因性生活而精液频繁遗泄的病证。有梦而遗精者，称为梦遗；无梦而遗精，甚至清醒时精液流出者，称为滑精。未婚或已婚但无正常性生活的男子每月遗精2～4次属正常现象。

【主穴】会阴、关元、肾俞、次髎、三阴交。

【配穴】肾虚不固配志室、太溪；心脾两虚配心俞、脾俞；阴虚火旺配太溪、神门；湿热下注配中极、阴陵泉。

【操作】诸穴均常规针刺。

二十八、阳痿

阳痿是指男子未到性功能衰退年龄，出现性生活中阴茎不能勃起或勃起不坚，影响正常性生活的病证，常见于西医学的男子性功能障碍及某些慢性虚弱疾病之中。

【主穴】关元、太溪、肾俞、三阴交。

【配穴】命门火衰配命门；心脾两虚配心俞、脾俞；惊恐伤肾配百会、神门；湿热下注配阴陵泉透阳陵泉、曲骨。

【操作】针刺关元时，针尖向下斜刺，力求针感向前阴传导；其他腧穴均常规针刺。

二十九、早泄

早泄是指阴茎插入阴道不到 1 分钟甚至刚触及阴道口便发生射精，不能进行正常性交的病证，常见于西医学的男子性功能障碍。

【主穴】关元、肾俞、太溪、志室、三阴交。

【配穴】肾虚不固配复溜；心脾两虚配心俞、脾俞；阴虚火旺配然谷、照海；肝经湿热配阴陵泉、行间；肝郁气滞加太冲、蠡沟。

【操作】诸穴均常规针刺。

三十、糖尿病

糖尿病是一种常见的内分泌系统新陈代谢障碍性疾病，属于中医学"消渴"范畴。本病以多饮、多食、多尿、消瘦，以及尿糖、血糖增高为特征。

【主穴】肺俞、脾俞、胃俞、肾俞、胃脘下俞、三阴交、太溪。

【配穴】上消配太渊、少府；中消配中脘、内庭；下消配太冲、复溜；视物模糊配太冲、光明；肌肤瘙痒配膈俞、血海；上肢疼痛配肩髃、曲池；上肢麻木配少海、手三里；下肢疼痛或麻木配阳陵泉、八风。

【操作】诸穴均常规针刺。

第三节　外科疾病

一、带状疱疹

带状疱疹是由水痘 - 带状疱疹病毒引起的一种以簇集状丘疱疹、局部刺痛为特征的急性疱疹性皮肤病。

【主穴】阿是穴、夹脊穴。

【配穴】肝经郁热配行间、大敦；脾经湿热配内庭、隐白；瘀血阻络配血海、三阴交；胸胁部配期门、大包；腰腹部配章门、带脉。

【操作】毫针刺，用泻法。皮损局部阿是穴用围刺法，即在疱疹带的头、尾各刺一针，两旁则根据疱疹带的大小选取 1 ～ 3 点，向疱疹带中央沿皮平刺，也可在阿是穴散刺出血后加拔火罐。大敦、隐白可点刺出血。

二、神经性皮炎

神经性皮炎是一种皮肤神经功能障碍性疾病，以皮肤肥厚、皮沟加深、苔藓样改变和阵发性剧烈瘙痒为特征。

【主穴】皮损局部阿是穴、风池、曲池、血海、膈俞、委中。

【配穴】风热侵袭配外关、合谷；肝郁化火配行间、侠溪；血虚风燥配足三里、三阴交。

【操作】毫针常规针刺，也可用皮肤针叩刺或三棱针点刺。皮损局部阿是穴用围刺法，也可用刺络拔罐法。

三、乳腺增生症

乳腺增生症是以乳房疼痛、肿块为主要特点的内分泌障碍性疾病。部分患者的病情与月经周期有关。本病属于中医学"乳癖""乳痰""乳核"范畴。

【主穴】①胸组：屋翳、乳根、合谷（均为两侧）。

②背组：肩井、天宗、肝俞（均为两侧）。

【配穴】肝火旺盛去合谷，加太冲、侠溪；肝气郁结加阳陵泉、太冲；肝肾阴虚去肝俞、合谷，加脾俞、肾俞、足三里；月经不调去合谷，加三阴交。

【操作】屋翳针尖呈25°向外刺入1.5寸，有胀感；乳根在5～6肋间向外平刺1.5寸，有胀感；天宗针尖呈25°向外下刺入1.5寸，有重胀感；肩井针尖向前平刺1寸，有胀麻感向肩前放射。上述两组穴位交替使用，每日1次，10次为1个疗程，休息2～3日继续针刺。

注：此疗法为国医大师郭诚杰教授创立。

四、雀斑

雀斑是发生在日晒部位皮肤上的黑色或淡黄色色素斑点，因其斑如雀卵之色，故称雀斑。

【主穴】印堂、颧髎、合谷、血海、三阴交、足三里、迎香、四白。

【操作】诸穴均常规针刺。

五、黄褐斑

黄褐斑是以发生于面部的对称性褐色色素斑为主要特征的一种病证，为颜面的色素沉着斑，多见于怀孕、人工流产及分娩后女性。黄褐斑俗称妊娠斑、蝴蝶斑。

【主穴】颧髎、合谷、血海、三阴交、足三里、迎香、四白。

【配穴】气滞血瘀配太冲、膈俞；肝肾阴虚配肝俞、肾俞、太溪；脾虚湿困配脾俞、阴陵泉。根据面部黄褐斑不同部位，可取阿是穴加强通络消斑之力。

【操作】诸穴均常规针刺。

第四节　妇科疾病

一、经前期紧张综合征

经前期紧张综合征是指女性在经期前出现的一系列精神和躯体症状，随着月经来潮而消失的病证。

【主穴】神门、百会、太溪、太冲、三阴交。

【配穴】气滞血瘀配血海、膈俞；肝肾阴虚配太溪、肝俞；气血不足配足三里、气海；痰浊上扰配中脘、丰隆；头痛、眩晕配印堂、太阳；乳房胀痛配内关、期门；情志异常、烦躁易怒配水沟、神庭。

【操作】诸穴均常规针刺。

二、月经不调

月经不调是以月经周期异常为主症的月经病，临床分为月经先期、月经后期和月经先后无定期。

【主穴】月经先期：血海、关元、三阴交。

月经后期：气海、归来、三阴交。

月经先后无定期：关元、三阴交。

【配穴】实热配行间、地机；虚热配太溪；血寒加灸命门；气虚配足三里、脾俞；血虚配足三里；肾虚配肾俞、太溪；肝郁配太冲、肝俞。

【操作】诸穴均常规针刺。

三、痛经

痛经又称经行腹痛，是指在经期或行经前后出现的周期性小腹疼痛。

【主穴】中极、三阴交、地机、次髎、十七椎。

【配穴】寒凝血瘀配关元、归来；气滞血瘀配血海、太冲；气血虚弱加血海、气海；肾气亏虚配肾俞、太溪。

【操作】诸穴均常规针刺。发作期每日治疗 1～2 次，间歇期可隔日 1 次，月经来潮前 3 天开始治疗。

四、产后乳少

产后乳少是以产后哺乳期初始乳汁甚少或乳汁全无为主症，又称产后缺乳。

【主穴】膻中、乳根、少泽。

【配穴】气血不足配脾俞、足三里；肝气郁结配内关、太冲；痰浊阻滞配中脘、丰隆。

【操作】膻中向两侧乳房平刺 1～1.5 寸；乳根向乳房基底部平刺 1 寸左右，使乳房出现微胀感，还可加灸；少泽浅刺 2～3 分，留针 20～30 分钟。

五、围绝经期综合征

围绝经期综合征属内分泌－神经功能失调导致的功能性疾病，以绝经或月经紊乱、情绪不稳定、潮热汗出、失眠、心悸、头晕等为特征，属于中医学"绝经前后诸证"范畴。

【主穴】关元、肾俞、太溪、三阴交。

【配穴】肾阴虚配照海；肾阳虚配命门；肾阴阳俱虚配照海、命门。

【操作】诸穴均常规针刺。

第五节　儿科疾病

一、小儿惊风

小儿惊风又称小儿惊厥，是以四肢抽搐、角弓反张、牙关紧闭甚或神昏为主要表现的儿科常见危急病证。

【主穴】急惊风：水沟、印堂、合谷、太冲。

慢惊风：百会、印堂、脾俞、肾俞、肝俞、足三里。

【配穴】外感时邪配大椎、十二井；痰热生风配丰隆；暴受惊恐配神门、内关；高热配大椎、曲池；脾肾阳虚配关元、神阙；肝肾阴虚配太溪；头痛配太阳；牙关紧闭配下关、颊车；角弓反张加大椎、筋缩。

【操作】水沟刺向鼻中隔，强刺激；大椎可点刺出血；其余腧穴常规针刺。

二、疳证

疳证是由于喂养不当，致使脾胃受损，影响小儿生长发育的慢性疾病。本病相当于西医学的小儿营养不良及部分寄生虫病。

【主穴】四缝、中脘、足三里、脾俞。

【配穴】脾胃虚弱配三阴交、胃俞；食积配下脘、梁门；虫积配百虫窝、天枢；重症配神阙、气海。

【操作】四缝穴应在严格消毒后用三棱针点刺，挤出少量黄水或乳白色黏液。对婴幼儿可采取速刺不留针。

三、小儿脑性瘫痪

小儿脑性瘫痪是以小儿大脑发育不全、智力低下、四肢运动障碍为主要症状的一种疾病，简称小儿脑瘫。本病由围产期和出生前各种原因，如母孕期感染、新生儿窒息、早产、脑血管疾病等，引起颅内缺氧、出血等所致。

【主穴】百会、风府、四神聪、悬钟、足三里。

【配穴】肝肾不足配肝俞、肾俞；心脾两虚配心俞、脾俞；上肢瘫痪配肩髃、曲池；下肢瘫痪配环跳、阳陵泉；语言障碍配哑门、通里。

【操作】风府朝鼻尖以下方向针刺；四神聪分别从4个不同方位刺向百会；其余腧穴常规针刺。

第六节　五官科疾病

一、睑腺炎

睑腺炎即胞睑边缘生小硬结，红肿疼痛，形似麦粒，故俗称麦粒肿。

【主穴】攒竹、太阳、厉兑。

【配穴】风热外袭配风池、商阳；热毒炽盛配大椎、曲池；脾胃湿热配内庭、阴陵泉。

【操作】毫针刺，用泻法；攒竹、太阳、厉兑均可点刺出血；攒竹最宜透鱼腰、丝竹空。

二、眼睑下垂

眼睑下垂是上睑提举无力、不能抬起，以致睑裂变窄，甚至遮盖部分或全部瞳仁，影响视力的一种眼病。

【主穴】攒竹、丝竹空、阳白、脾俞、肾俞、三阴交。

【配穴】肝肾不足配太溪、肝俞；脾虚气弱配足三里、百会；风邪袭络配风门、风池。

【操作】攒竹、丝竹空、阳白既可相互透刺，又均可透刺鱼腰；应注意风池的针刺方向、角度和深度。

三、近视

近视是以看近物清晰、视远物模糊为主要特征的一种眼病。

【主穴】睛明、承泣、四白、太阳、风池、光明。

【配穴】肝肾亏虚配肝俞、肾俞；心脾两虚配心俞、脾俞。

【操作】睛明、承泣位于目眶内，针刺应注意选择质量好的细针，固定眼球，轻柔进针，不行提插捻转手法，出针时较长时间压迫针孔；注意把握风池的针刺方向、角度和深度；针刺光明时，针尖朝上斜刺，使针感能向上传导。

四、耳鸣、耳聋

耳鸣、耳聋都是听觉异常、听力下降的病证。耳鸣是自觉耳内鸣响，妨碍听觉的症状；耳聋则是听力有不同程度的减退，甚至完全丧失，其轻者又称为重听，重者则称为耳聋。

【主穴】实证：听会、翳风、中渚、侠溪。
虚证：听宫、翳风、肾俞、太溪。

【配穴】外感风邪配外关、合谷；肝胆火盛配太冲、丘墟；痰火郁结配丰隆、内庭；脾胃虚弱配足三里、脾俞。

【操作】听宫、翳风的针感宜向耳底或耳周传导；余穴常规针刺。

五、牙痛

牙痛是口腔疾患中最常见的症状。

【主穴】颊车、下关、合谷、内庭。

【配穴】风火外袭配翳风、风池；胃火炽盛配厉兑、曲池；虚火上炎配太溪、照海。

上牙痛配太阳、颧髎；下牙痛配加大迎、承浆。

【操作】内庭可点刺出血；余穴常规针刺。疼痛剧烈者可每日治疗2次。

六、咽喉肿痛

咽喉肿痛以咽喉红肿疼痛、吞咽不适为特征，常见于西医学的急性咽炎、扁桃体炎、扁桃体周围脓肿等病。

【主穴】实证：少商、商阳、天容、关冲、内庭。

虚证：太溪、照海、列缺、鱼际。

【配穴】外感风热配风池、外关；肺胃热盛配厉兑；阴虚火旺配涌泉、三阴交；咽喉肿痛甚配天突、喉结旁阿是穴；声音嘶哑配复溜、扶突；大便秘结配曲池、支沟。

【操作】诸穴均常规针刺；行针列缺、照海时可配合做吞咽动作；少商点刺出血。

第七节 其他疾病

一、慢性疲劳综合征

慢性疲劳综合征是一组病因不明，利用各项现代手段检查无任何器质性病变，以持续半年以上的慢性、反复发作性极度疲劳为主要特征的综合征。

【主穴】脾俞、肝俞、肾俞、百会、关元、三阴交、足三里。

【配穴】肝气郁结配太冲、膻中；脾气虚弱配中脘、章门；心肾不交配神门、太溪；失眠、多梦易醒配安眠、内关；心悸、焦虑配内关、心俞；头晕、注意力不集中配四神聪、悬钟。

【操作】诸穴常规针刺。

二、戒断综合征

戒断综合征是指长期吸烟、饮酒、使用镇静安眠药或吸毒之人，在成瘾、产生依赖性后，突然中断而出现的烦躁不安、呵欠连作、流泪流涎、全身疲乏、昏昏欲眠、感觉迟钝等一系列现象。

1. 戒烟综合征

【主穴】尺泽、丰隆、神门、甜美穴（列缺与阳溪连线的中点）。

【配穴】胸闷、气促、痰多配膻中、内关；咽部不适配天突、列缺、照海；心神不宁、烦躁不安配内关；精神萎靡配脾俞、足三里；肌肉抖动配阳陵泉、太冲。

【操作】甜美穴直刺或斜刺 0.3 寸，余穴常规针刺。

2. 戒酒综合征

【主穴】百会、神门、脾俞、胃俞、足三里。

【配穴】烦躁不安、精神抑郁配太冲、内关；头昏、腰膝酸软配太溪、肾俞；恶心呕吐配内关、中脘；腹痛、腹泻配天枢、上巨虚。

【操作】诸穴常规针刺。

三、肥胖症

肥胖症是指人体脂肪积聚过多，体重超过标准体重的 20%。

【主穴】曲池、大横、阴陵泉、丰隆、带脉。

【配穴】上臂肥胖配肩髃、肩贞、局部穴；腹部肥胖配脐周八穴：下脘、天枢（双）、外陵（双）、滑肉门（双）、石门；臀部肥胖配承扶、局部穴；大腿肥胖配伏兔、风市、局部穴；小腿肥胖配承山、承筋；胃肠积热配上巨虚、内庭；脾胃虚弱配脾俞、足三里；肾阳亏虚配肾俞、关元；心悸配神门、内关；胸闷配膻中、内关；嗜睡配照海、申脉；少气懒言配太白、气海。

【操作】诸穴均常规针刺；局部穴可进行排刺或围刺。

四、高热

高热是指体温超过 39℃以上者。

【主穴】大椎、曲池、合谷、十宣或十二井穴。

【配穴】热在肺卫配外关、鱼际；气分热盛配内庭、支沟；热入营血配曲泽、委中；神昏谵语配水沟、素髎；抽搐配太冲、阳陵泉。

【操作】大椎、曲泽、十二井穴、委中、十宣点刺出血；余穴常规针刺。

五、中暑

中暑以高热、汗出、心慌、头晕、烦躁，甚则神昏、抽搐等为主症，是盛夏季节突发于高温环境中的一种急性外感热病。

【主穴】百会、大椎、合谷、内关、曲泽。

【配穴】头晕头痛配太阳、头维、印堂；呕吐配中脘、公孙；中暑阴证配足三里、关元、气海；中暑阳证配内庭、陷谷；中暑重症配曲池、委中；神志昏迷配水沟、十宣；手足抽搐配阳陵泉、太冲。

【操作】百会、大椎、太阳、印堂、十宣、曲泽可点刺出血；其他腧穴常规针刺。

六、昏厥

昏厥是以突然昏倒、不省人事、颜面苍白、汗出肢冷为主要特点的病证。

【主穴】水沟、百会、内关。

【配穴】气厥实证配太冲、行间；气厥虚证配足三里、气海；血厥实证配行间；痰厥配中脘、丰隆；热厥配大椎、中冲；寒厥灸神阙、关元；牙关紧闭配颊车、下关、合谷。

【操作】对实证、热证，诸穴采用强刺激泻法，百会可点刺出血，再开四关（合谷向后溪透刺，太冲向涌泉透刺），或同时针刺五心穴（百会、双劳宫、双涌泉）。对虚证、寒证，针灸并用，重灸，神阙、关元可用隔盐灸，或重灸五心穴。

附录一
常用全息图

第一节 头针图

国际标准化头针图见附图 1-1 ～ 附图 1-4。

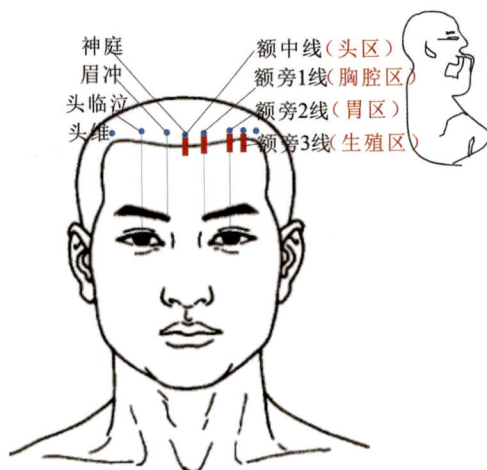

附图 1-1 额区 4 线

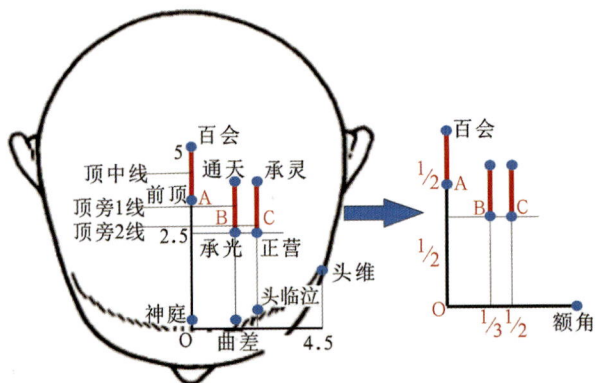

附图 1-2 顶区 3 线

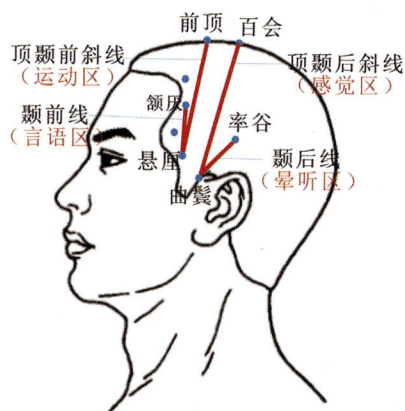

附图 1-3　颞区 4 线

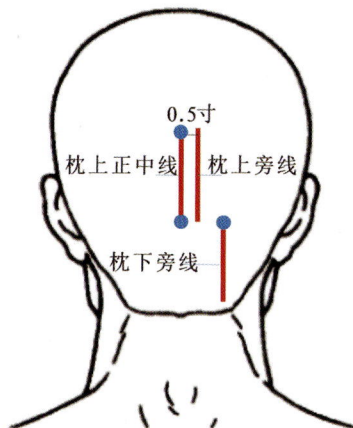

附图 1-4　枕区 4 线

【速记方法】由附图 1-1 可知，额区 4 线进针点分别为神庭、眉冲、头临泣及头临泣与头维连线的中点；额区 4 线治疗规律如图，似一人平躺，头枕神庭，足放头维，正好对应头区 - 胸区 - 脾胃区 - 生殖区。

由附图 1-2 可知，顶区 3 线定位，仅需记忆其进针点（A 点、B 点、C 点），向后平刺 1.5 寸。A 点为前顶，在百会与 O 点（前发际中点处）连线的 1/2 处做横线，在 O 点与额角连线的 1/2 处、1/3 处做竖线，与横线分别交于 C、B 两点。

附图 1-3 中，从前侧到后侧颞区 4 线（颞前线、顶颞前斜线、顶颞后斜线、颞后线）的治疗作用可以记忆为"说话运动感觉就晕"。

附图 1-4 为枕区 4 线。

第二节　腕踝针图

一、腕踝针在人体体表的分区

人体体表可划分为 6 个纵行区和上、下两段。

1. 头、颈和躯干 6 区

1 区：前正中线向左、右旁开 1.5 寸的体表区域。

2 区：从 1 区的边缘线到腋前线所形成的体表区域。

3 区：腋前线到腋中线所形成的体表区域。

4 区：腋中线到腋后线所形成的体表区域。

5 区：腋后线到 6 区边缘线所形成的体表区域。

6区：后正中线向左、右旁开 1.5 寸的体表区域。

2. 四肢 6 区

将上、下肢的体表区域纵向 6 等分，上肢从内侧尺骨缘（下肢从内侧跟腱缘）开始，右侧顺时针、左侧逆时针，依次为 1 区、2 区、3 区、4 区、5 区、6 区，左右对称。

二、进针点

腕部进针点：约在腕横纹上 2 寸，上 1 区至上 6 区的中点；踝部进针点：约在内踝高点与外踝高点上 3 寸，下 1 区至下 6 区的中点。

三、分区快速记忆

【速记方法】由附图 2-1、附图 2-2 可知，人体直立，掌心向前。头、颈、躯干部位由前正中线至后背正中线依次为 1 区、2 区、3 区、4 区、5 区、6 区；四肢部位，由内向外依次为 1 区、2 区、3 区、4 区、5 区、6 区。

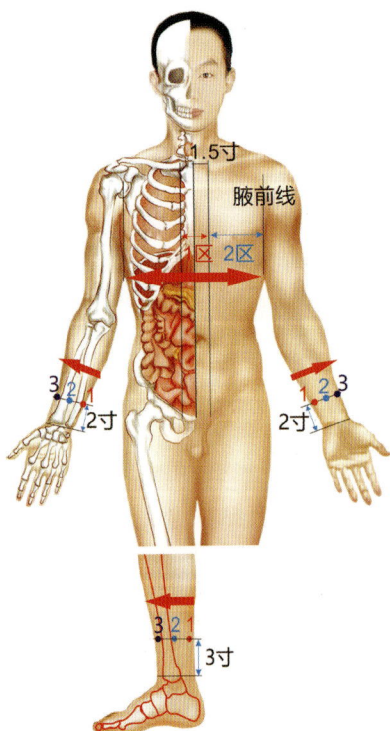

附图 2-1　腕踝针一　　　　附图 2-2　腕踝针二

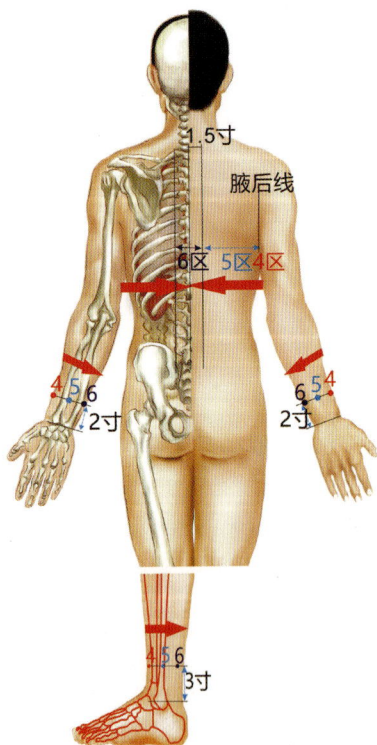

四、取穴原则

上病取上，下病取下。

左病取左，右病取右。

区域不明，选双上 1。

上下同取，左右共针。

五、处方示例

腕踝针主治病证及处方见附表 2–1。

附表 2–1　腕踝针主治病证及处方

病证	处方	病证	处方
头痛	上 1、上 2	肩痛	上 4、上 5、上 6
偏头痛	上 2、上 5	坐骨神经痛	下 6
胃痛	上 1、上 2	颞下颌关节炎	上 4
肝区痛	下 2	肠炎	下 1、下 2
痛经	下 1	皮肤瘙痒	上 1

第三节　耳穴图

【速记方法】由附图 3–1、附图 3–2、附图 3–3 可知，耳穴的穴位分布恰似一个倒置的婴儿，有关脏腑的穴位多位于耳甲腔、耳甲艇。

注：附图 3–3 中，红色字体代表穴位为内侧面或被掩盖。

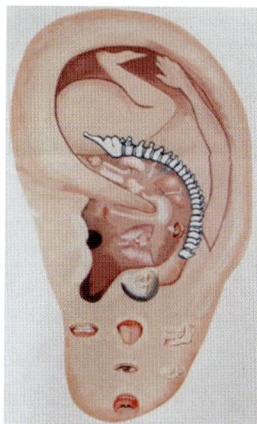

附图 3–1　耳穴一

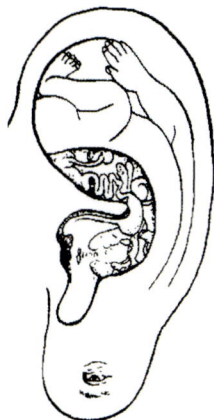

附图 3–2　耳穴二

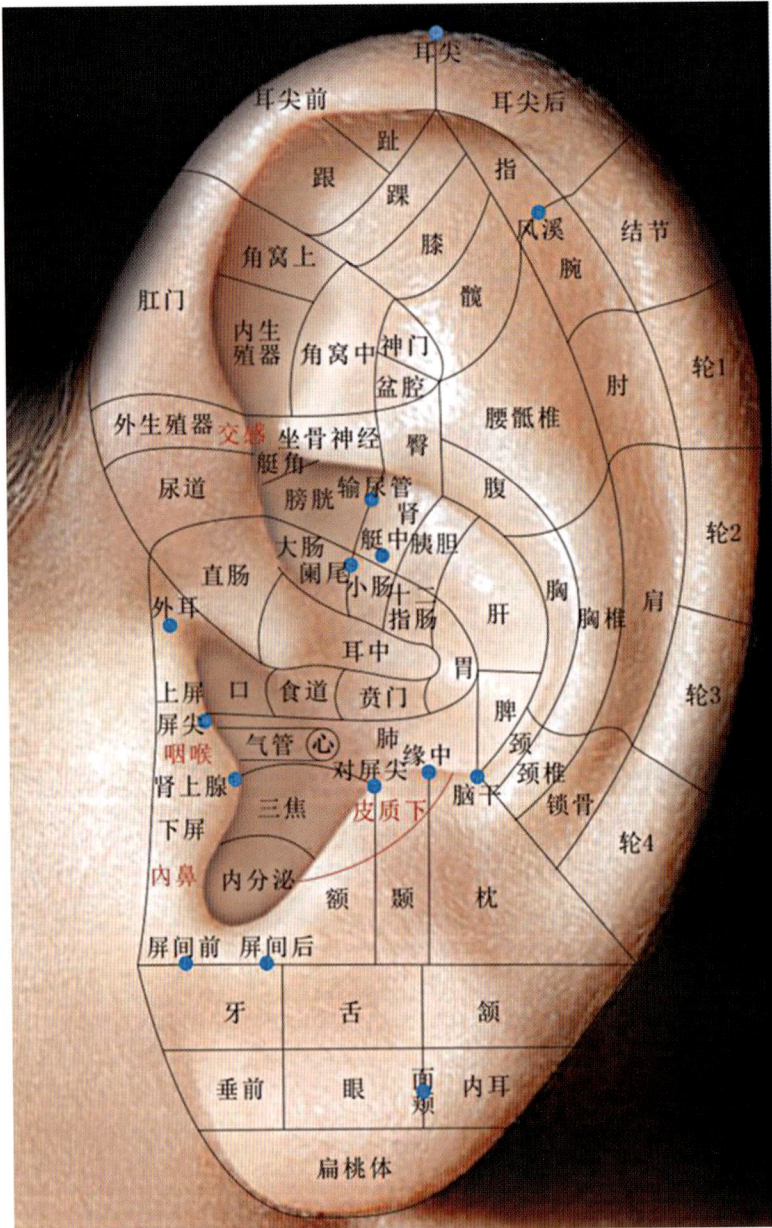

附图 3-3　耳穴三

第四节　腹针图

一、腹针部分穴位定位及主治

腹针部分穴位定位及主治见附表 4-1。

附表 4-1　腹针部分穴位定位及主治

穴位	定位	主治
上风湿点	滑肉门旁开 0.5 寸，上 0.5 寸	肘关节疼痛，肘臂麻木、屈伸不利，网球肘
上风湿上点	下脘旁开 3 寸	手腕及手指僵直，活动不利，麻木
上风湿外点	滑肉门旁开 1 寸	腕关节炎，手关节活动不利、麻木
下风湿点	气海旁开 2.5 寸	膝关节疼痛，鹤膝风，膝关节活动困难
下风湿内点	气海旁开 1.5 寸	膝关节内侧疼痛，活动困难
下风湿下点	石门旁开 3 寸	小腿外侧疼痛，活动不利，麻木
气旁	气海旁开 0.5 寸	泄泻，带下，月经不调，尿路感染
中脘	肚脐上 4 寸	肠胃病，高血压，精神病，神经衰弱
阴都	中脘旁开 0.5 寸	心烦，肺胀，大便难，腹痛，目痛

二、穴位定位快速记忆

腹针图见附图 4-1。

中脘中极定首尾，天枢前后各一寸。

神龟四肢从此出，风湿六穴由此取。

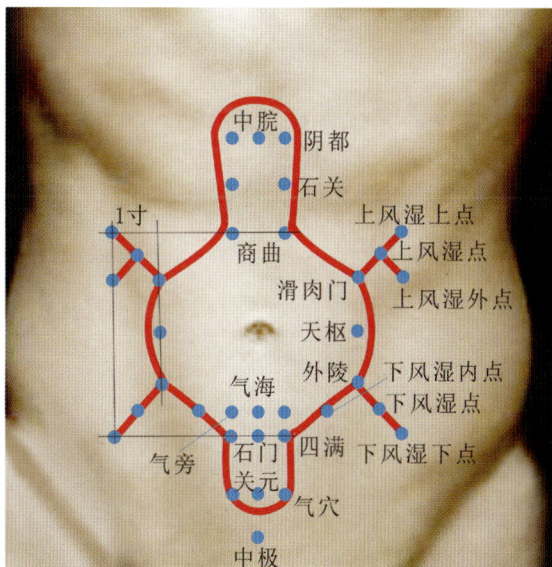

附图 4-1　腹针图

第五节　眼针图

一、眼针穴位定位

眼针穴位在距眼眶内缘外侧 2mm 的眼眶上，长度为 1/16 弧长。

二、进针方法

眼针进针时多采用眶外横刺。

三、处方示例

眼针主治病证及处方见附表 5-1。

附表 5-1　眼针主治病证及处方

病证	处方	病证	处方
中风偏瘫	上焦区、下焦区	头痛	上焦区
高血压	肝区（双侧）	三叉神经痛	上焦区
心律不齐	心区（双侧）	胃痉挛	中焦区
胸痛	上焦区、心区	膈肌痉挛	中焦区
面肌痉挛	上焦区、脾区	面神经麻痹	上焦区

四、眼针分区快速记忆图

眼针分区快速记忆见附图 5-1。

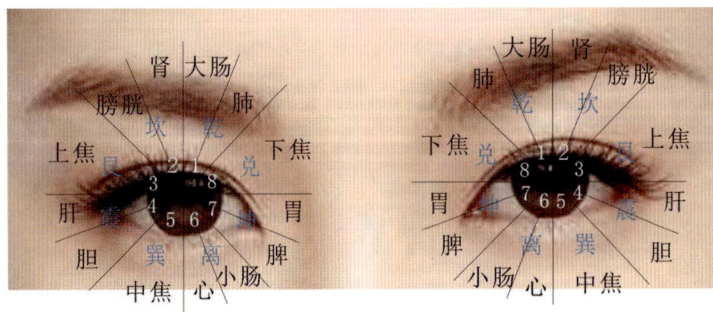

附图 5-1　眼针分区快速记忆图

【速记方法】

眼针总图分8区，上外上内3、8区。

3上8下中焦5，顺逆4、6、7、1、2。

对应肝心脾肺肾，其余半区相表里。

注：上为上焦，下为下焦。左眼顺时针为顺，右眼逆时针为逆。

第六节　第二掌骨侧全息穴位图

【速记方法】第二掌骨处穴位分布规律如附图6-1所示，与人体从头至足的结构模式相同。

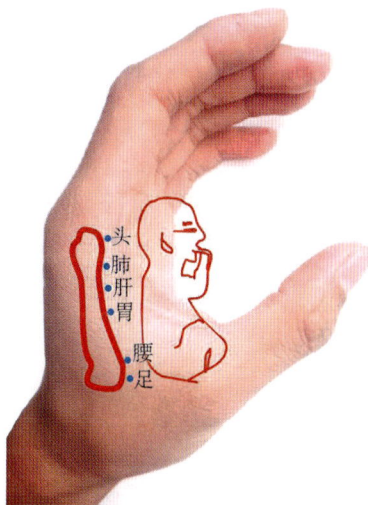

附图6-1　第二掌骨侧全息穴位图

附录二
针灸经典歌赋（节选）

第一节　金针赋

观夫针道，捷法最奇。须要明于补泻，方可起于倾危。先分病之上下，次定穴之高低。头有病而足取之，左有病而右取之。男子之气，早在上而晚在下，取之必明其理；女子之气，早在下而晚在上，用之必识其时。午前为早属阳，午后为晚属阴，男女上下，凭腰分之。手足三阳，手走头而头走足；手足三阴，足走腹而胸走手。阴升阳降，出入之机。逆之者为泻、为迎，顺之者为补、为随。春夏刺浅者以瘦，秋冬刺深者以肥。更观元气厚薄，浅深之刺犹宜。

原夫补泻之法，妙在呼吸手指。男子者，大指进前左转，呼之为补，退后右转，吸之为泻，提针为热，插针为寒；女子者，大指退后右转，吸之为补，进前左转，呼之为泻，插针为热，提针为寒。左与右各异，胸与背不同，午前者如此，午后者反之。是故爪而切之，下针之法；摇而退之，出针之法；动而进之，催针之法；循而摄之，行气之法。搓则去病，弹则补虚，肚腹盘旋，扪为穴闭。重沉豆许曰按，轻浮豆许曰提。一十四法，针要所备。补者一退三飞，真气自归；泻者一飞三退，邪气自避。补则补其不足，泻则泻其有余。有余者为肿为痛，曰实，不足者为痒为麻，曰虚。气速效速，气迟效迟，死生贵贱，针下皆知。贱者硬而贵者脆，生者涩而死者虚，候之不至，必死无疑。

且夫下针之先，先须爪按，重而切之，次令咳嗽一声，随咳下针，妙。

凡补者呼气，初针刺至皮内，乃曰天才。少停进之，针刺至肉内，是曰人才。又停进针，刺至筋骨之间，名曰地才。此为极处，就当补之，再停良久，却须退之。针至人之分，待气沉紧，倒针朝病，进退往来，飞经走气，尽在其中矣。凡泻者吸气，初针至天，少停进针，直至于地，得气之泻，再停良久，即须退针，复至于人，待气沉紧，倒针朝病，法同前矣。其或晕针者，神气虚也，以针补之，以袖掩之口鼻而气回，热汤与之，略停少刻，依前再施之。

及夫调气之法，下针至地之后，复人之分；欲气上行，将针右捻；欲气下行，将针左

124

捻；欲补先呼后吸，欲泻先吸后呼。气不至者，以手循摄，以爪切掐，以针摇动，进捻搓弹，直待气至。以龙虎升腾之法，按之在前，使气在后，按之在后，使气在前。运气走至疼痛之所，以纳气之法，扶针直插，复向下纳，使气不回。若关节阻涩，气不过者，以龙虎龟凤通经接气大段之法，驱而运之，仍以循摄爪切，无不应矣。此通仙之妙。

况夫出针之法，病势既退，针气微松，病未退者，针气如根，推之不动，转之不移。此为邪气吸拔其针，乃真炁未至，不可出之，出之者，其病即复。再须补泻，停以待之，直候微松，方可出针豆许，摇而停之。补者，吸之去疾，其穴急扪；泻者，呼之去徐，其穴不闭。欲令腠密，然后吸气。故曰：下针贵迟，太急伤血；出针贵缓，太急伤气。已上总要，于斯尽矣。

考夫治病，其治有八：一曰烧山火，治顽麻冷痹，先浅后深，凡九阳而三进三退，慢提紧按，热至，紧闭插针，除寒之有准。二曰透天凉，治肌热骨蒸，先深后浅，用六阴而三出三入，紧提慢按，徐徐举针，退热之可凭。皆细细搓之，去病准绳。三曰阳中隐阴，先寒后热，浅而深，以九六之法，则先补后泻也。四曰阴中隐阳，先热后寒，深而浅，以六九之方，则先泻后补也。补者直须热至，泻者务待寒侵，犹如搓线，慢慢转针，法浅则用浅，法深则用深，二者不可兼而紊之也。五曰子午捣臼，水蛊膈气，落穴之后，调气均匀，针行上下，九入六出，左右转之，十遭自平。六曰进气之诀，腰背肘膝痛，浑身走注疼，刺九分，行九补，卧针五七吸，待气上行，亦可龙虎交战，左捻九而右捻六，是亦住痛之针。七曰留气之诀，痃癖癥瘕，刺七分，用纯阳，然后乃直插针，气来深刺，提针再停。八曰抽添之诀，瘫痪疮癞，取其要穴，使九阳得气，提按搜寻，大要运气周遍，扶针直插，复向下纳，回阳倒阴，指下玄微，胸中活法，一有未应，反复再施。

若夫过关过节催运气，以飞经走气，其法有四：一曰青龙摆尾，如扶船舵，不进不退，一左一右，慢慢拨动。二曰白虎摇头，似手摇铃，退方进圆，兼之左右，摇而振之。三曰苍龟探穴，如入土之象，一退三进，钻剔四方。四曰赤凤迎源，展翅之仪，入针至地，提针至天，候针自摇，复进其原，上下左右，四围飞旋，病在上吸而退之，病在下呼而进之。

至夫久患偏枯，通经接气之法，有定息寸数。手足三阳，上九而下十四，过经四寸；手足三阴，上七而下十二，过经五寸。在乎摇动出纳，呼吸同法。驱运气血，顷刻周流，上下接通，可使寒者暖而热者凉，痛者止而胀者消。若开渠之决水，立时见功，何倾危之不起哉？虽然，病有三因，皆从气血，针分八法，不离阴阳。盖经脉昼夜之循环，呼吸往来之不息，和则身体康健，否则疾病竞生。譬如天下国家地方，山海田园，江河溪谷，值岁时风雨均调，则水道疏利，民安物阜。其或一方一所，风雨不均，遭以旱涝，使水道涌竭不通，灾忧遂至。人之气血，受病三因，亦犹方所之于旱涝也。盖针砭所以通经脉，均气血，蠲邪扶正，故曰捷法最奇者哉！

嗟夫！轩岐古远，卢扁久亡，此道幽深，非一言而可尽，斯文细密，在久习而能通。岂世上之常辞，庸流之泛术，得之者若科之及第，而悦于心；用之者如射之发中，而应于目。述自先圣，传之后学，用针之士，有志于斯，果能洞造玄微，而尽其精妙，则世之伏枕之疴，有缘者遇针，其病皆随手而愈矣。

（摘录自《针灸大全》）

第二节　标幽赋

拯救之法，妙用者针。察岁时于天道，定形气于予心。春夏瘦而刺浅，秋冬肥而刺深。不穷经络阴阳，多逢刺禁；既论脏腑虚实，须向经寻。

原夫起自中焦，水初下漏，太阴为始，至厥阴而方终；穴出云门，抵期门而最后。正经十二，别络走三百余支；正侧偃伏，气血有六百余候。手足三阳，手走头而头走足，手足三阴，足走腹而胸走手。要识迎随，须明逆顺。

况夫阴阳，气血多少为最。厥阴、太阳，少气多血；太阴、少阴，少血多气；而又气多血少者，少阳之分；气盛血多者，阳明之位。先详多少之宜，次察应至之气。轻滑慢而未来，沉涩紧而已至。既至也，量寒热而留疾；未至也，据虚实而候气。气之至也，如鱼吞钩饵之浮沉；气未至也，如闲处幽堂之深邃。气速至而速效，气迟至而不治。

观夫九针之法，毫针最微，七星上应，众穴主持。本形金也，有蠲邪扶正之道；短长水也，有决凝开滞之机；定刺象木，或斜或正；口藏比火，进阳补赢；循机扪而可塞以象土，实应五行而可知。然是三寸六分，包含妙理；虽细桢于毫发，同贯多歧。可平五脏之寒热，能调六腑之虚实。拘挛闭塞，遣八邪而去矣，寒热痹痛，开四关而已之。

凡刺者，使本神朝而后入；既刺也，使本神定而气随。神不朝而勿刺，神已定而可施。定脚处，取气血为主意；下手处，认水木是根基。天、地、人三才也，涌泉同璇玑、百会；上、中、下三部也，大包与天枢、地机。阳跷阳维并督、带，主肩背腰腿在表之病；阴跷、阴维、任、冲脉，去心腹胁肋在里之疑。二陵、二跷、二交，似续而交五大；两间、两商、两井，相依而别两支。

大抵取穴之法，必有分寸，先审自意，次观肉分。或伸屈而得之，或平直而安定。在阳部筋骨之侧，陷下为真；在阴分郄腘之间，动脉相应。取五穴用一穴而必端，取三经用一经而可正。头部与肩部详分，督脉与任脉易定。明标与本，论刺深刺浅之经；住痛移疼，取相交相贯之迳。

岂不闻脏腑病，而求门、海、俞、募之微；经络滞，而求原、别、交、会之道。更穷四根、三结，依标本而刺无不痊；但用八法、五门，分主客而针无不效。八脉始终连八会，本是纪纲；十二经络十二原，是为枢要。一日取六十六穴之法，方见幽微；一时取一十二经之原，始知要妙。

原夫补泻之法，非呼吸而在手指；速效之功，要交正而识本经。交经缪刺，左有病而右畔取；泻络远针，头有病而脚上针。巨刺与缪刺各异，微针与妙刺相通。观部分而知经络之虚实，视浮沉而辨脏腑之寒温。

且夫先令针耀，而虑针损；次藏口内，而欲针温。目无外视，手如握虎；心无内慕，如待贵人。左手重而多按，欲令气散；右手轻而徐入，不痛之因。空心恐怯，直立侧而多晕；背目沉掐，坐卧平而没昏。

推于十干、十变，知孔穴之开阖；论其五行、五脏，察时日之旺衰。伏如横弩，应若发机。阴交阳别而定血晕，阴跷、阳维而下胎衣。痹厥偏枯，迎随俾经络接续；漏崩带下，温补使气血依归。静以久留，停针待之。

必准者，取照海治喉中之闭塞；端定处，用大钟治心内之呆痴。大抵疼痛实泻，痒麻虚补。体重节痛而输居，心下痞满而井主。心胀咽痛，针太冲而必除；脾冷胃疼，泻公孙而立愈。胸满腹痛刺内关，胁疼肋痛针飞虎。筋挛骨痛补魂门，体热痨嗽泻魄户。头风头痛，刺申脉与金门；眼痒眼疼，泻光明与地五。泻阴郄止盗汗，治小儿骨蒸；刺偏历利小便，医大人水蛊。中风环跳而宜刺，虚损天枢而可取。

由是午前卯后，太阴生而疾温；离左酉南，月朔死而速冷。循扪弹怒，留吸母而坚长；爪下伸提，疾呼子而嘘短。动退空歇，迎夺右而泻凉；推内进搓，随济左而补暖。

慎之！大患危疾，色脉不顺而莫针；寒热风阴，饥饱醉劳而切忌。望不补而晦不泻，弦不夺而朔不济。精其心而穷其法，无灸艾而坏其皮；正其理而求其原，免投针而失其位。避灸处而加四肢，四十有九；禁刺处而除六腧，二十有二。

抑又闻高皇抱疾未瘥，李氏刺巨阙而后苏；太子暴死为厥，越人针维会而复醒。肩井、曲池，甄权刺臂痛而复射；悬钟、环跳，华佗刺躄足而立行。秋夫针腰俞而鬼免沉疴；王纂针交俞而妖精立出。取肝俞与命门，使瞽士视秋毫之末；刺少阳与交别，俾聋夫听夏蚋之声。

嗟夫！去圣逾远，此道渐坠。或不得意而散其学，或愆其能而犯禁忌。愚庸智浅，难契于玄言，至道渊深，得之者有几？偶述斯言，不敢示诸明达者焉，庶几乎童蒙之心启。

（摘录自《针经指南》）

第三节　十二经脉循行

一、手三阴经

1. 手太阴肺经

肺手太阴之脉，起于中焦，下络大肠，还循胃口，上膈属肺，从肺系横出腋下，下循臑内，行少阴、心主之前，下肘中，循臂内上骨下廉，入寸口，上鱼，循鱼际，出大指之端。

其支者，从腕后直出次指内廉，出其端。

2. 手厥阴心包经

心主手厥阴心包络之脉，起于胸中，出属心包络，下膈，历络三焦。

其支者，循胸出胁，下腋三寸，上抵腋下，循臑内，行太阴、少阴之间，入肘中，下臂，行两筋之间，入掌中，循中指，出其端。

其支者，别掌中，循小指次指出其端。

3. 手少阴心经

心手少阴之脉，起于心中，出属心系，下膈，络小肠。

其支者，从心系，上挟咽，系目系。

其直者，复从心系，却上肺，下出腋下，下循臑内后廉，行太阴、心主之后，下肘内，循臂内后廉，抵掌后锐骨之端，入掌内后廉，循小指之内，出其端。

二、手三阳经

1. 手阳明大肠经

大肠手阳明之脉，起于大指次指之端，循指上廉，出合谷两骨之间，上入两筋之中，循臂上廉，入肘外廉，上臑外前廉，上肩，出髃骨之前廉，上出于柱骨之会上，下入缺盆，络肺，下膈，属大肠。

其支者，从缺盆上颈，贯颊，入下齿中，还出夹口，交人中，左之右，右之左，上挟鼻孔。

2. 手少阳三焦经

三焦手少阳之脉，起于小指次指之端，上出两指之间，循手表腕，出臂外两骨之间，上贯肘，循臑外上肩，而交出足少阳之后，入缺盆，布膻中，散络心包，下膈，循属三焦。

其支者，从膻中上出缺盆，上项，系耳后，直上出耳上角，以屈下颊至顾。

其支者，从耳后入耳中，出走耳前，过客主人，前交颊，至目锐眦。

3. 手太阳小肠经

小肠手太阳之脉，起于小指之端，循手外侧上腕，出踝中，直上循臂骨下廉，出肘内侧两骨之间，上循臑外后廉，出肩解，绕肩胛，交肩上，入缺盆，络心，循咽，下膈，抵胃，属小肠。

其支者，从缺盆循颈，上颊，至目锐眦，却入耳中。

其支者，别颊上顾，抵鼻，至目内眦，斜络于颧。

三、足三阴经

1. 足太阴脾经

脾足太阴之脉，起于大指之端，循指内侧白肉际，过核骨后，上内踝前廉，上腨内，循胫骨后，交出厥阴之前，上膝股内前廉，入腹，属脾，络胃，上膈，夹咽，连舌本，散舌下。

其支者，复从胃别上膈，注心中。

2. 足厥阴肝经

肝足厥阴之脉，起于大指丛毛之际，上循足跗上廉，去内踝一寸，上踝八寸，交出太阴之后，上腘内廉，循股阴，入毛中，环阴器，抵小腹，夹胃，属肝，络胆，上贯膈，布胁肋，循喉咙之后，上入颃颡，连目系，上出额，与督脉会于颠。

其支者，从目系下颊里，环唇内。

其支者，复从肝别贯膈，上注肺。

3. 足少阴肾经

肾足少阴之脉，起于小指之下，邪走足心，出于然骨之下，循内踝之后，别入跟中，以上腨内，出腘内廉，上股内后廉，贯脊，属肾，络膀胱。

其直者，从肾上贯肝膈，入肺中，循喉咙，夹舌本。

其支者，从肺出，络心，注胸中。

四、足三阳经

1. 足阳明胃经

胃足阳明之脉，起于鼻，交頞中，旁约太阳之脉，下循鼻外，入上齿中，还出夹口，环唇，下交承浆，却循颐后下廉，出大迎，循颊车，上耳前，过客主人，循发际，至额颅。

其支者，从大迎前，下人迎，循喉咙，入缺盆，下膈，属胃，络脾。

其直者，从缺盆下乳内廉，下夹脐，入气街中。

其支者，起于胃口，下循腹里，下至气街中而合，以下髀关，抵伏兔，下膝髌中，下循胫外廉，下足跗，入中指内间。

其支者，下膝三寸而别，以下入中指外间。

其支者，别跗上，入大指间，出其端。

2. 足少阳胆经

胆足少阳之脉，起于目锐眦，上抵头角，下耳后，循颈，行手少阳之前，至肩上，却交出手少阳之后，入缺盆。

其支者，从耳后入耳中，出走耳前，至目锐眦后。

其支者，别锐眦，下大迎，合于手少阳，抵于颛，下加颊车，下颈，合缺盆，以下胸中，贯膈，络肝，属胆，循胁里，出气街，绕毛际，横入髀厌中。

其直者，从缺盆下腋，循胸过季胁，下合髀厌中，以下循髀阳，出膝外廉，下外辅骨之前，直下抵绝骨之端，下出外踝之前，循足跗上，入小指次指之间。

其支者，别跗上，入大指之间，循大指歧骨内，出其端，还贯爪甲，出三毛。

3. 足太阳膀胱经

膀胱足太阳之脉，起于目内眦，上额，交颠。

其支者，从颠至耳上角。

其直者，从颠入络脑，还出别下项，循肩髆内，夹脊抵腰中，入循膂，络肾，属膀胱。

其支者，从腰中下夹脊，贯臀，入腘中。

其支者，从髆内左右别下贯胛，夹脊内，过髀枢，循髀外，从后廉下合腘中，以下贯腨内，出外踝之后，循京骨，至小指外侧。

（摘录自《灵枢·经脉》）